FRANK H. NETTER, MD

Apêndices, Bônus de pranchas eletrônicas, Figuras em formato de apresentação (exclusivo para docentes)

Estudante, escaneie o **QR code** e saiba como acessar

Professor parceiro, escaneie o **QR code** e acesse diretamente

NETTER ATLAS de ANATOMIA HUMANA 8

Abordagem Topográfica Clássica

OITAVA EDIÇÃO

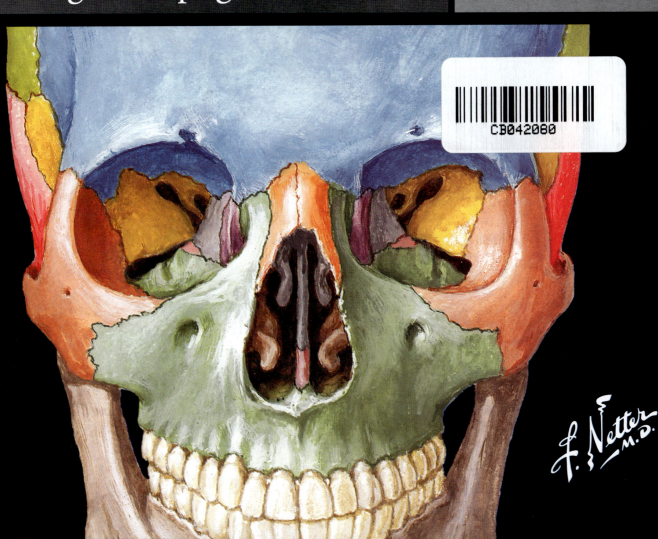

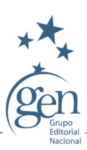

O GEN | Grupo Editorial Nacional – maior plataforma editorial brasileira no segmento científico, técnico e profissional – publica conteúdos nas áreas de ciências da saúde, exatas, humanas, jurídicas e sociais aplicadas, além de prover serviços direcionados à educação continuada e à preparação para concursos.

As editoras que integram o GEN, das mais respeitadas no mercado editorial, construíram catálogos inigualáveis, com obras decisivas para a formação acadêmica e o aperfeiçoamento de várias gerações de profissionais e estudantes, tendo se tornado sinônimo de qualidade e seriedade.

A missão do GEN e dos núcleos de conteúdo que o compõem é prover a melhor informação científica e distribuí-la de maneira flexível e conveniente, a preços justos, gerando benefícios e servindo a autores, docentes, livreiros, funcionários, colaboradores e acionistas.

Nosso comportamento ético incondicional e nossa responsabilidade social e ambiental são reforçados pela natureza educacional de nossa atividade e dão sustentabilidade ao crescimento contínuo e à rentabilidade do grupo.

NETTER ATLAS
de ANATOMIA HUMANA

Abordagem Topográfica Clássica

Frank H. Netter, MD

Revisão Técnica
Eduardo Cotecchia Ribeiro
Mestre em Anatomia e Doutor em Ciências. Professor Associado Aposentado da Disciplina
de Anatomia Descritiva e Topográfica do Departamento de Morfologia e Genética da Escola
Paulista de Medicina da Universidade Federal de São Paulo.

Luís Otávio Carvalho de Moraes
Mestre e Doutor em Ciências pelo Programa de Pós-Graduação em Biologia Estrutural e Funcional
da Universidade Federal de São Paulo. Pós-doutorado pela University of California – São Francisco.
Professor Adjunto da Disciplina de Anatomia Descritiva e Topográfica do Departamento de Morfologia
e Genética da Escola Paulista de Medicina da Universidade Federal de São Paulo.

Tradução
Eliane de Cássia Garcia Diniz

Oitava edição

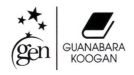

- O autor deste livro e a editora empenharam seus melhores esforços para assegurar que as informações e os procedimentos apresentados no texto estejam em acordo com os padrões aceitos à época da publicação. Entretanto, tendo em conta a evolução das ciências, as atualizações legislativas, as mudanças regulamentares governamentais e o constante fluxo de novas informações sobre os temas que constam do livro, recomendamos enfaticamente que os leitores consultem sempre outras fontes fidedignas, de modo a se certificarem de que as informações contidas no texto estão corretas e de que não houve alterações nas recomendações ou na legislação regulamentadora.

- Data do fechamento do livro: 19/12/2023

- O autor e a editora se empenharam para citar adequadamente e dar o devido crédito a todos os detentores de direitos autorais de qualquer material utilizado neste livro, dispondo-se a possíveis acertos posteriores caso, inadvertida e involuntariamente, a identificação de algum deles tenha sido omitida.

- **Atendimento ao cliente: (11) 5080-0751 | faleconosco@grupogen.com.br**

- Traduzido de:
NETTER ATLAS OF HUMAN ANATOMY: CLASSIC REGIONAL APPROACH, EIGHTH EDITION
Copyright © 2023 by Elsevier Inc. All rights reserved, including those for text and data mining, AI training, and similar technologies.
Publisher's note: Elsevier takes a neutral position with respect to territorial disputes or jurisdictional claims in its published content, including in maps and institutional affiliations.
Previous editions copyrighted 2019, 2014, 2011, 2006, 2003, 1997, 1989
This edition of *Netter Atlas of Human Anatomy: Classic Regional Approach, 8th edition*, by Frank H. Netter, is published by arrangement with Elsevier Inc.
ISBN: 978-0-323-68042-4
Esta edição de *Netter Atlas of Human Anatomy: Classic Regional Approach, 8ª edição*, de Frank H. Netter, é publicada por acordo com a Elsevier, Inc.

- Pode ser solicitada permissão para usar figuras da coleção Netter através do *site* NetterImages.com ou por *e-mail*, para o Departamento de Licenças da Elsevier em H.Licensing@elsevier.com.

- Direitos exclusivos para a língua portuguesa
Copyright © 2024 by
GEN | Grupo Editorial Nacional S.A.
Publicado pelo selo Editora Guanabara Koogan Ltda.
Travessa do Ouvidor, 11
Rio de Janeiro – RJ – 20040-040
www.grupogen.com.br

- Reservados todos os direitos. É proibida a duplicação ou reprodução deste volume, no todo ou em parte, em quaisquer formas ou por quaisquer meios (eletrônico, mecânico, gravação, fotocópia, distribuição pela Internet ou outros), sem permissão, por escrito, do GEN | Grupo Editorial Nacional Participações S/A.

- Adaptação de capa: Bruno Gomes

- Editoração eletrônica: Anthares

Nota

Este livro foi produzido pelo GEN | Grupo Editorial Nacional, sob sua exclusiva responsabilidade. Profissionais da área da Saúde devem fundamentar-se em sua própria experiência e em seu conhecimento para avaliar quaisquer informações, métodos, substâncias ou experimentos descritos nesta publicação antes de empregá-los. O rápido avanço nas Ciências da Saúde requer que diagnósticos e posologias de fármacos, em especial, sejam confirmados em outras fontes confiáveis. Para todos os efeitos legais, a Elsevier, os autores, os editores ou colaboradores relacionados a esta obra não podem ser responsabilizados por qualquer dano ou prejuízo causado a pessoas físicas ou jurídicas em decorrência de produtos, recomendações, instruções ou aplicações de métodos, procedimentos ou ideias contidos neste livro.

- Ficha catalográfica

N387n
8. ed.

    Netter, Frank H.
    Netter atlas de anatomia humana : abordagem topográfica clássica / Frank H. Netter ; revisão técnica Eduardo Cotecchia Ribeiro, Luís Otávio Carvalho de Moraes ; tradução Eliane de Cássia Garcia Diniz. - 8. ed. - [Reimpr.] - Rio de Janeiro : Guanabara Koogan, 2025.
    il. ; 28 cm.

    Tradução de: Netter atlas of human anatomy : classic regional approach
    Apêndice
    Inclui bibliografia e índice
    ISBN 978-85-9515-988-4

    1. Anatomia humana - Atlas. I. Ribeiro, Eduardo Cotecchia. II. Moraes, Luís Otávio Carvalho de. III. Diniz, Eliane de Cássia Garcia. IV. Título.

23-86076   CDD: 611.0222
                                             CDU: 611(084)

Meri Gleice Rodrigues de Souza - Bibliotecária - CRB-7/6439

CONSULTORES

Chief Contributing Illustrator and Art Lead Editor
Carlos A.G. Machado, MD

Terminology Content Lead Editors
Paul E. Neumann, MD
Professor, Department of Medical Neuroscience
Faculty of Medicine
Dalhousie University
Halifax, Nova Scotia
Canada

R. Shane Tubbs, MS, PA-C, PhD
Professor of Neurosurgery, Neurology, Surgery, and Structural and Cellular Biology
Director of Surgical Anatomy, Tulane University School of Medicine
Program Director of Anatomical Research, Clinical Neuroscience Research Center, Center for Clinical Neurosciences
Department of Neurosurgery, Tulane University School of Medicine, New Orleans, Louisiana
Department of Neurology, Tulane University School of Medicine, New Orleans, Louisiana
Department of Structural and Cellular Biology, Tulane University School of Medicine, New Orleans, Louisiana
Professor, Department of Neurosurgery, and Ochsner Neuroscience Institute, Ochsner Health System, New Orleans, Louisiana
Professor of Anatomy, Department of Anatomical Sciences, St. George's University, Grenada
Honorary Professor, University of Queensland, Brisbane, Australia
Faculty, National Skull Base Center of California, Thousand Oaks, California

Electronic Content Lead Editors
Brion Benninger, MD, MBChB, MSc
Professor of Medical Innovation, Technology, & Research
Director, Ultrasound
Professor of Clinical Anatomy
Executive Director, Medical Anatomy Center
Department of Medical Anatomical Sciences
Faculty, COMP and COMP-Northwest
Faculty College of Dentistry, Western University of Health Sciences, Lebanon, Oregon and Pomona, California
Faculty, Sports Medicine, Orthopaedic & General Surgery Residencies
Samaritan Health Services, Corvallis, Oregon
Faculty, Surgery, Orthopedics & Rehabilitation, and Oral Maxillofacial Surgery
Oregon Health & Science University, Portland, Oregon
Visiting Professor of Medical Innovation and Clinical Anatomy, School of Basic Medicine, Peking Union Medical College, Beijing, China
Professor of Medical Innovation and Clinical Anatomy Post Graduate Diploma Surgical Anatomy, Otago University, Dunedin, New Zealand

Todd M. Hoagland, PhD
Clinical Professor of Biomedical Sciences and Occupational Therapy
Marquette University College of Health Sciences
Milwaukee, Wisconsin

Educational Content Lead Editors
Jennifer K. Brueckner-Collins, PhD
Distinguished Teaching Professor
Vice Chair for Educational Programs
Department of Anatomical Sciences and Neurobiology
University of Louisville School of Medicine
Louisville, Kentucky

Martha Johnson Gdowski, PhD
Associate Professor and Associate Chair of Medical Education, Department of Neuroscience
University of Rochester School of Medicine and Dentistry
Rochester, NY

Virginia T. Lyons, PhD
Associate Professor of Medical Education
Associate Dean for Preclinical Education
Geisel School of Medicine at Dartmouth
Hanover, New Hampshire

Peter J. Ward, PhD
Professor
Department of Biomedical Sciences
West Virginia School of Osteopathic Medicine
Lewisburg, West Virginia

Emeritus Editor
John T. Hansen, PhD
Professor Emeritus of Neuroscience and former Schmitt Chair of Neurobiology and Anatomy and Associate Dean for Admissions University of Rochester Medical Center
Rochester, New York

EDITORES DE EDIÇÕES ANTERIORES

Primeira edição
Sharon Colacino, PhD

Segunda edição
Arthur F. Dalley II, PhD

Terceira edição
Carlos A.G. Machado, MD
John T. Hansen, PhD

Quarta edição
Carlos A.G. Machado, MD
John T. Hansen, PhD
Jennifer K. Brueckner, PhD
Stephen W. Carmichael, PhD, DSc
Thomas R. Gest, PhD
Noelle A. Granger, PhD
Anil H. Waljii, MD, PhD

Quinta edição
Carlos A.G. Machado, MD
John T. Hansen, PhD
Brion Benninger, MD, MS
Jennifer K. Brueckner, PhD
Stephen W. Carmichael, PhD, DSc
Noelle A. Granger, PhD
R. Shane Tubbs, MS, PA-C, PhD

Sexta edição
Carlos A.G. Machado, MD
John T. Hansen, PhD
Brion Benninger, MD, MS
Jennifer Brueckner-Collins, PhD
Todd M. Hoagland, PhD
R. Shane Tubbs, MS, PA-C, PhD

Sétima edição
Carlos A.G. Machado, MD
John T. Hansen, PhD
Brion Benninger, MD, MS
Jennifer Brueckner-Collins, PhD
Todd M. Hoagland, PhD
R. Shane Tubbs, MS, PA-C, PhD

OUTROS ILUSTRADORES COLABORADORES

Rob Duckwall, MA (DragonFly Media Group)
Kristen Wienandt Marzejon, MS, MFA
Tiffany S. DaVanzo, MA, CMI
James A. Perkins, MS, MFA

CONSELHO CONSULTIVO INTERNACIONAL

Nihal Apaydin, MD, PhD
Professor of Anatomy
Faculty of Medicine, Department of Anatomy
Ankara University;
Chief, Department of Multidisciplinary Neuroscience
Institute of Health Sciences
Ankara, Turkey

Hassan Amiralli, MD, MS, FUICC
Professor and Chair
Department of Anatomy
American University of Antigua College of Medicine
Antigua, West Indies;
Former Professor of Surgery
Muhimbili University of Health Sciences
Daressalaam, Tanzania

Belinda R. Beck, BHMS(Ed), MS, PhD
Professor of Anatomy and Exercise Science
Director, Bone Densitometry Research Laboratory
Griffith University, Gold Coast Campus
Queensland, Australia

Jonathan Campbell, MD, FAAOS
Assistant Professor of Orthopaedic Surgery
Division of Sports Medicine
Medical College of Wisconsin
Milwaukee, Wisconsin

Francisco J. Caycedo, MD, FAAOS
St. Vincent's Hospital
Birmingham, Alabama

Thazhumpal Chacko Mathew, MSc, PhD, FRCPath
Professor
Faculty of Allied Health Sciences
Health Sciences Centre
Kuwait University
Kuwait City, Kuwait

Eduardo Cotecchia Ribeiro, MS, PhD
Associate Professor of Descriptive and Topographic Anatomy
School of Medicine
Federal University of São Paulo
São Paulo, Brazil

William E. Cullinan, PhD
Professor and Dean
College for Health Sciences
Marquette University
Milwaukee, Wisconsin

Elisabeth Eppler, MD
University Lecturer
Institute of Anatomy
University of Berne
Berne, Switzerland

Christopher Kelly, MD, MS
North Carolina Heart and Vascular
Raleigh, North Carolina

Michelle D. Lazarus, PhD
Director, Centre for Human Anatomy Education
Monash Centre for Scholarship in Health Education (MCSHE) Curriculum Integration Network Lead
Monash Education Academy Fellow
Monash University
Clayton, Victoria, Australia

Robert G. Louis, MD, FAANS
Empower360 Endowed Chair for Skull Base and Minimally Invasive Neurosurgery
Chair, Division of Neurosurgery
Pickup Family Neurosciences Institute
Hoag Memorial Hospital
Newport Beach, California

Chao Ma, MD
Department of Human Anatomy, Histology & Embryology
Peking Union Medical College
Beijing, China

Diego Pineda Martínez, MD, PhD
Chief, Department of Innovation in Human Biological Material
Professor of Anatomy
Faculty of Medicine of the National Autonomous University of Mexico
President, Mexican Society of Anatomy
Mexico City, Mexico

William J. Swartz, PhD
Emeritus Professor of Cell Biology and Anatomy
Louisiana State University Health Sciences Center
New Orleans, Louisiana

Kimberly S. Topp, PT, PhD, FAAA
Professor and Chair Emeritus
Department of Physical Therapy and Rehabilitation Science
School of Medicine
University of California San Francisco
San Francisco, California

Ivan Varga, PhD
Professor of Anatomy, Histology, and Embryology
Faculty of Medicine
Comenius University
Bratislava, Slovak Republic

Robert J. Ward, MD, CCD, DABR
Chief Executive Officer
Sullivan's Island Imaging, LLC
Sullivan's Island, South Carolina;
Professor of Radiology
Saint Georges University
Grenada, West Indies

Alexandra L. Webb, BSc, MChiro, PhD
Associate Professor
Deputy Director, Medical School
College of Health and Medicine
Australian National University
Canberra, ACT, Australia

PREFÁCIO

As ilustrações que compõem o *Netter Atlas de Anatomia Humana* foram elaboradas pelos médicos-artistas Frank H. Netter, MD, e Carlos Machado, MD. O Dr. Netter era cirurgião, e o Dr. Machado é cardiologista. Seus conhecimentos e perspectivas clínicas orientaram suas abordagens nessas obras de arte. A *expertise* coletiva de anatomistas, educadores e médicos que guiaram a seleção, o arranjo, as legendas e a criação das ilustrações garantem a acurácia, a relevância e o poder educacional desta excelente coleção.

Você tem uma cópia da 8ª edição **organizada por regiões corporais,** com terminologia em português. Estas são a organização e a apresentação tradicionais que vêm sendo utilizadas desde a primeira edição.

O que é novo nesta edição

Novas ilustrações

Mais de 20 ilustrações novas foram adicionadas e mais de 30 modificações artísticas foram feitas ao longo desta edição. Os destaques incluem novas visualizações das fossas temporal e infratemporal, da fáscia pélvica, da cavidade nasal e dos seios paranasais, além de múltiplas novas perspectivas do coração, um corte transversal do pé, pranchas aprimoradas da anatomia de superfície e visões gerais de muitos sistemas do corpo. Nestas páginas você encontrará a cobertura ilustrada mais robusta até o momento para cursos modernos de anatomia clínica.

Atualizações na terminologia e em legendas

Esta 8ª edição em português incorpora termos da *Terminologia Anatômica Internacional*, publicada em 2001 no Brasil, pela Sociedade Brasileira de Anatomia, filiada ao Federative Committee on Anatomical Terminology (FCAT). Um banco de dados totalmente pesquisável da *Terminologia Anatômica* atualizada pode ser acessado em https://ta2viewer.openanatomy.org (conteúdo em inglês ou em latim). Epônimos clínicos comuns e terminologias anteriores são incluídos seletivamente, entre parênteses ou entre aspas, para maior clareza.[1]

Tabelas de nervos

As tabelas de músculos e as tabelas clínicas das edições anteriores foram recebidas de forma tão positiva que novas tabelas foram adicionadas para cobrir as quatro regiões principais de grupos de nervos: nervos cranianos, nervos dos plexos cervical, braquial e lombossacral.

Futuro da obra

Como o *Netter Atlas de Anatomia Humana* continua a evoluir para atender às necessidades de estudantes, educadores e médicos, sugestões são bem-vindas! Utilize o seguinte formulário para fornecer seu *feedback*:

https://tinyurl.com/NetterAtlas8

---

[1] N.R.T.: Alguns termos utilizados no livro foram mantidos entre aspas e/ou parênteses pelos seguintes motivos: (1) são termos de uso comum entre os profissionais da área da saúde, porém, não constam da Terminologia Anatômica em português (2001); (2) são termos que constam da Terminologia Anatômica original, em latim, mas que não foram traduzidos na edição em língua portuguesa; (3) são epônimos.

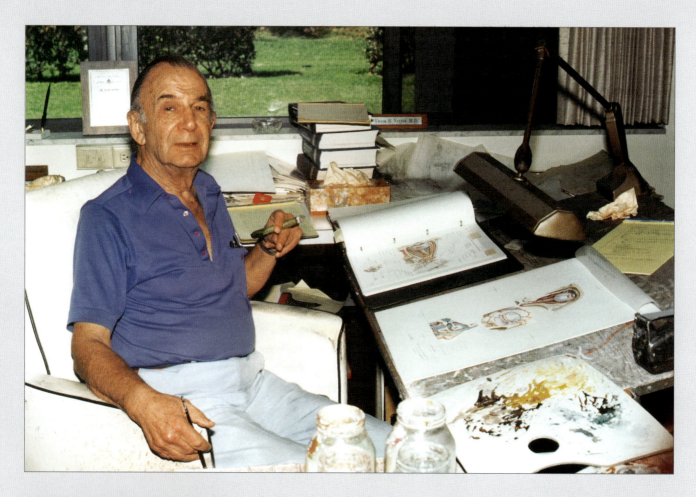

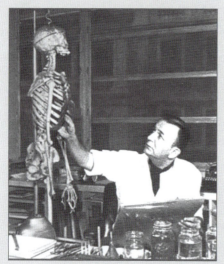
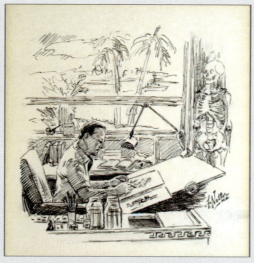
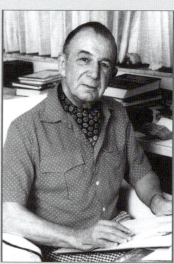

À minha querida esposa, Vera.

PREFÁCIO À PRIMEIRA EDIÇÃO

Eu já disse muitas vezes que a minha carreira como artista médico, por quase 50 anos, tem sido uma espécie de "desempenho de comando", no sentido de que ele tem crescido em resposta aos desejos e às solicitações da profissão médica. Ao longo destes muitos anos, eu produzi quase 4.000 ilustrações, principalmente para a *Coleção CIBA* (agora *Netter*) de *Ilustrações Médicas*, mas também para *Simpósios Clínicos*. Estas imagens têm sido relacionadas com as variadas subdivisões do conhecimento médico, tais como: anatomia geral, histologia, embriologia, fisiologia, patologia, meios diagnósticos, cirurgia, técnicas terapêuticas e manifestações clínicas de uma grande variedade de doenças. Com o passar dos anos, no entanto, vêm aumentando as solicitações de médicos e de estudantes para que se produza um atlas de anatomia puramente macroscópica. Assim, este atlas surgiu, não devido a qualquer inspiração de minha parte, mas sim, da mesma maneira que a maioria dos meus trabalhos anteriores, como uma realização dos desejos da profissão médica.

Ele envolveu a retomada de todas as ilustrações que eu tinha feito, ao longo de tantos anos, selecionando aquelas pertinentes à anatomia macroscópica, classificando e organizando as imagens, por sistemas e regiões, adaptando-as ao tamanho da página e ao espaço e organizando-as em sequência lógica. Anatomia, é claro, não se altera, mas a nossa compreensão da anatomia e da sua significação clínica se modifica com o tempo, assim como a terminologia e a nomenclatura anatômicas.

Este processo exige, portanto, atualizações de muitas imagens antigas, para torná-las mais apropriadas a um alcance cada vez maior da prática médica e cirúrgica atuais. Além disso, descobri que havia lacunas na interpretação dos conhecimentos, a partir das representações nas ilustrações que eu tinha feito anteriormente, e isso exigiu a produção de uma série de novas imagens que foram incluídas neste volume.

Na produção de um atlas como este, é importante alcançar um meio-termo entre a complexidade e a simplificação. Se as imagens forem muito complexas, elas podem ser confusas e de difícil leitura; se simplificadas, elas podem não estar adequadamente definidas ou podem até ser enganosas. Tenho, portanto, lutado por uma representação média de realismo sem a confusão das minúcias. Espero que os estudantes e os membros das profissões médicas e paramédicas encontrem ilustrações compreensíveis, instrutivas e úteis.

Em um ponto, a editora e eu pensamos que poderia ser agradável incluir um prefácio de um anatomista verdadeiramente notável e de renome, mas há muitos nessa categoria e não poderíamos fazer uma escolha. Nós pensamos em homens como Vesalius, Leonardo da Vinci, infelizmente indisponíveis, mas eu me pergunto o que eles poderiam ter comentado sobre o atlas.

Frank H. Netter, MD
(1906-1991)

FRANK H. NETTER, MD

Frank H. Netter nasceu em Nova York em 1906. Estudou arte na Art Students League e na National Academy of Design antes de ingressar na escola de Medicina da Nova York University, onde obteve a graduação em 1931. Durante seus anos como estudante, os esboços do caderno do Dr. Netter atraíram a atenção dos membros da faculdade de Medicina e de outros médicos, permitindo que ele aumentasse a sua renda, ilustrando artigos e livros didáticos. Ele seguiu ilustrando como uma atividade paralela, tentando se dedicar à prática cirúrgica em 1933, mas, em última instância, optou por desistir dessa atividade, em favor de um compromisso, em tempo integral, com a arte. Após prestar o serviço militar no Exército dos Estados Unidos durante a Segunda Guerra Mundial, Dr. Netter iniciou sua longa colaboração com a CIBA Pharmaceutical Company (hoje Novartis Pharmaceuticals). Esta parceria de 45 anos resultou na produção da extraordinária coleção de arte médica, tão familiar aos médicos e outros profissionais da área médica em todo o mundo.

A Icon Learning Systems adquiriu a coleção Netter em julho de 2000 e continuou atualizando as figuras originais do Dr. Netter e adicionando figuras recém-encomendadas aos artistas treinados no estilo do Dr. Netter. Em 2005, a Elsevier Inc. comprou a coleção Netter e todas as publicações da Icon Learning Systems. Existem, atualmente, mais de 50 publicações que caracterizam a arte do Dr. Netter e que se encontram disponíveis pela Elsevier Inc.

Os trabalhos do Dr. Netter estão entre os melhores exemplos do uso de ilustração no ensino abordando conceitos médicos. O *13-book Netter Collection of Medical Illustrations*, que inclui a maior parte das mais de 20.000 figuras criadas pelo Dr. Netter, tornou-se – e continua sendo – um dos trabalhos médicos mais famosos já publicados. *Netter Atlas de Anatomia Humana*, publicado pela primeira vez em 1989, apresenta as imagens anatômicas da coleção Netter. Agora traduzido em 16 idiomas, é o atlas de anatomia de escolha entre os estudantes das profissões médicas e de saúde de todo o mundo.

As ilustrações Netter são apreciadas não apenas devido às suas qualidades estéticas, porém mais importante, pelo seu conteúdo intelectual. Como o Dr. Netter escreveu em 1949: "o esclarecimento de um tema é o objetivo e a meta da ilustração. Não importa quanto esteja lindamente pintado, quanto delicado e sutilmente apresentado um tema possa estar. Tudo isso será de pouco valor como *ilustração médica*, se não servir para esclarecer alguma questão médica". O planejamento, a concepção, o ponto de vista e a abordagem do Dr. Netter são o que tornam as suas pinturas tão intelectualmente valiosas.

Frank H. Netter, MD, médico e artista, morreu em 1991.

SOBRE OS EDITORES

Carlos A. G. Machado, MD, foi escolhido pela Novartis para ser o sucessor do Dr. Netter. Ele continua a ser o principal artista que contribui para a coleção Netter de ilustrações médicas.

Autodidata em ilustração médica, o cardiologista Carlos Machado contribuiu com atualizações meticulosas em algumas das pranchas originais do Dr. Netter e criou muitos desenhos no estilo Netter como uma extensão da coleção Netter. A experiência fotorrealística do Dr. Machado e sua visão aguçada da relação médico/paciente contribuem para seu estilo visual vívido e inesquecível. Sua dedicação à pesquisa de cada tópico e assunto que pinta o coloca entre os principais ilustradores médicos em atividade atualmente.

Saiba mais sobre sua trajetória e veja mais de sua arte em: https://netterimages.com/artist-carlos-a-g-machado.html

Paul E. Neumann, MD, foi clinicamente treinado em patologia anatômica e neuropatologia. A maioria de suas publicações científicas foi em neurogenética de camundongos e genética molecular humana. Nos últimos anos, ele se concentrou nas ciências anatômicas e tem escrito frequentemente sobre terminologia anatômica e ontologia anatômica na revista *Clinical Anatomy*. Como dirigente do Federative International Programme for Anatomical Terminology (FIPAT), participou da produção da Terminologia Anatômica Internacional (2ª edição), da Terminologia Embriológica (2ª edição) e da Terminologia Neuroanatômica. Além de atuar como editor-chefe da terminologia em latim da 8ª edição do Atlas de Netter, ele contribuiu para a 33ª edição do *Dicionário Médico Ilustrado de Dorland*.

R. Shane Tubbs, MS, PA-C, PhD, é natural de Birmingham, Alabama e anatomista clínico. Os seus interesses em pesquisas centram-se em problemas clínicos/cirúrgicos que são identificados e resolvidos com estudos anatômicos. Este paradigma investigativo em anatomia resultou em mais de 1.700 publicações revisadas por pares. O laboratório do Dr. Tubbs fez novas descobertas na anatomia humana, incluindo um novo nervo para a pele da pálpebra inferior, um novo espaço na face, um novo seio venoso sobre a medula espinal, novas anastomoses entre as porções do nervo isquiático, novos ligamentos do pescoço, um ramo cutâneo anteriormente não descrito do nervo glúteo inferior e uma etiologia para paralisia pós-operatória do nervo C5. Além disso, muitos estudos de viabilidade anatômica do laboratório do Dr. Tubbs passaram a ser usados por cirurgiões de todo o mundo e, portanto, resultaram em novos procedimentos cirúrgicos/clínicos, como o tratamento da hidrocefalia por meio do desvio do líquido cefalorraquidiano para vários ossos, restauração da função do membro superior em pacientes paralisados com procedimentos de neurotização usando o nervo acessório contralateral e acesso pela clavícula para procedimentos de discectomia cervical anterior e fusão em pacientes com instabilidade cervical ou doença degenerativa da coluna.

Dr. Tubbs faz parte do conselho editorial de mais de 15 revistas sobre anatomia e tem sido revisor técnico para mais de 150 revistas científicas. Foi professor visitante de importantes instituições nos Estados Unidos e no mundo. Dr. Tubbs é autor de mais de 40 livros e mais de 75 capítulos de livros. Seus livros publicados são *Gray's Anatomy Review*, *Gray's Clinical Photographic Dissector of the Human Body*, *Netter's Introduction to Clinical Procedures*, e *Nerves and Nerve Injuries volumes I e II*. Ele é editor da 41ª e 42ª edições do livro-texto *Anatomia de Gray*, publicado pela primeira vez há mais de 150 anos, da 5ª à 8ª edição do *Netter Atlas de Anatomia Humana*, e é o editor-chefe da revista *Clinical Anatomy*. Ele é o presidente do Federative International Programme for Anatomical Terminology (FIPAT).

Jennifer K. Brueckner-Collins, PhD, é uma nativa orgulhosa de Kentucky. Ela cursou sua graduação e pós-graduação na University of Kentucky. Durante seu segundo ano de pós-graduação, ela percebeu que sua vocação profissional não era a pesquisa científica básica em biologia do músculo estriado esquelético, mas sim ajudar estudantes de medicina a dominar as ciências anatômicas. Ela descobriu isso durante um período obrigatório de ensino em histologia médica, onde trabalhar com alunos no microscópio de 10 oculares mudou seu rumo profissional.

No semestre seguinte da pós-graduação, ela foi professora assistente de anatomia macroscópica baseada em dissecação, embora tivesse cursado anatomia quando o componente prático era baseado em prossecção anatômica. Depois de lecionar no primeiro laboratório, ela sabia que precisava aprender anatomia mais detalhadamente por meio da dissecação por conta própria, então dissecou uma ou duas práticas à frente dos alunos daquele semestre; foi então que ela realmente aprendeu anatomia e se inspirou para ensinar essa disciplina como profissão. Tudo isso ocorreu no início da década de 1990, quando seguir a carreira docente era desaprovado por muitos, que acreditavam que esse caminho só era seguido por quem não tivesse sucesso na área de pesquisa. Ela ensinou anatomia em meio período durante o restante de seu treinamento de pós-graduação, em seu próprio tempo, para obter a experiência necessária e, finalmente, garantir uma posição docente.

Dra. Brueckner-Collins passou 10 anos na University of Kentucky como membro do corpo docente em tempo integral, ensinando anatomia macroscópica baseada em dissecação para estudantes de medicina, odontologia e áreas de saúde afins. Então, depois de conhecer o amor de sua vida, ela se mudou para a University of Louisville e lá lecionou para estudantes de medicina e odontologia por mais de uma década. Ao longo de 20 anos lecionando em tempo integral em duas escolas de medicina do estado, seus esforços educacionais foram reconhecidos por meio do recebimento da mais alta honraria de ensino em cada escola de medicina do estado, o *Provost's Teaching Award* na University of Kentucky, e o *Distinguished Teaching Professorship* na University of Louisville.

Martha Johnson Gdowski, PhD, obteve seu bacharelado em Biologia *cum laude* pela Gannon University em 1990, seguido por um doutorado em Anatomia pela Pennsylvania State University College of Medicine em 1995. Ela completou bolsas de pós-doutorado na Cleveland Clinic e na Northwestern University School of Medicine antes de aceitar uma posição docente no Departamento de Neurociências da University of Rochester School of Medicine and Dentistry em 2001. Os interesses de pesquisa anteriores incluem o desenvolvimento de um modelo adulto de hidrocefalia, integração sensório-motora nos núcleos da base e integração sensório-motora no envelhecimento normal e patológico.

Sua paixão ao longo de sua carreira tem sido servir como educadora. Seu ensino abrange uma variedade de formatos de aprendizagem, incluindo palestra didática, laboratório, clube de revista e aprendizagem baseada em problemas. Ela lecionou para quatro instituições acadêmicas em diferentes capacidades (The Pennsylvania State University School of Medicine, Northwestern University School of Medicine, Ithaca College e The University of Rochester School of Medicine and Dentistry). Lecionou nos seguintes cursos: Graduação e Pós-Graduação em Neurociências, Pós-Graduação em Neuroanatomia, Pós-Graduação em Anatomia e Fisiologia Humana para Fisioterapeutas, Graduação em Anatomia e Histologia Humana Médica e Graduação e Pós-Graduação em Anatomia Humana. Essas experiências proporcionaram uma oportunidade de instruir alunos que variam em idade, experiência de vida, raça, etnia e perfis socioeconômicos, revelando como a diversidade nas populações estudantis enriquece os ambientes de aprendizagem de uma forma que beneficia a todos. Ela teve a honra de receber vários prêmios por seu ensino e orientação de alunos durante a graduação em medicina. Martha gosta de jardinagem, fazer caminhadas e nadar com o marido, Greg Gdowski, PhD, e seus cães, Sophie e Ivy.

Virginia T. Lyons, PhD, é professora associada de educação médica e reitora associada de educação pré-clínica na Geisel School of Medicine em Dartmouth. Ela obteve seu bacharelado em biologia pelo Rochester Institute of Technology e seu doutorado em biologia celular e anatomia pela University of North Carolina em Chapel Hill. Dra. Lyons dedicou sua carreira à educação em ciências anatômicas, ensinando anatomia macroscópica, histologia, embriologia e neuroanatomia para estudantes de medicina e de outras profissões da saúde. Ela ministra cursos e orienta currículos em anatomia macroscópica humana e embriologia há mais de 20 anos e é uma forte defensora da incorporação de pedagogias engajadas no ciclo básico da educação médica. Dra. Lyons foi reconhecida com numerosos prêmios por ensinar e orientar estudantes e foi eleita para a cadeira de Dartmouth da Alpha Omega Alpha Honor Medical Society. Ela é autora de *Netter's Essential Systems-Based Anatomy* e coautora do *website* Human Anatomy Learning Modules acessado por estudantes do mundo todo. Dra. Lyons também atua como editora da Disciplina de Anatomia no Conselho Editorial do Aquifer Sciences Curriculum, trabalhando para integrar conceitos anatômicos em casos virtuais de pacientes que são usados em vários ambientes, incluindo estágios e treinamento de residência.

Peter J. Ward, PhD, cresceu em Casper, Wyoming, formou-se na Kelly Walsh High School e depois frequentou a Carnegie Mellon University em Pittsburgh, Pensilvânia. Ele começou a pós-graduação na Purdue University, onde estudou pela primeira vez anatomia macroscópica, histologia, embriologia e neuroanatomia. Tendo encontrado disciplinas que o interessaram, ele ajudou a ministrar essas disciplinas nos cursos para veterinários e médicos em Purdue. Dr. Ward completou um programa de pós-graduação (nível doutorado) em educação em anatomia e, em 2005, ingressou no corpo docente da West Virginia School of Osteopathic Medicine (WVSOM) em Lewisburg, Virgínia Ocidental. Lá ele ensinou anatomia geral, embriologia, neurociência, histologia e história da medicina. Dr. Ward recebeu vários prêmios de ensino, incluindo o WVSOM Golden Key Award, o Basmajian Award da American Association of Anatomists, e foi duas vezes finalista na seleção de Professor do Ano da West Virginia Merit Foundation. Dr. Ward também foi diretor da instalação de plastinação da West Virginia School of Osteopathic Medicine, coordenador dos assistentes de ensino de pós-graduação em anatomia, presidente do comitê curricular, presidente do conselho docente, criador e diretor de um curso eletivo de anatomia clínica e anfitrião de muitos cursos centrados em anatomia entre a West Virginia School of Osteopathic Medicine e duas faculdades japonesas de osteopatia. Dr. Ward também atuou como membro do conselho e secretário da American Association of Clinical Anatomists. Em conjunto com a Bone Clones, Inc., o Dr. Ward produziu modelos táteis que imitam a sensação de estruturas anatômicas quando intactas e quando rompidas durante o exame físico. Ele criou o canal *Clinical Anatomy Explained!* no YouTube™ e continua a buscar formas interessantes de apresentar as ciências anatômicas ao público. Dr. Ward foi o editor associado sênior dos três volumes de *The Netter Collection: The Digestive System*, 2ª edição, um colaborador de *Anatomia de Gray*, 42ª edição, e é autor de *Netter's Integrated Musculoskeletal System: Clinical Anatomy Explained*.

Brion Benninger, MD, MBChB, MSc atualmente ensina anatomia cirúrgica, de imagem e dinâmica para estudantes de medicina e residentes em vários países (Estados Unidos, Nova Zelândia, China, Japão, Coreia, Taiwan, Caribe, México). Ele desenvolve, inventa e avalia sondas de ultrassom, equipamentos médicos, simulações e *software* enquanto identifica anatomia dinâmica. Ele gosta de misturar técnicas educacionais integrando imagens macro e anatomia cirúrgica. Dr. Benninger desenvolveu a teoria de ensino da desconstrução/reconstrução da anatomia e foi o primeiro a combinar o ultrassom com o Google Glass durante o exame físico, cunhando o termo "exame de *feedback* triplo". Um dos primeiros usuários de ultrassom, ele continua a desenvolver técnicas de ensino e treinamento *eFAST*, desenvolveu e compartilha uma patente de uma nova sonda digital de ultrassom e está atualmente desenvolvendo uma nova sonda revolucionária de ultrassom para exames de mama. Ele é revisor de diversas revistas de ultrassom, anatomia clínica, cirurgia e radiologia e edita e escreve livros de medicina. Seus interesses de pesquisa integram anatomia clínica com tecnologias convencionais e emergentes para melhorar técnicas de treinamento *in situ* e simulação. Dr. Benninger foi o pioneiro e cunhou o termo "anatomia dinâmica", desenvolveu uma técnica para fornecer um novo meio de contraste no homem e foi o primeiro a revelar vasos e nervos não vistos anteriormente usando imagens de tomografia computadorizada e ressonância magnética. Ele orientou mais de 200 alunos em mais de 350 projetos de pesquisa apresentados em congressos nacionais e internacionais e recebeu vários prêmios por projetos relacionados a procedimentos de emergência, ultrassom, medicina esportiva, anatomia clínica, simulação médica, pesquisa translacional reversa, educação médica e tecnologia. Ele se orgulha de ter recebido prêmios de ensino médico de diversos países e instituições, incluindo ser o primeiro ganhador em mais de 25 anos a receber o *Commendation Medal Award* da Commission of Osteopathic Accreditation pelo ensino inovador de anatomia clínica que ele elaborou e instituiu em Lebanon, Oregon. Dr. Benninger recebeu elogios em medicina esportiva de Sir Roger Bannister em relação à sua invenção médica sobre propriocepção do ombro. Ele também é diretor executivo do Medical Anatomy Center e colabora com colegas de especialidades cirúrgicas e não cirúrgicas em todo o mundo. Ele também é palestrante convidado do curso de anatomia cirúrgica na Nova Zelândia. Dr. Benninger coleciona livros de história médica, adora montanhas e esportes e é um crítico anônimo de restaurantes. Os mentores britânicos diretamente responsáveis por sua formação incluem o Prof. Peter Bell (cirurgia), Prof. Sir Alec Jeffreys (impressão digital genética), Profs. David deBono e Tony Gershlick (cardiologia), Prof. Roger Greenhalgh (cirurgia vascular), Profs. Chris Colton, John Webb e Angus Wallace (ortopedia), Prof. Harold Ellis CBE (cirurgia e anatomia clínica) e Profa. Susan Standring (Guys Hospital/Kings College).

Todd M. Hoagland, PhD é professor clínico de Ciências Biomédicas e Terapia Ocupacional na College of Health Sciences da Marquette University. Anteriormente foi Professor de Anatomia na Medical College of Wisconsin (MCW). Antes disto, o Dr. Hoagland estava na Boston University School of Medicine (BUSM) e ainda ocupa um cargo de professor adjunto na Boston University Goldman School of Dental Medicine. Dr. Hoagland é um professor apaixonado e se dedica a ajudar os alunos a atingir seus objetivos. Ele acredita em ser um forte administrador das ciências anatômicas, o que envolve ensiná-las aos alunos e, ao mesmo tempo, desenvolver recursos para melhorar a transferência de conhecimento e preparar a próxima geração para que sejam professores ainda melhores. Enquanto estava na Boston University School of Medicine, o Dr. Hoagland foi líder da Carnegie Initiative no Programa de Pós-graduação em Neurociências e ajudou a desenvolver o Programa Vesalius (formação de professores) para estudantes de pós-graduação. O programa garante que os alunos de pós-graduação aprendam sobre um ensino eficaz, recebam experiências autênticas em sala de aula e entendam como compartilhar o que aprenderam por meio de bolsas de estudo.

A dedicação do Dr. Hoagland à educação na área da saúde foi ricamente recompensada por numerosos prêmios de ensino da University of Notre Dame, Boston University School of Medicine e Medical College of Wisconsin. Dr. Hoagland recebeu o Award for Outstanding Ethical Leadership em 2009, foi introduzido na Alpha Omega Alpha Honor Medical Society em 2010, recebeu o American Association of Anatomists Basmajian Award em 2012 e foi introduzido na Society of Teaching Scholars em 2012 e foi seu diretor de 2016 a 2020.

A atividade acadêmica do Dr. Hoagland centra-se em (1) avaliar o conteúdo e a metodologia de ensino/aprendizagem em cursos de Anatomia Clínica e Neuroanatomia, especialmente conforme relevante para a prática clínica, (2) traduzir resultados de pesquisas em ciências anatômicas básicas em informações clinicamente significativas, e (3) avaliando o profissionalismo nos alunos para aumentar sua autoconsciência e melhorar os resultados do atendimento ao paciente. Dr. Hoagland também é editor consultor do *Netter's Atlas of Human Anatomy*, coautor do livro digital de anatomia *AnatomyOne* e autor principal do *Clinical Human Anatomy Dissection Guide*.

AGRADECIMENTOS

Carlos A. G. Machado, MD
Com a conclusão desta 8ª edição, comemoro 27 anos contribuindo para a marca Netter de produtos educacionais, 25 anos dos quais foram dedicados à atualização – sete edições – deste altamente prestigiado, desde seu nascimento, *Atlas de Anatomia Humana*. Durante estes 25 anos tive o privilégio e a honra de trabalhar com alguns dos mais experientes anatomistas, educadores e editores consultores – meus queridos amigos – com quem aprendi consideravelmente.

Nos últimos 16 anos, também foi um grande privilégio fazer parte da equipe da Elsevier e estar sob a hábil coordenação e orientação de Marybeth Thiel, especialista sênior em desenvolvimento de conteúdo da Elsevier, e de Elyse O'Grady, estrategista de conteúdo executiva. Agradeço às duas pela amizade, apoio, sensibilidade e trabalho muito dedicado.

Mais uma vez agradeço à minha esposa Adriana e à minha filha Beatriz por todo o amor e incentivo, e por pacientemente me guiarem de volta aos trilhos quando me perco em divagações filosóficas sobre como transformar a pesquisa científica em inspiração artística – e vice-versa!

É impossível expressar em palavras o quanto sou grato aos meus queridos pais, Carlos e Neide, pela importância na minha formação e na formação dos meus valores morais e éticos.

Sou eternamente grato aos doadores de corpos pela sua inestimável contribuição para a correta compreensão da anatomia humana; aos alunos, professores, profissionais da saúde, colegas, instituições de ensino e amigos que, anonimamente ou não, direta ou indiretamente, têm sido uma enorme fonte de motivação e referências científicas inestimáveis, comentários construtivos e sugestões relevantes.

Meus últimos agradecimentos, mas longe de serem os menos importantes, são para aos meus professores Eugênio Cavalcante, Mário Fortes e Paulo Carneiro, pelos ensinamentos inspiradores sobre a aplicação prática dos conhecimentos de anatomia.

Paul E. Neumann, MD
Foi um privilégio trabalhar nas edições inglesa e latina do *Netter Atlas de Anatomia Humana*. Agradeço à equipe da Elsevier (especialmente Elyse O'Grady, Marybeth Thiel e Carrie Stetz), ao Dr. Carlos Machado e aos demais editores por seus esforços para produzir uma edição nova e melhorada. Sou também grato à minha esposa, Sandra Powell, e à minha filha, Eve, pelo apoio ao meu trabalho acadêmico.

R. Shane Tubbs, MS, PA-C, PhD
Agradeço a Elyse O'Grady e Marybeth Thiel pela dedicação e trabalho árduo nesta edição. Como sempre, agradeço à minha esposa, Susan, e ao meu filho, Isaiah, pela paciência que demonstraram comigo nesses projetos. Além disso, agradeço aos Drs. George e Frank Salter que me inspiraram e me encorajaram em minha trajetória para a anatomia.

Jennifer K. Brueckner-Collins, PhD
Reba McEntire disse uma vez: "Para ter sucesso na vida, você precisa de três coisas: um osso da sorte, uma espinha dorsal e um osso engraçado." Meu trabalho com este *Atlas* e com as pessoas associadas a ele nos últimos 15 anos desempenhou um papel fundamental para me ajudar a desenvolver e sustentar esses três ossos metafóricos em minha vida profissional e pessoal.

Serei eternamente grata a John Hansen, que acreditou na minha capacidade de atuar como editora a partir da 4ª edição.

Estendo meus sinceros agradecimentos a Marybeth Thiel e Elyse O'Grady por não apenas serem as melhores colegas, mas também por fazerem parte da minha família profissional. Obrigada a vocês duas pelo profissionalismo, apoio, paciência e coleguismo.

Ao Carlos Machado, você continua a me surpreender e a me inspirar com seu dom especial de dar vida à anatomia através de sua arte.

Para esta edição, também conto em minhas bênçãos a capacidade de trabalhar em colaboração estreita com a talentosa equipe de líderes educacionais, incluindo Martha Gdowski, Virginia Lyons e Peter Ward. É gratificante trabalhar com professores tão brilhantes e dedicados enquanto montamos coletivamente o conceito do *Atlas Netter* baseado em sistemas.

Por fim, dedico meu trabalho nesta edição com amor incondicional e infinito a Kurt, Lincoln, meu pai já falecido, bem como aos meus cachorros, Bingo e Biscuit.

Martha Johnson Gdowski, PhD
Sou grata pela honra de trabalhar com a equipe de editores que a Elsevier selecionou para a elaboração desta 8ª edição, pois são excepcionais em seu conhecimento, paixão como educadores e colegialidade. Gostaria de agradecer especialmente a Elyse O'Grady e Marybeth Thiel, que se destacaram por sua experiência, paciência e orientação. Sou grata a John T. Hansen, PhD, por sua orientação, mentoria e amizade como colega na University of Rochester e por me dar a oportunidade de participar deste trabalho. Ele continua a ser um excelente modelo que moldou minha carreira como educadora de ciências anatômicas. Agradecimentos especiais a Carlos Machado, pelo dom de fazer dissecações anatômicas desafiadoras e tornar acessíveis aos estudantes de anatomia conceitos difíceis por intermédio de seu talento artístico, pesquisa de detalhes e discussões cuidadosas. Estou em dívida com os indivíduos altruístas que doaram seus corpos para o estudo anatômico, com os estudantes de anatomia e com meus colegas da University of Rochester, todos os quais me motivam a trabalhar para ser a melhor educadora que posso ser. Sou muito grata por meu marido amoroso e melhor amigo, Greg, que é minha maior fonte de apoio e inspiração.

Virgínia T. Lyons, PhD
Foi uma alegria trabalhar com membros da equipe editorial do icônico *Atlas de Anatomia Humana*, de Frank Netter. Gostaria de agradecer a Elyse O'Grady e Marybeth Thiel pela sua orientação especializada e capacidade de nutrir o processo criativo e, ao mesmo tempo, manter-nos focados (caso contrário, teríamos nos deleitado em debater minúcias da anatomia por horas!). Fico maravilhada com o talento de Carlos Machado, que consegue transformar nossas ideias em ilustrações lindas, detalhadas e que simplificam conceitos para os estudantes. Agradeço a paciência e o apoio do meu marido, Patrick, e

dos meus filhos, Sean e Nora, que me mantêm bem quando as coisas ficam complicadas. Finalmente, sou grata pela oportunidade de ensinar e aprender com os excelentes estudantes de medicina da Geisel School of Medicine, em Dartmouth. Estou realizada com sua energia, curiosidade e amor pelo aprendizado.

Peter J. Ward, PhD
É uma emoção e uma honra contribuir para a 8ª edição do *Netter Atlas de Anatomia Humana*. Ainda me surpreende estar ajudando a divulgar as ilustrações incomparáveis de Frank Netter e Carlos Machado. Espero que este atlas continue a levar estas obras de arte médica para uma nova geração de estudantes à medida que eles começam a investigar o incrível enigma do corpo humano. Obrigado a todos os colaboradores incríveis e à equipe dedicada da Elsevier, especialmente Marybeth Thiel e Elyse O'Grady, por nos manterem avançando. Obrigado especialmente a Todd Hoagland por me recomendar à equipe. Tenho imensa gratidão a James Walker e Kevin Hannon, que me apresentaram o mundo da anatomia. Ambos combinaram perfeitamente altas expectativas para seus alunos com um ensino entusiasmado, que tornou o tópico fascinante e gratificante. Muito obrigado aos meus pais, Robert e Lucinda Ward, pelo apoio permanente à minha educação e pelas muitas viagens formativas a museus para observar ossos de dinossauros. Sarah, Archer e Dashiell, vocês são a razão pela qual trabalho duro e tento tornar o mundo um lugar um pouco melhor. Seu amor e entusiasmo significam tudo para mim.

Brion Benninger, MD, MBChB, MSc
Agradeço a todas as instituições de saúde em todo o mundo e às associações alopáticas e osteopáticas que me proporcionaram o privilégio de acordar todos os dias e concentrar-me em como melhorar o nosso conhecimento de ensino e cura da anatomia da mente, do corpo e da alma, ao mesmo tempo que nutrimos o humanismo. Sou grato e sortudo por ter minha adorável esposa, Alison, e meu atencioso filho, Jack, apoiando meus esforços durante as madrugadas e fins de semana prolongados. Suas risadas e experiências completam minha vida. Agradeço à Elsevier, especialmente a Marybeth Thiel, Elyse O'Grady e Madelene Hyde, por esperarem os mais altos padrões e por fornecerem orientação, permitindo que meus colegas coeditores trabalhassem em um ambiente fluido e diversificado. Muito obrigado a Carlos Machado e Frank Netter: o mundo está orgulhoso. Agradeço aos médicos que me treinaram, especialmente aos meus primeiros mentores cirurgiões, anatomistas e professores, todos talentosos, Drs. Gerald Tressidor e Harold Ellis CBE (Cambridge & Guy's Hospital); Dr. S. Standring e Dr. M. England, que personificam o profissionalismo; Drs. P. Crone, E. Szeto e J. Heatherington, por apoiarem a educação médica inovadora; meus alunos e pacientes anteriores, atuais e futuros; e colegas clínicos de todos os cantos do mundo que mantêm a medicina e a anatomia dinâmicas, frescas e desejadas. Agradecimentos especiais aos Drs. J. L. Horn, S. Echols, J. Anderson e J. Underwood, amigos, mentores e colegas visionários que também enxergam "fora da caixa", desafiando o *status quo*. Deixo um sincero tributo aos meus falecidos mentores, amigos e irmã, Jim McDaniel, Bill Bryan e Gail Hendricks, que representam o que é bom no ensino, no cuidado e na cura. Eles tornaram este mundo um pouco melhor. Por último, agradeço à minha mãe pelo seu amor, pela educação e igualdade, e ao meu pai pela sua mente curiosa e criativa.

Todd M. Hoagland, PhD
É um privilégio ensinar anatomia humana clínica e sou eternamente grato a todos os doadores de corpos e suas famílias por permitirem que os profissionais da saúde treinem no laboratório de dissecação. É uma honra trabalhar com estudantes e colegas de terapia ocupacional e de profissões da área de saúde na Marquette University. Sou grato a John Hansen e aos profissionais da equipe Elsevier pela oportunidade de ser um editor do incomparável *Atlas Netter*. Marybeth Thiel e Elyse O'Grady foram especialmente prestativas e foi um prazer trabalhar com elas. Foi uma honra colaborar com o brilhante Carlos Machado e todos os editores consultores. Agradeço a Dave Bolender, Brian Bear e Rebecca Lufler por serem excelentes colegas e agradeço a todos os alunos de pós-graduação com quem trabalhei por me ajudarem a crescer como pessoa; é um prazer vê-los florescer. Agradeço profundamente Stan Hillman e Jack O'Malley por me inspirarem com ensino magistral e expectativas rigorosas. Estou em dívida com Gary Kolesari e Richard Hoyt Jr. por me ajudarem a me tornar um anatomista clínico competente, e com Rob Bouchie pelos aspectos intangíveis e sua camaradagem. Sou muito grato ao meu irmão, Bill, por seu otimismo inabalável e por estar sempre presente. Agradeço à minha mãe, Liz, pela sua dedicação e amor, e por incutir uma forte ética de trabalho. Sinto-me honrado por meus três filhos incríveis, Ella, Caleb e Gregory, por me ajudarem a redefinir o amor, a admiração e a alegria. *Olya, ty moye solntse!*

SUMÁRIO

SEÇÃO 1 INTRODUÇÃO • Pranchas 1–21

Anatomia Geral • Pranchas 1–3

1	Planos Corporais e Termos Relacionados (Posição e Direção)
2	Partes do Corpo: Vista Anterior da Mulher
3	Partes do Corpo: Vista Posterior do Homem

Anatomia dos Sistemas • Pranchas 4–21

4	Organização Geral do Sistema Nervoso
5	Dermátomos dos Membros Superiores e Inferiores
6	Parte Simpática da Divisão Autônoma do Sistema Nervoso: Esquema
7	Parte Parassimpática da Divisão Autônoma do Sistema Nervoso: Esquema
8	Visão Geral do Sistema Esquelético
9	Tipos de Articulações Sinoviais
10	Visão Geral do Sistema Muscular
11	Função do Nervo Motor por Segmentos
12	Corte Transversal da Pele
13	Visão Geral do Sistema Circulatório
14	Principais Artérias e Pontos de Pulso
15	Principais Veias Sistêmicas do Sistema Circulatório
16	Visão Geral dos Vasos e dos Órgãos Linfáticos
17	Visão Geral do Sistema Respiratório
18	Visão Geral do Sistema Digestório
19	Visão Geral do Sistema Urinário
20	Visão Geral do Sistema Genital
21	Visão Geral do Sistema Endócrino

Bônus de Pranchas Eletrônicas • Pranchas BP 1–BP 13

BP 1	Aparelho Pilossebáceo
BP 2	Principais Cavidades Corporais
BP 3	Neurônios e Sinapses
BP 4	Características de um Nervo Típico
BP 5	Locais de Dor Referida (Reflexa) Visceral
BP 6	Parte Simpática da Divisão Autônoma do Sistema Nervoso: Topografia Geral
BP 7	Parte Parassimpática da Divisão Autônoma do Sistema Nervoso: Topografia Geral

BP 8	Sinapses Colinérgicas e Adrenérgicas: Representação Esquemática
BP 9	Arquitetura do Osso
BP 10	Estrutura do Músculo
BP 11	Articulações: Tecido Conectivo e Cartilagem Articular
BP 12	Sistema Circulatório: Composição do Sangue
BP 13	Parede Arterial

SEÇÃO 2   CABEÇA E PESCOÇO • Pranchas 22–177

Anatomia de Superfície • Pranchas 22–24

22	Anatomia de Superfície da Cabeça e do Pescoço
23	Nervos Cutâneos da Cabeça e do Pescoço
24	Artérias e Veias Superficiais da Face e do Couro Cabeludo

Ossos e Articulações • Pranchas 25–47

25	Crânio: Vista Anterior
26	Crânio: Radiografias
27	Crânio: Vista Lateral (Norma Lateral)
28	Crânio: Radiografia Lateral
29	Crânio: Corte Sagital Mediano
30	Calvária
31	Base Externa do Crânio: Vista Inferior – Norma Basilar
32	Base Interna do Crânio: Vista Superior
33	Forames e Canais da Base Externa do Crânio: Vista Inferior
34	Forames e Canais da Base Interna do Crânio: Vista Superior
35	Crânio de Recém-nascido
36	Arcabouço Ósseo da Cabeça e do Pescoço
37	Estrutura Óssea do Nariz e Seios Paranasais
38	Crânio: Vistas Posterior e Lateral
39	Mandíbula
40	Dentes
41	Dente
42	Articulação Temporomandibular
43	Vértebras Cervicais: Atlas e Áxis
44	Vértebras Cervicais
45	Parte Cervical da Coluna Vertebral
46	Ligamentos Craniocervicais Externos
47	Ligamentos Craniocervicais Internos

Pescoço • Pranchas 48–58

48	Músculos da Face: Vista Lateral
49	Músculos do Pescoço: Vista Anterior
50	Veias Superficiais do Pescoço
51	Lâminas Fasciais do Pescoço
52	Fáscias Cervicais
53	Músculos Infra-hióideos e Supra-hióideos
54	Músculos do Pescoço: Vista Lateral
55	Músculos Escalenos e Pré-vertebrais
56	Nervos do Pescoço
57	Nervos do Pescoço e Plexo Cervical
58	Artérias Carótidas

Nariz • Pranchas 59–82

59	Estrutura Óssea do Nariz
60	Músculos, Nervos e Artérias da Face
61	Cavidade Nasal: Parede Lateral
62	Cavidade Nasal: Parede Lateral (Crânio)
63	Cavidade Nasal: Parede Medial (Septo Nasal)
64	Nervos da Cavidade Nasal
65	Vascularização da Cavidade Nasal
66	Nervos da Cavidade Nasal: Septo Nasal Rebatido para Cima
67	Seios Paranasais: Vistas Paramedianas
68	Seios Paranasais: Alterações com a Idade
69	Seios Paranasais: Cortes Frontal e Transversal
70	Glândulas Salivares
71	Ramos do Nervo Facial e Glândula Parótida
72	Músculos da Mastigação: Músculos Masseter e Temporal
73	Músculos da Mastigação: Músculos Pterigóideos
74	Artéria Maxilar
75	Fossas Temporal e Infratemporal
76	Artérias Maxilar e Temporal Superficial
77	Nervo Mandibular (NC V$_3$)
78	Fossa Infratemporal
79	Nervos Oftálmico (NC V$_1$) e Maxilar (NC V$_2$)
80	Inervação Autônoma da Cavidade Nasal
81	Nervos e Artérias do Terço Médio da Face
82	Orientação dos Nervos e dos Vasos Sanguíneos da Base do Crânio

Boca • Pranchas 83–90

83	Inspeção da Cavidade Oral
84	Inervação Sensitiva (Aferente) da Cavidade Oral e da Língua

	85	Teto da Cavidade Oral
	86	Língua e Glândulas Salivares: Cortes
	87	Músculos Supra-hióideos
	88	Língua
	89	Dorso da Língua
	90	Cavidade Oral (Fauces)

Faringe • Pranchas 91–102

	91	Vista Posterior da Faringe: Nervos e Vasos
	92	Músculos da Faringe: Vista Posterior (Parede Posterior Parcialmente Aberta)
	93	Faringe: Vista Posterior (Parede Posterior Aberta)
	94	Junção Faringoesofágica
	95	Faringe: Corte Sagital Mediano (Vista Medial)
	96	Músculos da Faringe: Corte Sagital (Vista Medial)
	97	Músculos da Faringe: Vista Lateral
	98	Nervos das Regiões Oral e Faríngea
	99	Artérias das Regiões da Cabeça e Cervical
	100	Veias das Regiões da Cabeça e Cervical
	101	Linfonodos da Cabeça e da Região Cervical
	102	Linfonodos da Faringe e da Língua

Laringe e Glândulas Endócrinas • Pranchas 103–109

	103	Glândula Tireoide: Vista Anterior
	104	Glândula Tireoide: Vista Posterior
	105	Glândulas Tireoide e Paratireoides
	106	Cartilagens da Laringe
	107	Músculos (Intrínsecos) da Laringe
	108	Nervos e Corte Frontal da Laringe
	109	Ação dos Músculos (Intrínsecos) da Laringe

Olho • Pranchas 110–120

	110	Pálpebras
	111	Aparelho Lacrimal
	112	Músculos Extrínsecos do Bulbo do Olho
	113	Nervos da Órbita
	114	Vistas Superior e Anterior da Órbita
	115	Artérias e Veias da Órbita e das Pálpebras
	116	Bulbo do Olho: Corte Transversal
	117	Câmaras Anterior e Posterior do Bulbo do Olho
	118	Lente e Estruturas de Sustentação
	119	Artérias e Veias (Intrínsecas) do Bulbo do Olho
	120	Suprimento Vascular do Bulbo do Olho

Orelha • Pranchas 121–126

121	Orelha e Trajeto da "Onda Sonora" na Cóclea
122	Orelha Externa e Orelha Média (Cavidade Timpânica)
123	Orelha Média (Cavidade Timpânica)
124	Labirintos Ósseo e Membranáceo
125	Labirintos Ósseo e Membranáceo: Representação Esquemática e Cortes
126	Orientação dos Labirintos no Crânio

Encéfalo e Meninges • Pranchas 127–142

127	Meninges e Veias Diploicas
128	Artérias Meníngeas
129	Meninges e Veias Cerebrais Superficiais
130	Seios Venosos da Dura-máter: Corte Sagital
131	Seios Venosos da Dura-máter: Base do Crânio
132	Encéfalo: Vistas Laterais
133	Encéfalo: Vistas Mediais
134	Encéfalo: Vista Inferior
135	Ventrículos Encefálicos
136	Circulação do Líquido Cerebrospinal
137	Núcleos da Base
138	Tálamo e Estruturas Relacionadas
139	Hipocampo e Fórnice
140	Tronco Encefálico
141	Ventrículos e Cerebelo
142	Cerebelo

Nervos Cranianos e Espinais Cervicais • Pranchas 143–162

143	Núcleos dos Nervos Cranianos no Tronco Encefálico: Esquema (Vista Posterior)
144	Núcleos dos Nervos Cranianos no Tronco Encefálico: Esquema (Vista Medial)
145	Nervos Cranianos: Esquema da Distribuição Motora e Sensitiva
146	Nervo Olfatório (NC I) e Vias Olfatórias: Esquema
147	Nervo Óptico (NC II) e Via Óptica: Esquema
148	Nervos Oculomotor (NC III), Troclear (NC IV) e Abducente (NC VI): Esquema
149	Nervo Trigêmeo (NC V): Esquema
150	Nervo Facial (NC VII): Esquema
151	Nervo Vestibulococlear (NC VIII): Esquema
152	Nervo Glossofaríngeo (NC IX): Esquema
153	Nervo Vago (NC X): Esquema
154	Nervo Acessório (NC XI): Esquema
155	Nervo Hipoglosso (NC XII): Esquema

156	Plexo Cervical: Esquema
157	Nervos Autônomos no Pescoço
158	Nervos Autônomos na Cabeça
159	Gânglio Ciliar: Esquema
160	Gânglios Pterigopalatino e Submandibular: Esquema
161	Gânglio Ótico: Esquema
162	Vias Gustatórias: Esquema

Vascularização do Encéfalo • Pranchas 163–175

163	Artérias do Encéfalo e das Meninges
164	Artéria Carótida Interna na Parte Petrosa do Temporal
165	Artérias para o Encéfalo: Esquema
166	Artérias do Encéfalo: Vistas Inferiores
167	Círculo Arterial do Cérebro (de Willis)
168	Artérias do Encéfalo: Vista e Corte Frontais
169	Artérias do Encéfalo: Vistas Lateral e Medial
170	Artérias do Encéfalo: Ramos das Artérias Vertebral e Basilar
171	Veias da Fossa Posterior do Crânio
172	Veias Profundas do Encéfalo
173	Veias Subependimárias do Encéfalo
174	Hipotálamo e Hipófise
175	Vascularização do Hipotálamo e da Hipófise

Imagens Regionais • Pranchas 176–177

176	Imagens da Cabeça (VRM e ARM)
177	Imagens da Cabeça (RM)

Estruturas de Alto Significado Clínico • Tabelas 2.1–2.4

Nervos Cranianos • Tabelas 2.5–2.8

Ramos do Plexo Cervical • Tabela 2.9

Músculos • Tabelas 2.10–2.14

Bônus de Pranchas Eletrônicas • Pranchas BP 14–BP 32

BP 14	Sistema Sensitivo Somático: Tronco e Membros
BP 15	Sistema Piramidal
BP 16	Reconstrução 3D de TCs do Crânio
BP 17	Alterações Degenerativas nas Vértebras Cervicais
BP 18	Articulação Atlantoccipital
BP 19	Músculos da Face: Vista Anterior
BP 20	Músculos da Face
BP 21	Artérias da Cavidade Nasal: Septo Nasal Rebatido para Cima

BP 22　Nariz e Seio Maxilar: Corte Transversal
BP 23　Seios Paranasais
BP 24　Artéria Subclávia
BP 25　Abaixamento da Mandíbula
BP 26　Inervação Sensitiva da Cavidade Oral e da Faringe
BP 27　Fáscias da Órbita e Bulbo do Olho
BP 28　Cavidade Timpânica: Vistas Medial e Lateral
BP 29　Anatomia da Orelha Infantil
BP 30　Tuba Auditiva (de Eustáquio)
BP 31　Imagens do Crânio (VRM e ARM)
BP 32　RMs em Cortes Transversais e Frontal do Encéfalo

SEÇÃO 3　DORSO • Pranchas 178–201

Anatomia de Superfície • Prancha 178

178　Anatomia de Superfície do Dorso

Coluna Vertebral • Pranchas 179–185

179　Coluna Vertebral
180　Vértebras Torácicas
181　Vértebras Lombares
182　Vértebras – Radiografia e RM
183　Sacro e Cóccix
184　Ligamentos da Coluna Vertebral: Região Lombossacral
185　Articulações da Coluna Vertebral: Região Lombar

Medula Espinal • Pranchas 186–194

186　Medula Espinal e Nervos Espinais
187　Raízes dos Nervos Espinais e Vértebras
188　Dermátomos
189　Meninges Espinais e Raízes dos Nervos Espinais
190　Nervo Espinal, Raízes e Ramificações
191　Artérias da Medula Espinal: Esquema
192　Artérias da Medula Espinal: Distribuição Intrínseca
193　Veias da Medula Espinal e da Coluna Vertebral
194　Veias da Coluna Vertebral: Veias Vertebrais

Músculos e Nervos • Pranchas 195–199

195　Músculos do Dorso: Camada Superficial
196　Músculos do Dorso: Camada Média
197　Músculos do Dorso: Camada Profunda
198　Nervos do Dorso
199　Nervos da Região Cervical Posterior

Anatomia Seccional Transversa • Pranchas 200–201

200	Região Lombar: Corte Transversal
201	Nervo Espinal Torácico Típico

Estruturas de Alto Significado Clínico • Tabela 3.1

Músculos • Tabelas 3.2–3.4

Bônus de Pranchas Eletrônicas • Pranchas BP 33–BP 40

BP 33	Ligamentos da Coluna Vertebral
BP 34	Parte Cervical da Coluna Vertebral: Radiografias
BP 35	Parte Cervical da Coluna Vertebral: RM e Radiografia
BP 36	Partes Torácica e Lombar da Coluna Vertebral: Radiografia Lateral
BP 37	Vértebras Lombares: Radiografias
BP 38	Parte Lombar da Coluna Vertebral: RMs
BP 39	Veias Vertebrais: Detalhes Mostrando Comunicações Venosas
BP 40	Medula Espinal: Tratos de Fibras (Corte Transversal)

SEÇÃO 4   TÓRAX • Pranchas 202–266

Anatomia de Superfície • Prancha 202

202	Anatomia de Superfície do Tórax

Esqueleto Torácico • Pranchas 203–204

203	Esqueleto do Tórax (Caixa Torácica)
204	Costelas e Articulações Associadas

Glândula Mamária • Pranchas 205–208

205	Glândula Mamária
206	Artérias da Mama
207	Vasos Linfáticos e Linfonodos da Mama
208	Drenagem Linfática da Mama

Paredes do Tórax e Diafragma • Pranchas 209–216

209	Parede Anterior do Tórax: Dissecação da Camada Superficial
210	Parede Anterior do Tórax: Dissecação da Camada Profunda
211	Parede Anterior do Tórax: Vista Interna
212	Nervos e Artérias Intercostais
213	Veias das Paredes do Tórax

214	Nervo Frênico e Relação com o Pericárdio
215	Diafragma: Face Torácica
216	Diafragma: Face Abdominal

Pulmões, Traqueia e Brônquios • Pranchas 217–230

217	Pulmões no Tórax: Vista Anterior
218	Pulmões no Tórax: Vista Posterior
219	Pulmões *in Situ*: Vista Anterior
220	Grandes Vasos do Mediastino Superior
221	Pulmões: Vistas Mediais
222	Artérias e Veias Bronquiais
223	Segmentos Broncopulmonares: Vistas Anterior e Posterior
224	Segmentos Broncopulmonares: Vistas Medial e Lateral
225	Traqueia e Brônquios Principais
226	Vias Aéreas Intrapulmonares e Brônquios
227	Circulação Sanguínea Intrapulmonar: Esquema
228	Vasos Linfáticos do Tórax e Linfonodos Pulmonares e Mediastinais
229	Nervos Autônomos no Tórax
230	Inervação da Traqueia e da Árvore Bronquial: Esquema

Coração • Pranchas 231–250

231	Coração *in Situ*
232	Coração: Vista Anterior
233	Coração e Áreas Precordiais de Auscultação
234	Coração: Radiografias e Angiograma por TC
235	Coração: Base e Face Diafragmática
236	Pericárdio: Cavidade do Pericárdio
237	Mediastino: Corte Transversal
238	Tórax: Corte Frontal (Coronal) do Coração, Parte Ascendente da Aorta
239	Artérias Coronárias e Veias do Coração (Cardíacas)
240	Artérias Coronárias: Imagens
241	Átrio e Ventrículo Direitos
242	Átrio e Ventrículo Esquerdos
243	Complexo Valvar do Coração
244	Complexo Valvar do Coração (*Continuação*)
245	Átrios, Ventrículos e Septo Interventricular
246	Valvas Cardíacas
247	Circulações Pré-natal e Pós-natal
248	Complexo Estimulante (Sistema de Condução) do Coração
249	Nervos do Coração (Cardíacos) e do Tórax
250	Inervação do Coração: Esquema

Mediastino • Pranchas 251–261

	251	Mediastino: Vista Lateral Direita
	252	Mediastino: Vista Lateral Esquerda
	253	Nervo Frênico
	254	Esôfago *in Situ*
	255	Esôfago *in Situ*
	256	Musculatura do Esôfago
	257	Junção Gastroesofágica
	258	Artérias do Esôfago
	259	Veias do Esôfago
	260	Vasos Linfáticos e Linfonodos do Esôfago
	261	Nervos do Esôfago

Anatomia Seccional Transversa • Pranchas 262–266

	262	Tórax: Imagens de Cortes Axiais por TC
	263	Corte Transversal do Tórax no Nível da Vértebra T III
	264	Corte Transversal do Tórax no Nível do Disco Intervertebral T III–T IV
	265	Corte Transversal do Tórax no Nível do Disco Intervertebral T IV–T V
	266	Corte Transversal do Tórax no Nível da Vértebra T VII

Estruturas de Alto Significado Clínico • Tabelas 4.1–4.3

Músculos • Tabela 4.4

Bônus de Pranchas Eletrônicas • Pranchas BP 41–BP 52

	BP 41	Costelas Cervicais e Variações Relacionadas
	BP 42	Inserções Musculares nas Costelas
	BP 43	Músculos da Respiração
	BP 44	Vias Respiratórias Intrapulmonares: Esquema
	BP 45	Anatomia da Ventilação e Respiração
	BP 46	Artérias Coronárias: Vistas Laterais Anteriores Direitas com Arteriogramas
	BP 47	Artérias Coronárias e Veias Cardíacas: Variações
	BP 48	Nervos Intrínsecos e Variações nos Nervos do Esôfago
	BP 49	Artérias do Esôfago: Variações
	BP 50	Tórax: Corte Frontal
	BP 51	Tórax: TCs Frontais (Coronais)
	BP 52	Inervação dos Vasos Sanguíneos: Esquema

SEÇÃO 5 ABDOME • Pranchas 267–351

Anatomia de Superfície • Prancha 267

267 Anatomia de Superfície do Abdome

Parede do Abdome • Pranchas 268–287

268 Arcabouço Ósseo do Abdome
269 Regiões e Planos do Abdome
270 Parede Anterior do Abdome: Dissecação Superficial
271 Parede Anterior do Abdome: Dissecação Média
272 Parede Anterior do Abdome: Dissecação Profunda
273 Bainha do Músculo Reto do Abdome: Cortes Transversais
274 Parede Anterior do Abdome: Vista Interna
275 Parede Posterolateral do Abdome
276 Artérias da Parede Anterior do Abdome
277 Veias da Parede Anterior do Abdome
278 Nervos da Parede Anterior do Abdome
279 Nervos Intercostais
280 Região Inguinal: Dissecações
281 Canal Inguinal e Funículo Espermático
282 "Bainha" Femoral e Canal Inguinal
283 Parede Posterior do Abdome: Vista Interna
284 Artérias da Parede Posterior do Abdome
285 Veias da Parede Posterior do Abdome
286 Vasos Linfáticos e Linfonodos da Parede Posterior do Abdome
287 Nervos da Parede Posterior do Abdome

Cavidade Peritoneal • Pranchas 288–293

288 Omento Maior e Vísceras Abdominais
289 Mesentério e Músculo Suspensor do Duodeno
290 Mesocolo e Raiz do Mesentério
291 Bolsa Omental: Estômago Rebatido
292 Bolsa Omental: Corte Transversal
293 Peritônio da Parede Posterior do Abdome

Estômago e Intestinos • Pranchas 294–301

294 Estômago *in Situ*
295 Túnica Mucosa do Estômago
296 Duodeno *in Situ*
297 Túnicas Mucosa e Muscular do Intestino Delgado
298 Junção Ileocecal
299 Ceco e Óstio Ileal

300   Apêndice Vermiforme
301   Túnicas Mucosa e Muscular do Intestino Grosso

Fígado, Vesícula Biliar, Pâncreas e Baço • Pranchas 302–307

302   Faces e Leito do Fígado
303   Fígado *in Situ*: Vasos e Ductos
304   Estrutura do Fígado: Esquema
305   Vesícula Biliar, Ductos Bilíferos Extra-hepáticos e Ducto Pancreático
306   Pâncreas *in Situ*
307   Baço

Vascularização Visceral • Pranchas 308–318

308   Artérias do Estômago, do Fígado e do Baço
309   Tronco Celíaco e Ramos
310   Artérias do Fígado, do Pâncreas, do Duodeno e do Baço
311   Arteriograma Celíaco e Angiograma por TC
312   Artérias do Duodeno e da Cabeça do Pâncreas
313   Artérias do Intestino Delgado
314   Artérias do Intestino Grosso
315   Veias do Estômago, do Duodeno, do Pâncreas e do Baço
316   Veias do Intestino Delgado
317   Veias do Intestino Grosso
318   Veias Tributárias da Veia Porta do Fígado e Anastomoses Portocava

Nervos e Plexos Viscerais • Pranchas 319–329

319   Nervos, Plexos e Gânglios Autônomos do Abdome
320   Inervação Autônoma do Estômago e do Duodeno
321   Inervação Autônoma do Estômago e do Duodeno (*Continuação*)
322   Inervação Autônoma do Intestino Delgado
323   Inervação Autônoma do Intestino Grosso
324   Inervação Autônoma dos Intestinos Delgado e Grosso: Esquema
325   Inervação Autônoma do Esôfago, do Estômago e do Duodeno: Esquema
326   Vias Reflexas Autônomas: Esquema
327   Plexos Autônomos Intrínsecos do Intestino: Esquema
328   Inervação Autônoma do Fígado: Esquema
329   Inervação Autônoma do Pâncreas: Esquema

Rins e Glândulas Suprarrenais • Pranchas 330–343

330   Rins *in Situ*: Vistas Anteriores
331   Rins *in Situ*: Vistas Posteriores

332	Glândulas Suprarrenais
333	Estrutura Macroscópica do Rim
334	Artérias Intrarrenais e Segmentos Renais
335	Ureteres no Abdome e na Pelve
336	Artérias dos Ureteres e da Bexiga Urinária
337	Fáscia Renal
338	Vasos Linfáticos e Linfonodos dos Rins e da Bexiga Urinária
339	Nervos Autônomos dos Rins, dos Ureteres e da Bexiga Urinária
340	Inervação Autônoma dos Rins e da Parte Abdominal dos Ureteres: Esquema
341	Nervos Autônomos das Glândulas Suprarrenais: Dissecação e Esquema
342	Artérias e Veias das Glândulas Suprarrenais *in Situ*
343	Parede do Abdome e Vísceras: Corte Paramediano

Vasos Linfáticos • Prancha 344

344	Drenagem Linfática do Abdome e da Pelve: Esquema

Imagens Regionais • Pranchas 345–346

345	Imagens do Abdome em TC: Cortes Transversais (Axiais)
346	Imagens do Abdome em TC: Cortes Transversais (Axiais) (*Continuação*)

Anatomia Seccional Transversa • Pranchas 347–351

347	Corte Transversal do Abdome no Nível da Vértebra T X, através da Junção Gastroesofágica
348	Corte Transversal do Abdome no Nível da Vértebra T XII, Inferior ao Processo Xifoide
349	Corte Transversal do Abdome no Nível do Disco Intervertebral T XII–L I
350	Corte Transversal do Abdome no Nível do Disco Intervertebral L I–L II
351	Corte Transversal do Abdome no Nível do Disco Intervertebral L III–L IV

Estruturas de Alto Significado Clínico • Tabelas 5.1–5.3

Músculos • Tabela 5.4

Bônus de Pranchas Eletrônicas • Pranchas BP 53–BP 83

BP 53	Regiões Inguinal e Femoral
BP 54	Hérnia Inguinal Indireta
BP 55	Variações na Posição e no Contorno do Estômago em Relação ao Tipo Constitucional do Corpo

BP 56	Camadas da Parede Duodenal
BP 57	TC e CPRM Mostrando Apêndice Vermiforme; Vesícula Biliar e Ductos; Ramos Nervosos e Artéria Hepática
BP 58	Topografia do Fígado
BP 59	Variações na Forma do Fígado
BP 60	Colo Sigmoide: Variações na Posição
BP 61	Variações no Suprimento Arterial para o Ceco e Fixação Peritoneal Posterior do Ceco
BP 62	Variações no Ducto Pancreático
BP 63	Variações nos Ductos Cístico, Hepático e Pancreático
BP 64	Variações nas Artérias Císticas
BP 65	Variações nas Artérias Hepáticas
BP 66	Variações e Anomalias na Veia Porta do Fígado
BP 67	Variações no Tronco Celíaco
BP 68	Variações nas Artérias Cólicas
BP 69	Variações nas Artérias Cólicas (*Continuação*)
BP 70	Variações nas Artérias e Veias Renais
BP 71	Histologia do Corpúsculo Renal
BP 72	Néfron e Túbulo Coletor: Esquema
BP 73	Vasos Sanguíneos no Parênquima do Rim: Esquema
BP 74	Vasos Linfáticos e Linfonodos do Estômago
BP 75	Vasos Linfáticos e Linfonodos do Pâncreas
BP 76	Vasos Linfáticos e Linfonodos do Intestino Delgado
BP 77	Vasos Linfáticos e Linfonodos do Intestino Grosso
BP 78	Vasos Linfáticos e Linfonodos do Fígado
BP 79	Corte Transversal do Abdome no Nível da Vértebra T XII: Esquema
BP 80	Corte Transversal do Abdome: Nível da Vértebra L V Próximo ao Plano Transtubercular
BP 81	Corte Transversal do Abdome: Nível da Vértebra S I, Espinha Ilíaca Anterossuperior
BP 82	Imagem de TC Transversal (Axial) da Parte Superior do Abdome
BP 83	Variações Arteriais e Suprimento Sanguíneo Colateral do Fígado e da Vesícula Biliar

SEÇÃO 6 PELVE • Pranchas 352–421

Anatomia de Superfície • Prancha 352

352	Anatomia de Superfície da Pelve

Ossos da Pelve • Pranchas 353–357

353	Arcabouço Ósseo da Pelve
354	Radiografias das Pelves Feminina e Masculina

	355	Diferenças Sexuais dos Ossos da Pelve: Medidas
	356	Ligamentos da Pelve Óssea
	357	Ligamentos do Quadril Ósseo

Diafragma da Pelve e Vísceras • Pranchas 358–368

	358	Diafragma da Pelve Feminina
	359	Diafragma da Pelve (Feminina): Vistas Medial e Superior
	360	Diafragma da Pelve (Feminina): Vista Inferior
	361	Diafragma da Pelve (Masculina): Vista Superior
	362	Diafragma da Pelve (Masculina): Vista Inferior
	363	Cavidade Pélvica Feminina
	364	Vísceras Pélvicas e Períneo: Sexo Feminino
	365	Órgãos Genitais Internos Femininos
	366	Fáscia da Pelve
	367	Cavidade Pélvica Masculina
	368	Vísceras Pélvicas e Períneo: Sexo Masculino

Bexiga Urinária • Pranchas 369–371

	369	Bexiga Urinária: Orientação e Sustentação
	370	Esfíncteres Uretrais Femininos
	371	Bexiga Urinária: Feminina e Masculina

Órgãos Genitais Femininos Internos • Pranchas 372–376

	372	Útero, Vagina e Estruturas de Sustentação
	373	Útero: Ligamentos Fasciais
	374	Útero e Anexos
	375	Vísceras da Pelve Feminina
	376	Ligamentos Pélvicos

Períneo e Órgãos Genitais Femininos Externos • Pranchas 377–380

	377	Períneo e Órgãos Genitais Femininos Externos
	378	Períneo Feminino (Dissecação Superficial)
	379	Períneo Feminino (Dissecação Profunda)
	380	Espaços do Períneo Feminino

Períneo e Órgãos Genitais Masculinos Externos • Pranchas 381–388

	381	Períneo e Órgãos Genitais Masculinos Externos (Dissecação Superficial)
	382	Períneo e Órgãos Genitais Masculinos Externos (Dissecação Profunda)
	383	Pênis
	384	Espaços do Períneo Masculino
	385	Próstata e Glândulas Seminais
	386	Uretra Masculina

387   Descida dos Testículos
388   Escroto e Conteúdo

Homólogos dos Órgãos Genitais Masculinos e Femininos • Pranchas 389–390

389   Homólogos dos Órgãos Genitais Externos
390   Homólogos dos Órgãos Genitais Internos

Órgãos Genitais Masculinos Internos • Pranchas 391–392

391   Testículos
392   Testículo, Epidídimo e Ducto Deferente

Reto e Canal Anal • Pranchas 393–399

393   Reto *in Situ*: Sexos Masculino e Feminino
394   Fossa Isquioanal
395   Reto e Canal Anal
396   Musculatura Anorretal
397   Músculo Esfíncter Externo do Ânus: Vista do Períneo
398   Espaços Extraperitoneais do Períneo e da Pelve: Reais e Potenciais
399   Imagens da Pelve: Cortes Sagitais de Ressonância Magnética (RM) Ponderada em T2

Vascularização • Pranchas 400–410

400   Artérias do Reto e do Canal Anal: Sexo Masculino (Vista Posterior)
401   Veias do Reto e do Canal Anal: Sexo Feminino (Vista Anterior)
402   Artérias e Veias das Vísceras Pélvicas Femininas (Vista Anterior)
403   Artérias e Veias dos Testículos (Vista Anterior)
404   Artérias da Pelve Feminina
405   Artérias e Veias da Pelve Masculina
406   Artérias e Veias do Períneo e do Útero
407   Artérias e Veias do Períneo Masculino
408   Vasos Linfáticos e Linfonodos da Pelve e dos Órgãos Genitais Femininos
409   Linfonodos Inguinais e Vasos Linfáticos do Períneo Feminino
410   Vasos Linfáticos e Linfonodos da Pelve e dos Órgãos Genitais Masculinos

Nervos do Períneo e das Vísceras Pélvicas • Pranchas 411–419

411   Nervos dos Órgãos Genitais Masculinos Externos
412   Nervos das Vísceras Pélvicas Masculinas
413   Nervos do Períneo Masculino

414	Nervos das Vísceras Pélvicas Femininas
415	Nervos do Períneo e dos Órgãos Genitais Femininos Externos
416	Vias Nervosas Relacionadas com o Parto
417	Inervação dos Órgãos Genitais Femininos: Esquema
418	Inervação dos Órgãos Genitais Masculinos: Esquema
419	Inervação da Bexiga Urinária e da Parte Inferior do Ureter: Esquema

Anatomia Seccional Transversa • Pranchas 420–421

420	Pelve Masculina: Corte Transversal da Junção Vesicoprostática
421	Pelve Feminina: Corte Transversal da Vagina e da Uretra

Estruturas de Alto Significado Clínico • Tabelas 6.1–6.3

Músculos • Tabela 6.4

Bônus de Pranchas Eletrônicas • Pranchas BP 84–BP 95

BP 84	Fáscia de Pelve e Períneo Masculinos e Femininos
BP 85	Cistouretrogramas Masculino e Feminino
BP 86	Uretra Feminina
BP 87	Genética da Reprodução
BP 88	Ciclo Menstrual
BP 89	Desenvolvimento Uterino
BP 90	Ovário, Óvulos e Folículos
BP 91	Variações no Hímen
BP 92	Corte Transversal através da Próstata
BP 93	Artérias e Veias da Pelve: Sexo Masculino (Representando a Próstata)
BP 94	Corte Transversal da Pelve através da Junção Vesicoprostática
BP 95	Glândulas Endócrinas, Hormônios e Puberdade

SEÇÃO 7 MEMBRO SUPERIOR • Pranchas 422–490

Anatomia de Superfície • Pranchas 422–426

422	Anatomia de Superfície do Membro Superior
423	Inervação Cutânea do Membro Superior
424	Veias Superficiais do Ombro e do Braço
425	Veias Superficiais do Antebraço e da Mão
426	Vasos Linfáticos e Linfonodos do Membro Superior

Ombro e Axila • Pranchas 427–439

427	Úmero e Escápula
428	Locais de Inserção dos Músculos do Úmero, Escápula e Clavícula
429	Clavícula e Articulação Esternoclavicular
430	Ombro: Radiografia Anteroposterior
431	Articulações do Ombro
432	Músculos do Ombro
433	Axila: Parede Posterior
434	Músculos do "Manguito Rotador"
435	Fáscias Peitoral, Clavipeitoral e da Axila
436	Região Deltóidea
437	Artéria Axilar e Anastomoses ao Redor da Escápula
438	Axila: Vista Anterior
439	Plexo Braquial: Esquema

Braço • Pranchas 440–445

440	Músculos do Braço: Compartimento Anterior
441	Músculos do Braço: Compartimento Posterior
442	Artéria Braquial *in Situ*
443	Artérias do Membro Superior
444	Veias do Membro Superior
445	Braço: Cortes Transversais Seriados

Cotovelo e Antebraço • Pranchas 446–461

446	Ossos do Cotovelo
447	Cotovelo: Radiografias
448	Ligamentos do Cotovelo
449	Ossos do Antebraço
450	Músculos do Antebraço: Pronadores e Supinadores
451	Músculos do Antebraço: Extensores da Mão e dos Dedos
452	Músculos do Antebraço: Flexores da Mão
453	Músculos do Antebraço: Flexores dos Dedos
454	Músculos do Antebraço: Camada Superficial do Compartimento Posterior
455	Músculos do Antebraço: Camada Profunda do Compartimento Posterior
456	Músculos do Antebraço: Camada Superficial do Compartimento Anterior
457	Músculos do Antebraço: Compartimento Anterior
458	Músculos do Antebraço: Camada Profunda do Compartimento Anterior
459	Inserções dos Músculos do Antebraço: Vista Anterior
460	Inserções dos Músculos do Antebraço: Vista Posterior
461	Antebraço: Cortes Transversais Seriados

Punho e Mão • Pranchas 462–481

462	Ossos Carpais
463	Movimentos no Punho
464	Ligamentos do Carpo: Vista Anterior
465	Ligamentos do Carpo: Vista Posterior
466	Ossos da Mão
467	Punho e Mão: Radiografias
468	Ligamentos Metacarpofalângicos e Interfalângicos
469	Punho e Mão: Dissecações Superficiais da Palma da Mão
470	Punho e Mão: Dissecações Profundas da Palma da Mão
471	Músculos Lumbricais, Espaços Palmar Médio e Tenar e Bainhas dos Tendões
472	Tendões dos Músculos Flexores, Artérias e Nervos do Carpo
473	Espaços e Bainhas dos Tendões na Mão
474	Tendões dos Músculos Flexores e Extensores dos Dedos
475	Músculos da Mão
476	Artérias da Mão: Vistas Anteriores (Palmares)
477	Punho e Mão: Dissecação Superficial da Região Lateral (Radial)
478	Punho e Mão: Dissecação Superficial da Região Posterior (Dorsal)
479	Nervos e Artérias das Regiões Carpal Posterior e Dorsal da Mão
480	Tendões dos Músculos Extensores do Carpo
481	Dedos

Inervação e Vascularização • Pranchas 482–489

482	Inervação Cutânea do Punho e da Mão
483	Artérias e Nervos do Membro Superior (Vista Anterior)
484	Nervos do Membro Superior
485	Nervo Musculocutâneo
486	Nervo Mediano
487	Nervo Ulnar
488	Nervo Radial no Braço e Nervos da Região Deltóidea Posterior
489	Nervo Radial no Antebraço e na Mão

Imagens Regionais • Prancha 490

490	Ressonância Magnética (RM) e Tomografia Computadorizada (TC) do Ombro

Estruturas de Alto Significado Clínico • Tabelas 7.1–7.2

Nervos do Plexo Braquial • Tabelas 7.3–7.4

Músculos • Tabelas 7.5–7.8

Bônus de Pranchas Eletrônicas • Pranchas BP 96–BP 102

BP 96	Artérias do Braço e Parte Proximal do Antebraço
BP 97	Artérias do Antebraço e da Mão
BP 98	Ligamentos do Carpo
BP 99	Regiões Flexora e Extensora da Mão
BP 100	Corte através dos Ossos Metacarpais e Carpais Distais
BP 101	Corte Transversal da Mão: Vista Superior
BP 102	Corte Transversal da Mão: Vista Superior (*Continuação*)

SEÇÃO 8 MEMBRO INFERIOR • Pranchas 491–556

Anatomia de Superfície • Pranchas 491–494

491	Anatomia de Superfície do Membro Inferior
492	Veias Superficiais do Membro Inferior: Vista Anterior
493	Veias Superficiais do Membro Inferior: Vista Posterior
494	Vasos Linfáticos e Linfonodos do Membro Inferior

Quadril, Região Glútea e Coxa • Pranchas 495–515

495	Osso do Quadril
496	Articulação do Quadril
497	Articulação do Quadril: Radiografia Anteroposterior
498	Inserções dos Músculos do Quadril e da Coxa: Vista Anterior
499	Inserções dos Músculos do Quadril e da Coxa: Vista Posterior
500	Fêmur
501	Músculos do Quadril e da Coxa: Vista Lateral
502	Músculos da Coxa: Compartimento Anterior
503	Músculos da Coxa: Compartimento Medial
504	Músculos do Quadril e da Coxa: Vistas Posteriores
505	Músculos Psoas e Ilíaco
506	Plexo Lombossacral
507	Plexo Lombar
508	Plexos Sacral e Coccígeo
509	Artérias da Coxa: Vistas Anteriores
510	Artérias da Coxa: Vista Anterior da Dissecação Profunda
511	Artérias da Coxa: Vista Posterior
512	Nervos da Região Glútea (Nádegas)
513	Bolsas do Quadril: Vistas Posterior e Anterolateral
514	Artérias da Cabeça e do Colo do Fêmur
515	Coxa: Cortes Tranversais Seriados

Joelho • Pranchas 516–523

516	Joelho: Vistas Lateral e Medial
517	Joelho: Vistas Anteriores
518	Joelho: Vistas Internas
519	Joelho: Ligamentos Cruzados e Colaterais
520	Joelho: Radiografia Anteroposterior e Vista Posterior
521	Joelho: Vistas Posterior e Sagital
522	Artérias do Membro Inferior
523	Veias do Membro Inferior

Perna • Pranchas 524–534

524	Tíbia e Fíbula: Vistas Anterior e Posterior
525	Tíbia e Fíbula: Vistas Adicionais e Corte Transversal
526	Inserções dos Músculos da Perna
527	Músculos da Perna: Dissecação Superficial do Compartimento Posterior
528	Músculos da Perna: Dissecação Superficial do Compartimento Posterior (Dissecação Parcial)
529	Músculos da Perna: Dissecação Profunda do Compartimento Posterior
530	Músculos da Perna: Compartimento Lateral
531	Músculos da Perna: Compartimento Anterior
532	Músculos da Perna: Compartimento Anterior (*Continuação*)
533	Veias da Perna
534	Perna: Cortes Transversais e Compartimentos

Tornozelo e Pé • Pranchas 535–549

535	Ossos do Pé: Vistas Superior e Inferior
536	Ossos do Pé: Vista Lateral
537	Calcâneo
538	Ligamentos do Tornozelo e do Pé
539	Ligamentos do Pé: Vista Inferior (Plantar)
540	Bainhas dos Tendões do Tornozelo e do Pé
541	Músculos do Dorso do Pé: Dissecação Superficial
542	Músculos do Dorso do Pé: Dissecação Profunda
543	Planta do Pé: Dissecação Superficial
544	Músculos da Planta do Pé: Primeira Camada
545	Músculos da Planta do Pé: Segunda Camada
546	Músculos da Planta do Pé: Terceira Camada
547	Músculos Interósseos e Artérias Profundas do Pé
548	Músculos Interósseos do Pé
549	Corte Transversal do Pé

Inervação • Pranchas 550–554

550	Nervo Femoral e Nervo Cutâneo Femoral Lateral

551	Nervo Obturatório
552	Nervo Isquiático e Nervo Cutâneo Femoral Posterior
553	Nervo Tibial
554	Nervo Fibular Comum

Imagens Regionais • Pranchas 555–556

555	Ressonância Magnética (RM) e Tomografia Computadorizada (TC) 3D do Quadril
556	Tornozelo: Radiografias

Estruturas de Alto Significado Clínico • Tabelas 8.1–8.2

Nervos do Plexo Lombossacral • Tabelas 8.3–8.4

Músculos • Tabelas 8.5–8.8

Bônus de Pranchas Eletrônicas • Pranchas BP 103–BP 112

BP 103	Artérias do Joelho e do Pé
BP 104	Anatomia Seccional Transversa do Quadril: Vista Transversal
BP 105	Artérias da Coxa e do Joelho
BP 106	Perna: Cortes Transversais em Série
BP 107	Osteologia do Joelho
BP 108	Radiografia do Joelho: Vista Lateral
BP 109	Anatomia do Pé: Nervos e Artérias
BP 110	Anatomia Seccional Transversa do Tornozelo e do Pé
BP 111	Anatomia Seccional Transversa do Tornozelo e do Pé (*Continuação*)
BP 112	Anatomia da Unha do Pé

Bibliografia

Apêndices

Apêndice A: Informações sobre as Pranchas
Apêndice B: Guias de Estudo

Vídeos

Vídeos com Discussões sobre as Pranchas
Vídeos do *Software* Netter 3D Anatomy
Vídeos dos Módulos de Dissecação Online do Netter pela UNC em Chapel Hill

Índice Alfabético

FRANK H. NETTER, MD

NETTER ATLAS de ANATOMIA HUMANA 8

Abordagem Topográfica Clássica | OITAVA EDIÇÃO

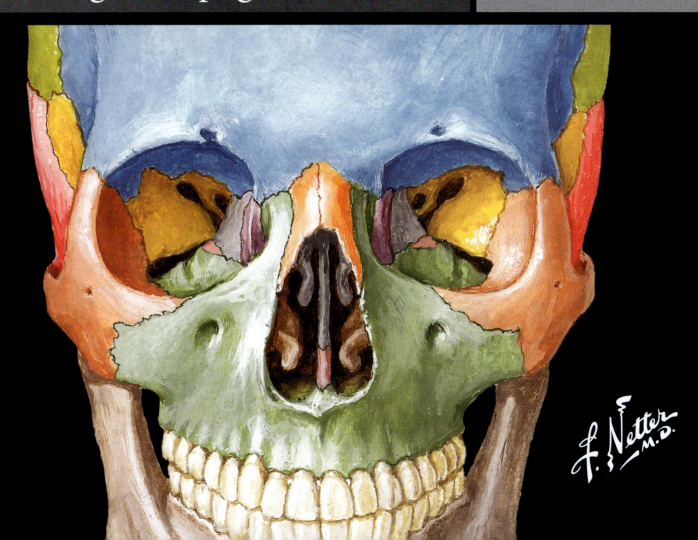

INTRODUÇÃO 1

Anatomia Geral 1–3 **Bônus de Pranchas Eletrônicas** BP 1–BP 13
Anatomia dos Sistemas 4–21

BÔNUS DE PRANCHAS ELETRÔNICAS

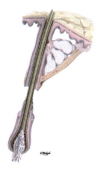

BP 1 Aparelho Pilossebáceo

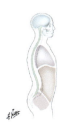

BP 2 Principais Cavidades Corporais

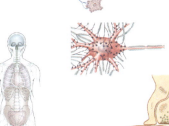

BP 3 Neurônios e Sinapses

BP 4 Características de um Nervo Típico

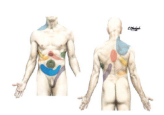

BP 5 Locais de Dor Referida (Reflexa) Visceral

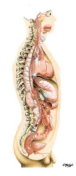

BP 6 Parte Simpática da Divisão Autônoma do Sistema Nervoso: Topografia Geral

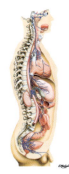

BP 7 Parte Parassimpática da Divisão Autônoma do Sistema Nervoso: Topografia Geral

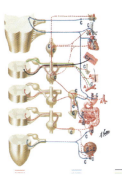

BP 8 Sinapses Colinérgicas e Adrenérgicas: Representação Esquemática

1 Introdução

BÔNUS DE PRANCHAS ELETRÔNICAS *(Continuação)*

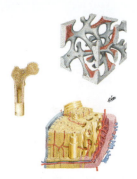

BP 9 Arquitetura do Osso

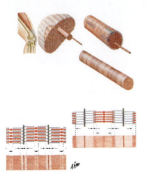

BP 10 Estrutura do Músculo

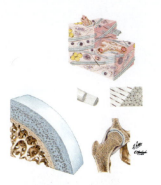

BP 11 Articulações: Tecido Conectivo e Cartilagem Articular

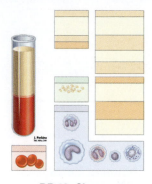

BP 12 Sistema Circulatório: Composição do Sangue

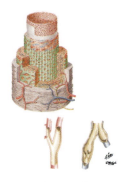

BP 13 Parede Arterial

Planos Corporais e Termos Relacionados (Posição e Direção)

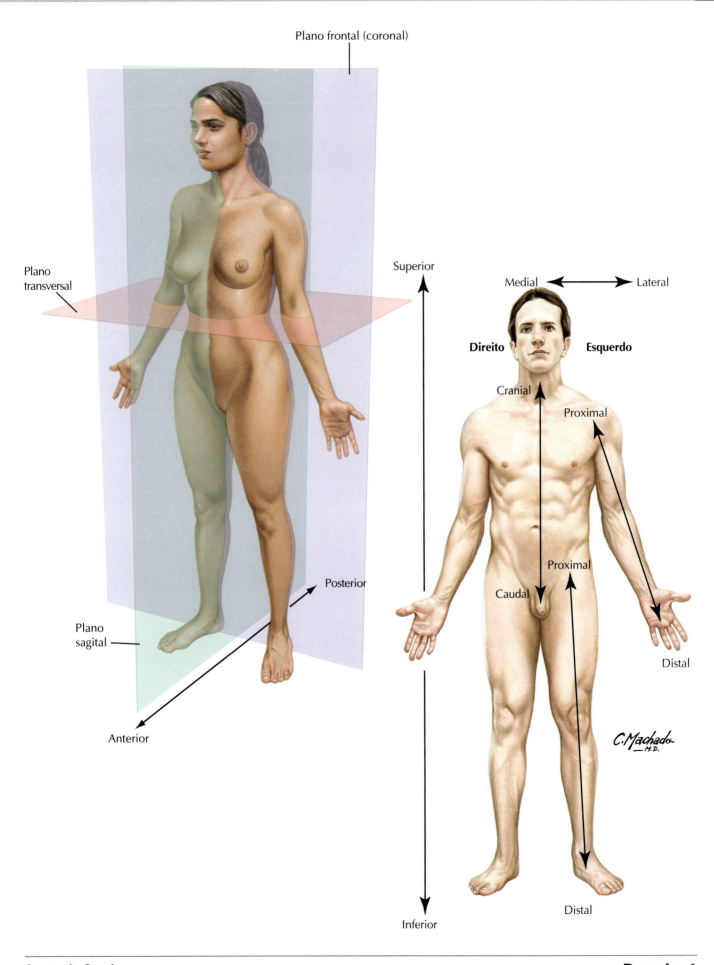

Anatomia Geral — Prancha 1

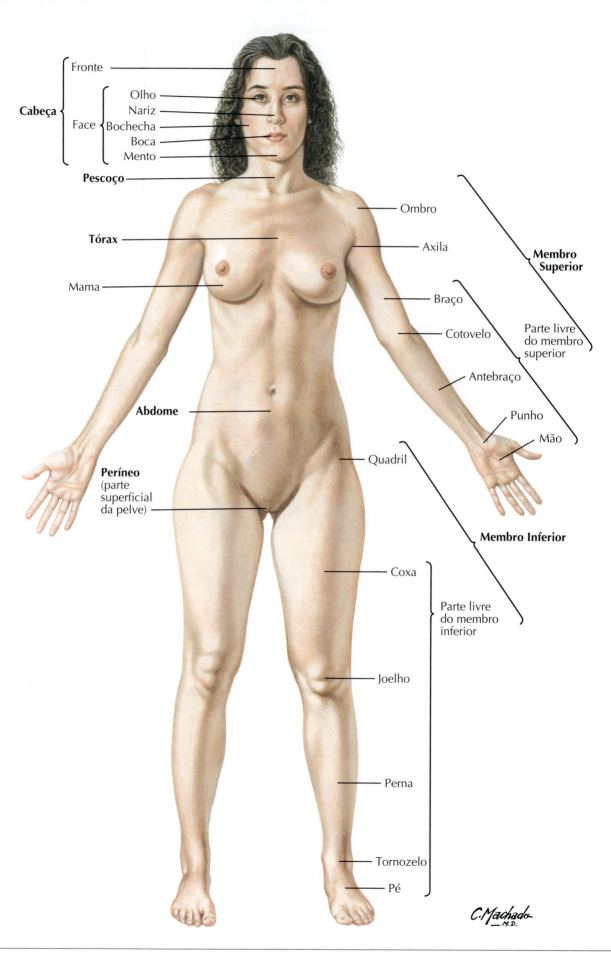

Partes do Corpo: Vista Anterior da Mulher

Prancha 2

Anatomia Geral

Partes do Corpo: Vista Posterior do Homem

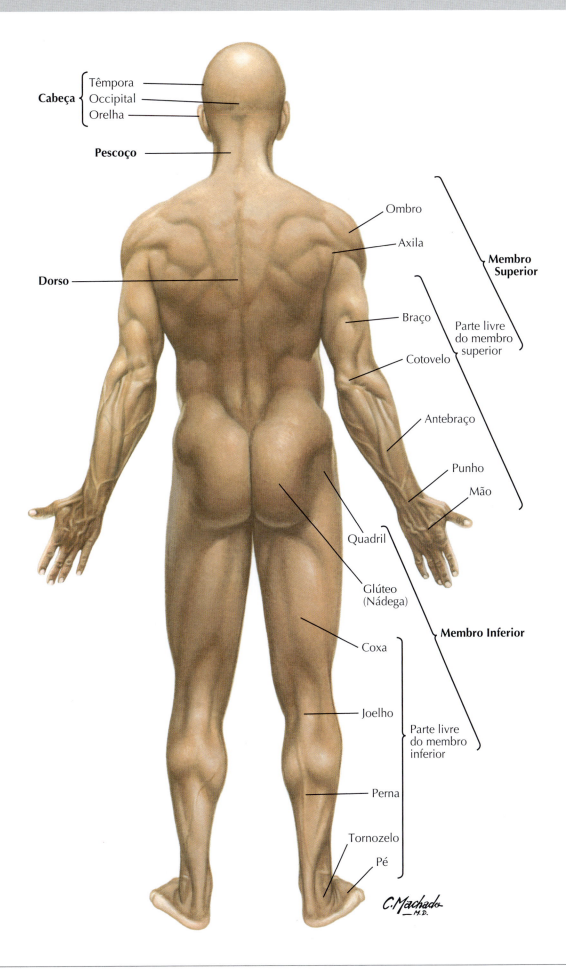

Anatomia Geral — Prancha 3

Organização Geral do Sistema Nervoso

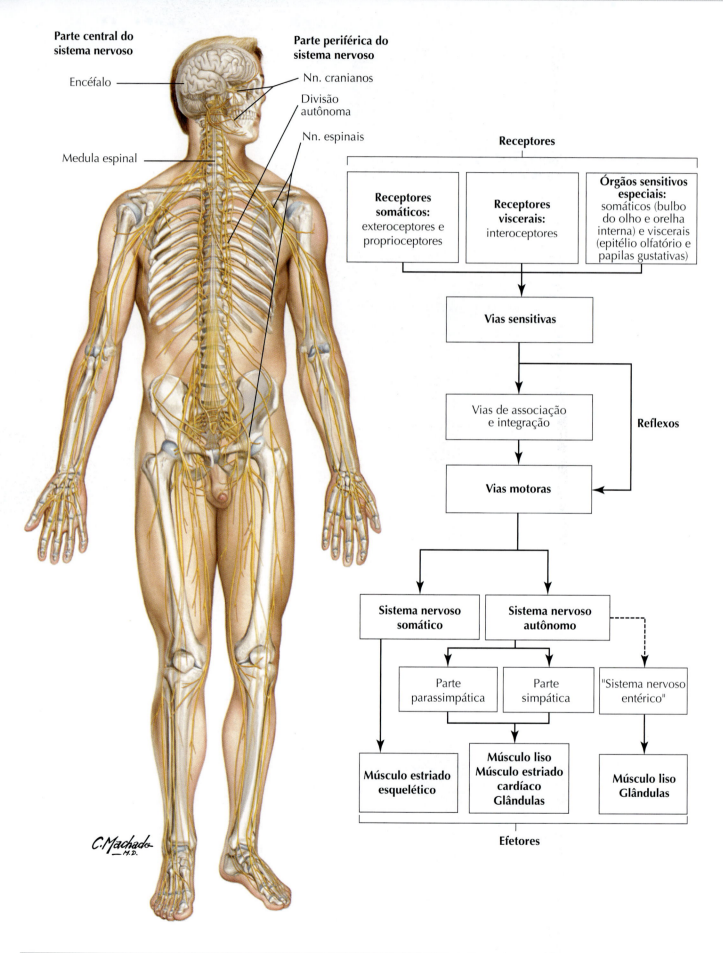

Dermátomos dos Membros Superiores e Inferiores

Ver também **Prancha 188**

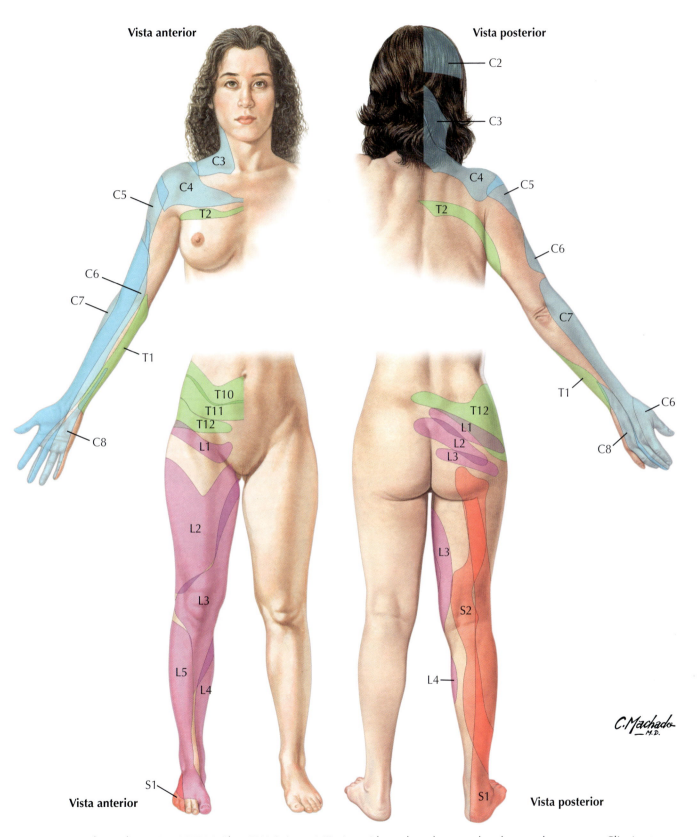

Esquema baseado em Lee MW, McPhee RW, Stringer MD. An evidence-based approach to human dermatomes. Clin Anat. 2008; 21(5):363–373. doi: 10.1002/ca.20636. PMID: 18470936. Observe que essas áreas não são absolutas e variam de pessoa para pessoa. Os dermátomos S3, S4, S5 e Co suprem o períneo, mas não são mostrados por motivos de clareza. É importante ressaltar que os dermátomos são maiores do que o ilustrado, pois a figura é baseada na melhor evidência; as lacunas representam áreas em que os dados são inconclusivos.

Anatomia dos Sistemas

Prancha 5

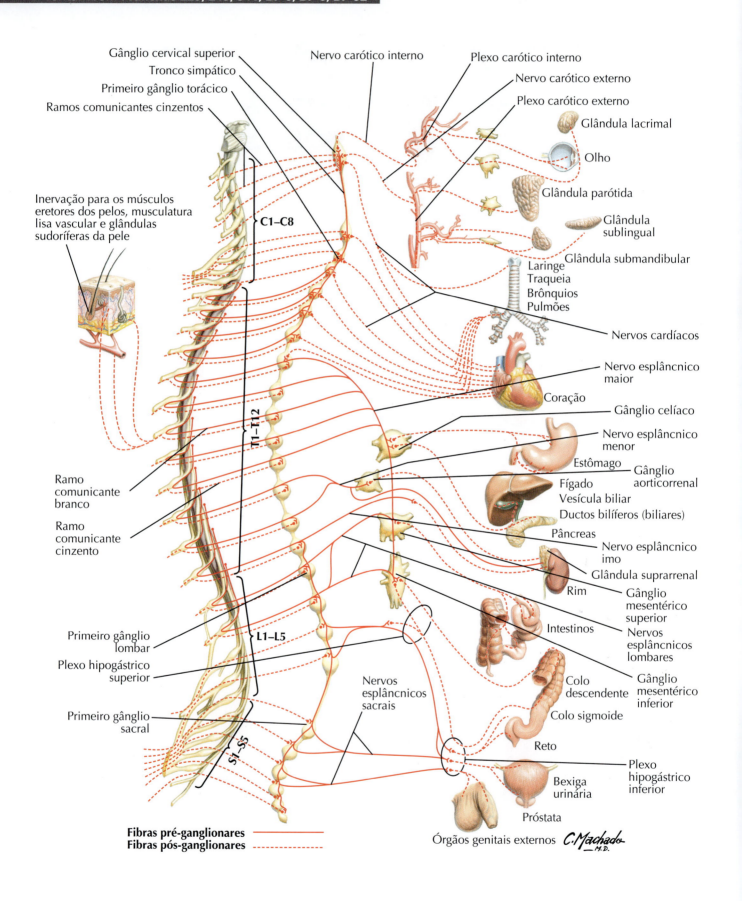

Parte Simpática da Divisão Autônoma do Sistema Nervoso: Esquema

Ver também Pranchas 229, 249, 341, BP 6, BP 8, BP 52

Prancha 6 — Anatomia dos Sistemas

Parte Parassimpática da Divisão Autônoma do Sistema Nervoso: Esquema

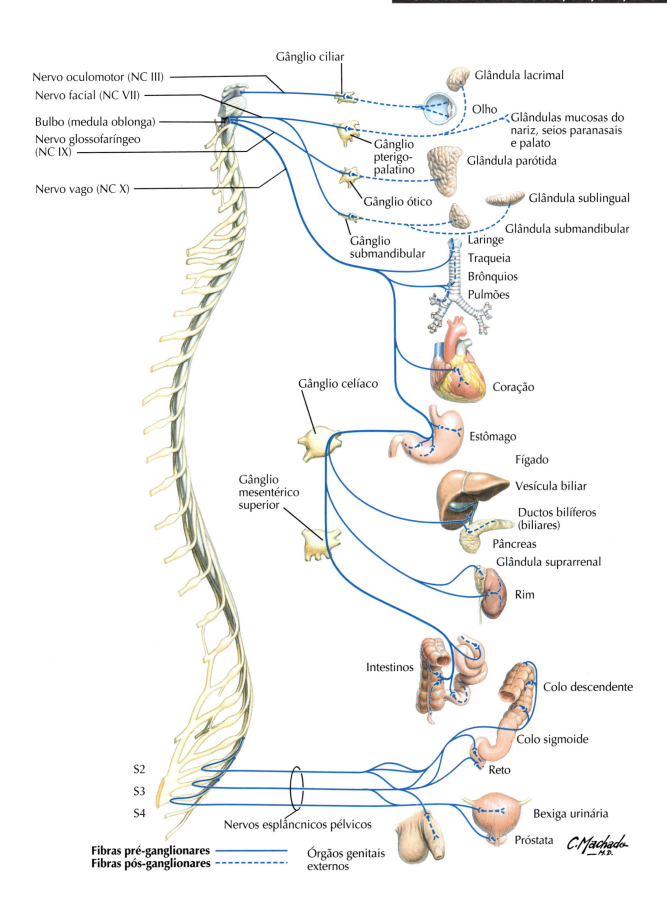

Anatomia dos Sistemas

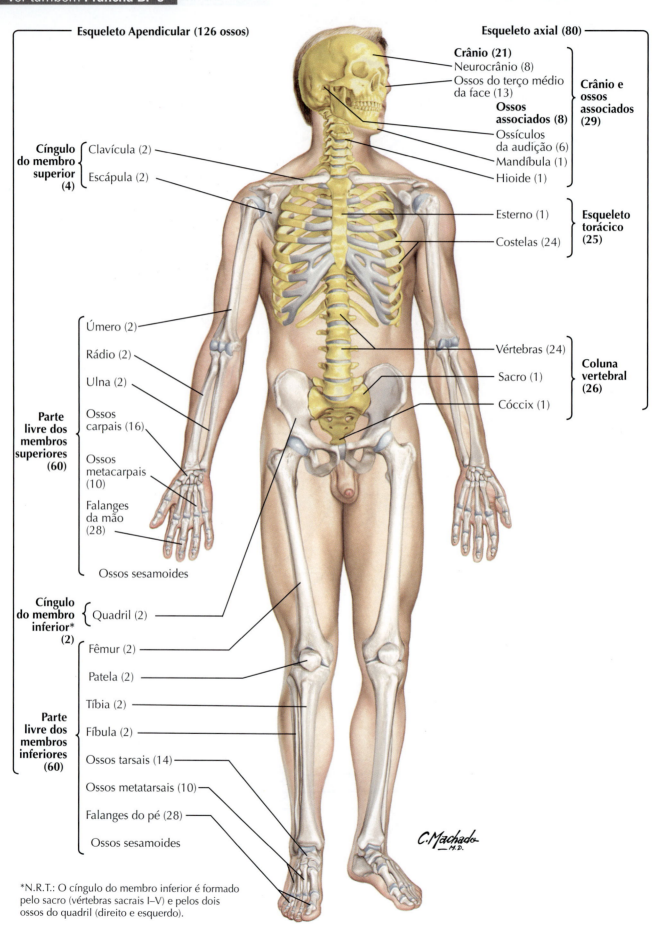

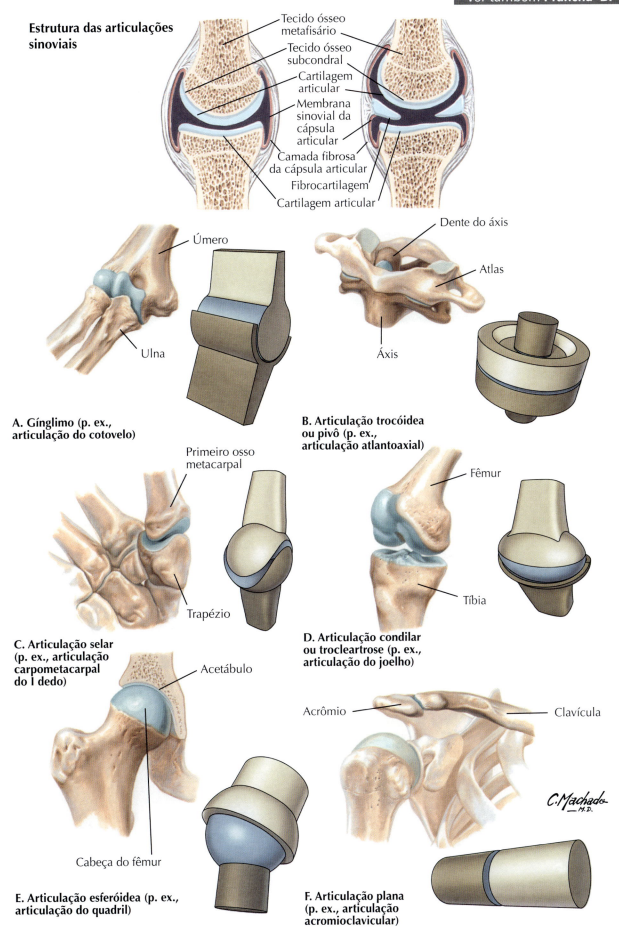

Visão Geral do Sistema Muscular

Ver também **Prancha BP 10**

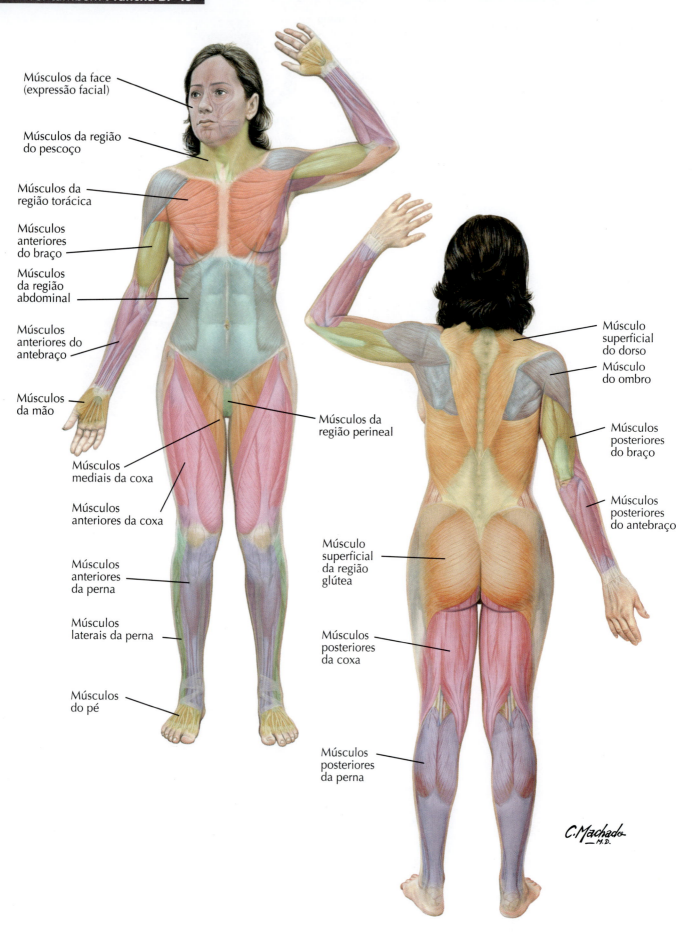

Prancha 10 — **Anatomia dos Sistemas**

Função do Nervo Motor por Segmentos

Inervação por segmentos dos movimentos do membro superior

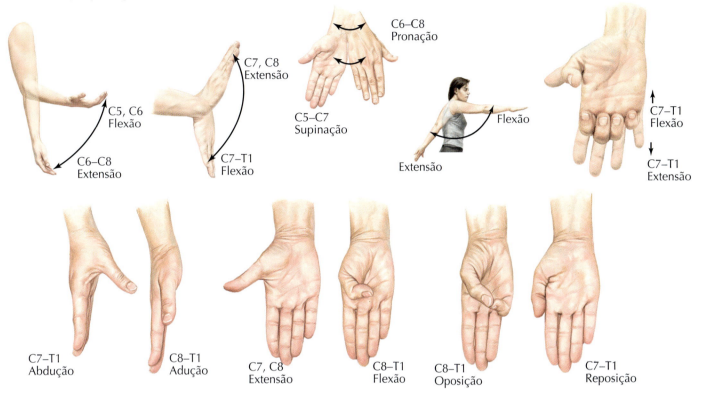

Inervação por segmentos dos movimentos do membro inferior

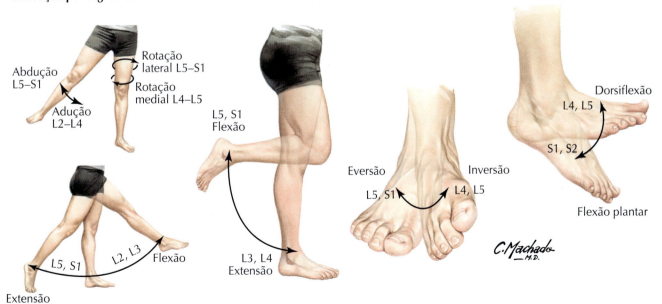

Anatomia dos Sistemas Prancha 11

Corte Transversal da Pele

Ver também Prancha BP 1

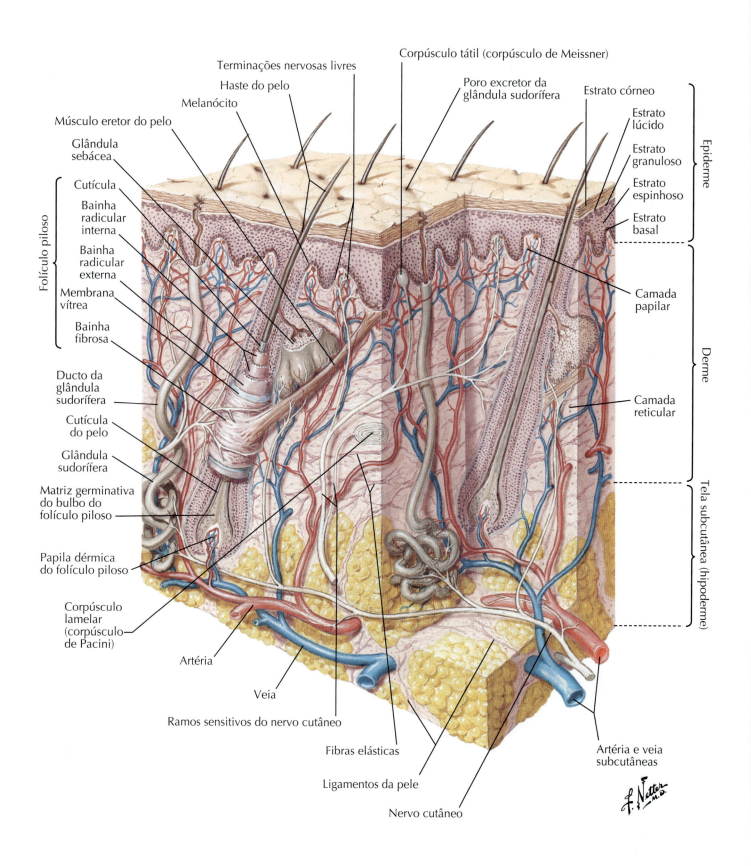

Prancha 12 — Anatomia dos Sistemas

Visão Geral do Sistema Circulatório

Ver também **Prancha BP 12**

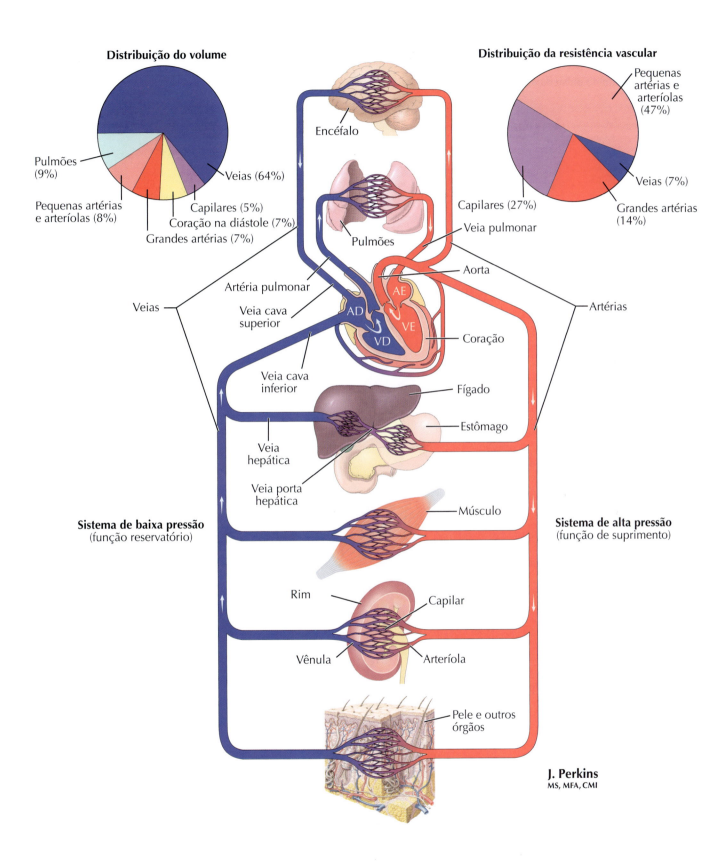

Anatomia dos Sistemas

Prancha 13

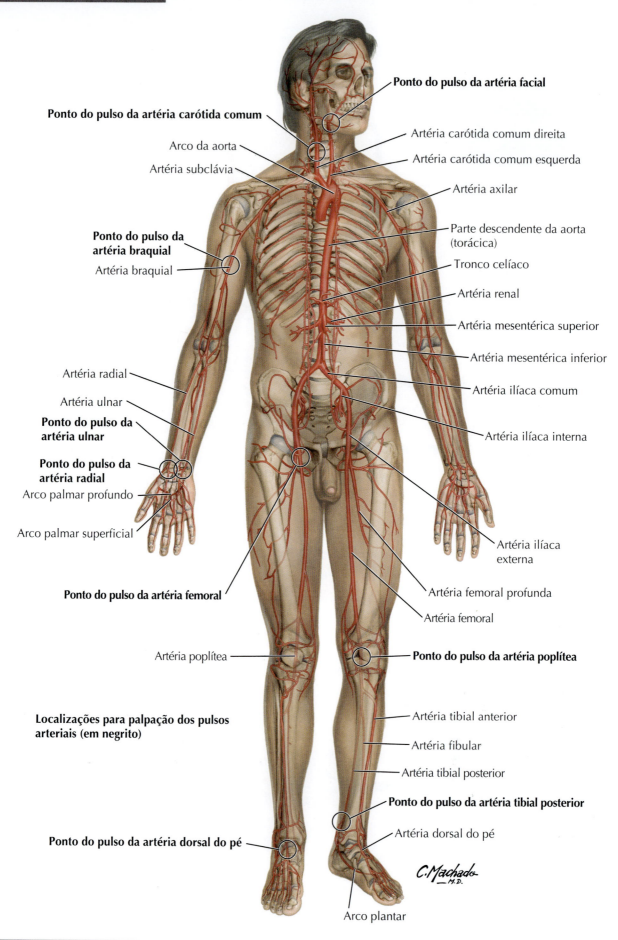

Principais Artérias e Pontos de Pulso
Ver também Prancha BP 13

Prancha 14 — Anatomia dos Sistemas

Principais Veias Sistêmicas do Sistema Circulatório

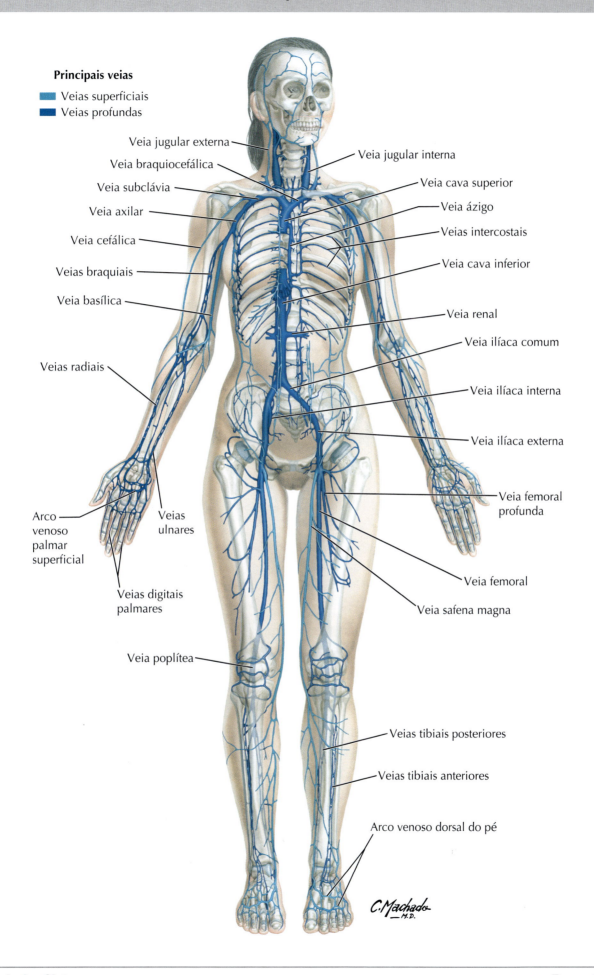

Anatomia dos Sistemas Prancha 15

Visão Geral dos Vasos e dos Órgãos Linfáticos

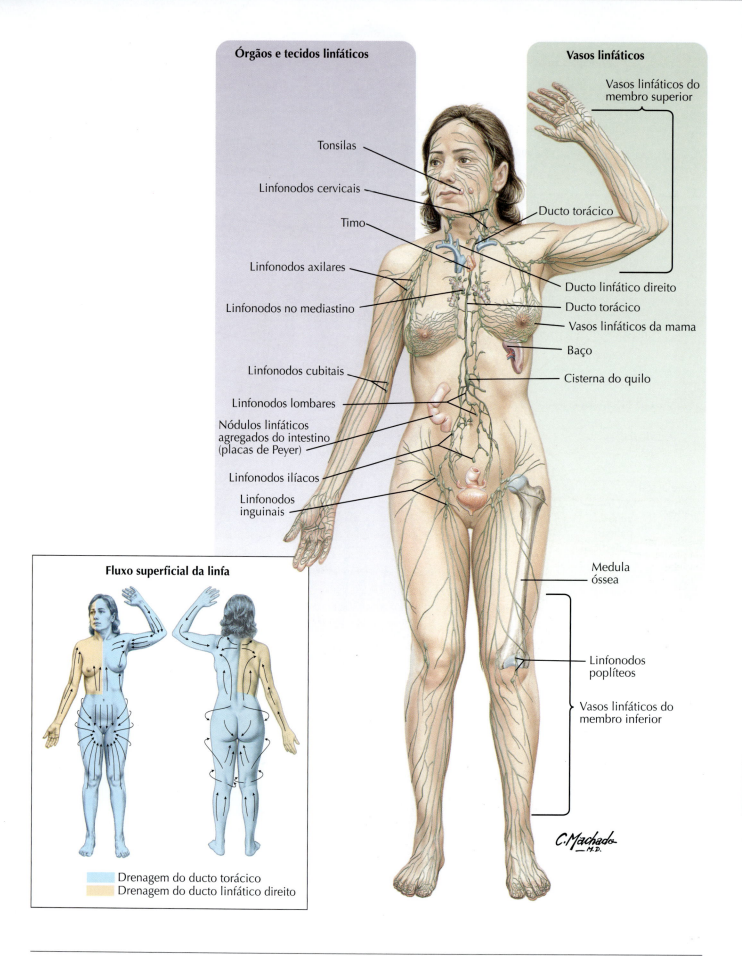

Prancha 16 — Anatomia dos Sistemas

Visão Geral do Sistema Respiratório

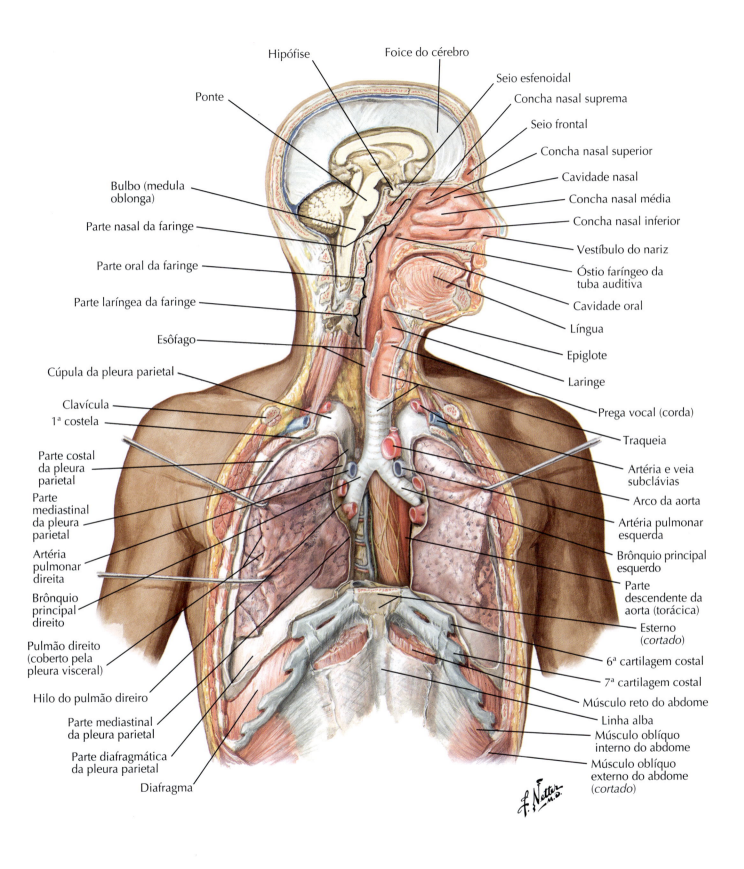

Anatomia dos Sistemas

Prancha 17

Visão Geral do Sistema Digestório

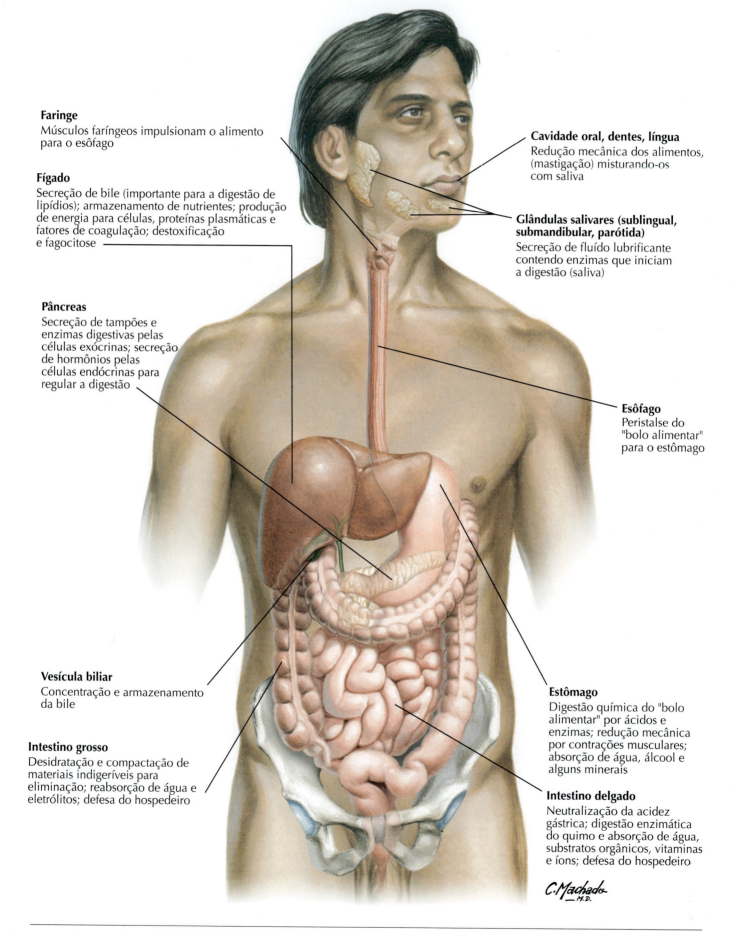

Faringe
Músculos faríngeos impulsionam o alimento para o esôfago

Fígado
Secreção de bile (importante para a digestão de lipídios); armazenamento de nutrientes; produção de energia para células, proteínas plasmáticas e fatores de coagulação; destoxificação e fagocitose

Pâncreas
Secreção de tampões e enzimas digestivas pelas células exócrinas; secreção de hormônios pelas células endócrinas para regular a digestão

Vesícula biliar
Concentração e armazenamento da bile

Intestino grosso
Desidratação e compactação de materiais indigeríveis para eliminação; reabsorção de água e eletrólitos; defesa do hospedeiro

Cavidade oral, dentes, língua
Redução mecânica dos alimentos, (mastigação) misturando-os com saliva

Glândulas salivares (sublingual, submandibular, parótida)
Secreção de fluído lubrificante contendo enzimas que iniciam a digestão (saliva)

Esôfago
Peristalse do "bolo alimentar" para o estômago

Estômago
Digestão química do "bolo alimentar" por ácidos e enzimas; redução mecânica por contrações musculares; absorção de água, álcool e alguns minerais

Intestino delgado
Neutralização da acidez gástrica; digestão enzimática do quimo e absorção de água, substratos orgânicos, vitaminas e íons; defesa do hospedeiro

Prancha 18

Anatomia dos Sistemas

Visão Geral do Sistema Urinário

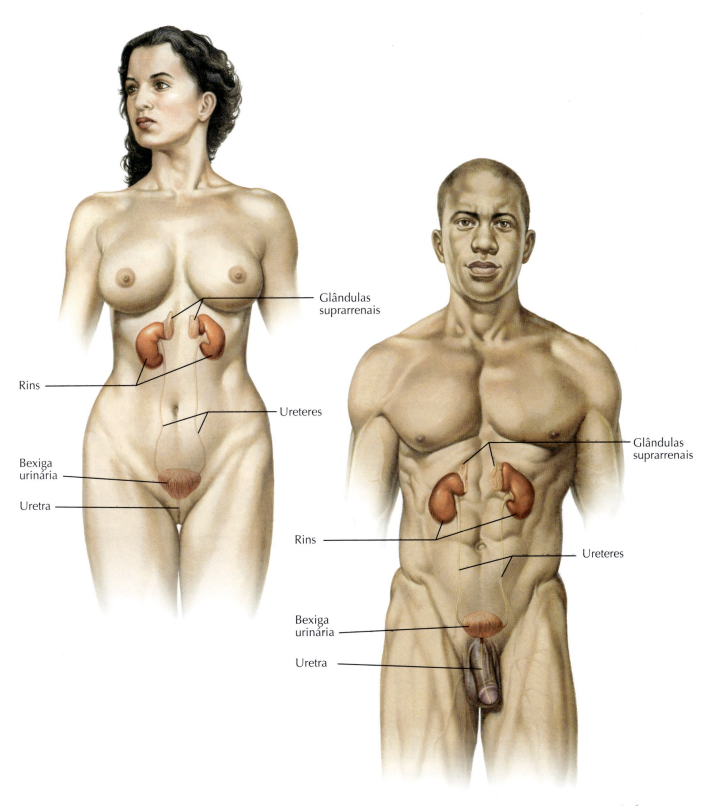

Anatomia dos Sistemas

Prancha 19

Visão Geral do Sistema Genital

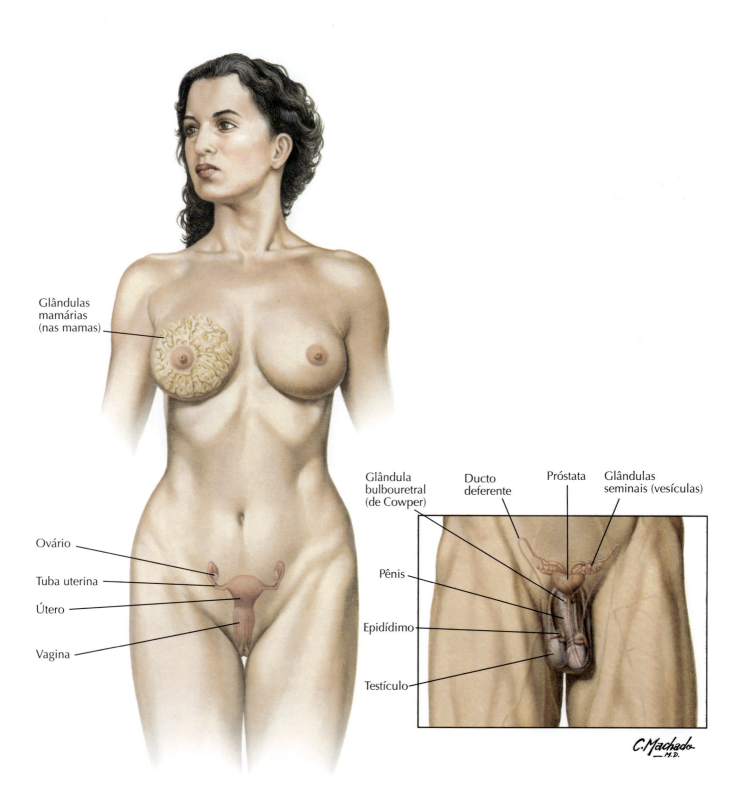

Prancha 20 — Anatomia dos Sistemas

Visão Geral do Sistema Endócrino

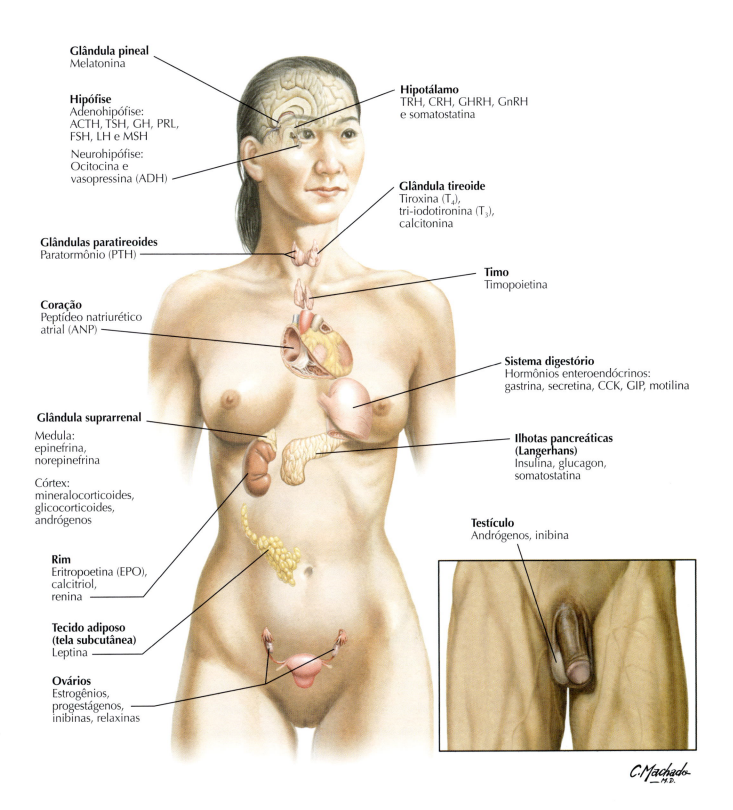

Anatomia dos Sistemas Prancha 21

CABEÇA E PESCOÇO 2

Anatomia de Superfície	22–24	**Nervos Cranianos e Espinais Cervicais**	143–162
Ossos e Articulações	25–47	**Vascularização do Encéfalo**	163–175
Pescoço	48–58	**Imagens Regionais**	176–177
Nariz	59–82	**Estruturas de Alto Significado**	
Boca	83–90	Clínico	Tabelas 2.1–2.4
Faringe	91–102	Nervos Cranianos	Tabelas 2.5–2.8
Laringe e Glândulas Endócrinas	103–109	Ramos do Plexo Cervical	Tabela 2.9
Olho	110–120	Músculos	Tabelas 2.10–2.14
Orelha	121–126	**Bônus de Pranchas Eletrônicas**	BP 14–BP 32
Encéfalo e Meninges	127–142		

BÔNUS DE PRANCHAS ELETRÔNICAS

MATERIAL SUPLEMENTAR

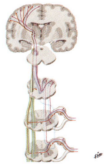
BP 14 Sistema Sensitivo Somático: Tronco e Membros

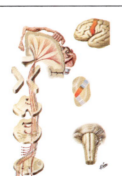
BP 15 Sistema Piramidal

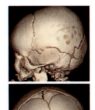
BP 16 Reconstrução 3D de TCs do Crânio

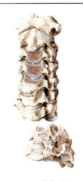
BP 17 Alterações Degenerativas nas Vértebras Cervicais

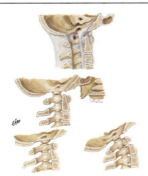
BP 18 Articulação Atlantoccipital

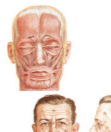
BP 19 Músculos da Face: Vista Anterior

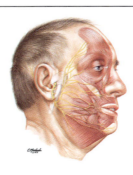
BP 20 Músculos da Face

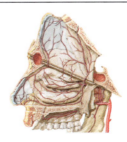
BP 21 Artérias da Cavidade Nasal: Septo Nasal Rebatido para Cima

2 CABEÇA E PESCOÇO

BÔNUS DE PRANCHAS ELETRÔNICAS *(Continuação)*

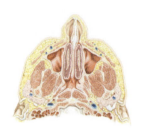

BP 22 Nariz e Seio Maxilar: Corte Transversal

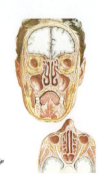

BP 23 Seios Paranasais

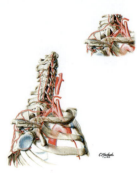

BP 24 Artéria Subclávia

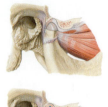
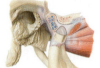

BP 25 Abaixamento da Mandíbula

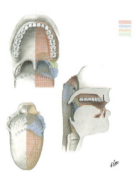

BP 26 Inervação Sensitiva da Cavidade Oral e da Faringe

BP 27 Fáscias da Órbita e Bulbo do Olho

BP 28 Cavidade Timpânica: Vistas Medial e Lateral

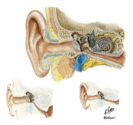

BP 29 Anatomia da Orelha Infantil

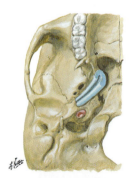

BP 30 Tuba Auditiva (de Eustáquio)

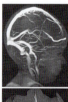

BP 31 Imagens do Crânio (VRM e ARM)

BP 32 RMs em Cortes Transversais e Frontal do Encéfalo

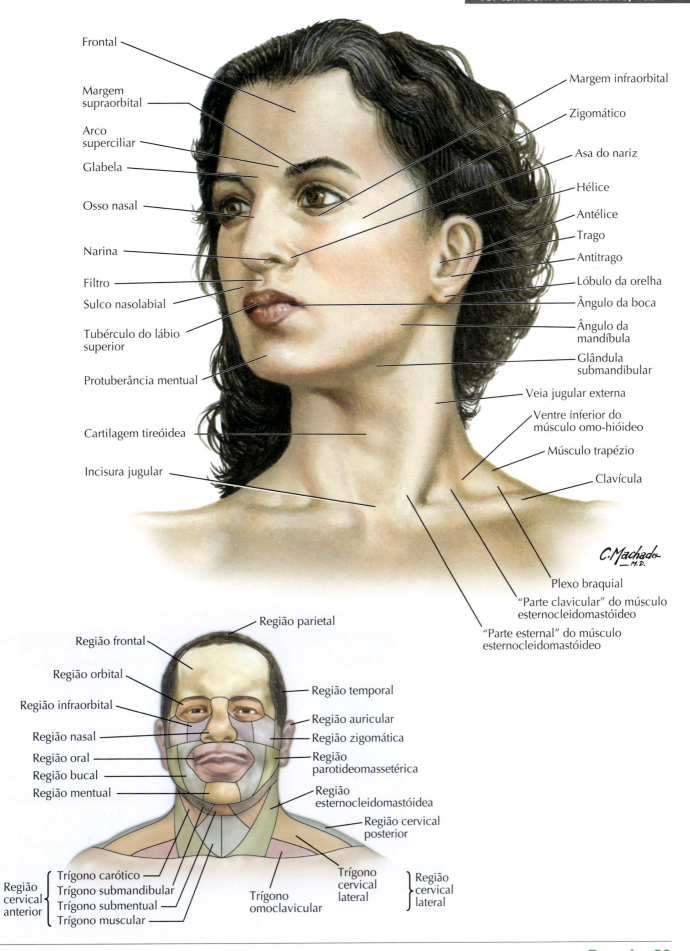

Nervos Cutâneos da Cabeça e do Pescoço

Ver também Pranchas 6, 59, 60, 79

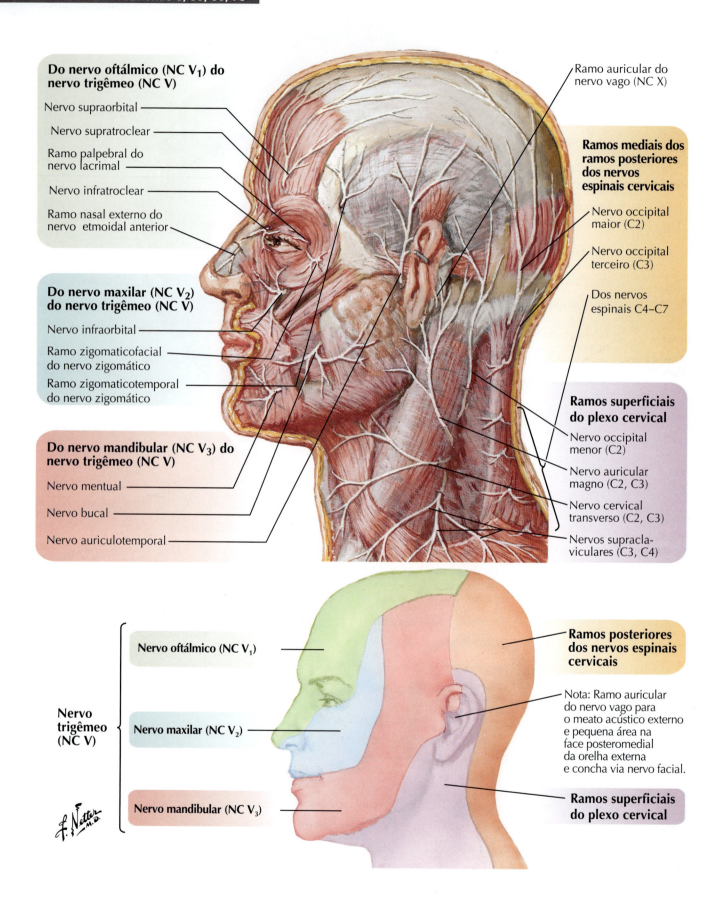

Prancha 23 — Anatomia de Superfície

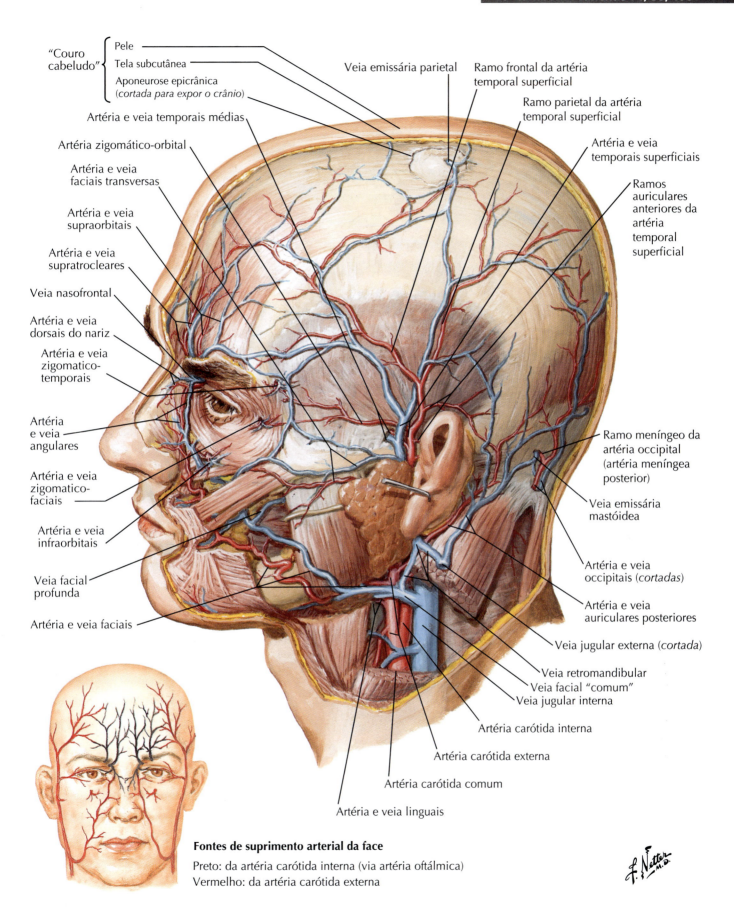

Crânio: Vista Anterior
Ver também **Prancha 27**

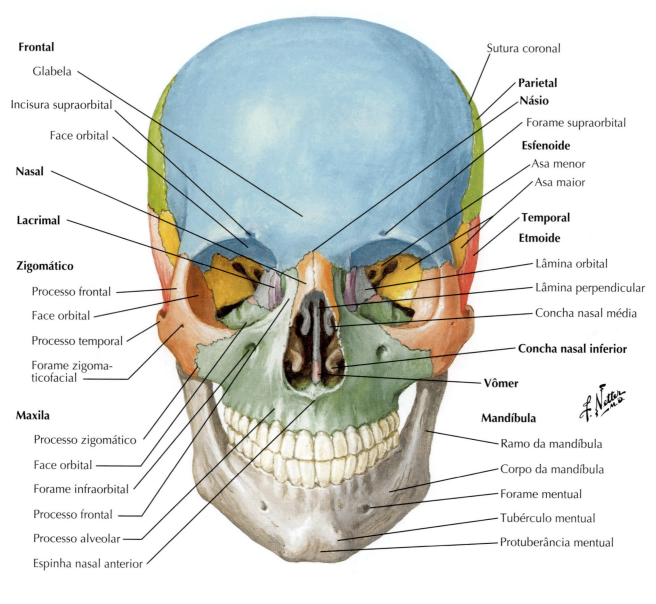

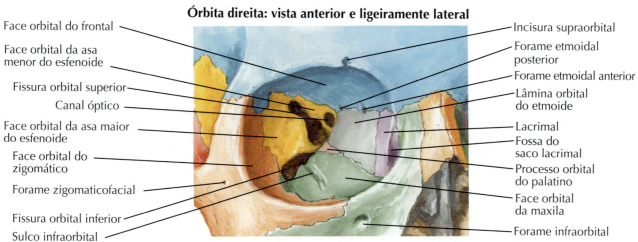

Órbita direita: vista anterior e ligeiramente lateral

Prancha 25 — Ossos e Articulações

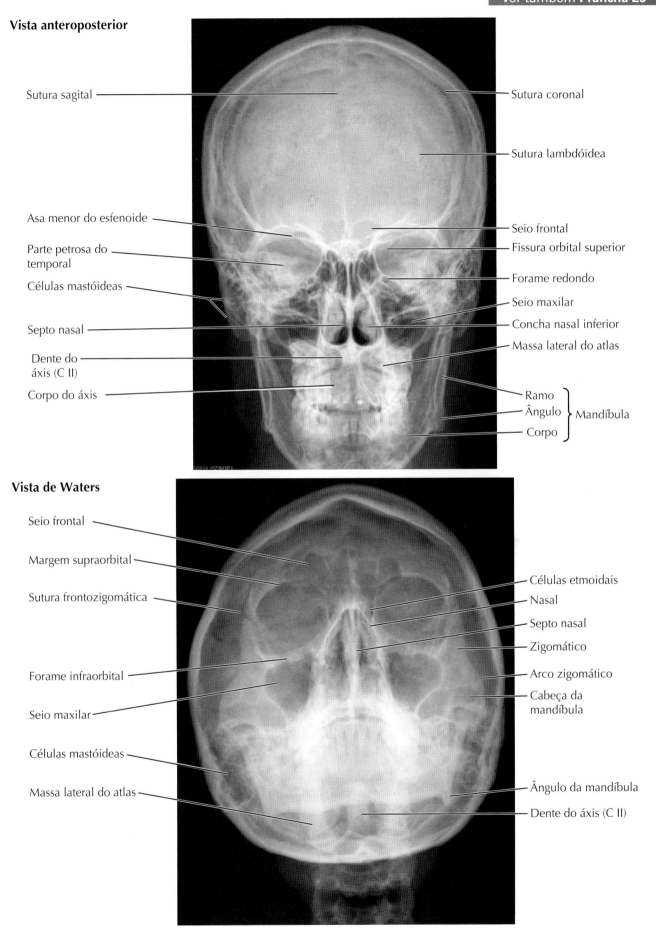

Crânio: Vista Lateral (Norma Lateral)

Ver também Pranchas 28, 29, 36

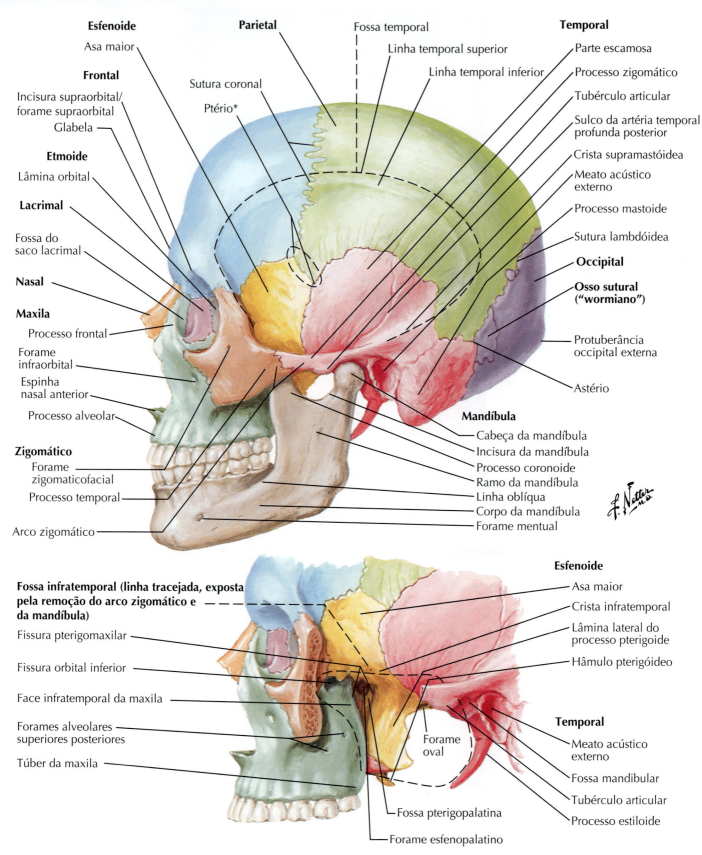

*N.R.T.: Apesar de ser referido como um ponto craniométrico, trata-se, na realidade, da região de encontro dos quatro ossos.

Prancha 27 — Ossos e Articulações

Crânio: Radiografia Lateral

Ver também **Pranchas 29, BP 35**

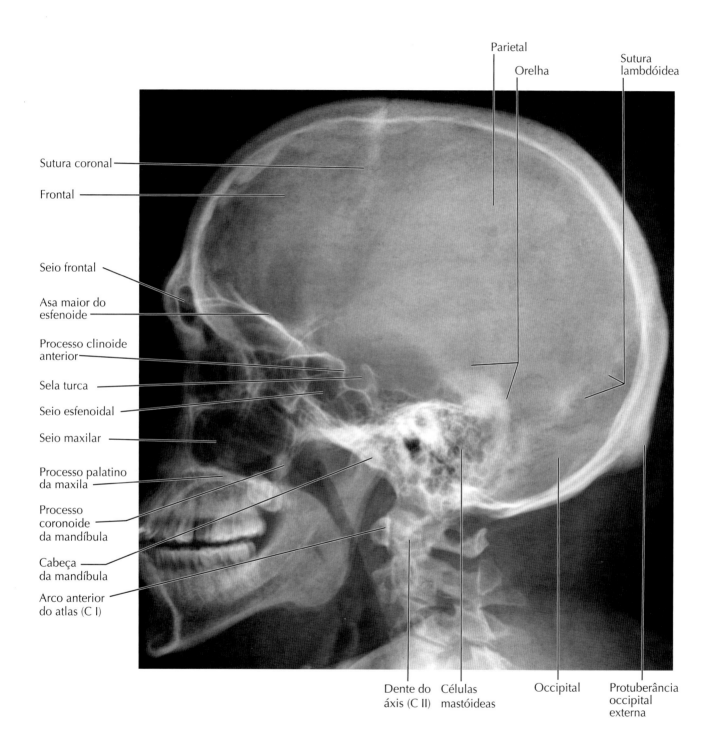

Ossos e Articulações

Prancha 28

Crânio: Corte Sagital Mediano

Ver também Pranchas 17, 64

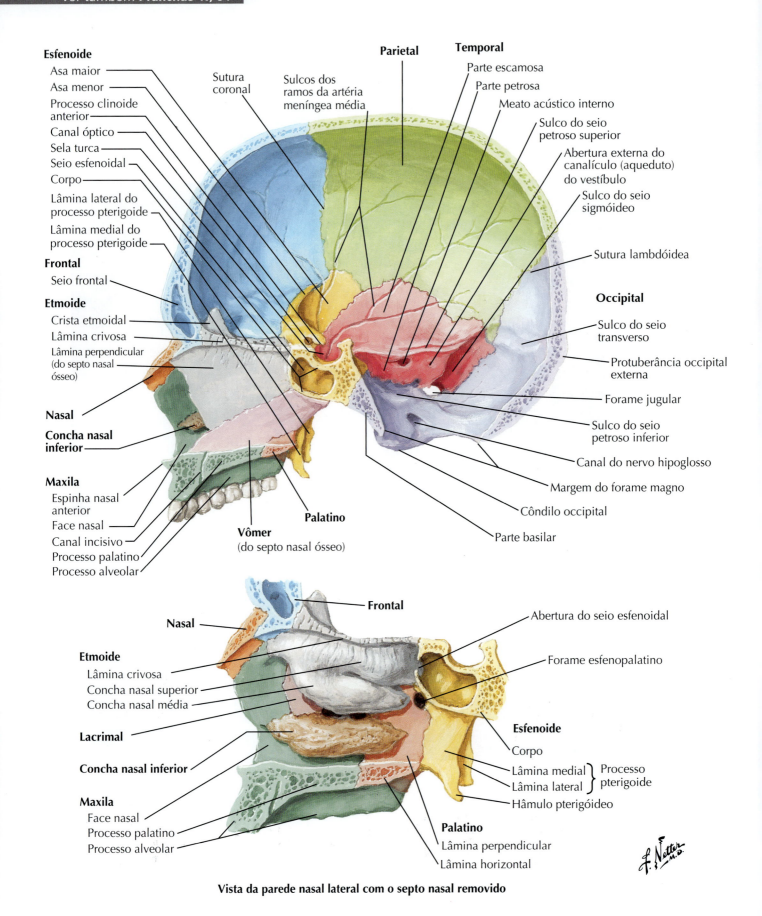

Vista da parede nasal lateral com o septo nasal removido

Prancha 29 — Ossos e Articulações

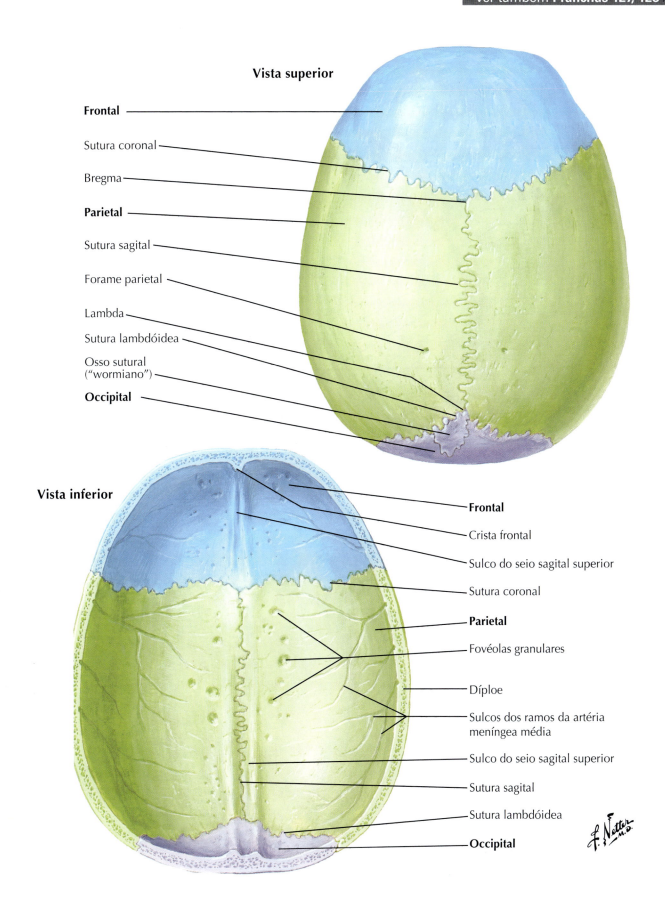

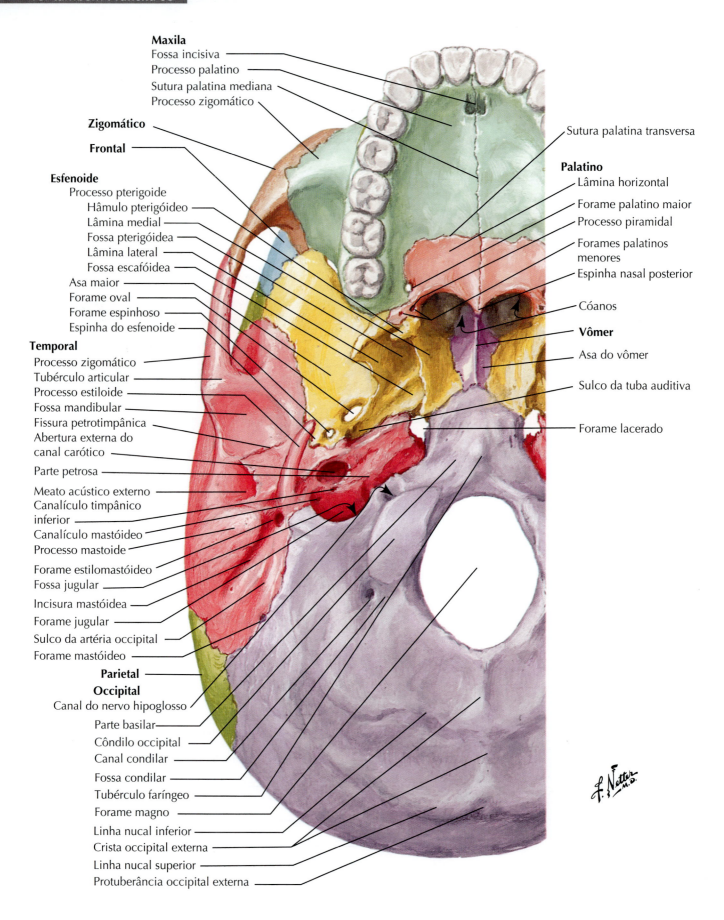

Base Externa do Crânio: Vista Inferior – Norma Basilar

Ver também Prancha 33

Prancha 31 — Ossos e Articulações

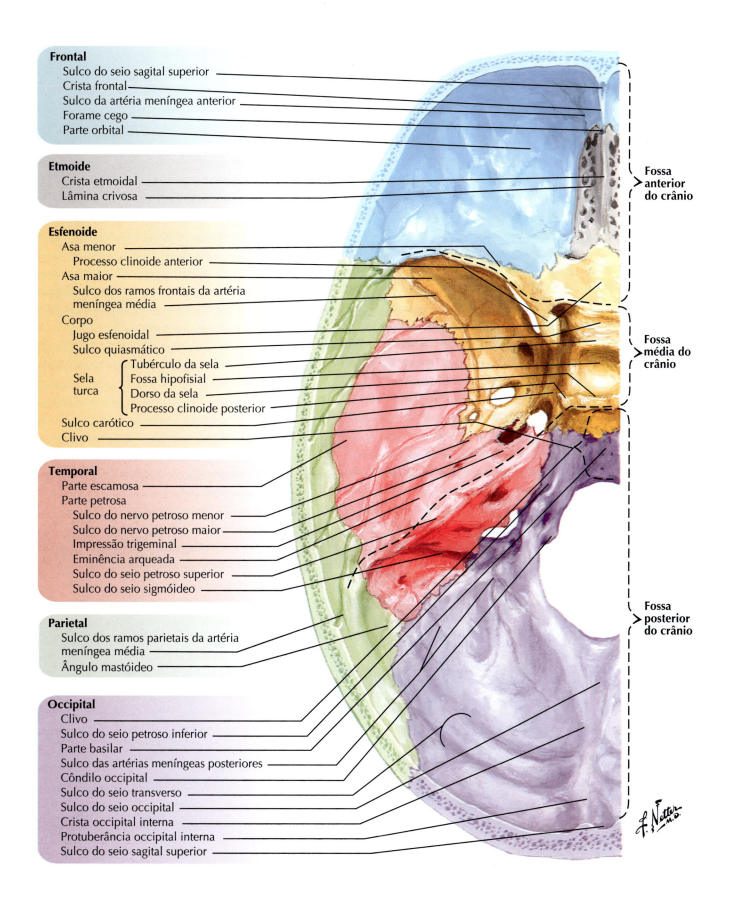

Forames e Canais da Base Externa do Crânio: Vista Inferior

Ver também **Prancha 31**

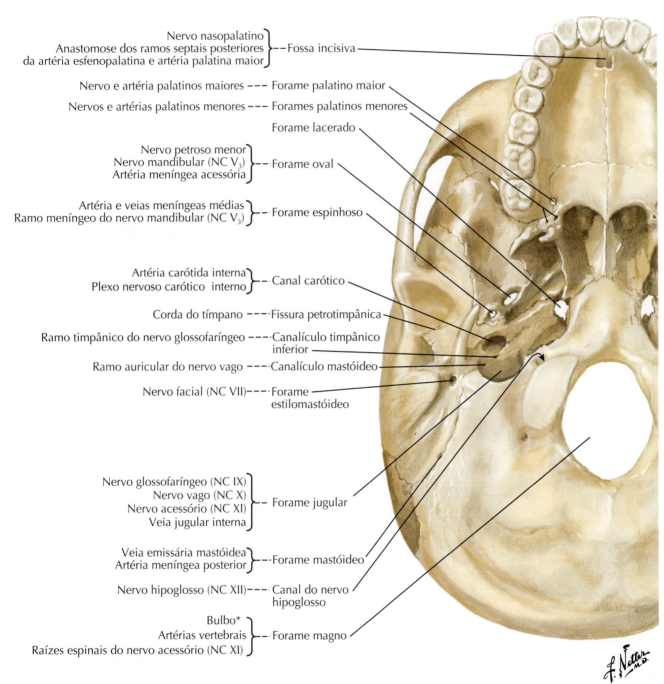

*N.R.T.: O forame magno normalmente é considerado o limite anatômico entre a medula espinal, inferiormente, e o bulbo (parte do encéfalo), superiormente.

Prancha 33 — **Ossos e Articulações**

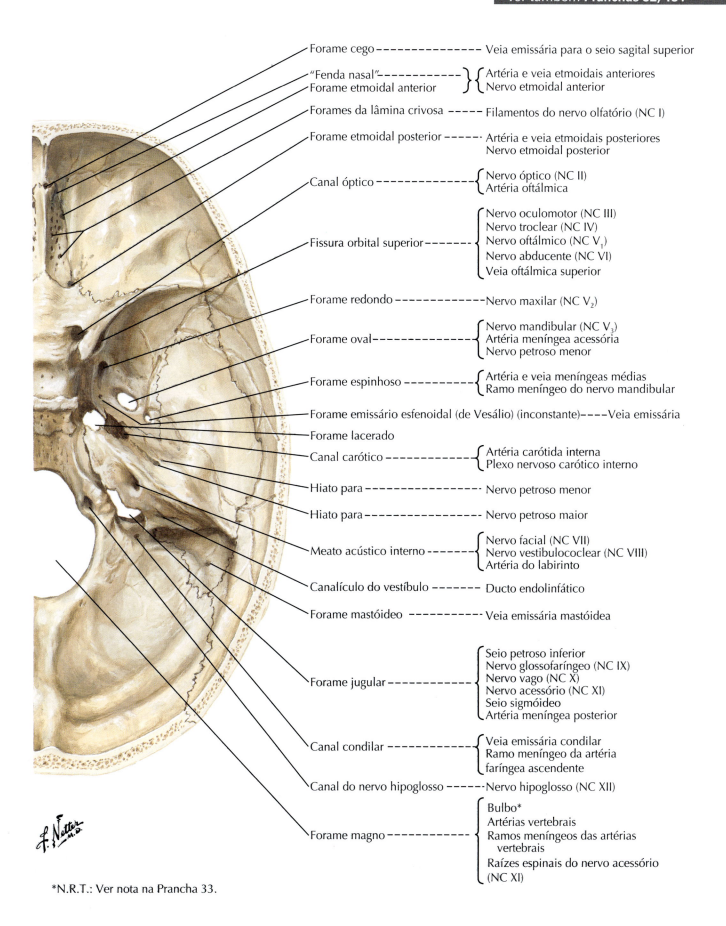

Crânio de Recém-nascido

Ver também **Pranchas 27, 30, BP 16**

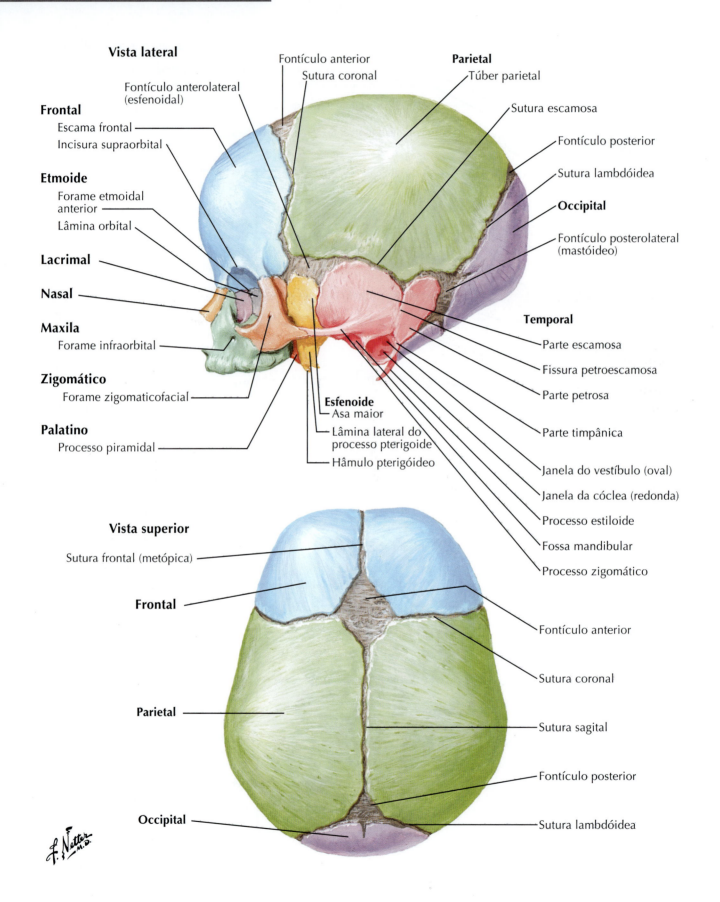

Prancha 35 — Ossos e Articulações

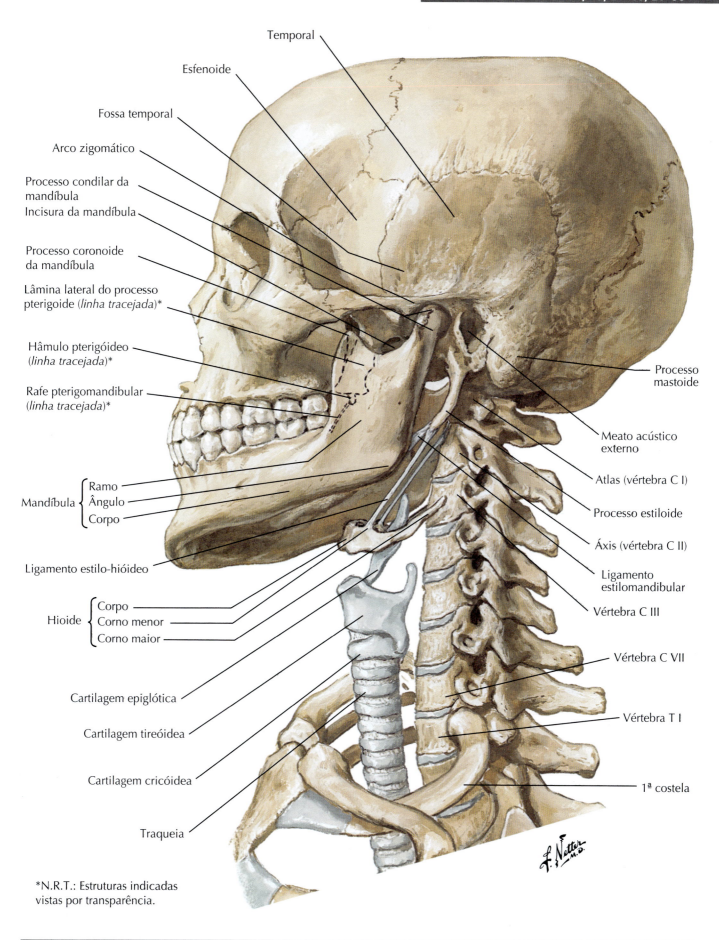

Estrutura Óssea do Nariz e Seios Paranasais

Ver também **Pranchas 62, 69, BP 22**

Plano de corte
1 Etmoide
2 Concha nasal inferior

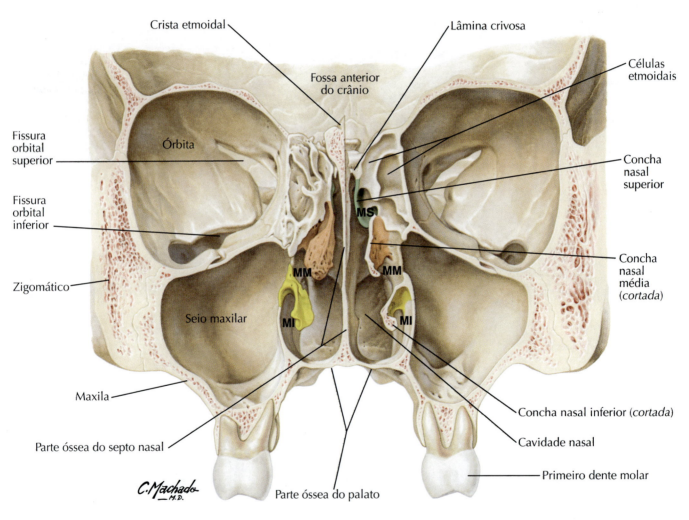

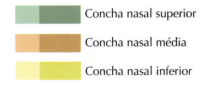

	Concha nasal superior	**MS** Meato nasal superior
	Concha nasal média	**MM** Meato nasal médio
	Concha nasal inferior	**MI** Meato nasal inferior

Prancha 37
Ossos e Articulações

Crânio: Vistas Posterior e Lateral

Ver também **Pranchas 64, 66, BP 21**

Vista posterior

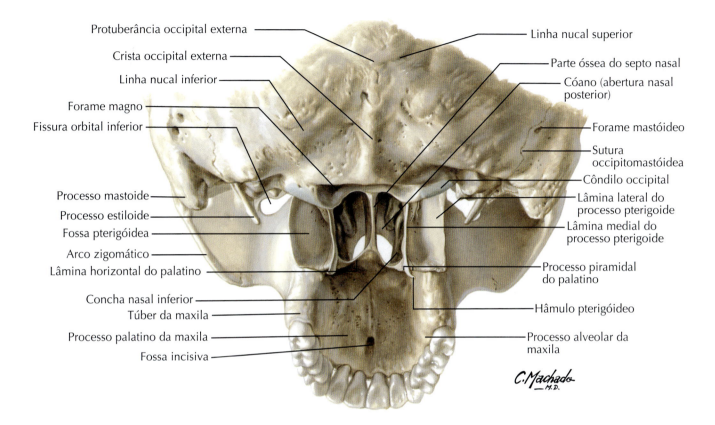

Vista inferolateral

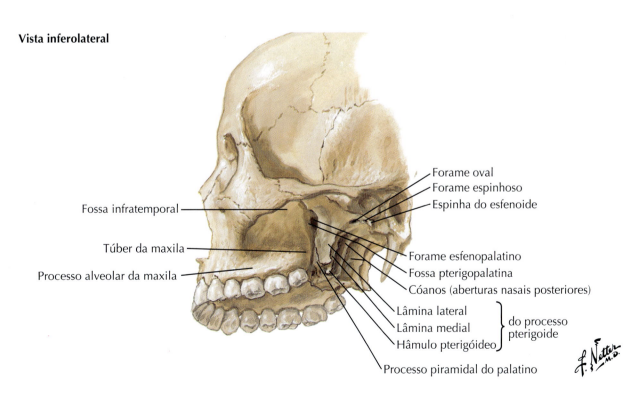

Ossos e Articulações

Prancha 38

Mandíbula

Ver também **Pranchas 72, 73**

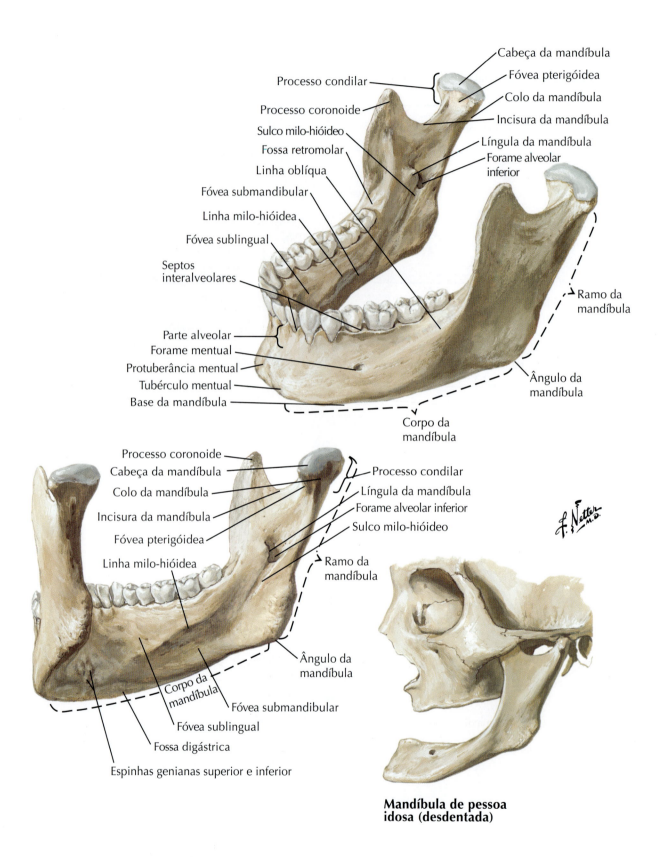

Mandíbula de pessoa idosa (desdentada)

Prancha 39 — Ossos e Articulações

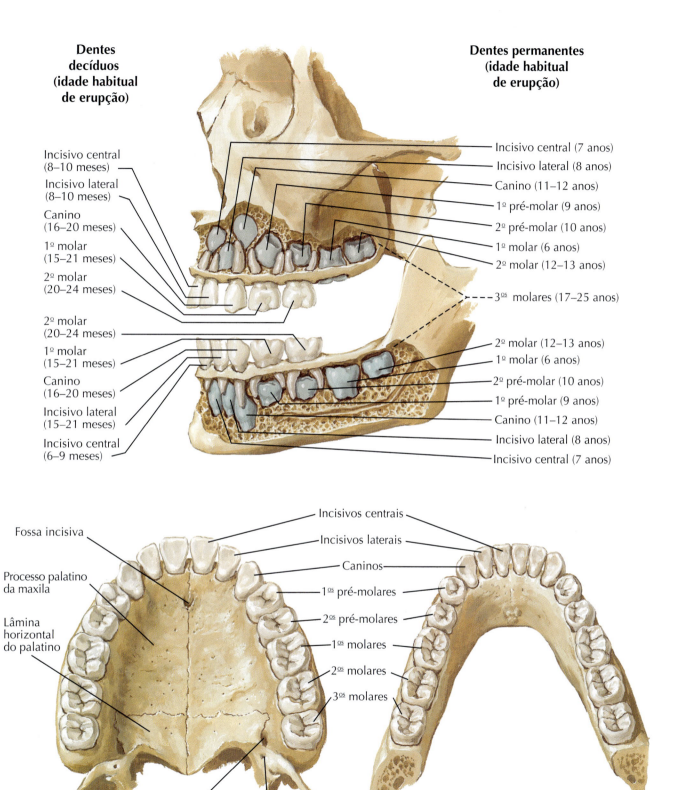

Prancha 40

Dente

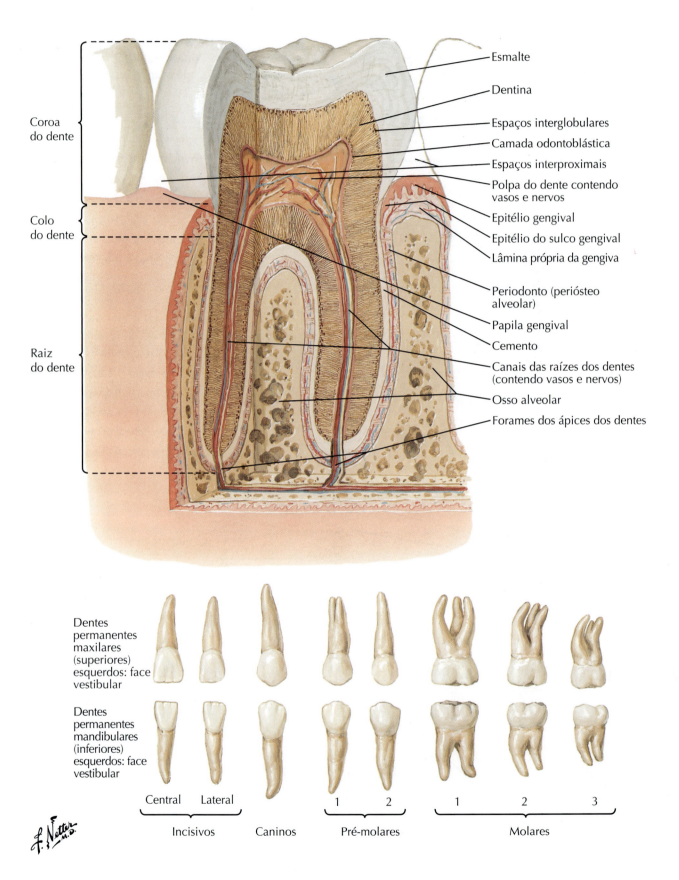

Prancha 41 — Ossos e Articulações

Articulação Temporomandibular

Ver também **Pranchas 73, 76**

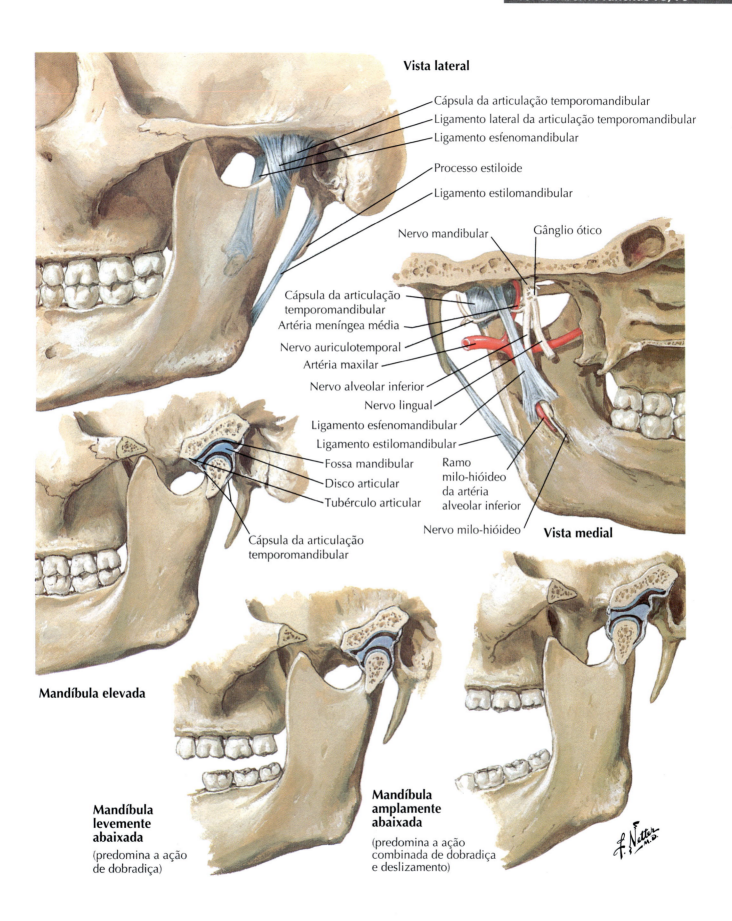

Ossos e Articulações — Prancha 42

Vértebras Cervicais: Atlas e Áxis

Ver também **Pranchas 45, 47, BP 18**

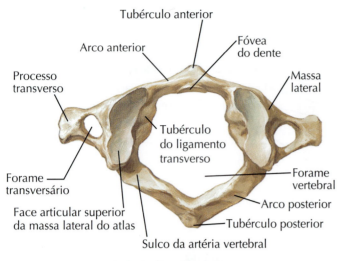

Atlas: vista superior

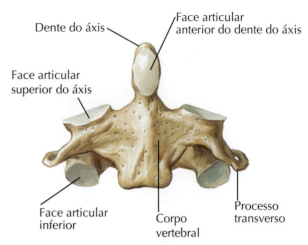

Áxis: vista anterior

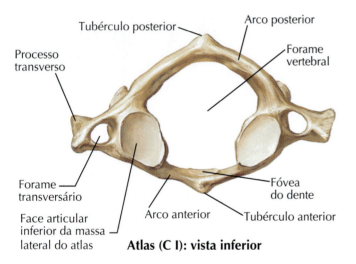

Atlas (C I): vista inferior

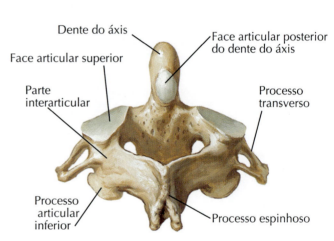

Áxis (C II): vista posterossuperior

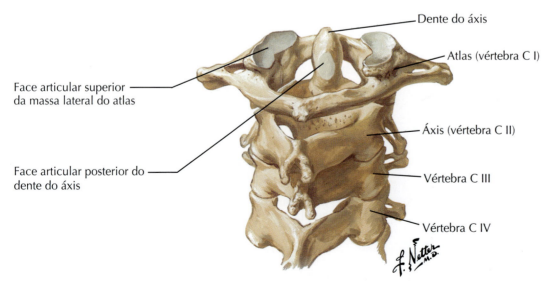

Vértebras cervicais superiores: vista posterossuperior

Prancha 43 — Ossos e Articulações

Vértebras Cervicais

Ver também **Pranchas 37, 45, 46**

Vista inferior da vértebra C III e vista superior da vértebra C IV mostrando a localização das faces articulares "uncovertebrais"

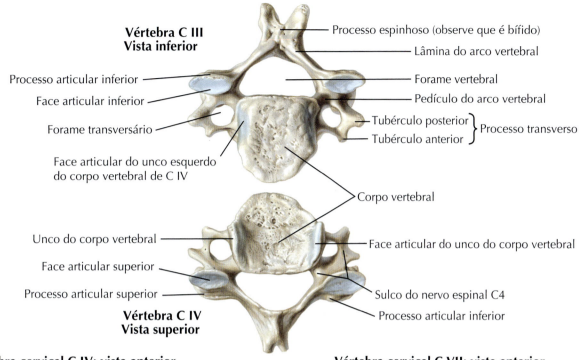

Vértebra C III Vista inferior
Vértebra C IV Vista superior

Vértebra cervical C IV: vista anterior

Vértebra cervical C VII: vista anterior

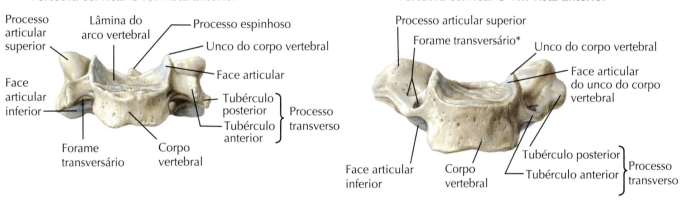

Vértebra cervical C VII (vértebra proeminente): vista superior

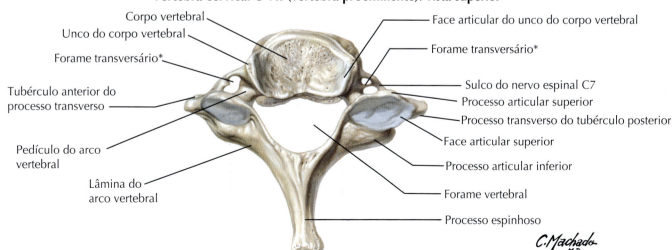

*Os forames transversários de C VII são atravessados pelas veias vertebrais, mas normalmente não pelas artérias vertebrais. Estão assimétricos neste desenho. Observe que o forame transversário direito é septado.

Ossos e Articulações

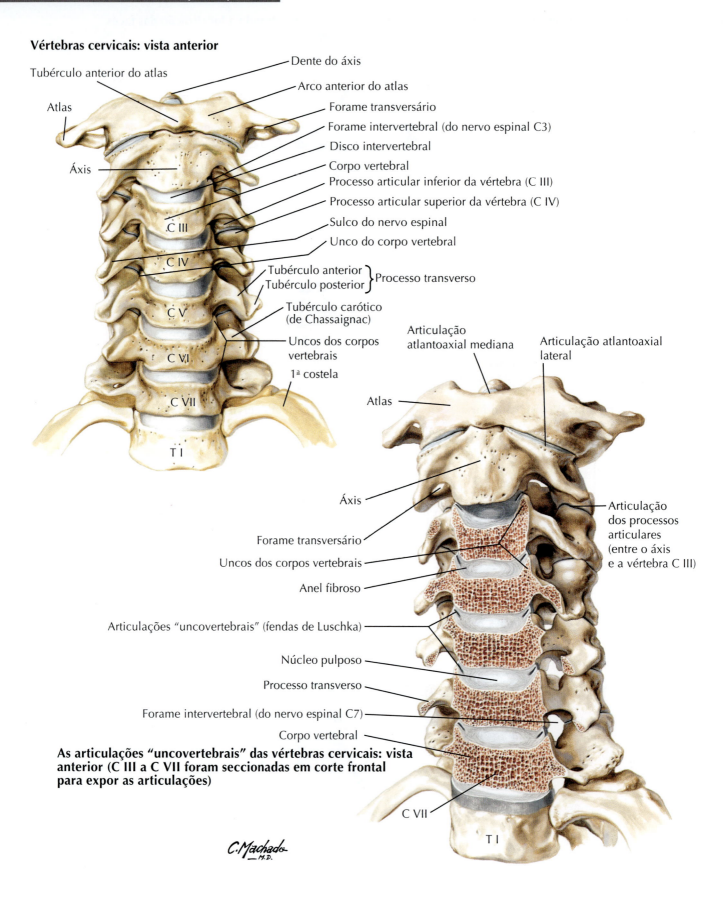

Ligamentos Craniocervicais Externos

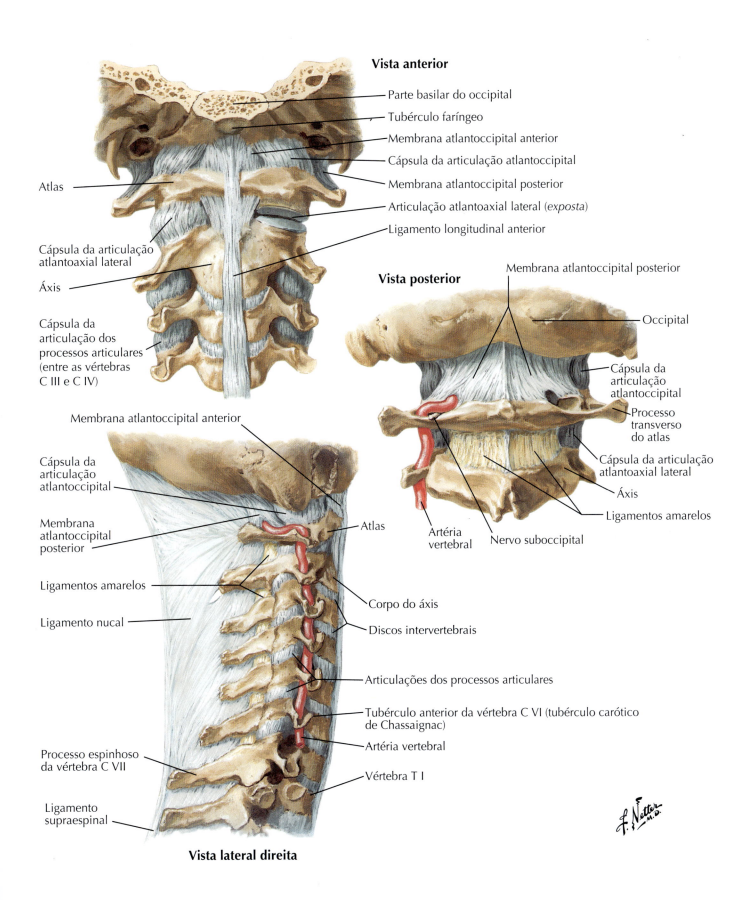

Ossos e Articulações

Prancha 46

Ligamentos Craniocervicais Internos

Ver também **Pranchas 43, BP 18, BP 35**

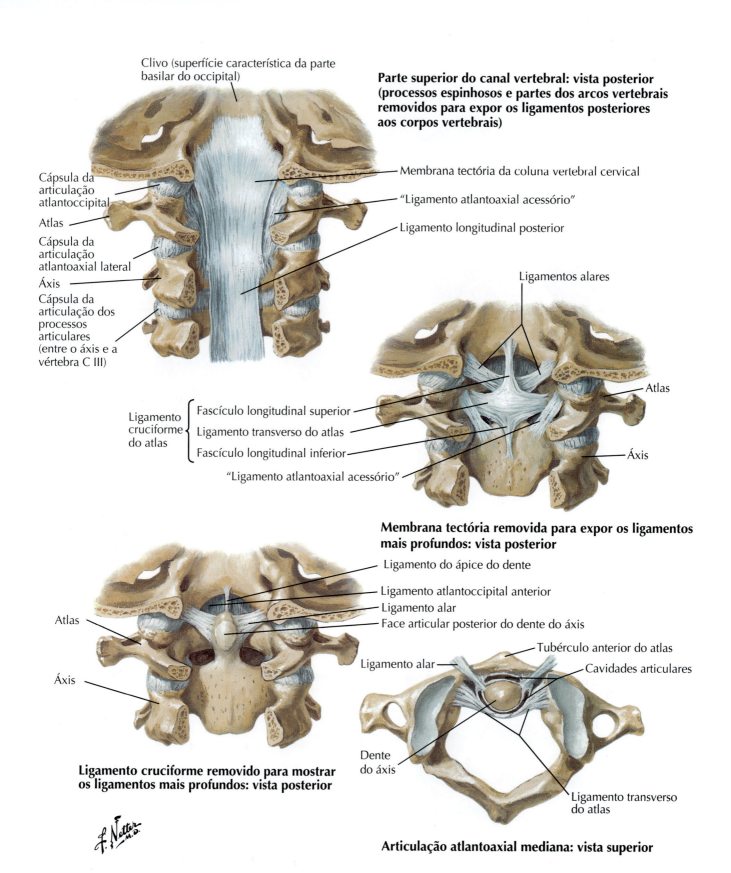

Prancha 47

Ossos e Articulações

Músculos da Face: Vista Lateral

Ver também **Pranchas 52, 72, 73, BP 19, BP 20**

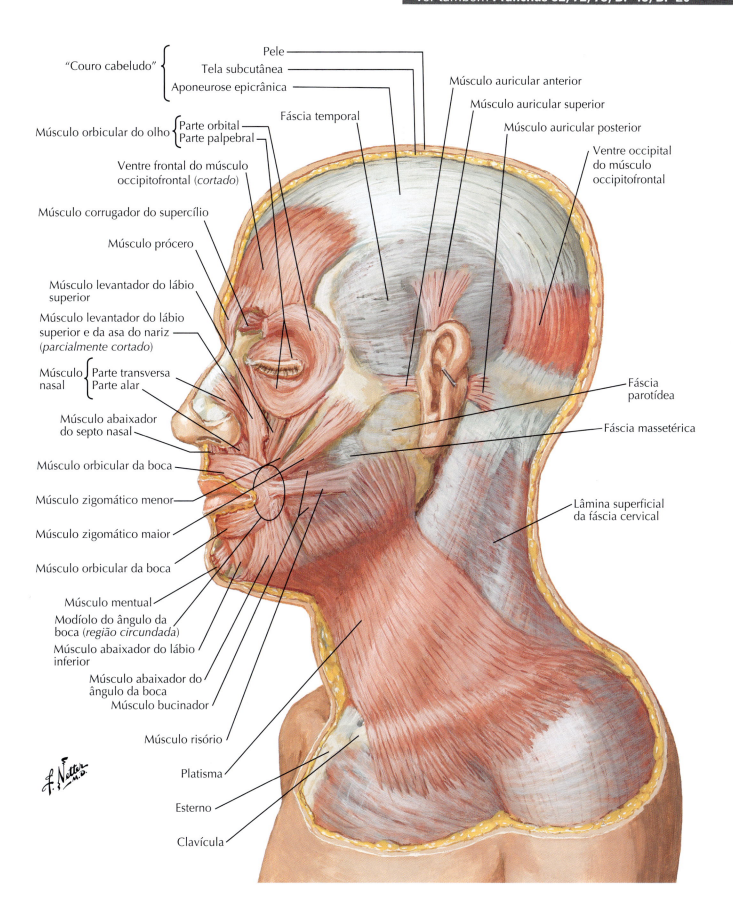

Pescoço

Prancha 48

Músculos do Pescoço: Vista Anterior

Ver também Pranchas 37, 50, 51, 53

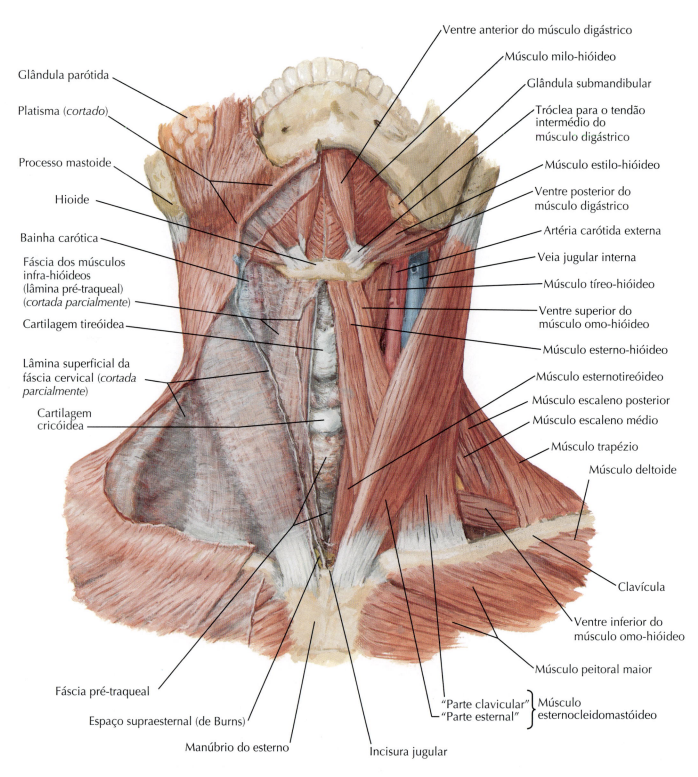

Prancha 49

Pescoço

Veias Superficiais do Pescoço

Ver também **Pranchas 37, 100**

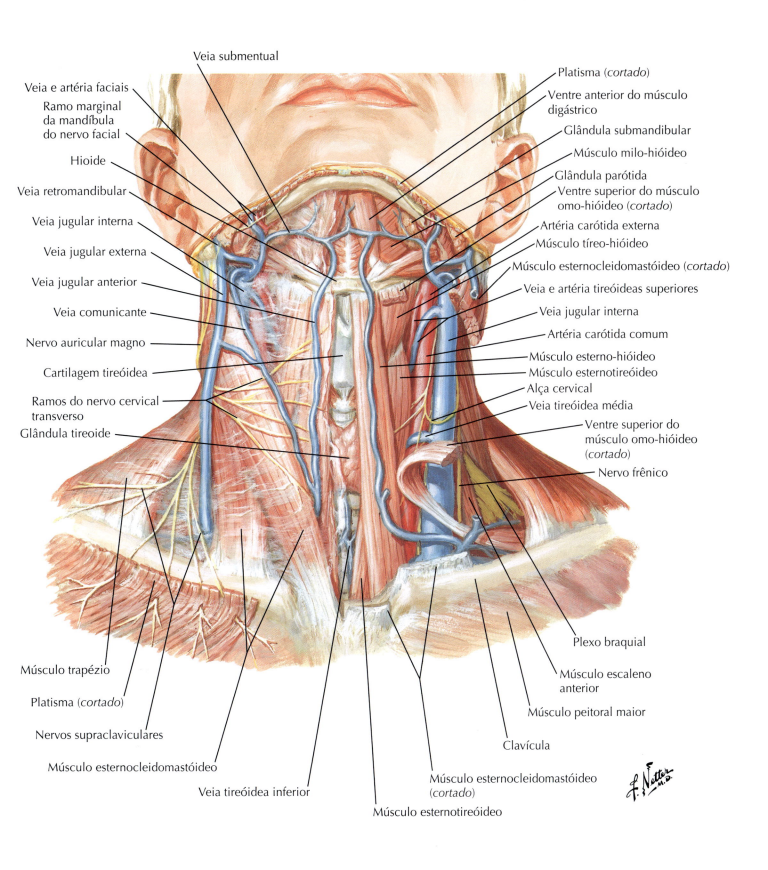

Pescoço

Prancha 50

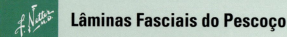

Lâminas Fasciais do Pescoço

Ver também **Prancha 49**

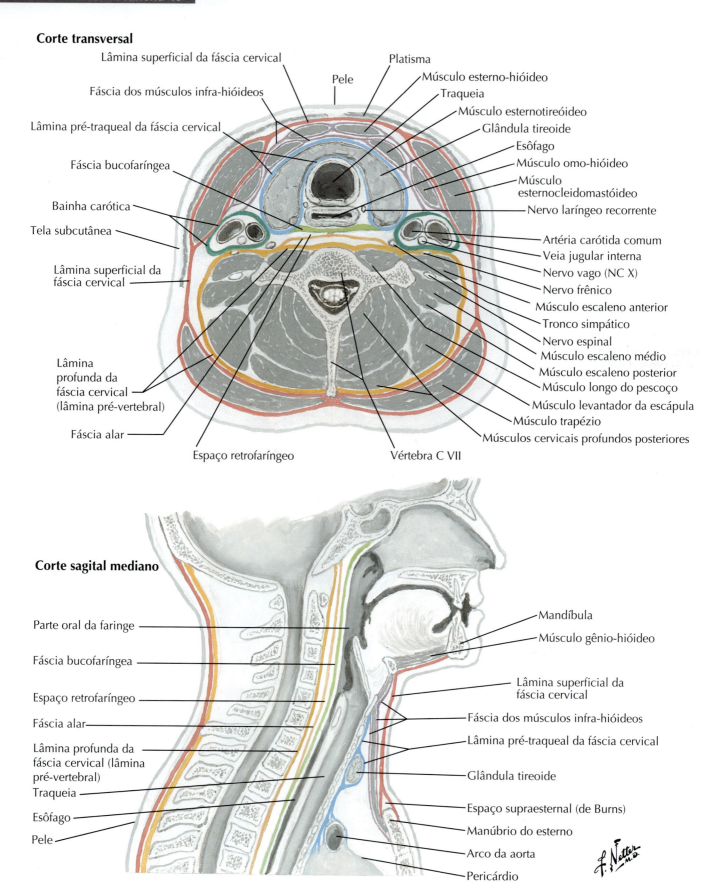

Prancha 51 — Pescoço

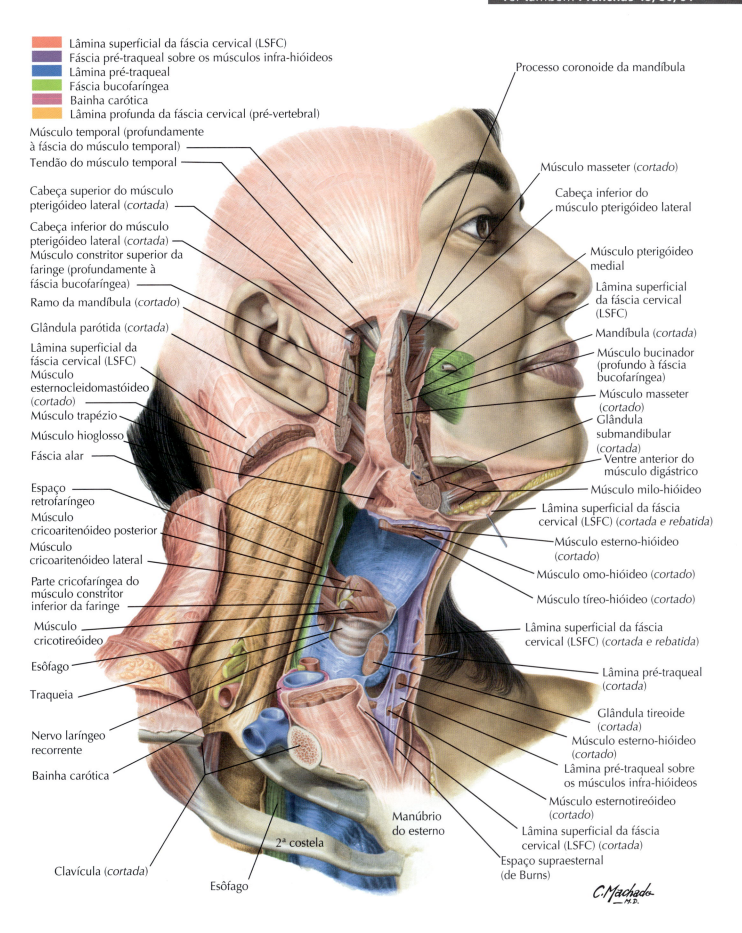

Músculos Infra-hióideos e Supra-hióideos

Ver também **Pranchas 49, 54, 87**

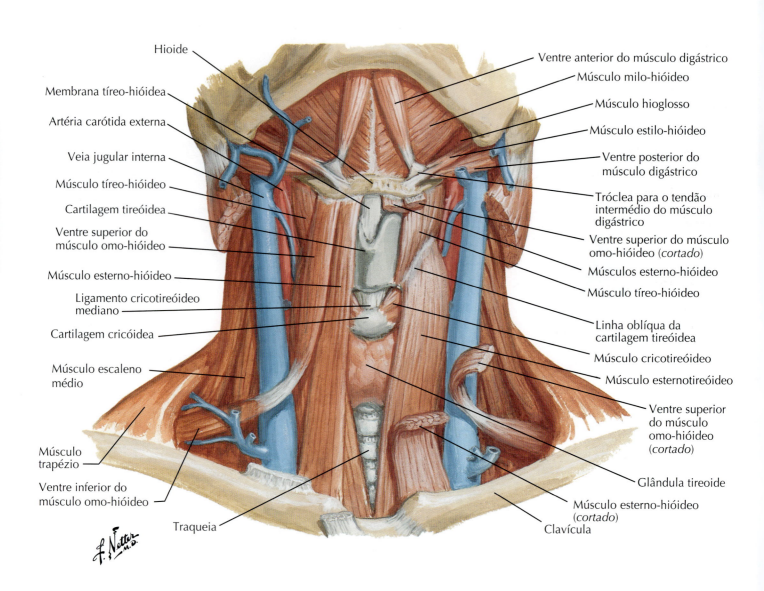

Prancha 53 — Pescoço

Músculos do Pescoço: Vista Lateral

Ver também **Pranchas 49, 50, 53**

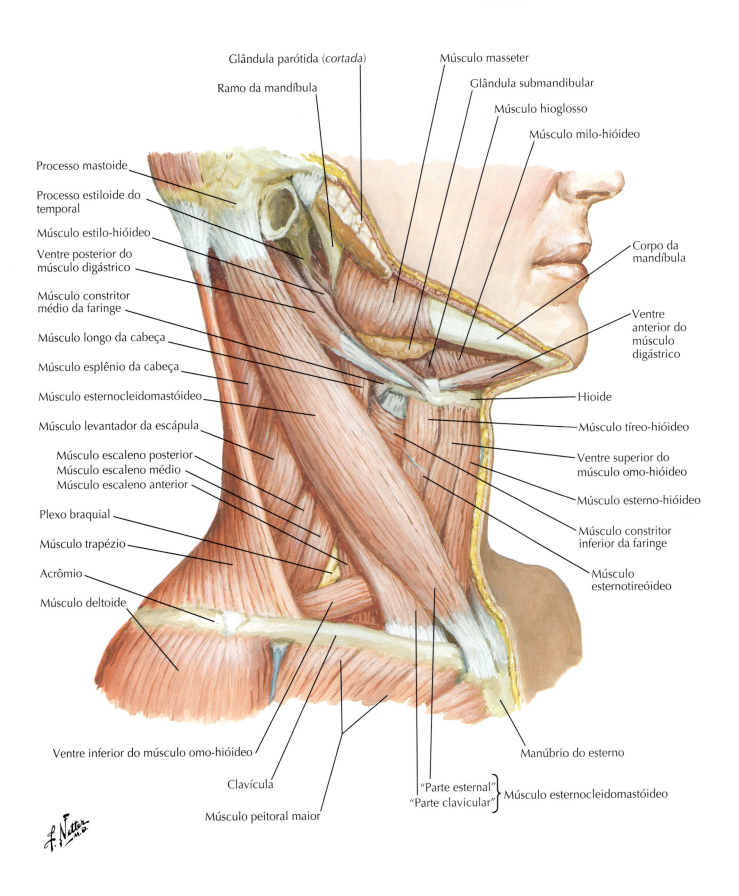

Prancha 54

Músculos Escalenos e Pré-vertebrais

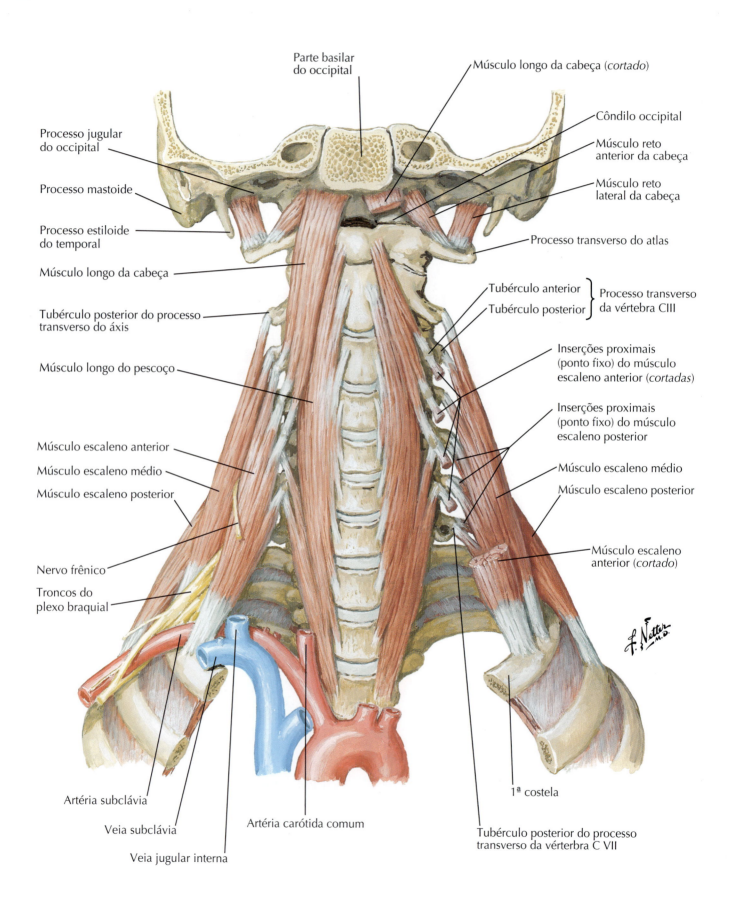

Prancha 55 — Pescoço

Nervos do Pescoço

Ver também Pranchas 154, 155, 156

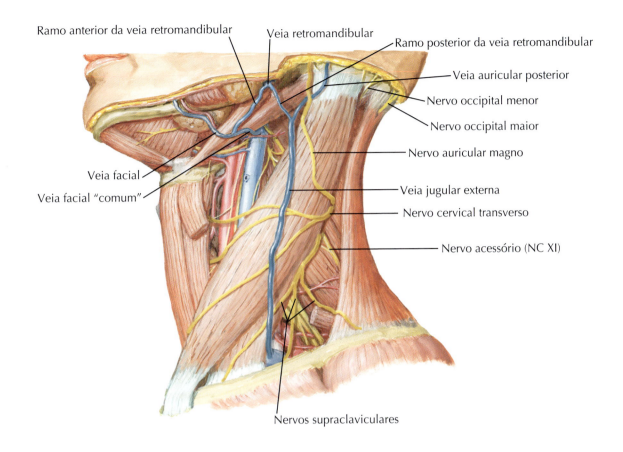

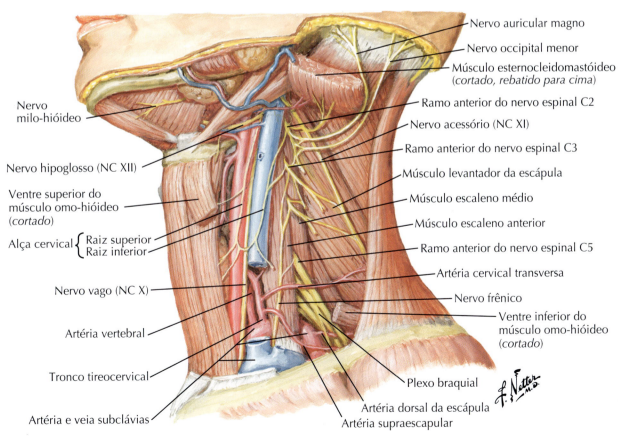

Prancha 56

Nervos do Pescoço e Plexo Cervical

Ver também **Prancha 156**

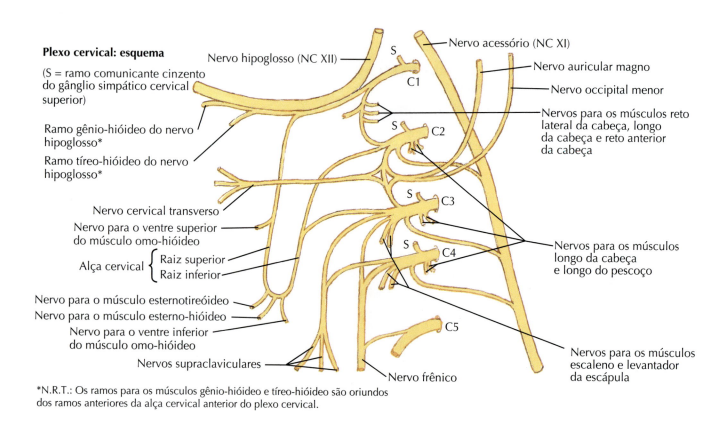

*N.R.T.: Os ramos para os músculos gênio-hióideo e tíreo-hióideo são oriundos dos ramos anteriores da alça cervical anterior do plexo cervical.

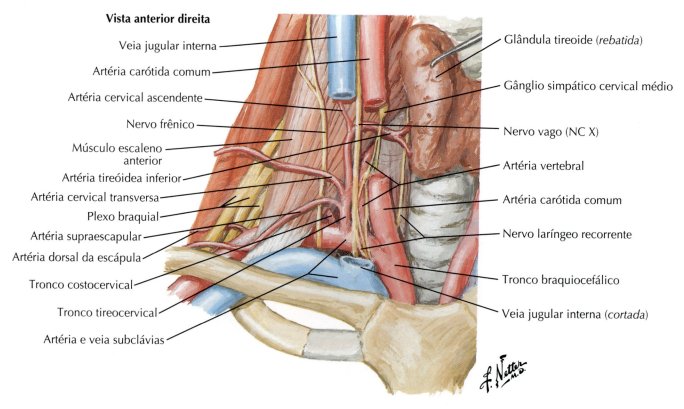

Prancha 57 — Pescoço

Artérias Carótidas

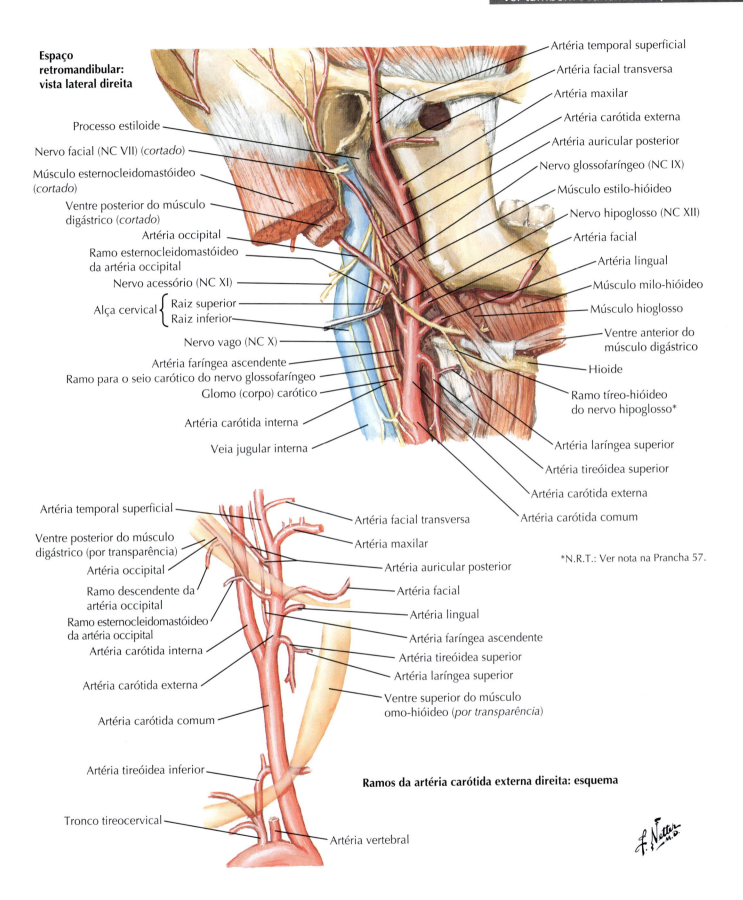

Espaço retromandibular: vista lateral direita

Ramos da artéria carótida externa direita: esquema

*N.R.T.: Ver nota na Prancha 57.

Pescoço

Prancha 58

Estrutura Óssea do Nariz

Ver também **Prancha 63**

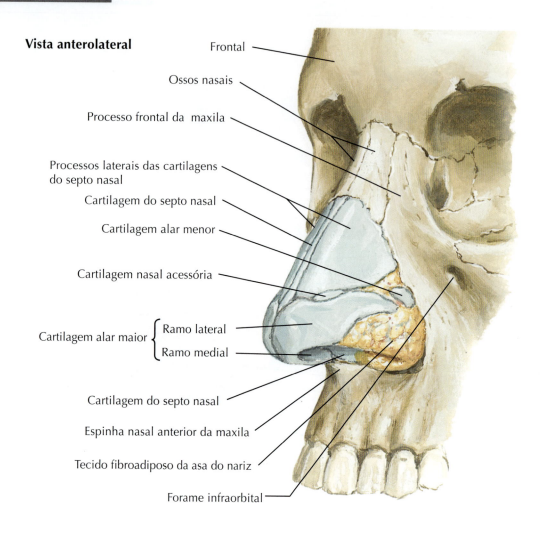

Vista anterolateral

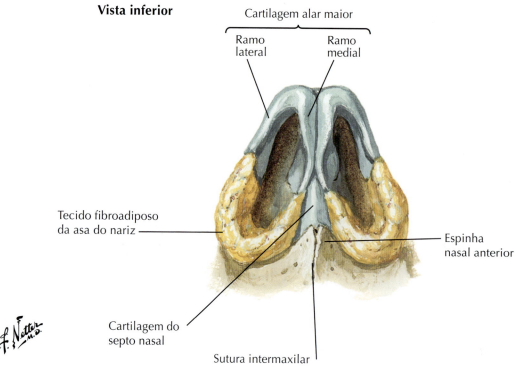

Vista inferior

Prancha 59

Nariz

Músculos, Nervos e Artérias da Face

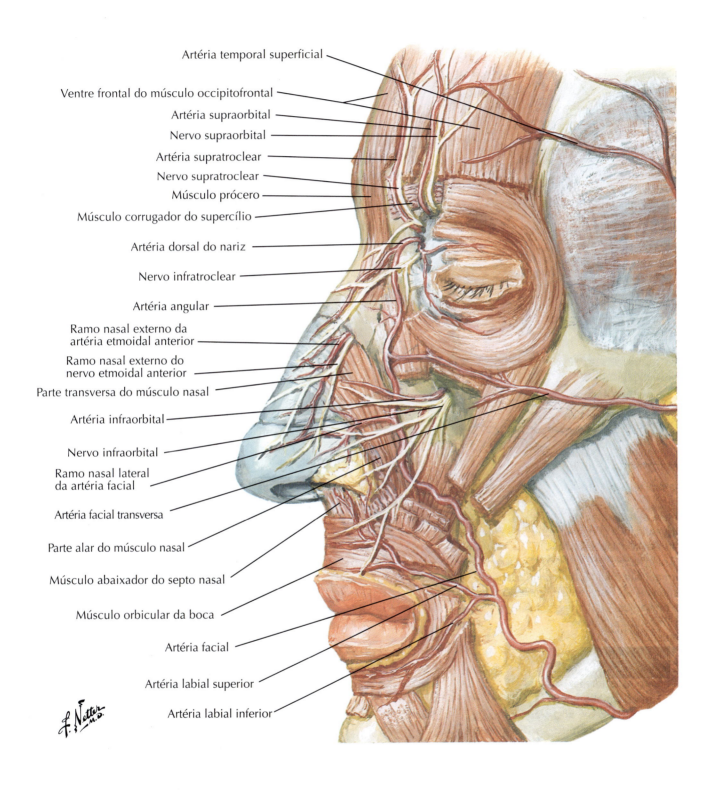

Nariz

Prancha 60

Cavidade Nasal: Parede Lateral

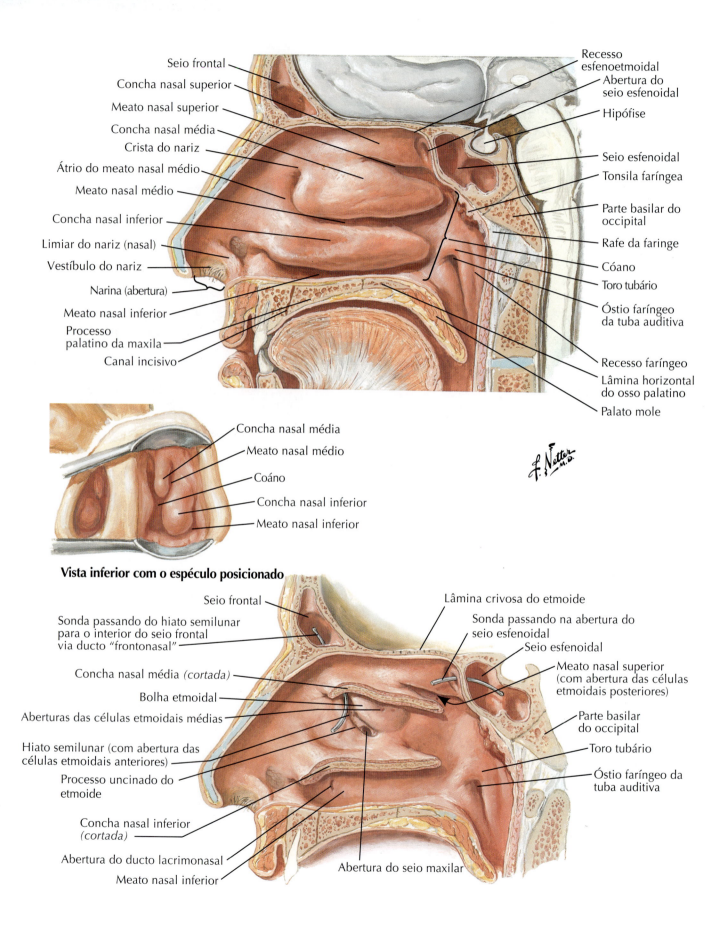

Vista inferior com o espéculo posicionado

Cavidade Nasal: Parede Lateral (Crânio)

Ver também Pranchas 61, 63

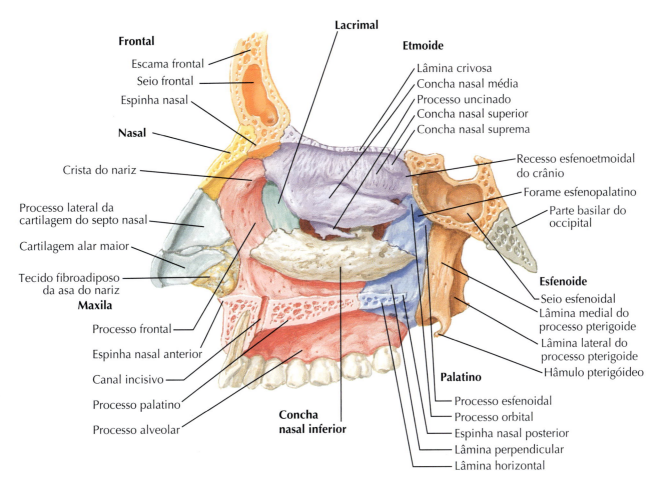

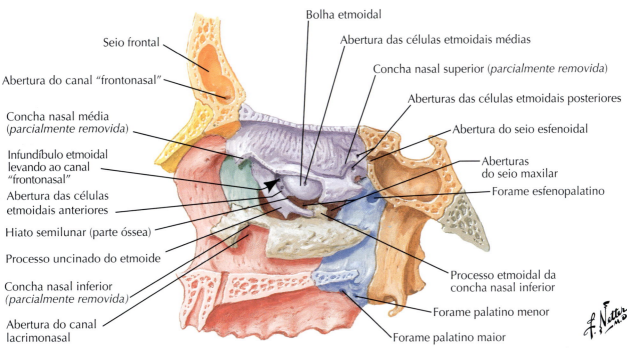

Nariz

Prancha 62

Cavidade Nasal: Parede Medial (Septo Nasal)

Ver também **Prancha 29**

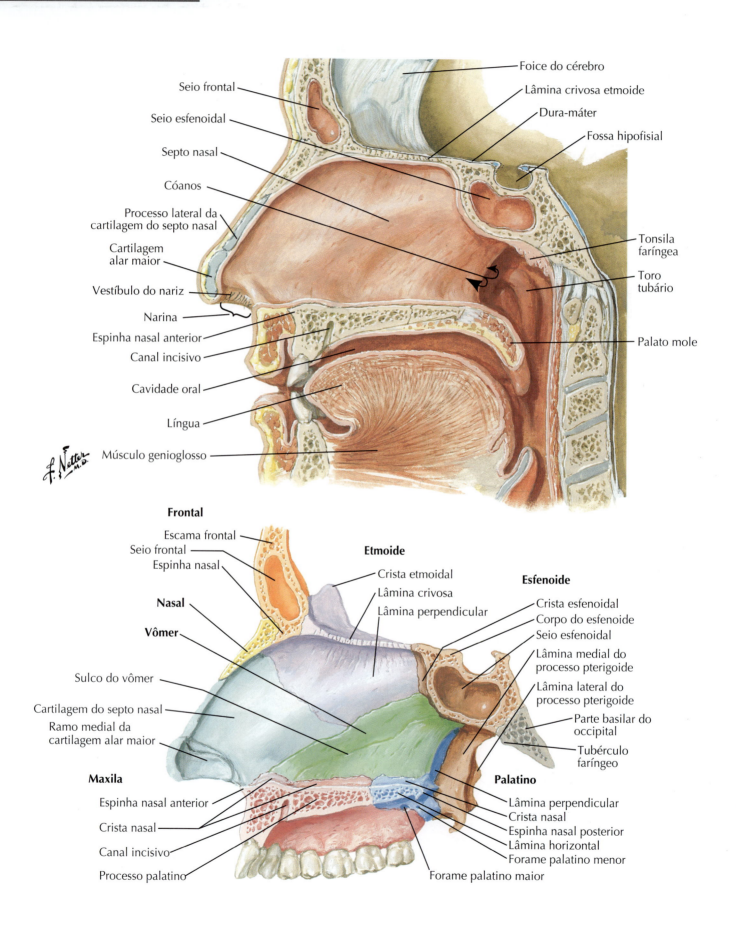

Prancha 63 — **Nariz**

Nervos da Cavidade Nasal

Ver também **Pranchas 40, 81, 146**

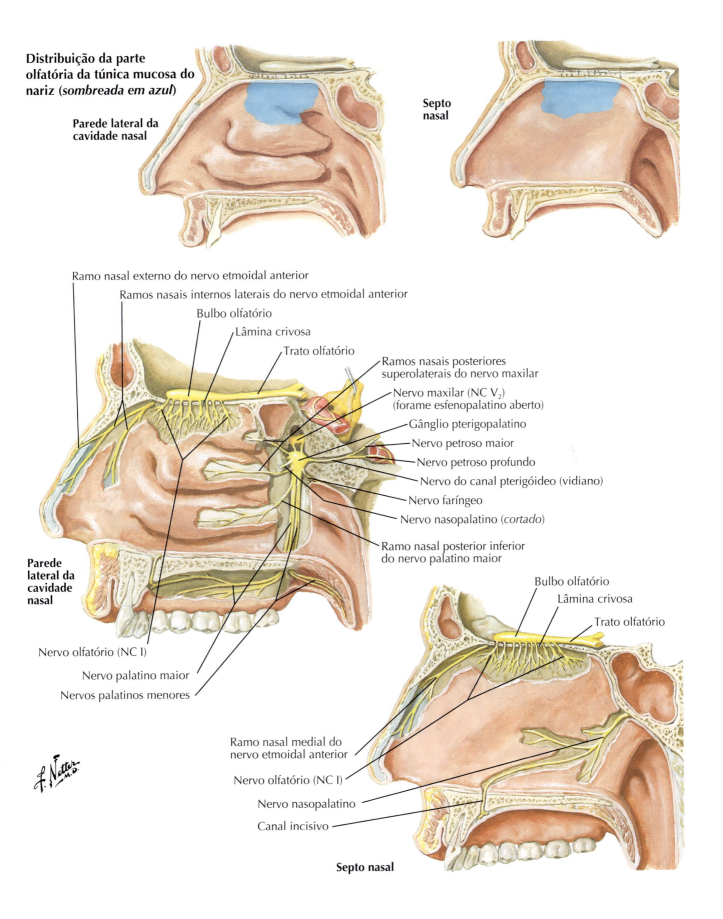

Nariz

Prancha 64

Vascularização da Cavidade Nasal

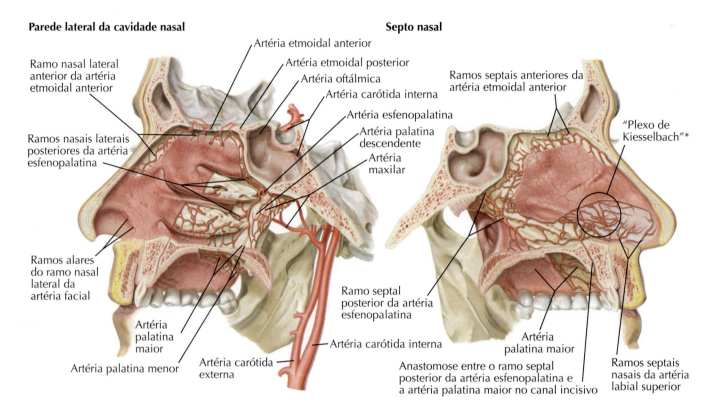

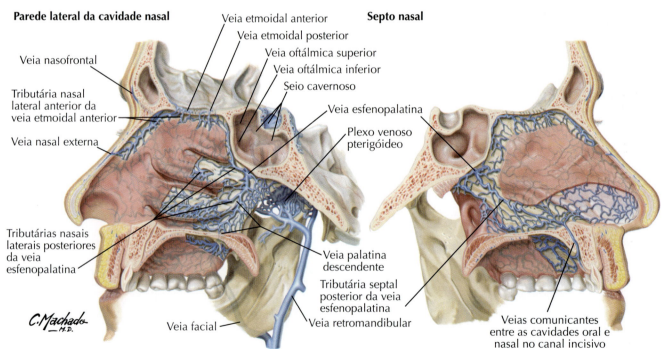

*N.R.T.: O "plexo de Kiesselbach" é um ponto no septo nasal onde ocorre a anastomose dos ramos septais da artéria labial superior, dos ramos septais da artéria etmoidal anterior e dos ramos septais da artéria esfenopalatina e da artéria palatina maior.

Prancha 65 — Nariz

Nervos da Cavidade Nasal: Septo Nasal Rebatido para Cima

Ver também Prancha 80

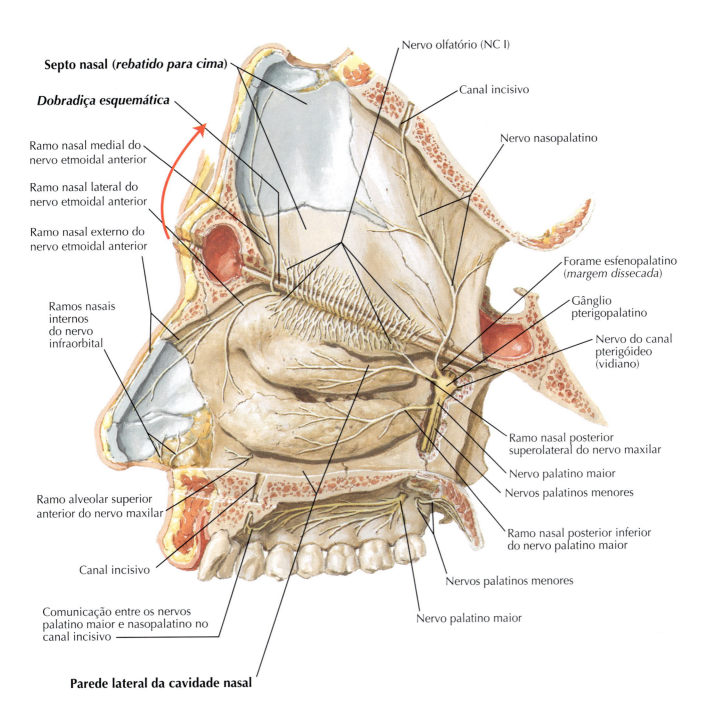

Nariz

Prancha 66

Seios Paranasais: Vistas Paramedianas

Ver também Prancha 61

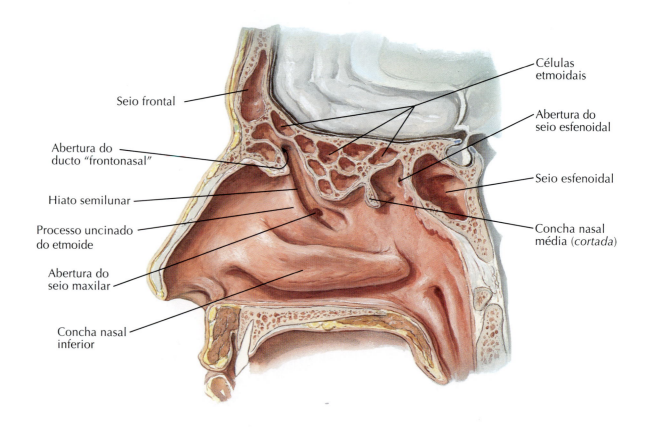

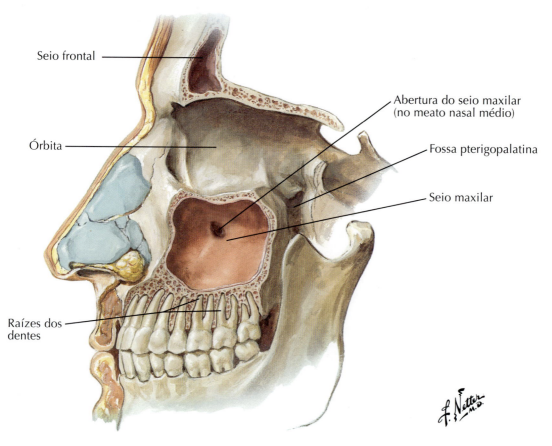

Seios Paranasais: Alterações com a Idade

Ossos da cavidade nasal e seios paranasais ao nascimento

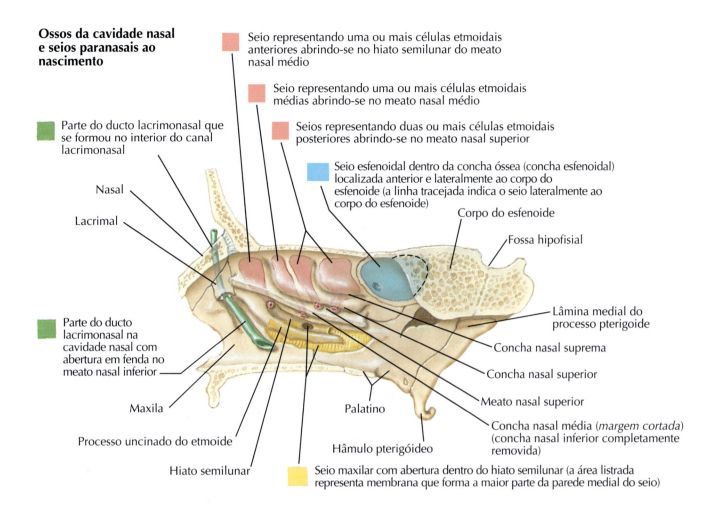

Crescimento dos seios frontal e maxilar durante a vida

- Nascimento
- 1 ano
- 4 anos
- 7 anos
- 12 anos
- Adulto
- Idoso

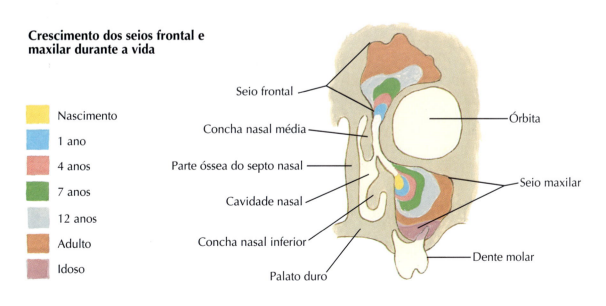

Nariz

Prancha 68

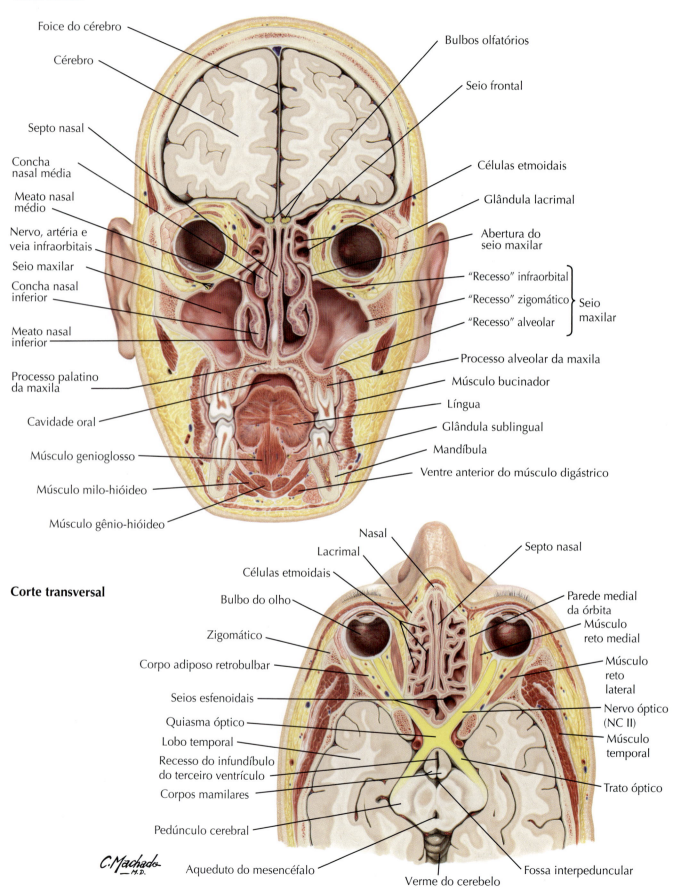

Glândulas Salivares 2

Ver também **Pranchas 71, 160, 161**

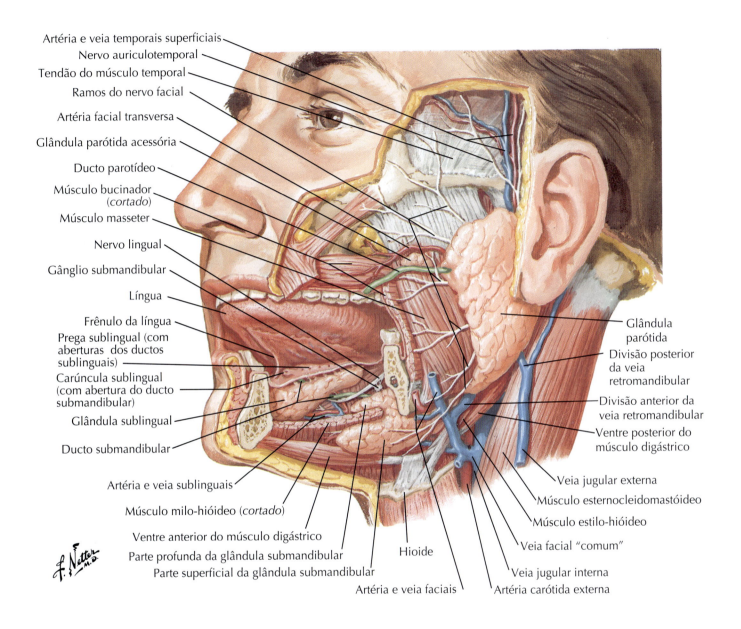

Prancha 70

Nariz

Ramos do Nervo Facial e Glândula Parótida

Ver também **Pranchas 70, 150**

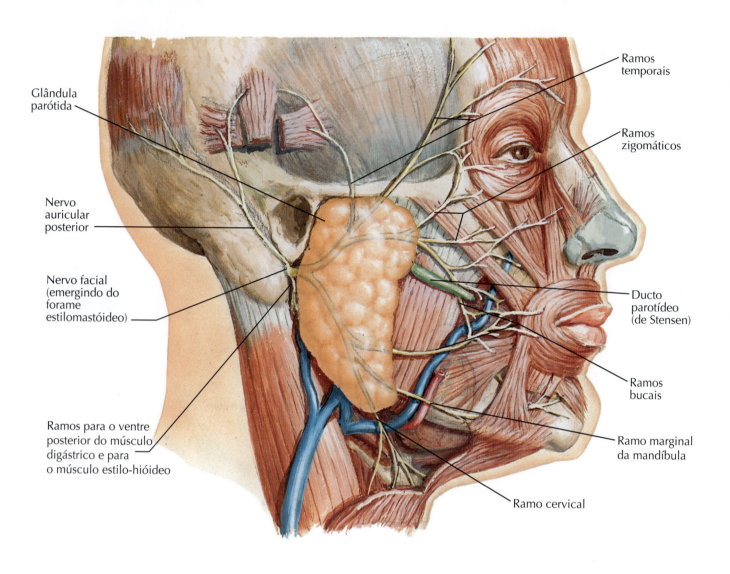

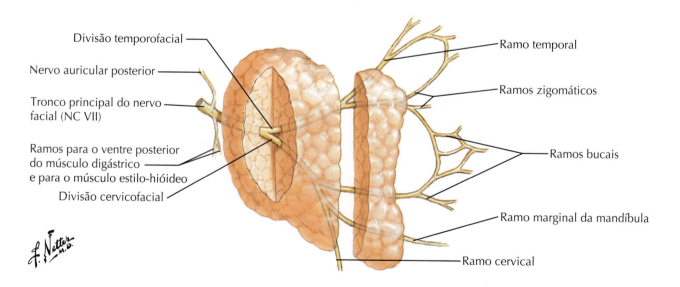

Prancha 71

Nariz

Músculos da Mastigação: Músculos Masseter e Temporal

Para os músculos da face ver também **Pranchas 48, BP 25**

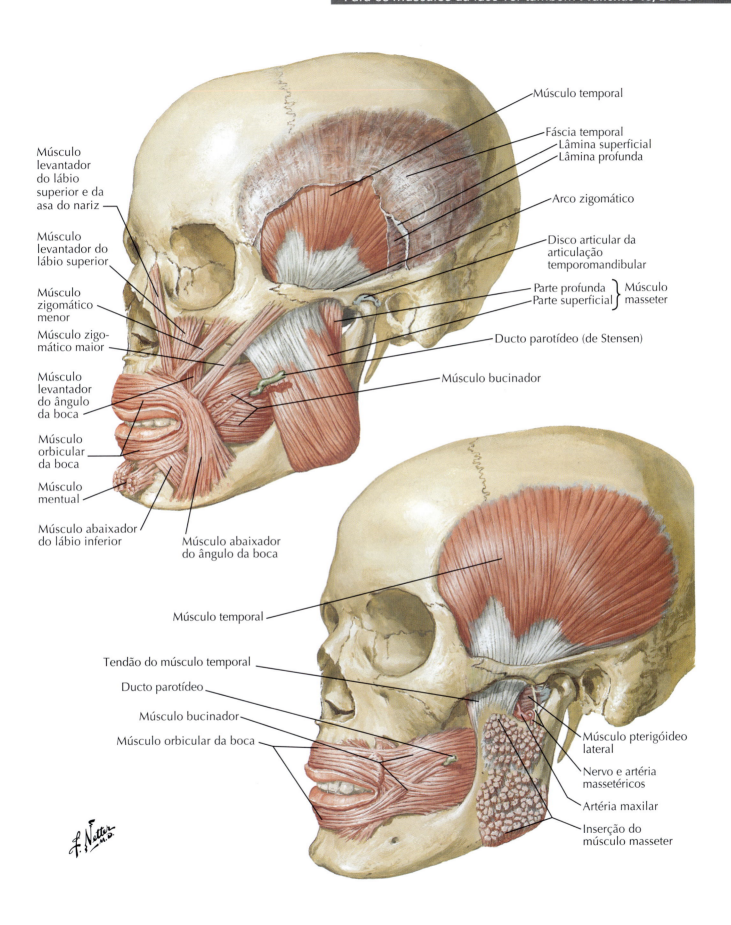

Nariz

Prancha 72

Músculos da Mastigação: Músculos Pterigóideos

Ver também **Pranchas 72, 77, BP 25**

Vista lateral

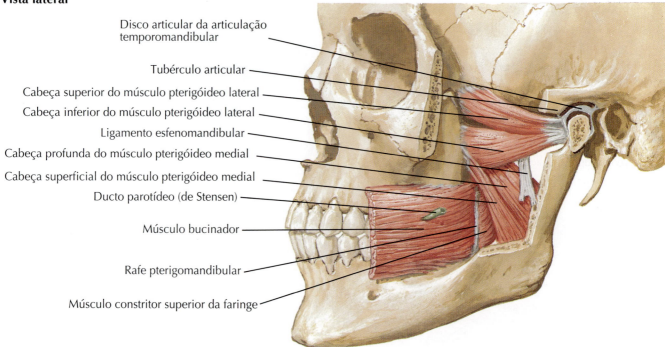

Vista posterior

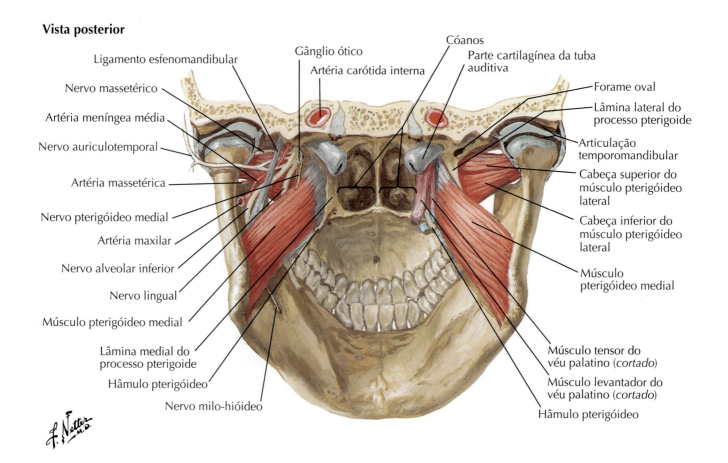

Prancha 73 — Nariz

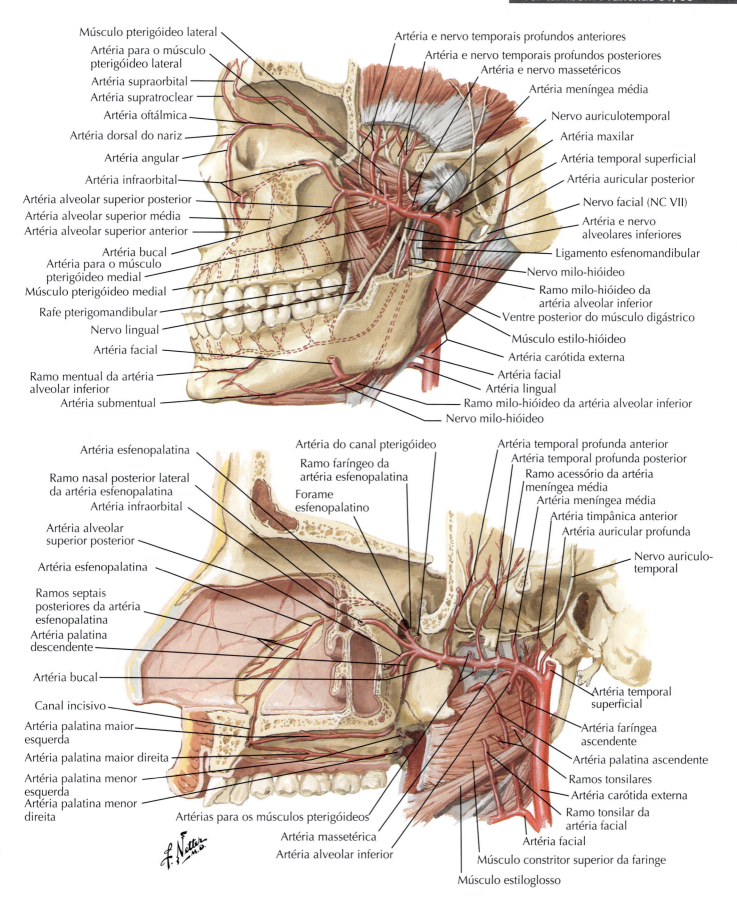

Fossas Temporal e Infratemporal

Ver também **Pranchas 74, 76, 77**

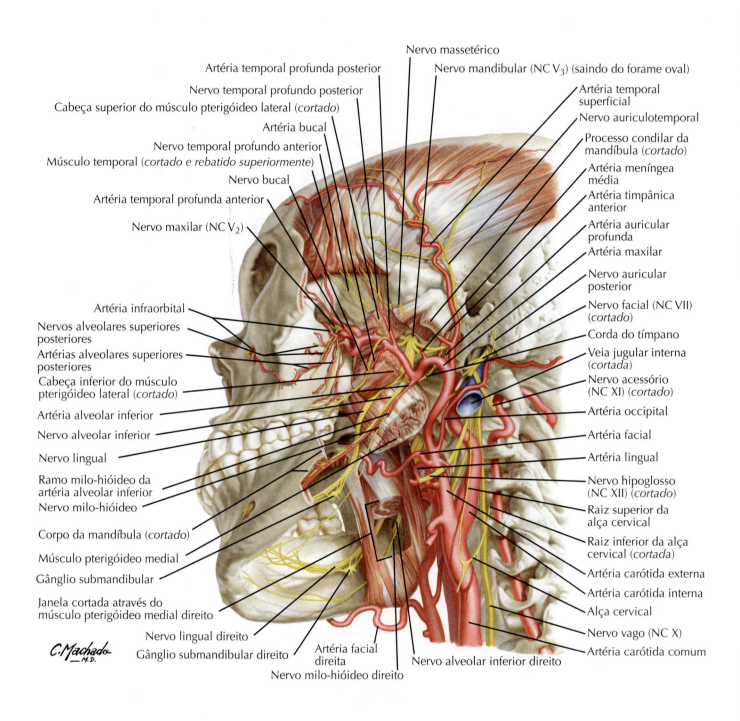

Prancha 75 — Nariz

Artérias Maxilar e Temporal Superficial

Ver também **Pranchas** 74, 77, 81

Vista lateral

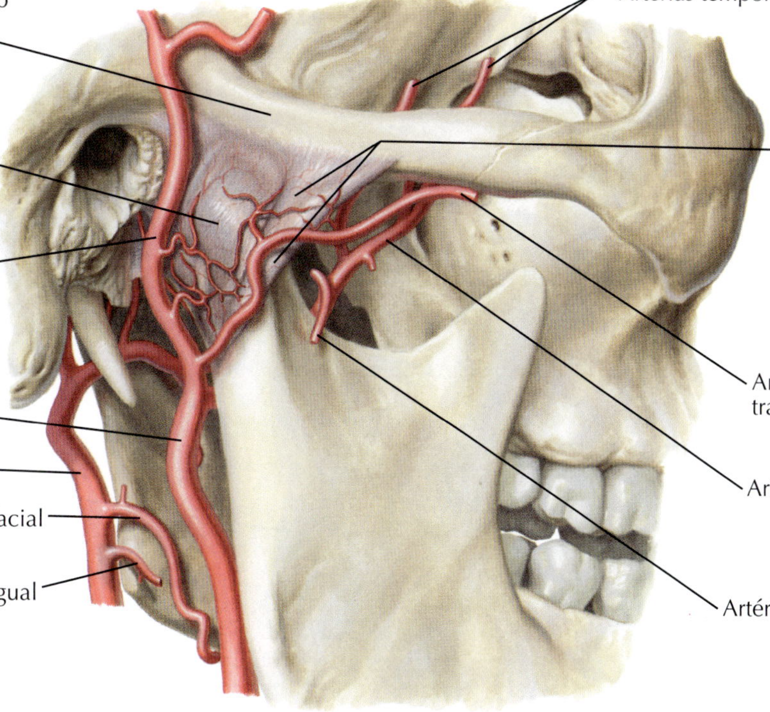

- Processo zigomático do temporal
- Cápsula da articulação temporomandibular
- Artéria temporal superficial
- Artéria carótida externa direita
- Artéria carótida externa esquerda
- Artéria facial
- Artéria lingual
- Artérias temporais profundas
- Ligamento lateral da articulação temporomandibular
- Artéria facial transversa
- Artéria maxilar
- Artéria massetérica

Vista medial

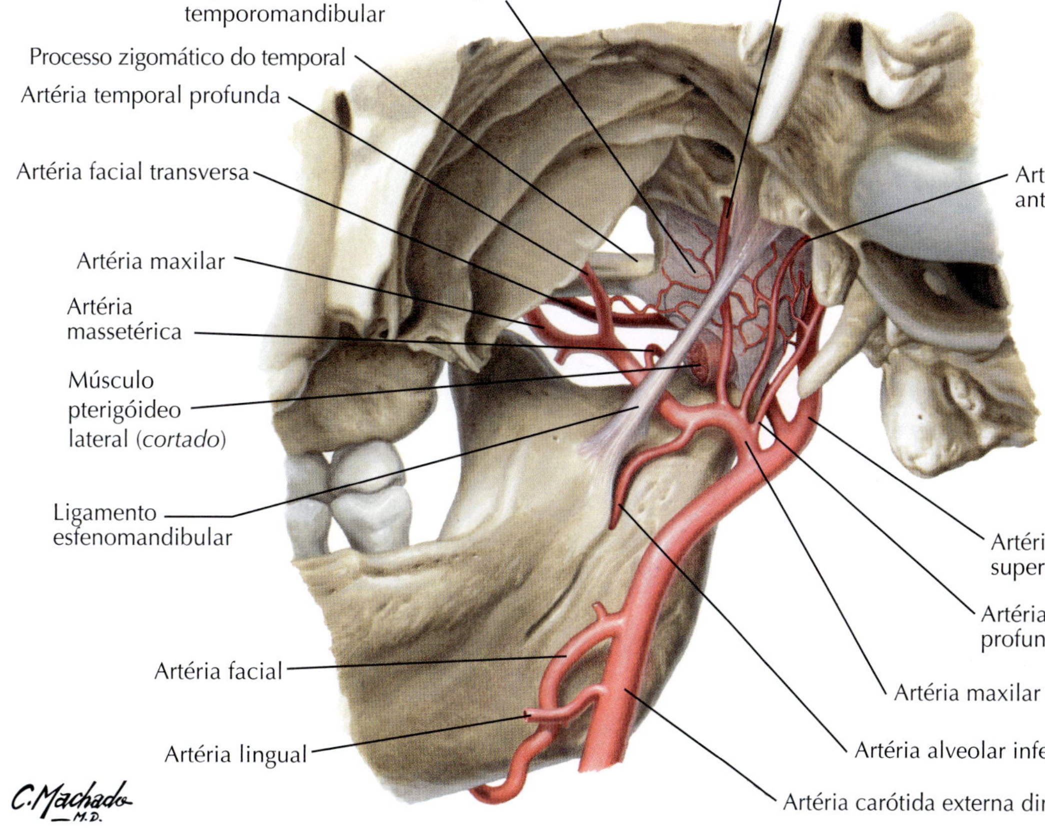

- Cápsula articular da articulação temporomandibular
- Processo zigomático do temporal
- Artéria temporal profunda
- Artéria facial transversa
- Artéria maxilar
- Artéria massetérica
- Músculo pterigóideo lateral (cortado)
- Ligamento esfenomandibular
- Artéria facial
- Artéria lingual
- Artéria meníngea média
- Artéria timpânica anterior
- Artéria temporal superficial
- Artéria auricular profunda
- Artéria maxilar
- Artéria alveolar inferior
- Artéria carótida externa direita

Nariz

Prancha 76

Nervo Mandibular (NC V₃)
Ver também **Pranchas 98, 149**

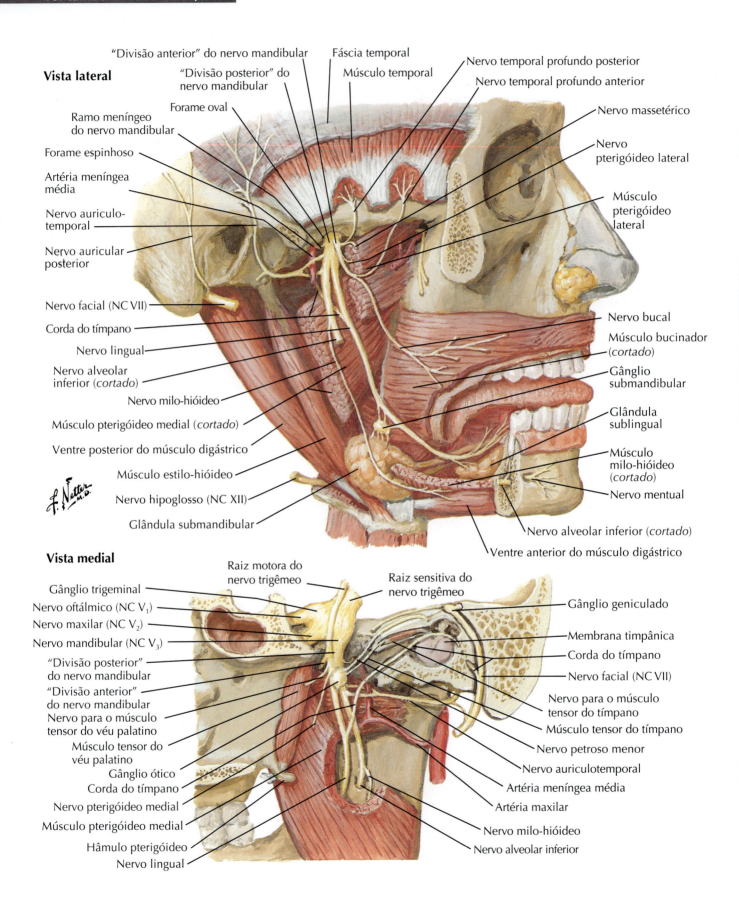

Prancha 77 — Nariz

Fossa Infratemporal

Ver também **Pranchas 74, 76, 77, 81, 82, 131**

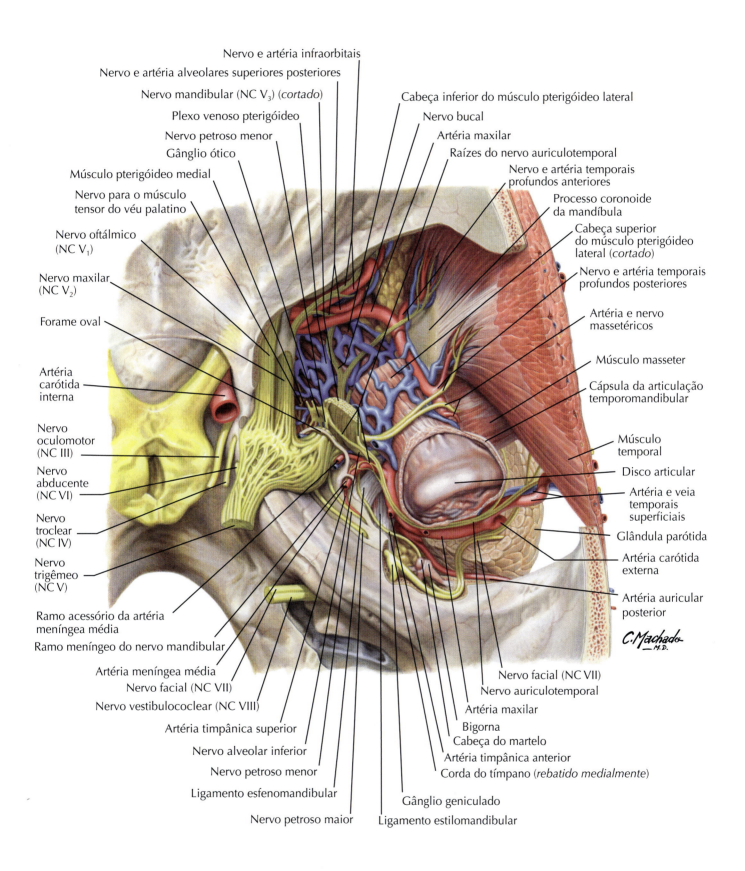

Nariz

Prancha 78

Nervos Oftálmico (NC V₁) e Maxilar (NC V₂)

Ver também **Pranchas 81, 84**

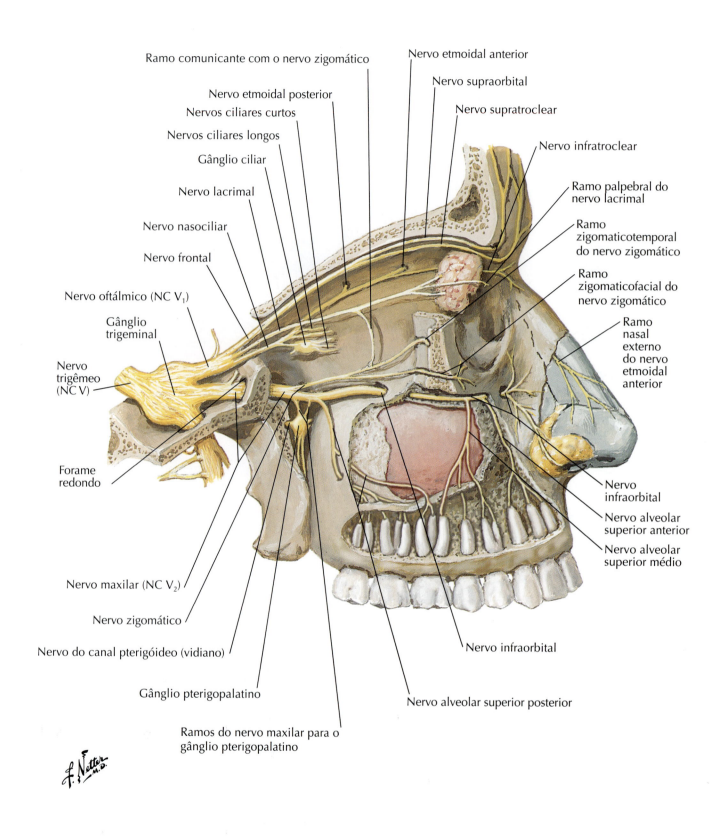

Prancha 79 — Nariz

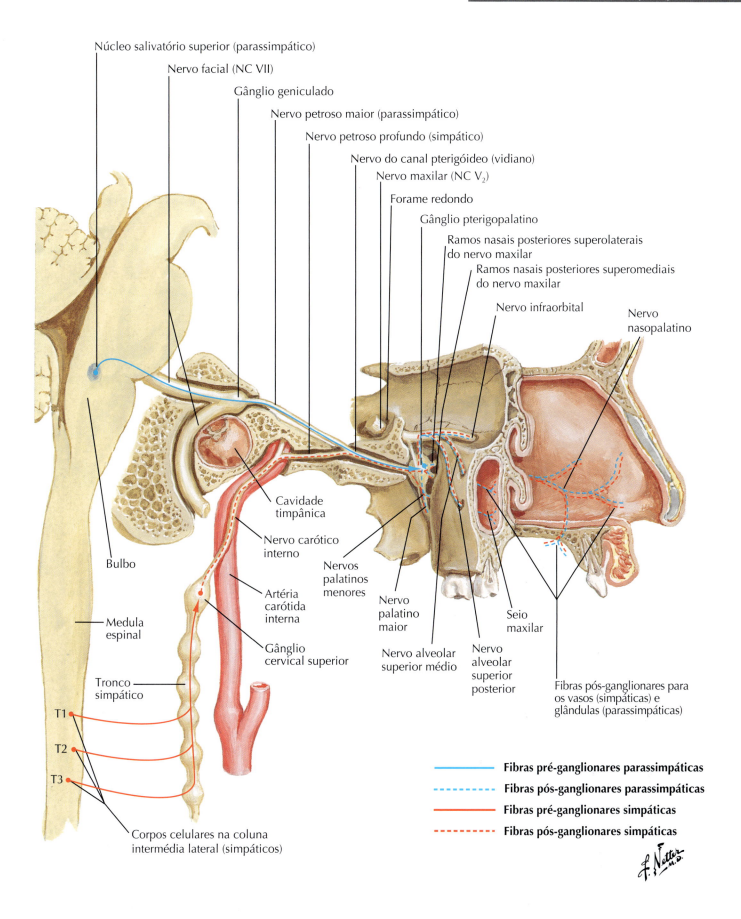

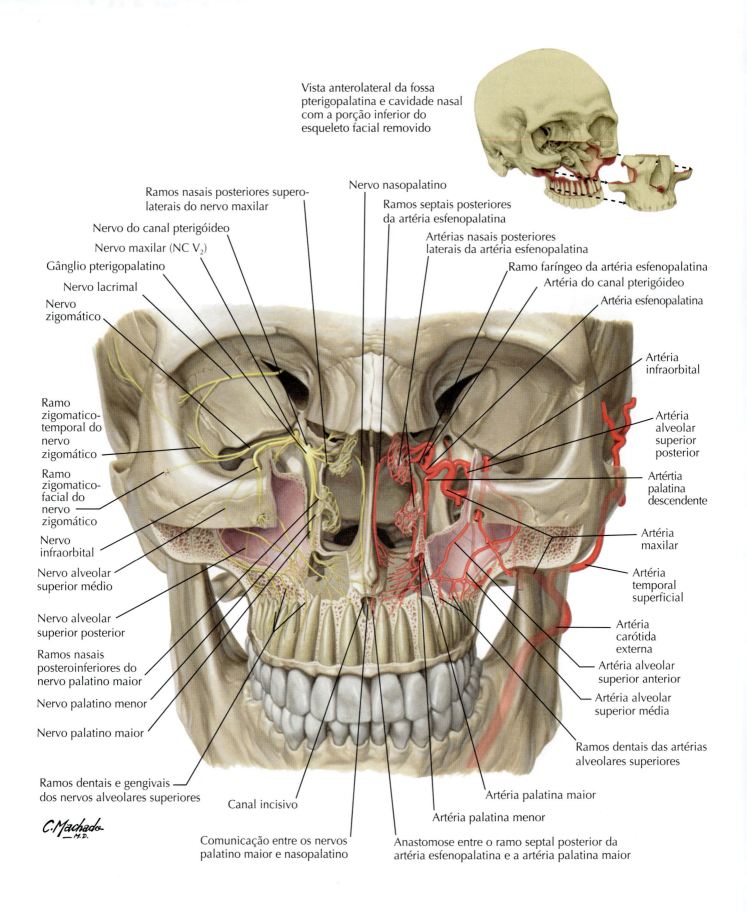

Nervos e Artérias do Terço Médio da Face

Ver também **Pranchas 64, 66, 79**

Prancha 81 — Nariz

Orientação dos Nervos e dos Vasos Sanguíneos da Base do Crânio

Ver também **Pranchas 91, 131, 158, 163**

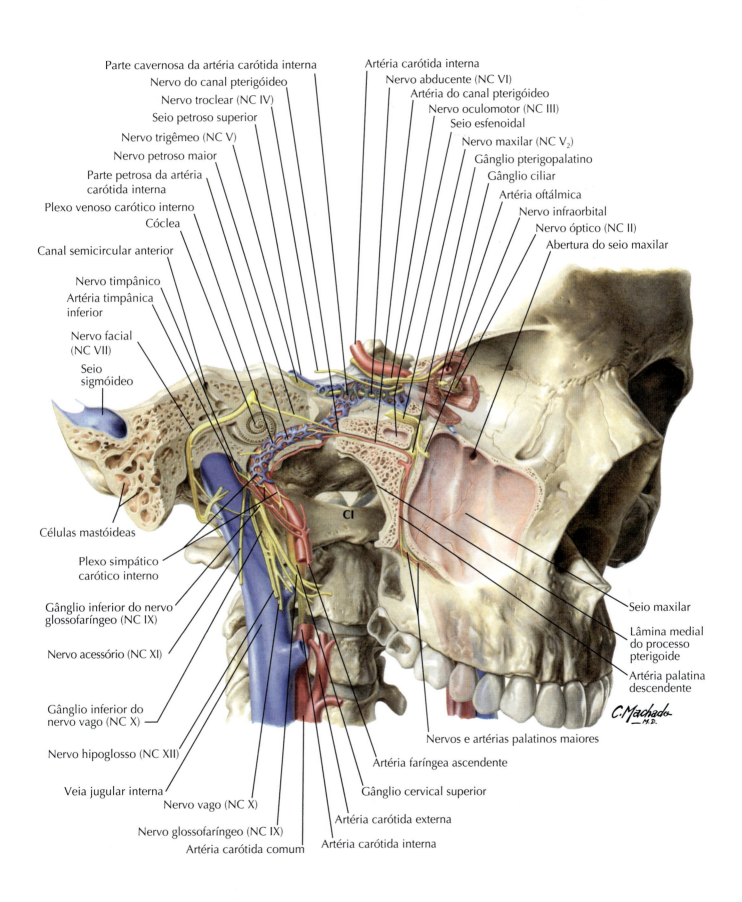

Nariz

Prancha 82

Inspeção da Cavidade Oral

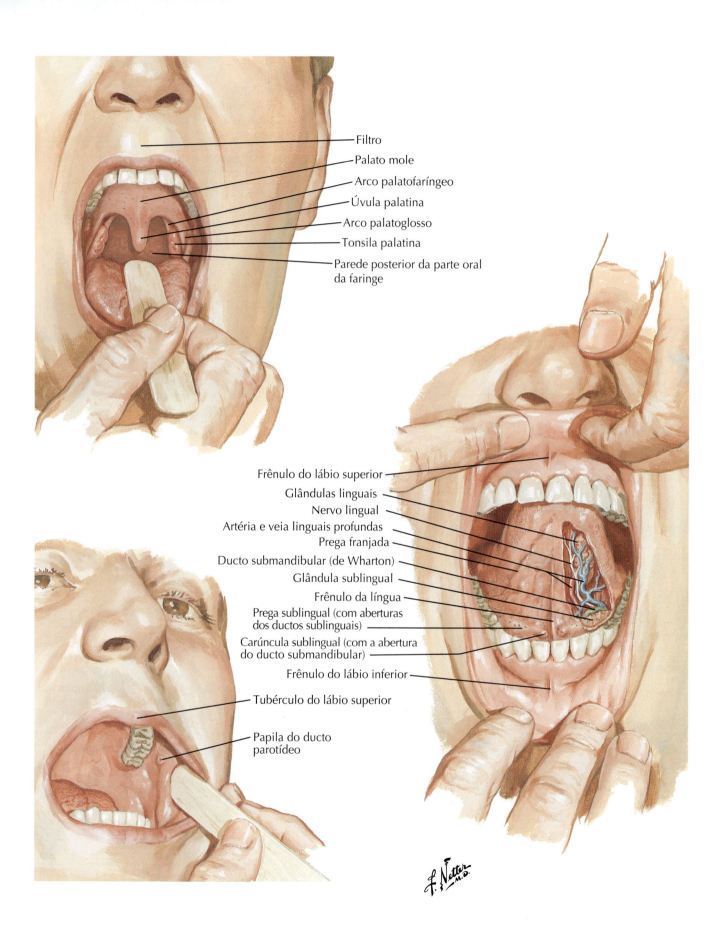

Prancha 83 — Boca

Inervação Sensitiva (Aferente) da Cavidade Oral e da Língua

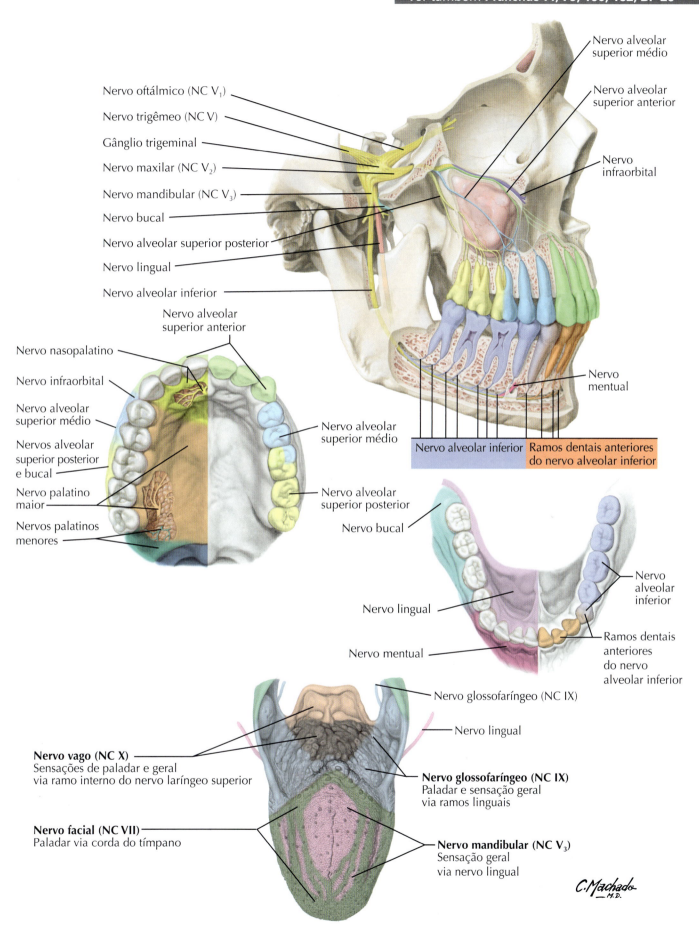

Boca — Prancha 84

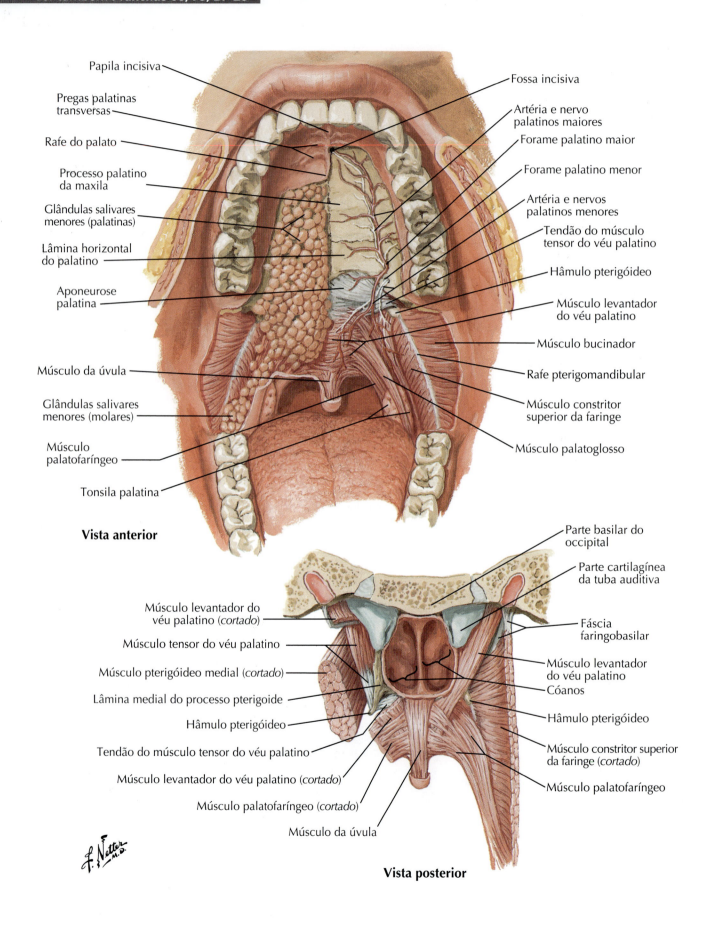

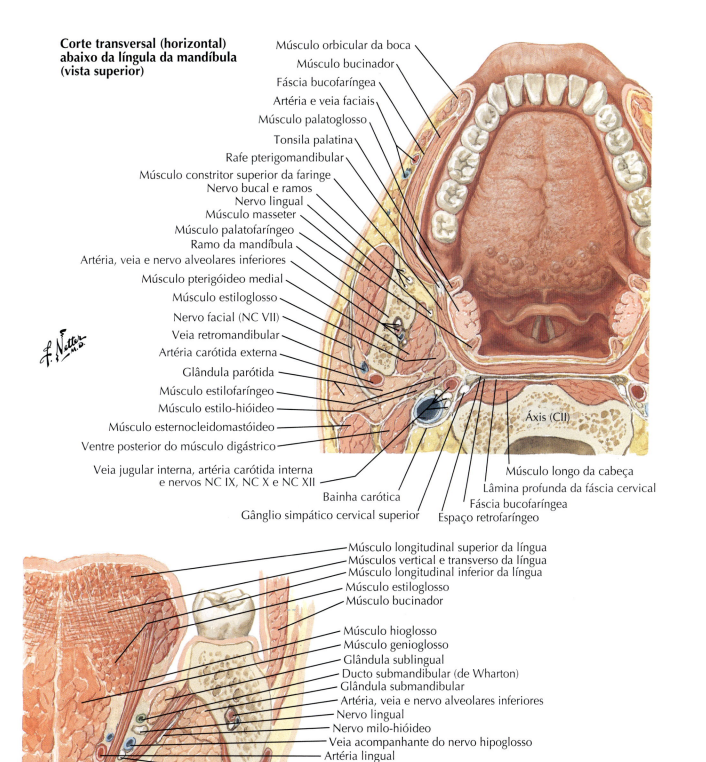

Músculos Supra-hióideos

Ver também **Pranchas 53, 77**

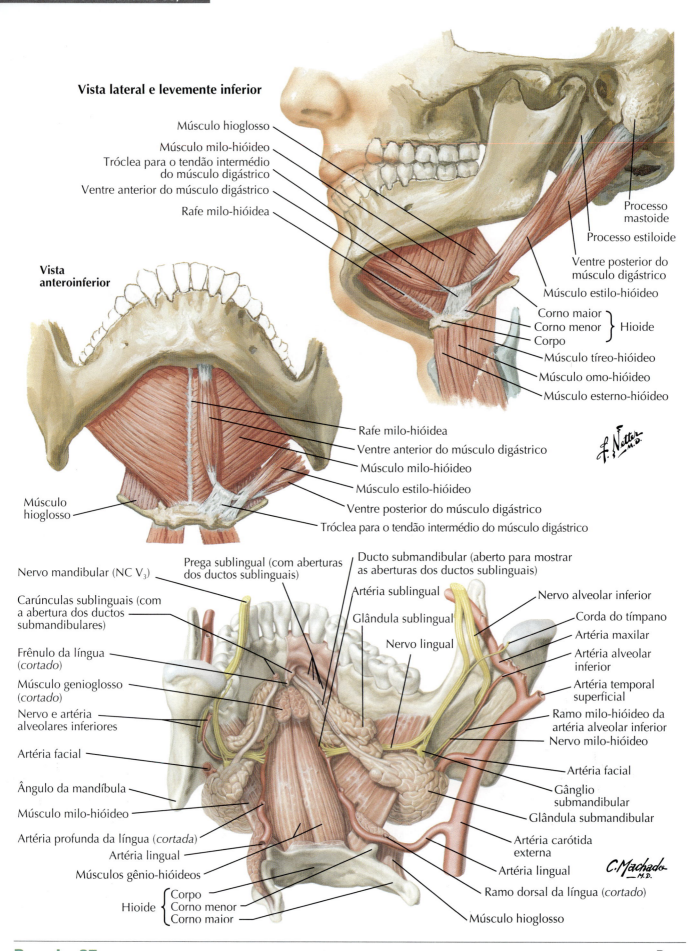

Prancha 87 — Boca

Língua 2

Ver também **Pranchas 87, 155, 162**

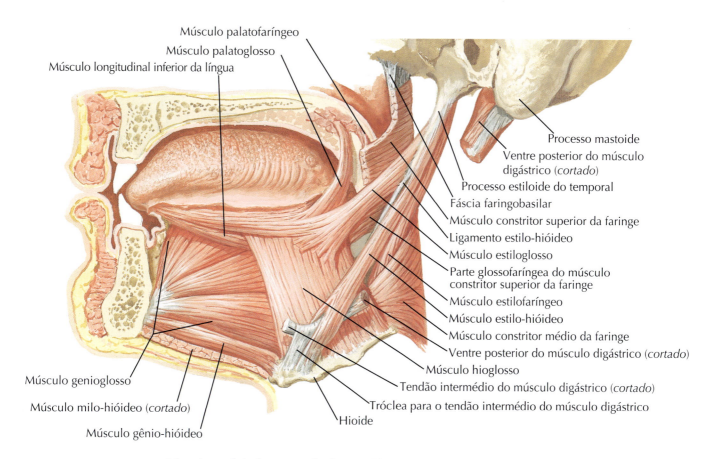

Vista lateral (lado esquerdo da mandíbula removido)

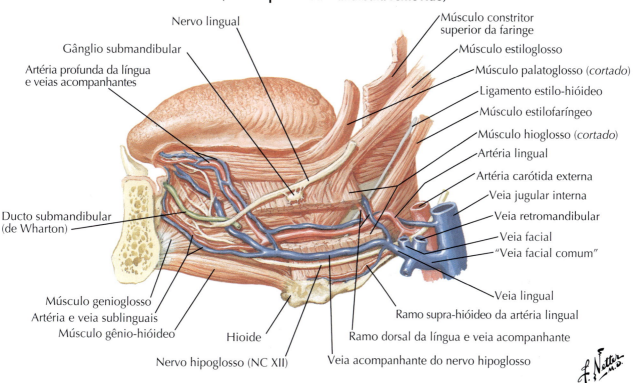

Boca

Prancha 88

Dorso da Língua

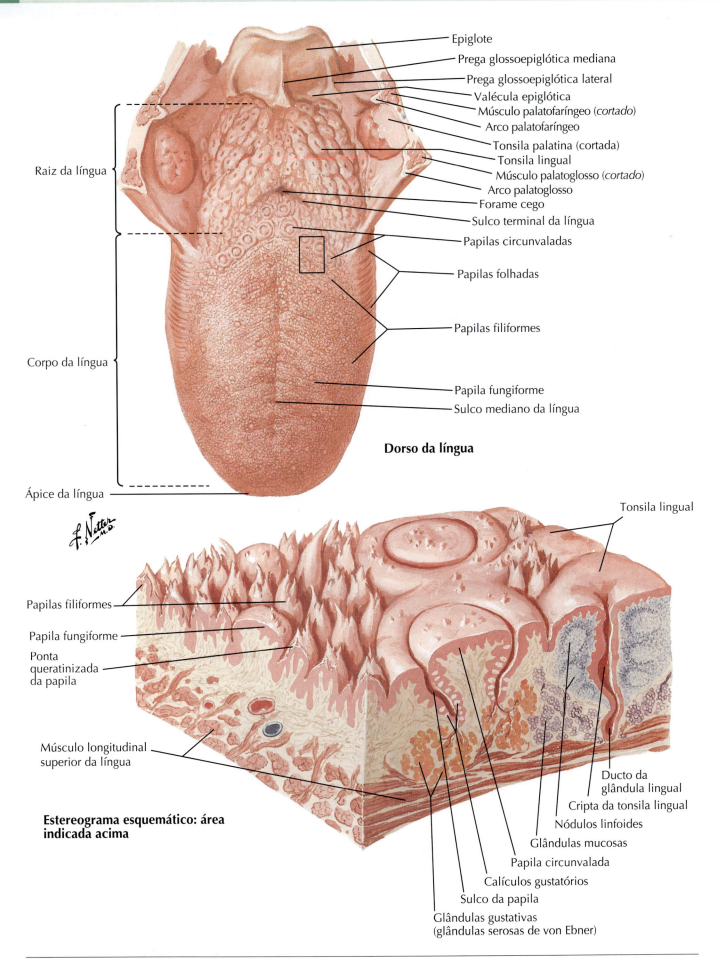

Prancha 89 — Boca

Cavidade Oral (Fauces)

Ver também Prancha 76

Corte sagital, vista medial

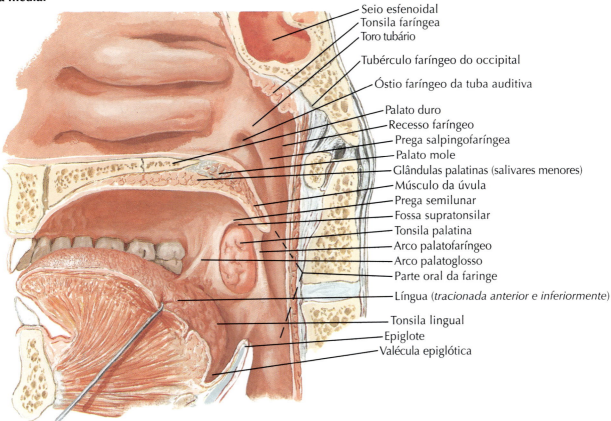

Túnica mucosa da faringe removida

Boca

Prancha 90

Vista Posterior da Faringe: Nervos e Vasos

Ver também **Pranchas 92, 93, 98, 99**

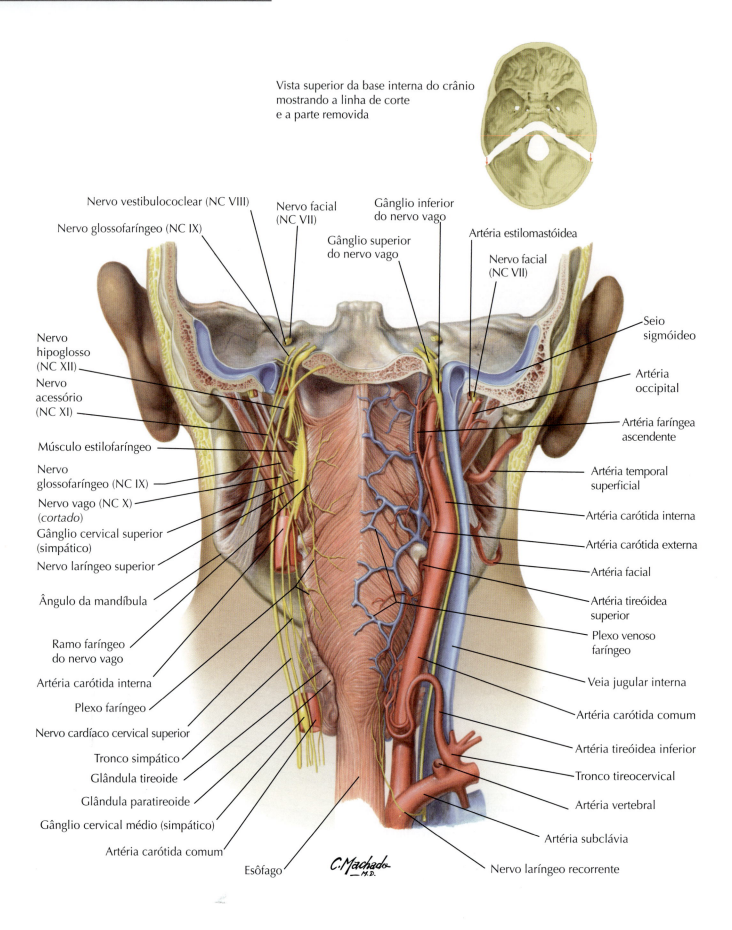

Vista superior da base interna do crânio mostrando a linha de corte e a parte removida

Nervo vestibulococlear (NC VIII)
Nervo glossofaríngeo (NC IX)
Nervo facial (NC VII)
Gânglio inferior do nervo vago
Gânglio superior do nervo vago
Artéria estilomastóidea
Nervo facial (NC VII)
Nervo hipoglosso (NC XII)
Nervo acessório (NC XI)
Seio sigmóideo
Artéria occipital
Artéria faríngea ascendente
Músculo estilofaríngeo
Nervo glossofaríngeo (NC IX)
Nervo vago (NC X) (cortado)
Gânglio cervical superior (simpático)
Nervo laríngeo superior
Ângulo da mandíbula
Ramo faríngeo do nervo vago
Artéria carótida interna
Plexo faríngeo
Nervo cardíaco cervical superior
Tronco simpático
Glândula tireoide
Glândula paratireoide
Gânglio cervical médio (simpático)
Artéria carótida comum
Esôfago
Artéria temporal superficial
Artéria carótida interna
Artéria carótida externa
Artéria facial
Artéria tireóidea superior
Plexo venoso faríngeo
Veia jugular interna
Artéria carótida comum
Artéria tireóidea inferior
Tronco tireocervical
Artéria vertebral
Artéria subclávia
Nervo laríngeo recorrente

Prancha 91

Faringe

Músculos da Faringe: Vista Posterior (Parede Posterior Parcialmente Aberta)

Ver também Pranchas 91, 97

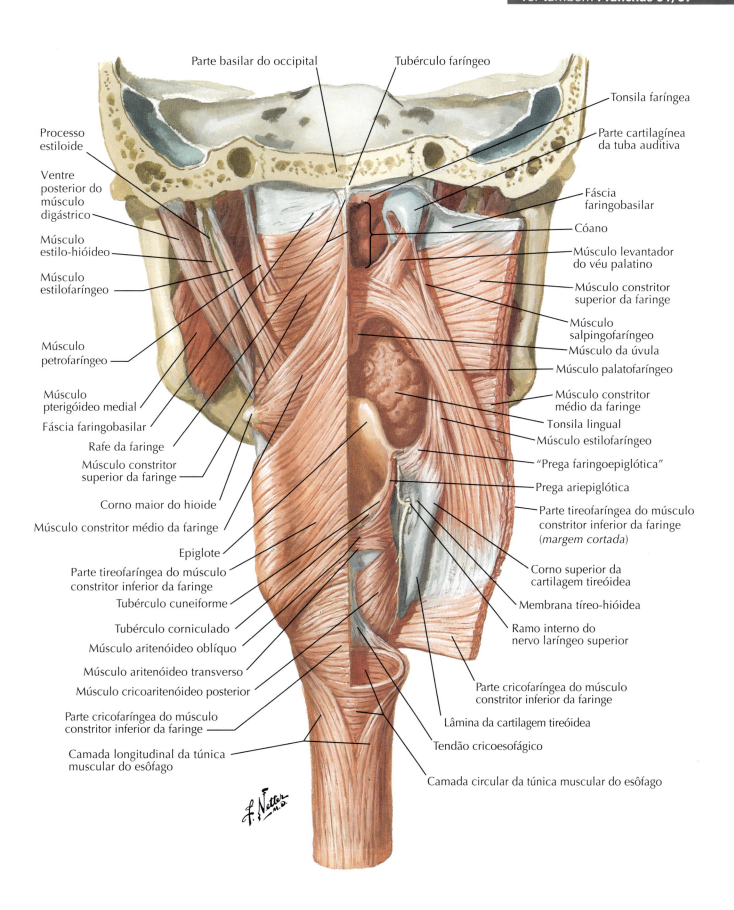

Faringe

Prancha 92

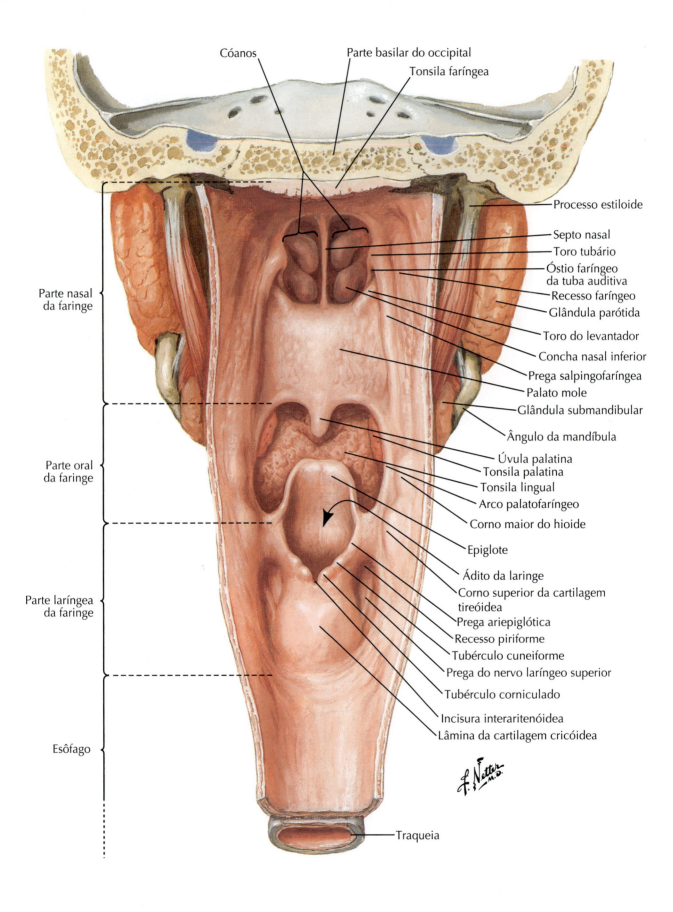

Junção Faringoesofágica

Ver também **Pranchas 106, 107, 108**

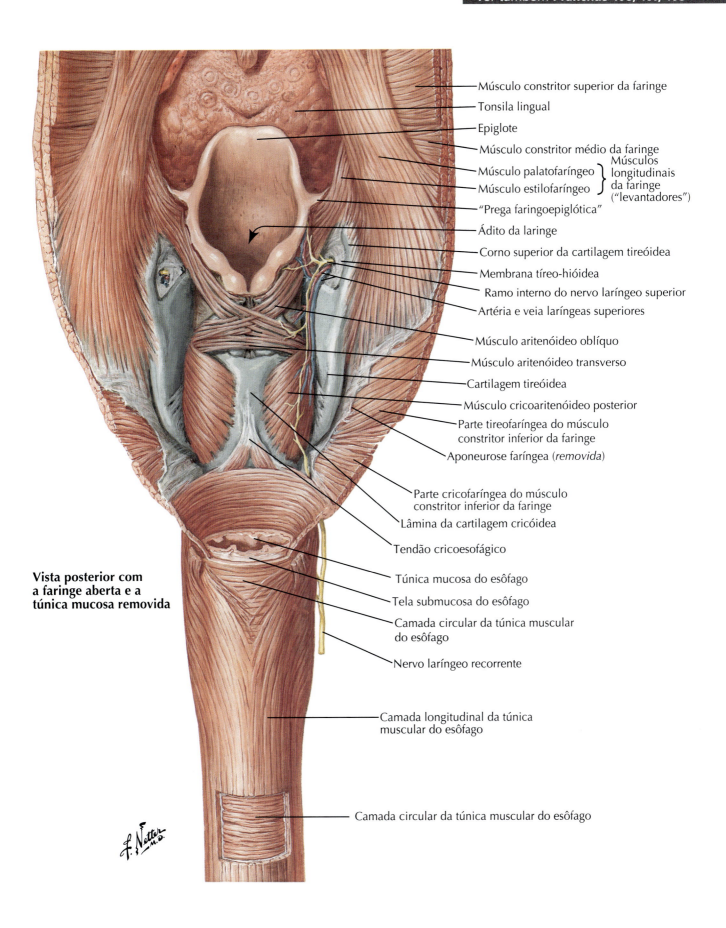

Faringe

Prancha 94

Faringe: Corte Sagital Mediano (Vista Medial)
Ver também **Prancha BP 26**

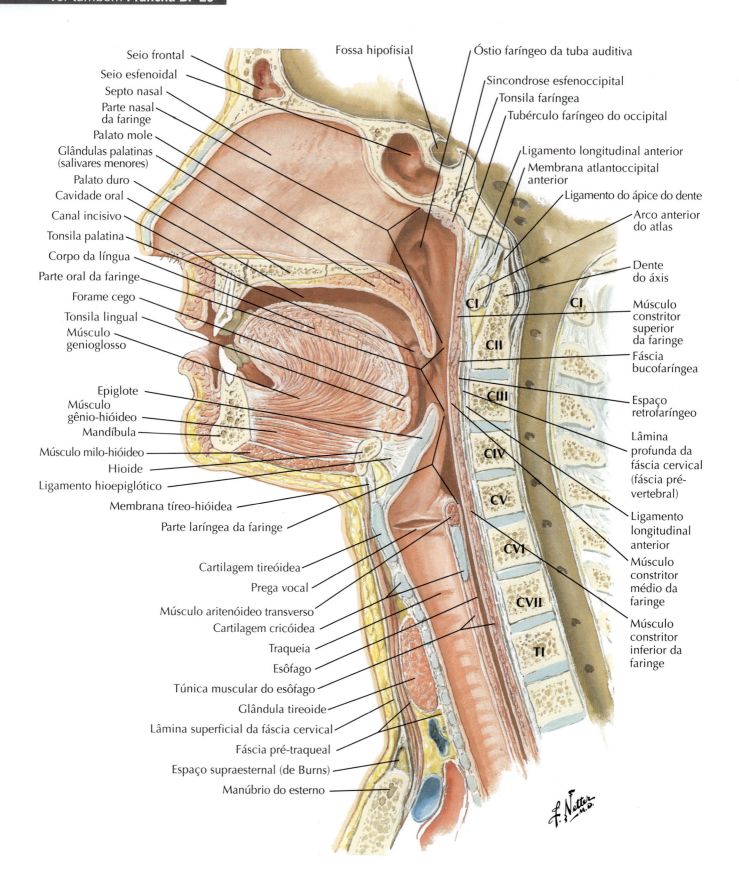

Prancha 95 — Faringe

Músculos da Faringe: Corte Sagital (Vista Medial)

Ver também **Prancha 77**

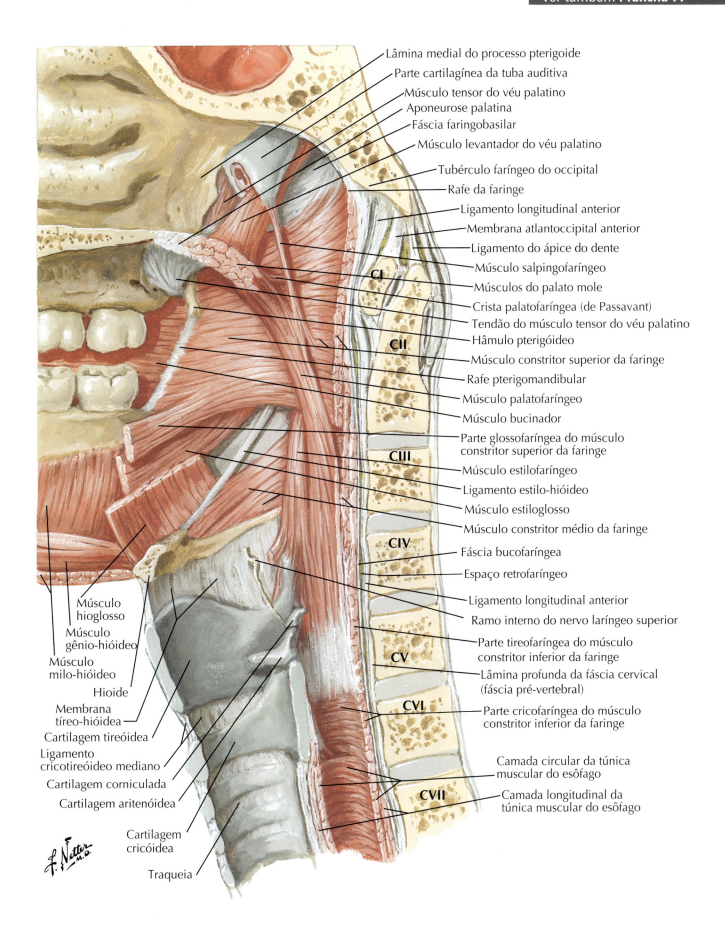

Faringe

Prancha 96

Músculos da Faringe: Vista Lateral

Ver também **Prancha 92**

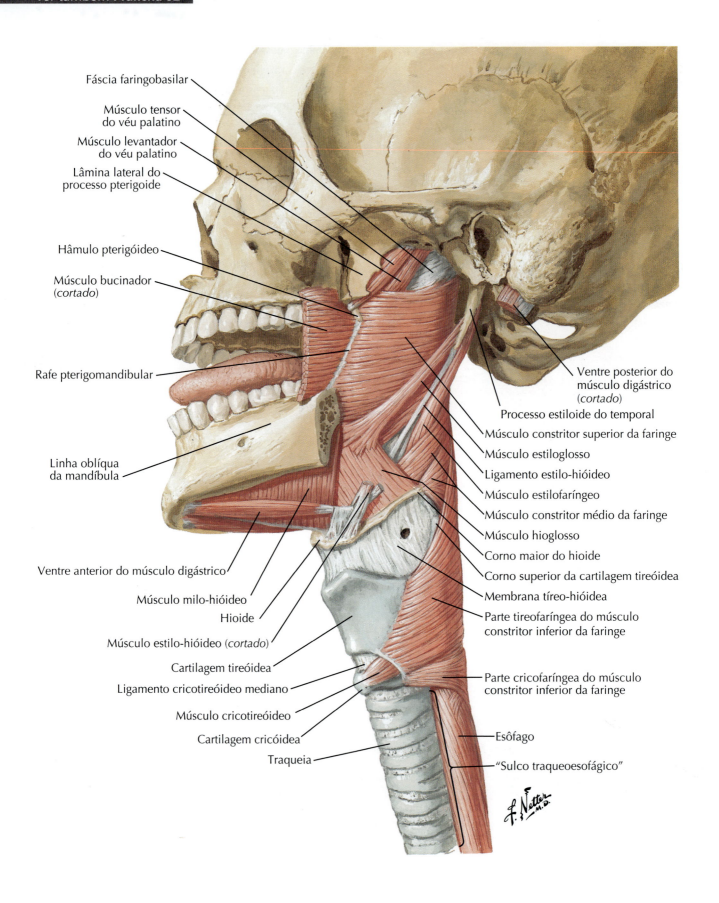

Prancha 97

Faringe

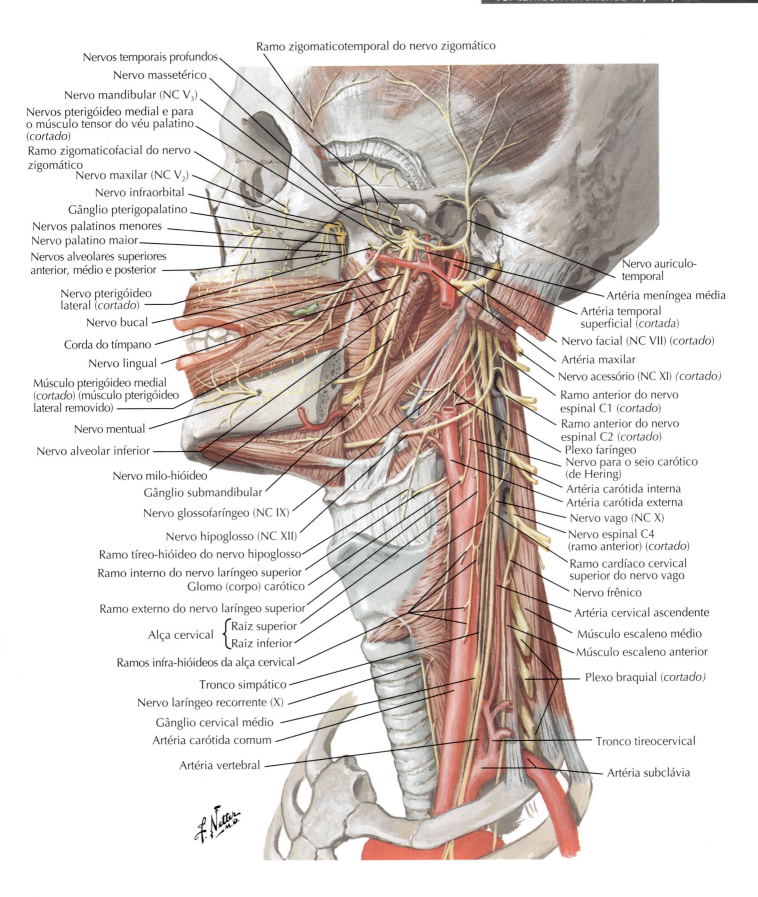

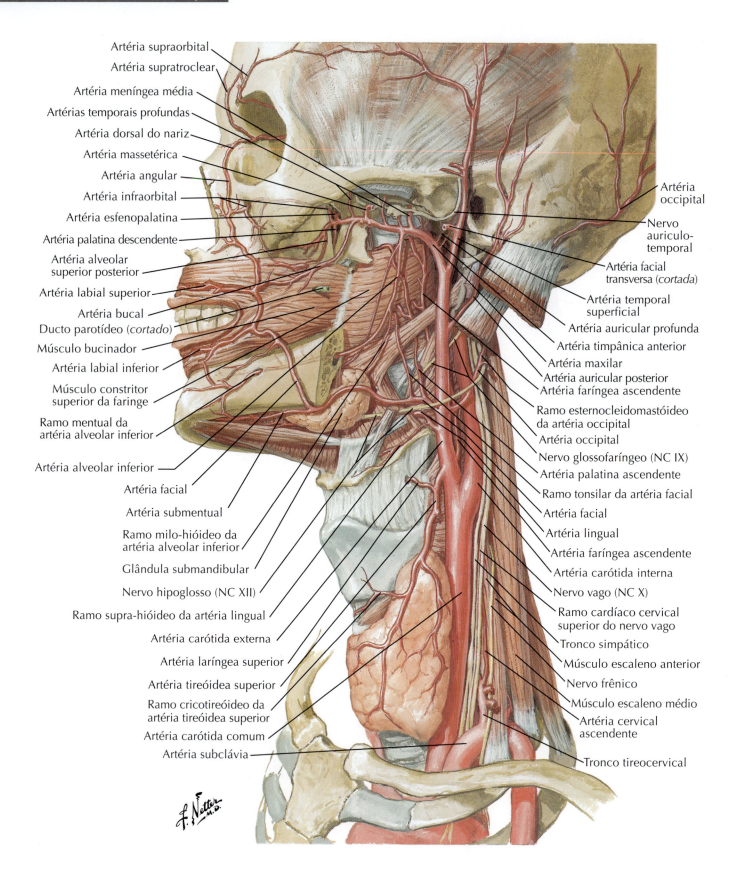

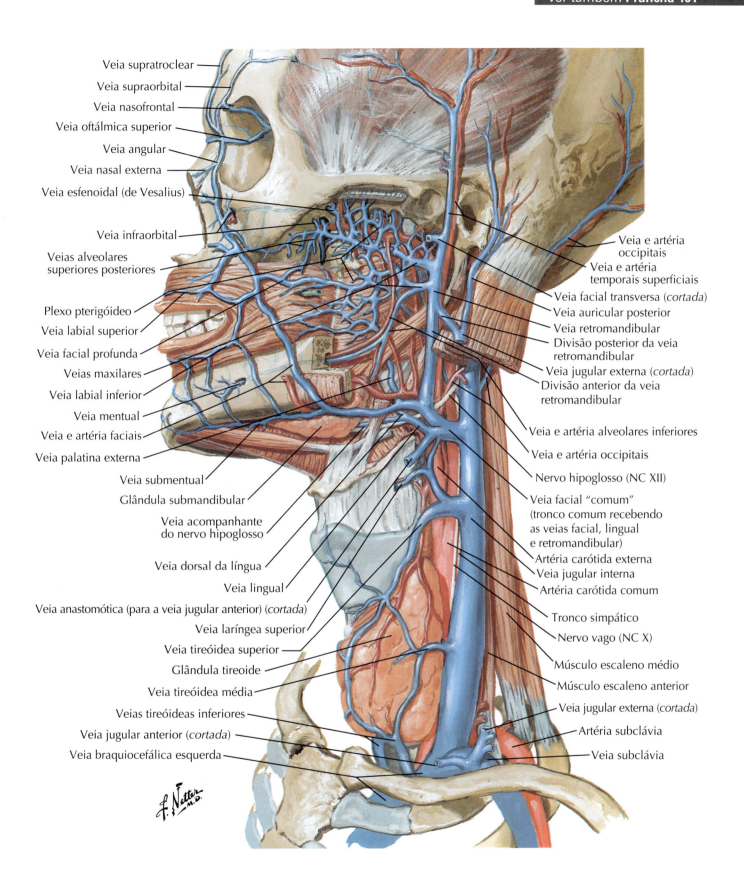

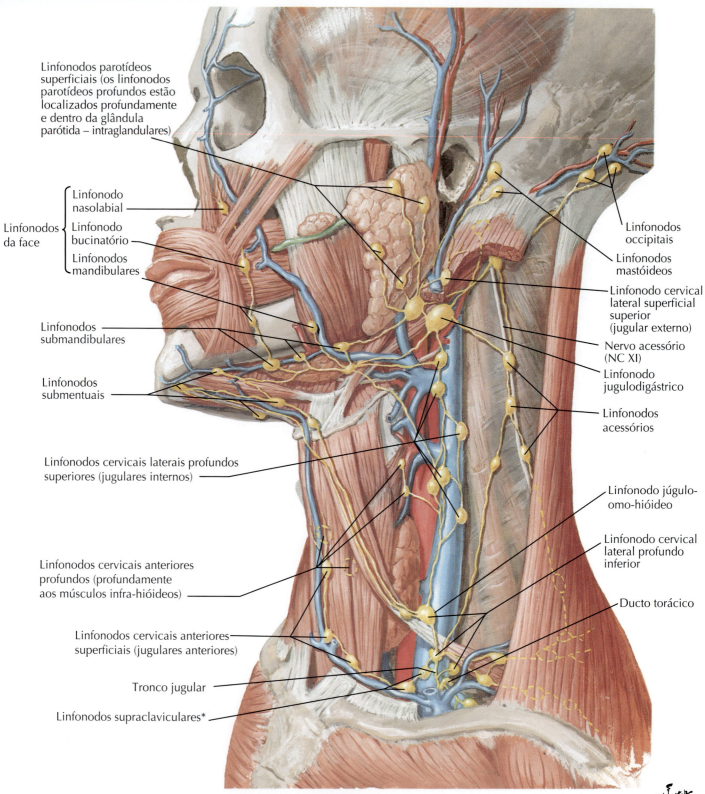

Linfonodos da Cabeça e da Região Cervical

Ver também **Prancha 260**

*O grupo de linfonodos supraclaviculares (também conhecido como grupo cervical profundo inferior), especialmente à esquerda, é às vezes referido como linfonodos sentinelas ou sinalizadores de Virchow ou de Troisier, em especial quando suficientemente aumentados e palpáveis. Estes linfonodos (ou um linfonodo único) são assim denominados porque podem ser a primeira evidência supostamente reconhecida de doença maligna em uma víscera.

N.R.T.: Alguns dos termos utilizados não constam da Terminologia Anatômica (2001), mas foram preservados porque são descritivos.

Prancha 101 — Faringe

Linfonodos da Faringe e da Língua

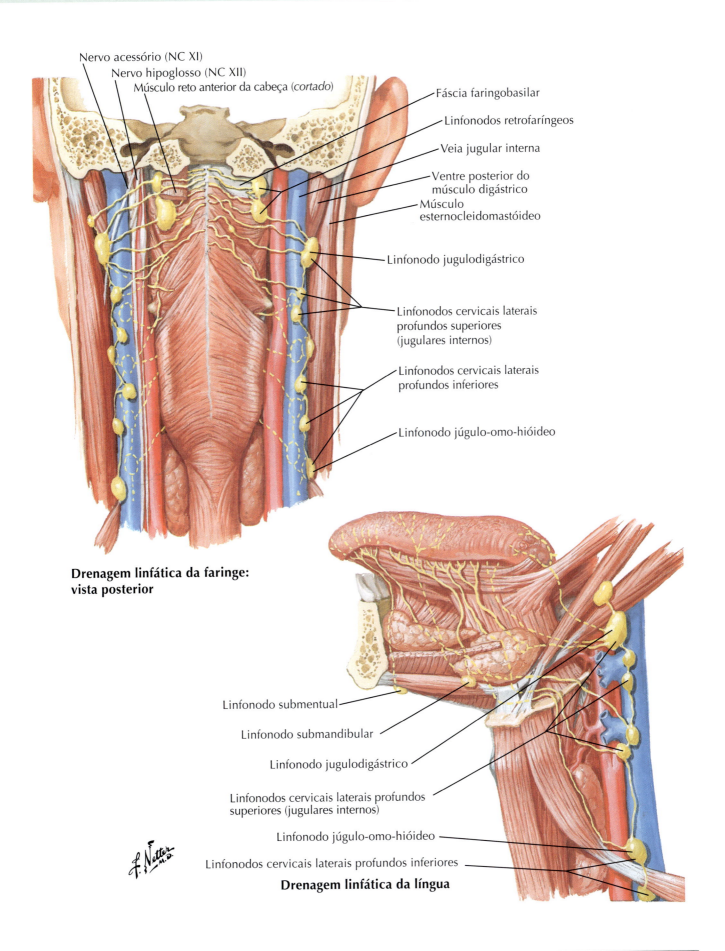

Drenagem linfática da faringe: vista posterior

Drenagem linfática da língua

Faringe

Prancha 102

Glândula Tireoide: Vista Anterior

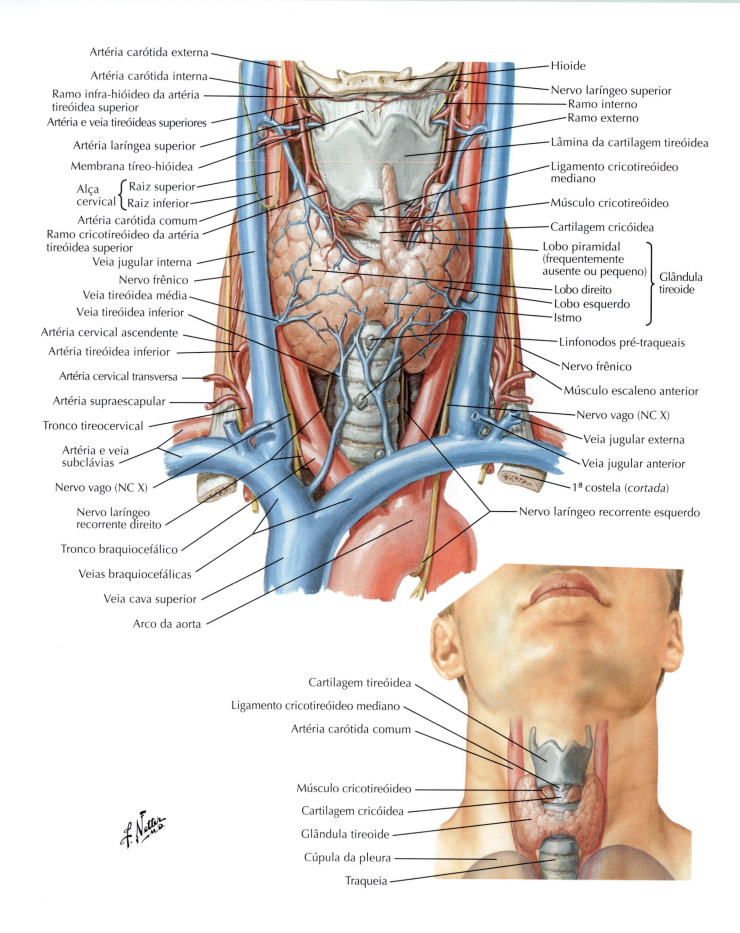

Prancha 103 — Laringe e Glândulas Endócrinas

Glândula Tireoide: Vista Posterior

Ver também **Prancha 105**

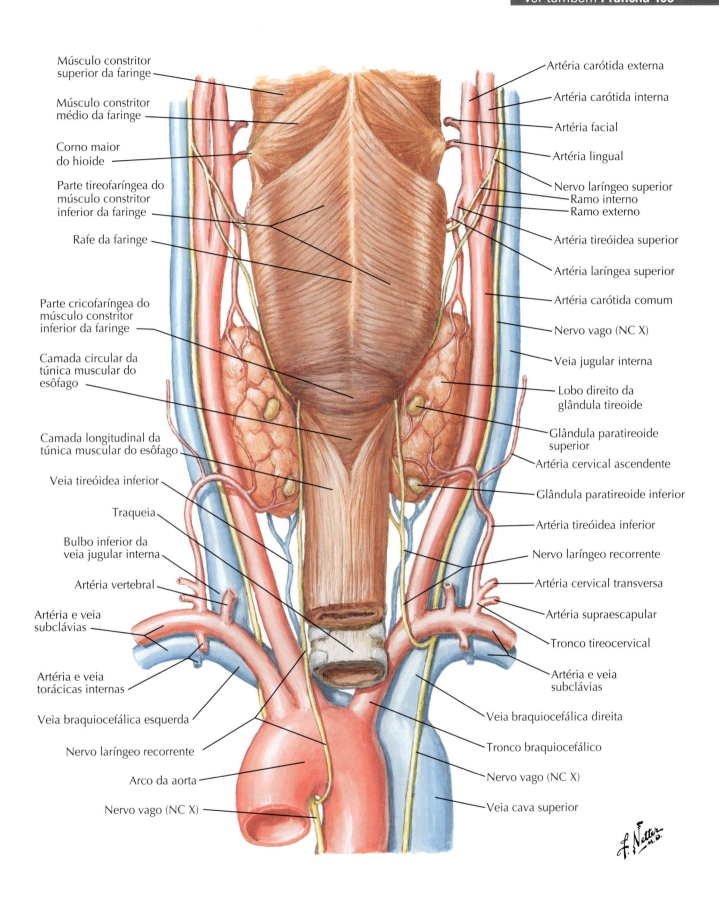

Laringe e Glândulas Endócrinas

Prancha 104

Glândulas Tireoide e Paratireoides

Ver também **Pranchas 94, 104, 108**

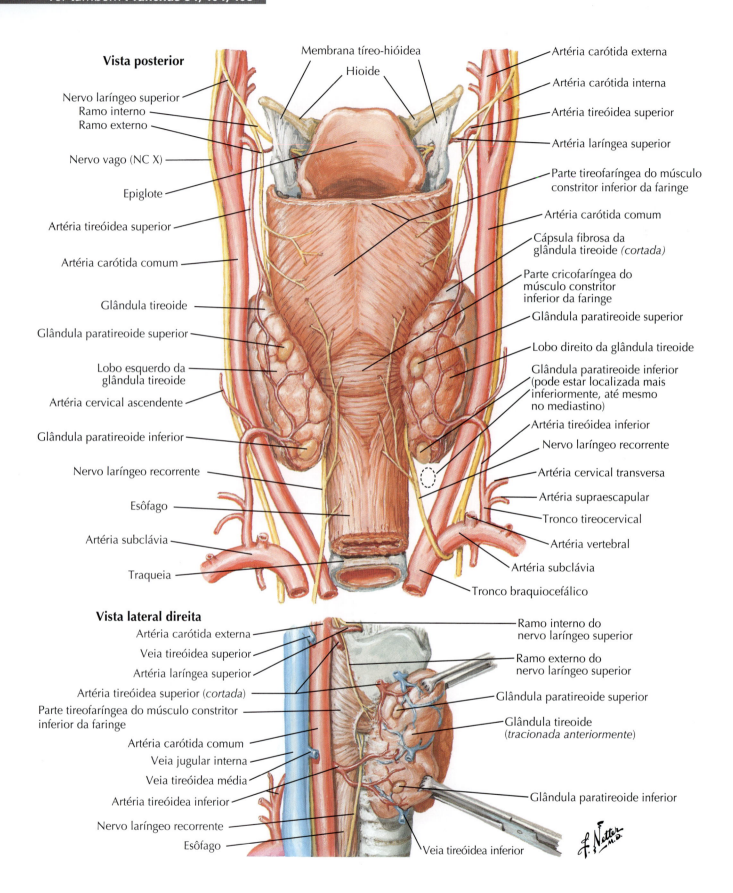

Prancha 105 — Laringe e Glândulas Endócrinas

Cartilagens da Laringe

Ver também Pranchas 107, 108, 109

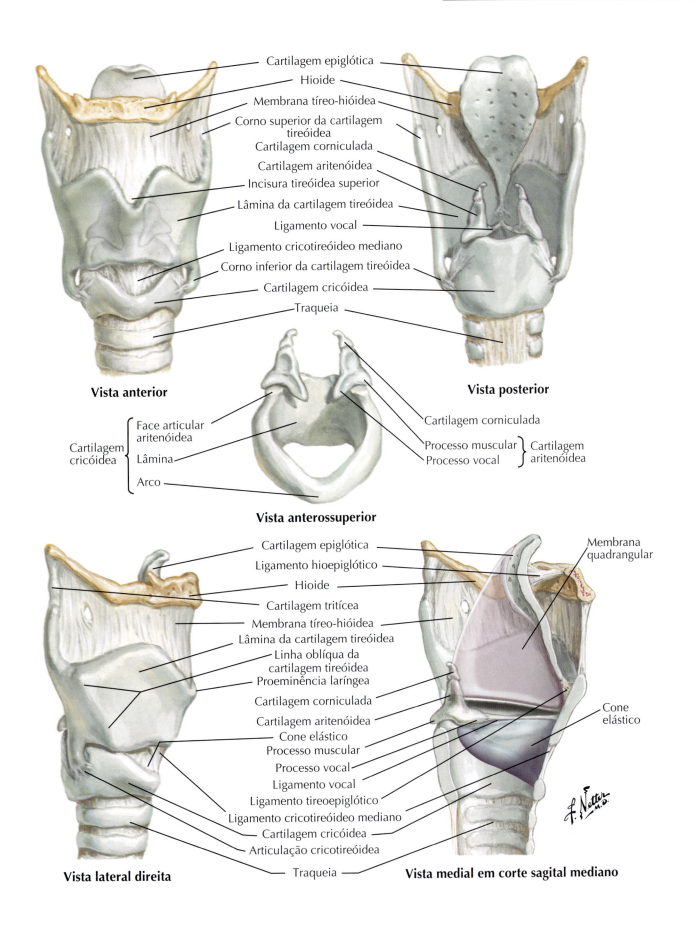

Laringe e Glândulas Endócrinas

Prancha 106

Músculos (Intrínsecos) da Laringe

Ver também Pranchas 94, 106, 108, 109

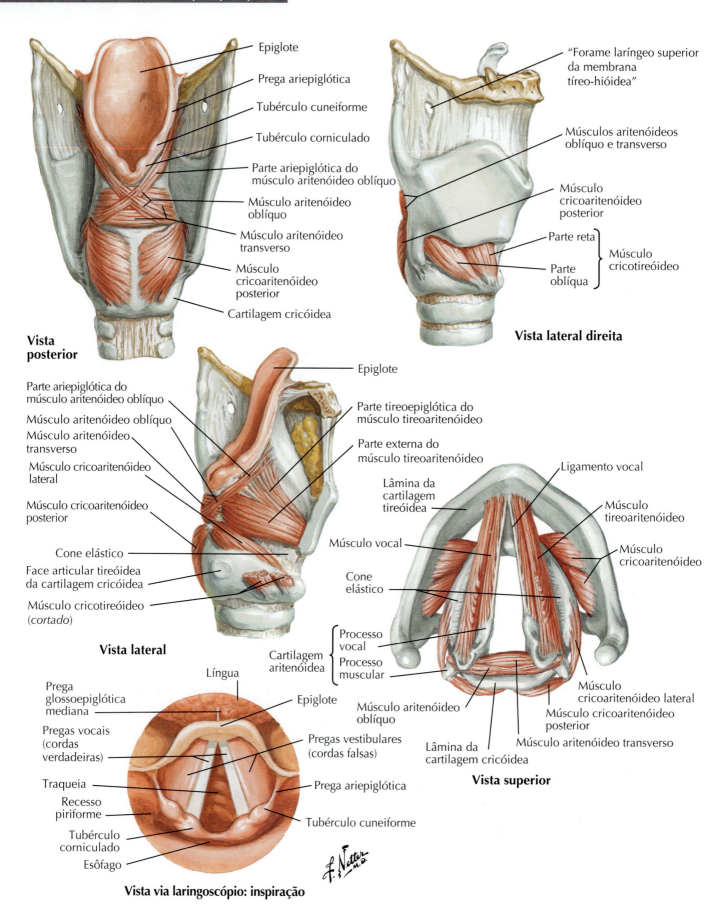

Prancha 107 — Laringe e Glândulas Endócrinas

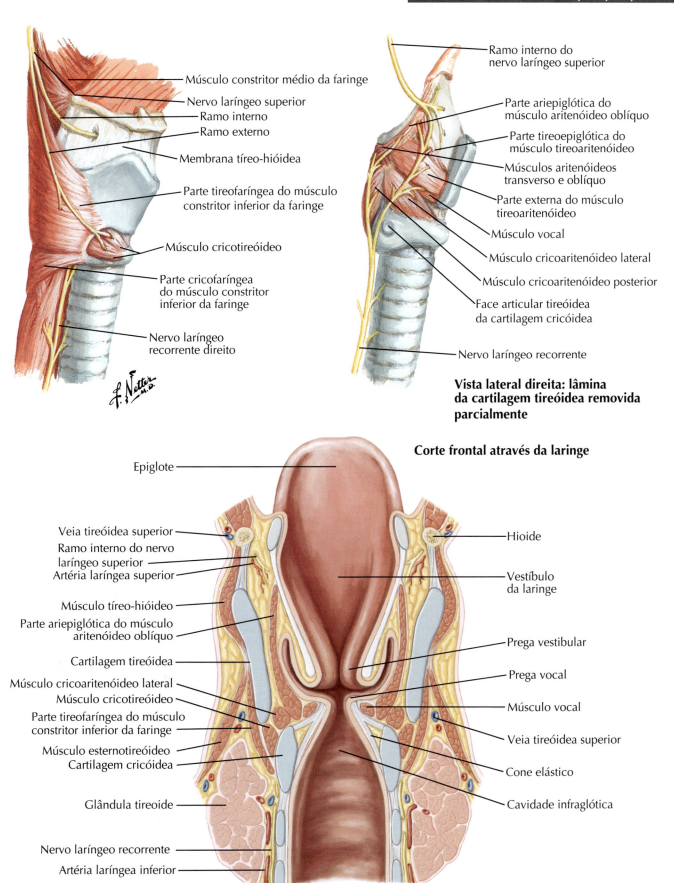

Ação dos Músculos (Intrínsecos) da Laringe

Ver também **Pranchas 106, 107, 108**

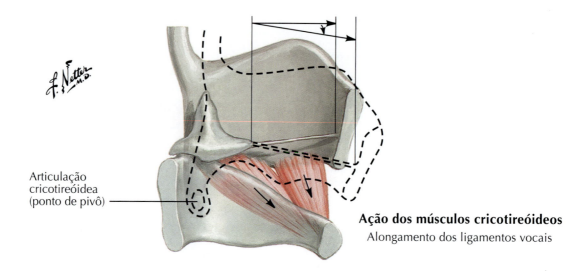

Articulação cricotireóidea (ponto de pivô)

Ação dos músculos cricotireóideos
Alongamento dos ligamentos vocais

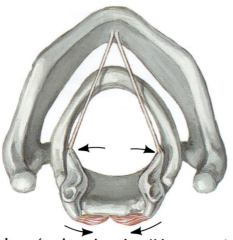

Ação dos músculos cricoaritenóideos posteriores
Abdução dos ligamentos vocais

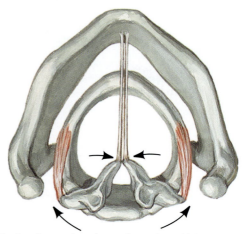

Ação dos músculos cricoaritenóideos laterais
Adução dos ligamentos vocais

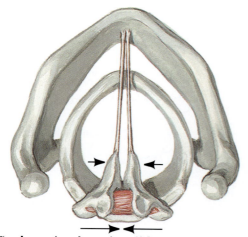

Ação dos músculos aritenóideos transverso e oblíquo
Adução dos ligamentos vocais

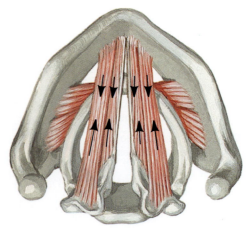

Ação dos músculos vocais e tireoaritenóideos
Encurtamento (relaxamento) dos ligamentos vocais

Prancha 109

Laringe e Glândulas Endócrinas

Pálpebras 2

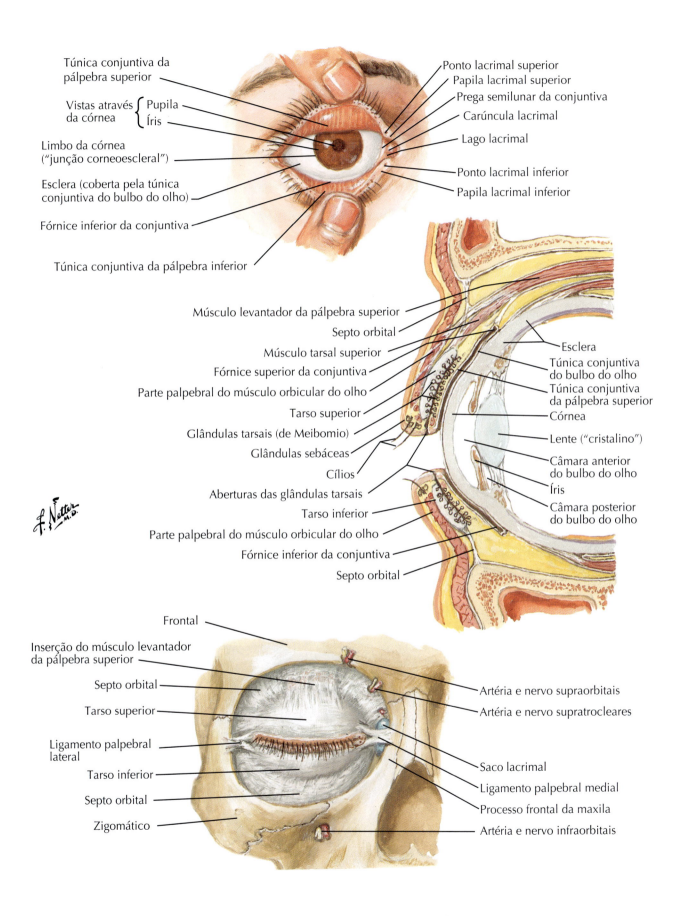

Olho

Prancha 110

Aparelho Lacrimal

Ver também **Pranchas 61, 160**

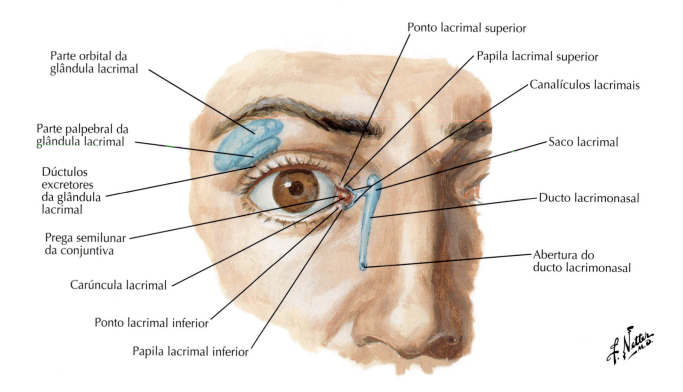

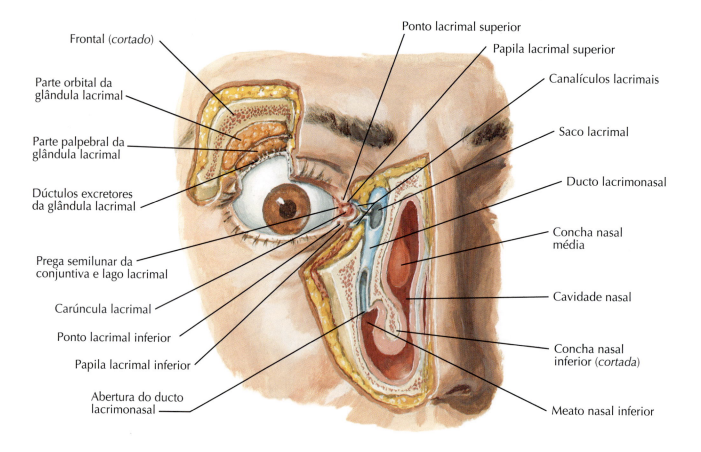

Prancha 111

Olho

Músculos Extrínsecos do Bulbo do Olho

Ver também Pranchas 113, BP 27

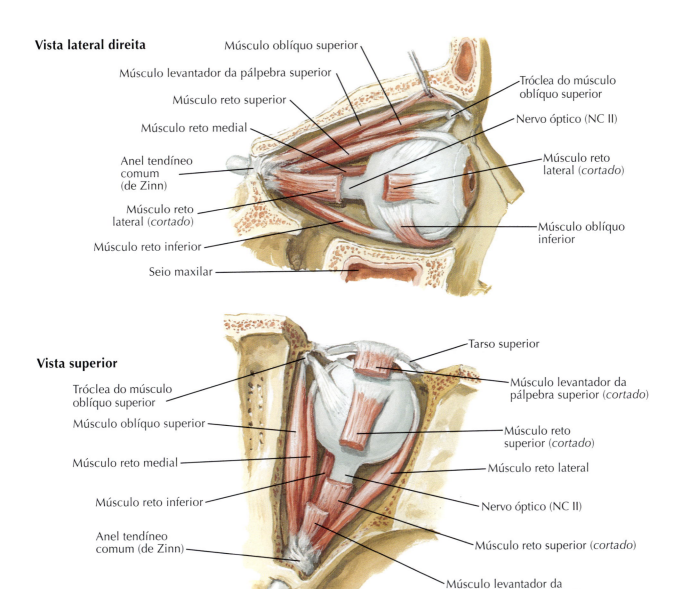

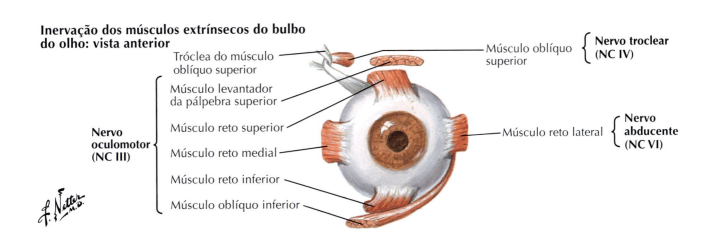

Olho

Prancha 112

Nervos da Órbita

Ver também **Pranchas 79, 148, 149, BP 27**

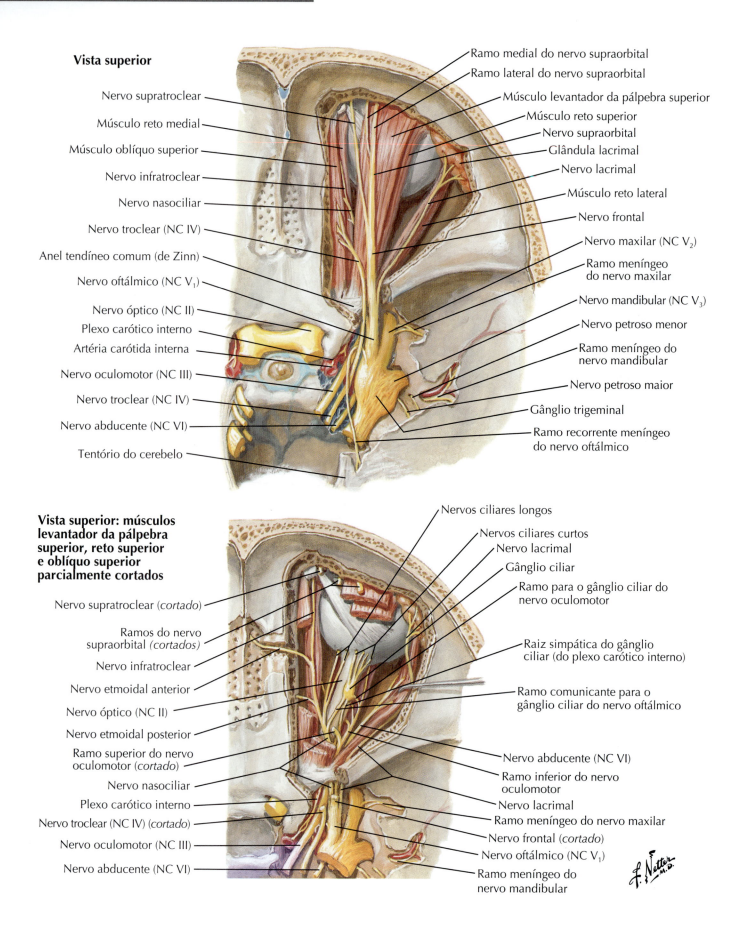

Vista superior

- Nervo supratroclear
- Músculo reto medial
- Músculo oblíquo superior
- Nervo infratroclear
- Nervo nasociliar
- Nervo troclear (NC IV)
- Anel tendíneo comum (de Zinn)
- Nervo oftálmico (NC V$_1$)
- Nervo óptico (NC II)
- Plexo carótico interno
- Artéria carótida interna
- Nervo oculomotor (NC III)
- Nervo troclear (NC IV)
- Nervo abducente (NC VI)
- Tentório do cerebelo
- Ramo medial do nervo supraorbital
- Ramo lateral do nervo supraorbital
- Músculo levantador da pálpebra superior
- Músculo reto superior
- Nervo supraorbital
- Glândula lacrimal
- Nervo lacrimal
- Músculo reto lateral
- Nervo frontal
- Nervo maxilar (NC V$_2$)
- Ramo meníngeo do nervo maxilar
- Nervo mandibular (NC V$_3$)
- Nervo petroso menor
- Ramo meníngeo do nervo mandibular
- Nervo petroso maior
- Gânglio trigeminal
- Ramo recorrente meníngeo do nervo oftálmico

Vista superior: músculos levantador da pálpebra superior, reto superior e oblíquo superior parcialmente cortados

- Nervo supratroclear (*cortado*)
- Ramos do nervo supraorbital (*cortados*)
- Nervo infratroclear
- Nervo etmoidal anterior
- Nervo óptico (NC II)
- Nervo etmoidal posterior
- Ramo superior do nervo oculomotor (*cortado*)
- Nervo nasociliar
- Plexo carótico interno
- Nervo troclear (NC IV) (*cortado*)
- Nervo oculomotor (NC III)
- Nervo abducente (NC VI)
- Nervos ciliares longos
- Nervos ciliares curtos
- Nervo lacrimal
- Gânglio ciliar
- Ramo para o gânglio ciliar do nervo oculomotor
- Raiz simpática do gânglio ciliar (do plexo carótico interno)
- Ramo comunicante para o gânglio ciliar do nervo oftálmico
- Nervo abducente (NC VI)
- Ramo inferior do nervo oculomotor
- Nervo lacrimal
- Ramo meníngeo do nervo maxilar
- Nervo frontal (*cortado*)
- Nervo oftálmico (NC V$_1$)
- Ramo meníngeo do nervo mandibular

Prancha 113 — Olho

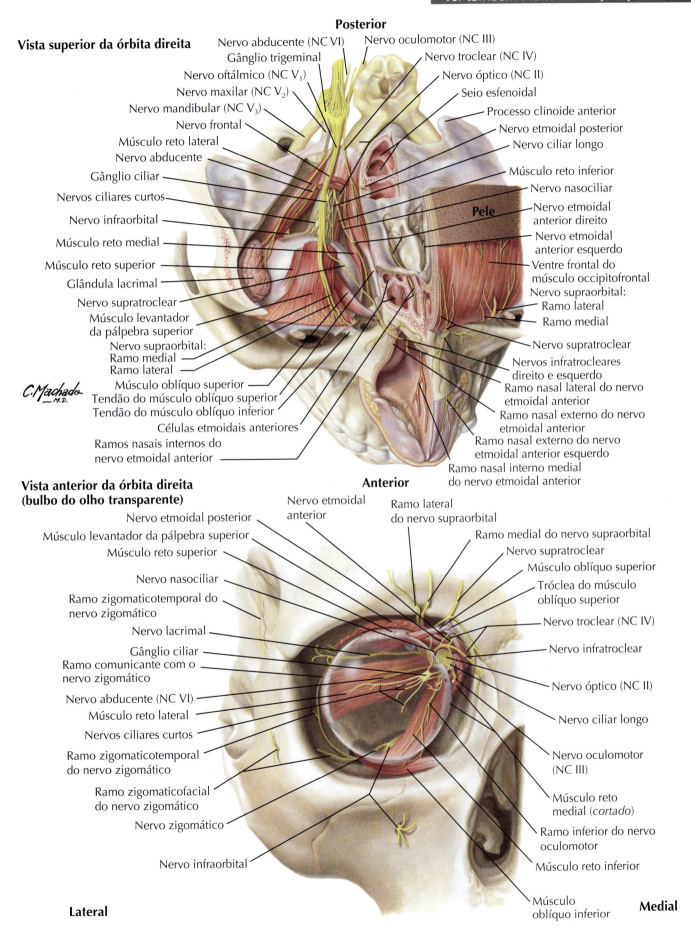

Artérias e Veias da Órbita e das Pálpebras

Ver também **Pranchas 24, 100, 110**

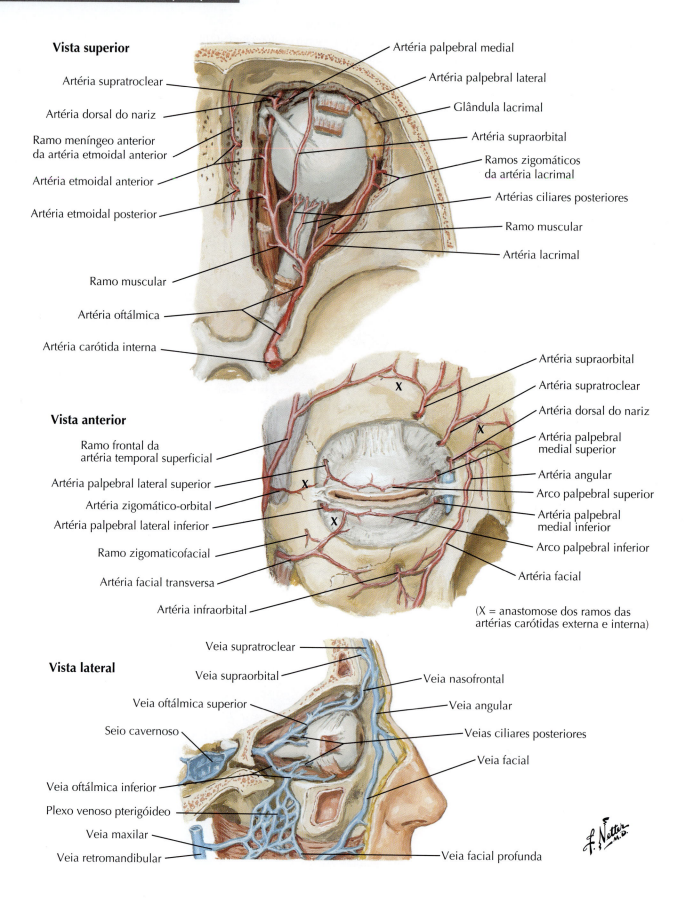

Bulbo do Olho: Corte Transversal

Ver também Pranchas 117, 118

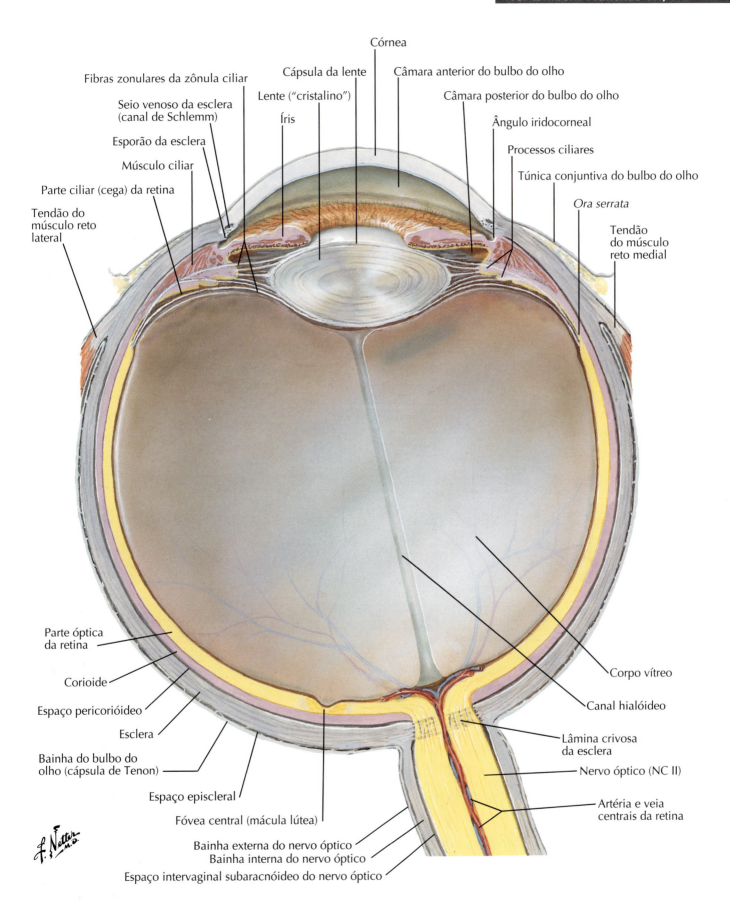

Olho

Prancha 116

Câmaras Anterior e Posterior do Bulbo do Olho

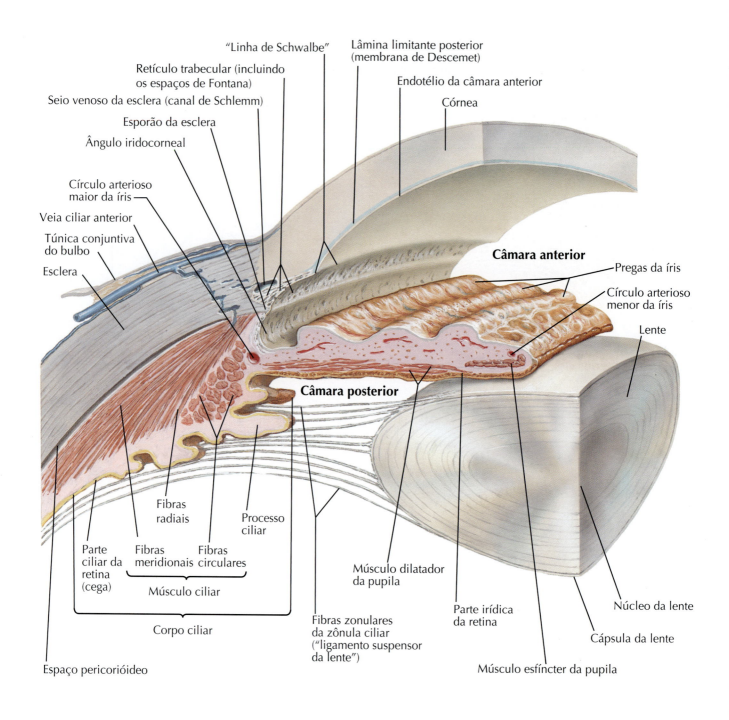

Nota: Para maior clareza, apenas um plano único de fibras zonulares é mostrado; na verdade, as fibras circundam toda a circunferência da lente.

Prancha 117 Olho

Lente e Estruturas de Sustentação 2

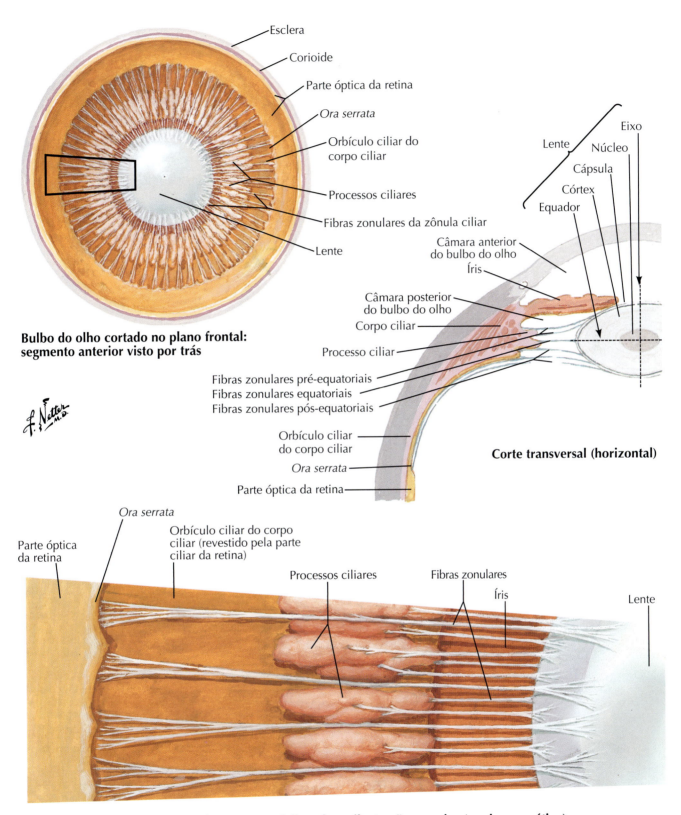

Bulbo do olho cortado no plano frontal: segmento anterior visto por trás

Corte transversal (horizontal)

Aumento do segmento delineado na ilustração superior (semiesquemático)

Olho

Prancha 118

Artérias e Veias (Intrínsecas) do Bulbo do Olho

Ver também **Prancha 120**

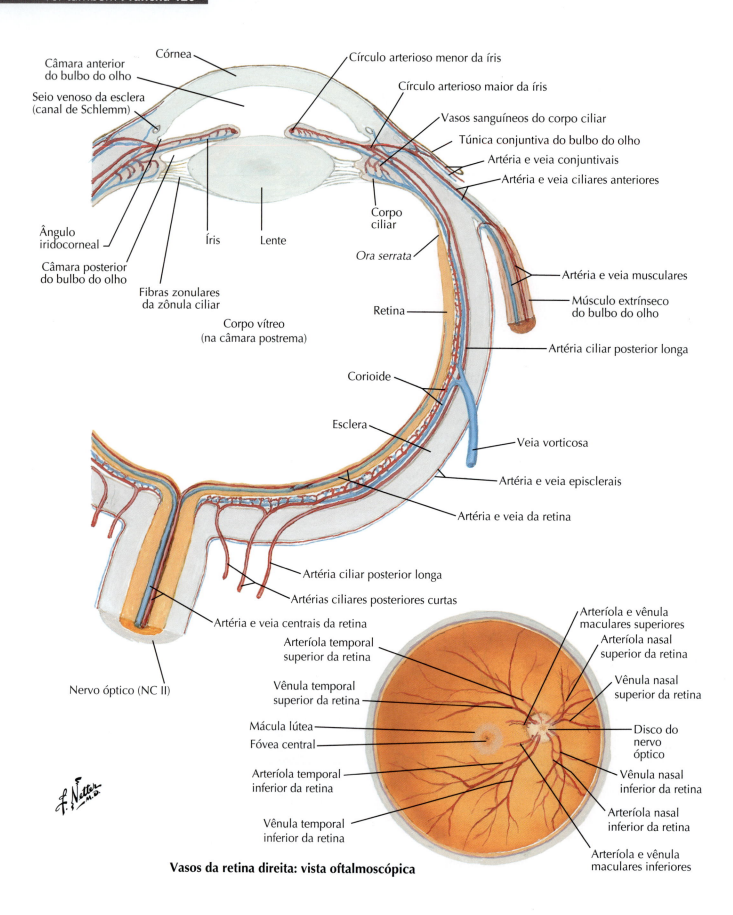

Vasos da retina direita: vista oftalmoscópica

Suprimento Vascular do Bulbo do Olho

Ver também **Prancha 116**

Arranjos vasculares na túnica vascular do bulbo do olho

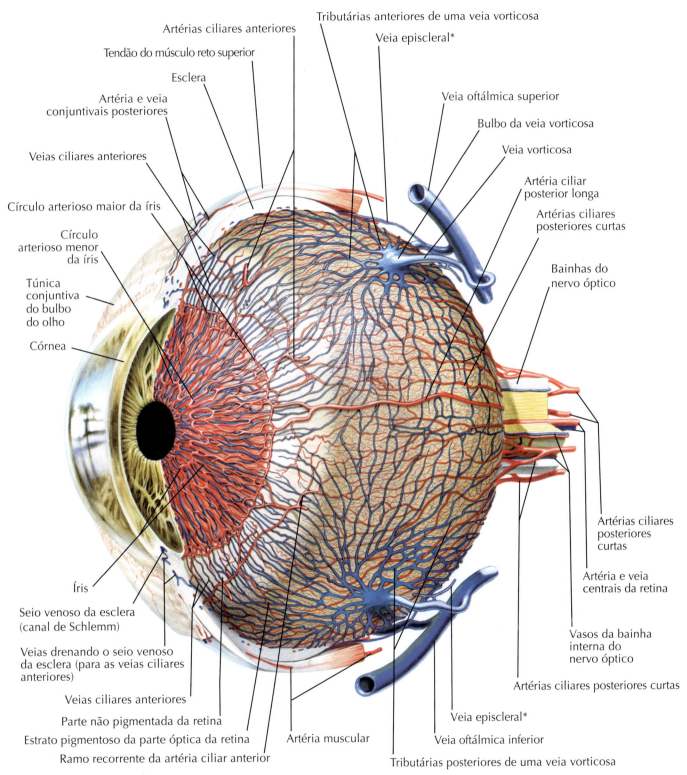

*As veias episclerais são mostradas aqui anastomosando-se com as veias vorticosas, o que elas fazem; entretanto, elas também drenam para as veias ciliares anteriores.

Olho

Prancha 120

Orelha e Trajeto da "Onda Sonora" na Cóclea

Ver também **Pranchas BP 28, BP 29, BP 30**

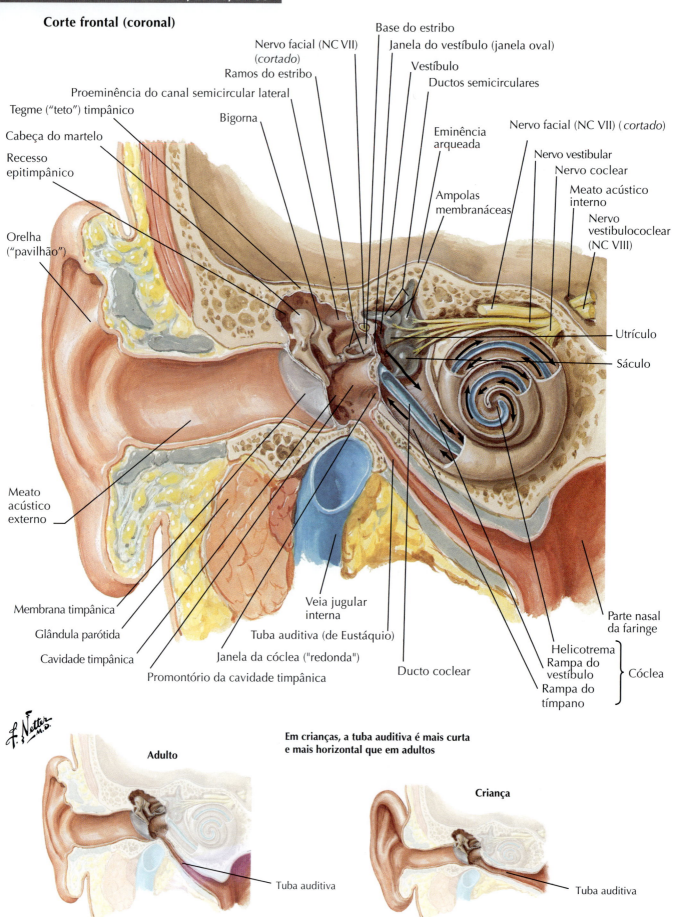

Prancha 121 — Orelha

Orelha Externa e Orelha Média (Cavidade Timpânica)

Ver também Pranchas 123, BP 28

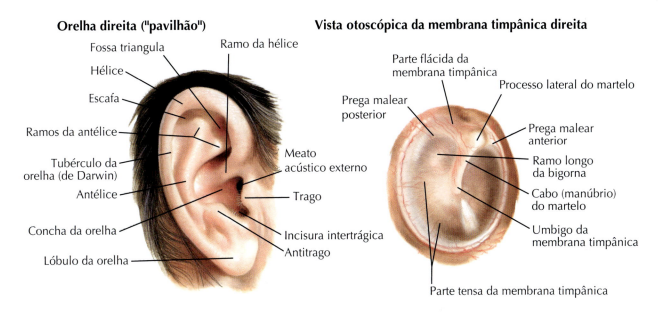

Orelha direita ("pavilhão")

Vista otoscópica da membrana timpânica direita

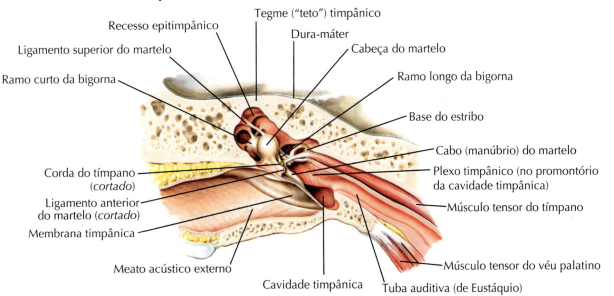

Corte frontal oblíquo do meato acústico externo e orelha média (cavidade timpânica)

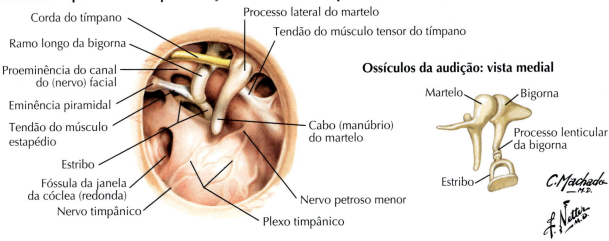

Cavidade timpânica direita após remoção da membrana timpânica (vista lateral)

Ossículos da audição: vista medial

Orelha

Prancha 122

Orelha Média (Cavidade Timpânica)

Ver também **Pranchas 77, 162, BP 28**

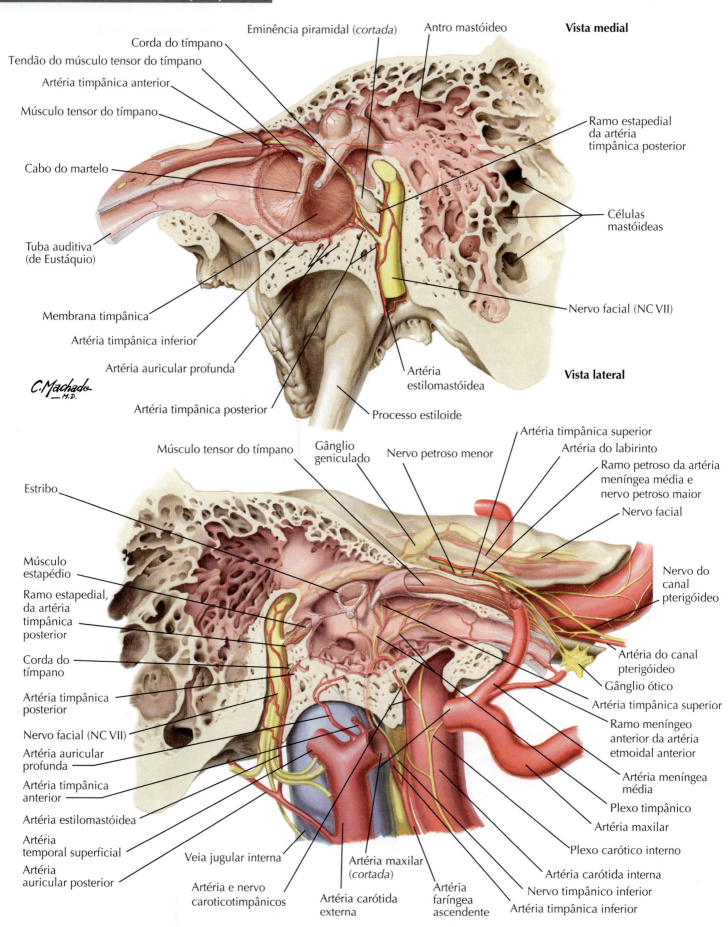

Prancha 123 — Orelha

Labirintos Ósseo e Membranáceo

Ver também **Prancha 151**

2

Labirinto ósseo direito (cápsula ótica), vista anterolateral: substância óssea esponjosa circundante removida

Labirinto ósseo direito dissecado (cápsula ótica): labirinto membranáceo removido

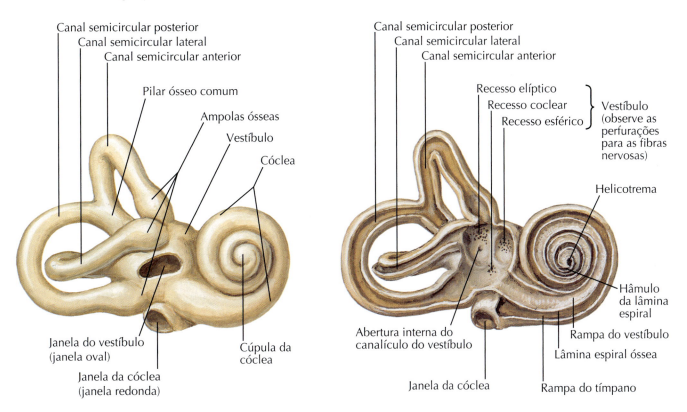

Labirinto membranáceo direito com os nervos: vista posteromedial

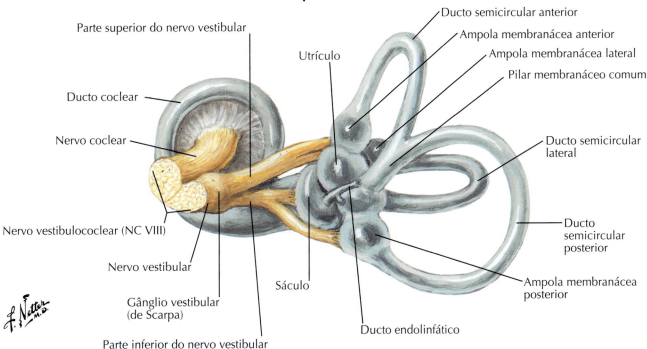

Orelha

Prancha 124

Labirintos Ósseo e Membranáceo: Representação Esquemática e Cortes

Labirintos ósseo e membranáceo: esquema

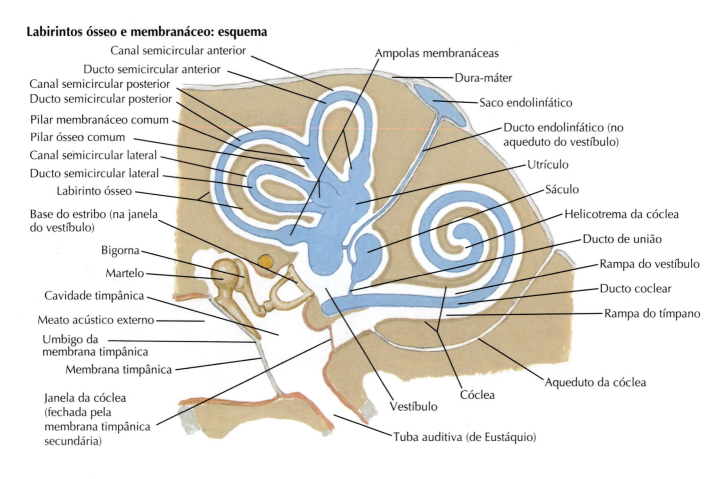

Corte através de uma curva da cóclea

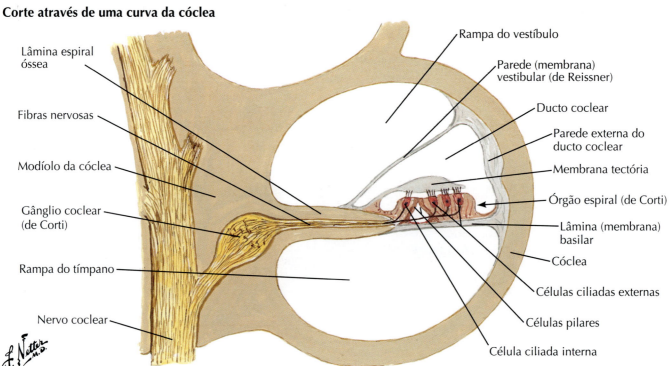

Prancha 125 — Orelha

Orientação dos Labirintos no Crânio

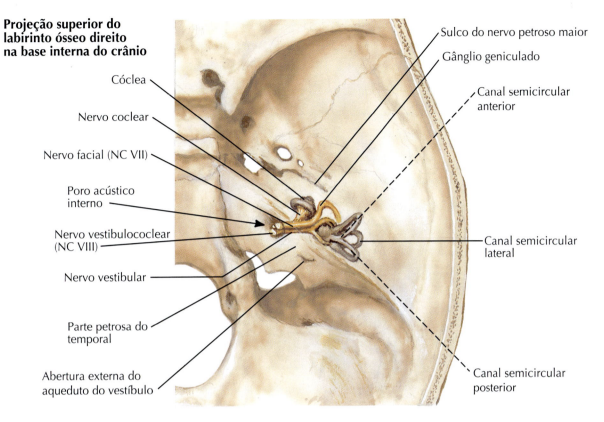

Projeção superior do labirinto ósseo direito na base interna do crânio

- Cóclea
- Nervo coclear
- Nervo facial (NC VII)
- Poro acústico interno
- Nervo vestibulococlear (NC VIII)
- Nervo vestibular
- Parte petrosa do temporal
- Abertura externa do aqueduto do vestíbulo
- Sulco do nervo petroso maior
- Gânglio geniculado
- Canal semicircular anterior
- Canal semicircular lateral
- Canal semicircular posterior

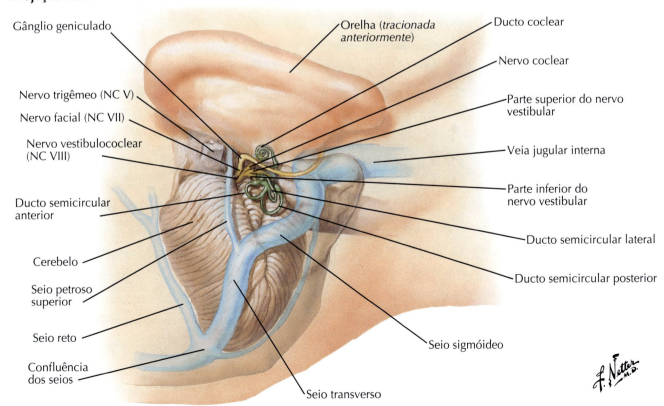

Projeção lateral do labirinto membranáceo direito

- Gânglio geniculado
- Nervo trigêmeo (NC V)
- Nervo facial (NC VII)
- Nervo vestibulococlear (NC VIII)
- Ducto semicircular anterior
- Cerebelo
- Seio petroso superior
- Seio reto
- Confluência dos seios
- Orelha (tracionada anteriormente)
- Ducto coclear
- Nervo coclear
- Parte superior do nervo vestibular
- Veia jugular interna
- Parte inferior do nervo vestibular
- Ducto semicircular lateral
- Ducto semicircular posterior
- Seio sigmóideo
- Seio transverso

Orelha

Prancha 126

Meninges e Veias Diploicas

Ver também **Prancha 24**

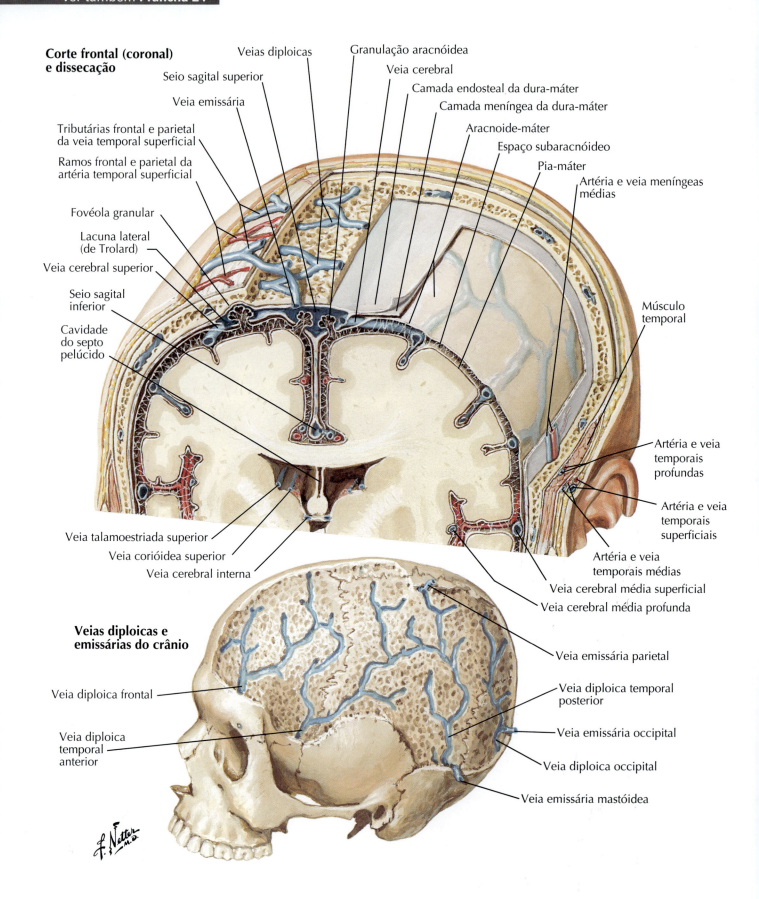

Prancha 127 — Encéfalo e Meninges

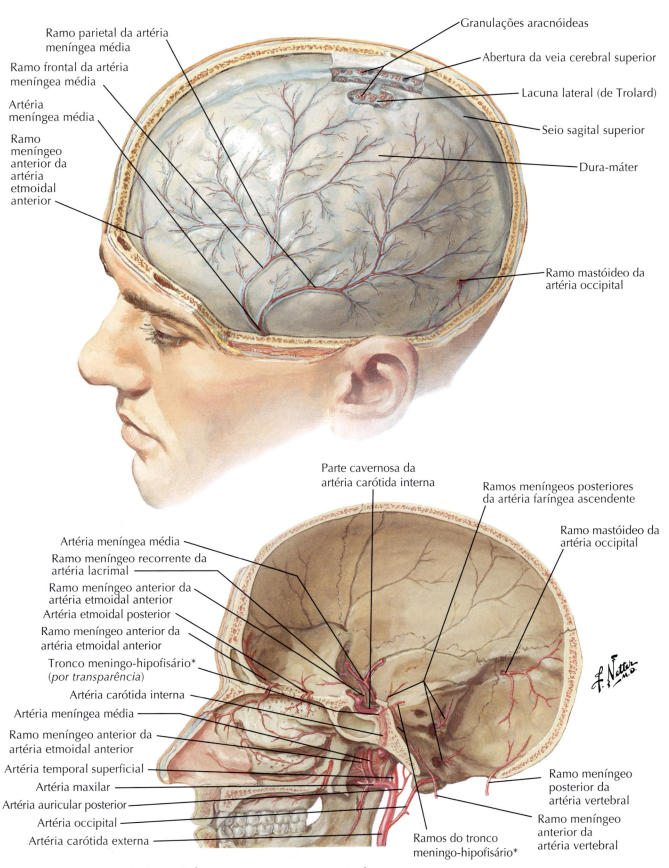

Meninges e Veias Cerebrais Superficiais
Para veias profundas do encéfalo ver também **Prancha 172**

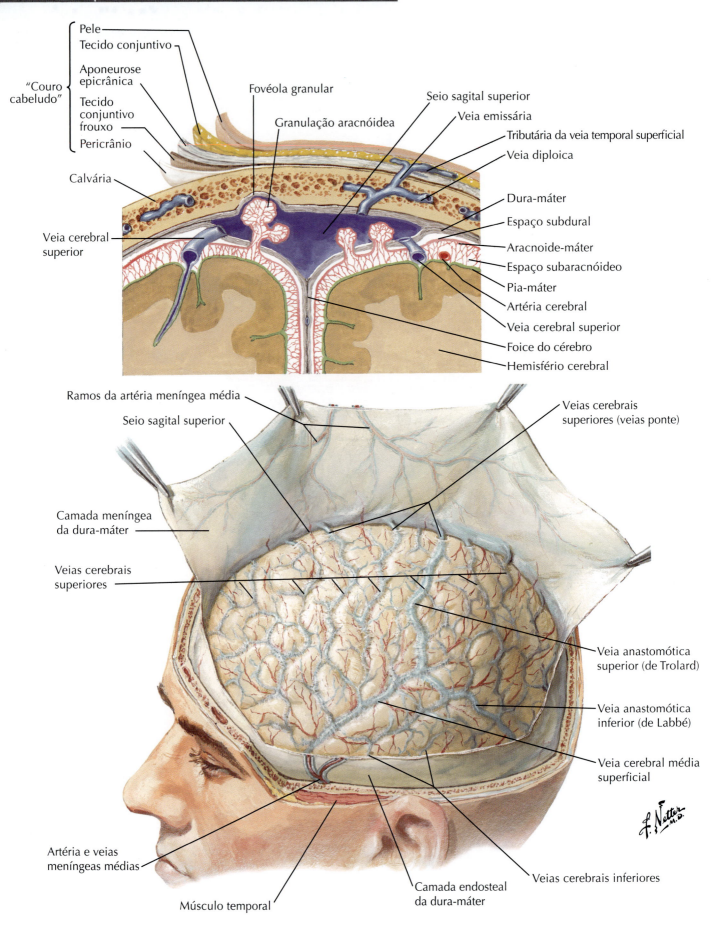

Prancha 129 — Encéfalo e Meninges

Seios Venosos da Dura-máter: Corte Sagital

Ver também **Pranchas 127, 133**

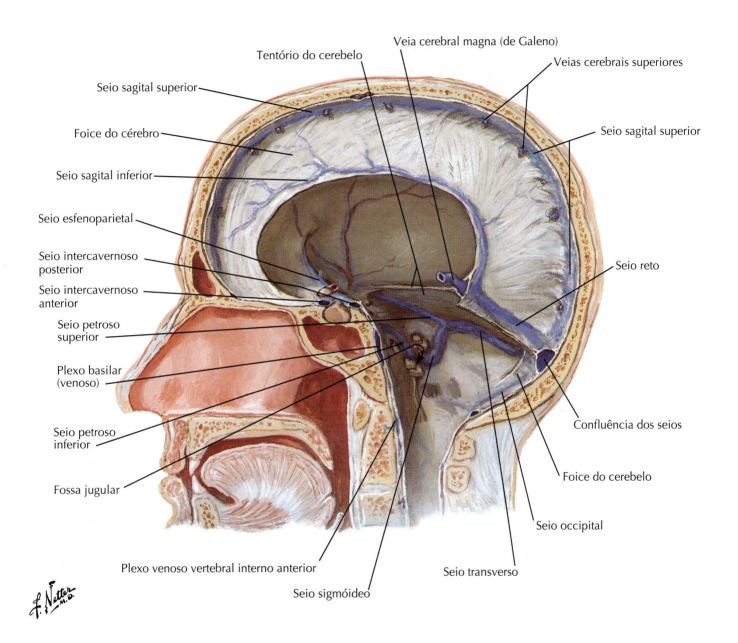

Encéfalo e Meninges

Prancha 130

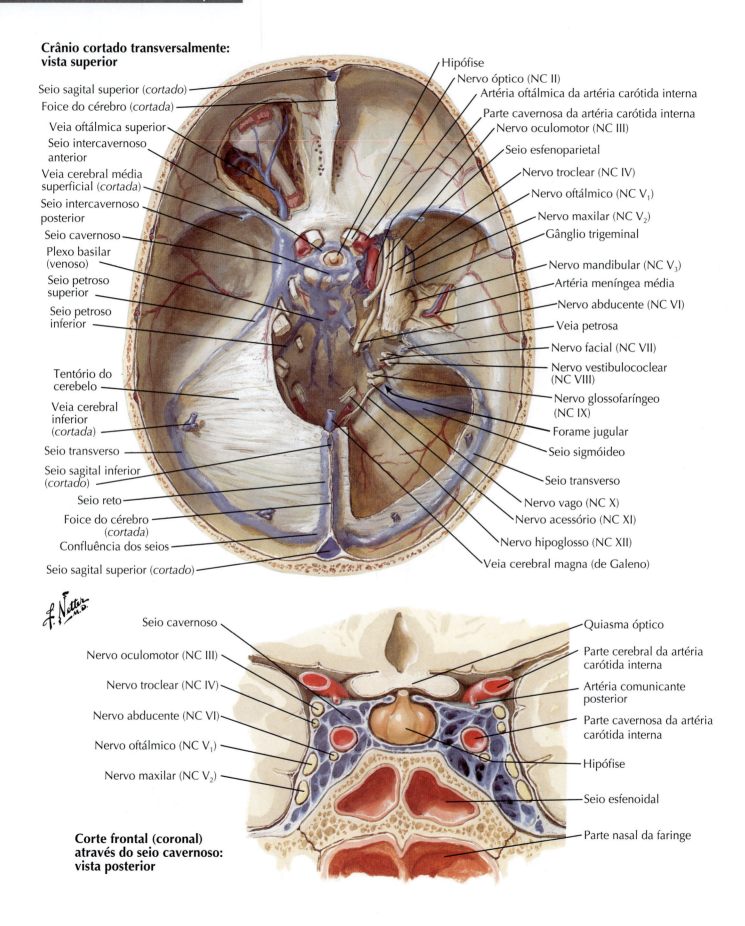

Encéfalo: Vistas Laterais

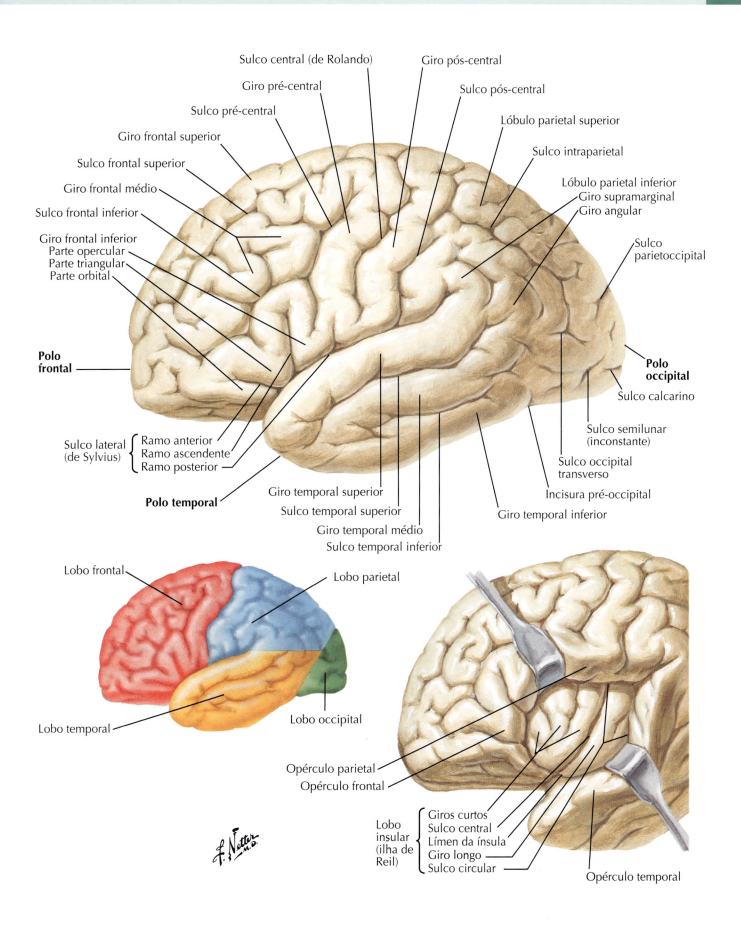

Encéfalo e Meninges

Prancha 132

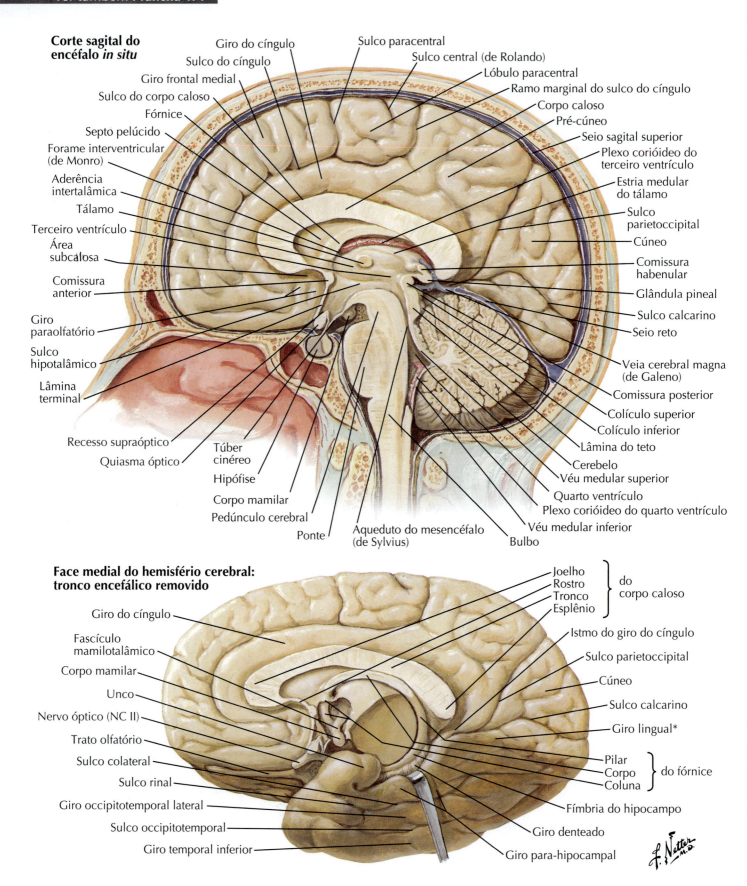

Encéfalo: Vista Inferior

Ver também **Prancha 133**

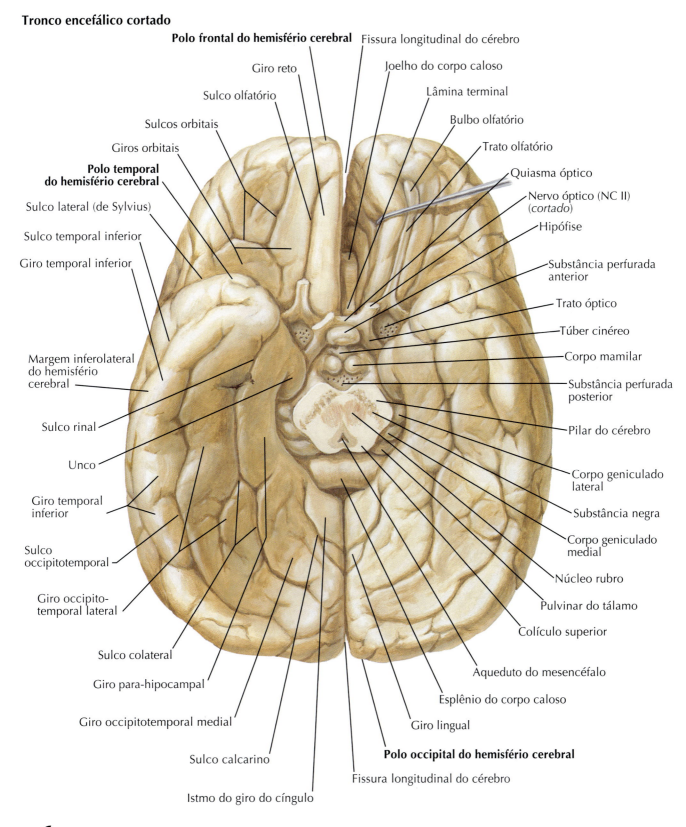

Prancha 134

Ventrículos Encefálicos

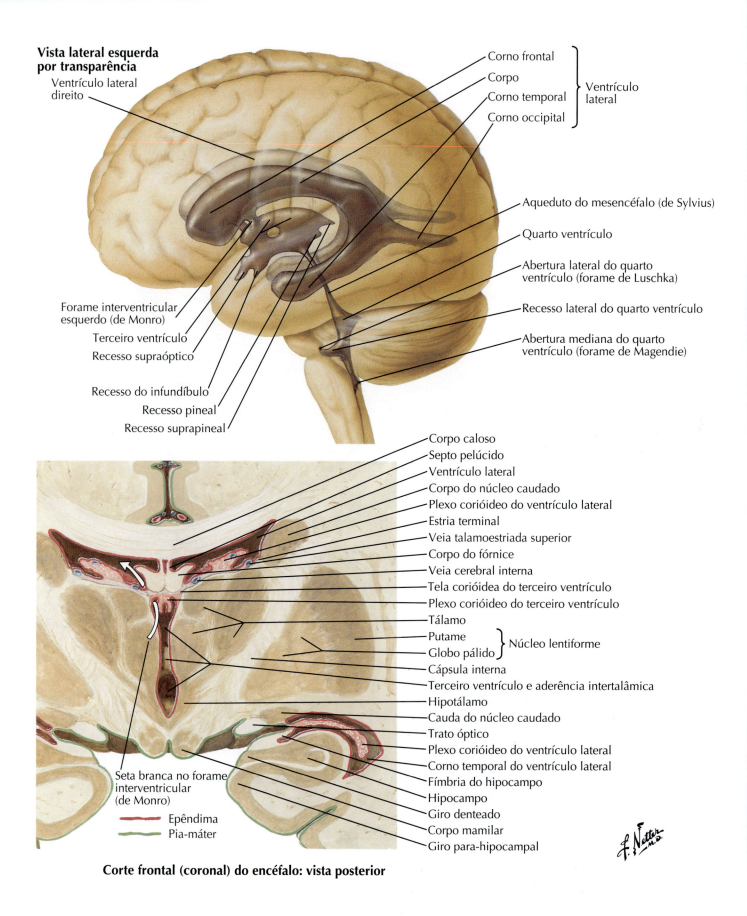

Vista lateral esquerda por transparência

- Ventrículo lateral direito
- Corno frontal
- Corpo
- Corno temporal
- Corno occipital
- Ventrículo lateral
- Aqueduto do mesencéfalo (de Sylvius)
- Quarto ventrículo
- Abertura lateral do quarto ventrículo (forame de Luschka)
- Recesso lateral do quarto ventrículo
- Abertura mediana do quarto ventrículo (forame de Magendie)
- Forame interventricular esquerdo (de Monro)
- Terceiro ventrículo
- Recesso supraóptico
- Recesso do infundíbulo
- Recesso pineal
- Recesso suprapineal

Corte frontal (coronal) do encéfalo: vista posterior

- Corpo caloso
- Septo pelúcido
- Ventrículo lateral
- Corpo do núcleo caudado
- Plexo corióideo do ventrículo lateral
- Estria terminal
- Veia talamoestriada superior
- Corpo do fórnice
- Veia cerebral interna
- Tela corióidea do terceiro ventrículo
- Plexo corióideo do terceiro ventrículo
- Tálamo
- Putame
- Globo pálido
- Núcleo lentiforme
- Cápsula interna
- Terceiro ventrículo e aderência intertalâmica
- Hipotálamo
- Cauda do núcleo caudado
- Trato óptico
- Plexo corióideo do ventrículo lateral
- Corno temporal do ventrículo lateral
- Fímbria do hipocampo
- Hipocampo
- Giro denteado
- Corpo mamilar
- Giro para-hipocampal
- Seta branca no forame interventricular (de Monro)
- Epêndima
- Pia-máter

Prancha 135 — **Encéfalo e Meninges**

Circulação do Líquido Cerebrospinal

Ver também **Pranchas 135, 172, 173**

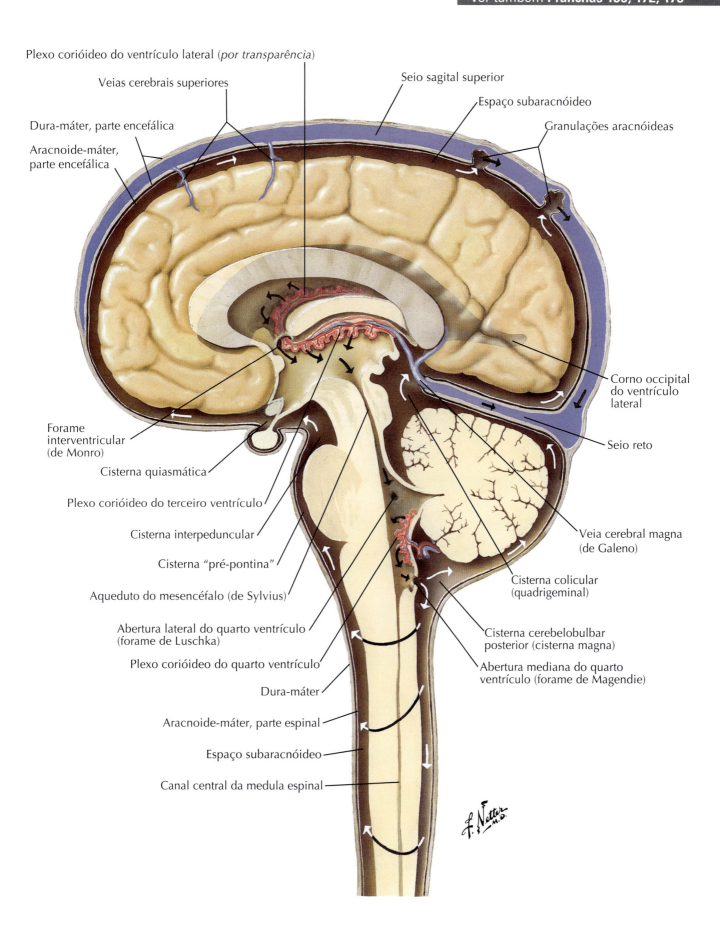

Encéfalo e Meninges

Prancha 136

Núcleos da Base

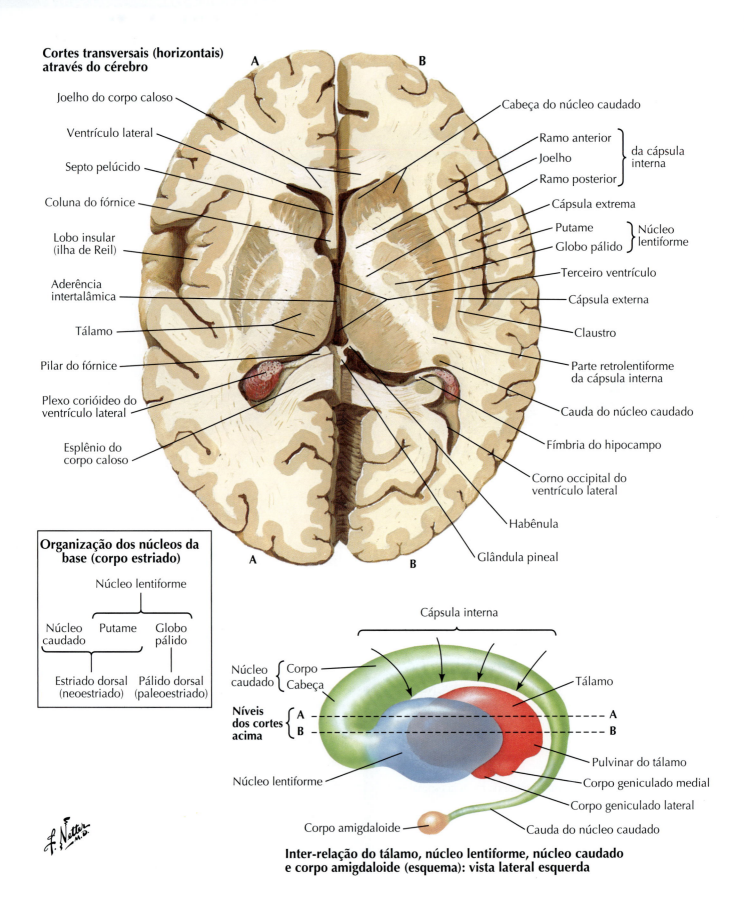

Prancha 137 — **Encéfalo e Meninges**

Tálamo e Estruturas Relacionadas

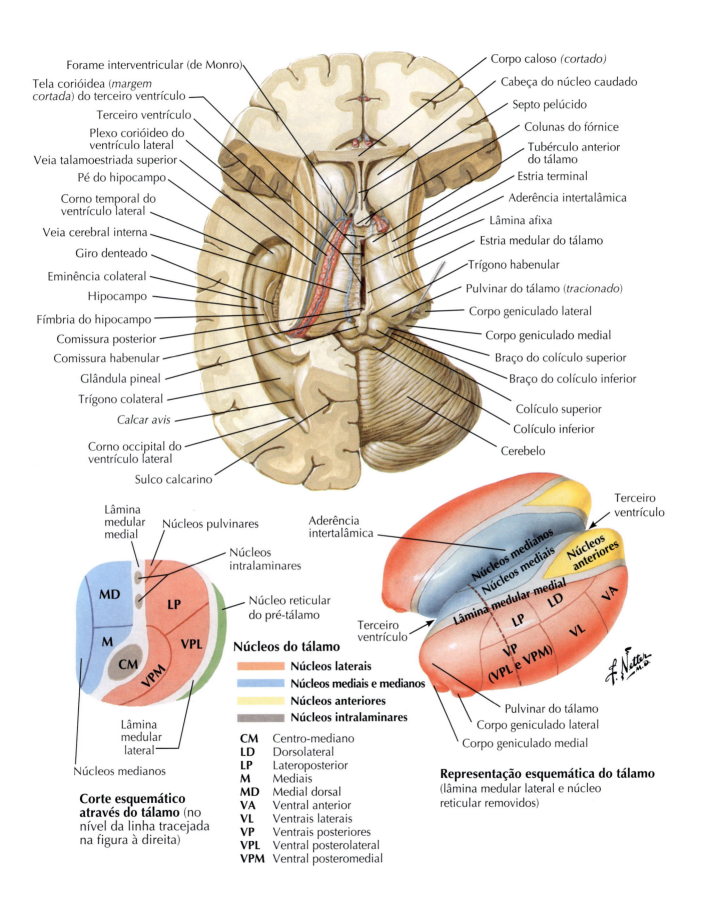

Corte esquemático através do tálamo (no nível da linha tracejada na figura à direita)

CM Centro-mediano
LD Dorsolateral
LP Lateroposterior
M Mediais
MD Medial dorsal
VA Ventral anterior
VL Ventrais laterais
VP Ventrais posteriores
VPL Ventral posterolateral
VPM Ventral posteromedial

Núcleos do tálamo
- Núcleos laterais
- Núcleos mediais e medianos
- Núcleos anteriores
- Núcleos intralaminares

Representação esquemática do tálamo (lâmina medular lateral e núcleo reticular removidos)

Encéfalo e Meninges — *Prancha 138*

Hipocampo e Fórnice

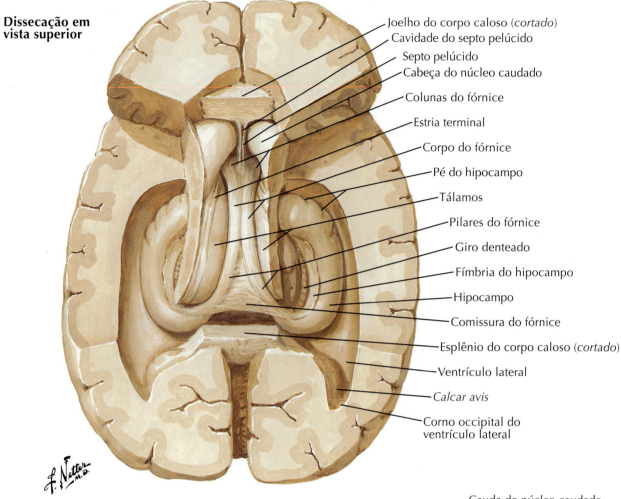

Dissecação em vista superior

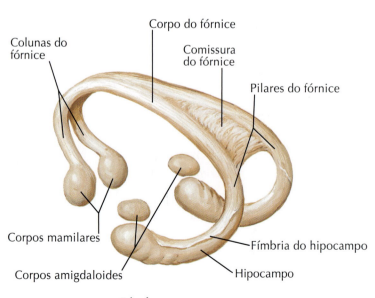

Fórnice: esquema

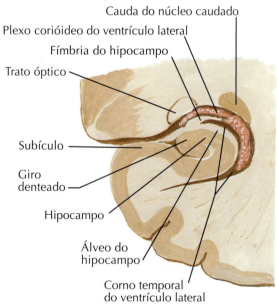

Corte frontal (coronal): vista posterior

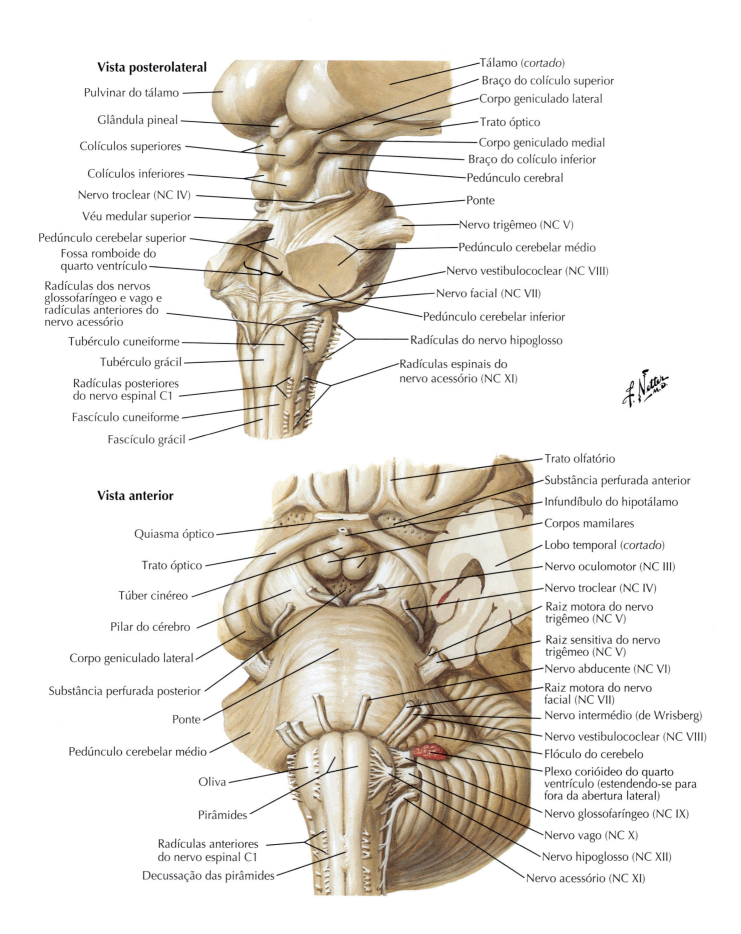

Ventrículos e Cerebelo

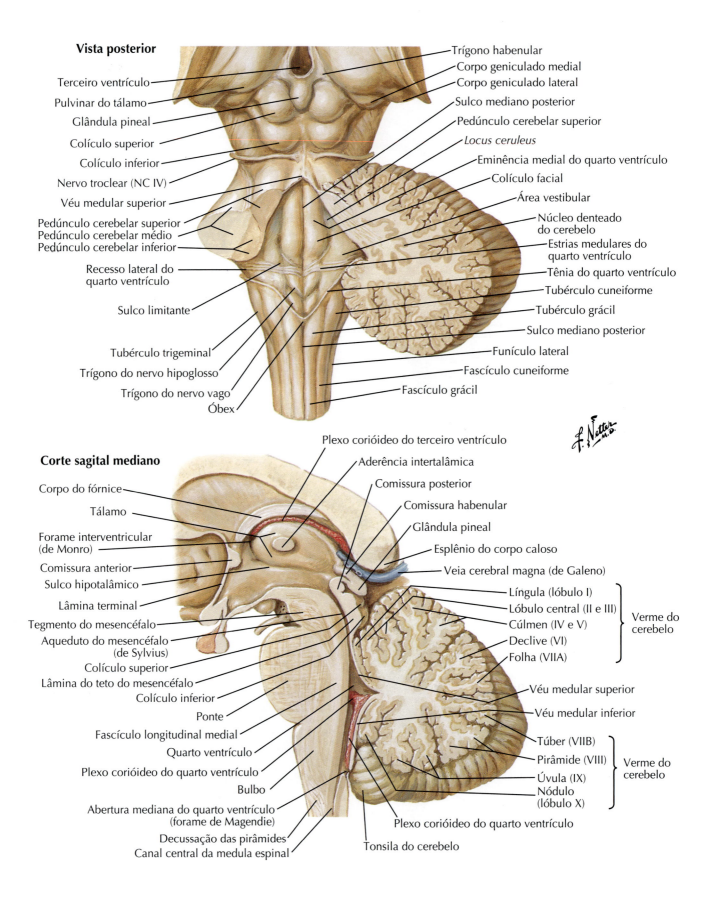

Prancha 141 — Encéfalo e Meninges

Cerebelo

Ver também **Prancha 141**

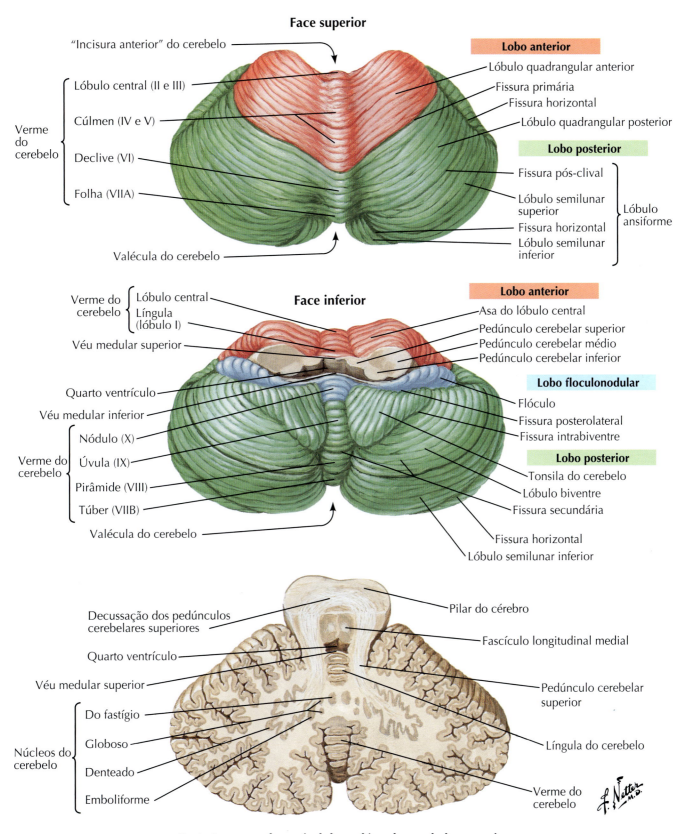

Encéfalo e Meninges

Prancha 142

Núcleos dos Nervos Cranianos no Tronco Encefálico: Esquema (Vista Posterior)

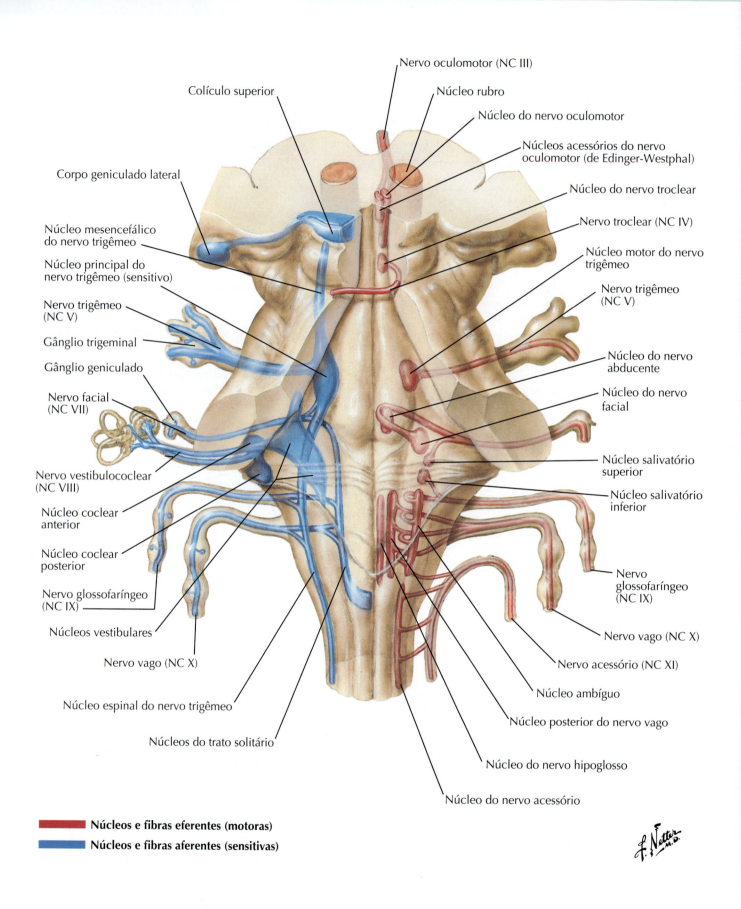

Prancha 143 — Nervos Cranianos e Espinais Cervicais

Núcleos dos Nervos Cranianos no Tronco Encefálico: Esquema (Vista Medial)

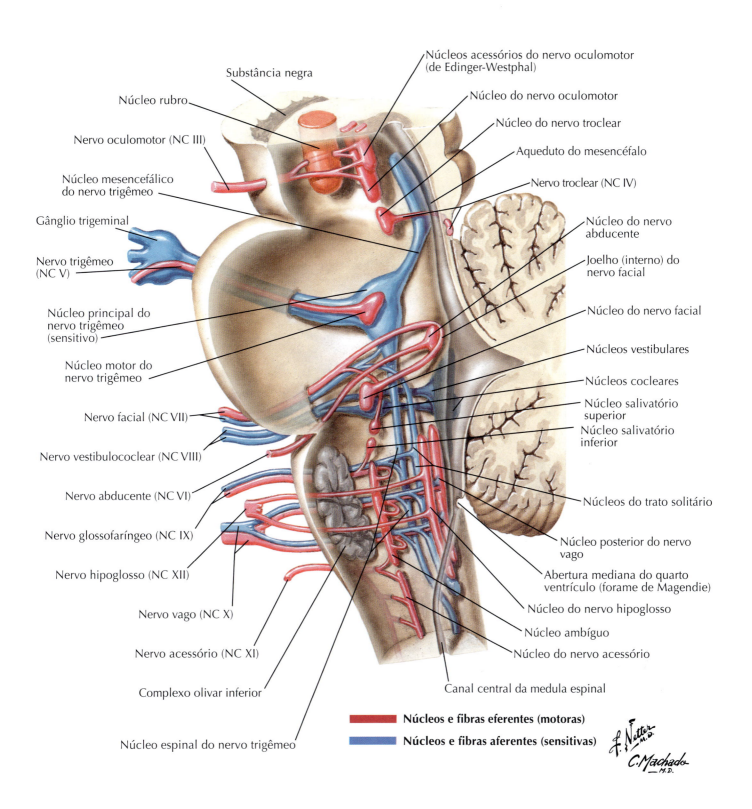

Nervos Cranianos e Espinais Cervicais

Prancha 144

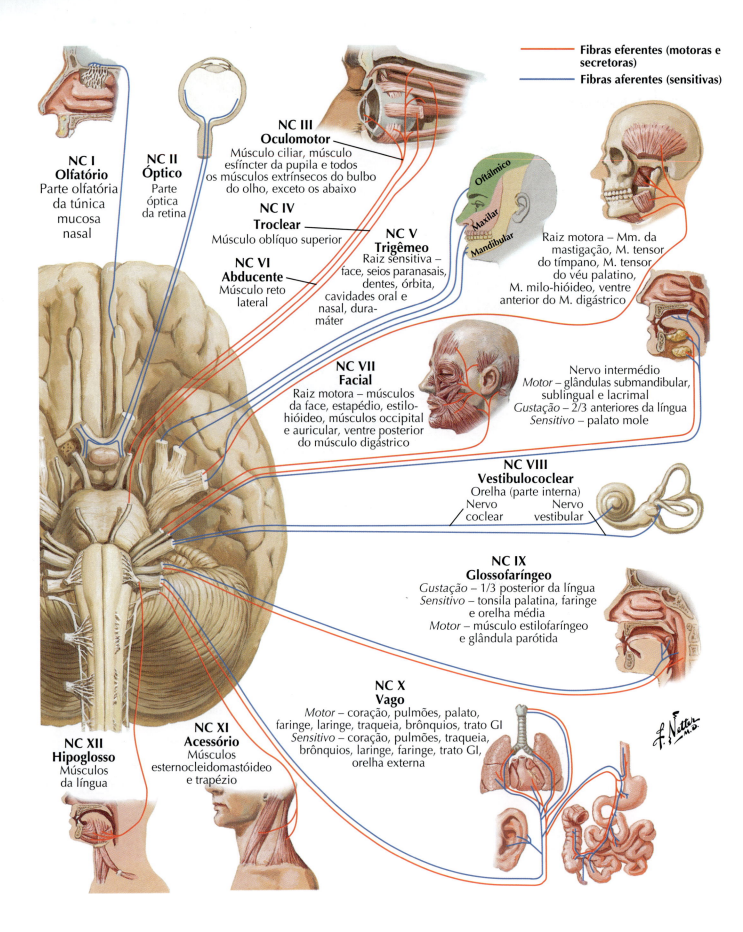

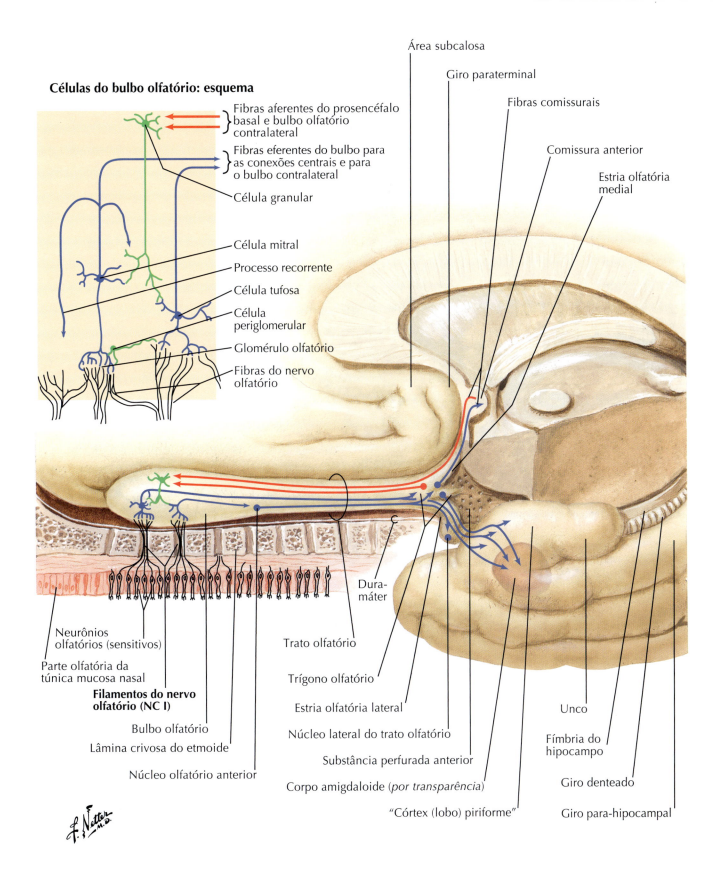

Nervo Óptico (NC II) e Via Óptica: Esquema

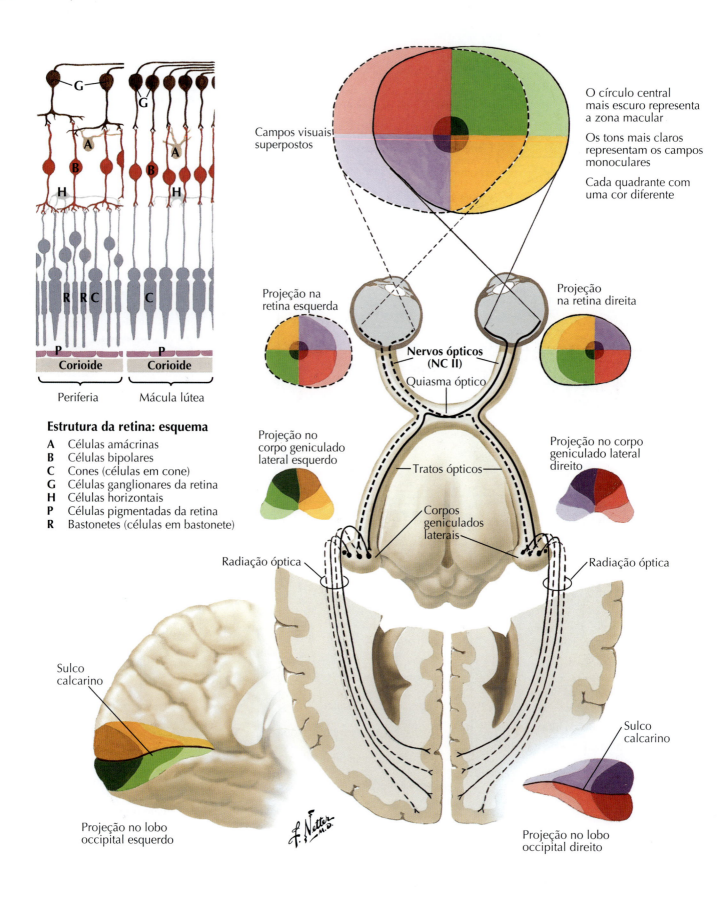

Prancha 147 — Nervos Cranianos e Espinais Cervicais

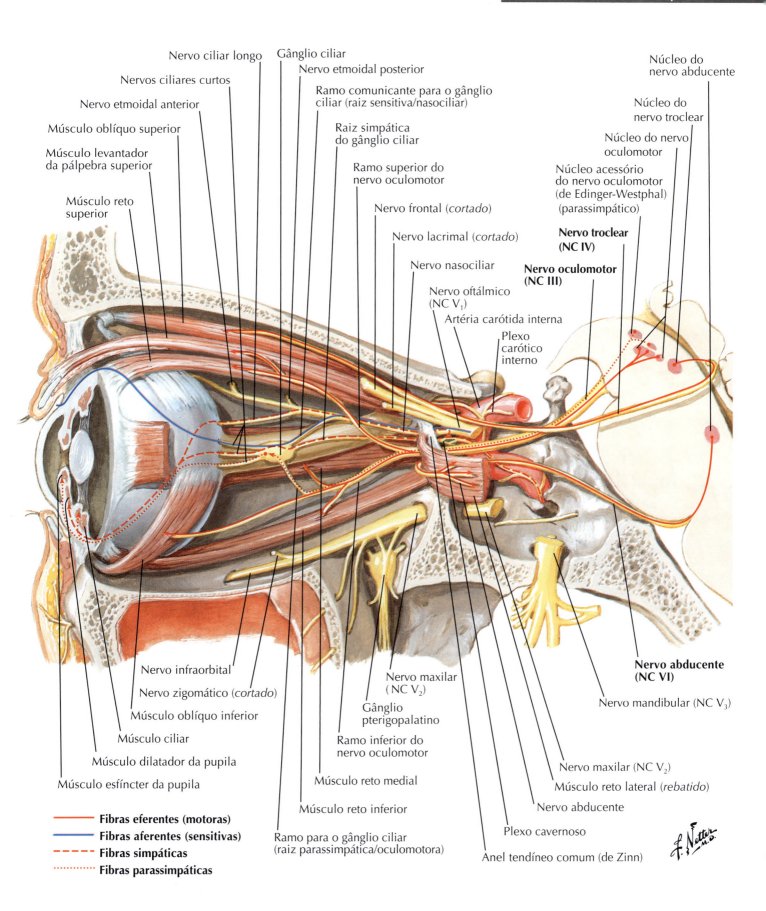

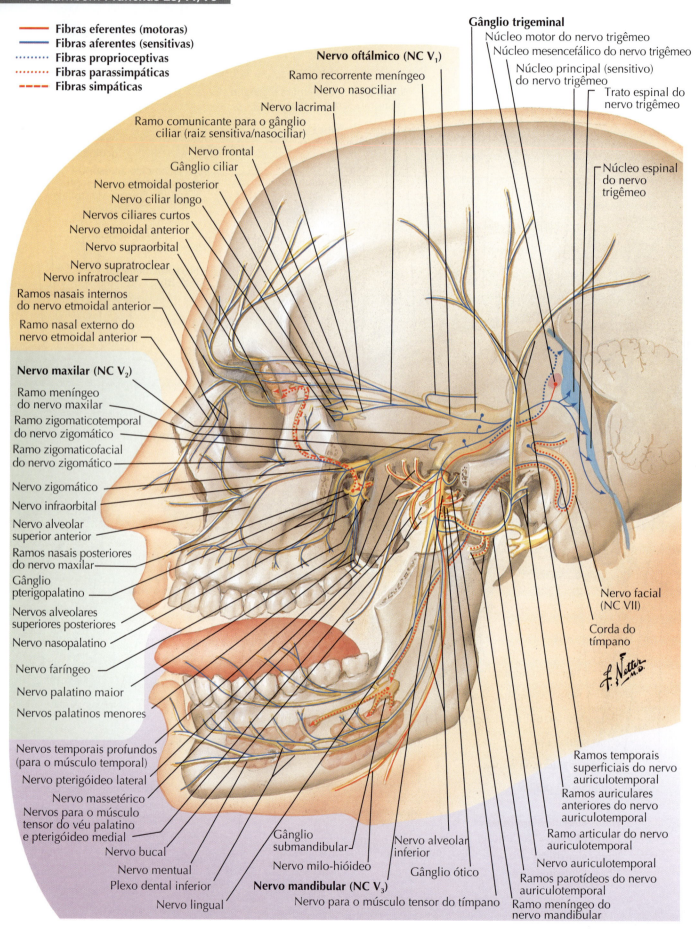

Nervo Facial (NC VII): Esquema

Ver também Prancha 71

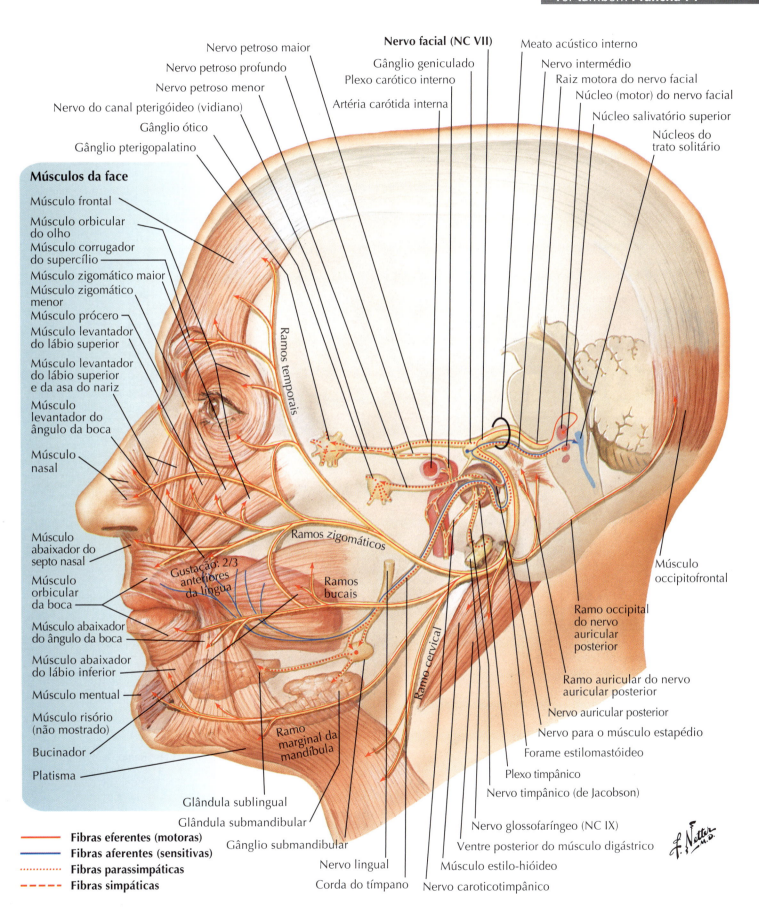

Nervos Cranianos e Espinais Cervicais

Prancha 150

Nervo Vestibulococlear (NC VIII): Esquema

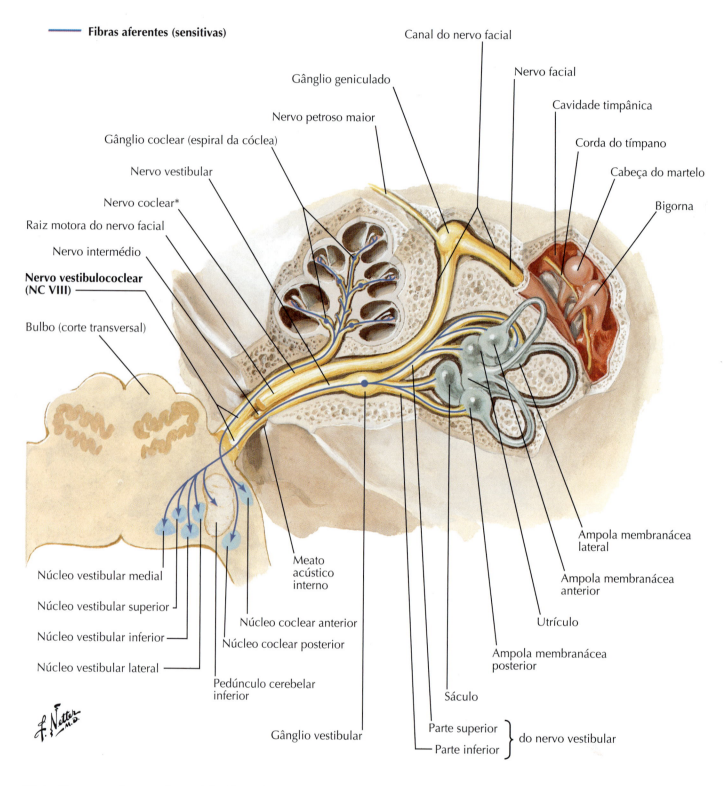

*Nota: O nervo coclear contém também fibras eferentes ao epitélio sensorial. Essas fibras derivam do nervo vestibular na passagem pelo meato acústico interno.

Prancha 151 — Nervos Cranianos e Espinais Cervicais

Nervo Glossofaríngeo (NC IX): Esquema

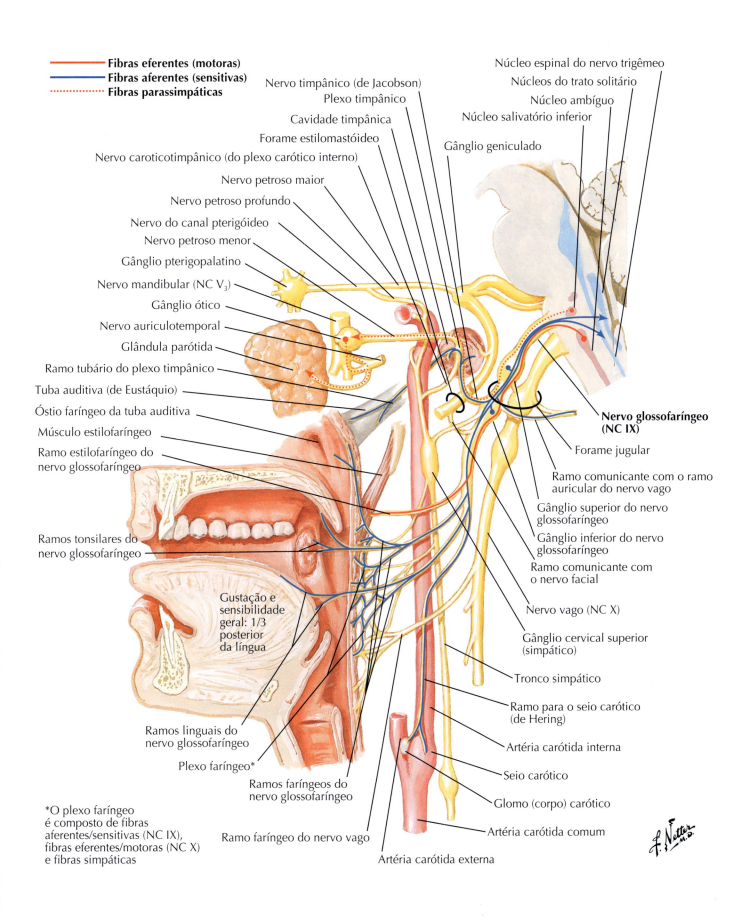

Nervos Cranianos e Espinais Cervicais — Prancha 152

Nervo Vago (NC X): Esquema

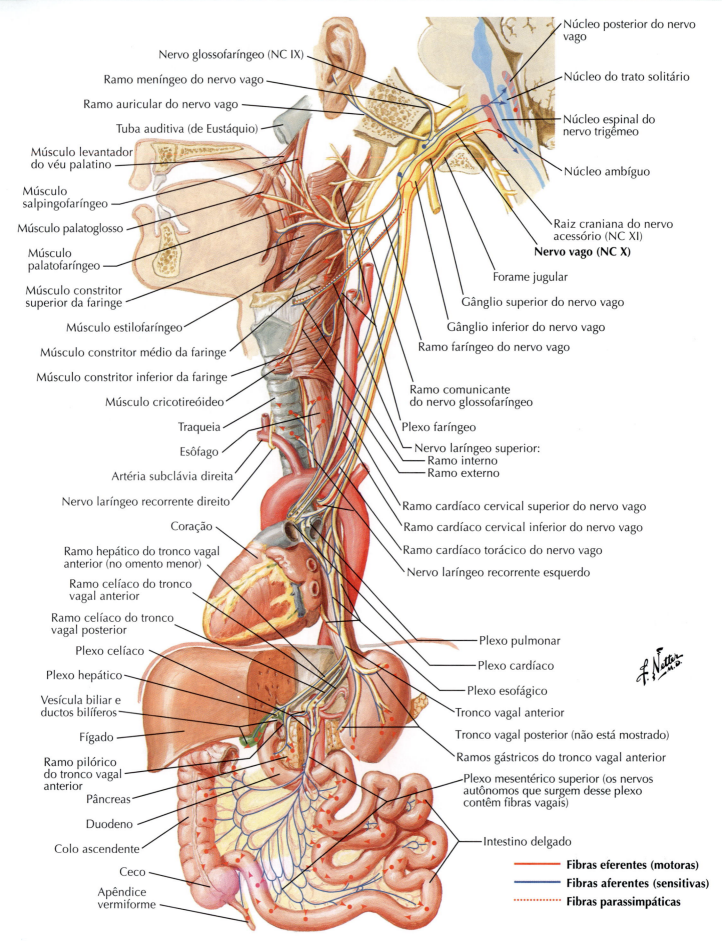

Prancha 153 — Nervos Cranianos e Espinais Cervicais

Nervo Acessório (NC XI): Esquema

Ver também Prancha 56

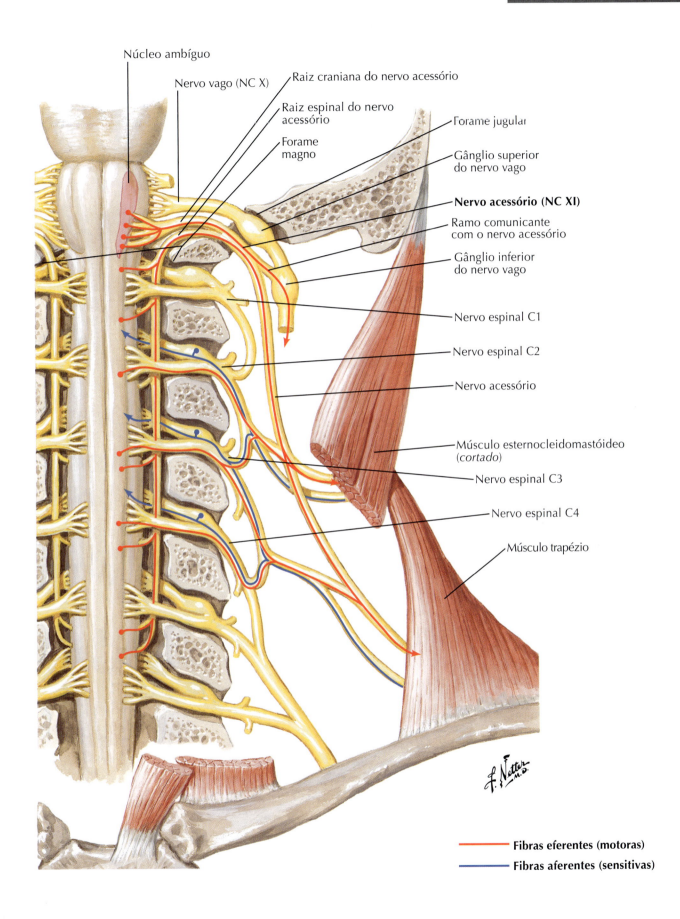

Prancha 154 — Nervos Cranianos e Espinais Cervicais

Nervo Hipoglosso (NC XII): Esquema

Ver também **Prancha 56**

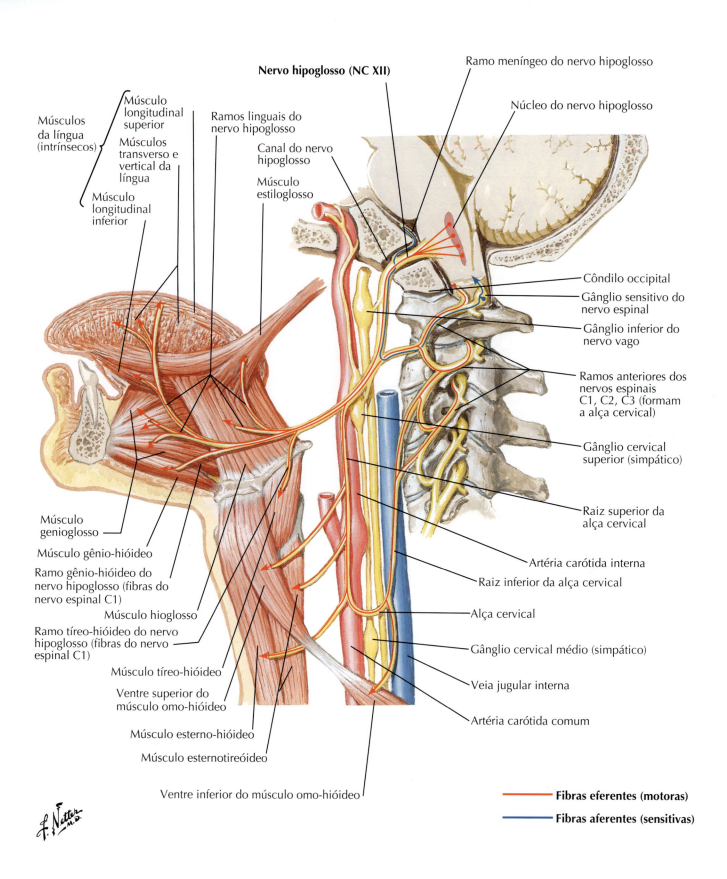

Prancha 155 — Nervos Cranianos e Espinais Cervicais

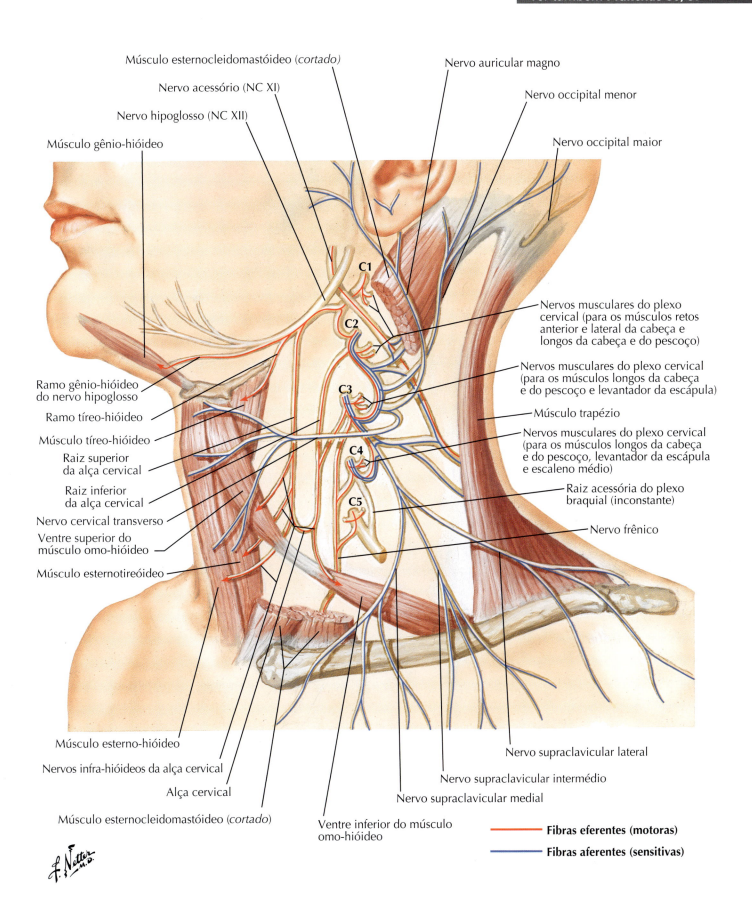

Plexo Cervical: Esquema

Prancha 156 — Nervos Cranianos e Espinais Cervicais

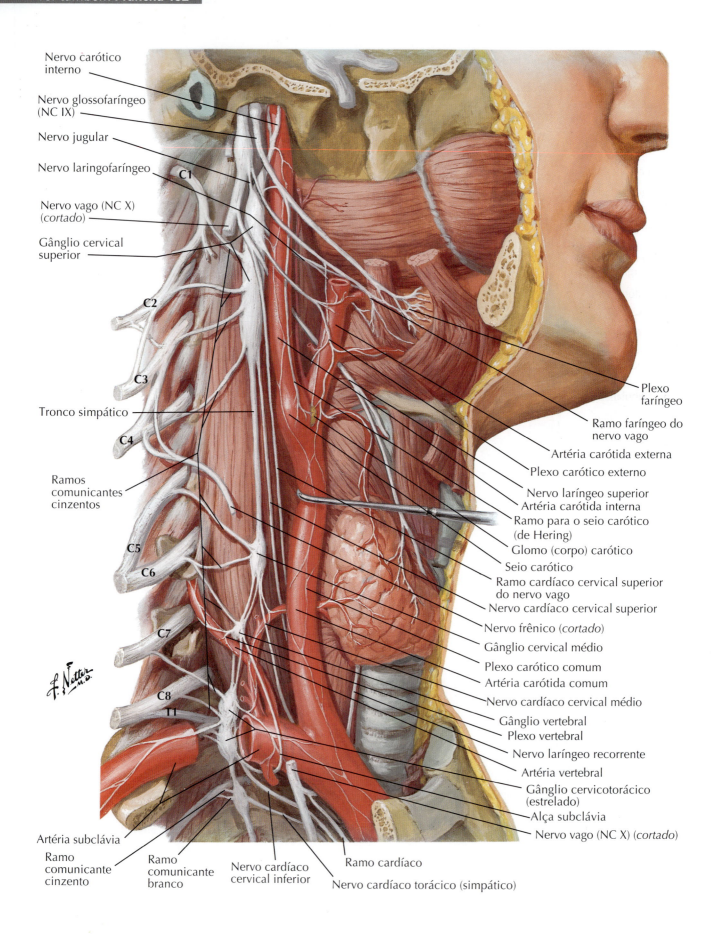

Nervos Autônomos no Pescoço

Prancha 157 — Nervos Cranianos e Espinais Cervicais

Nervos Autônomos na Cabeça

Ver também **Pranchas** 80, 149, 160

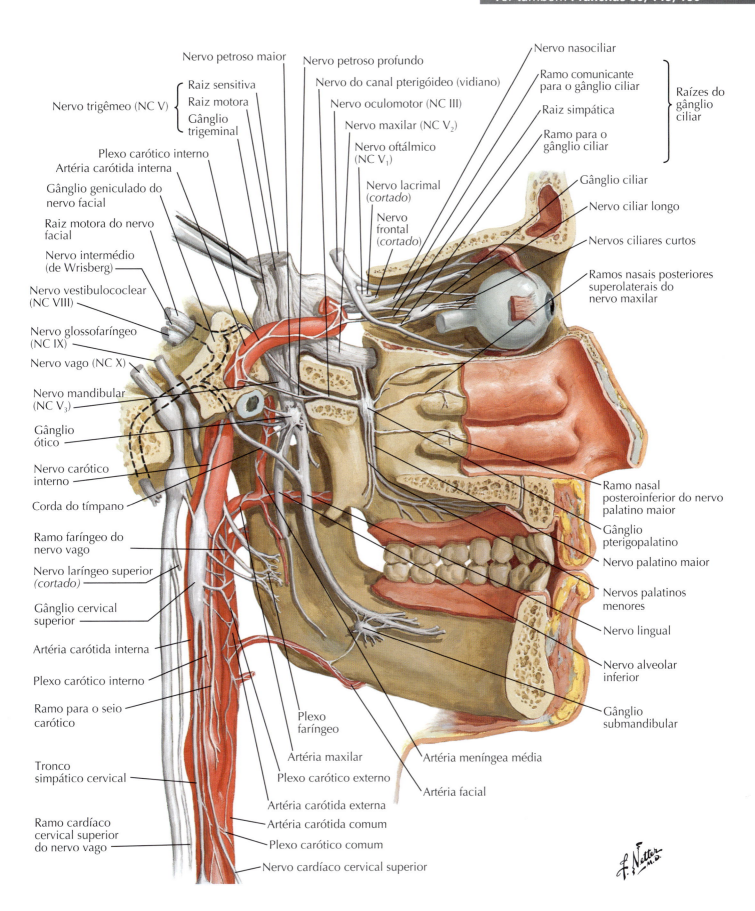

Nervos Cranianos e Espinais Cervicais

Prancha 158

Gânglio Ciliar: Esquema

Ver também **Pranchas 80, 149, 160**

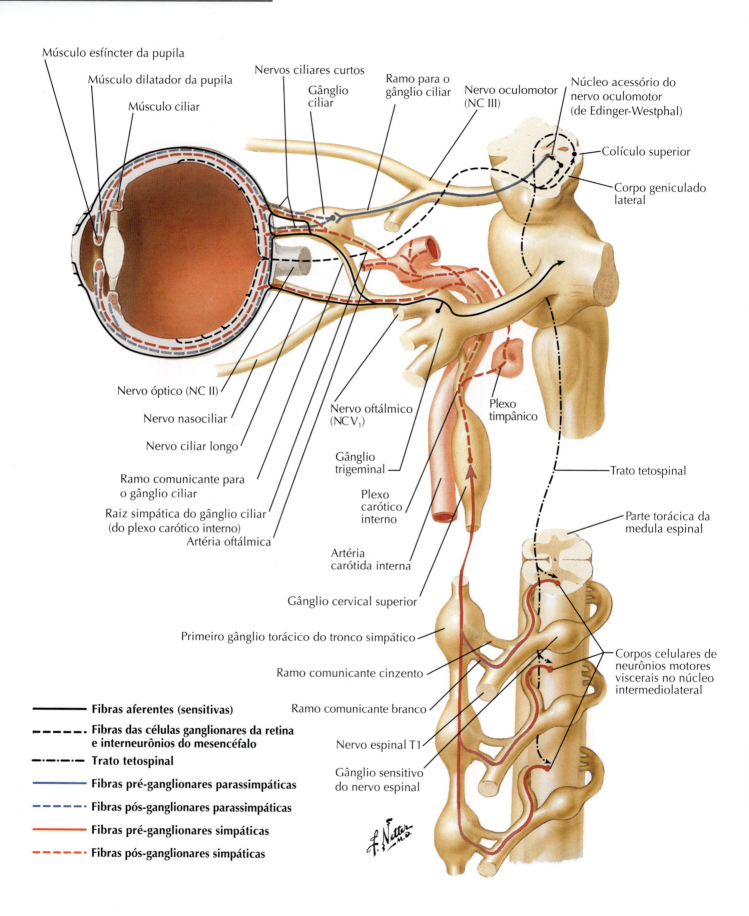

Prancha 159 — Nervos Cranianos e Espinais Cervicais

Gânglios Pterigopalatino e Submandibular: Esquema

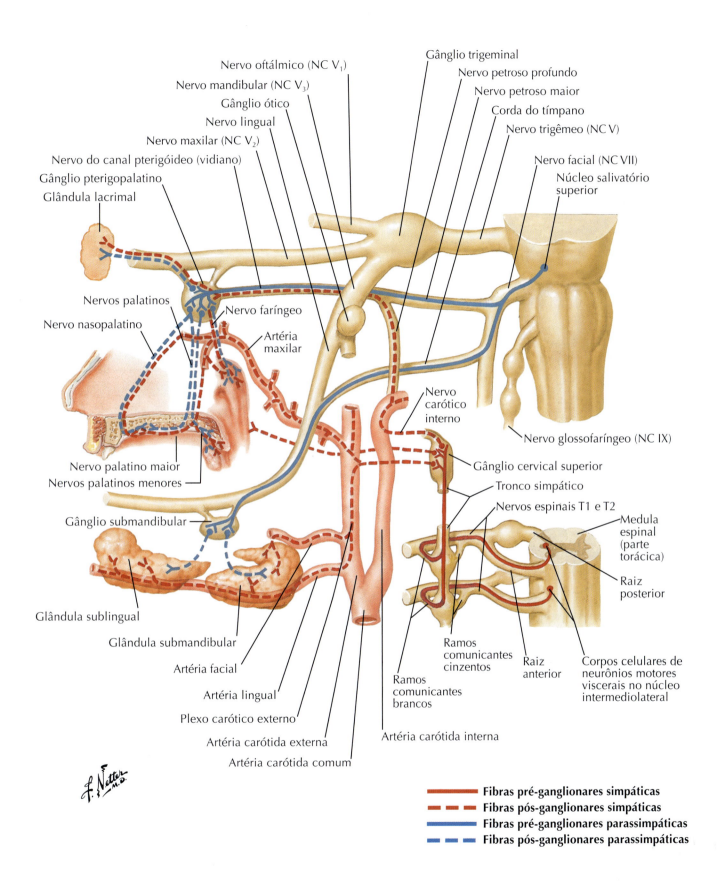

Gânglio Ótico: Esquema

Ver também **Prancha 77**

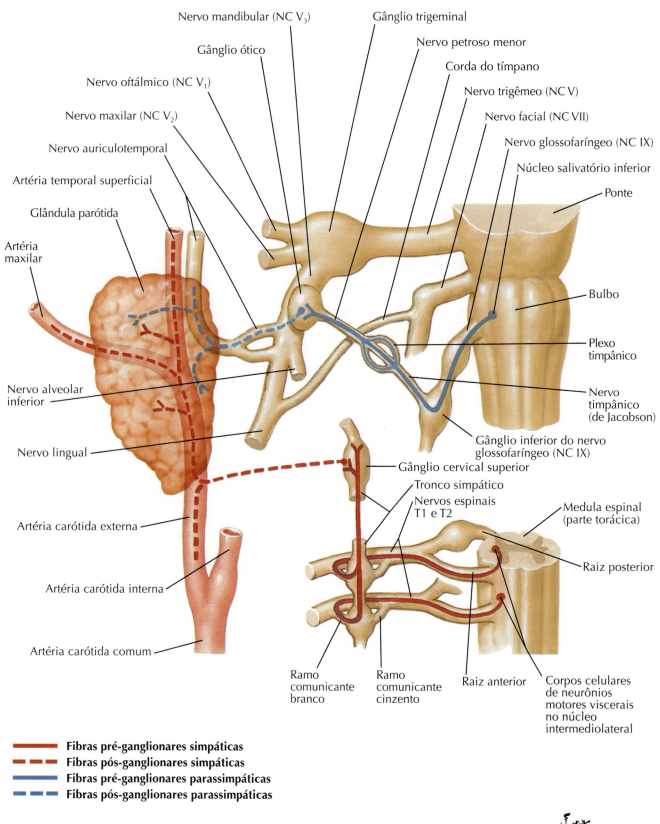

Prancha 161 — Nervos Cranianos e Espinais Cervicais

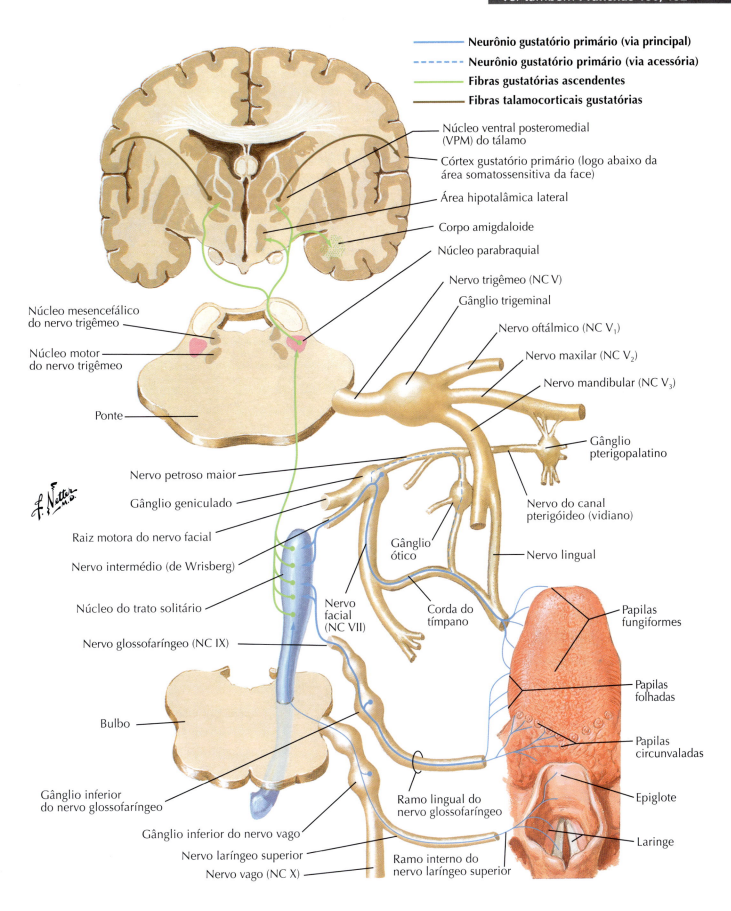

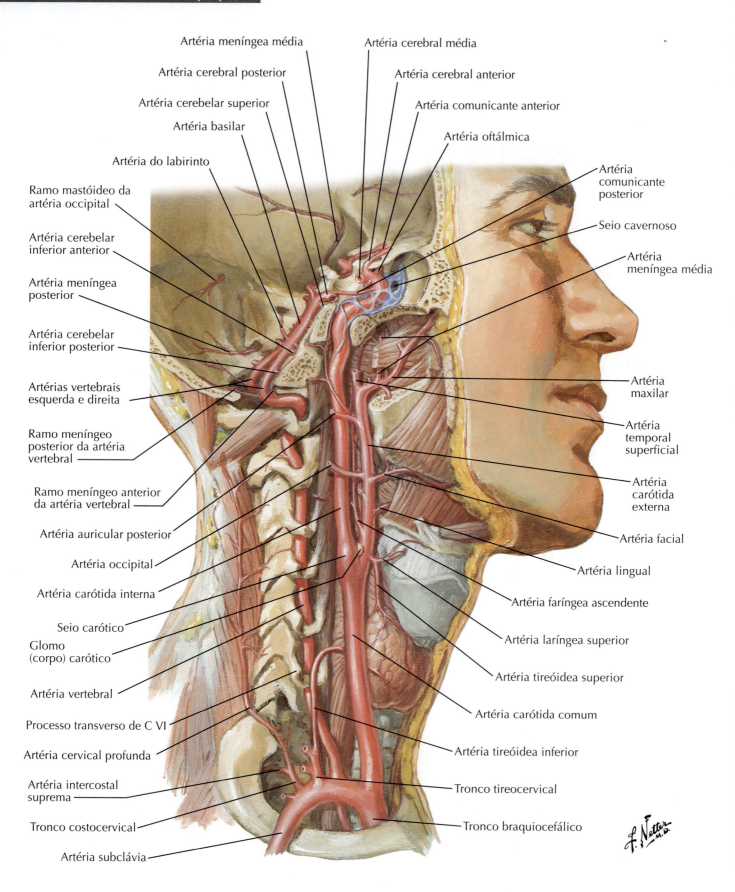

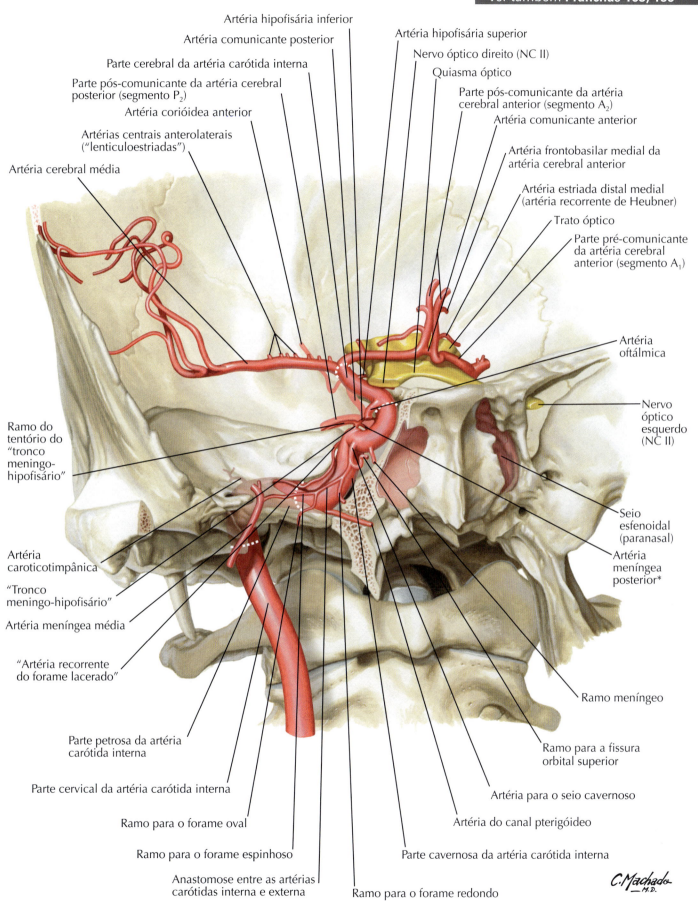

Artérias para o Encéfalo: Esquema

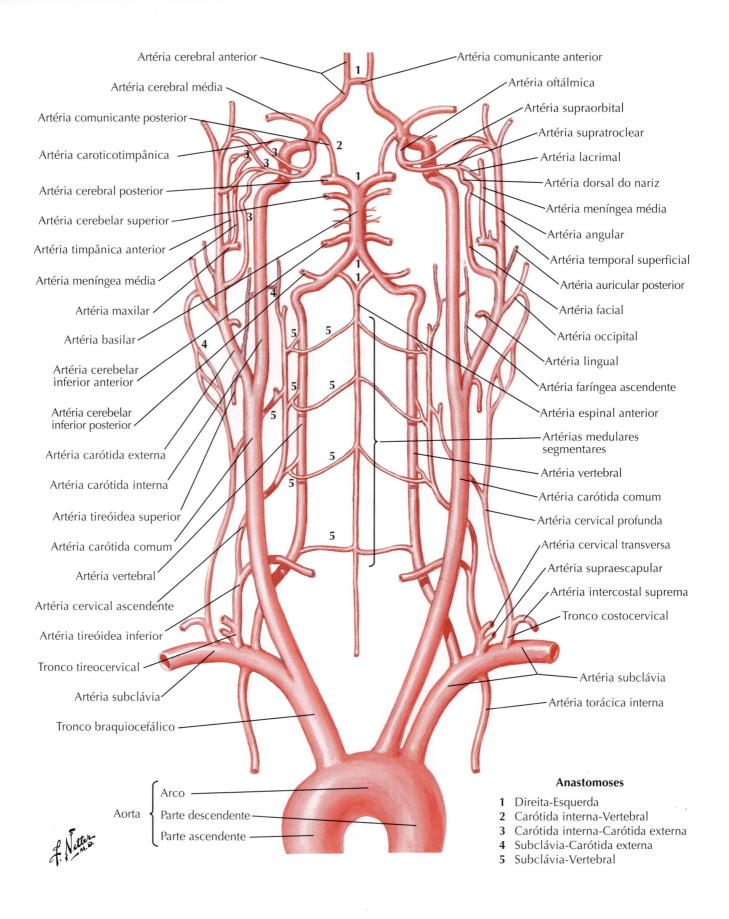

Anastomoses
1. Direita-Esquerda
2. Carótida interna-Vertebral
3. Carótida interna-Carótida externa
4. Subclávia-Carótida externa
5. Subclávia-Vertebral

Prancha 165 — Vascularização do Encéfalo

Artérias do Encéfalo: Vistas Inferiores

Ver também Pranchas 164, 167

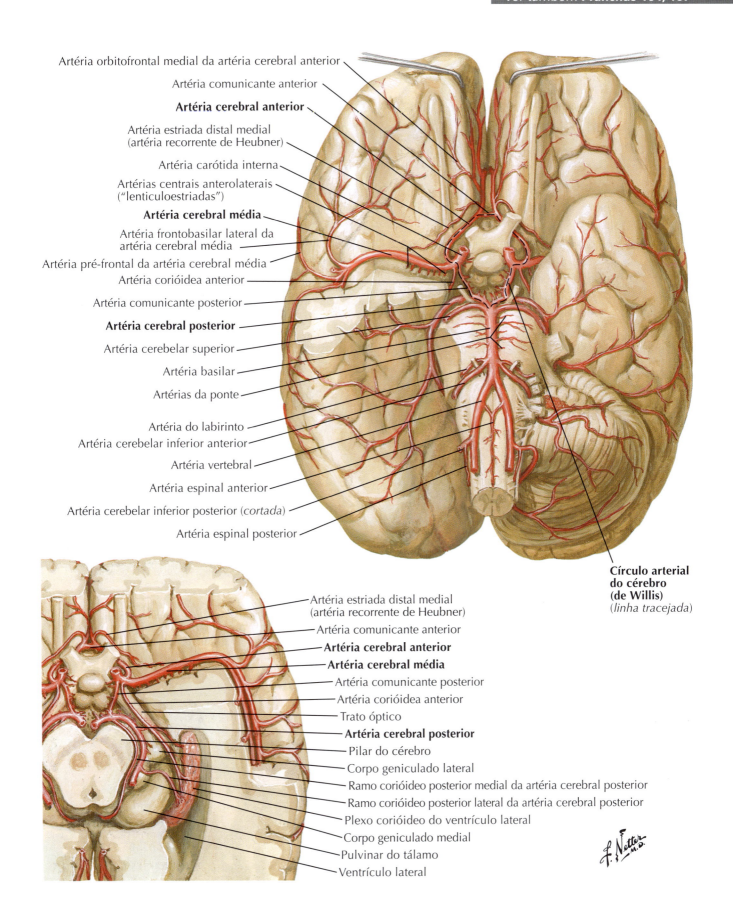

Vascularização do Encéfalo

Prancha 166

Círculo Arterial do Cérebro (de Willis)

Ver também **Prancha 166**

Vasos dissecados e isolados: vista inferior

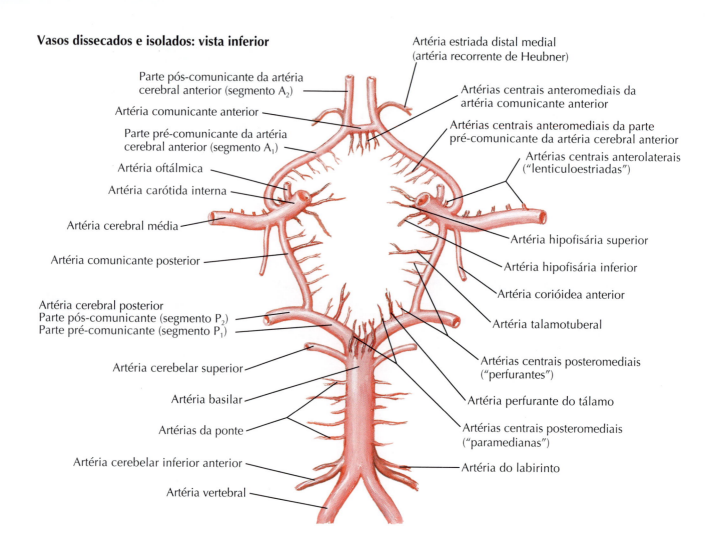

Vasos *in situ*: vista inferior

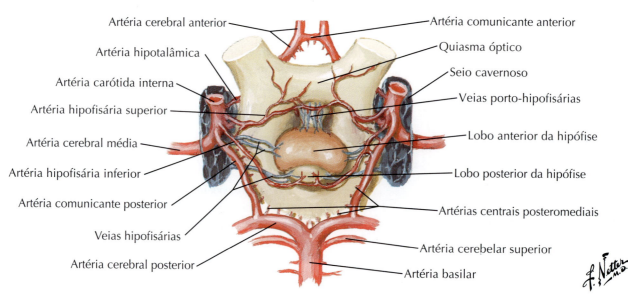

Prancha 167 — **Vascularização do Encéfalo**

Artérias do Encéfalo: Vista e Corte Frontais

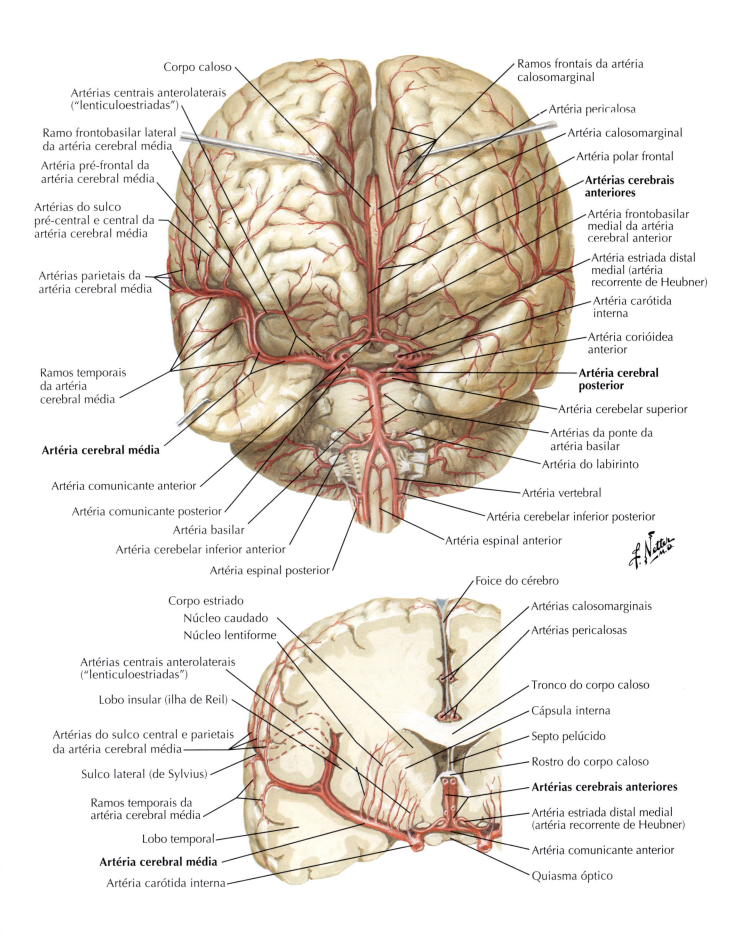

Vascularização do Encéfalo

Prancha 168

Artérias do Encéfalo: Vistas Lateral e Medial

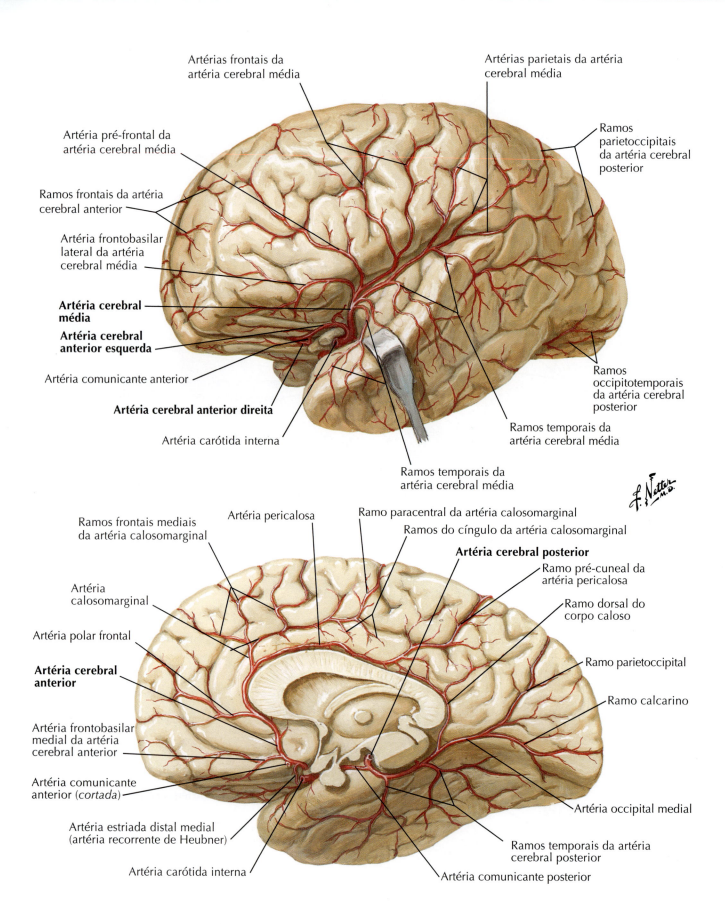

Prancha 169

Vascularização do Encéfalo

Artérias do Encéfalo: Ramos das Artérias Vertebral e Basilar

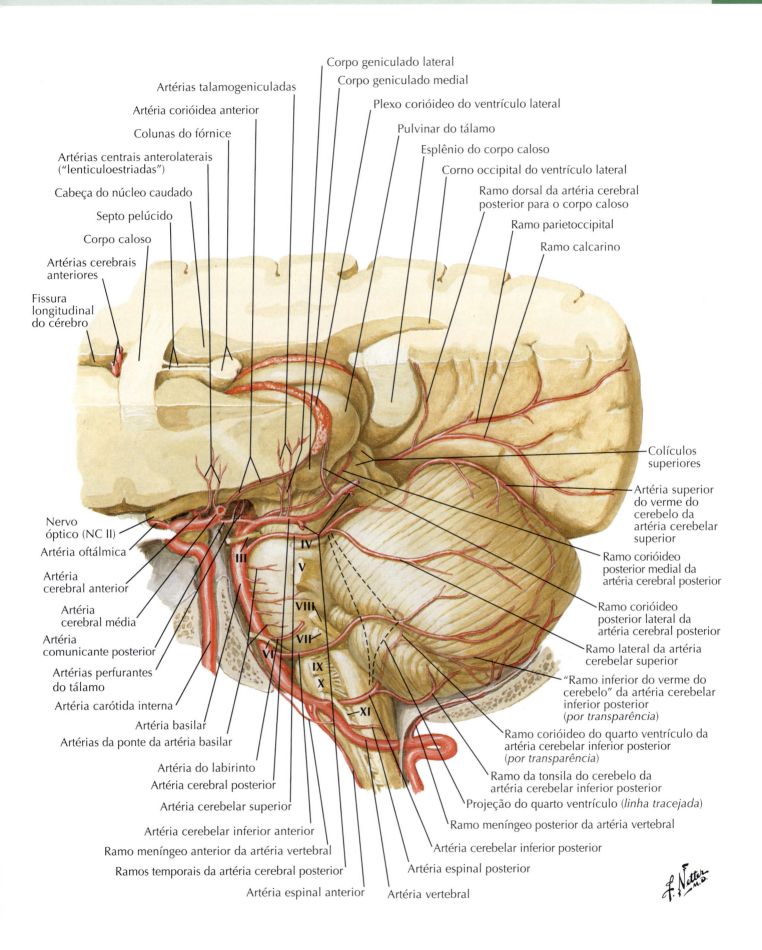

Vascularização do Encéfalo — Prancha 170

Veias da Fossa Posterior do Crânio

Ver também **Prancha 173**

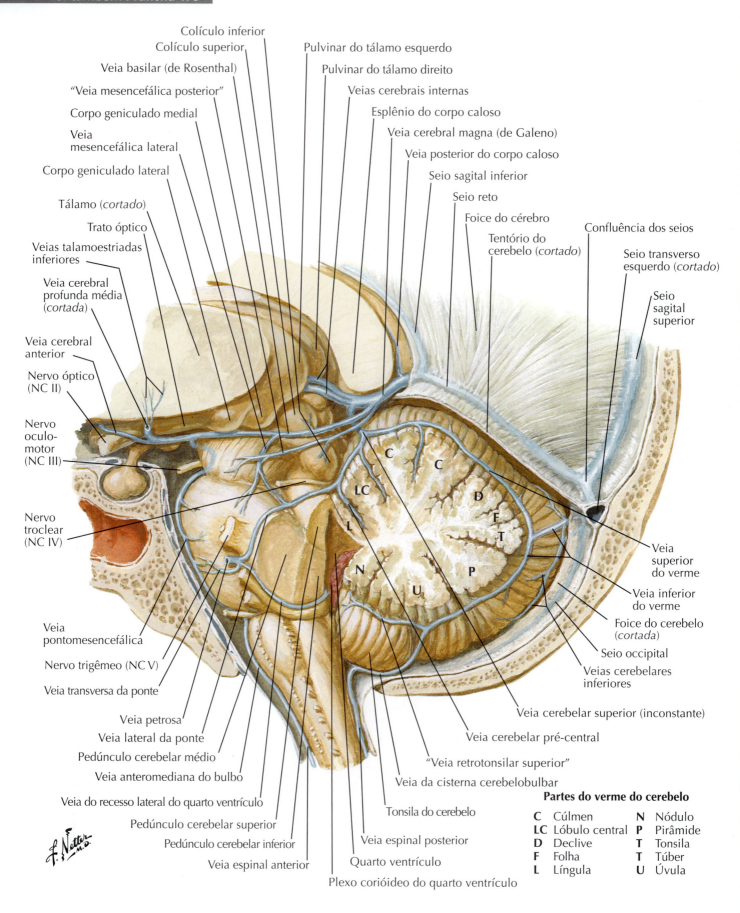

Partes do verme do cerebelo

C	Cúlmen	**N**	Nódulo
LC	Lóbulo central	**P**	Pirâmide
D	Declive	**T**	Tonsila
F	Folha	**T**	Túber
L	Língula	**U**	Úvula

Prancha 171 — Vascularização do Encéfalo

Veias Profundas do Encéfalo

Para as veias superficiais do encéfalo ver também **Pranchas 138, 173**

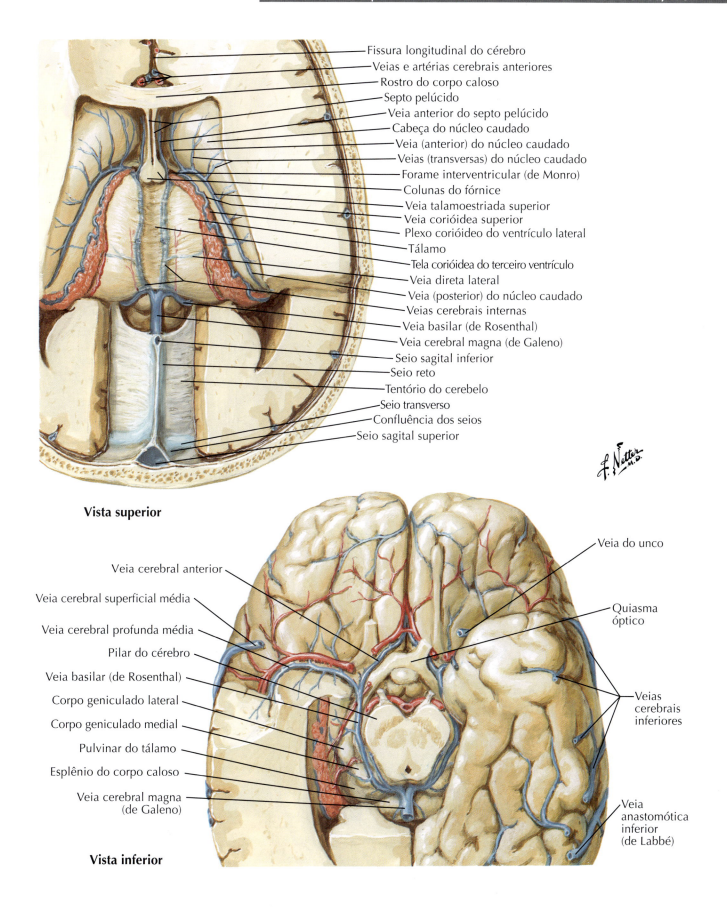

Vascularização do Encéfalo — Prancha 172

Veias Subependimárias do Encéfalo

Ver também Prancha 171

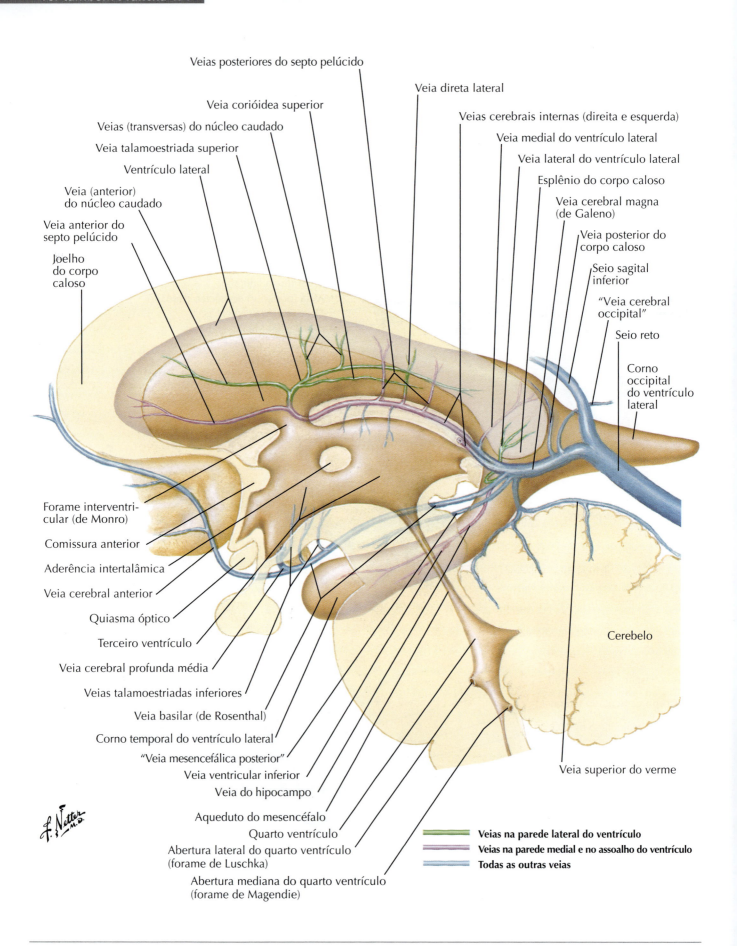

Prancha 173 — Vascularização do Encéfalo

Hipotálamo e Hipófise

Ver também Prancha 133

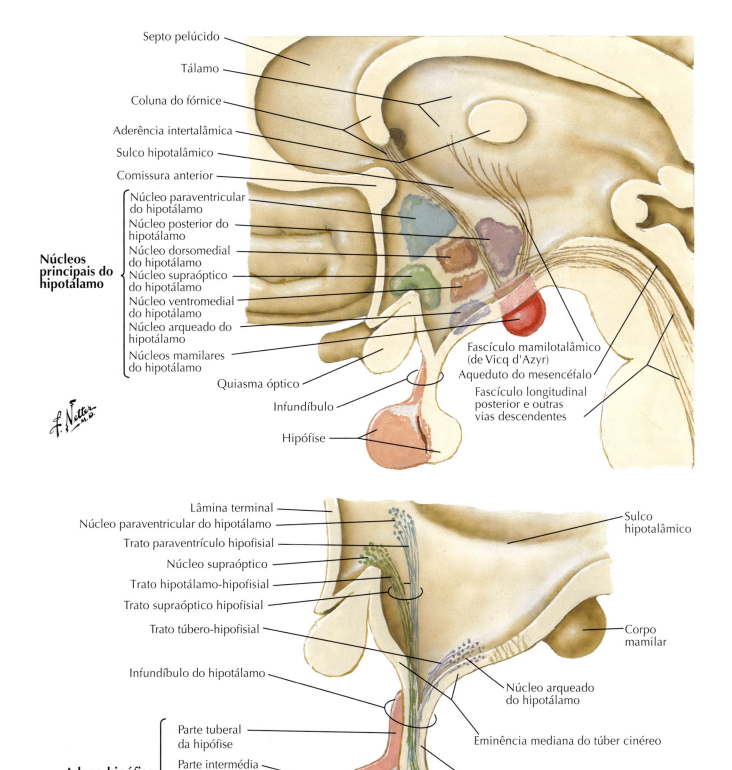

Vascularização do Encéfalo

Prancha 174

Vascularização do Hipotálamo e da Hipófise

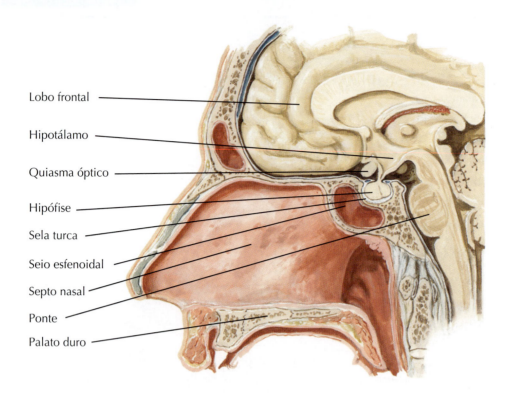

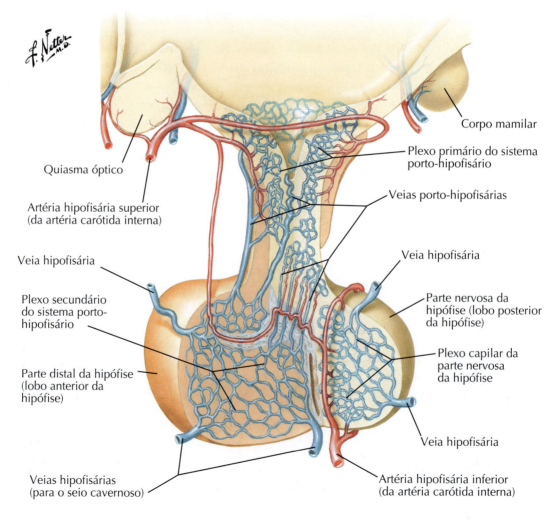

Prancha 175 — Vascularização do Encéfalo

Imagens da Cabeça (VRM e ARM)

Ver também **Pranchas BP 31**

Arteriografia por ressonância magnética (ARM) no nível do círculo arterial do cérebro (de Willis) (imagem 3D *time-of-flight* sem contraste)

- Parte pós-comunicante da artéria cerebral anterior (segmento A2)
- Artéria cerebral média (segmentos M2)
- Artéria comunicante anterior
- Artéria carótida interna
- Artéria cerebelar superior
- Artéria basilar
- Parte pré-comunicante da artéria cerebral anterior (segmento A1)
- Artéria cerebral média (segmento M1)
- Artéria comunicante posterior
- Artéria cerebral posterior
- Artéria cerebelar inferior anterior

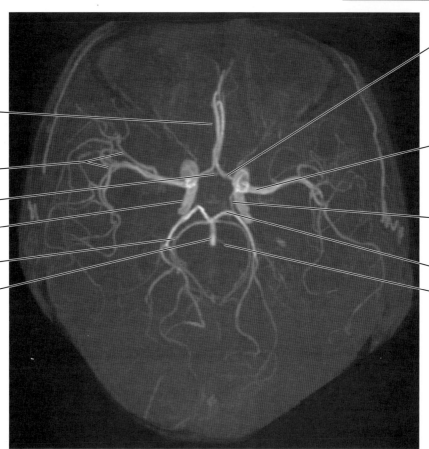

Venografia por ressonância magnética (VRM) (imagem 2D *time-of-flight* sem contraste)

- Veia cerebral superior
- Seio sagital superior
- Veia cerebral interna
- Veia cerebral magna (de Galeno)
- Seio reto
- Confluência dos seios
- Seio transverso
- Seio sigmóideo
- Veia jugular interna

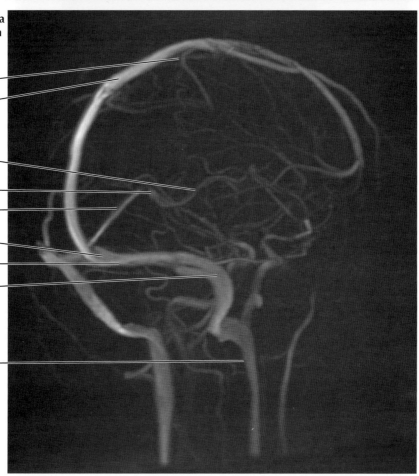

Imagens Regionais

Prancha 176

Imagens da Cabeça (RM)

Ver também **Prancha BP 32**

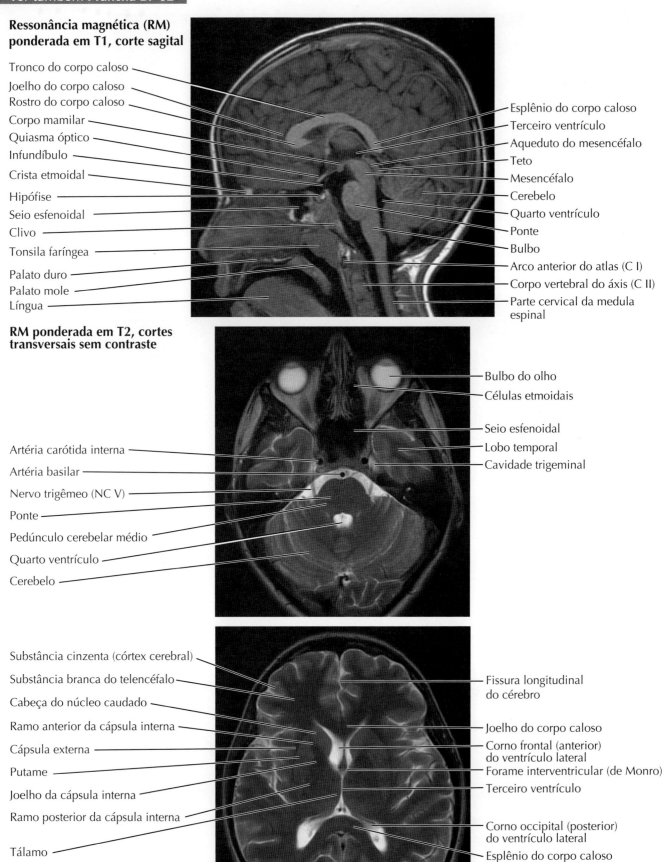

Prancha 177 — Imagens Regionais

Estruturas de Alto* Significado Clínico

2

ESTRUTURAS ANATÔMICAS	COMENTÁRIO CLÍNICO	NÚMEROS DAS PRANCHAS
Sistema nervoso e órgãos dos sentidos		
Nervo acessório (NC XI)	Biopsia de linfonodo no trígono cervical posterior pode causar lesão iatrogênica do NC XI	56
Plexo cervical	Bloqueios do plexo cervical são realizados para procedimentos no pescoço	56, 57
Nervo trigêmeo (NC V)	Ramos do NC V são anestesiados para procedimentos na face ou parte anterior do couro cabeludo; a compressão do nervo pode resultar em uma condição dolorosa conhecida como neuralgia do trigêmeo	60, 149
Nervo olfatório (NC I)	Um dos nervos cranianos lesionados com mais frequência; pode ocorrer avulsão da lâmina crivosa após quedas, resultando em anosmia	64, 146
Nervo facial (NC VII)	Paralisia do nervo facial unilateral idiopática (paralisia de Bell) pode resultar em incapacidade de movimentar as pálpebras ("fechar o olho") e, em consequência, ocorre ressecamento da córnea ipsilateral	71
Nervo laríngeo recorrente	Pode ser comprimido ou lesionado por procedimentos no pescoço (p. ex., tireoidectomia), aneurisma de arco da aorta ou câncer de pulmão, produzindo rouquidão; identificado pelo ligamento suspensor (posterior) da tireoide e/ou artéria tireóidea inferior e/ou sulco traqueoesofágico	104, 105
Nervo oculomotor (NC III), nervo troclear (NC IV) e nervo abducente (NC VI)	Trombose de seio cavernoso pode resultar em disfunção dos músculos extrínsecos do bulbo do olho causada por compressão de um, dois ou dos três nervos; o nervo abducente é o afetado mais com mais frequência	131
Colículo superior e aqueduto do mesencéfalo	O tumor do mesencéfalo pode resultar em compressão do aqueduto do mesencéfalo, com resultante hidrocefalia	136
Nervo óptico (NC II)	Massa na hipófise pode causar compressão no quiasma óptico e hemianopsia bitemporal resultante; as radiações ópticas (alça de Meyer) podem ser afetadas por tumores do lobo temporal; um dos primeiros sinais de aneurisma da artéria oftálmica é a perda visual decorrente de compressão do nervo óptico sobrejacente	147, 167
Fóvea central	Local de maior densidade de cones na retina, tornando esta parte da mácula lútea o local de maior acuidade visual e melhor visão de cores	116
Utrículo e sáculo	Localização dos cristais de carbonato de cálcio conhecidos como otocônios; o acúmulo de otocônios nos canais semicirculares é a causa mais comum de vertigem e é conhecida como vertigem posicional paroxística benigna (VPPB)	124, 125
Lente	A degeneração e a opacificação, conhecidas como catarata, podem levar à perda progressiva da visão	116
Septo orbital	Infecções anteriores a esta estrutura são denominadas celulite pré-septal/periorbital e são mais leves do que as infecções que se estendem posteriormente a ele, conhecidas como celulite orbital	110
Segmento anterior do bulbo do olho	O corpo ciliar produz o humor aquoso, que flui através da íris para a câmara anterior do bulbo do olho e drena através do seio da esclera; o deslocamento anterior do da lente pode obstruir o fluxo do humor aquoso e causar elevação da pressão intraocular, condição dolorosa e com risco à visão, conhecida como glaucoma agudo de ângulo fechado	117, 119
Membrana timpânica	Visualizada com otoscópio; o abaulamento indica infecção da orelha média com efusão; ruptura e otorreia podem ocorrer em infecção grave; tubos de timpanostomia (tubos T) podem ser colocados em crianças com infecções efusivas recorrentes	122
Meato acústico externo	Pode ficar infectado ou inflamado em crianças, uma condição conhecida como otite externa; pode ser diagnosticada com a técnica de puxar a aurícula (pavilhão)	121
Sistema esquelético		
Órbita	A maioria dos traumatismos faciais envolve a órbita; as fraturas traumáticas podem ocorrer na margem ou nas paredes; uma fratura por "explosão" envolve a parede inferior e pode lesionar o músculo reto inferior e/ou o nervo infraorbitário; as fraturas da margem afetam os contornos da margem orbital e ocorrem nas fraturas zigomaticomaxilares	25, 69

Estruturas de Alto Significado Clínico

Tabela 2.1

Estruturas de Alto* Significado Clínico

ESTRUTURAS ANATÔMICAS	COMENTÁRIO CLÍNICO	NÚMEROS DAS PRANCHAS
Sistema esquelético (*continuação*)		
Ptério	Interseção dos ossos frontal, parietal, temporal e esfenoide; região fina e fraca do crânio que é suscetível a fraturas; ramo frontal da artéria meníngea média situa-se imediatamente profundamente a esta região e pode ser lesionado.	27
Astério	Ponto de referência anatômico na extremidade posterior da sutura parietotemporal, usado em abordagens neurocirúrgicas laterais à fossa posterior do crânio	27
Articulação temporomandibular	Disfunções temporomandibulares são uma fonte comum de dor e disfunção articular; a substituição articular não apresenta bons resultados até o momento; luxações/subluxações podem ser reduzidas via fossa retromolar	42
Suturas cranianas	A fusão prematura pode resultar em deformidade do crânio conhecida como craniossinostose; a sutura sagital é a afetada com mais frequência.	26, 35
Vértebras cervicais	Alterações degenerativas causam o estreitamento dos forames intervertebrais que podem causar radiculopatia cervical; as vértebras C I–C IV e C V–C VII são áreas comuns de patologia para crianças e adultos, respectivamente; a hiperextensão do pescoço por desaceleração abrupta pode causar fraturas bilaterais do pedículo no eixo (vértebra C II), conhecidas como fratura do enforcado; a hiperflexão pode causar fratura vertebral da cunha anterior; cargas axiais podem causar fratura por "explosão"; as fraturas do eixo do dente (odontoide) podem ocorrer tanto com extensão quanto com flexão forçadas; todas as fraturas são classificadas como "estáveis" ou "instáveis" dependendo se a integridade estrutural da coluna cervical foi suficientemente rompida para permitir a compressão da medula espinal	43–45
Cartilagens laríngeas	As cartilagens tireóidea e cricóidea são pontos de referência anatômicos palpáveis da região cervical anterior usados para cricotireotomia e traqueostomia e a pressão cricoide durante a intubação das vias respiratórias.	103, 106
Hioide	Ponto de referência anatômico da região cervical anterior palpável no nível da vértebra C III, que pode ser fraturado durante atividades esportivas, comprometendo a deglutição e a fala; fraturas também podem indicar estrangulamento	54
Ossículos da audição	Condições patológicas envolvendo ossículos (p. ex., otosclerose) podem causar perda auditiva condutiva	121, 122
Sistema muscular		
Músculos da face ("expressão facial")	Usados para avaliar a função do nervo facial (NC VII) durante exame de nervo craniano; podem se tornar enfraquecidos ou paralisados com a disfunção do NC VII (p. ex., paralisia de Bell); comumente alvo de injeções de toxina botulínica para estética (rugas), dor de cabeça e ranger de dentes	48, 150
Músculo esternocleidomastóideo	Ponto de referência anatômico importante que divide o pescoço em trígonos cervicais anterior e posterior; palpado para identificar o "ponto nervoso no pescoço" para administração de anestesia para o plexo cervical e também usado como ponto de referência anatômico para inserção de cateteres venosos centrais; em crianças, o encurtamento anormal ou fibrose do músculo esternocleidomastóideo resulta em inclinação da cabeça, uma condição conhecida como torcicolo	56
Músculos esternocleido-mastóideo e trapézio	Usados para avaliar a função do nervo acessório (NC XI) durante exame de nervo craniano	56, 154
Músculos da mastigação	Usados para avaliar a função do nervo trigêmeo (NC V) durante exame de nervo craniano; o masseter está envolvido no ranger dos dentes e dores de cabeça associadas, que podem ser tratados com injeção de toxina botulínica	72, 73
Músculos levantador do véu palatino e da úvula	Usados para avaliar a função do nervo vago (NC X) durante exame de nervo craniano; desvio contralateral da úvula palatina durante sua elevação indica disfunção do NC X	85
Músculo genioglosso	Usado para avaliar a função do nervo hipoglosso (NC XII) durante exame de nervo craniano; desvio da língua para o lado da lesão, quando protraída, indica uma lesão do NC XII	88, 155

Tabela 2.2

Estruturas de Alto* Significado Clínico 2

ESTRUTURAS ANATÔMICAS	COMENTÁRIO CLÍNICO	NÚMEROS DAS PRANCHAS
Músculo estiloglosso	O movimento posterossuperior cobre o ádito da laringe, protegendo as pregas vocais e as vias respiratórias, o que é especialmente crucial se a epiglote tiver sido removida cirurgicamente devido a malignidade	88, 95, 96
Músculo estapédio	Menor músculo esquelético do corpo, regula o movimento do estribo para controlar a amplitude do som	123
Músculos levantador da pálpebra superior e tarsal superior	Músculos responsáveis pela elevação da pálpebra; a ptose indica alteração patológica no nervo oculomotor (NC III) ou fibras simpáticas (se apenas o músculo tarsal superior for afetado)	110, 112
Músculos extrínsecos do bulbo do olho	Usados para avaliar a função dos nervos oculomotor (NC III), troclear (NC IV) e abducente (NC VI) durante exame de nervo craniano; anormalidades no tônus resultam em movimentos oculares desconjugados, uma condição conhecida como estrabismo	112, 114
Músculo dilatador da pupila	Importante na avaliação da função simpática na cabeça; a ausência de dilatação indica interrupção na condução do impulso nervoso simpático (p. ex., síndrome de Horner)	117, 148
Músculo esfíncter da pupila	Envolvido no reflexo luminoso pupilar e reflexo de acomodação	117, 148
Rafe pterigomandibular	Ponto de referência anatômico intraoral importante para bloqueios do nervo alveolar inferior para anestesiar os dentes da mandíbula	96, 97–99
Modíolo do ângulo do olho	Uma interseção fibrosa dos músculos faciais, aproximadamente 1 cm lateral ao ângulo da boca; ponto de referência anatômico importante ao se avaliar a reconstrução de músculos faciais lesionados associados à região oral	48
Fossa retromolar	Ponto de referência anatômico de importância clínica para redução de luxações das articulações temporomandibulares; os nervos bucal e lingual passam pela fossa retromolar e podem ser comprometidos na cirurgia de implante de dentes molares	39

Sistema circulatório

Veias jugulares externa e interna direitas	Examinadas para avaliar a pressão atrial direita, estimada como altura do pulso jugular acima do ângulo do esterno (em centímetros) mais 5; a veia jugular interna direita é preferida por estar alinhada com a veia cava superior	50
Veia jugular interna	A trombose pode ocorrer secundária à extensão local de inflamação de uma faringite grave, uma condição conhecida como síndrome de Lemierre	50
Veia jugular interna e veia subclávia	Usadas para obter acesso venoso via introdução de cateter venoso central	50, 100
Artéria tireóidea inferior	Em risco durante tireoidectomia; deve ser preservada para manter o suprimento sanguíneo para as glândulas paratireoides; identificada por sua forma de alça redundante e é um marco anatômico para identificar o nervo laríngeo recorrente	57, 104
Artéria carótida comum	Palpada no pescoço para avaliar o pulso carótico; bifurcação tipicamente no nível da vértebra C IV	58, 165
Artéria carótida interna	Local comum de aterosclerose, que pode ser tratado com a colocação de um *stent* ou endarterectomia para prevenção de um acidente vascular; o seio carótico é sensível a mudanças no volume sanguíneo circulante e pode ser massageado para induzir reação vagal; a artéria carótida interna não tem ramificações no pescoço; classificada anatomicamente em quatro partes: C1, cervical; C2, petrosa; C3, cavernosa; e C4, cerebral.	163, 164
Artérias etmoidal anterior, esfenopalatina e facial	Local de anastomose dos ramos desses vasos no vestíbulo nasal, conhecido como plexo de Kiesselbach ou área de Little, é local comum de sangramentos nasais anteriores (epistaxe); lesão da artéria esfenopalatina causa sangramentos nasais posteriores	65
Plexo (venoso) pterigóideo	Via comum de disseminação de infecção devido a conexões entre face, órbita e seios da dura-máter (venosos) veias sem válvulas possibilitam o fluxo retrógrado	100, 115
Artéria oftálmica	Fonte primária de sangue para a retina; pode ocorrer cegueira se houver oclusão da artéria	115, 119
Artérias do couro cabeludo	As lacerações do couro cabeludo sangram profusamente devido ao rico suprimento sanguíneo	24, 127

Estruturas de Alto Significado Clínico Tabela 2.3

Estruturas de Alto* Significado Clínico

ESTRUTURAS ANATÔMICAS	COMENTÁRIO CLÍNICO	NÚMEROS DAS PRANCHAS
Sistema circulatório (continuação)		
Veias cerebrais superiores	Podem se romper em sua junção com os seios sagitais superiores, produzindo hematoma subdural	129, 130, 136
Artéria meníngea média	Traumatismo ao ptério pode romper a artéria meníngea média (ramo frontal), causando hematoma epidural	128
Seios da dura-máter (venosos)	Infecções na cabeça podem se disseminar para os seios, causando trombose do seio venoso dural; o seio cavernoso é o local mais comum	130, 131
Seio cavernoso	Fístula (anastomose) entre a artéria carótida interna e o seio cavernoso pode existir, principalmente após traumatismo	131, 167
Seio carótico	Comprimido durante massagem do seio carótico, que pode resultar em bradicardia e/ou hipertensão; hipersensibilidade do seio carótico, mais comum em idosos, pode causar síncope	157
Círculo arterial do cérebro (de Willis)	Local comum de ocorrência de aneurismas e importante local de circulação cerebral colateral; a ruptura do aneurisma causa hemorragia subaracnóidea	166
Veias emissárias	Veias sem válvula, que podem transmitir infecção extracraniana para dentro do crânio e permitem uma via alternativa para drenagem quando os seios venosos da dura-máter estão obstruídos	129
Vasos linfáticos e órgãos linfáticos		
Ducto torácico	O ducto torácico pode ser lesionado durante cirurgias de pescoço e tórax devido a múltiplas e frequentes variantes; a lesão na região cervical inferior geralmente ocorre na junção das veias jugular interna esquerda e subclávia; risco aumentado durante cirurgia esofágica e colocação de linha venosa central esquerda	101, 260
Linfonodos cervicais laterais profundos superiores e inferiores	Palpados durante exame do pescoço para avaliar tamanho e formato; se coalescentes, deve-se excluir a possibilidade de neoplasia	101, 102
Tonsilas palatinas e faríngeas	As tonsilas palatinas estão normalmente envolvidas com infecções virais e bacterianas; lesões exsudativas combinadas com febre, linfadenopatia e ausência de tosse sugerem infecção estreptocócica (faringite estreptocócica); tonsilas faríngeas aumentadas (adenoides) causam ronquidão e podem cobrir a abertura da tuba auditiva (de Eustáquio), aumentando o risco de infecções da orelha média	90
Sistema respiratório		
Epiglote	Ponto de referência anatômico fundamental durante a intubação endotraqueal; infecção bacteriana ou viral (p. ex., por *Haemophilus influenzae*) pode causar epiglotite, que se manifesta por angústia respiratória, dor de garganta e voz rouca	93–95
Seios paranasais (maxilar, etmoidal, frontal e esfenoidal)	Cavidades aéreas em ossos do crânio; propensos à inflamação da túnica mucosa devido a infecção bacteriana ou viral	67, 69
Septo nasal	O desvio congênito ou adquirido pode levar à obstrução nasal, tratada com septoplastia; perfurações podem ocorrer com o uso de cocaína ou na granulomatose com poliangiite	37, 69
Sistema digestório		
Glândula parótida	Edema da glândula decorrente de infecção (p. ex., parotidite), por vírus ou bactéria, pode causar dor e comprimir os ramos do nervo facial, produzindo fraqueza na musculatura da face; as artérias carótida externa, temporal superficial e maxilar também atravessam a glândula	70, 71
Sistema endócrino		
Glândula tireoide	O aumento é conhecido como bócio; pode ser parcial ou totalmente removida em caso de neoplasia ou hipertireoidismo; durante o exame deve mover-se de forma relativamente igual bilateralmente com o hioide e as cartilagens laríngeas; uma neoplasia pode aderir parte da glândula a planos profundos e causar movimento assimétrico	103

*As seleções foram baseadas principalmente em dados clínicos e nas correlações clínicas geralmente discutidas em cursos de anatomia macroscópica.

Tabela 2.4   **Estruturas de Alto Significado Clínico**

Nervos Cranianos 2

Os nervos cranianos são tradicionalmente descritos como estruturas semelhantes a árvores que emergem do cérebro e se ramificam perifericamente. Esta direção corresponde ao sentido em que os potenciais de ação viajam nas fibras eferentes dos nervos. Deve ser lembrado que os potenciais de ação viajam na direção oposta nas fibras aferentes dentro desses nervos.

NERVO	ORIGEM	CURSO	RAMOS	MOTOR	SENSITIVO
Nervo olfatório (NC I)	Bulbo olfatório	Neurônios da túnica mucosa olfatória enviam aproximadamente 20 feixes de axônios através da lâmina cribriforme para fazer sinapse em neurônios do bulbo olfatório			Aferente visceral especial (SVA) (olfato): epitélio olfatório
Nervo óptico (NC II)	Quiasma óptico	Os axônios dos neurônios do gânglio da retina saem da órbita através do canal óptico para entrar na cavidade craniana			Aferente somático especial (SSA) (visão): parte óptica da retina
Nervo oculomotor (NC III)	Fossa interpeduncular do mesencéfalo	Sai do mesencéfalo para a fossa posterior do crânio e depois para a fossa média do crânio; atravessa o seio cavernoso para entrar na órbita via fissura orbital superior	Ramos superior e inferior	Eferente somático geral (GSE): músculos retos medial, superior e inferior, músculos oblíquos inferiores e levantador da pálpebra superior Eferente visceral geral (GVE): gânglio ciliar	
Nervo troclear (NC IV)	Face posterior do mesencéfalo	Sai dorsalmente do mesencéfalo, seguindo lateralmente ao pedúnculo cerebral até a face anterior do tronco encefálico; segue a margem medial do tentório do cerebelo para entrar na fossa média do crânio; atravessa o seio cavernoso para entrar na órbita via fissura orbitária superior		GSE: músculos oblíquos superiores	
Nervo trigêmeo (NC V)	Raízes motoras e sensitivas (originárias da ponte)	Sai da ponte anterolateral para a fossa posterior do crânio; grandes raízes sensitivas e pequenas raízes motoras entram na fossa média do crânio; a raiz sensitiva forma o gânglio trigeminal, que dá origem aos nervos oftálmico, maxilar e mandibular; a raiz motora passa profundamente ao gânglio e contribui apenas para o nervo mandibular	Nervos oftálmico, maxilar e mandibular	Eferente visceral especial (SVE): ver ramos	Aferente somático geral (GSA): ver ramos
Nervo oftálmico (NC V$_1$)	Nervo trigêmeo	Sai da margem anterior do gânglio trigeminal e atravessa o seio cavernoso para deixar o crânio através da fissura orbital superior para a órbita	Nervos lacrimal, frontal e nasociliar, ramo meníngeo		GSA: fronte, pálpebra superior, conjuntiva
Nervo maxilar (NC V$_2$)	Nervo trigêmeo	Sai do gânglio trigeminal, passa pelo forame redondo até a fossa pterigopalatina e entra na órbita pela fissura orbital inferior	Nervos nasopalatino, faríngeo, palatino, zigomático, alveolar superior posterior e infraorbital, ramos nasal superior posterior e meníngeo		GSA: terço médio da face, cavidade nasal, seios paranasais, palato, dentes superiores
Nervo mandibular (NC V$_3$)	Nervo trigêmeo	Sai do gânglio trigeminal inferiormente, deixa o crânio através do forame oval e entra na fossa infratemporal	Nervos temporal profundo, bucal, auriculotemporal, lingual e alveolar inferior, ramo meníngeo	SVE: músculos da mastigação, músculo milo-hióideo e digástrico (ventre anterior), tensor do tímpano, tensor do véu palatino	GSA: dentes mandibulares, região anterior da língua, assoalho da cavidade oral, articulação temporomandibular

Nervos Cranianos Tabela 2.5

Nervos Cranianos

NERVO	ORIGEM	CURSO	RAMOS	MOTOR	SENSITIVO
Nervo abducente (NC VI)	Sulco medulopontino (medial ao NC VII)	Sai entre a ponte e o bulbo perto da linha média, perfura a dura-máter no clivo e sulcos na parte petrosa do temporal para acessar a fossa média do crânio; atravessa o seio cavernoso para entrar na órbita através da fissura orbital superior		GSE: músculo reto lateral	
Nervo facial (NC VII)	Raiz motora e nervo intermédio (raiz sensitiva)	Sai lateralmente entre a ponte e o bulbo como uma raiz motora maior e um nervo intermédio menor (transportando fibras SVA, GVE e GSA); ambas as raízes atravessam o meato acústico interno para entrar no canal facial, no qual ocorre uma curva acentuada (joelho) logo antes do gânglio geniculado (facial); nervo facial emite vários ramos dentro do canal do nervo facial, antes de sair pelo forame estilomastóideo e formar ramos terminais dentro da glândula parótida	Nervos petroso maior e auricular posterior, corda do tímpano e ramos temporal, zigomático, bucal, marginal da mandíbula e cervical	SVE: músculos da expressão facial (incluindo músculos epicranianos e platisma), digástrico (ventre posterior) e músculos estilo-hióideo e estapédio GVE: gânglios pterigopalatino e submandibular	SVA (paladar): região anterior da língua e palato GSA: parte da orelha externa
Nervo vestibulococlear (NC VIII)	Sulco medulopontino (lateral ao NC VII)	Sai do tronco encefálico entre a ponte e o bulbo, perto do pedúnculo cerebelar inferior e se divide em dois ramos ao atravessar a fossa posterior do crânio	Nervos vestibular e coclear		SSA: orelha interna (ver ramos)
Nervo coclear	Nervo vestibulococlear	Contém processos de células ganglionares cocleares; passa pelo meato acústico interno para dentro da orelha interna			SSA (audição): órgão espiral do ducto coclear
Nervo vestibular	Nervo vestibulococlear	Contém processos de células ganglionares vestibulares; passa pelo meato acústico interno para dentro da orelha interna	Ramos superiores e inferiores		SSA (equilíbrio e movimento): máculas e cristas ampulares do labirinto vestibular
Nervo glossofaríngeo (NC IX)	Sulco retrolivar do bulbo	Emerge da parte superior do bulbo entre a oliva e o pedúnculo cerebral inferior e sai do crânio atravessando o forame jugular com os nervos vago e acessório; gânglios superior e inferior para os componentes aferentes do NC IX estão localizados logo abaixo do forame jugular; passa inferiormente, inervando e seguindo o músculo estilofaríngeo, finalmente enviando um ramo para a cavidade oral posterior que passa profundamente ao músculo hioglosso e um ramo que entra na faringe passando entre os músculos constritores superior e médio da faringe	Nervo timpânico	SVE: músculo estilofaríngeo GVE: gânglio ótico	SVA (paladar): região posterior da língua Aferente visceral geral (GVA): glomo e seio caróticos GSA: região posterior da língua, parte oral da faringe e orelha média

Tabela 2.6   **Nervos Cranianos**

Nervos Cranianos 2

NERVO	ORIGEM	CURSO	RAMOS	MOTOR	SENSITIVO
Nervo vago (NC X)	Sulco retrolivar do bulbo (entre o NC IX e as raízes cranianas do NC XI)	Sai do sulco retrolivar do bulbo para atravessar o forame jugular com nervos acessório e glossofaríngeo; inicialmente corre entre a artéria carótida interna e a veia jugular interna; os trajetos dos nervos vago direito e esquerdo diferem, com o nervo vago direito cursando inferiormente entre a artéria e a veia subclávia, ponto em que o nervo laríngeo recorrente sobe e o nervo vago desce ao longo da traqueia e da raiz do pulmão direito, formando os plexos pulmonar e esofágico; o nervo vago esquerdo desce entre as artérias subclávia esquerda e carótida comum posteriormente à veia braquiocefálica esquerda e anteriormente ao arco aórtico, ponto no qual o nervo laríngeo recorrente esquerdo sobe posteriormente para a aorta e o restante do nervo vago desce posteriormente para a raiz do pulmão, formando os plexos pulmonar e esofágico; as fibras do nervo vago continuam no abdome via plexo esofágico e troncos vagais	Ramo faríngeo, nervos laríngeos superior e recorrente	GVE: gânglios viscerais torácico e abdominal SVE: ver ramos	GVA: arco da aorta e glomos para-aórticos SVA (paladar): epiglote, parte oral da faringe GSA: orelha externa (ver também ramos)
Ramo faríngeo do nervo vago	Nervo vago	Passa entre as artérias carótidas, superficialmente ao músculo constritor médio da faringe		SVE: músculos constritores da faringe; palatoglosso, palatofaríngeo e salpingofaríngeo e levantador do véu palatino	
Nervo laríngeo superior	Nervo vago	Sai do gânglio inferior, passando inferior e medialmente profundamente à artéria carótida interna, dividindo-se em ramo externo (motor) e ramo interno (sensitivo) que perfura a membrana tíreo-hióidea	Ramos internos e externos	SVE: músculo cricotireóideo	GSA: parte superior da laringe
Nervo laríngeo recorrente	Nervo vago	No lado direito, origina-se anteriormente à artéria subclávia e faz uma espiral para correr superior e posteriormente às artérias carótida comum e tireóidea inferior, lateralmente à traqueia; no lado esquerdo, origina-se inferiormente ao arco da aorta, passando posteriormente ao arco e lateralmente ao ligamento arterial para ascender superiormente lateralmente à traqueia; ambos os nervos direito e esquerdo entram na laringe na junção do esôfago e músculo constritor inferior da faringe		SVE: músculos intrínsecos da laringe (exceto cricotireóideo), músculo estriado do esôfago	GSA: parte inferior da laringe

Nervos Cranianos   Tabela 2.7

Nervos Cranianos

NERVO	ORIGEM	CURSO	RAMOS	MOTOR	SENSITIVO
Nervo acessório (NC XI)	Raízes cranianas e espinais	As raízes espinais dos segmentos C1–C5 da medula espinal sobem e entram no crânio através do forame magno, onde cursam com a raiz craniana originando-se do sulco retrolivar do bulbo; o nervo acessório sai do crânio pelo forame jugular; passa inferior e posteriormente no terço superior do músculo esternocleidomastóideo e depois inferiormente, cruzando o trígono cervical lateral para entrar no músculo trapézio; o ramo comunicante vagal une-se ao nervo vago no forame jugular para inervar a laringe, o palato e os músculos da faringe	Nervo acessório, ramo comunicante vagal	GSE: músculos trapézio e esternocleidomastóideo	
Nervo hipoglosso (NC XII)	Radículas do nervo hipoglosso e ramo comunicante com o nervo hipoglosso do nervo espinal C1	As radículas do sulco anterolateral do bulbo saem do crânio através do canal do nervo hipoglosso e passam inferior e anteriormente entre os nervos vago e acessório até a margem inferior do ventre posterior do músculo digástrico, finalmente entrando na cavidade oral, passando entre os músculos milo-hióideo e hioglosso	Ramos linguais e ramos transportando fibras do nervo espinal C1 (ramos tíreo-hióideo e gênio-hióideo e raiz superior da alça cervical)	GSE: músculos intrínsecos da língua e músculos genioglosso, hioglosso e estiloglosso C1: músculos tíreo-hióideo, gênio-hióideo e omo-hióideo (ventre superior)	

Tabela 2.8

Ramos do Plexo Cervical

As raízes do plexo cervical são os ramos anteriores dos nervos espinais C1–C4.

NERVO	ORIGEM	CURSO	RAMOS	MOTOR	SENSITIVO CUTÂNEO
Ramo comunicante com o nervo hipoglosso	Ramo anterior do nervo espinal C1	Emerge e adere brevemente ao nervo hipoglosso; raiz superior da alça cervical sai imediatamente posterior ao corno maior do hioide e desce ao longo da bainha carótica, onde se junta à raiz inferior no nível C4–C5	Raiz superior da alça cervical, ramos tíreo-hióideo e gênio-hióideo do nervo hipoglosso	Músculos omo-hióideo (ventre superior), tíreo-hióideo e gênio-hióideo	
Raiz inferior da alça cervical	Ramos anteriores dos nervos espinais C2–C3	Desce ao longo da bainha carótica anterolateral, unindo-se à raiz superior no nível C4–C5	Ramos infra-hióideos	Músculos omo-hióideo (ventre inferior), esterno-hióideo e esternotireóideo	
Ramos musculares do plexo cervical	Ramos anteriores dos nervos espinais C1–C4	Três alças se formam ao longo das vértebras C I–C IV que correm lateralmente entre os músculos levantador da escápula e escaleno médio, profundamente ao músculo esternocleidomastóideo		Músculos reto anterior e lateral da cabeça, longo da cabeça e longo do pescoço; escalenos anterior, médio e posterior; levantador da escápula	
Nervo frênico	Ramos anteriores dos nervos espinais C3–C5	Desce no músculo escaleno anterior profundamente ao ventre inferior do músculo omo-hióideo e atravessa os vasos cervicais e supraescapulares; entra no tórax entre veia e artéria subclávias, passando anteriormente à raiz do pulmão e ao longo da margem lateral do pericárdio para perfurar o diafragma		Diafragma	
Nervo occipital menor	Ramo anterior do nervo espinal C2	Formado no trígono cervical posterior profundamente ao músculo esternocleidomastóideo, ascendendo ao longo de sua margem posterior; perfura a fáscia profunda no processo mastoide, ascendendo posteriormente à orelha			Regiões temporal, auricular e mastóidea
Nervo auricular magno	Ramos anteriores dos nervos espinais C2–C3	Formado no trígono cervical posterior profundamente ao músculo esternocleidomastóideo, ascendendo obliquamente entre esse músculo e o platisma	Ramos anterior e posterior		Regiões parotideo-massetérica, auricular e mastóidea
Nervo cervical transverso	Ramos anteriores dos nervos espinais C2–C3	Formado no trígono cervical posterior profundamente ao músculo esternocleidomastóideo, corre superficial a esse músculo, passando profundamente à veia jugular externa	Ramos superiores e inferiores		Regiões cervicais anterior e lateral
Nervo supraclavicular	Ramos anteriores dos nervos espinais C3–C4	Formado no trígono cervical posterior, profundamente ao terço médio do músculo esternocleidomastóideo, passa lateralmente à veia jugular externa e desce logo abaixo da clavícula	Nervos supraclaviculares medial, intermédio e lateral		Regiões clavicular e infraclavicular

Ramos do Plexo Cervical — Tabela 2.9

Músculos

MÚSCULOS	GRUPO MUSCULAR	INSERÇÃO PROXIMAL (PONTO FIXO)	INSERÇÃO DISTAL (PONTO MÓVEL)	INERVAÇÃO	SUPRIMENTO SANGUÍNEO	AÇÕES PRINCIPAIS
Músculo abaixador do ângulo da boca	Expressão facial	Linha oblíqua da mandíbula	Modíolo do ângulo da boca	Ramos marginal da mandíbula e bucal do nervo facial	Artéria labial inferior	Abaixa o ângulo da boca
Músculo abaixador do lábio inferior	Expressão facial	Face externa da mandíbula entre a sínfise e o forame mental	Pele do lábio inferior	Ramos marginal da mandíbula do nervo facial	Artéria labial inferior	Abaixa o lábio inferior e o desvia lateralmente
Músculo abaixador do septo nasal	Expressão facial	Fossa incisiva da maxila	Septo nasal e parte posterior da asa do nariz	Ramos zigomático e bucal do nervo facial	Artéria labial superior	Estreita a narina e desvia o septo nasal para baixo
Músculo aritenóideo oblíquo	Laríngeo	Cartilagem aritenóidea	Cartilagem aritenóidea oposta	Nervo laríngeo recorrente	Artérias tireóideas superior e inferior	Fecha a parte intercartilagínea da rima da glote
Músculo aritenóideo transverso	Laríngeo	Cartilagem aritenóidea	Cartilagem aritenóidea do lado oposto	Nervo laríngeo recorrente	Artérias tireóideas superior e inferior	Fecha a parte intercartilagínea da rima da glote
Músculo auricular anterior	Expressão facial (orelha externa)	Fáscia temporal, aponeurose epicrânica	Parte anterior da face medial da hélice da orelha	Ramos temporais do nervo facial	Artérias auricular posterior e temporal superficial	Eleva e desvia a orelha para frente
Músculo auricular posterior	Expressão facial (orelha externa)	Processo mastoide	Parte inferior da face medial da concha da orelha	Nervo auricular posterior (ramo do nervo facial)	Artérias auricular posterior e temporal superficial	Retrai e eleva a orelha
Músculo auricular superior	Expressão facial (orelha externa)	Fáscia temporal, aponeurose epicrânica	Parte superior da face medial da orelha	Ramos temporais do nervo facial	Artérias auricular posterior e temporal superficial	Retrai e eleva a orelha
Músculo bucinador	Expressão facial	Partes posteriores dos processos alveolares da maxila e da mandíbula, margem anterior da rafe pterigomandibular	Modíolo do ângulo da boca	Ramos bucais do nervo facial	Artérias facial e maxilar	Comprime as bochechas
Músculo ciliar	Intrínseco do bulbo do olho (músculo liso)	Esporão da esclera	Coroide	Nervos ciliares curtos (fibras parassimpáticas do gânglio ciliar)	Artéria oftálmica	Contrai o corpo ciliar e aumenta a curvatura da lente (acomodação)
Músculo constritor inferior da faringe	Constritor (circular) da faringe	Linha oblíqua da cartilagem tireóidea e na cartilagem cricóidea	Rafe (mediana) da faringe	Nervo vago (via plexo faríngeo)	Artérias faríngea ascendente e tireóidea superior	Promove a constrição da faringe durante a deglutição
Músculo constritor médio da faringe	Constritor (circular) da faringe	Ligamento estilo-hióideo e cornos do hioide	Rafe (mediana) da faringe	Nervo vago (via plexo faríngeo)	Artéria faríngea ascendente, artéria palatina ascendente e ramo tonsilar da artéria facial; ramos dorsais da língua da artéria lingual	Promove a constrição da faringe durante a deglutição
Músculo constritor superior da faringe	Constritor (circular) da faringe	Hâmulo pterigóideo; rafe pterigomandibular, linha milo-hióidea da mandíbula	Rafe (mediana) da faringe	Nervo vago (via plexo faríngeo)	Artéria faríngea ascendente, artéria palatina ascendente e ramo tonsilar da artéria facial, ramos dorsais da língua da artéria lingual	Constrição da parede da faringe durante a deglutição
Músculo corrugador do supercílio	Expressão facial	Parte medial da margem supraorbital	Pele da metade medial do supercílio	Ramos temporais do nervo facial	Artéria temporal superficial	Direciona o supercílio inferior e medialmente, provocando rugas frontais
Músculo cricoaritenóideo lateral	Laríngeo	Arco da cartilagem cricóidea	Processo muscular da cartilagem aritenóidea	Nervo laríngeo recorrente	Artérias tireóideas superior e inferior	Aduz as pregas vocais
Músculo cricoaritenóideo posterior	Laríngeo	Face posterior da lâmina da cartilagem cricóidea	Processo muscular da cartilagem aritenóidea	Nervo laríngeo recorrente	Artérias tireóideas superior e inferior	Abduz as pregas vocais
Músculo cricotireóideo	Laríngeo	Arco da cartilagem cricóidea	Margem inferior da lâmina e corno inferior da cartilagem tireóidea	Ramo externo do nervo laríngeo superior	Artérias tireóideas superior e inferior	Alonga e tensiona os ligamentos vocais
Músculo da úvula	Palatino	Espinha nasal posterior (do palatino), aponeurose palatina	Túnica mucosa da úvula palatina	Nervo vago (via plexo faríngeo)	Artérias palatinas ascendente e descendente	Encurta, eleva e retrai a úvula palatina

Tabela 2.10   **Músculos**

Músculos

MÚSCULOS	GRUPO MUSCULAR	INSERÇÃO PROXIMAL (PONTO FIXO)	INSERÇÃO DISTAL (PONTO MÓVEL)	INERVAÇÃO	SUPRIMENTO SANGUÍNEO	AÇÕES PRINCIPAIS
Músculo digástrico	Supra-hióideo	*Ventre anterior*: fossa digástrica da mandíbula	Tendão intermédio fixo no corpo do hioide	*Ventre anterior*: nervo alveolar inferior (ramo do nervo mandibular)	*Ventre anterior*: artéria submentual	Eleva o hioide e a base da língua; estabiliza o hioide; abre a boca pelo abaixamento da mandíbula
		Ventre posterior: incisura mastóidea do temporal		*Ventre posterior*: ramo digástrico do nervo facial	*Ventre posterior*: artérias auricular posterior e occipital	
Músculo dilatador da pupila	Intrínseco do bulbo do olho (músculo liso)	Parte irídica da retina	Margem pupilar da íris	Nervos ciliares longos (fibras simpáticas do gânglio cervical superior)	Artéria oftálmica	Dilata a pupila
Músculo escaleno anterior	Vertebral lateral	Tubérculos anteriores dos processos transversos de C III–C VI	Tubérculo do músculo escaleno anterior na 1ª costela	Ramos anteriores dos nervos espinais (C5–C8)	Artéria cervical ascendente	Eleva a 1ª costela, inclina o pescoço
Músculo escaleno médio	Vertebral lateral	Tubérculos posteriores dos processos transversos de C II–C VII	Face superior da 1ª costela (posterior ao sulco dos vasos subclávios)	Ramos anteriores dos nervos espinais (C3–C7)	Artéria cervical ascendente	Eleva a 1ª costela, inclina o pescoço
Músculo escaleno posterior	Vertebral lateral	Tubérculos posteriores dos processos transversos de C IV–C VI	Superfície externa da 2ª costela	Ramos anteriores dos nervos espinais (C5–C8)	Artéria cervical ascendente, ramo superficial da artéria cervical transversa	Eleva a 2ª costela, inclina o pescoço
Músculo esfíncter da pupila	Intrínseco do bulbo do olho (músculo liso)	Músculo liso circular da íris que contorna a pupila	Mistura-se com as fibras do músculo dilatador da pupila	Nervos ciliares curtos (fibras parassimpáticas do gânglio ciliar)	Artéria oftálmica	Faz a constrição da pupila
Músculo estapédio	Orelha média	Eminência piramidal na cavidade timpânica	Estribo	Nervo para o músculo estapédio (ramo do nervo facial)	Artérias auricular posterior, timpânica anterior e meníngea média	Traciona o estribo posteriormente, reduzindo a oscilação da membrana timpânica
Músculo esternocleido-mastóideo	Pescoço	*"Parte esternal"*: face anterior do manúbrio do esterno	Face lateral do processo mastoide; metade lateral da linha nucal superior do occipital	Nervo acessório (NC XI)	Artérias tireóidea superior, occipital, supraescapular e auricular posterior	*Bilateralmente*: flexiona a cabeça, eleva a parede torácica
		"Parte clavicular": terço medial da face superior da clavícula				*Unilateralmente*: roda a cabeça para o lado oposto
Músculo esterno-hióideo	Infra-hióideo	Face posterior do manúbrio do esterno, ligamento esternoclavicular posterior, extremidade esternal da clavícula	Parte medial da margem inferior do corpo do hioide	Alça cervical (C1–C3)	Artérias tireóidea superior e lingual	Abaixa a laringe e o hioide; estabiliza o hioide
Músculo esterno-tireóideo	Infra-hióideo	Face posterior do manúbrio do esterno, margem posterior da primeira cartilagem costal	Linha oblíqua na lâmina da cartilagem tireóidea	Alça cervical (C1–C3)	Ramo cricotireóideo da artéria tireóidea superior	Abaixa a laringe e a cartilagem tireóidea
Músculo estilo-faríngeo	Levantador (longitudinal) da faringe	Face medial do processo estiloide do temporal	Parede da faringe e margem posterior da cartilagem tireóidea	Nervo glossofaríngeo (NC IX)	Artéria faríngea ascendente; artéria palatina ascendente e ramo tonsilar da artéria facial; ramos dorsais da língua da artéria lingual	Eleva a faringe e a laringe durante a deglutição e fala
Músculo estiloglosso	Extrínseco da língua	Processo estiloide do temporal e ligamento estilo-hióideo	Margem lateral e região inferior da língua	Nervo hipoglosso (NC XII)	Artéria sublingual	Retrai e eleva a língua durante a deglutição
Músculo estilo-hióideo	Supra-hióideo	Margem posterior do processo estiloide do temporal	Corpo do hioide, (na junção com o corno maior)	Ramo estilo-hióideo do nervo facial	Artérias facial e occipital	Eleva o hioide e a base da língua
Músculo frontal	Expressão facial (epicrânica)	Aponeurose epicrânica (no nível da sutura coronal)	Pele da região frontal; aponeurose epicrânica	Ramos temporais do nervo facial	Artéria temporal superficial	Enruga horizontalmente a pele da região frontal; eleva o supercílio
Músculo genioglosso	Extrínseco da língua	Espinha geniana superior da mandíbula	Dorso da língua, hioide	Nervo hipoglosso (NC XII)	Artérias sublingual e submentual	Abaixamento e protrusão da língua

Músculos   Tabela 2.11

Músculos

MÚSCULOS	GRUPO MUSCULAR	INSERÇÃO PROXIMAL (PONTO FIXO)	INSERÇÃO DISTAL (PONTO MÓVEL)	INERVAÇÃO	SUPRIMENTO SANGUÍNEO	AÇÕES PRINCIPAIS
Músculo gênio hióideo	Supra-hióideo	Espinha geniana inferior da mandíbula	Face anterior do corpo do hioide	Ramo anterior do nervo espinal C1 (via nervo hipoglosso)	Artéria sublingual	Eleva o hioide e abaixa a mandíbula
Músculo hioglosso	Extrínseco da língua	Corpo e corno maior do hioide	Margem e região inferior da língua	Nervo hipoglosso (NC XII)	Artérias sublingual e submental	Abaixa e retrai a língua
Músculo levantador da pálpebra superior	Extrínseco do bulbo do olho; pálpebras	Asa menor do esfenoide (anterior ao canal óptico)	Tarso superior	Nervo oculomotor (NC III)	Artéria oftálmica	Eleva a pálpebra superior
Músculo levantador do ângulo da boca	Expressão facial	Fossa canina da maxila	Modíolo do ângulo da boca	Ramos zigomático e bucal do nervo facial	Artéria labial superior	Eleva o ângulo da boca
Músculo levantador do lábio superior	Expressão facial	Maxila acima do forame infraorbital	Pele do lábio superior	Ramos zigomático e bucal do nervo facial	Artérias labial superior e angular	Eleva o lábio superior e dilata a narina
Músculo levantador do lábio superior e da asa do nariz	Expressão facial	Região superior do processo frontal da maxila	Na cartilagem alar maior; pele do nariz; parte lateral do lábio superior	Ramos zigomático e bucal do nervo facial	Artérias labial superior e angular	Eleva o lábio superior e dilata a narina
Músculo levantador do véu palatino	Palatino	Parte petrosa do temporal e tuba auditiva	Aponeurose palatina	Nervo vago (via plexo faríngeo)	Artérias palatinas ascendente e descendente	Eleva o palato mole durante a deglutição
Músculo longitudinal inferior da língua	Intrínseco da língua	Face inferior da língua	Ápice da língua	Nervo hipoglosso (NC XII)	Artérias lingual e facial	Encurta a língua, direciona para baixo seu ápice e as margens laterais
Músculo longitudinal superior da língua	Intrínseco da língua	Tela submucosa da parte posterior do dorso da língua	Ápice da língua (unindo-se com o músculo do lado oposto)	Nervo hipoglosso (NC XII)	Ramo profundo da língua da artéria lingual; artéria facial	Encurta a língua, encurva o ápice e as margens para cima
Músculo longo da cabeça	Pré-vertebral	Tubérculo anterior dos processos transversos de C III–C VI	Face inferior da parte basilar do occipital	Ramos anteriores dos nervos espinais C1–C3	Artérias cervical ascendente, faríngea ascendente e artérias vertebrais	Flexiona a cabeça
Músculo longo do pescoço	Pré-vertebral	"Parte vertical": vértebras C V–T III	"Parte vertical": vértebras C II–C IV	Ramos anteriores dos nervos espinais (C2–C8)	Artérias faríngea ascendente, cervical ascendente e artérias vertebrais	Bilateralmente: flexiona e auxilia na rotação das vértebras cervicais e da cabeça
		"Parte oblíqua inferior": vértebras T I–T III	"Parte oblíqua inferior": tubérculos anteriores dos processos transversos das vértebras C III–C VI			Unilateralmente: flexiona lateralmente a coluna vertebral
		"Parte oblíqua superior": tubérculos anteriores dos processos transversos das vértebras C III–C V	"Parte oblíqua superior": tubérculo do arco anterior do atlas			
Músculo masseter	Mastigação	Arco zigomático	Ramo da mandíbula; processo coronoide	Nervo mandibular (NC V_3)	Artérias facial transversa, massetérica e artérias faciais	Eleva e faz a protrusão da mandíbula; as fibras da parte profunda retraem a mandíbula
Músculo mentual	Expressão facial	Fossa incisiva da mandíbula	Pele do mento	Ramo marginal da mandíbula do nervo facial	Artéria labial inferior	Eleva e faz a protrusão do lábio inferior
Músculo milo-hióideo	Supra-hióideo	Linha milo-hióidea da mandíbula	"Rafe mediana" do músculo milo-hióideo e corpo do hioide	Nervo alveolar inferior (ramo do nervo mandibular)	Artérias sublingual e submental	Eleva o hioide, a base da língua, o assoalho da boca; abaixa a mandíbula

Tabela 2.12   **Músculos**

Músculos 2

MÚSCULOS	GRUPO MUSCULAR	INSERÇÃO PROXIMAL (PONTO FIXO)	INSERÇÃO DISTAL (PONTO MÓVEL)	INERVAÇÃO	SUPRIMENTO SANGUÍNEO	AÇÕES PRINCIPAIS
Músculo nasal	Expressão facial	"Eminência canina" (acima e lateral à fossa incisiva da maxila)	"Aponeurose" nas cartilagens nasais	Ramos bucais do nervo facial	Artéria labial superior, ramos do septo nasal e nasal lateral da artéria facial	Traciona a asa do nariz em direção ao septo nasal, comprime as narinas; parte alar amplia as narinas
Músculo oblíquo inferior	Extrínseco do bulbo do olho	Região anterior do assoalho da órbita (lateral ao canal lacrimonasal)	Esclera, lateral ao limbo da córnea	Nervo oculomotor (NC III), ramo inferior	Artéria oftálmica	Abduz, eleva e roda lateralmente o bulbo do olho
Músculo oblíquo superior	Extrínseco do bulbo do olho	Corpo do esfenoide (acima do canal óptico)	Esclera superior ao limbo da córnea (depois de passar através da tróclea)	Nervo troclear (NC IV)	Artéria oftálmica	Abduz, abaixa e roda medialmente o bulbo do olho
Músculo occipital	Expressão facial (epicrânico)	Dois terços laterais da linha nucal superior e processo mastoide	Pele da região occipital, aponeurose epicrânica	Nervo auricular posterior (ramo do nervo facial)	Artérias auricular posterior e occipital	Move o couro cabeludo para trás
Músculo omo-hióideo	Infra-hióideo	*Ventre inferior*: margem superior da escápula e "ligamento supraescapular"	Tendão intermédio do músculo omo-hióideo	*Ventre superior*: alça cervical (C2–C3)	Artérias lingual e tireóidea superior	Estabiliza o hioide e o abaixa
		Ventre superior: corpo do hioide		*Ventre superior*: alça cervical (C1)		
Músculo orbicular da boca	Expressão facial	Maxila e mandíbula, pele ao redor dos lábios e músculos	Modíolo do ângulo da boca	Ramos bucal e marginal da mandíbula do nervo facial	Artérias labiais superior e inferior	Compressão, constrição e protrusão dos lábios
Músculo orbicular do olho	Expressão facial	Margem medial da órbita, ligamento palpebral medial, lacrimal	Pele ao redor da órbita, ligamento palpebral lateral, pálpebras superior e inferior	Ramos temporal e zigomático do nervo facial	Artérias facial e temporal superficial	Aproxima as pálpebras superior e inferior
Músculo palato-faríngeo	Palatino	Palato duro, aponeurose palatina	Parede lateral da faringe	Nervo vago (via plexo faríngeo)	Artérias palatinas ascendente e descendente	Tensiona o palato mole; traciona as paredes da faringe superior, anterior e medialmente durante a deglutição
Músculo palatoglosso	Palatino	Aponeurose palatina	Margem da língua	Nervo vago (via plexo faríngeo)	Artéria faríngea ascendente; ramos palatinos das artérias facial e maxilar	Eleva posteriormente a língua, abaixa o palato mole
Platisma	Expressão facial (pescoço)	Pele da região infraclavicular	Mandíbula e músculos do lábio inferior	Ramo cervical do nervo facial	Artérias submentual e supraescapular	Tensiona a pele do pescoço
Músculo prócero	Expressão facial	Fáscia que recobre a parte inferior do osso nasal e parte superior da cartilagem lateral do nariz	Pele medial e superior aos supercílios	Ramos temporal e zigomático do nervo facial	Artéria angular e ramos nasais laterais da artéria facial	Desvia inferior e medialmente os supercílios; produz rugas transversas sobre a raiz do nariz
Músculo pterigóideo lateral	Mastigação	*Cabeça superior*: face infratemporal da asa maior do esfenoide	Fóvea pterigóidea da mandíbula; cápsula e disco articular da articulação temporomandibular	Nervo mandibular (NC V_3)	Artéria maxilar	*Bilateralmente*: protrusão da mandíbula
		Cabeça inferior: lâmina lateral do processo pterigoide				*Unilateral e alternadamente*: produz um movimento lateral
Músculo pterigóideo medial	Mastigação	Face medial da lâmina lateral do processo pterigoide; processo piramidal do palatino; túber da maxila	Face medial do ramo e ângulo da mandíbula (inferior ao forame da mandíbula)	Nervo mandibular (NC V_3)	Artérias maxilar e facial	*Bilateralmente*: age na protrusão e na elevação da mandíbula. *Unilateral e alternadamente*: participa do movimento lateral da mandíbula
Músculo reto anterior da cabeça	Pré-vertebral	Massa lateral do atlas	Parte basilar do occipital	Ramos anteriores dos nervos espinais (C1–C2)	Artérias vertebrais e faríngea ascendente	Flexiona a cabeça

Músculos   Tabela 2.13

Músculos

MÚSCULOS	GRUPO MUSCULAR	INSERÇÃO PROXIMAL (PONTO FIXO)	INSERÇÃO DISTAL (PONTO MÓVEL)	INERVAÇÃO	SUPRIMENTO SANGUÍNEO	AÇÕES PRINCIPAIS
Músculo reto inferior	Extrínseco do bulbo do olho	Anel tendíneo comum	Esclera, inferior ao limbo da córnea	Nervo oculomotor (NC III)	Artéria oftálmica	Abaixa, aduz e roda lateralmente o bulbo do olho
Músculo reto lateral	Extrínseco do bulbo do olho	Anel tendíneo comum	Esclera lateral ao limbo da córnea	Nervo abducente (NC VI)	Artéria oftálmica	Abduz o bulbo do olho
Músculo reto lateral da cabeça	Pré-vertebral	Face superior do processo transverso do atlas	Face inferior do processo jugular do occipital	Ramos anteriores dos nervos espinais (C1–C2)	Artérias vertebrais, occipital e faríngea ascendente	Inclina a cabeça para o mesmo lado (flexão lateral)
Músculo reto medial	Extrínseco do bulbo do olho	Anel tendíneo comum	Esclera medial ao limbo da córnea	Nervo oculomotor (NC III)	Artéria oftálmica	Aduz o bulbo do olho
Músculo reto superior	Extrínseco do bulbo do olho	Anel tendíneo comum	Esclera superior ao limbo da córnea	Nervo oculomotor (NC III)	Artéria oftálmica	Eleva, aduz e roda medialmente o bulbo do olho
Músculo risório	Expressão facial	Fáscia massetérica	Modíolo do ângulo da boca	Ramos bucais do nervo facial	Artéria labial superior	Retrai o ângulo da boca
Músculo salpingofaríngeo	Levantador (longitudinal) da faringe	Tuba auditiva	Parede lateral da faringe	Nervo vago (via plexo faríngeo)	Artéria faríngea ascendente	Eleva a faringe e a laringe durante a deglutição e a fala
Músculo temporal	Mastigação	Fossa temporal, camada profunda da fáscia temporal	Processo coronoide e ramo da mandíbula	Nervos temporais profundos (ramos do nervo mandibular)	Artérias temporal superficial e maxilar	Eleva a mandíbula; as fibras posteriores retraem a mandíbula
Músculo tensor do tímpano	Orelha média	Cartilagem da tuba auditiva	Cabo do martelo	Nervo mandibular (NC V$_3$)	Artéria timpânica superior	Tensiona a membrana timpânica, tracionando-a medialmente
Músculo tensor do véu palatino	Palatino	Fossa escafóidea da lâmina medial do processo pterigoide, espinha do esfenoide e tuba auditiva	Aponeurose palatina	Nervo mandibular (NC V$_3$)	Artérias palatinas ascendente e descendente	Tensiona o palato mole; abre a tuba auditiva durante a deglutição e o bocejo
Músculo tireoaritenóideo	Laríngeo	Face interna da cartilagem tireóidea	Processo muscular da cartilagem aritenóidea	Nervo laríngeo recorrente	Artérias tireóideas superior e inferior	Encurta e afrouxa as pregas vocais; "esfíncter" do vestíbulo da laringe
Músculo tíreo-hióideo	Infra-hióideo	Linha oblíqua na lâmina da cartilagem tireóidea	Margem inferior do corpo e no corno maior do hioide	Ramo anterior do nervo espinal C1 (via nervo hipoglosso)	Artéria tireóidea superior	Abaixa a laringe e o hioide, eleva a laringe quando o hioide está fixo
Músculo transverso da língua	Intrínseco da língua	Septo da língua	Dorso e margens laterais da língua	Nervo hipoglosso (NC XII)	Ramo profundo da língua da artéria lingual; artéria facial	Comprime/estreita e alonga a língua
Músculo vertical da língua	Intrínseco da língua	Túnica mucosa do dorso da parte anterior do dorso da língua	Face inferior da língua	Nervo hipoglosso (NC XII)	Ramo profundo da língua da artéria lingual; artéria facial	Achata e alarga a língua
Músculo vocal	Laríngeo	Processo vocal da cartilagem aritenóidea	Ligamento vocal	Nervo laríngeo recorrente	Artérias tireóideas superior e inferior	Tensiona a parte anterior do ligamento vocal e afrouxa a parte posterior do ligamento vocal
Músculo zigomático maior	Expressão facial	Arco zigomático	Modíolo da boca	Ramos zigomático e bucal do nervo facial	Artéria labial superior	Desvia o ângulo da boca para trás e para cima
Músculo zigomático menor	Expressão facial	Arco zigomático	Modíolo da boca, lábio superior	Ramos zigomático e bucal do nervo facial	Artéria labial superior	Eleva o lábio superior

Variações na contribuição de nervos espinais na inervação de músculos, no seu suprimento arterial, nos seus locais de inserção e suas ações são temas comuns na anatomia humana. Portanto, existem diferenças entre os textos e devemos considerar que a variação anatômica é "normal".

Tabela 2.14   **Músculos**

DORSO 3

Anatomia de Superfície	178	**Estruturas de Alto Significado Clínico**	Tabela 3.1
Coluna Vertebral	179–185	**Músculos**	Tabelas 3.2–3.4
Medula Espinal	186–194	**Bônus de Pranchas Eletrônicas**	BP 33–BP 40
Músculos e Nervos	195–199		
Anatomia Seccional Transversa	200–201		

BÔNUS DE PRANCHAS ELETRÔNICAS

MATERIAL SUPLEMENTAR

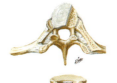

BP 33 Ligamentos da Coluna Vertebral

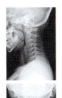

BP 34 Parte Cervical da Coluna Vertebral: Radiografias

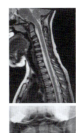
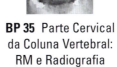

BP 35 Parte Cervical da Coluna Vertebral: RM e Radiografia

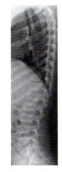

BP 36 Partes Torácica e Lombar da Coluna Vertebral: Radiografia Lateral

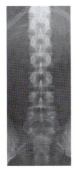

BP 37 Vértebras Lombares: Radiografias

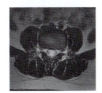

BP 38 Parte Lombar da Coluna Vertebral: RMs

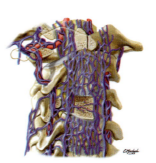

BP 39 Veias Vertebrais: Detalhes Mostrando Comunicações Venosas

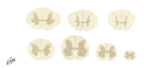

BP 40 Medula Espinal: Tratos de Fibras (Corte Transversal)

Anatomia de Superfície do Dorso

Ver também **Pranchas 179, 188, 195**

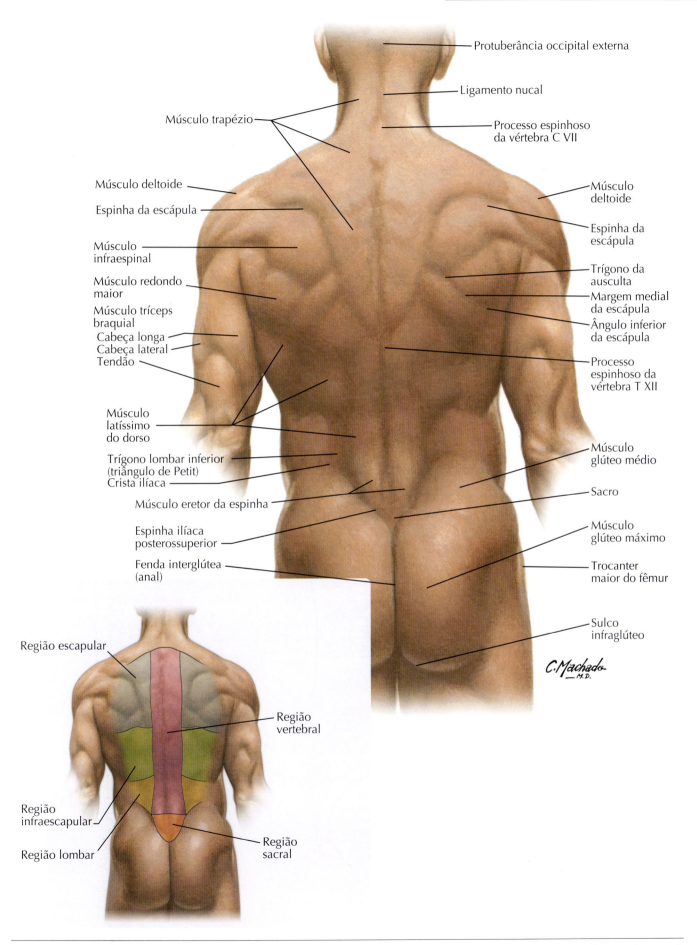

Anatomia de Superfície

Prancha 178

Coluna Vertebral

Ver também **Pranchas 45, 203, 268, BP 36**

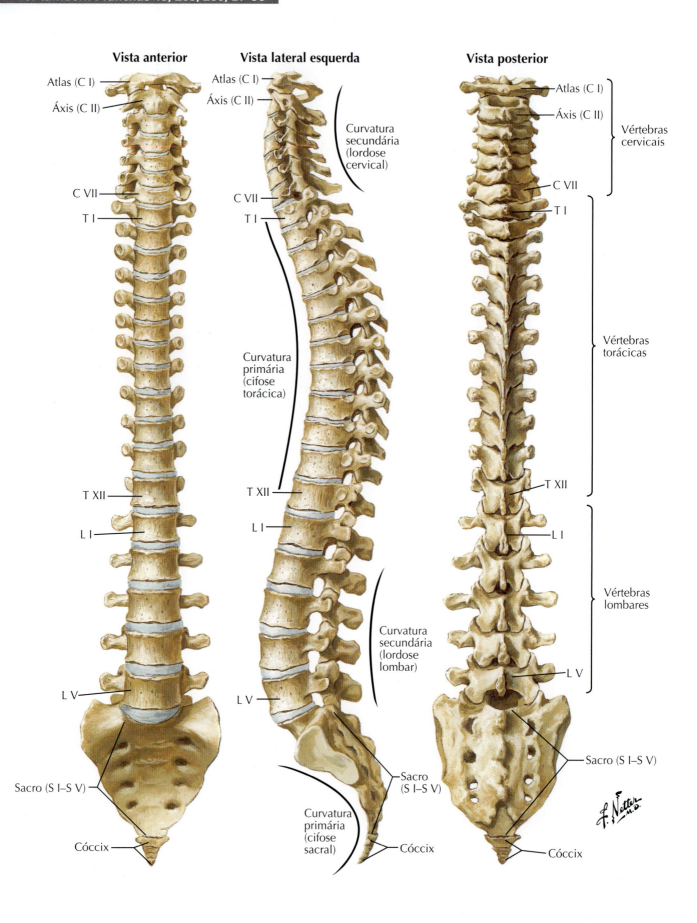

Prancha 179 — Coluna Vertebral

Vértebras Torácicas

Ver também Prancha BP 33

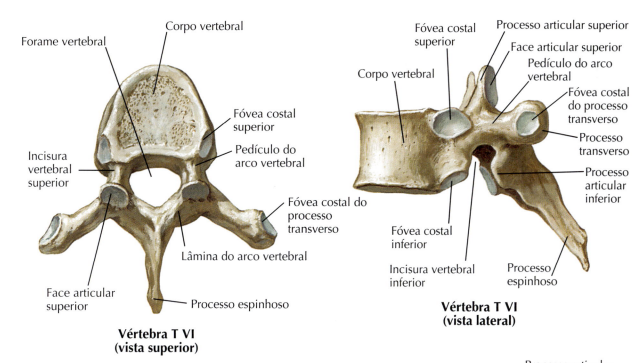

Vértebra T VI (vista superior)

Vértebra T VI (vista lateral)

Vértebras T VII, T VIII e T IX (vista posterior)

Vértebra T XII (vista lateral)

Coluna Vertebral

Prancha 180

Vértebras Lombares

Ver também **Pranchas BP 33, BP 37**

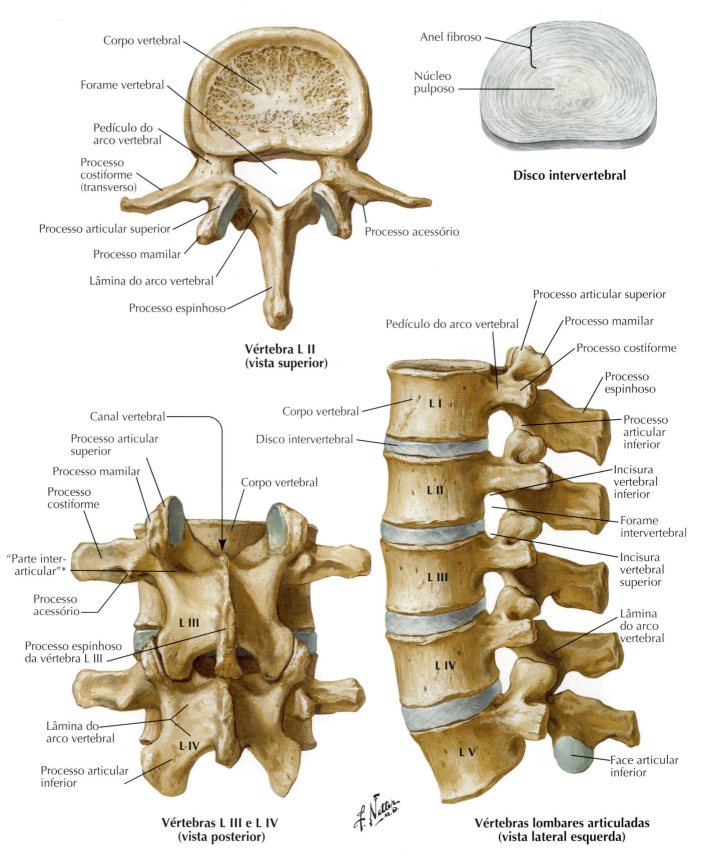

Prancha 181 — Coluna Vertebral

Vértebras – Radiografia e RM

Ver também **Pranchas 179, 268, BP 36**

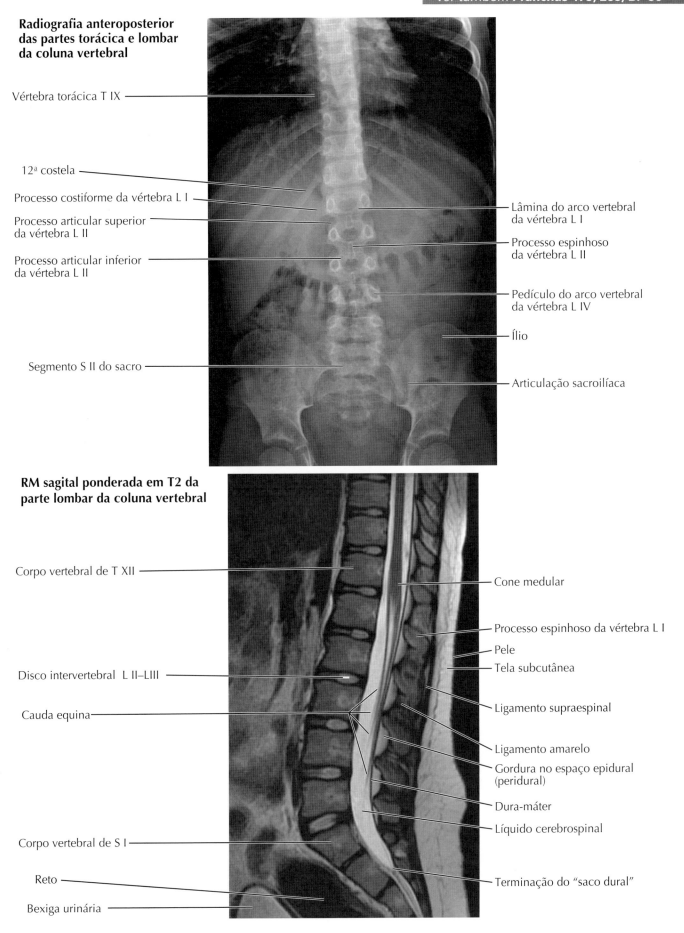

Radiografia anteroposterior das partes torácica e lombar da coluna vertebral

- Vértebra torácica T IX
- 12ª costela
- Processo costiforme da vértebra L I
- Processo articular superior da vértebra L II
- Processo articular inferior da vértebra L II
- Segmento S II do sacro
- Lâmina do arco vertebral da vértebra L I
- Processo espinhoso da vértebra L II
- Pedículo do arco vertebral da vértebra L IV
- Ílio
- Articulação sacroilíaca

RM sagital ponderada em T2 da parte lombar da coluna vertebral

- Corpo vertebral de T XII
- Disco intervertebral L II–LIII
- Cauda equina
- Corpo vertebral de S I
- Reto
- Bexiga urinária
- Cone medular
- Processo espinhoso da vértebra L I
- Pele
- Tela subcutânea
- Ligamento supraespinal
- Ligamento amarelo
- Gordura no espaço epidural (peridural)
- Dura-máter
- Líquido cerebrospinal
- Terminação do "saco dural"

Coluna Vertebral

Prancha 182

Sacro e Cóccix

Ver também **Pranchas 353, 357, BP 37**

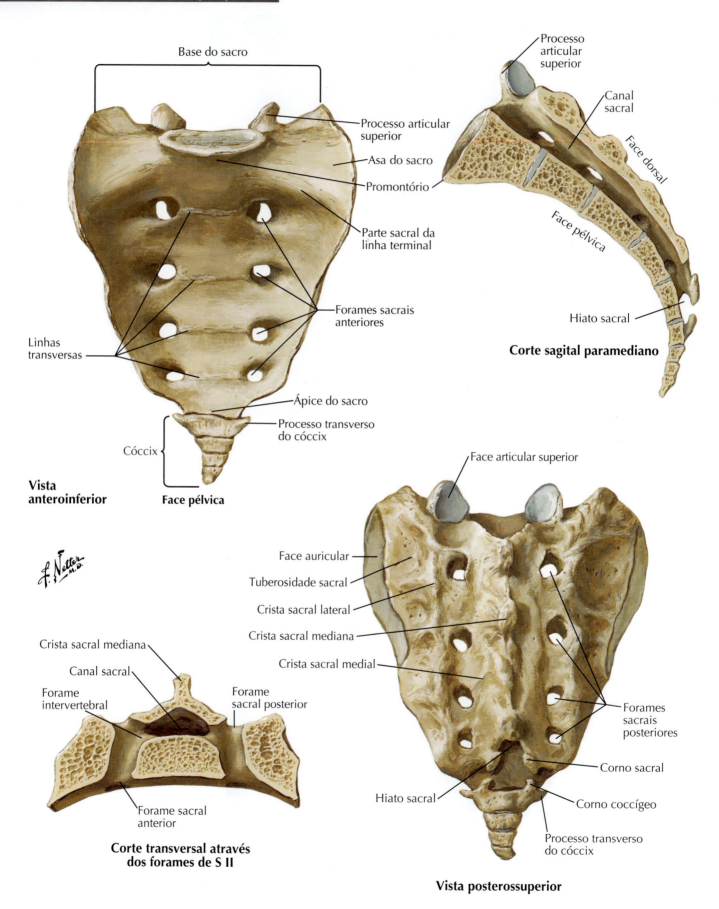

Prancha 183 — Coluna Vertebral

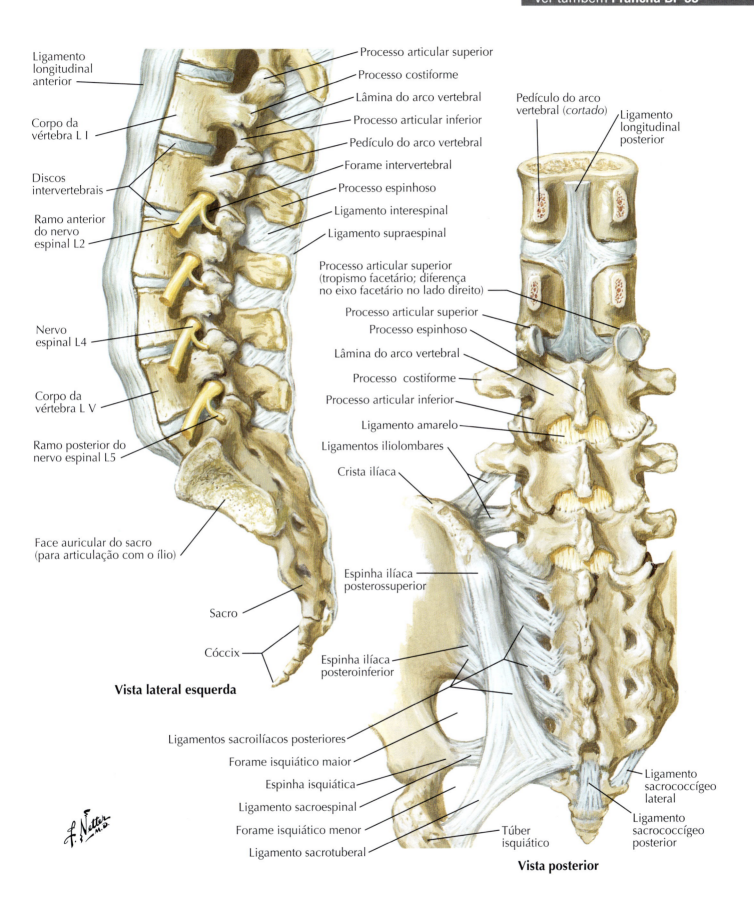

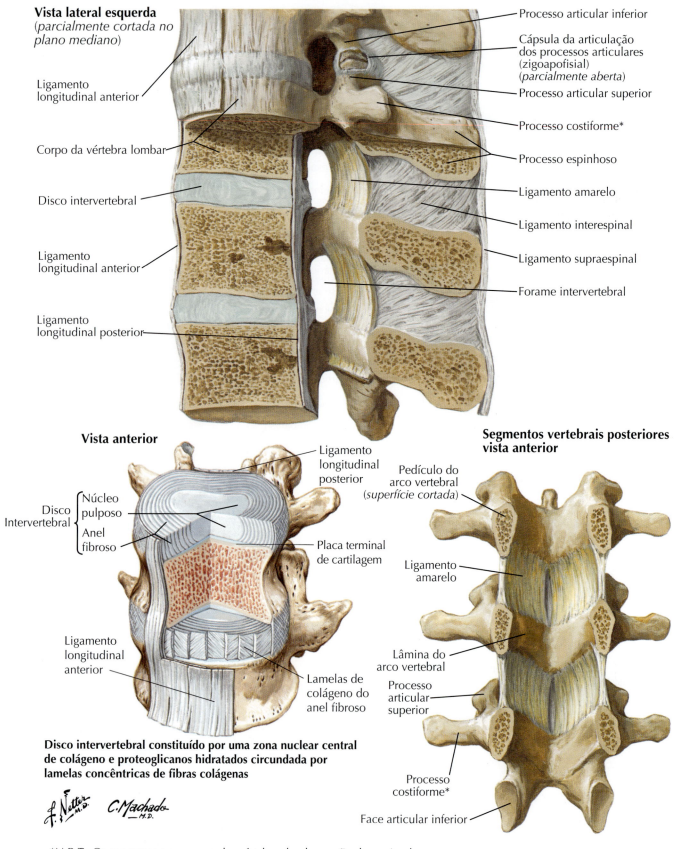

Medula Espinal e Nervos Espinais

Ver também **Pranchas 156, 439, 507, 508**

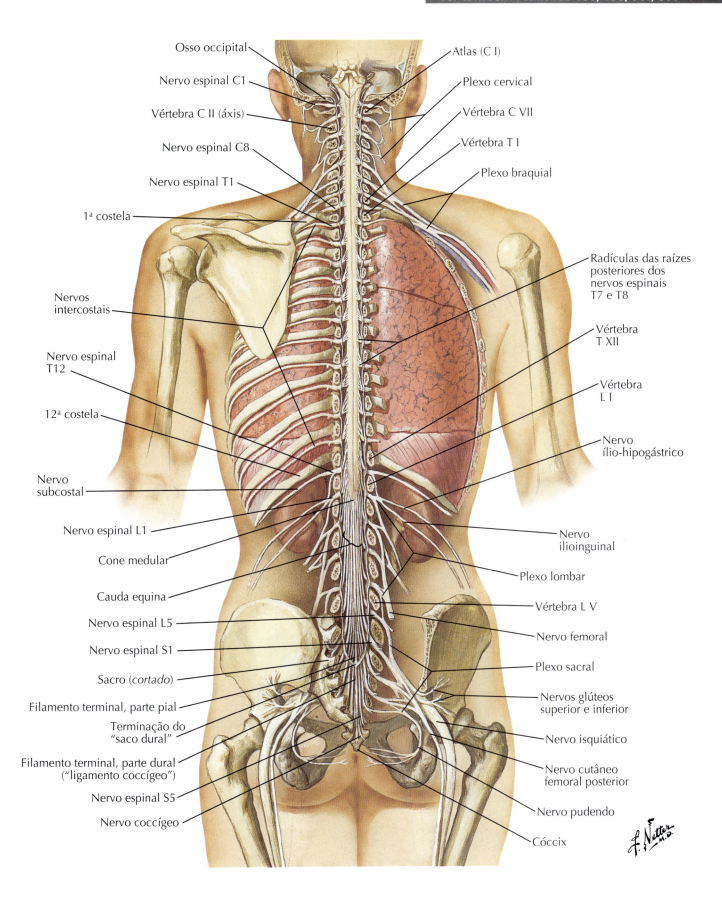

Medula Espinal

Prancha 186

Raízes dos Nervos Espinais e Vértebras

Ver também **Prancha 188**

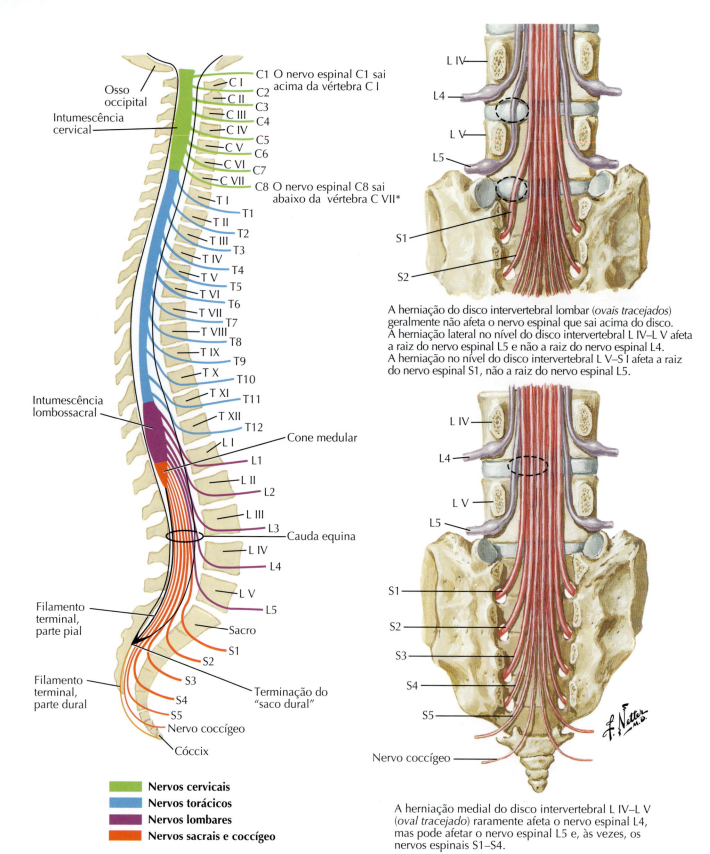

A herniação do disco intervertebral lombar (*ovais tracejados*) geralmente não afeta o nervo espinal que sai acima do disco. A herniação lateral no nível do disco intervertebral L IV–L V afeta a raiz do nervo espinal L5 e não a raiz do nervo espinal L4. A herniação no nível do disco intervertebral L V–S I afeta a raiz do nervo espinal S1, não a raiz do nervo espinal L5.

A herniação medial do disco intervertebral L IV–L V (*oval tracejado*) raramente afeta o nervo espinal L4, mas pode afetar o nervo espinal L5 e, às vezes, os nervos espinais S1–S4.

*N.R.T.: Há oito pares de nervos espinais cervicais, mas somente sete vértebras cervicais.

Prancha 187 — Medula Espinal

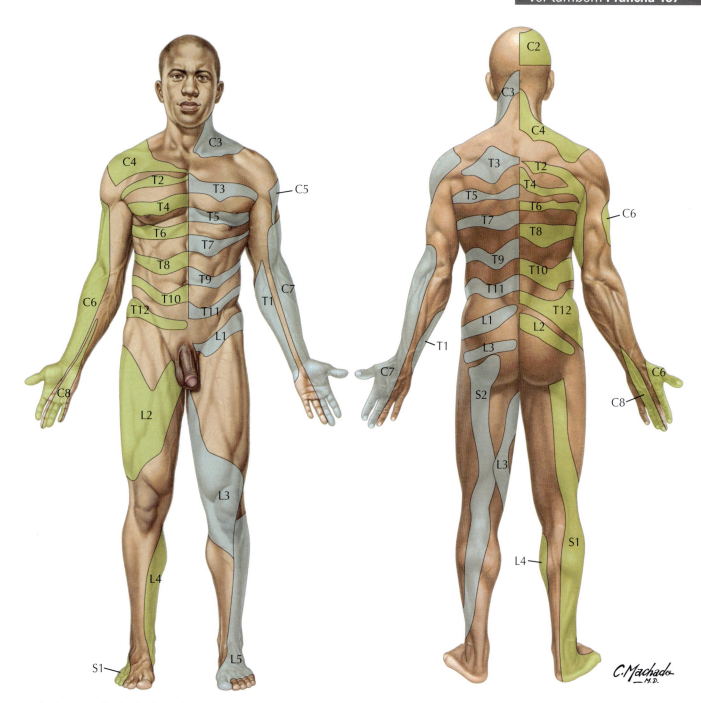

Níveis dos principais dermátomos

C4	Nível da clavícula	L1	Região inguinal ("virilha") e região anterior proximal da coxa
C5, C6, C7	Região lateral dos membros superiores		
C8, T1	Região medial dos membros superiores	L1, L2, L3, L4	Regiões anterior e medial dos membros inferiores e região glútea
C6	Dedos I, II e III (polegar, indicador e médio)		
C6, C7, C8	Mão	L4, L5, S1	Pé
C8	Dedos IV e V (anular e mínimo)	L4	Região medial da perna
T4	Nível das papilas mamárias	L5, S1	Regiões posterior e lateral dos membros inferiores e dorso do pé
T10	Nível do umbigo	S1	Região lateral do pé

Esquema baseado em Lee MW, McPhee RW, Stringer MD. An evidence-based approach to human dermatomes. Clin Anat. 2008; 21(5):363–373. doi: 10.1002/ca.20636. PMID: 18470936. Observe que essas áreas não são absolutas e variam de pessoa para pessoa. Os dermátomos S3, S4, S5 e Co suprem o períneo, mas não são mostrados por motivos de clareza. É importante ressaltar que os dermátomos são maiores do que o ilustrado, pois a figura é baseada na melhor evidência; as lacunas representam áreas em que os dados são inconclusivos.

Medula Espinal

Meninges Espinais e Raízes dos Nervos Espinais

Ver também **Prancha BP 40**

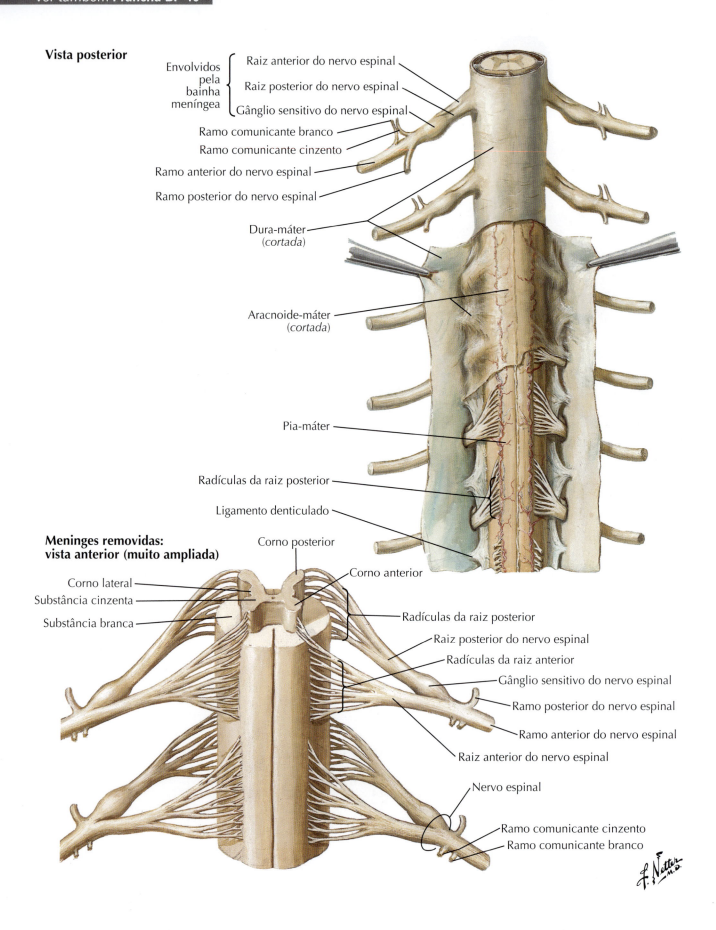

Prancha 189 — Medula Espinal

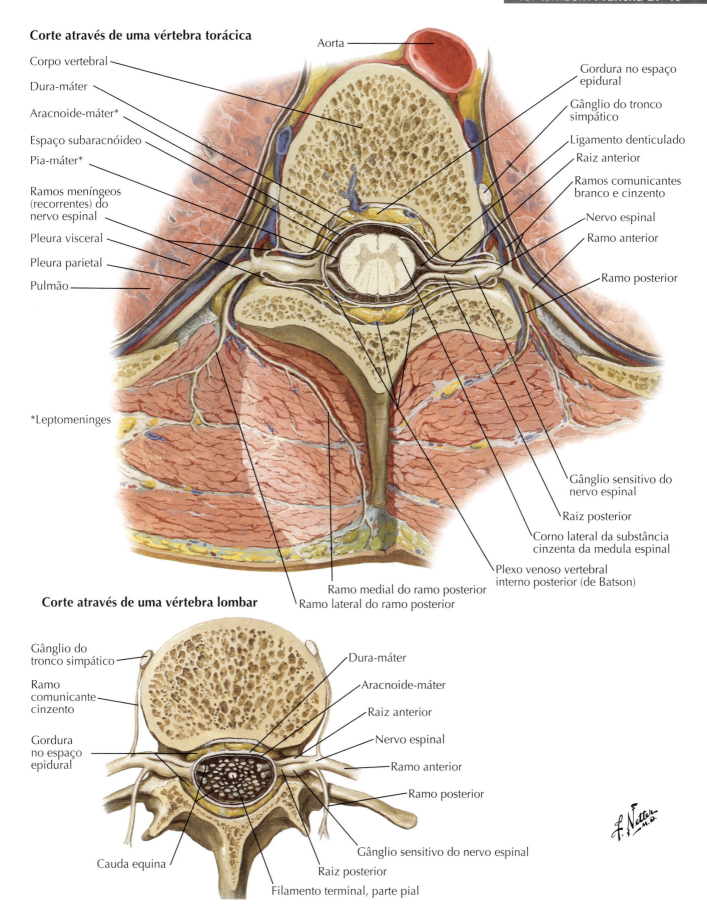

Artérias da Medula Espinal: Esquema

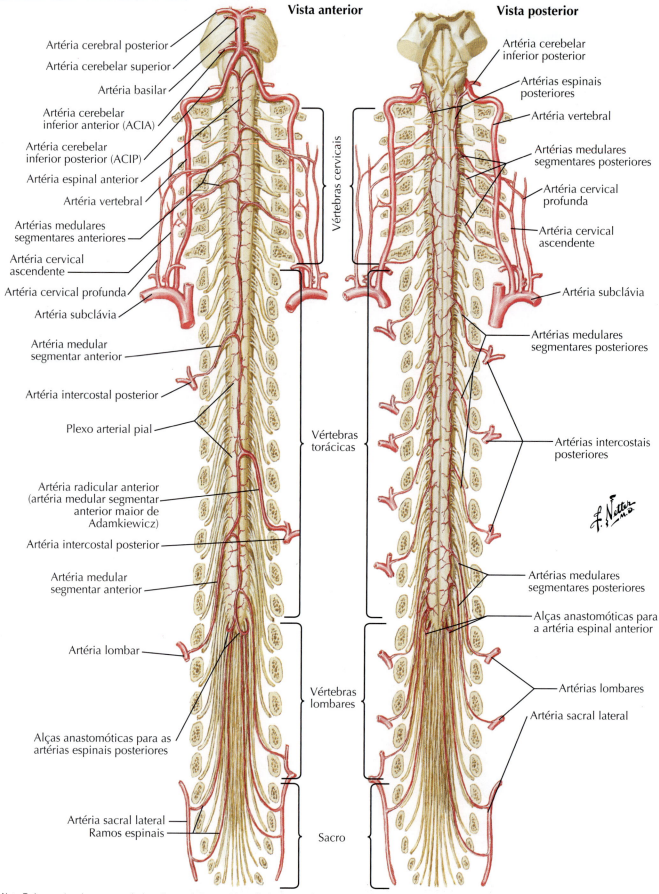

Prancha 191 — Medula Espinal

Artérias da Medula Espinal: Distribuição Intrínseca

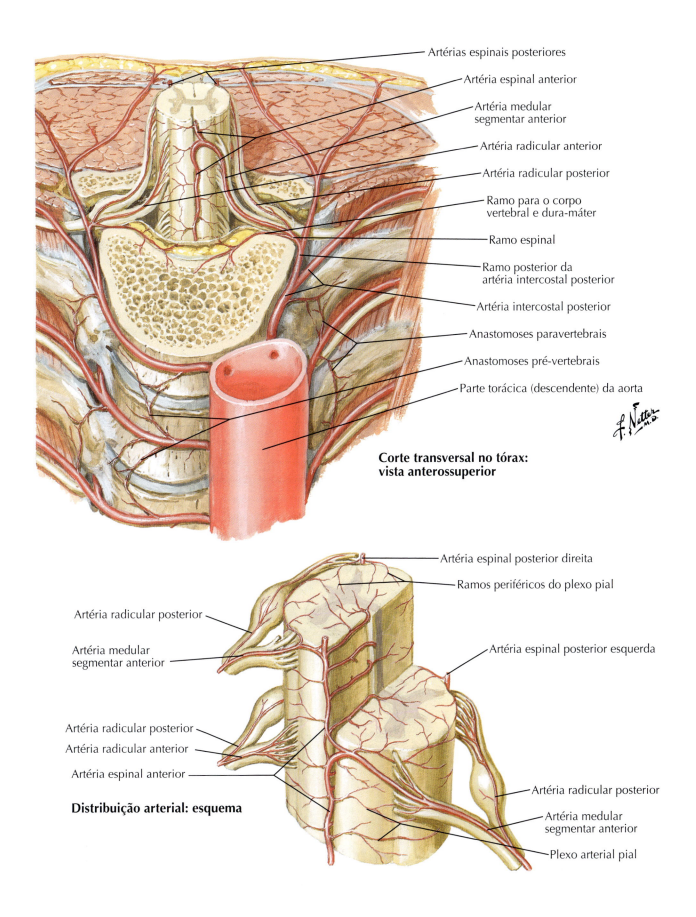

Veias da Medula Espinal e da Coluna Vertebral

Ver também **Prancha BP 39**

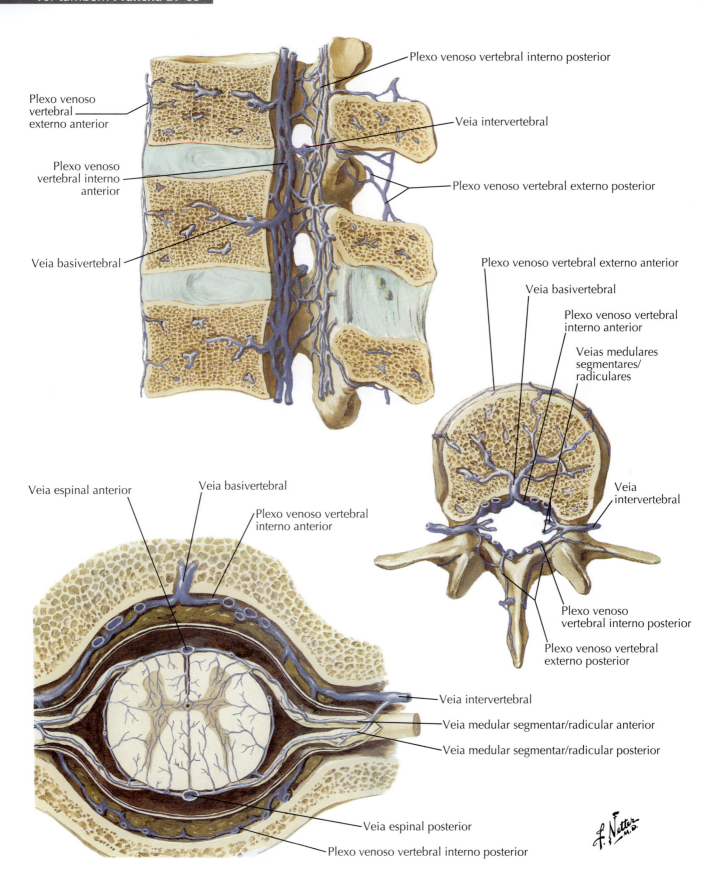

Prancha 193 — **Medula Espinal**

Veias da Coluna Vertebral: Veias Vertebrais

Ver também **Prancha BP 39**

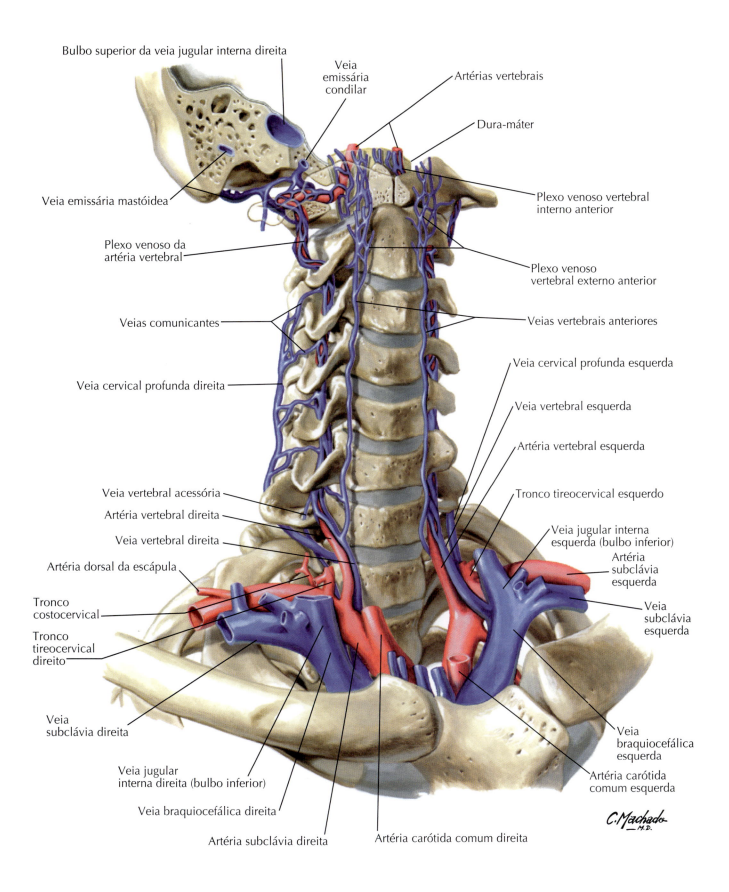

Medula Espinal

Prancha 194

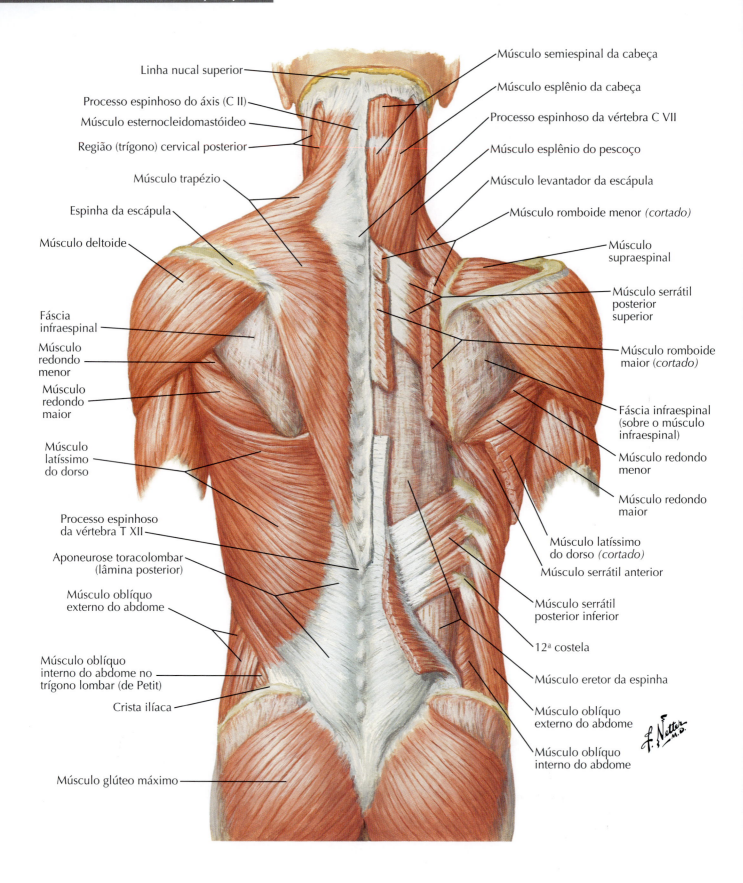

Músculos do Dorso: Camada Média

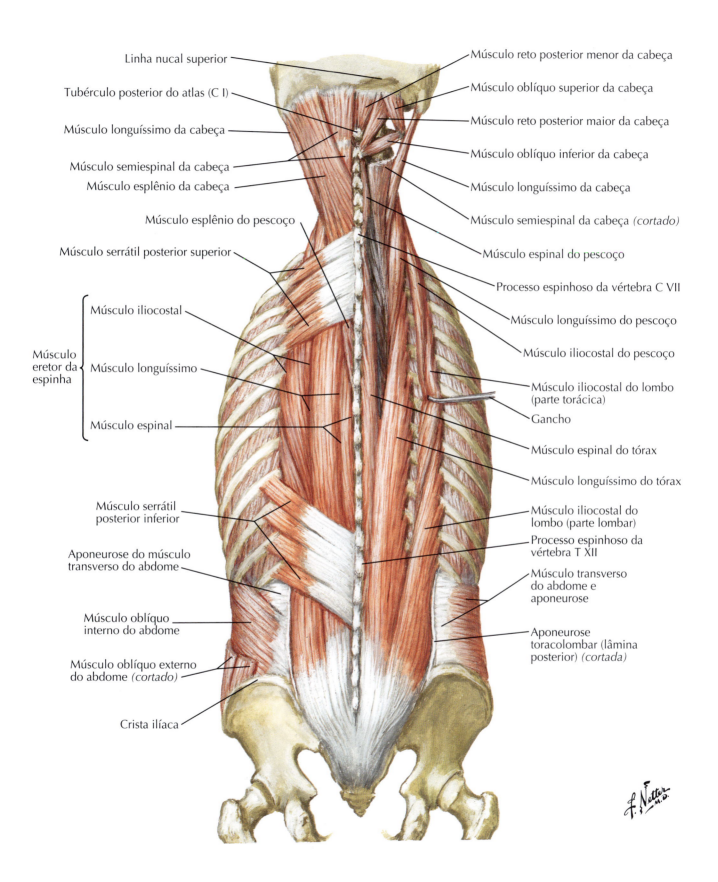

Músculos do Dorso: Camada Profunda

Ver também **Prancha 200**

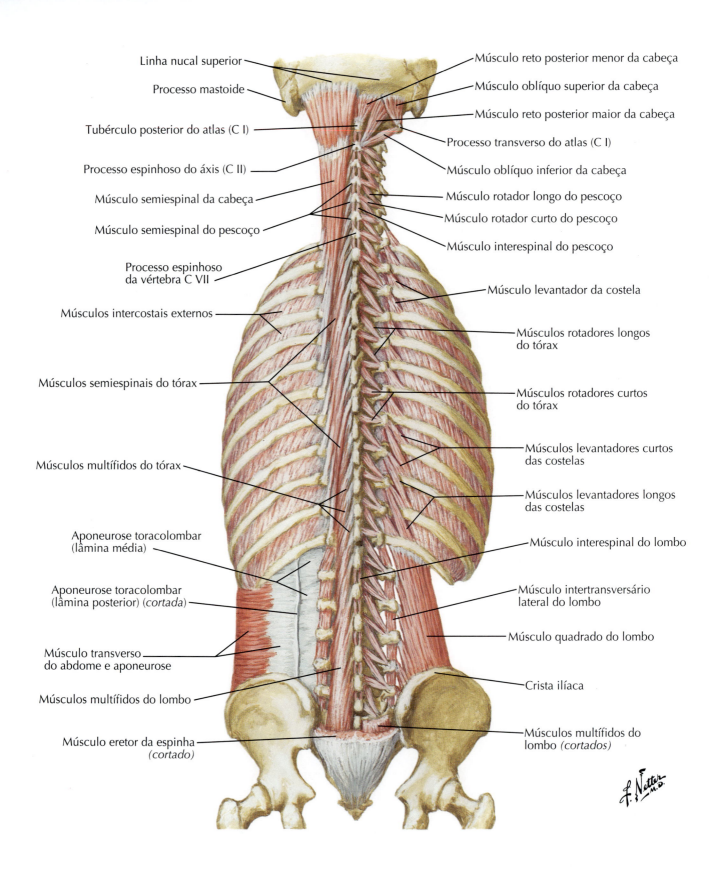

Prancha 197

Músculos e Nervos

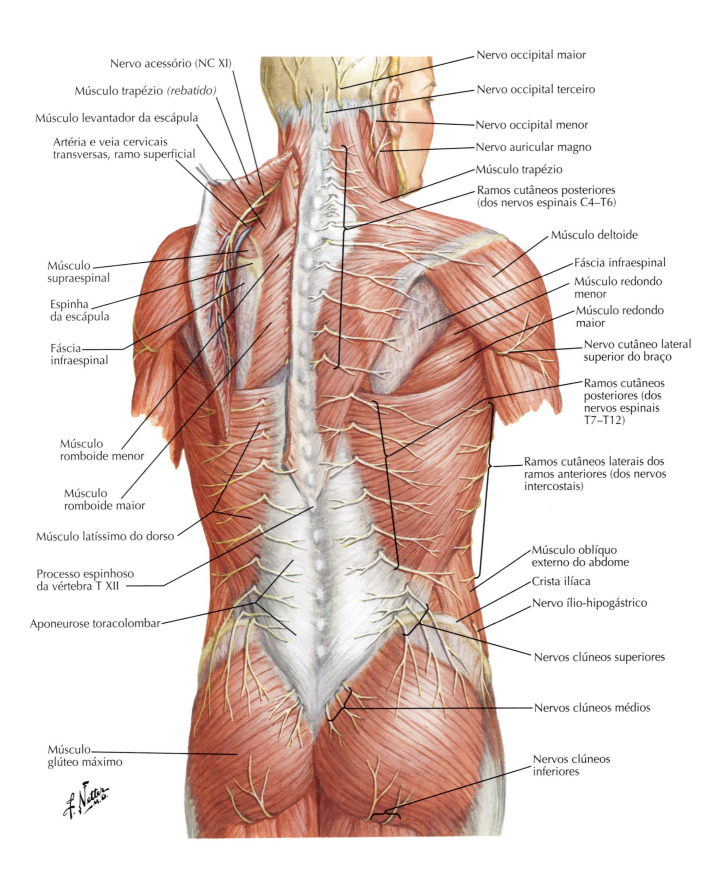

Nervos da Região Cervical Posterior

Ver também **Pranchas 54, 56**

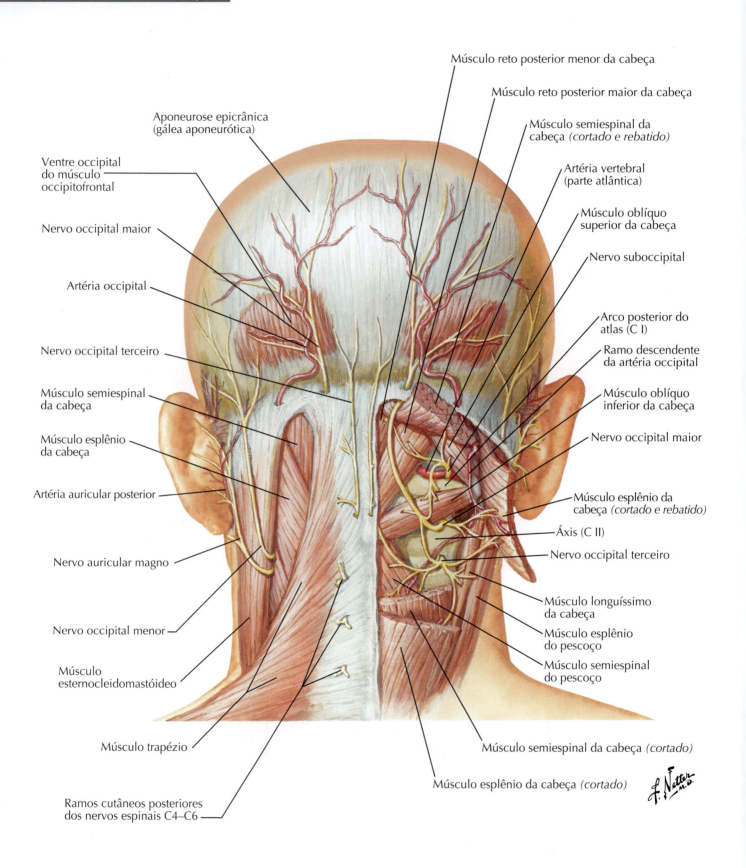

Prancha 199 **Músculos e Nervos**

Região Lombar: Corte Transversal

Ver também **Pranchas 330, 331, 337**

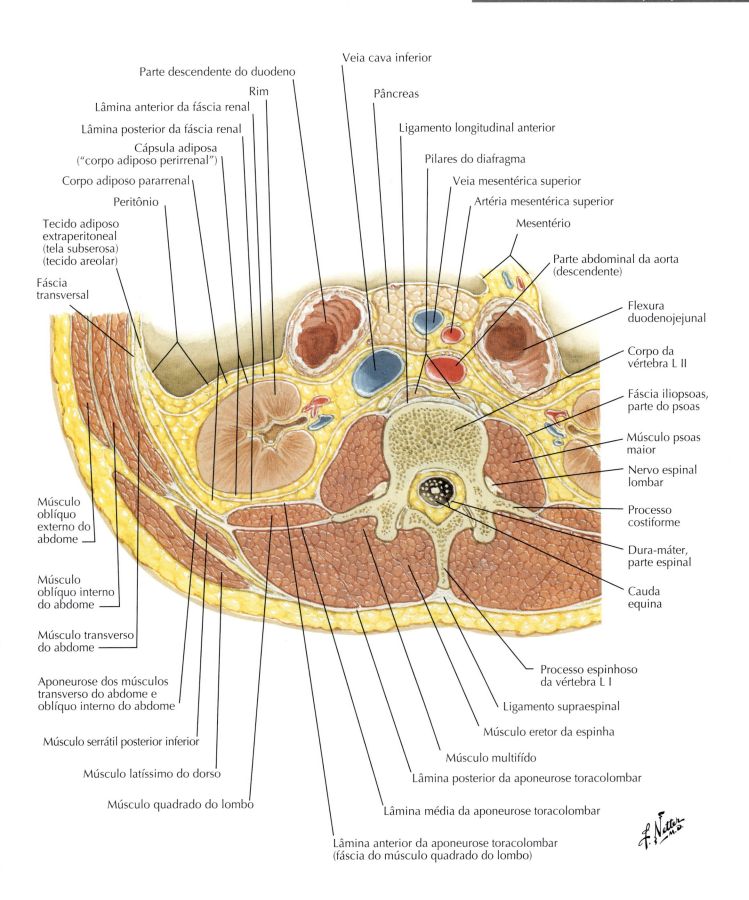

Anatomia Seccional Transversa

Prancha 200

Nervo Espinal Torácico Típico

Ver também **Pranchas 6, 279**

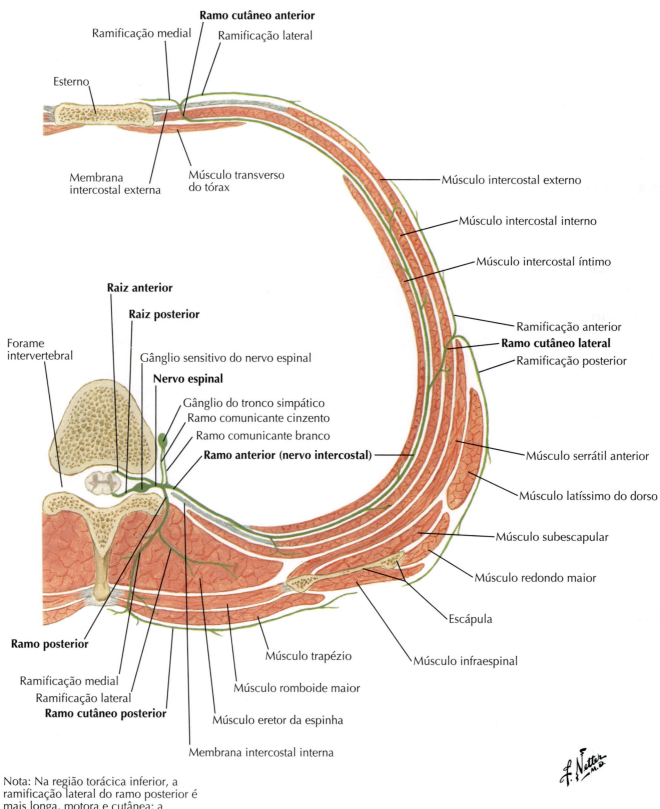

Nota: Na região torácica inferior, a ramificação lateral do ramo posterior é mais longa, motora e cutânea; a ramificação medial é mais curta e somente motora.

Prancha 201 Anatomia Seccional Transversa

Estruturas de Alto* Significado Clínico

ESTRUTURAS ANATÔMICAS	COMENTÁRIO CLÍNICO	NÚMEROS DAS PRANCHAS
Sistema nervoso e órgãos dos sentidos		
Cone medular	Representa o limite inferior da medula espinal; pode situar-se tão inferiormente quanto a vértebra L IV em recém-nascidos e tão superior quanto T XII em adultos (a média é entre L I–L II); é necessário localizar este ponto em procedimentos como punção lombar; em adultos, começar em L II ou inferior	186
Cauda equina	As raízes nervosas lombar e sacral podem ser anestesiadas injetando-se o anestésico no espaço subaracnóideo (bloqueio espinal)	186, 187
Meninges espinais	É necessário o acesso aos espaços epidural e subaracnóideo para procedimentos clínicos como anestesia epidural e punção lombar; meningite é uma infecção que ameaça a vida	182, 190
Sistema esquelético		
Processos espinhosos	Pontos de referência anatômica palpáveis utilizados para avaliar curvaturas da coluna vertebral e determinar a localização da medula espinal para procedimentos como punção lombar e injeção para anestesia espinal	178, 195
Processo espinhoso da vértebra C VII (vértebra proeminente)	O processo espinhoso mais proeminente (na região cervical); geralmente usado para iniciar a contagem das vértebras	178, 180
Disco intervertebral	Alterações relacionadas ao envelhecimento podem produzir herniação do núcleo pulposo, causando dor nas costas; ocorre com mais frequência na região lombar inferior da coluna vertebral	181, 187
Lâminas dos arcos vertebrais	São removidas cirurgicamente por laminectomia para ganhar acesso ao canal vertebral e à medula espinal	181
Forame intervertebral	Pode se tornar estreitado pelas alterações relacionadas ao envelhecimento (p.ex., formação de osteófitos) ou alterações na altura do disco intervertebral, produzindo compressão de seus conteúdos	181, 184, 185
Hiato sacral	Dá acesso ao espaço epidural para administrar anestesia epidural caudal	183
5ª vértebra lombar	Espondilose é uma condição clínica em que o corpo vertebral se separa da parte de seu arco vertebral que suporta o processo articular inferior (alteração que ocorre na parte interarticular); se isto ocorrer bilateralmente, o corpo de L V e o processo costiforme podem deslizar para a frente sobre o sacro, dando origem à espondilolistese	184
Discos intervertebrais L V–S I	Nível mais comum de herniação do disco intervertebral, o que pode resultar em compressão da raiz nervosa e dor lombar associada a dor e fraqueza no membro inferior ipsilateral (dor ciática)	184, 187
Forame vertebral	Pode apresentar estenose congênita na região cervical ou pode se tornar estreitado por alterações artríticas nas vértebras lombares, resultando em estenose espinal; pode levar à dor nas costas, ciática, dormência ou formigamento e fraqueza nos membros inferiores	180, 181
Sistema muscular		
Músculo trapézio	Responsável por manter a escápula contra a parede torácica contra a gravidade; a queda dos ombros pode indicar lesão do nervo acessório	195
Músculos profundos (ou intrínsecos) do dorso	Estiramento microscópico ou ruptura das fibras musculares produzem deslocamento do dorso, uma causa comum da dor lombar	196, 197
Sistema circulatório		
Artérias da medula espinal	O estreitamento ou o dano a essas artérias causado por aterosclerose, fraturas vertebrais ou deslocamentos vertebrais podem causar isquemia da medula espinal	191
Plexos venosos vertebrais	A maioria das veias sem valva ao longo da coluna vertebral permite o fluxo retrógrado e pode atuar como condutos venosos para a metástase das células cancerosas para a coluna vertebral, pulmões e encéfalo	194, BP 39

*As seleções foram baseadas principalmente em dados clínicos, assim como nas correlações clínicas discutidas em cursos de anatomia geral.

Estruturas de Alto Significado Clínico — Tabela 3.1

Músculos

MÚSCULO	GRUPO MUSCULAR	INSERÇÃO PROXIMAL (PONTO FIXO)	INSERÇÃO DISTAL (PONTO MÓVEL)	INERVAÇÃO	SUPRIMENTO SANGUÍNEO	AÇÕES PRINCIPAIS
Músculos iliocostais	Profundo do dorso (eretor da espinha)	*Músculos do pescoço*: tubérculos posteriores das vértebras C IV–C VI	*Músculos do pescoço*: ângulos das costelas III–VI	Ramos posteriores dos nervos espinais de cada região	*Parte cervical*: artérias vertebral, cervical profunda e occipital	Estendem e inclinam lateralmente a coluna vertebral e a cabeça
		Músculos do tórax: ângulos das costelas I–VI	*Músculos do tórax*: ângulos das costelas VII–XII		*Parte torácica*: ramos posteriores das artérias intercostal posterior, subcostais e lombares	
		Músculos do lombo: costelas IV–XII, processos transversos das vértebras L I–L IV	*Músculos do lombo*: sacro (via aponeurose do músculo eretor da espinha), crista ilíaca		*Parte sacral*: ramos posteriores das artérias sacrais laterais	
Músculos interespinais (do pescoço, do tórax e do lombo)	Profundo do dorso	*Músculos do pescoço*: processos espinhosos das vértebras C II–C VII	Processo espinhoso da vértebra subjacente à vértebra da origem do músculo	Ramos posteriores de nervos espinais	*Parte cervical*: artérias occipital, cervical profunda e vertebral	Auxiliam na extensão da coluna vertebral
		Músculos do tórax: processos espinhosos das vértebras T I–T II e T XI–T XII			*Parte torácica*: ramos posteriores das artérias intercostais posteriores e subcostais	
		Músculos do lombo: processos espinhosos das vértebras L I–L IV			*Parte lombar*: ramos posteriores das artérias lombares	
Músculos inter-transversários	Profundo do dorso	*Músculos mediais*: processos transversos das vértebras C I–C VII e T X–T XII, processos mamilares das vértebras L I–L IV	*Músculos mediais*: processos transversos das vértebras cervicais e torácicas adjacentes, processos mamilares das vértebras lombares adjacentes	*Músculos mediais*: ramos posteriores de nervos espinais	*Parte cervical*: artérias occipital, cervical profunda e vertebral	Auxiliam na flexão lateral da coluna vertebral
					Parte torácica: ramos posteriores das artérias intercostais posteriores, posteriores e subcostais	
		Músculos laterais e anteriores: processos transversos das vértebras C I–C VII e L I–L IV	*Músculos laterais e anteriores*: processos transversos das vértebras adjacentes	*Músculos laterais e anteriores*: ramos anteriores de nervos espinais	*Parte lombar*: ramos posteriores das artérias lombares laterais	
Músculos latíssimo do dorso	Superficial do dorso	Processos espinhosos de vértebras T VII–T XII, camada posterior da aponeurose toracolombar (e, assim, para as vértebras L I–L V e crista ilíaca), costelas X–XII	Úmero (sulco intertubercular)	Nervo toracodorsal	Artéria toracodorsal; ramos perfurantes da 9ª, 10ª e 11ª artérias intercostais posteriores; artéria subcostal e três primeiras artérias lombares	Estende, aduz e roda medialmente o braço
Músculo levantador da escápula	Superficial do dorso	Processos transversos do atlas e do áxis, tubérculos posteriores dos processos transversos de C III–C IV	Margem medial da escápula, desde o ângulo superior até a espinha	Ramos anteriores de C3–C4 e nervo dorsal da escápula	Artéria dorsal da escápula; artéria cervical transversa; artéria cervical ascendente	Eleva medialmente a escápula e roda inferiormente a cavidade glenoidal
Músculos longuíssimos	Profundo do dorso (eretor da espinha)	*Músculos da cabeça*: processo mastoide	*Músculos da cabeça*: processos transversos das vértebras C IV–T IV	Ramos posteriores dos nervos espinais	*Parte cervical*: artérias occipital, cervical profunda e vertebral	Estendem e inclinam lateralmente a coluna vertebral e a cabeça
		Músculos do pescoço: processos transversos das vértebras C II–C VI	*Músculos do pescoço*: processos transversos das vértebras T I–T V		*Parte torácica*: ramos dorsais das artérias intercostais posteriores e subcostais	
		Músculos do tórax: processos transversos das vértebras T I–T XII, costelas V–XII, processos acessórios e transversos das vértebras L I–L V	*Músculos do tórax*: processos espinhosos das vértebras L I–L V, face posterior do sacro, tuberosidade ilíaca, ligamento sacroilíaco posterior		*Parte lombar*: ramos dorsais das artérias lombares e sacrais laterais	

Tabela 3.2

Músculos

MÚSCULO	GRUPO MUSCULAR	INSERÇÃO PROXIMAL (PONTO FIXO)	INSERÇÃO DISTAL (PONTO MÓVEL)	INERVAÇÃO	SUPRIMENTO SANGUÍNEO	AÇÕES PRINCIPAIS
Músculos multífidos	Profundo do dorso (transverso-espinal)	Processos espinhosos das vértebras C II–L V (2 a 5 níveis acima da inserção muscular)	*Músculos do pescoço*: processos articulares superiores das vértebras C IV–C VII	Ramos posteriores dos nervos espinais de cada região	*Parte cervical*: artérias occipital, cervical profunda e vertebral	Estabilizam a coluna vertebral
			Músculos do tórax: processos transversos de vértebras T I–T XII		*Parte torácica*: ramos posteriores das artérias intercostais posteriores, posteriores e subcostais	
			Músculos do lombo: processos mamilares de vértebras L I–L V, sacro, crista ilíaca		*Parte lombar*: ramos posteriores das artérias sacrais laterais e lombares	
Músculo oblíquo inferior da cabeça	Suboccipital	Processo transverso do atlas	Processo espinhoso do áxis	Nervo suboccipital	Artérias vertebral e occipital	Roda a cabeça para o mesmo lado
Músculo oblíquo superior da cabeça	Suboccipital	Parte lateral da linha nucal inferior	Processo transverso do atlas	Nervo suboccipital	Artérias vertebral e occipital	Estende e inclina a cabeça lateralmente
Músculo reto posterior maior da cabeça	Suboccipital	Parte intermédia da linha nucal inferior	Processo espinhoso do áxis	Nervo suboccipital	Artérias vertebral e occipital	Estende e roda a cabeça para o mesmo lado
Músculo reto posterior menor da cabeça	Suboccipital	Parte medial da linha nucal inferior	Tubérculo do arco posterior do atlas	Nervo suboccipital	Artérias vertebral e occipital	Estende a cabeça
Músculo romboide maior	Superficial do dorso	Processo espinhoso das vértebras T II–T V	Margem medial da escápula, inferior ao ângulo superior da escápula	Nervo dorsal da escápula	Artéria dorsal da escápula OU ramo profundo da artéria cervical transversa; ramos perfurantes posteriores das cinco ou seis primeiras artérias intercostais posteriores	Fixa a escápula de encontro à parede torácica; retração e rotação da escápula, abaixando a fossa glenoidal
Músculo romboide menor	Superficial do dorso	Ligamento nucal, processos espinhosos das vértebras C VII e T I	Margem medial da escápula, no nível da espinha da escápula	Nervo dorsal da escápula	Artéria dorsal da escápula OU ramo profundo da artéria cervical transversa; ramos perfurantes posteriores das cinco ou seis primeiras artérias intercostais posteriores	Fixa a escápula de encontro à parede torácica; retração e rotação da escápula, abaixando a fossa glenoidal
Músculos rotadores	Profundo do dorso (transverso-espinal)	*Músculos do pescoço*: processos espinhosos das vértebras cervicais	*Músculos do pescoço*: processos articulares superiores das vértebras cervicais 1 ou 2 níveis abaixo da vértebra de origem muscular	Ramos posteriores dos nervos espinais	*Parte cervical*: artérias occipital, cervical profunda e vertebral	Estabilizam, estendem e rodam a coluna vertebral
		Músculos do tórax: processos espinhosos e lâminas das vértebras T I–T XI	*Músculos do tórax*: processos transversos das vértebras T II–T XII (músculos curtos com inserção na vértebra adjacente, músculos longos na vértebra 2 níveis abaixo)		*Parte torácica*: ramos posteriores das artérias intercostais posteriores e subcostais	
		Músculos do lombo: processos espinhosos das vértebras lombares	*Músculos do lombo*: processos mamilares das vértebras lombares 2 níveis abaixo		*Parte lombar*: ramos posteriores das artérias lombares	

Tabela 3.3

Músculos

MÚSCULO	GRUPO MUSCULAR	INSERÇÃO PROXIMAL (PONTO FIXO)	INSERÇÃO DISTAL (PONTO MÓVEL)	INERVAÇÃO	SUPRIMENTO SANGUÍNEO	AÇÕES PRINCIPAIS
Músculos semiespinais	Profundo do dorso (transverso-espinal)	*Músculos da cabeça*: occipital (entre as linhas nucal inferior e superior)	*Músculos da cabeça*: processos articulares superiores das vértebras C IV–C VII, processos transversos das vértebras T I–T VI	Ramos posteriores dos nervos espinais	*Parte cervical*: artérias occipital, cervical profunda e vertebral	Estendem a cabeça e o pescoço, rodando essas partes para o lado oposto
		Músculos do pescoço: processos espinhosos das vértebras C II–C V	*Músculos do pescoço*: processos transversos das vértebras T I–T VI			
		Músculos do tórax: processos espinhosos das vértebras C VI–T IV	*Músculos do tórax*: processos transversos das vértebras T VI–T X		*Parte torácica*: ramos posteriores das artérias intercostais posteriores	
Músculo serrátil posterior inferior	Superficial do dorso	Margem inferior das costelas IX–XII	Processos espinhosos das vértebras T XI–L II	Ramos anteriores dos nervos espinais T9–T12	Artérias intercostais posteriores	Abaixa as costelas
Músculo serrátil posterior superior	Superficial do dorso	Ligamento nucal, processos espinhosos de C VII–T III	Margem superior das costelas II–V	Ramos anteriores dos nervos espinais T2–T5	Artérias intercostais posteriores	Eleva as costelas
Músculos espinais	Profundo do dorso (eretor da espinha)	*Músculos da cabeça*: protuberância occipital externa	*Músculos da cabeça*: processos espinhosos das vértebras C VII e T I	Ramos posteriores dos nervos espinais	*Parte cervical*: artérias occipital, cervical profunda e vertebral	Estendem e inclinam lateralmente a coluna vertebral e a cabeça
		Músculos do pescoço: processos espinhosos das vértebras C II–C IV	*Músculos do pescoço*: processos espinhosos das vértebras C VII–T II		*Parte torácica*: ramos dorsais das artérias intercostais posteriores e subcostais	
		Músculos torácicos: processos espinhosos das vértebras T II–T VIII	*Músculos torácicos*: processos espinhosos das vértebras T XI–L II		*Parte lombar*: ramos dorsais das artérias lombares e sacrais laterais	
Músculo esplênio da cabeça	Espinotransverso	Processo mastoide do temporal, terço lateral da linha nucal superior	Ligamento nucal, processos espinhosos de C VII–T IV	Ramos posteriores dos nervos espinais C2–C3	Ramo descendente da artéria occipital; artéria cervical profunda	*Bilateralmente*: estende a cabeça
						Unilateralmente: inclina (flexiona) lateralmente a cabeça e roda a face para o mesmo lado
Músculo esplênio do pescoço	Espinotransverso	Processos transversos de C I–C III	Processos espinhosos de T III–T VI	Ramos posteriores dos nervos espinais C4–C6	Artéria occipital, artéria cervical profunda	*Bilateralmente*: estende o pescoço
						Unilateralmente: inclina (flexiona) lateralmente e roda o pescoço para o mesmo lado
Músculo trapézio	Superficial do dorso	*Parte descendente*: linha nucal superior, protuberância occipital externa, ligamento nucal	*Parte descendente*: terço lateral da clavícula	Nervo acessório (NC XI)	Artéria cervical transversa e artérias intercostais posteriores	Eleva, retrai e roda a escápula; as fibras da parte ascendente abaixam a escápula
		Parte transversa: processos espinhosos de C VII–T III	*Parte transversa*: acrômio			
		Parte ascendente: processos espinhosos de T IV–T XII	*Parte ascendente*: espinha da escápula			

Variações nas contribuições do nervo espinal para a inervação dos músculos, seu suprimento arterial, nas suas inserções e em suas ações são de ocorrência comum na anatomia humana. Portanto, existem diferenças entre os textos e pode-se considerar que a variação anatômica é normal.

Tabela 3.4   **Músculos**

TÓRAX 4

Anatomia de Superfície	202	**Mediastino**	251–261
Esqueleto Torácico	203–204	**Anatomia Seccional Transversa**	262–266
Glândula Mamária	205–208	**Estruturas de Alto Significado**	
Paredes do Tórax e Diafragma	209–216	**Clínico**	Tabelas 4.1–4.3
Pulmões, Traqueia e Brônquios	217–230	**Músculos**	Tabela 4.4
Coração	231–250	**Bônus de Pranchas Eletrônicas**	BP 41–BP 52

BÔNUS DE PRANCHAS ELETRÔNICAS

MATERIAL SUPLEMENTAR

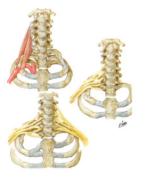

BP 41 Costelas Cervicais e Variações Relacionadas

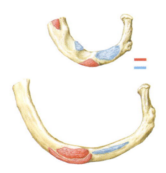

BP 42 Inserções Musculares nas Costelas

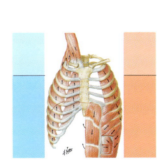

BP 43 Músculos da Respiração

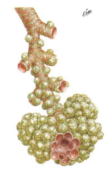

BP 44 Vias Respiratórias Intrapulmonares: Esquema

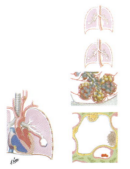

BP 45 Anatomia da Ventilação e Respiração

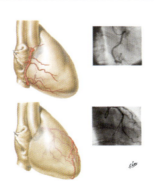

BP 46 Artérias Coronárias: Vistas Laterais Anteriores Direitas com Arteriogramas

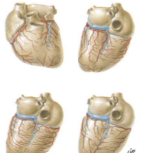

BP 47 Artérias Coronárias e Veias Cardíacas: Variações

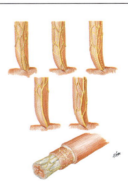

BP 48 Nervos Intrínsecos e Variações nos Nervos do Esôfago

4 TÓRAX

BÔNUS DE PRANCHAS ELETRÔNICAS *(Continuação)*

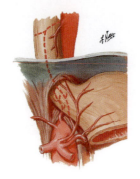

BP 49 Artérias do Esôfago: Variações

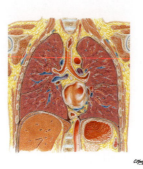

BP 50 Tórax: Corte Frontal

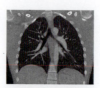

BP 51 Tórax: TCs Frontais (Coronais)

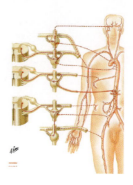

BP 52 Inervação dos Vasos Sanguíneos: Esquema

Anatomia de Superfície do Tórax

Ver também **Pranchas 188, 209**

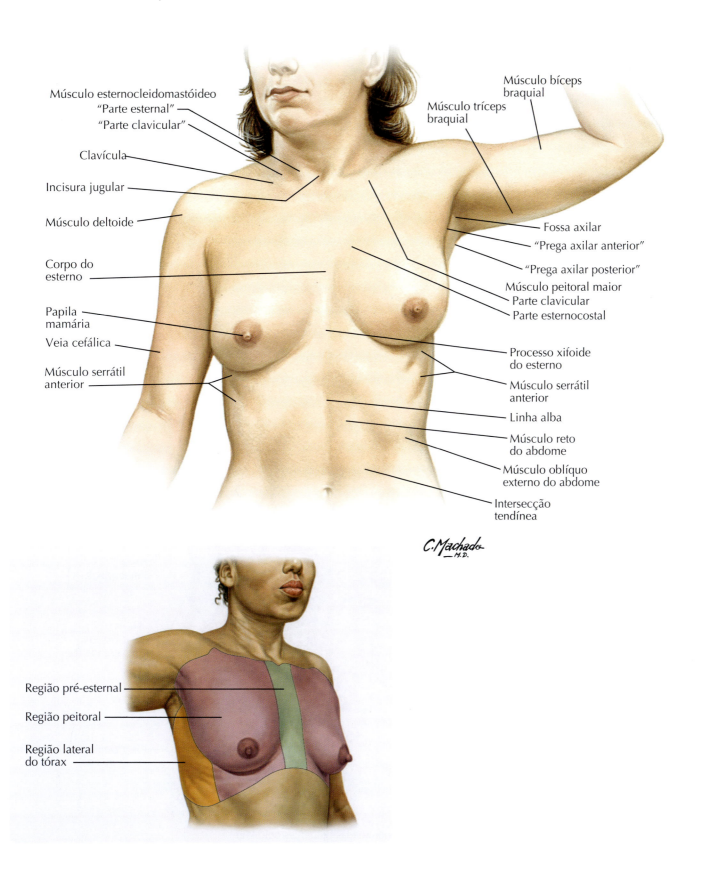

Anatomia de Superfície **Prancha 202**

Esqueleto do Tórax (Caixa Torácica)

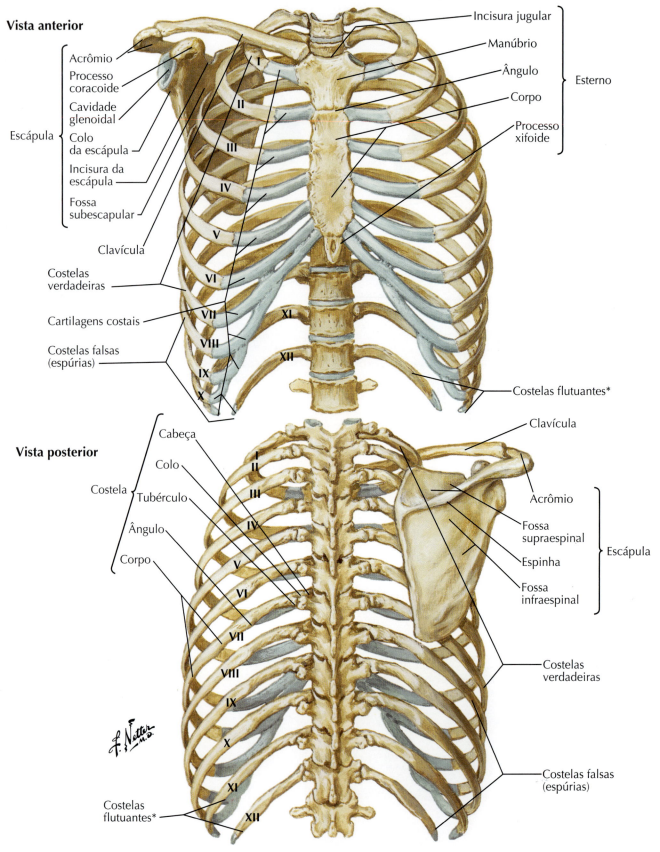

*N.R.T.: As costelas XI e XII são denominadas flutuantes pelo fato de não terem ligação com o esterno.

Prancha 203 — Esqueleto Torácico

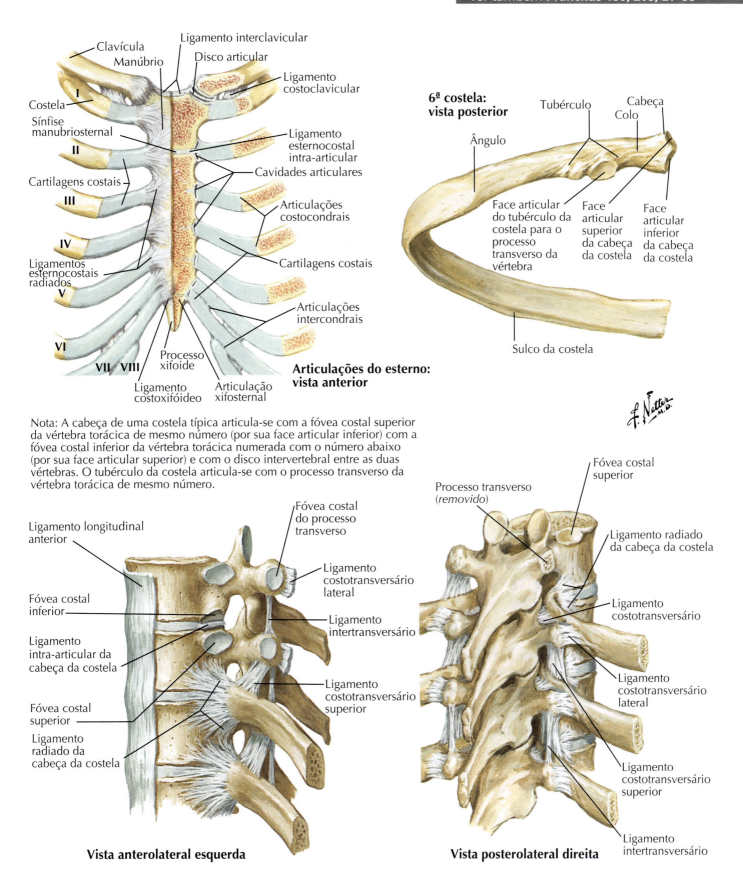

Glândula Mamária

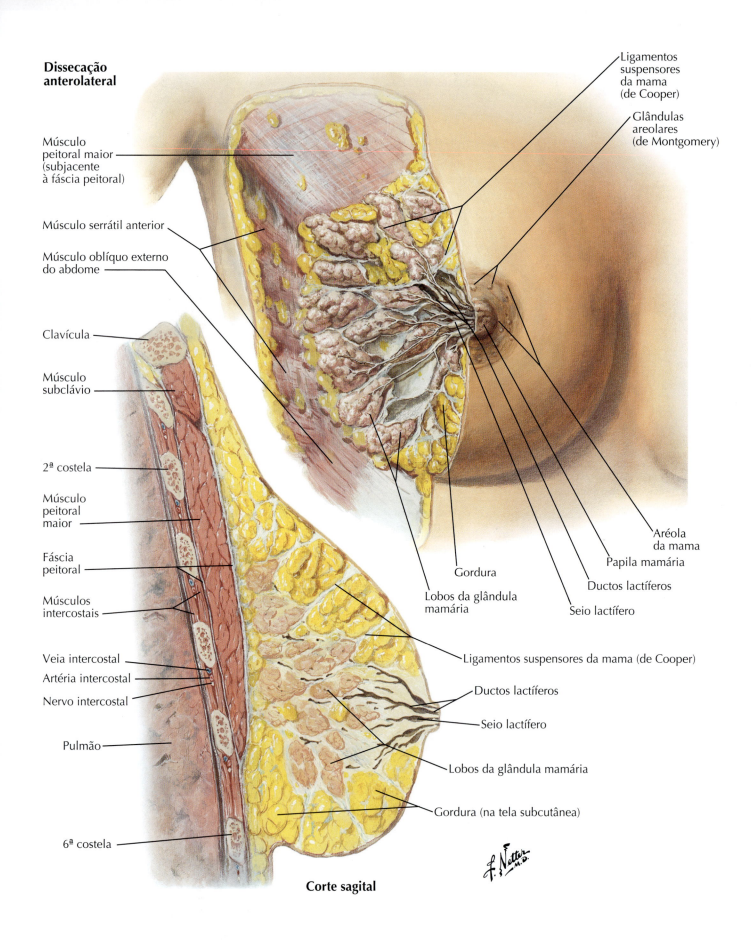

Prancha 205 — Glândula Mamária

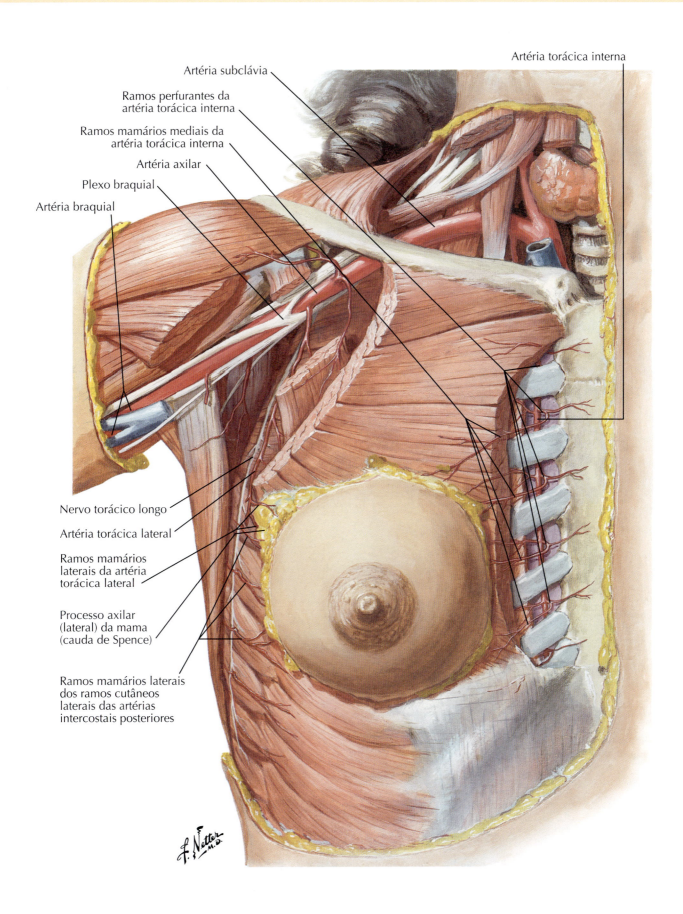

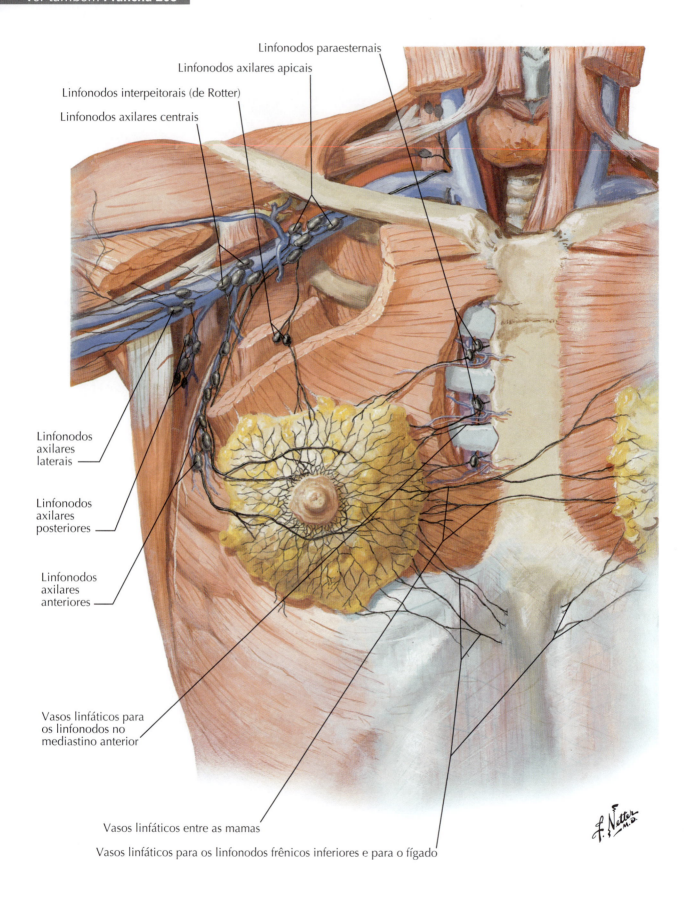

Vasos Linfáticos e Linfonodos da Mama
Ver também **Prancha 208**

Glândula Mamária

Prancha 207

Drenagem Linfática da Mama

Ver também **Prancha 207**

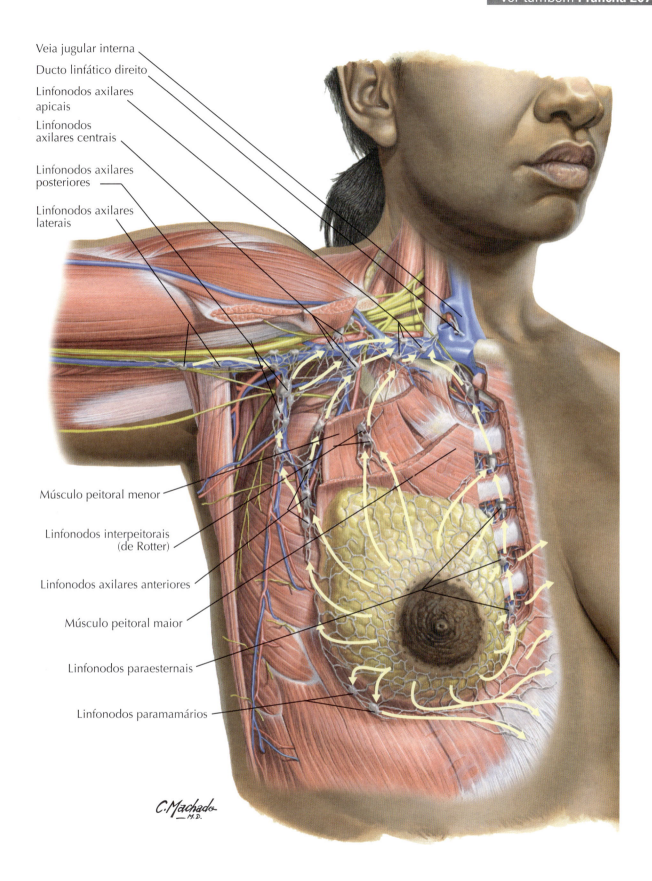

Glândula Mamária

Prancha 208

Parede Anterior do Tórax: Dissecação da Camada Superficial

Ver também Pranchas BP 42, BP 43

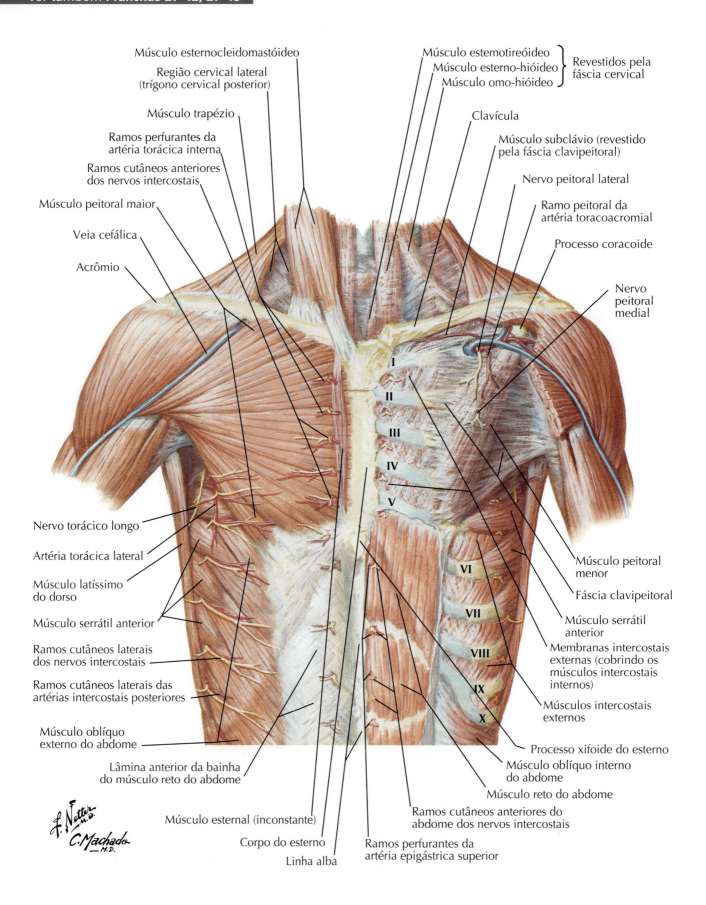

Prancha 209 — Paredes do Tórax e Diafragma

Parede Anterior do Tórax: Dissecação da Camada Profunda

Ver também **Pranchas BP 41, BP 42**

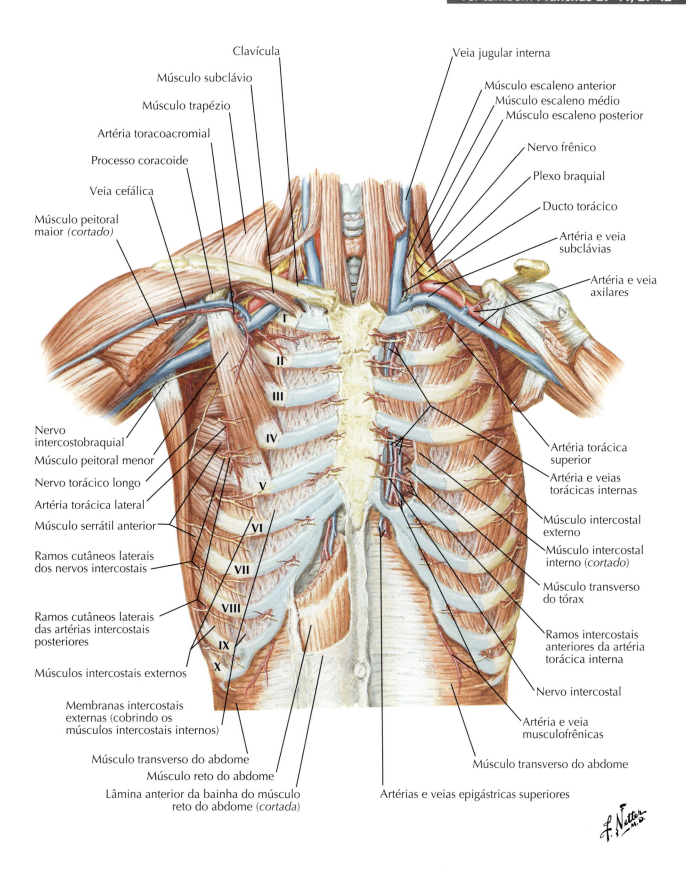

Paredes do Tórax e Diafragma

Prancha 210

Parede Anterior do Tórax: Vista Interna

Ver também **Prancha BP 42**

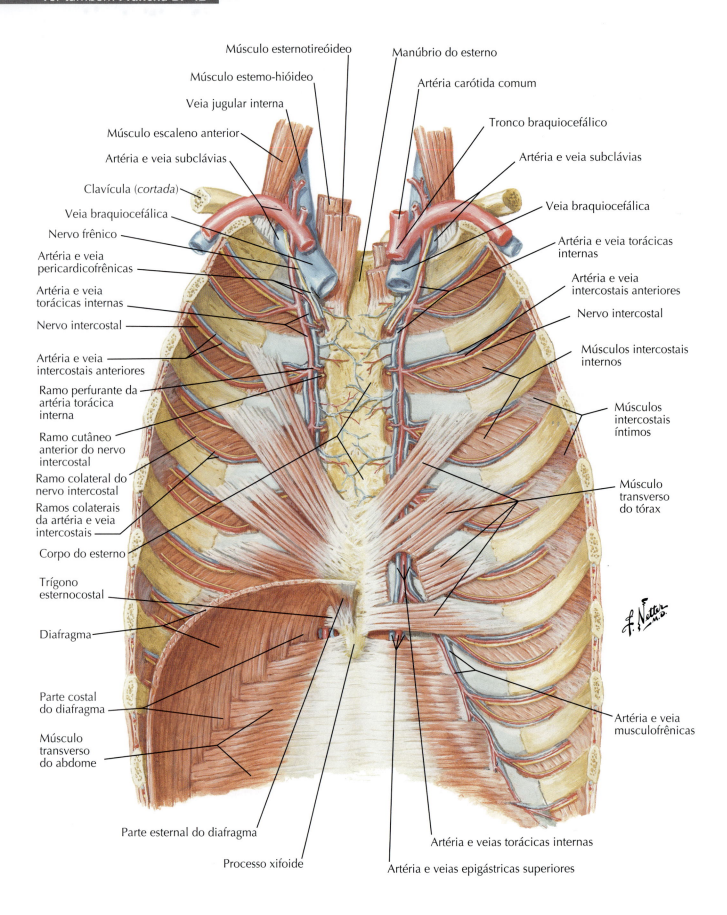

Prancha 211 — **Paredes do Tórax e Diafragma**

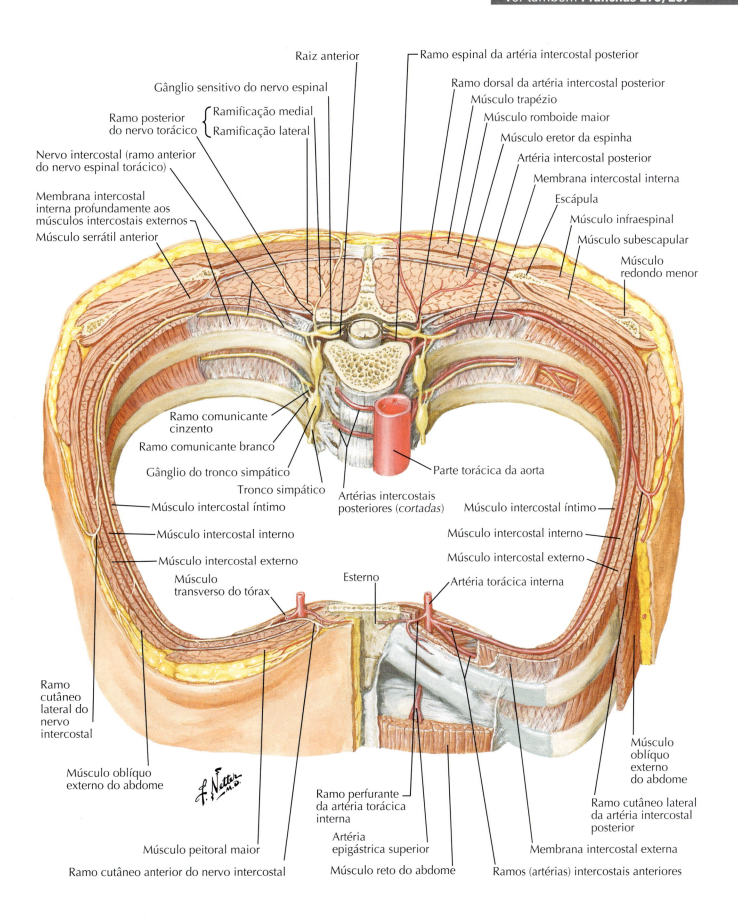

Veias das Paredes do Tórax

Ver também **Pranchas 234, 259, 277**

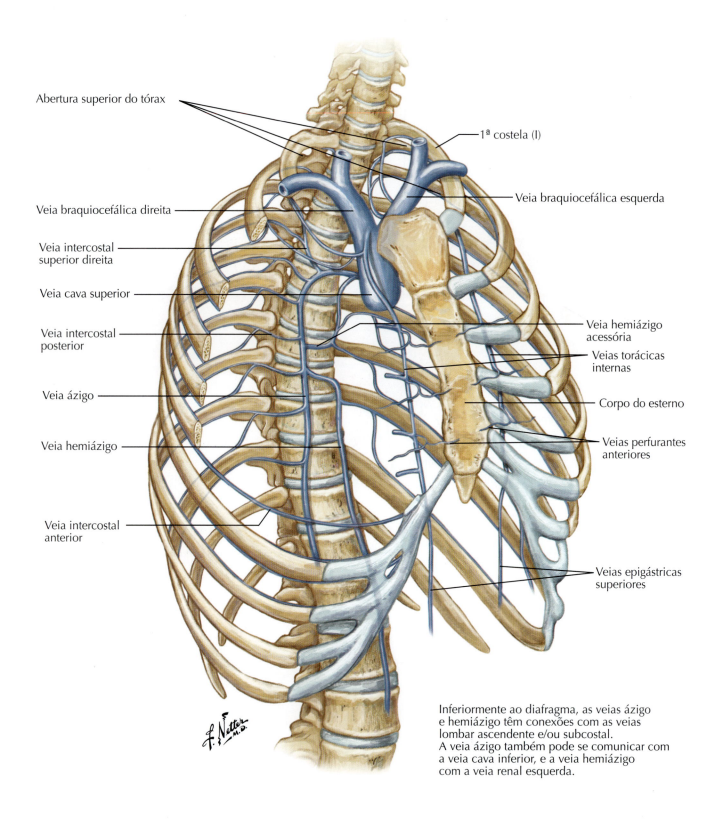

Prancha 213 — Paredes do Tórax e Diafragma

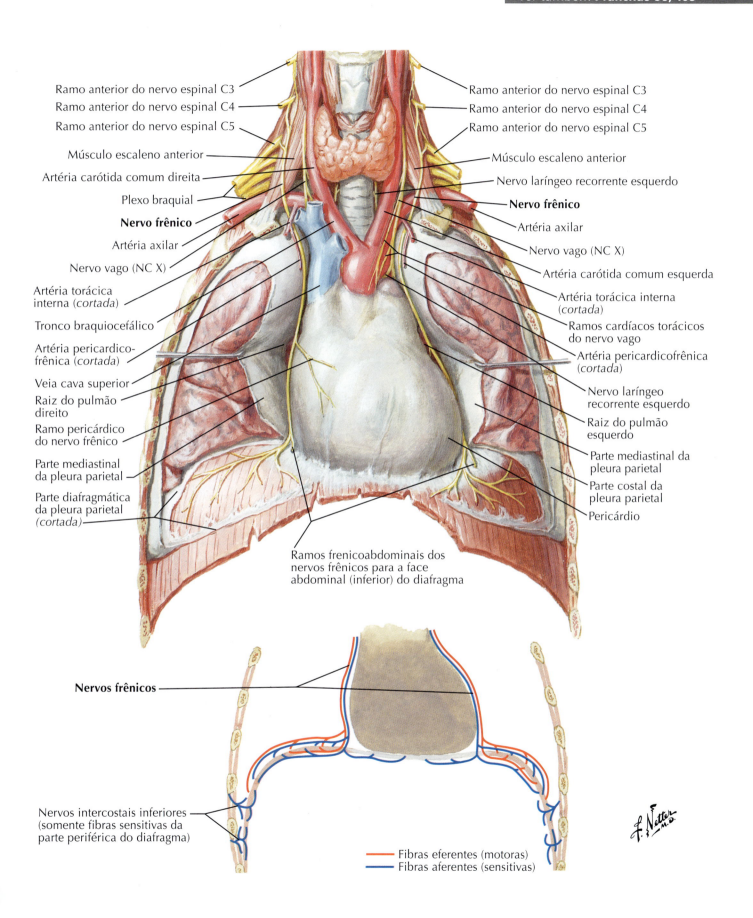

Diafragma: Face Torácica

Ver também **Pranchas 253, 254**

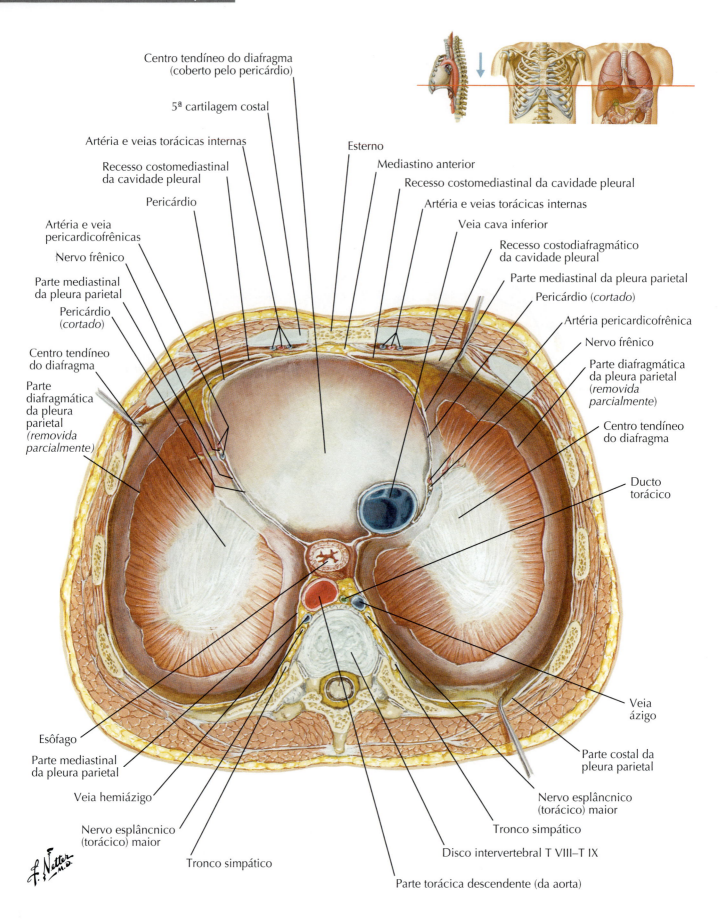

Prancha 215 — Paredes do Tórax e Diafragma

Diafragma: Face Abdominal

Ver também Pranchas 283, 284

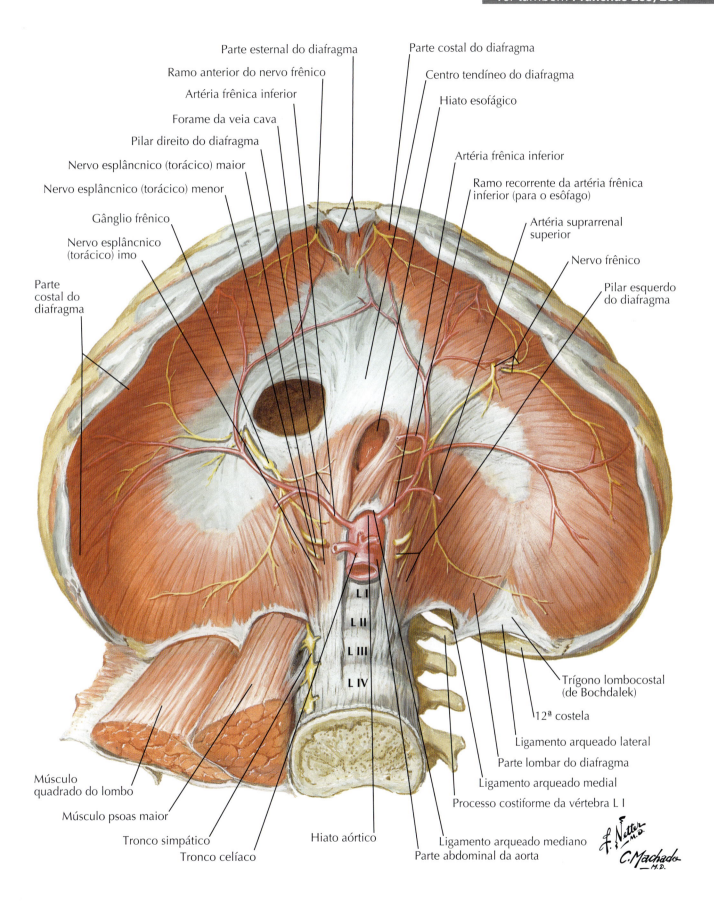

Paredes do Tórax e Diafragma

Prancha 216

Pulmões no Tórax: Vista Anterior

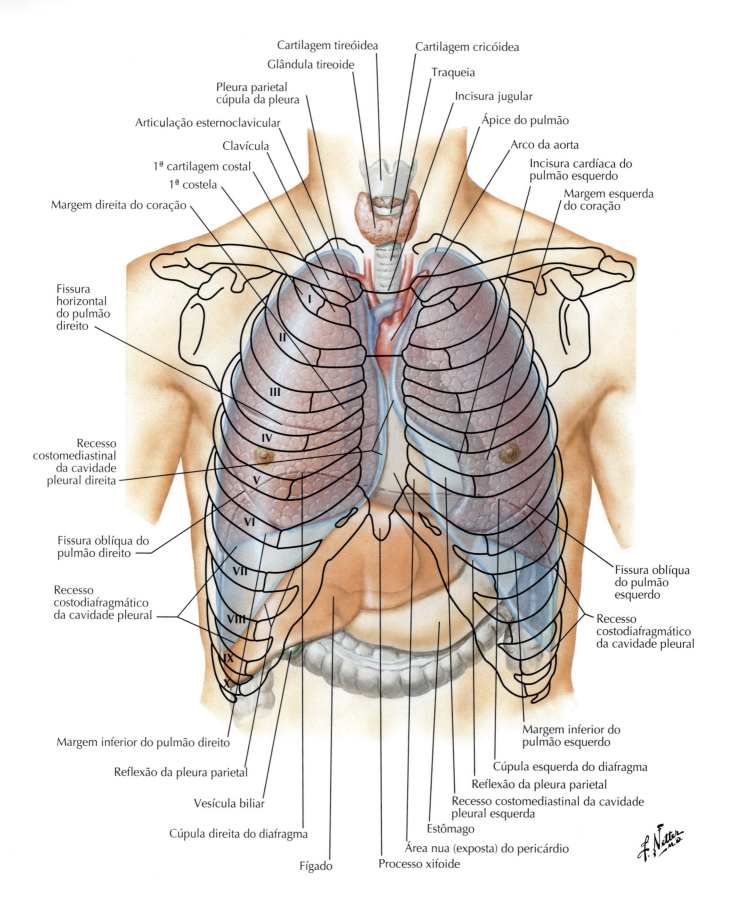

Prancha 217 — Pulmões, Traqueia e Brônquios

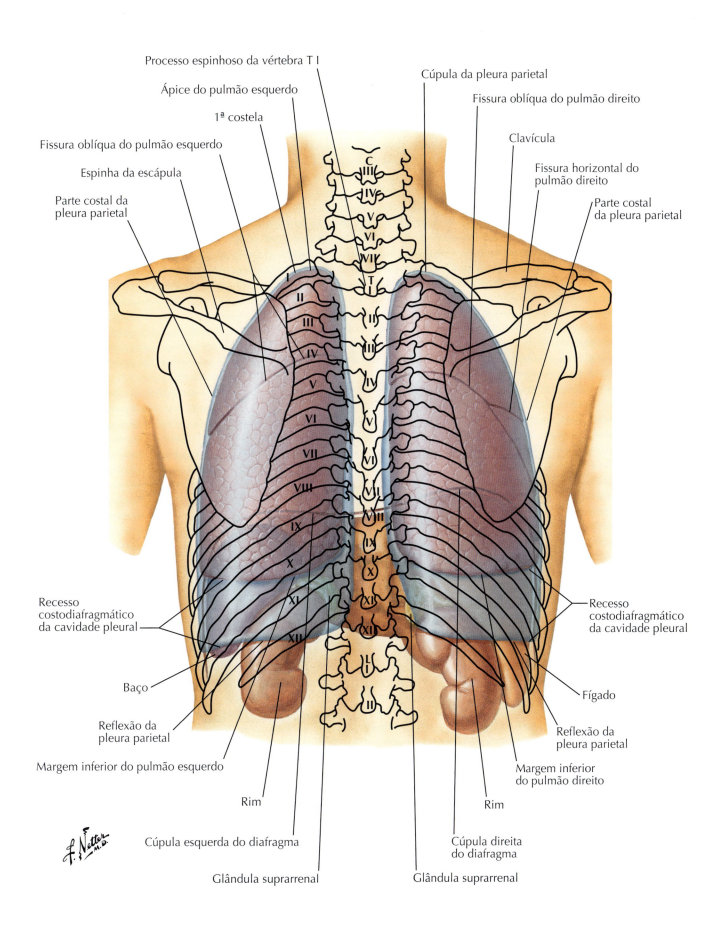

Pulmões *in Situ*: Vista Anterior

Ver também **Prancha 17**

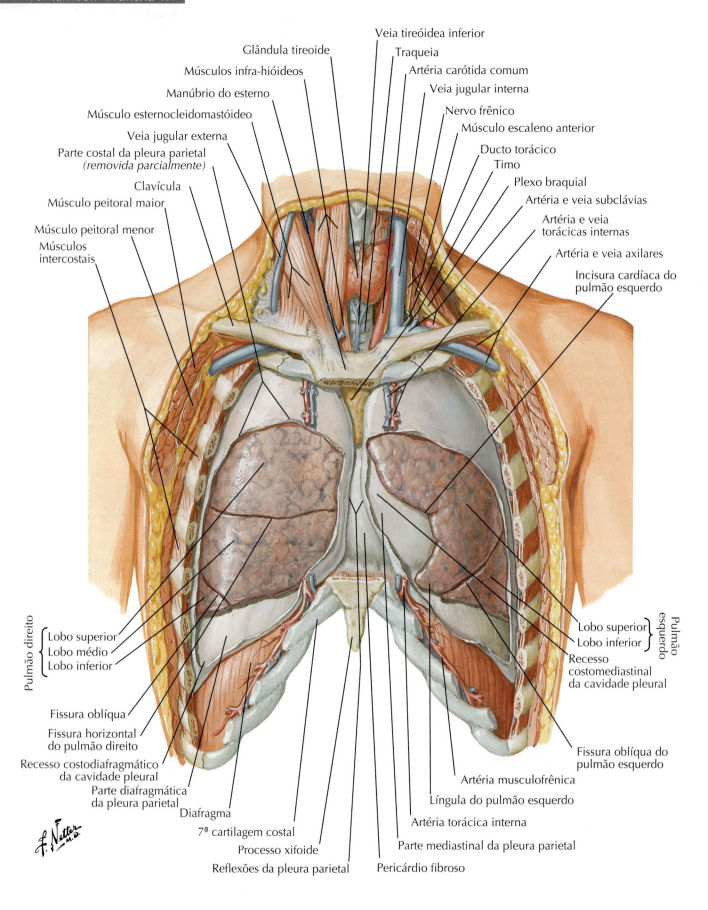

Prancha 219 — **Pulmões, Traqueia e Brônquios**

Grandes Vasos do Mediastino Superior

Ver também Prancha 227

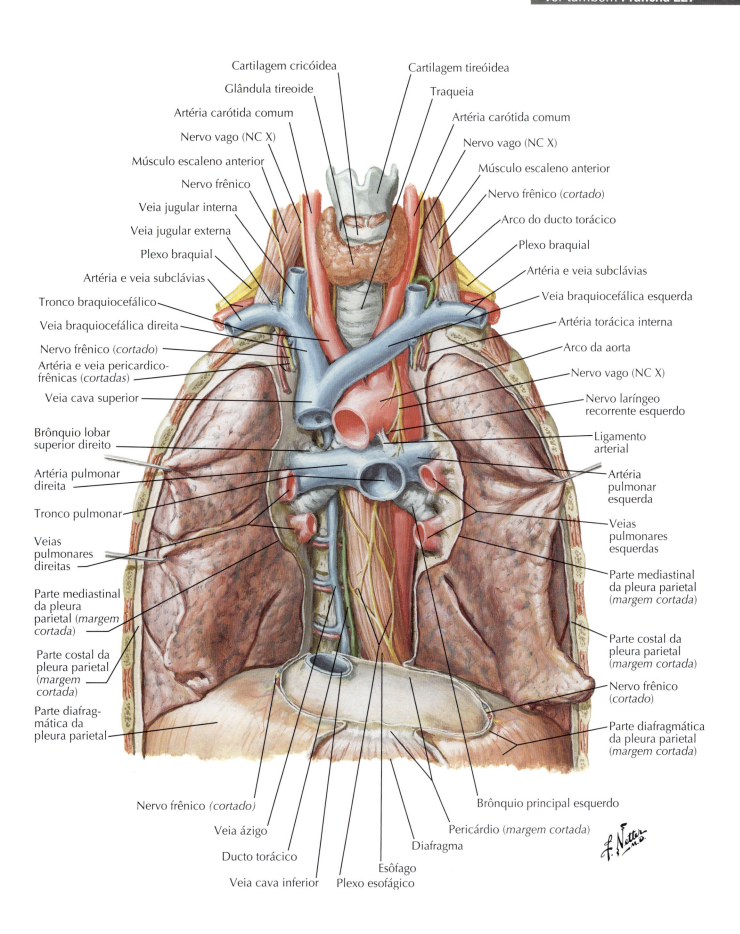

Pulmões, Traqueia e Brônquios

Prancha 220

Pulmões: Vistas Mediais

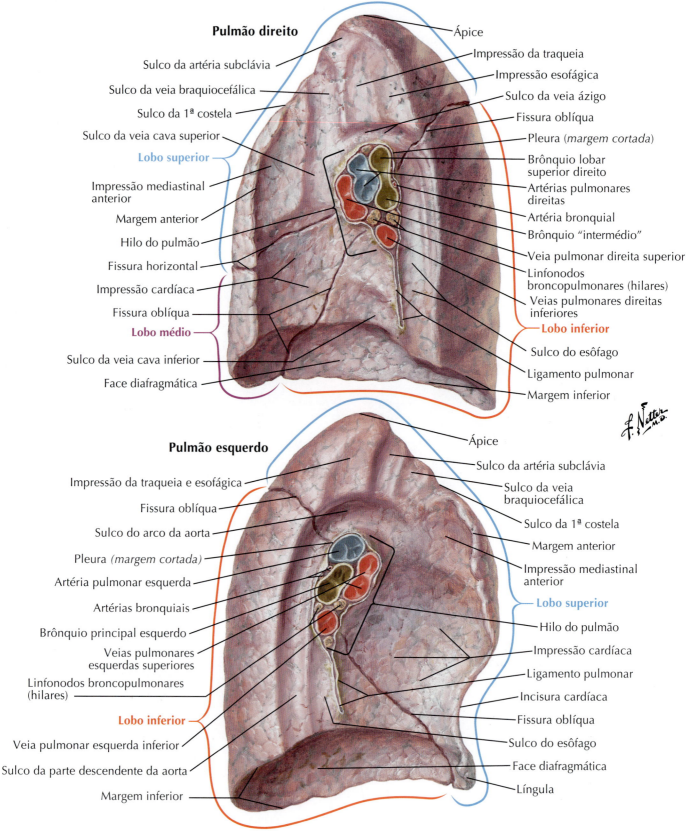

N.R.T.: Os sulcos e áreas presentes na superfície dos pulmões são determinados por vísceras vizinhas a eles e têm interesse em Anatomia aplicada à clínica. Porém, não constam da Terminologia Anatômica (2001).

Artérias e Veias Bronquiais

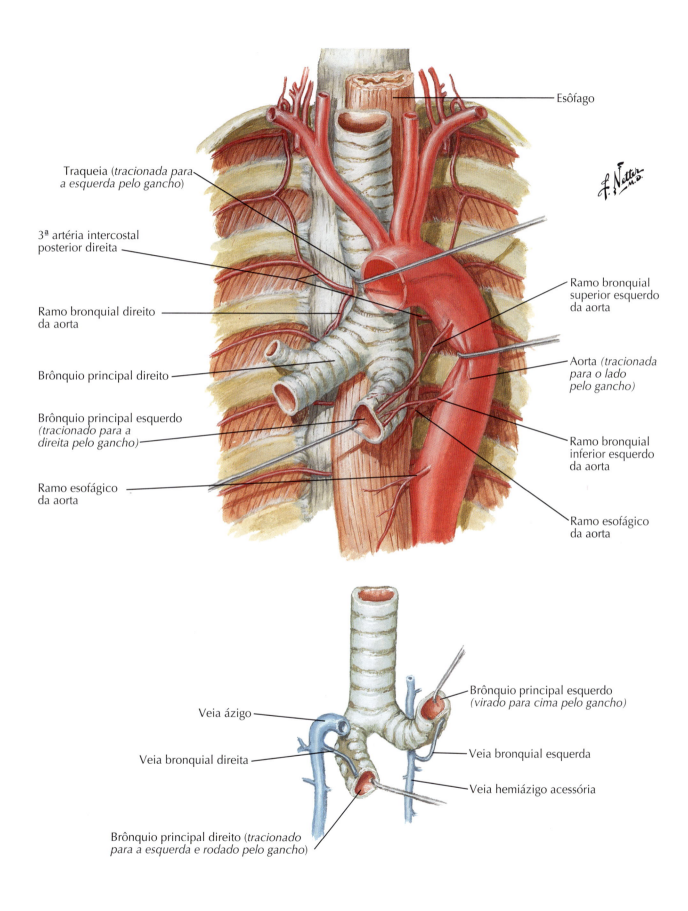

Pulmões, Traqueia e Brônquios

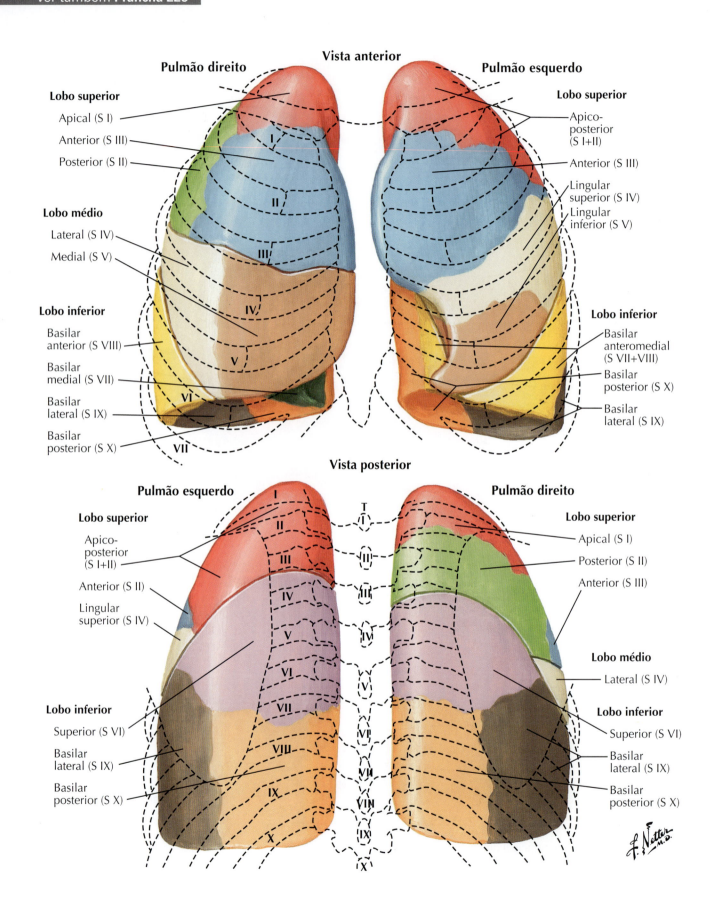

Segmentos Broncopulmonares: Vistas Anterior e Posterior

Ver também **Prancha 226**

Prancha 223 — Pulmões, Traqueia e Brônquios

Segmentos Broncopulmonares: Vistas Medial e Lateral

Ver também Prancha 226

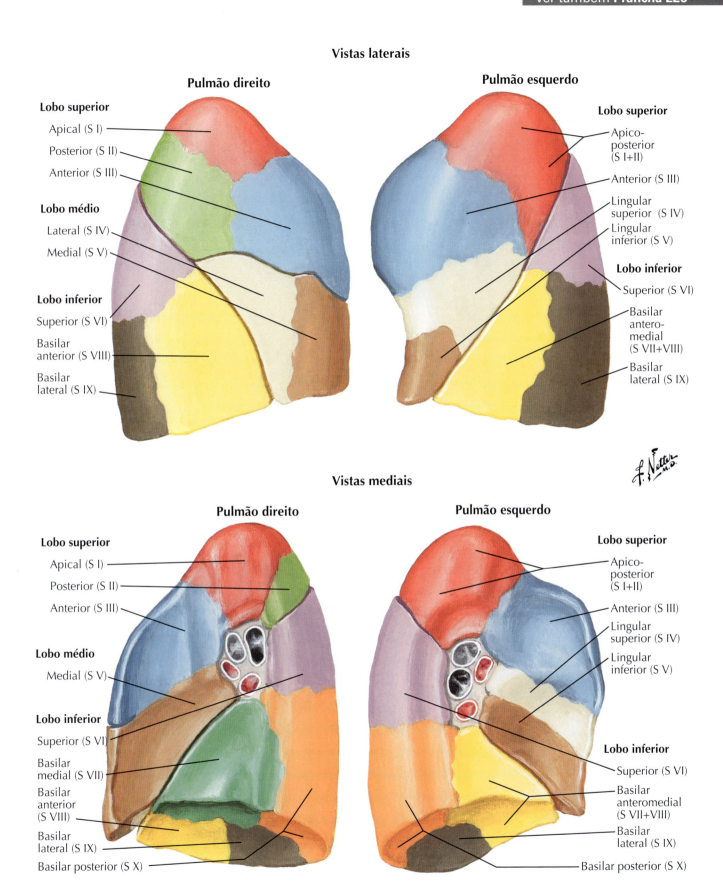

Pulmões, Traqueia e Brônquios

Prancha 224

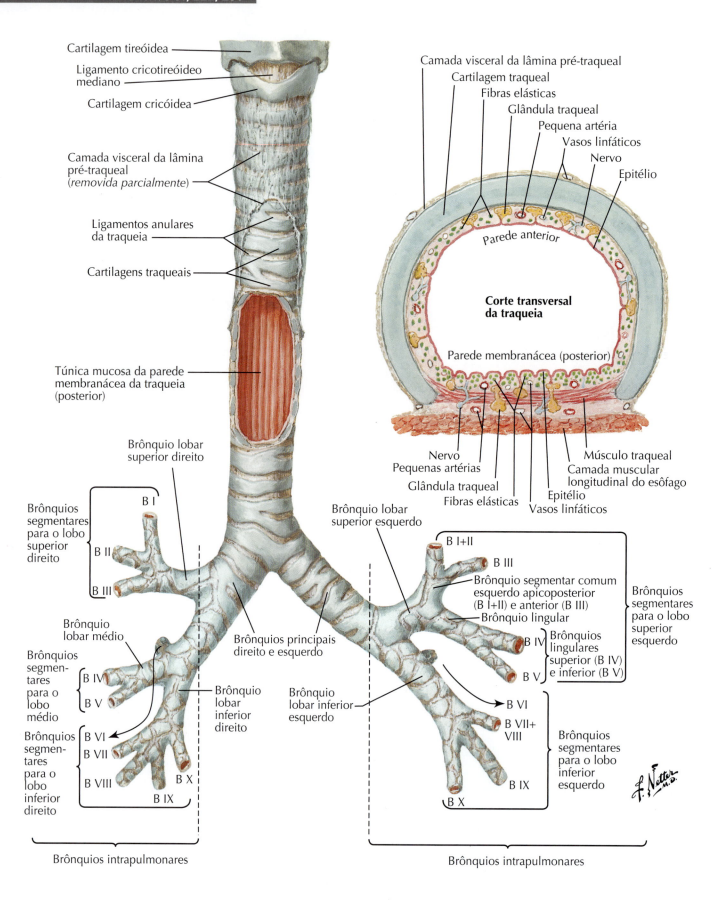

Vias Aéreas Intrapulmonares e Brônquios

Ver também **Pranchas 227, BP 44, BP 45**

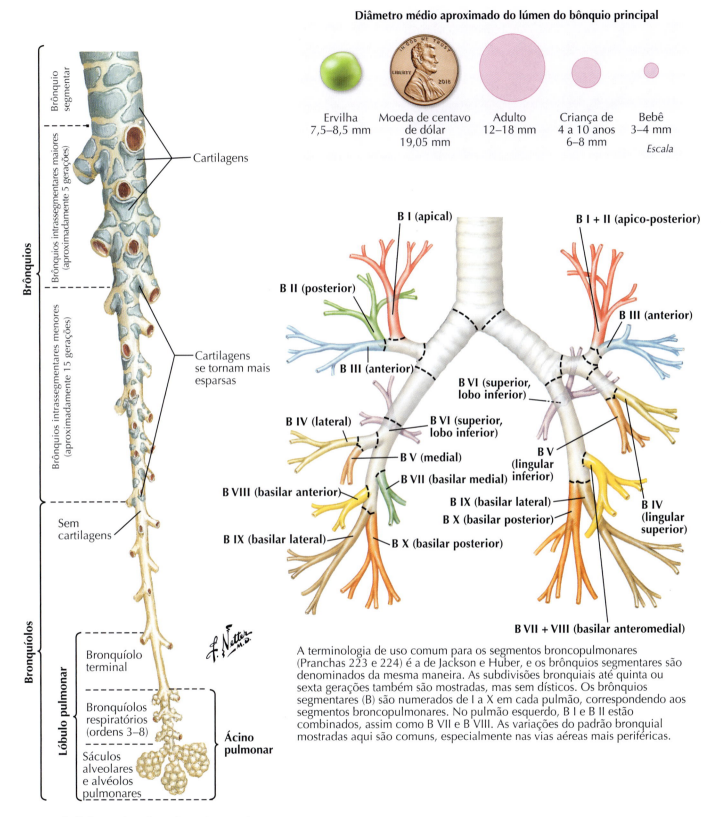

Subdivisões das vias aéreas intrapulmonares

A terminologia de uso comum para os segmentos broncopulmonares (Pranchas 223 e 224) é a de Jackson e Huber, e os brônquios segmentares são denominados da mesma maneira. As subdivisões bronquiais até quinta ou sexta gerações também são mostradas, mas sem dísticos. Os brônquios segmentares (B) são numerados de I a X em cada pulmão, correspondendo aos segmentos broncopulmonares. No pulmão esquerdo, B I e B II estão combinados, assim como B VII e B VIII. As variações do padrão bronquial mostradas aqui são comuns, especialmente nas vias aéreas mais periféricas.

Circulação Sanguínea Intrapulmonar: Esquema

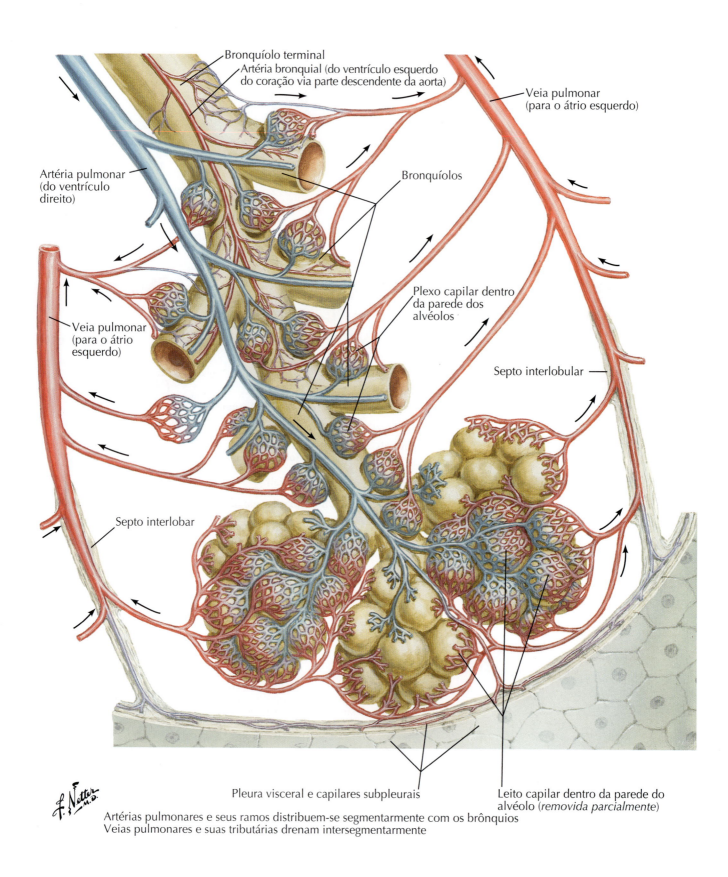

Artérias pulmonares e seus ramos distribuem-se segmentarmente com os brônquios
Veias pulmonares e suas tributárias drenam intersegmentarmente

Prancha 227   Pulmões, Traqueia e Brônquios

Vasos Linfáticos do Tórax e Linfonodos Pulmonares e Mediastinais

Ver também **Pranchas 101, 260, BP 51**

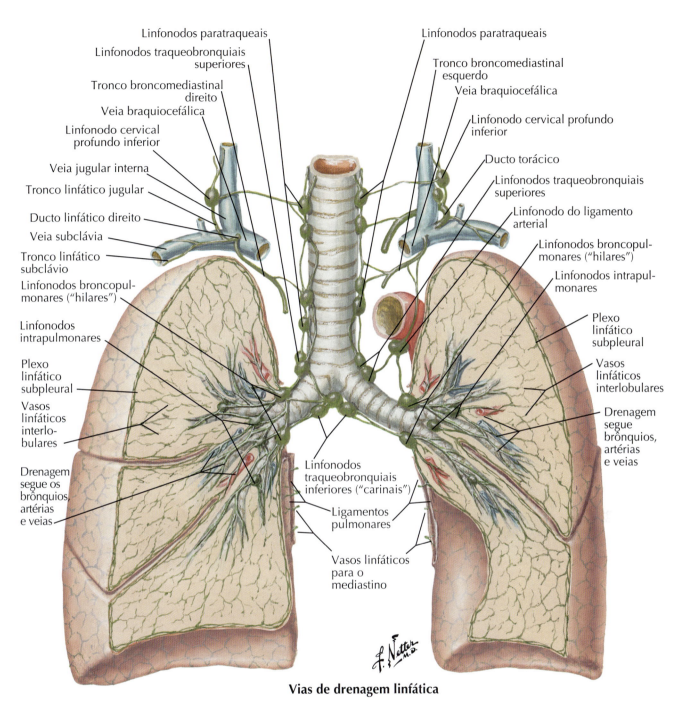

Vias de drenagem linfática

Pulmão direito: Todos os lobos drenam para os linfonodos intrapulmonares e broncopulmonares, em seguida para os linfonodos traqueobronquiais inferiores, linfonodos traqueobronquiais superiores direitos e linfonodos paratraqueais direitos em direção à veia braquiocefálica via troncos broncomediastinal direito e jugular.

Pulmão esquerdo: O lobo superior drena para os linfonodos intrapulmonares e broncopulmonares, linfonodos traqueobronquiais inferiores, linfonodos traqueobronquiais superiores esquerdos, linfonodos paratraqueais esquerdos e/ou linfonodo do ligamento arterial, depois para a veia braquiocefálica via tronco broncomediastinal esquerdo e ducto torácico. Os linfonodos intrapulmonares e broncopulmonares do pulmão esquerdo também drenam para os linfonodos traqueobronquiais superiores direitos, de onde a linfa segue a mesma direção que a linfa do pulmão direito.

Pulmões, Traqueia e Brônquios

Prancha 228

Nervos Autônomos no Tórax

Ver também **Pranchas 249, BP 52**

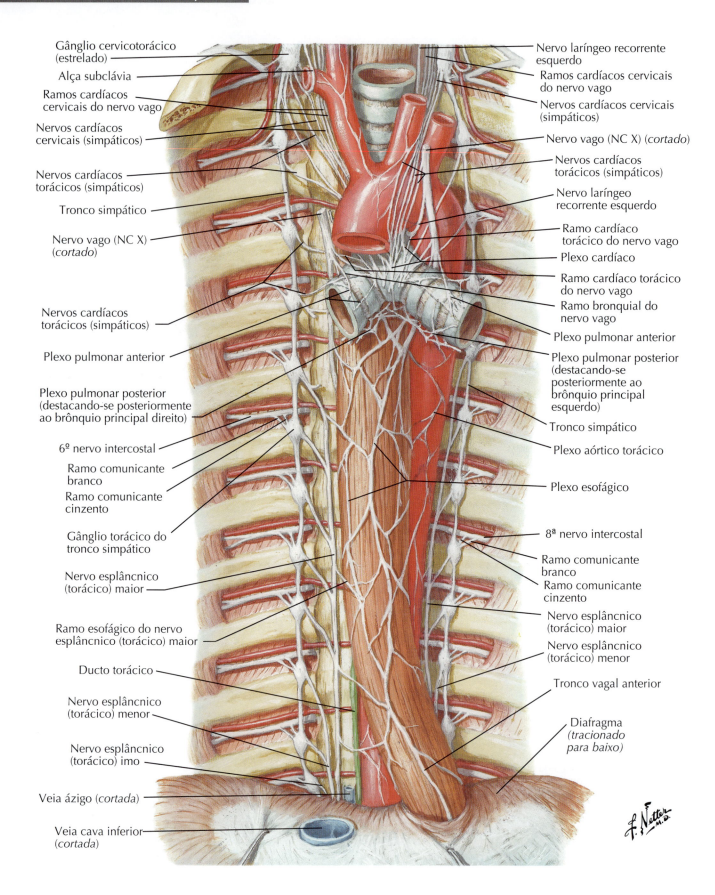

Prancha 229 — **Pulmões, Traqueia e Brônquios**

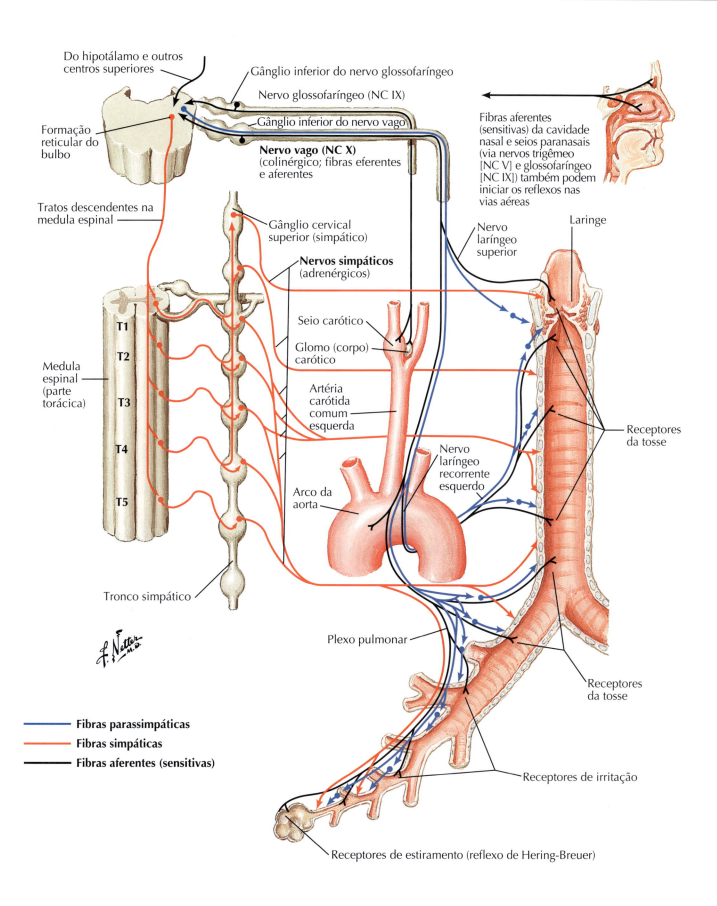

Coração *in Situ*

Ver também **Pranchas 233, 236**

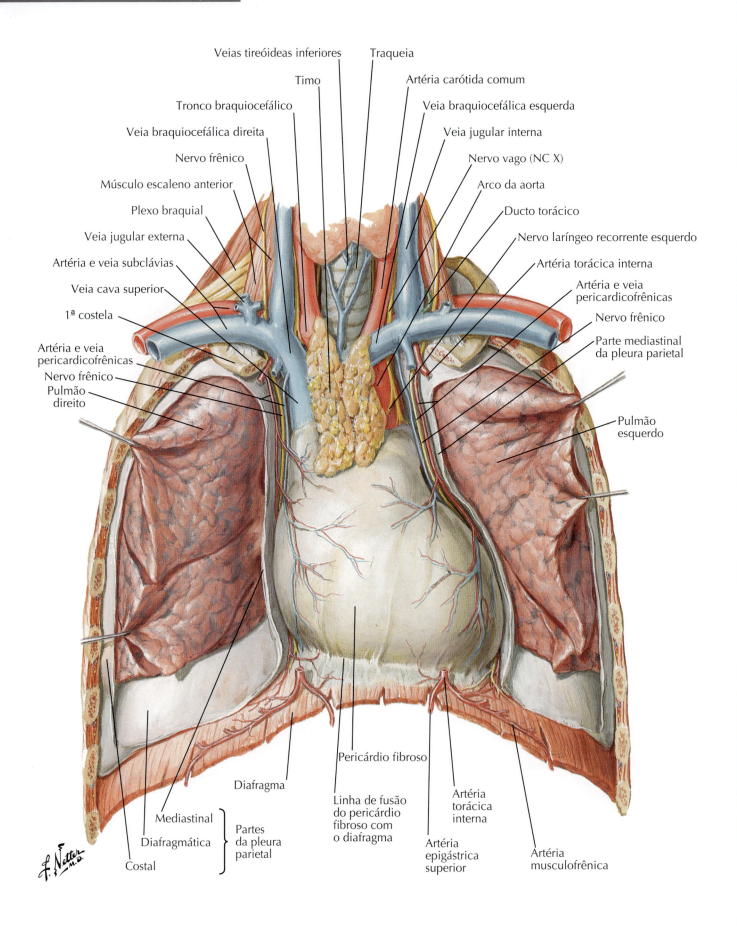

Prancha 231 — Coração

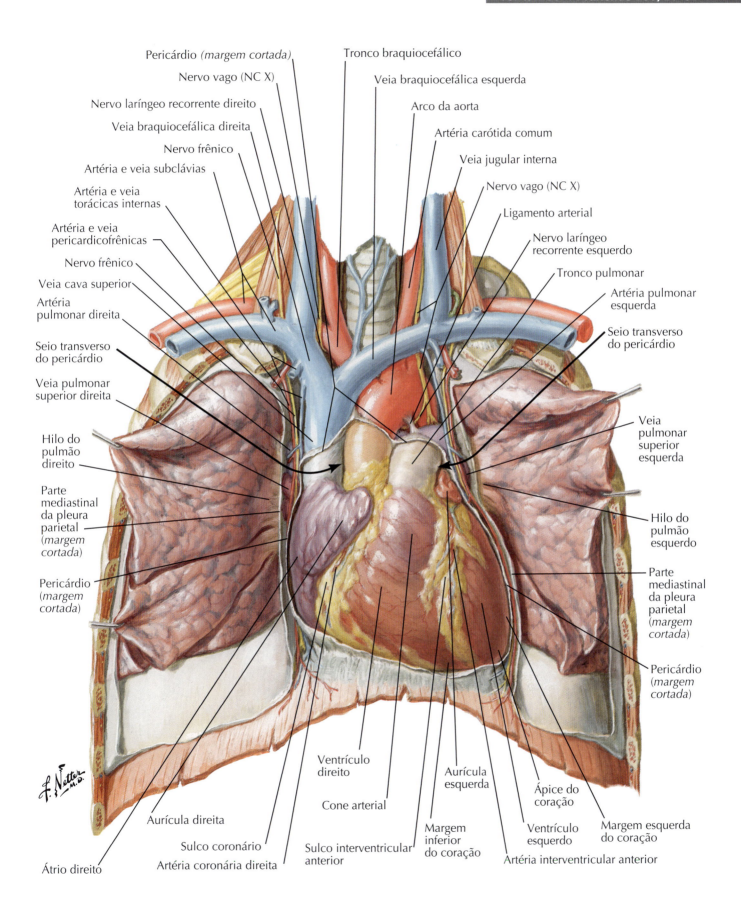

Coração e Áreas Precordiais de Auscultação

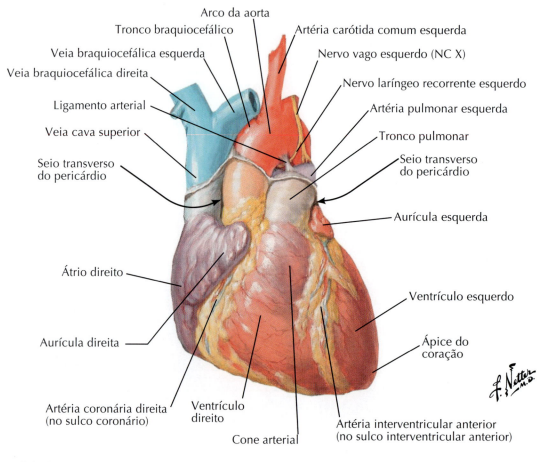

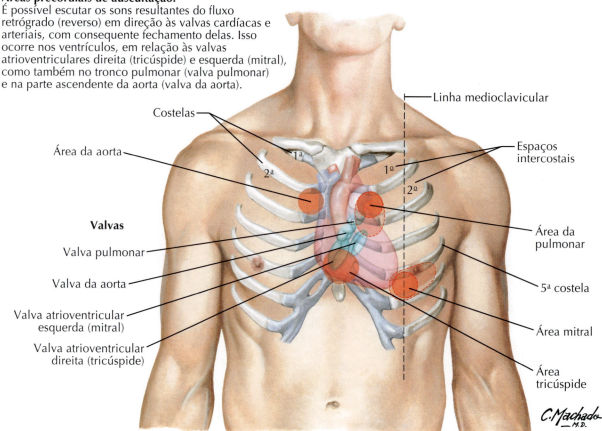

Áreas precordiais de auscultação:
É possível escutar os sons resultantes do fluxo retrógrado (reverso) em direção às valvas cardíacas e arteriais, com consequente fechamento delas. Isso ocorre nos ventrículos, em relação às valvas atrioventriculares direita (tricúspide) e esquerda (mitral), como também no tronco pulmonar (valva pulmonar) e na parte ascendente da aorta (valva da aorta).

Prancha 233   **Coração**

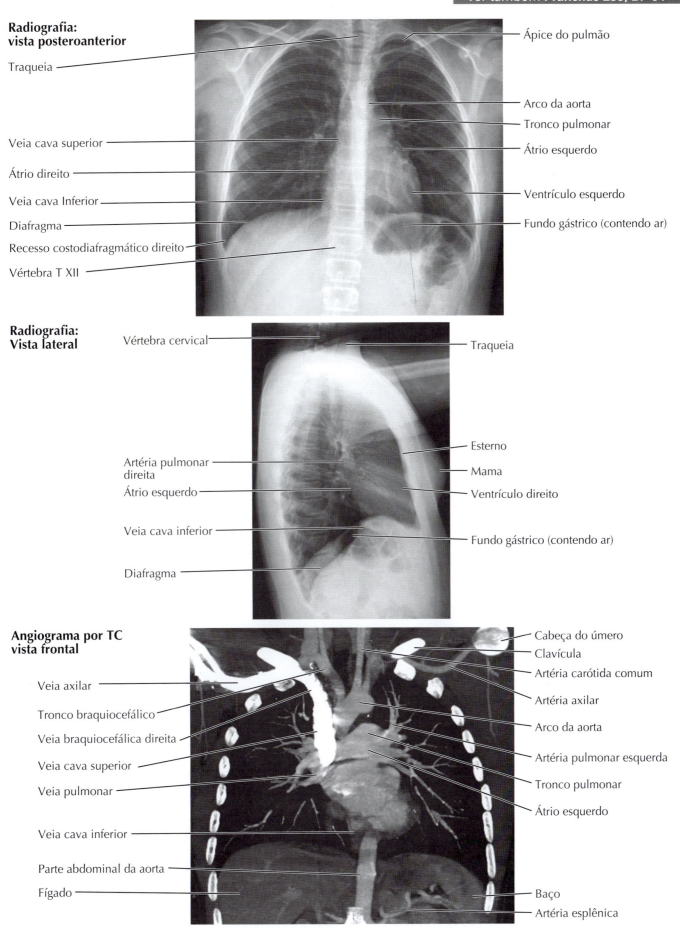

Coração: Base e Face Diafragmática

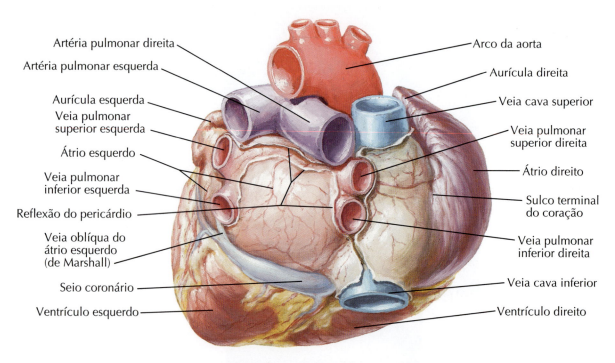

Base do coração: vista posterior

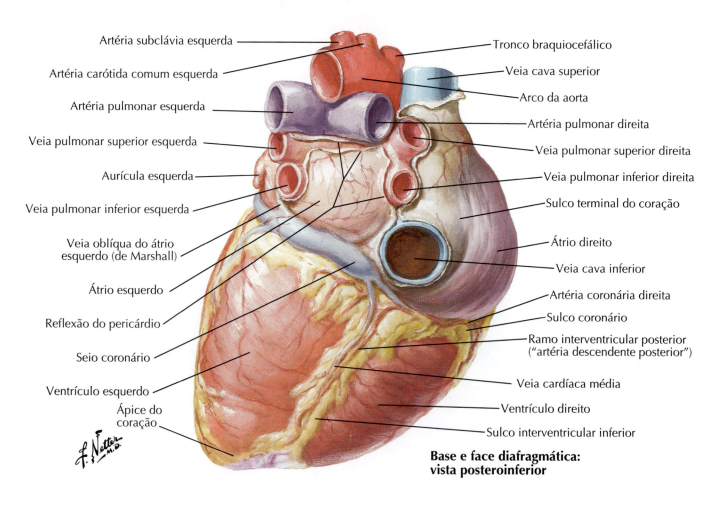

Base e face diafragmática: vista posteroinferior

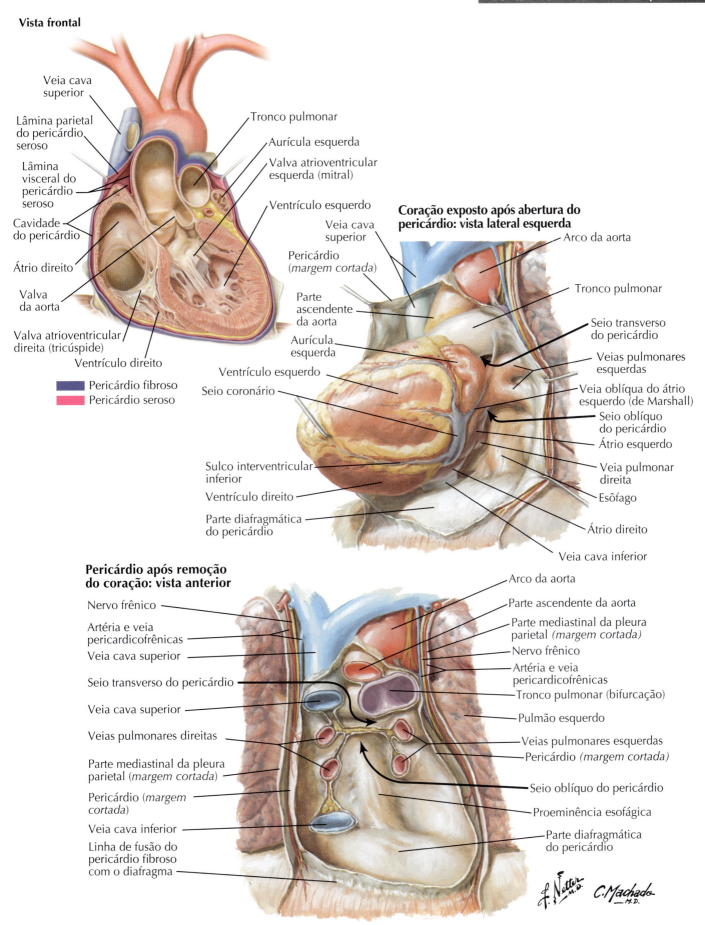

Mediastino: Corte Transversal

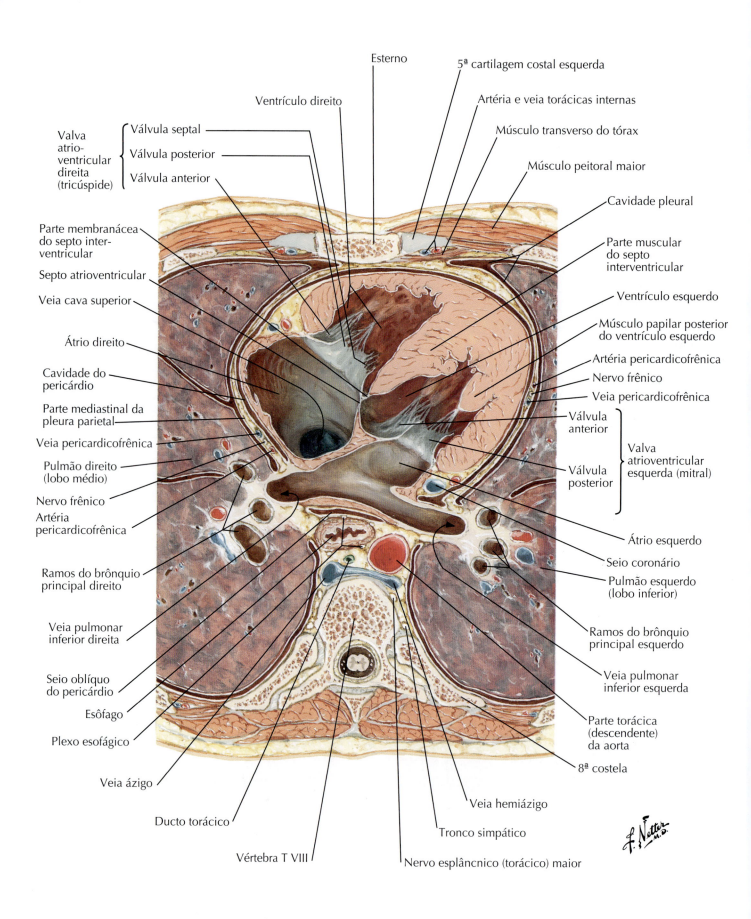

Prancha 237 — Coração

Tórax: Corte Frontal (Coronal) do Coração, Parte Ascendente da Aorta

Ver também Prancha BP 50

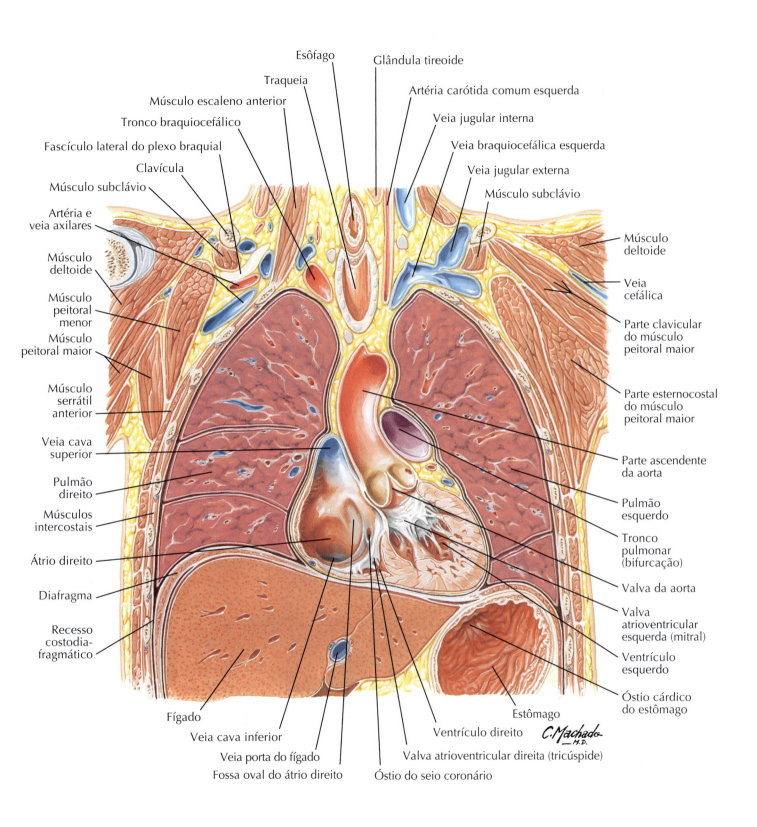

Coração

Prancha 238

Artérias Coronárias e Veias do Coração (Cardíacas)

Ver também Prancha BP 47

Face esternocostal (anterior)

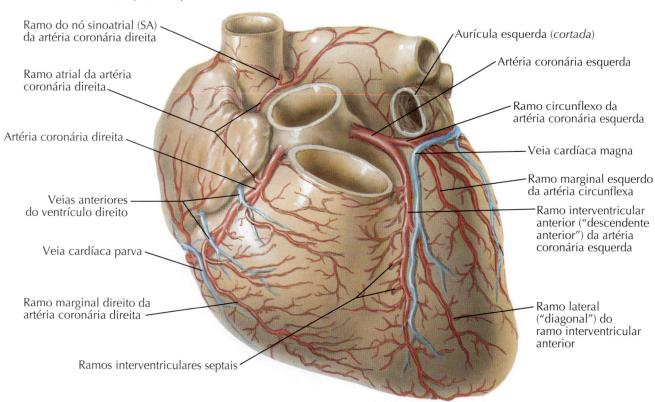

Face diafragmática (inferior)

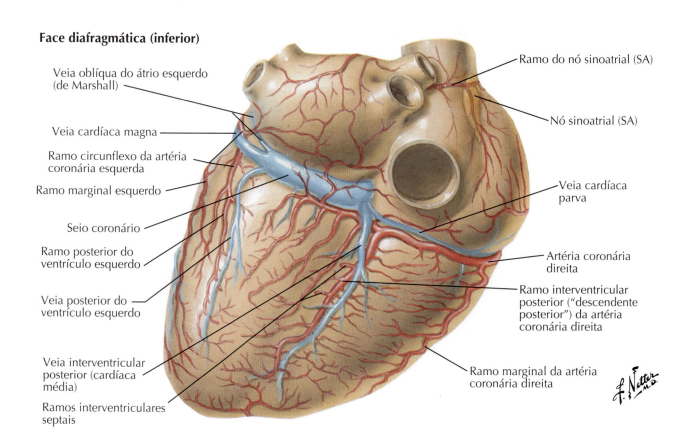

Prancha 239 — Coração

Artérias Coronárias: Imagens

Ver também **Prancha BP 46**

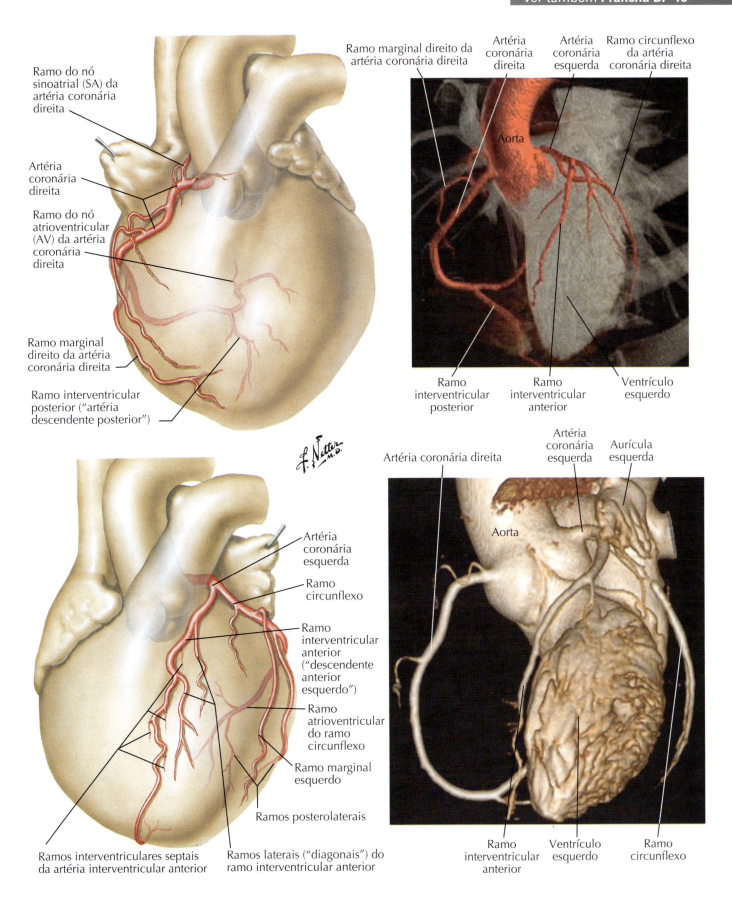

Coração

Prancha 240

Átrio e Ventrículo Direitos

Ver também **Prancha 246**

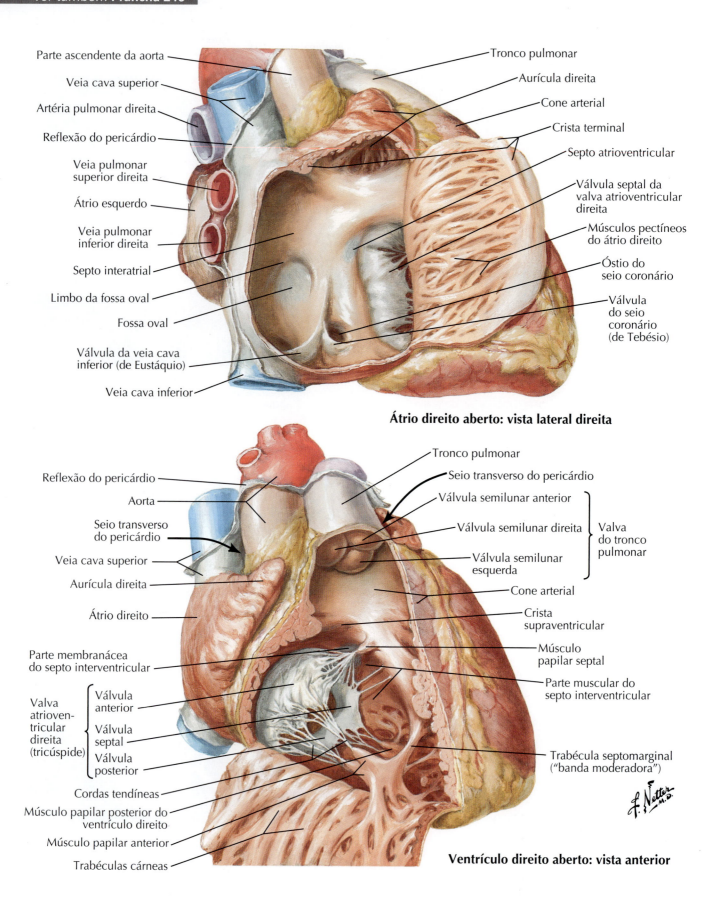

Prancha 241 — Coração

Átrio e Ventrículo Esquerdos

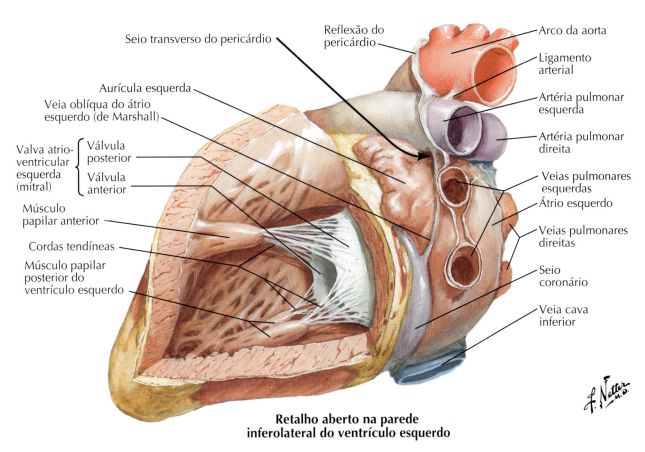

Retalho aberto na parede inferolateral do ventrículo esquerdo

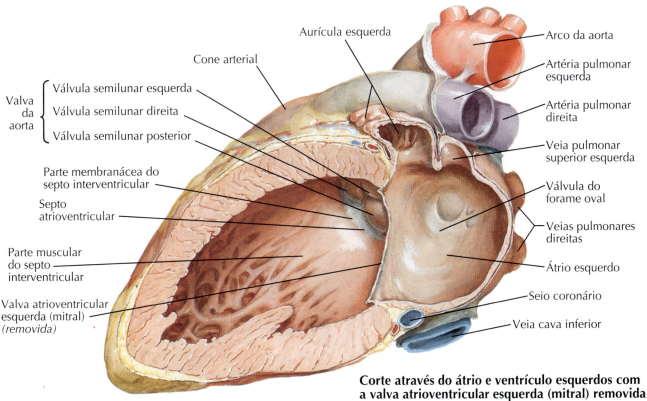

Corte através do átrio e ventrículo esquerdos com a valva atrioventricular esquerda (mitral) removida

Coração — Prancha 242

Complexo Valvar do Coração

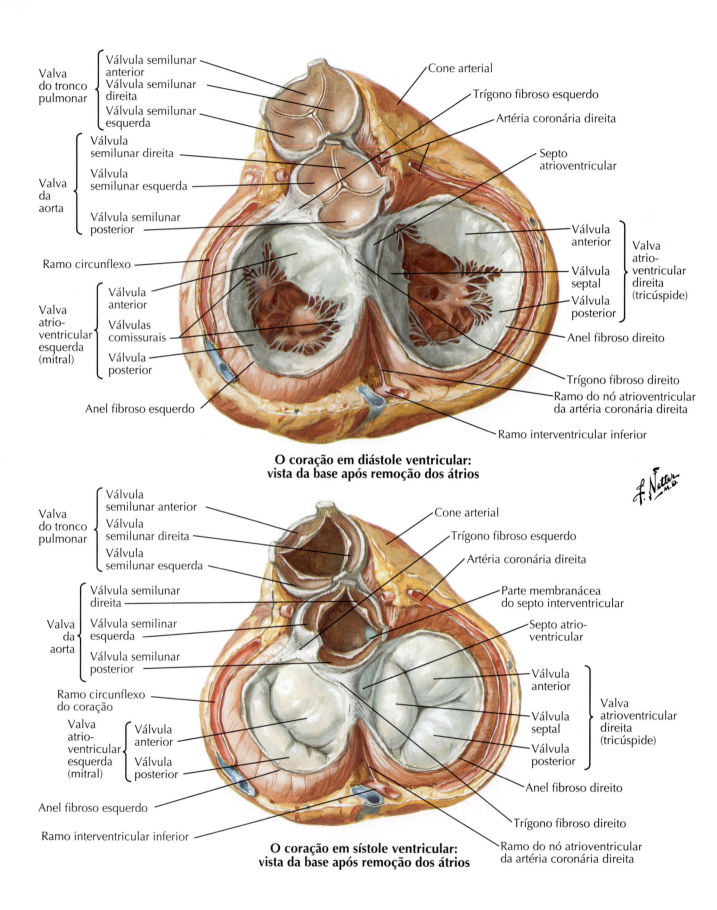

O coração em diástole ventricular:
vista da base após remoção dos átrios

O coração em sístole ventricular:
vista da base após remoção dos átrios

Prancha 243 Coração

Complexo Valvar do Coração (*Continuação*)

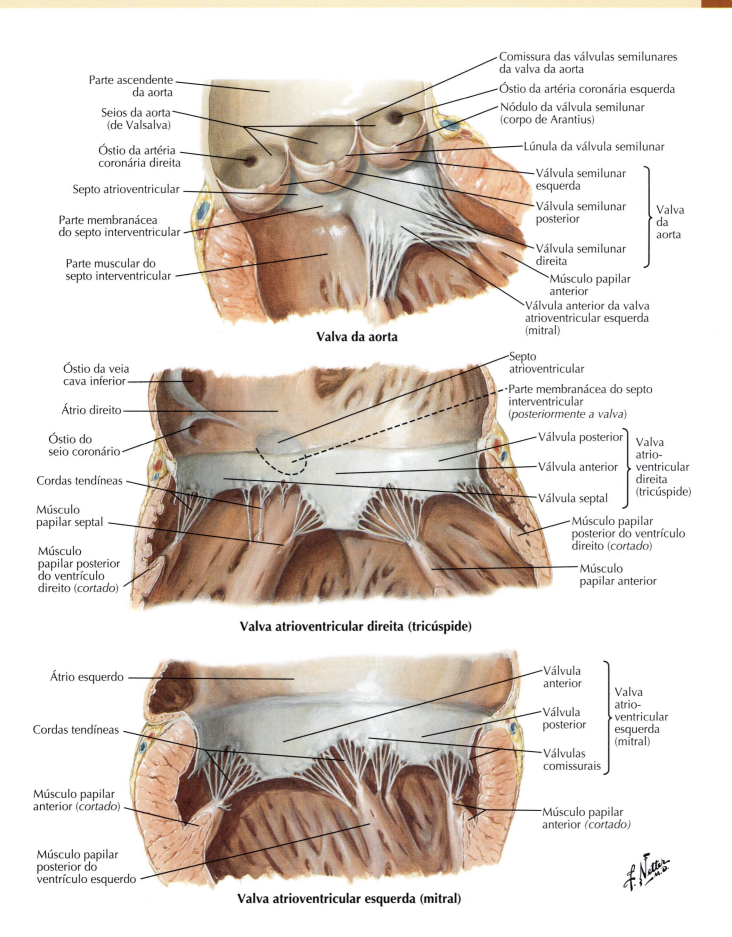

Prancha 244

Átrios, Ventrículos e Septo Interventricular

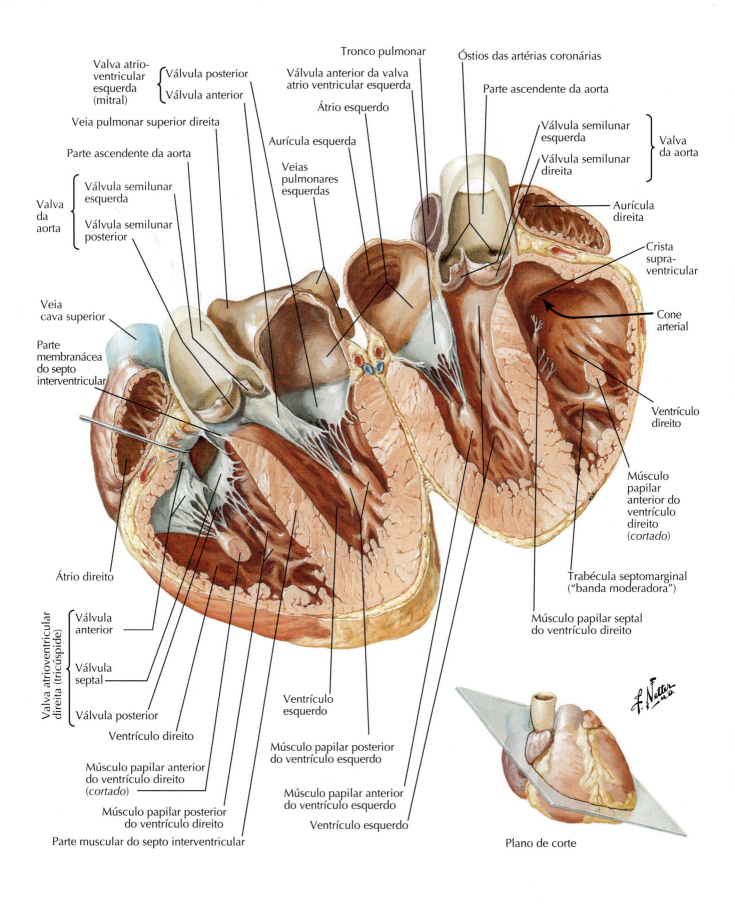

Valvas Cardíacas 4

Ver também **Prancha 241**

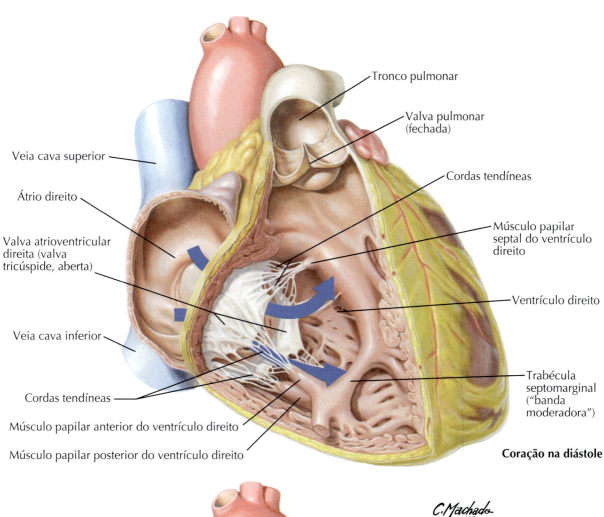

Coração na diástole

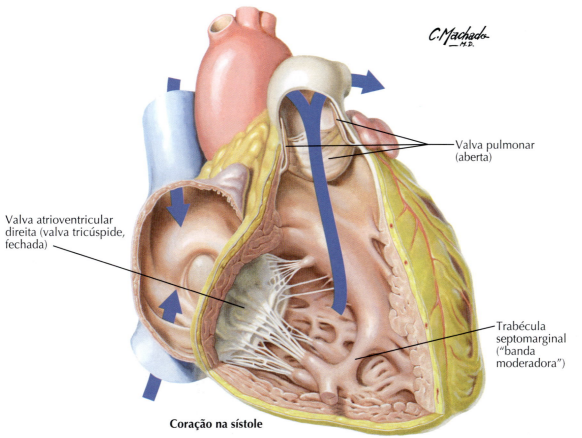

Coração na sístole

Coração

Prancha 246

Circulações Pré-natal e Pós-natal

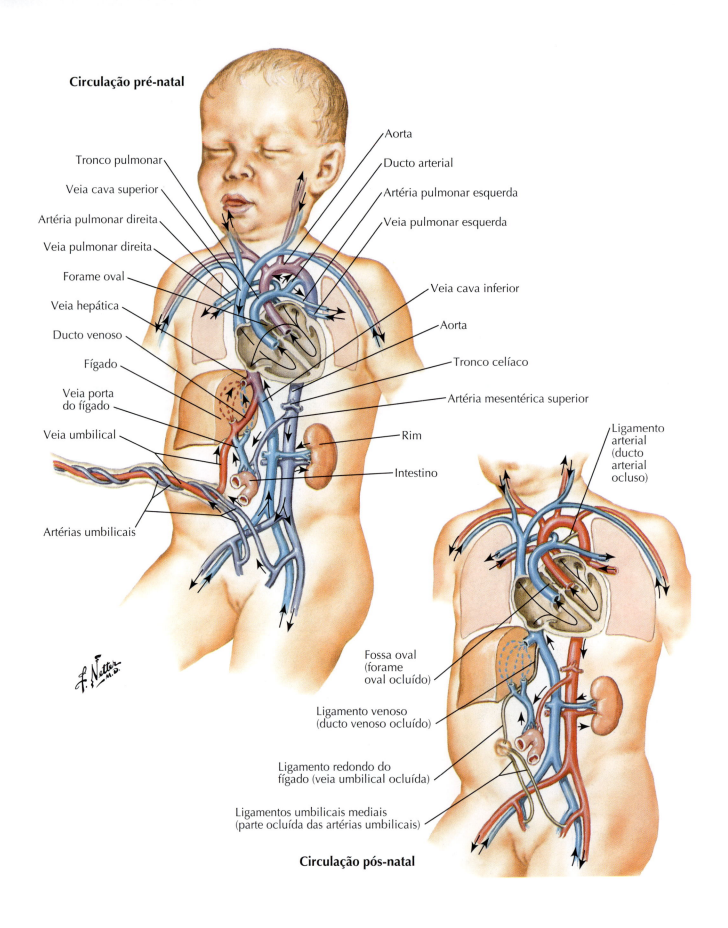

Prancha 247   **Coração**

Complexo Estimulante (Sistema de Condução) do Coração

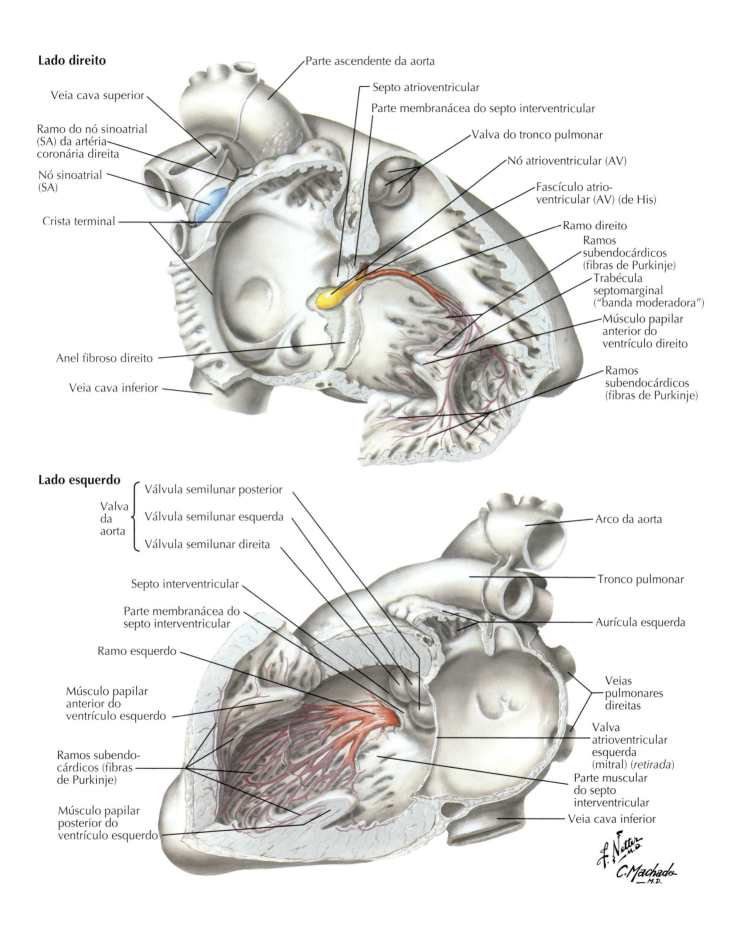

Coração

Prancha 248

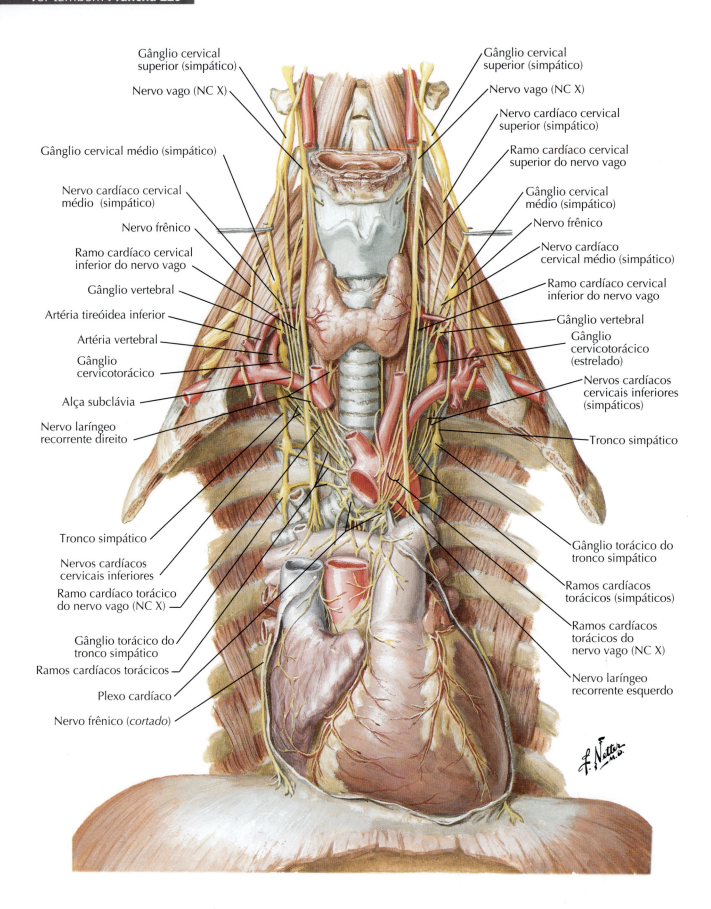

Nervos do Coração (Cardíacos) e do Tórax

Prancha 249 — Coração

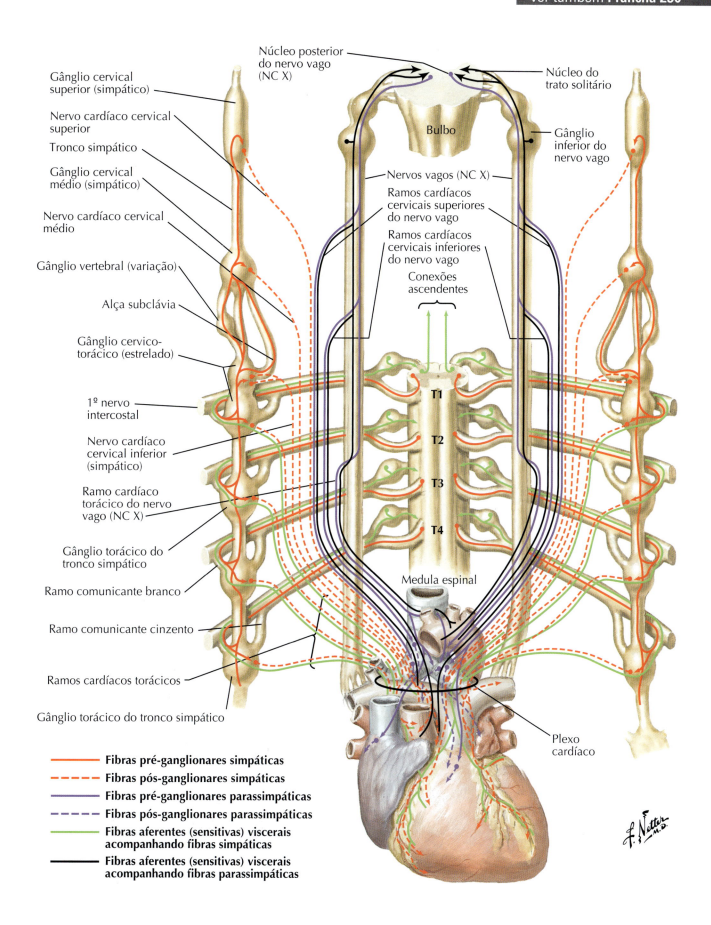

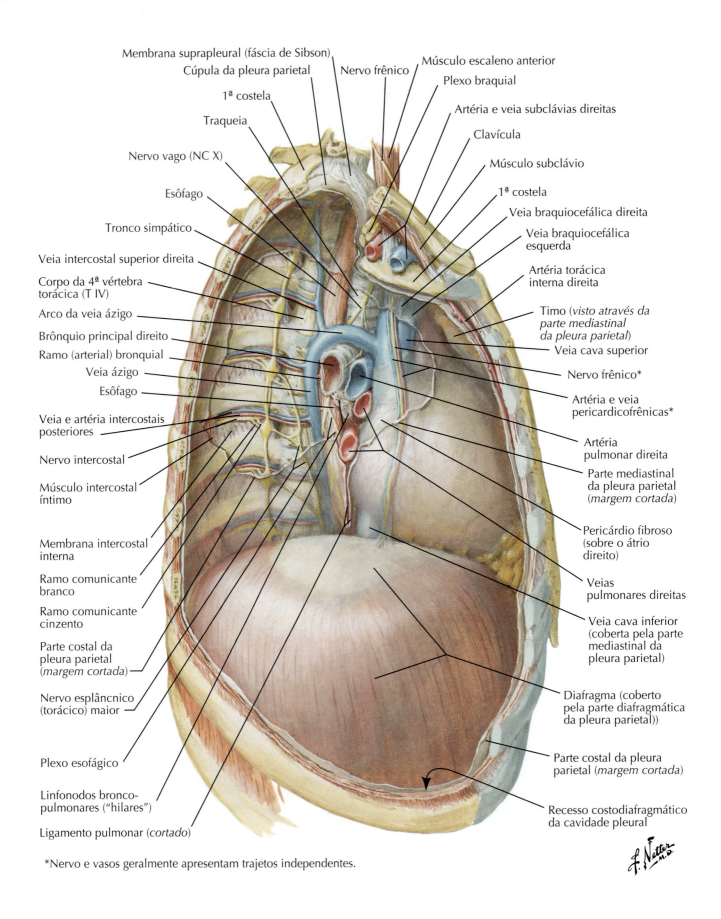

Mediastino: Vista Lateral Direita

Prancha 251 — Mediastino

Mediastino: Vista Lateral Esquerda

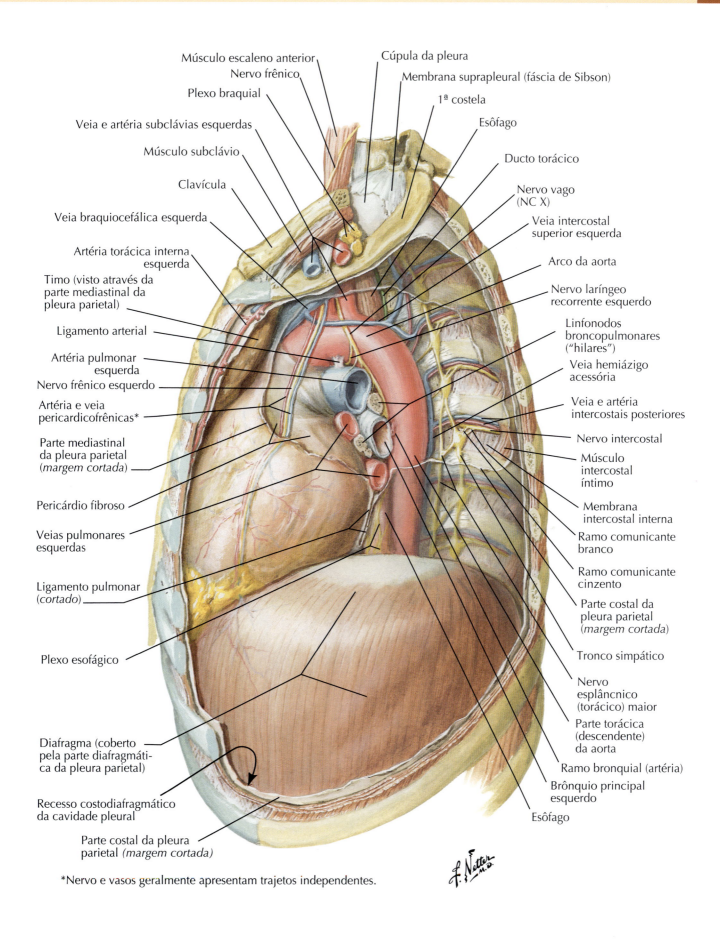

*Nervo e vasos geralmente apresentam trajetos independentes.

Mediastino

Prancha 252

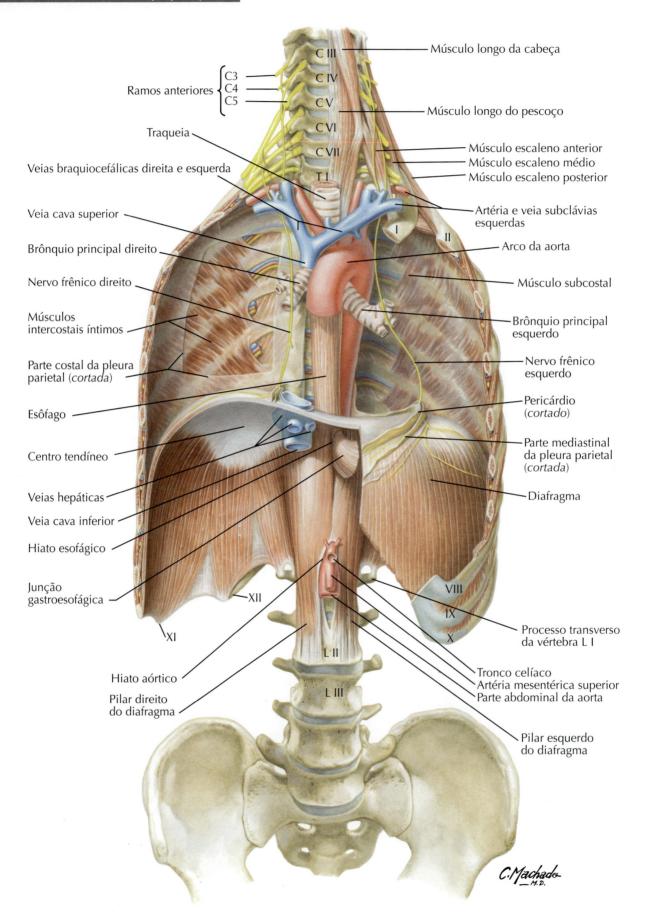

Esôfago *in Situ*

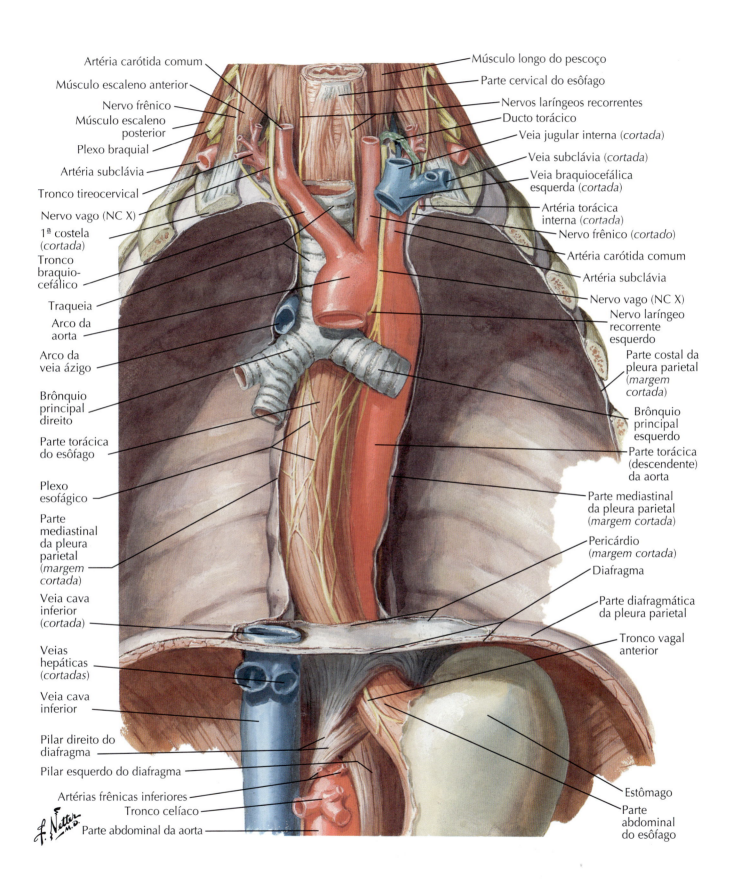

Mediastino — Prancha 254

Esôfago *in Situ*

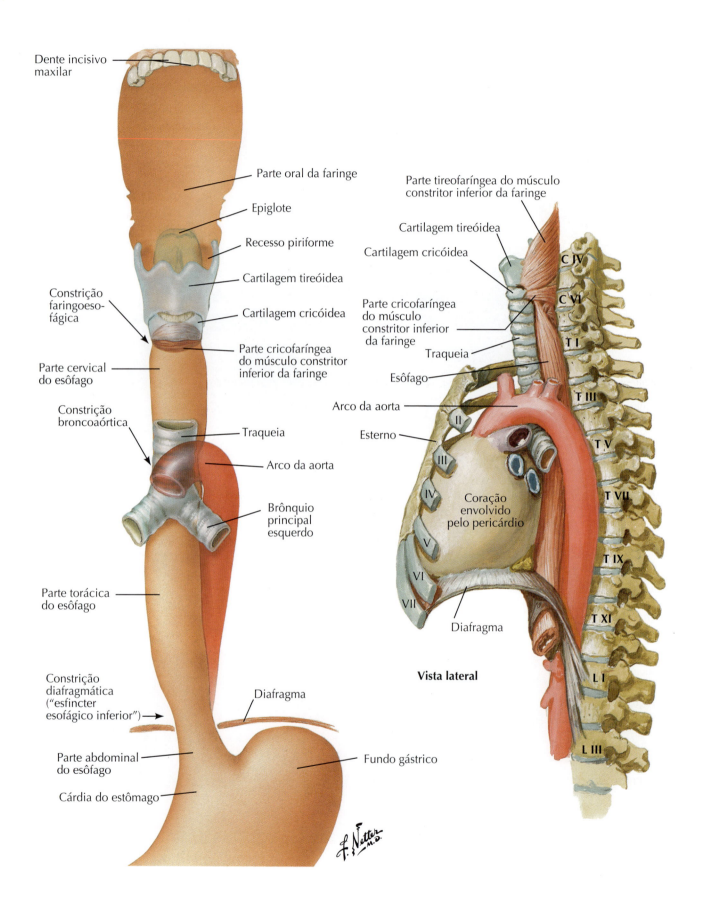

Prancha 255 — Mediastino

Musculatura do Esôfago

Ver também Prancha 48

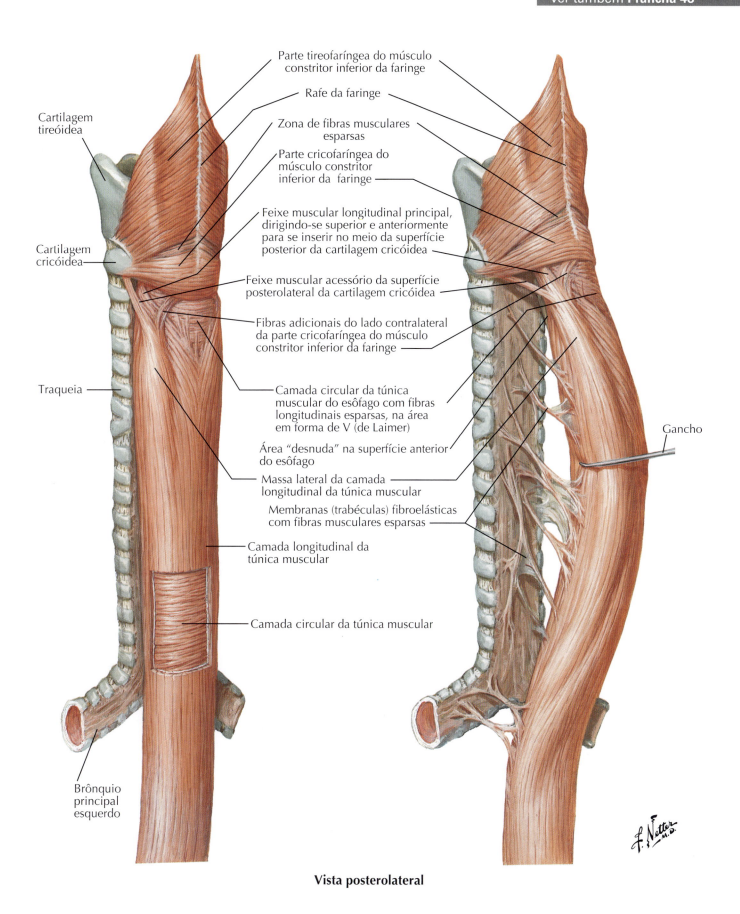

Vista posterolateral

Prancha 256

Junção Gastroesofágica

Ver também **Prancha 295**

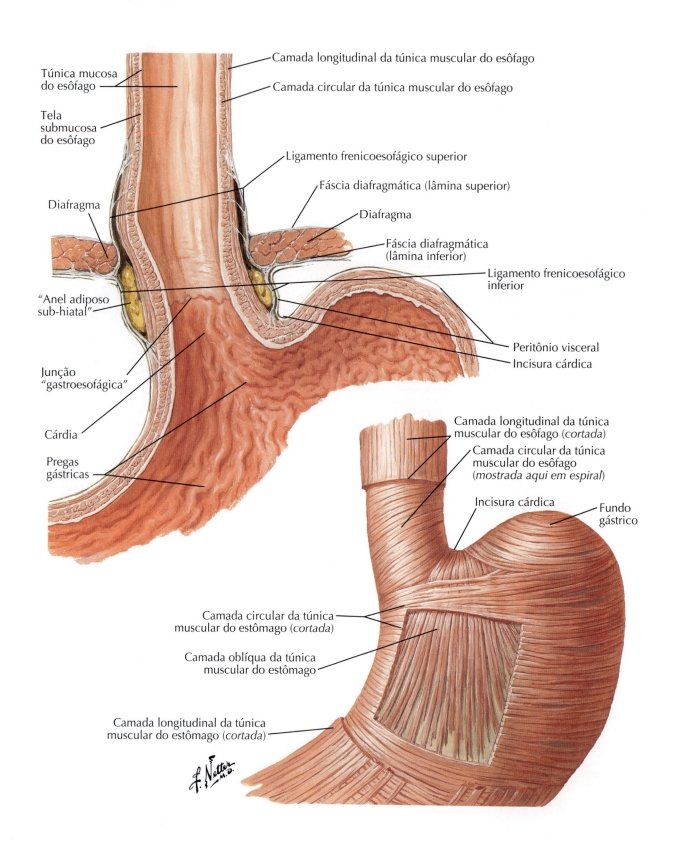

Prancha 257 — Mediastino

Artérias do Esôfago

Ver também Pranchas 222, 310, BP 49

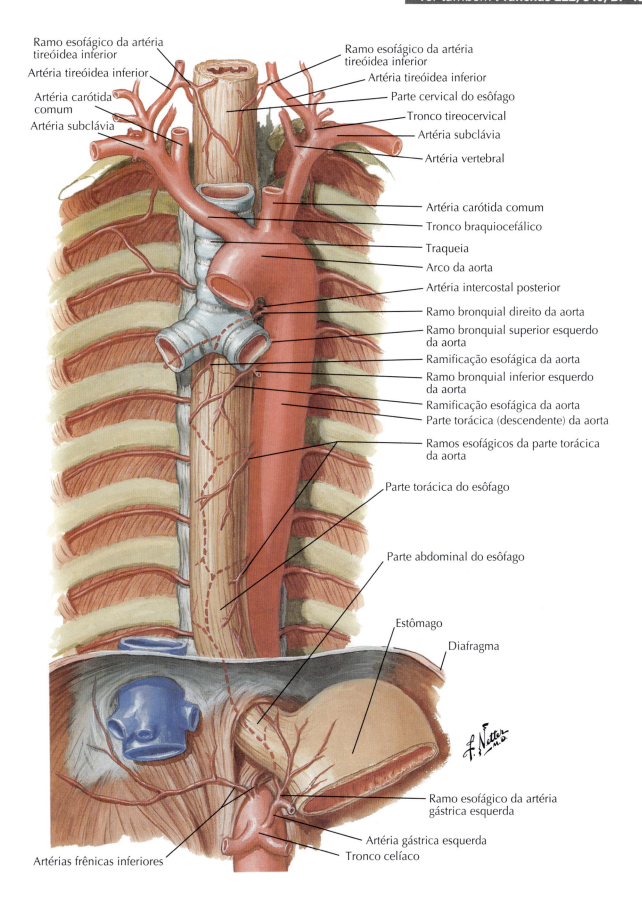

Mediastino

Prancha 258

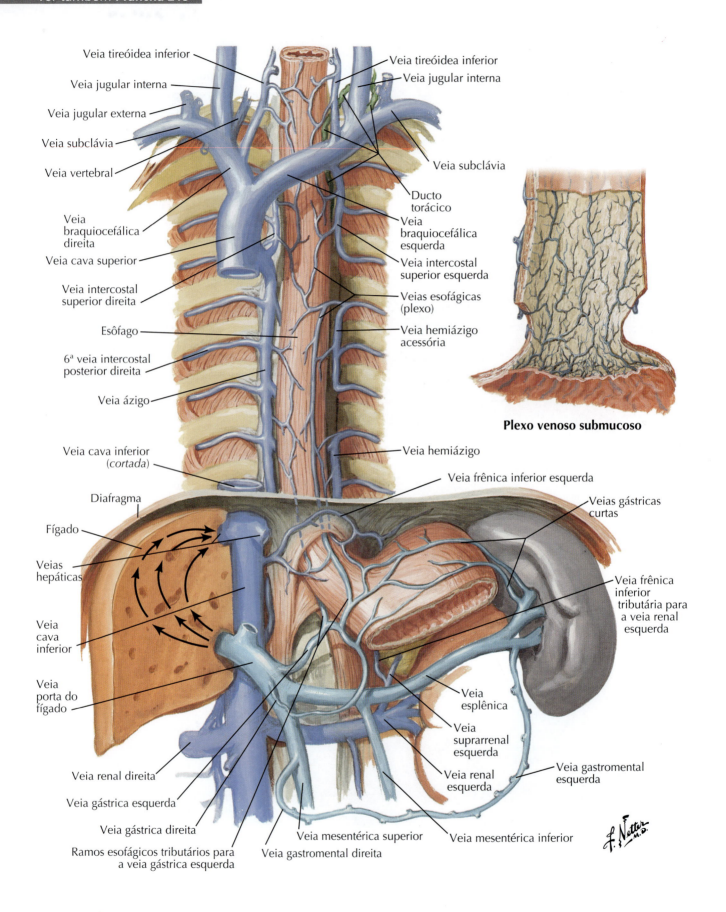

Vasos Linfáticos e Linfonodos do Esôfago

Ver também Prancha 228

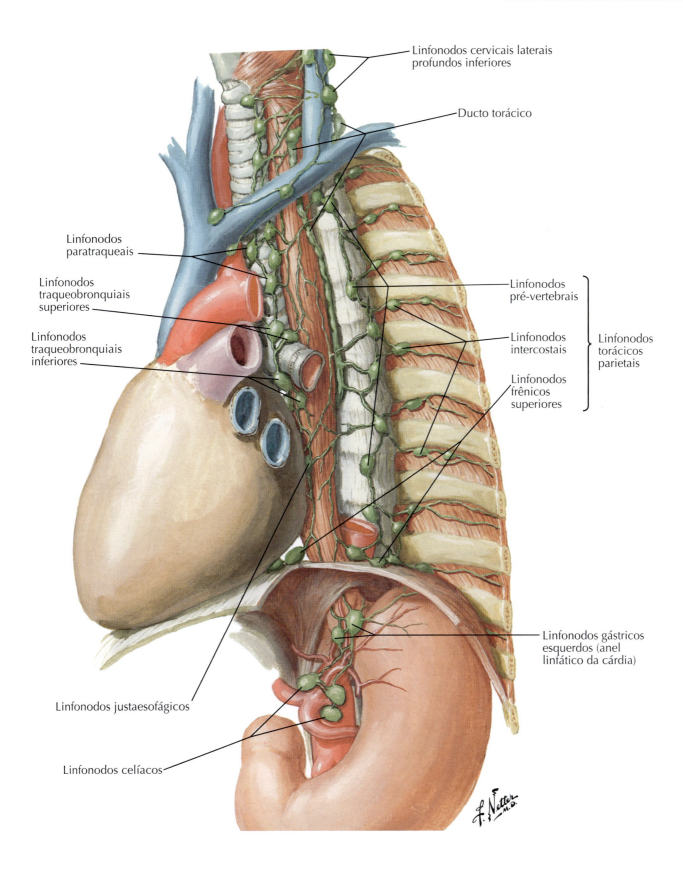

Mediastino

Prancha 260

Nervos do Esôfago

Ver também **Pranchas 320, 321, BP 48**

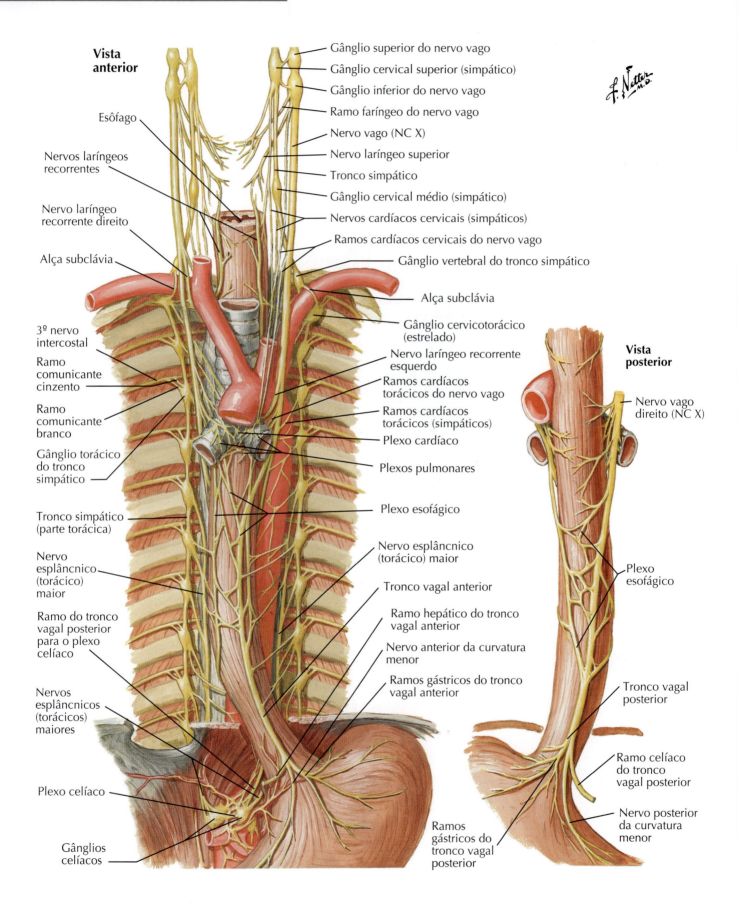

Tórax: Imagens de Cortes Axiais por TC

4

Série de imagens transversais de TC do tórax, de superior (A) para inferior (C)

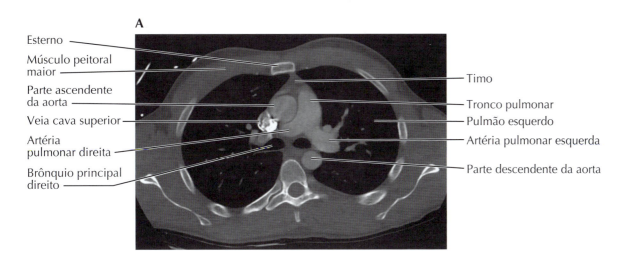

A
- Esterno
- Músculo peitoral maior
- Parte ascendente da aorta
- Veia cava superior
- Artéria pulmonar direita
- Brônquio principal direito
- Timo
- Tronco pulmonar
- Pulmão esquerdo
- Artéria pulmonar esquerda
- Parte descendente da aorta

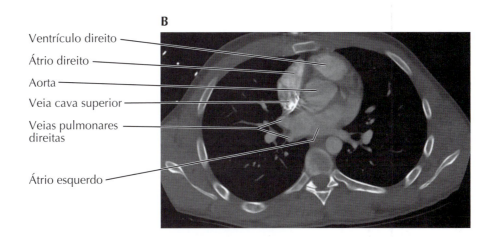

B
- Ventrículo direito
- Átrio direito
- Aorta
- Veia cava superior
- Veias pulmonares direitas
- Átrio esquerdo

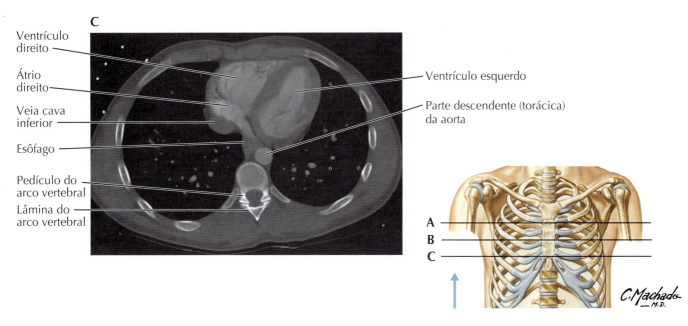

C
- Ventrículo direito
- Átrio direito
- Veia cava inferior
- Esôfago
- Pedículo do arco vertebral
- Lâmina do arco vertebral
- Ventrículo esquerdo
- Parte descendente (torácica) da aorta

Anatomia Seccional Transversa

Prancha 262

Corte Transversal do Tórax no Nível da Vértebra T III

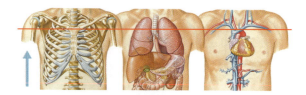

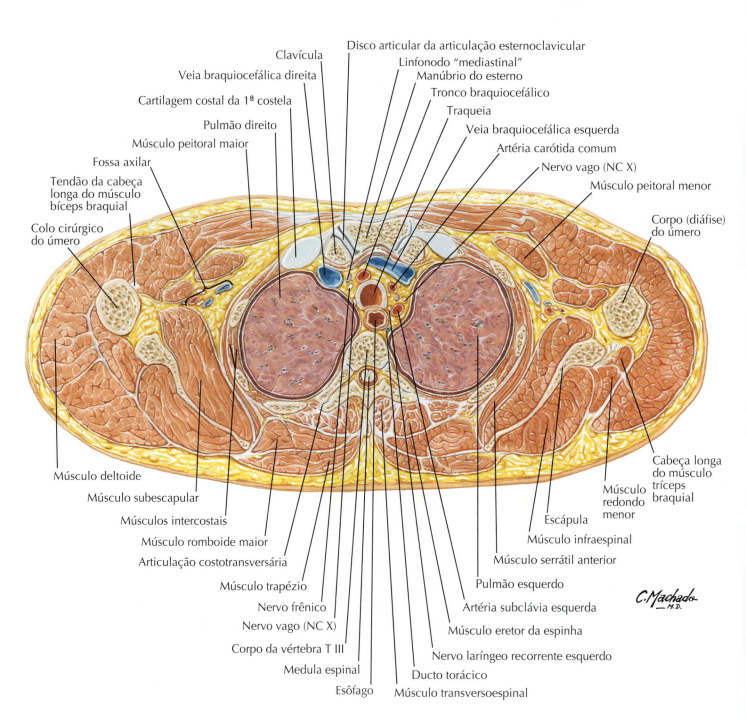

Prancha 263 — Anatomia Seccional Transversa

Corte Transversal do Tórax no Nível do Disco Intervertebral T III–T IV

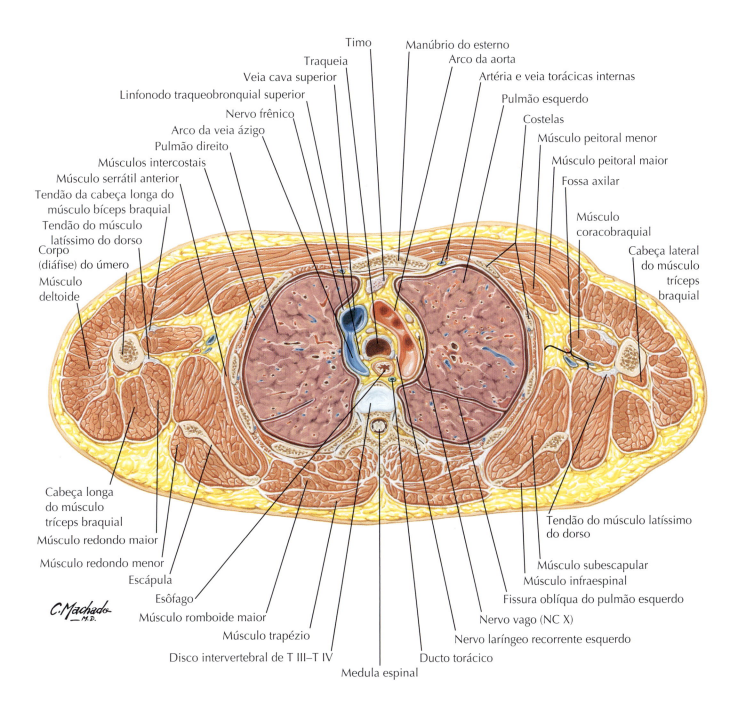

Anatomia Seccional Transversa — Prancha 264

Corte Transversal do Tórax no Nível do Disco Intervertebral T IV–T V

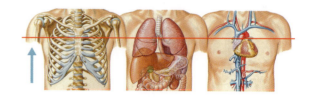

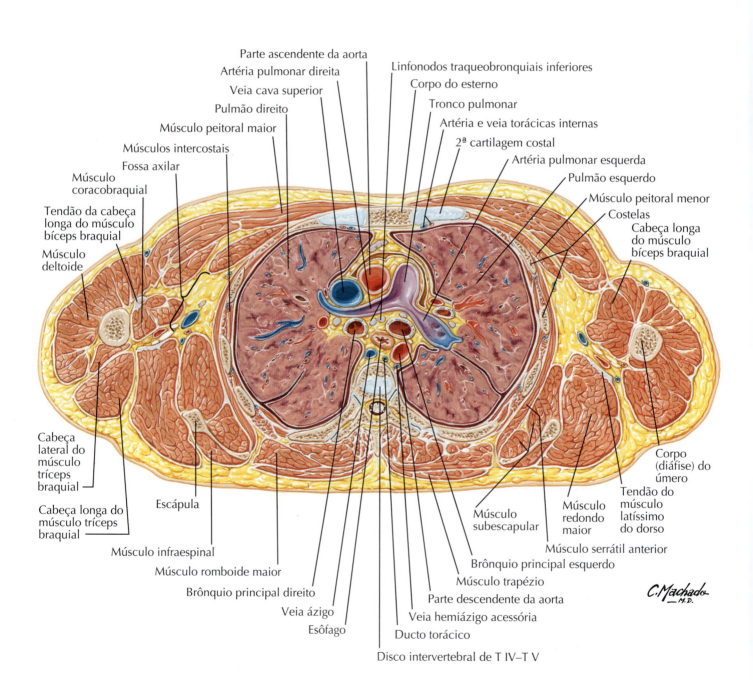

Prancha 265

Anatomia Seccional Transversa

Corte Transversal do Tórax no Nível da Vértebra T VII

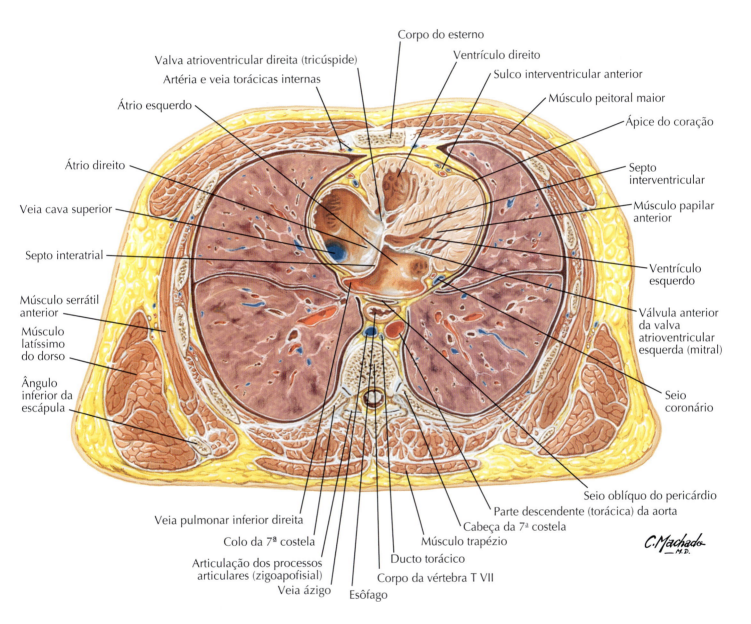

Anatomia Seccional Transversa — Prancha 266

Estruturas de Alto* Significado Clínico

ESTRUTURAS ANATÔMICAS	COMENTÁRIO CLÍNICO	NÚMEROS DAS PRANCHAS
Sistema nervoso e órgãos dos sentidos		
Nervo torácico longo	Pode ser seccionado ou comprimido durante colocação de sonda torácica ou mastectomia, resultando em escápula alada (denervação do músculo serrátil anterior)	206, 209
Nervo intercostal	Sítio de bloqueio anestésico local para procedimentos como toracostomia ou aliviar a dor causada por herpes-zóster	211, 212
Gânglio sensitivo do nervo espinal	Pode abrigar o vírus do herpes-zóster dormente, que, quando ativado, pode resultar em herpes-zóster ("cobreiro")	212
Nervo frênico	A lesão cirúrgica do nervo frênico pode causar paralisia ipsilateral de hemidiafragma; a irritação diafragmática pode se manifestar como dor no ombro por causa da dor referida para os níveis de nervos espinais de C3–C5	214, 216, 232
Nervo laríngeo recorrente	O nervo esquerdo segue um caminho tortuoso ao redor da aorta e raramente pode ser comprimido por um grande aneurisma da parte torácica da aorta ou aumento do átrio esquerdo, produzindo rouquidão (síndrome de Ortner); mais frequentemente, esses ramos são afetados por neoplasias malignas, como as da glândula tireoide	252, 254
Nervos cardíacos torácicos (simpáticos)	A dor de isquemia do miocárdio referida para os dermátomos torácicos superiores; pode ser percebida como dor somática no tórax e membro superior	250
Sistema esquelético		
Costelas	Fraturas de costela podem causar disfunção respiratória, predispor a pneumonia e lesionar estruturas subjacentes (p. ex., fígado e baço); fraturas graves podem romper a cavidade pleural e causar pneumotórax; tórax instável (com mobilidade) ocorre quando múltiplas fraturas na(s) costela(s) criam uma área de instabilidade da caixa torácica com movimento paradoxal durante a inspiração	203
Articulações costocondrais e esternocondrais (esternocostais)	Locais frequentes de dor e sensibilidade após lesão da parede torácica ou levantamento de peso excessivo (costocondrite); geralmente reproduzível com palpação das articulações	204
Clavículas	Local comum de fratura, geralmente após queda com membro estendido ou sobre o ombro; as fraturas ocorrem tipicamente no terço médio; o bloqueio do nervo supraclavicular alivia a dor associada à fratura	203
Ângulo do esterno (de Louis)	O ponto de referência anatômico de superfície para contagem de costelas (o segundo par de costelas articula-se entre o manúbrio e o corpo do esterno) e espaços intercostais; divide o mediastino superior do inferior e marca a transição do arco da aorta para parte descendente (torácica) da aorta	203
Abertura superior do tórax	A compressão das estruturas neurovasculares (tronco inferior do plexo braquial e grandes vasos) que atravessam a abertura superior do tórax podem produzir síndrome da "saída" torácica (síndrome do "desfiladeiro torácico")	213
Espaços intercostais	A relação do feixe neurovascular intercostal com as costelas é importante ao introduzir um dreno torácico para aliviar um pneumotórax ou hemotórax, ou agulhas para anestesiar nervos; os drenos devem ser inseridos ao longo da margem superior das costelas para evitar esses feixes; no entanto, o nervo intercostal pode ter um ramo colateral correndo ao longo da margem superior da costela inferior, o que pode resultar em dor	210, 238
Ligamento cricotireóideo mediano	Também conhecido como membrana cricotireóidea; local da cricotirotomia, um procedimento de emergência para estabelecer as vias respiratórias cirúrgicas	53, 103
Sistema muscular		
Diafragma	O alargamento do hiato esofágico no nível da vértebra T VIII ou defeitos congênitos permitem a protrusão do estômago no interior do tórax (hérnia de hiato esofágico), o que aumenta a incidência de refluxo gastroesofágico	216, 257

Tabela 4.1 Estruturas de Alto Significado Clínico

Estruturas de Alto* Significado Clínico 4

ESTRUTURAS ANATÔMICAS	COMENTÁRIO CLÍNICO	NÚMEROS DAS PRANCHAS
Sistema circulatório		
Artéria torácica interna	Geralmente usada para procedimentos de revascularização das artérias coronárias, mais frequentemente para o ramo interventricular anterior (artéria descendente anterior esquerda)	211, 212
Artérias pulmonares	O tromboembolismo, mais frequentemente de origem pélvica e femoral, pode obstruir as artérias pulmonares (embolia pulmonar), levando a hipoxemia, comprometimento hemodinâmico e infarto pulmonar	220, 227
Pericárdio	A cavidade pericárdica pode conter pequenas quantidades de líquido fisiológico (15 a 50 mℓ); a efusão pericárdica (acúmulo de fluido ou sangue) compromete a função cardíaca (tamponamento cardíaco); o pericárdio pode expandir e se tornar bastante grande com o acúmulo lento e progressivo de fluido	231, 236
Artérias coronárias	A doença aterosclerótica fixa pode causar isquemia do miocárdio, que se manifesta como dor torácica; ruptura e trombose da placa aterosclerótica são as principais causas de infarto agudo do miocárdio; a gravidade e o desfecho dependem da quantidade de miocárdio que o vaso irriga, com lesões proximais de grandes vasos sendo mais mórbidas	239
Veias pulmonares	Acredita-se que a fibrilação atrial, uma arritmia comum, tenha origem nas veias pulmonares; a ablação elétrica dessa arritmia cria anéis de fibrose ao redor das veias pulmonares quando elas entram no átrio esquerdo, impedindo assim a propagação de sinais elétricos para o coração	242, 247
Forame oval	Proporciona um canal para o fluxo interatrial (desvio [*shunt*] da direita para a esquerda) durante o desenvolvimento fetal; permanece patente em aproximadamente um em cada quatro adultos e pode fornecer uma rota para que microtromboses venosas entrem no lado esquerdo do coração e causem acidente vascular encefálico isquêmico	242
Septo interventricular	O defeito congênito de septo interventricular é o mais comum; com mais frequência envolve a parte membranácea do septo; infarto do miocárdio na área suprida pelo ramo interventricular anterior (artéria descendente anterior esquerda), especialmente se não tratado imediatamente, pode gerar uma isquemia do septo suficiente para causar perfuração	242, 245
Valvas cardíacas	A doença valvar (p. ex., estenose aórtica, insuficiência mitral) é comum, especialmente entre idosos, e pode causar insuficiência cardíaca progressiva	243
Valva da aorta	Um porcento (1%) da população apresenta valva da aorta bicúspide (ou seja, contendo duas em vez de três válvulas), o que predispõe a estenose e insuficiência da aorta e também está associado a aneurisma da aorta	243, 244
Nó sinoatrial	Marca-passo cardíaco primário, que gera potenciais de ação que se propagam pelo complexo estimulante (sistema de condução) do coração; envelhecimento, doenças infiltrativas e cirurgia cardíaca podem causar disfunção do nó sinoatrial, resultando em bradicardia	248
Nó atrioventricular	Conduz potenciais de ação dos átrios para os ventrículos; período refratário intrínseco impede que ritmos atriais rápidos causem taquicardia equivalente de ventrículos; uma disfunção secundária a fibrose, medicamentos, cirurgia cardíaca pode resultar em bloqueio cardíaco; quando o bloqueio é completo, os átrios e os ventrículos têm ritmos independentes	248
Ligamento arterial	Remanescente do ducto arterial, que conecta as circulações pulmonar e sistêmica durante o desenvolvimento fetal; a falta de fechamento do ducto após o nascimento poderá causar dispneia, doença vascular pulmonar ou insuficiência cardíaca; atua como ponto de referência para identificar a alça do nervo laríngeo recorrente esquerdo inferior ao ligamento	232, 247
Parte torácica da aorta	Situa-se naturalmente à esquerda da coluna vertebral no tórax e começa no nível da vértebra T IV, onde termina o arco da aorta; a coarctação congênita (estreitamento) da aorta pode causar hipertensão em crianças e adultos jovens; diferença significativa na pressão arterial entre os membros superiores e inferiores é sugestiva	258

Estruturas de Alto Significado Clínico — Tabela 4.2

Estruturas de Alto* Significado Clínico

ESTRUTURAS ANATÔMICAS	COMENTÁRIO CLÍNICO	NÚMEROS DAS PRANCHAS
Sistema circulatório (Continuação)		
Parte torácica da aorta	Aneurisma pode ocorrer secundariamente a idade e fatores de risco ateroscleróticos (como tabagismo e hipertensão), distúrbios do tecido conjuntivo, em associação com valva da aorta bicúspide, ou de infecção (p. ex., sífilis). Um grande aneurisma pode romper ou dissecar; a dissecação ocorre quando uma laceração na lâmina íntima permite que o sangue se propague em um falso lúmen entre as túnicas íntima e média	258
Sistema da veia ázigo	Drena a parte posterior do tórax e fornece importante canal colateral entre a veia cava inferior e a veia cava superior	259
Vasos linfáticos e órgãos linfáticos		
Vasos linfáticos da glândula mamária	A disseminação metastática de células cancerosas para axila e tórax via vasos linfáticos que drenam a mama	208
Linfonodos axilares	Linfonodos primários que recebem a drenagem linfática do membro superior, parede torácica e mama; geralmente estão aumentados em pacientes com câncer de mama	207, 208
Sistema respiratório		
Pleura	Ar ou gás (espontâneos ou traumáticos) podem penetrar na cavidade pleural entre as pleuras visceral e parietal e comprimir o pulmão, uma condição conhecida como pneumotórax; se grave o suficiente para comprometer o retorno venoso ao coração, resultando em hipotensão e dispneia, a condição é conhecida como pneumotórax hipertensivo	217–220
Cúpula da pleura	Estende-se, superiormente, no pescoço, anterior ao aspecto do ângulo da 1ª costela ou no nível da 1ª costela posteriormente; pode, portanto, ser puncionada durante procedimentos no pescoço, podendo ocasionar pneumotórax	69, 217
Bifurcação da traqueia	Ponto de referência importante ao avaliar a posição do tubo endotraqueal, que deve terminar 4 a 5 cm acima; frequentemente no nível das vértebras T IV–T V; o brônquio principal direito é menor, mais vertical e mais largo; portanto os objetos aspirados geralmente vão para o lado direito; o brônquio principal esquerdo situa-se sobre o esôfago e posteriormente ao átrio esquerdo do coração.	225
Ápice do pulmão	A síndrome de Pancoast (carcinoma bronquiogênico) do ápice do pulmão pode comprimir o tronco simpático, resultando em síndrome de Horner (miose ipsilateral, ptose, anidrose, rubor facial); o ápice do pulmão é suscetível a pneumotórax de agulhas introduzidas na região cervical inferior	217, 251
Sistema reprodutivo		
Glândula mamária	O câncer de mama é a neoplasia maligna mais comum em mulheres; o tipo mais comum se origina no ducto lactífero e pode ser localizado dentro do ducto (carcinoma ductal *in situ*) ou invasivo nos tecidos adjacentes (carcinoma ductal invasivo)	205

*As seleções foram baseadas principalmente em dados clínicos assim como nas correlações clínicas geralmente discutidas nos cursos de anatomia geral.

Tabela 4.3 **Estruturas de Alto Significado Clínico**

Músculos 4

MÚSCULOS	GRUPO MUSCULAR	INSERÇÃO PROXIMAL	INSERÇÃO DISTAL	INERVAÇÃO	SUPRIMENTO SANGUÍNEO	AÇÕES PRINCIPAIS
Diafragma	Diafragma	Processo xifoide, 7ª a 12ª cartilagens costais, vértebras L I–L III	Centro tendíneo	Nervo frênico	Artérias pericardicofrênica, frênicas superior e inferior, intercostal posterior e musculofrênica	Traciona para baixo e para frente o centro tendíneo, na inspiração
Músculos intercostais externos	Parede do tórax	Margens inferiores das costelas	Margens superiores das costelas subjacentes	Nervos intercostais	Artérias intercostais posteriores, artéria intercostal suprema, artéria torácica interna, artéria musculofrênica	Sustentação do espaço intercostal na inspiração e na expiração; elevam as costelas na inspiração
Músculos intercostais íntimos	Parede do tórax	Margens inferiores das costelas	Margens superiores das costelas subjacentes	Nervos intercostais	Artérias intercostais posteriores, artéria intercostal suprema, artéria torácica interna, artéria musculofrênica	Impedem a expansão ou contração dos espaços intercostais na inspiração e expiração, costelas inferiores na expiração forçada
Músculos intercostais internos	Parede do tórax	Sulcos das costelas, margem inferior das costelas	Margens superiores das costelas subjacentes	Nervos intercostais	Artérias intercostais posteriores, artéria intercostal suprema, artéria torácica interna, artéria musculofrênica	Impedem a expansão ou contração dos espaços intercostais na inspiração e expiração, costelas inferiores na expiração forçada
Músculo levantador das costelas	Parede do tórax	Processos transversos de C VII–T XI	Costelas subjacentes, entre o tubérculo e o ângulo	Ramos posteriores dos últimos nervos espinais torácicos	Artérias intercostais posteriores	Eleva as costelas
Músculo peitoral maior	Região peitoral	*Parte clavicular*: metade esternal da clavícula. *Parte esternal*: face anterior do esterno, cartilagens costais das costelas verdadeiras. *Parte abdominal*: aponeurose do músculo oblíquo externo do abdome	Crista do tubérculo maior (lábio lateral) do sulco intertubercular do úmero	Nervos peitorais lateral e medial	Ramo peitoral da artéria toracoacromial, artéria torácica interna	Flexiona, aduz e roda medialmente o braço
Músculo peitoral menor	Região peitoral	Face externa da margem superior das costelas III–V	Processo coracoide da escápula	Nervos peitorais medial e lateral	Ramo peitoral da artéria toracoacromial e artérias intercostais e torácica lateral	Roda e faz a protrusão da escápula, estabilizando-a contra a parede do tórax
Músculo serrátil anterior	Ombro	Faces externas das costelas I–IX	Face costal da margem medial da escápula	Nervo torácico longo	Artéria torácica lateral	Faz a protrusão da escápula e a mantém contra a parede do tórax
Músculo subclávio	Ombro	Margem superior da primeira costela e cartilagem costal	Face inferior do terço médio da clavícula	Nervo subclávio	Ramo clavicular da artéria toracoacromial	Ancora e abaixa a clavícula
Músculos subcostais	Parede do tórax	Faces internas das costelas inferiores, nas proximidades dos seus ângulos	Margens superiores da 2ª ou 3ª costela abaixo da origem do músculo	Nervos intercostais	Artérias intercostal posterior e musculofrênica	Abaixam as costelas
Músculo transverso do tórax	Parede do tórax	Face interna da 2ª à 6ª cartilagens costais	Face posterior da parte inferior do esterno	Nervos intercostais	Artéria torácica interna	Abaixa as costelas e suas cartilagens costais

Variações nas contribuições dos nervos espinais na inervação dos músculos, no seu suprimento arterial, nos seus locais de inserção e em suas ações são de ocorrência comum na anatomia humana. Portanto, existem diferenças entre os textos e devemos considerar que a variação anatômica é normal.

Músculos — Tabela 4.4

ABDOME 5

Anatomia de Superfície	267	**Rins e Glândulas Suprarrenais**	330–343
Parede do Abdome	268–287	**Vasos Linfáticos**	344
Cavidade Peritoneal	288–293	**Imagens Regionais**	345–346
Estômago e Intestinos	294–301	**Anatomia Seccional Transversa**	347–351
Fígado, Vesícula Biliar, Pâncreas e Baço	302–307	**Estruturas de Alto Significado Clínico**	Tabelas 5.1–5.3
Vascularização Visceral	308–318	**Músculos**	Tabela 5.4
Nervos e Plexos Viscerais	319–329	**Bônus de Pranchas Eletrônicas**	BP 53–BP 83

BÔNUS DE PRANCHAS ELETRÔNICAS

MATERIAL SUPLEMENTAR

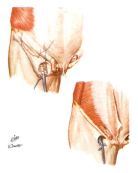

BP 53 Regiões Inguinal e Femoral

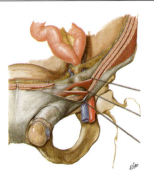

BP 54 Hérnia Inguinal Indireta

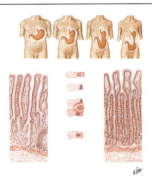

BP 55 Variações na Posição e no Contorno do Estômago em Relação ao Tipo Constitucional do Corpo

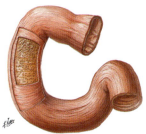

BP 56 Camadas da Parede Duodenal

BP 57 TC e CPRM Mostrando Apêndice Vermiforme; Vesícula Biliar e Ductos; Ramos Nervosos e Artéria Hepática

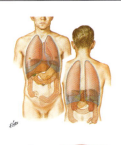

BP 58 Topografia do Fígado

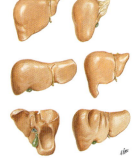

BP 59 Variações na Forma do Fígado

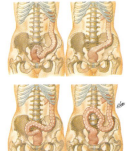

BP 60 Colo Sigmoide: Variações na Posição

5 ABDOME

BÔNUS DE PRANCHAS ELETRÔNICAS *(Continuação)*

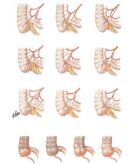
BP 61 Variações no Suprimento Arterial para o Ceco e Fixação Peritoneal Posterior do Ceco

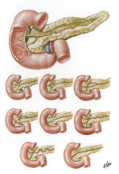
BP 62 Variações no Ducto Pancreático

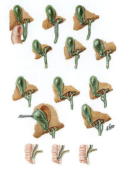
BP 63 Variações nos Ductos Cístico, Hepático e Pancreático

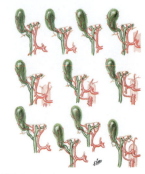
BP 64 Variações nas Artérias Císticas

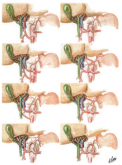
BP 65 Variações nas Artérias Hepáticas

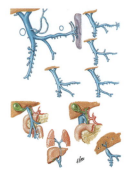
BP 66 Variações e Anomalias na Veia Porta do Fígado

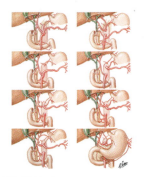
BP 67 Variações no Tronco Celíaco

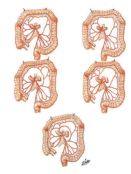
BP 68 Variações nas Artérias Cólicas

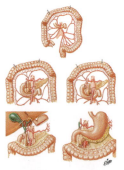
BP 69 Variações nas Artérias Cólicas *(Continuação)*

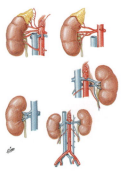
BP 70 Variações nas Artérias e Veias Renais

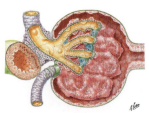
BP 71 Histologia do Corpúsculo Renal

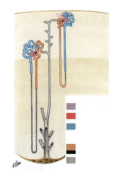
BP 72 Néfron e Túbulo Coletor: Esquema

ABDOME 5

BÔNUS DE PRANCHAS ELETRÔNICAS *(Continuação)*

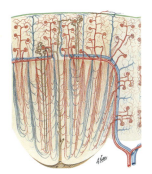

BP 73 Vasos Sanguíneos no Parênquima do Rim: Esquema

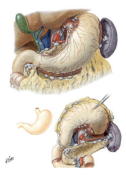

BP 74 Vasos Linfáticos e Linfonodos do Estômago

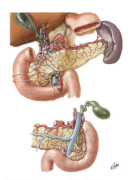

BP 75 Vasos Linfáticos e Linfonodos do Pâncreas

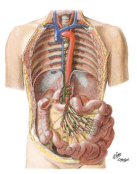

BP 76 Vasos Linfáticos e Linfonodos do Intestino Delgado

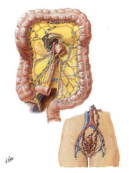

BP 77 Vasos Linfáticos e Linfonodos do Intestino Grosso

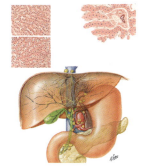

BP 78 Vasos Linfáticos e Linfonodos do Fígado

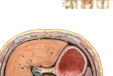

BP 79 Corte Transversal do Abdome no Nível da Vértebra T XII: Esquema

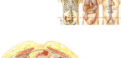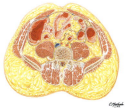

BP 80 Corte Transversal do Abdome: Nível da Vértebra L V Próximo ao Plano Transtubercular

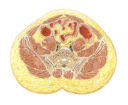

BP 81 Corte Transversal do Abdome: Nível da Vértebra S I, Espinha Ilíaca Anterossuperior

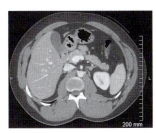

BP 82 Imagem de TC Transversal (Axial) da Parte Superior do Abdome

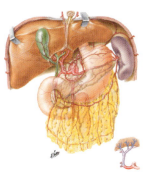

BP 83 Variações Arteriais e Suprimento Sanguíneo Colateral do Fígado e da Vesícula Biliar

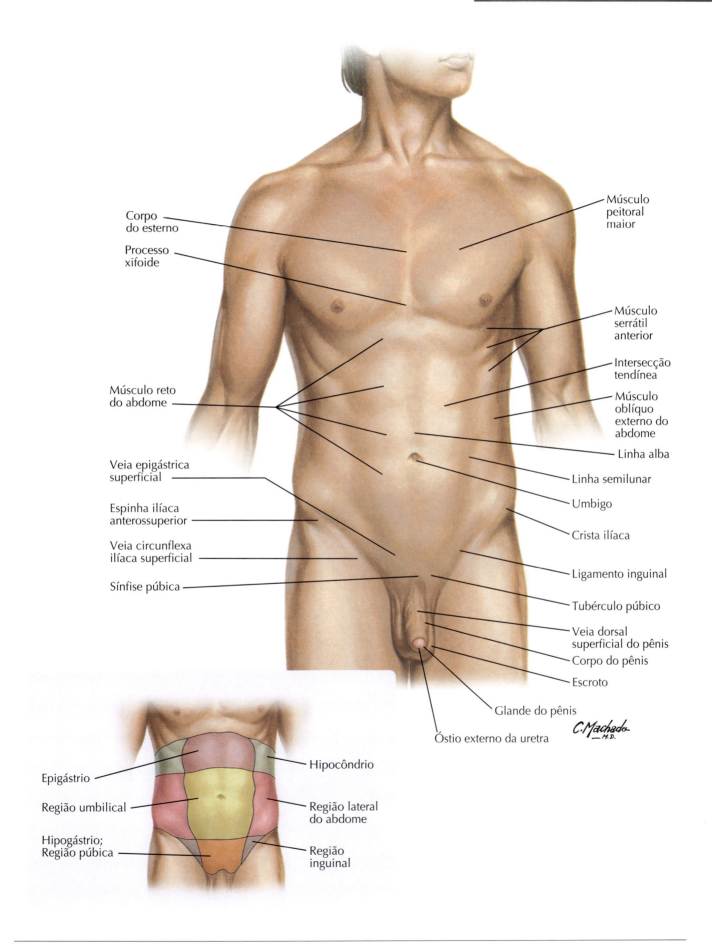

Arcabouço Ósseo do Abdome
Ver também **Pranchas 203, 353**

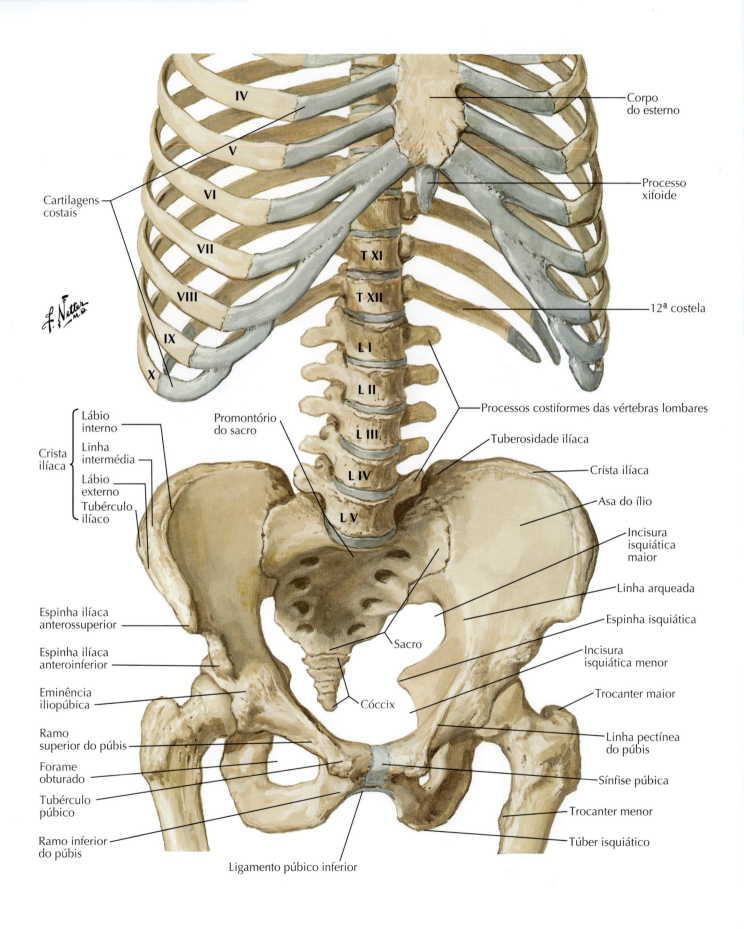

Prancha 268 — **Parede do Abdome**

Regiões e Planos do Abdome

Ver também **Pranchas 217, BP 70**

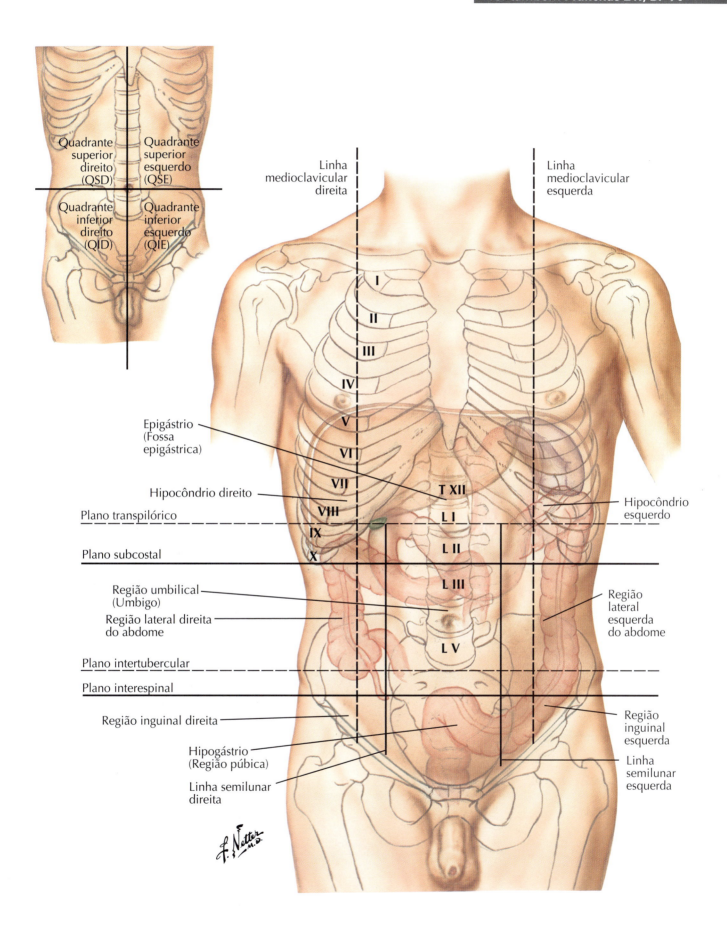

Parede do Abdome

Prancha 269

Parede Anterior do Abdome: Dissecação Superficial

Ver também **Pranchas 277, 352, BP 53**

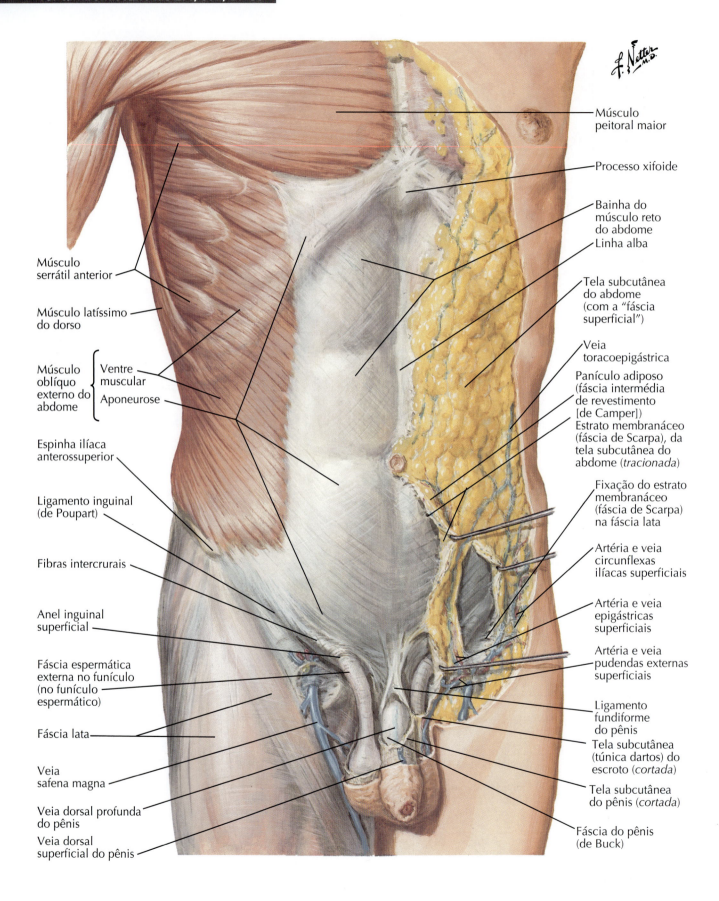

Prancha 270 — **Parede do Abdome**

Parede Anterior do Abdome: Dissecação Média

Ver também **Pranchas 209, 210, BP 53**

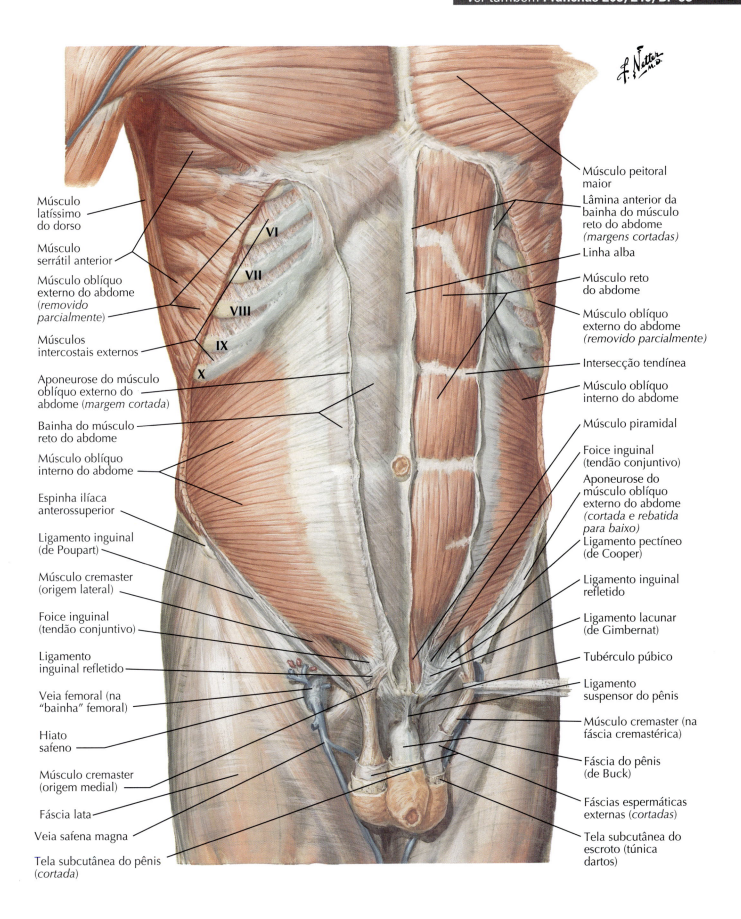

Parede do Abdome

Prancha 271

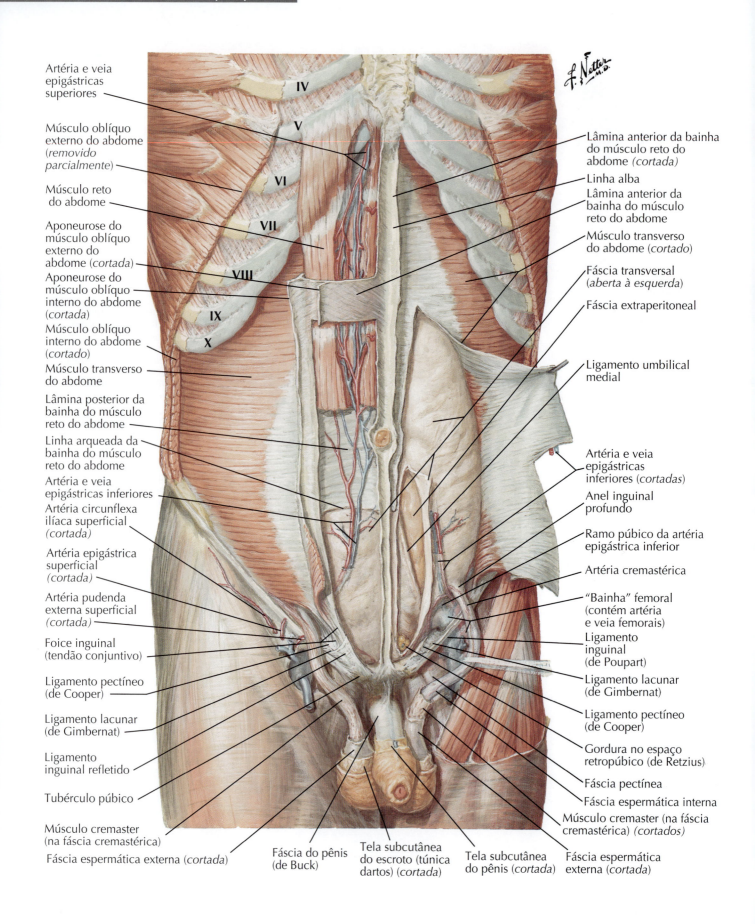

Bainha do Músculo Reto do Abdome: Cortes Transversais

Corte superior à linha arqueada da bainha do músculo reto do abdome

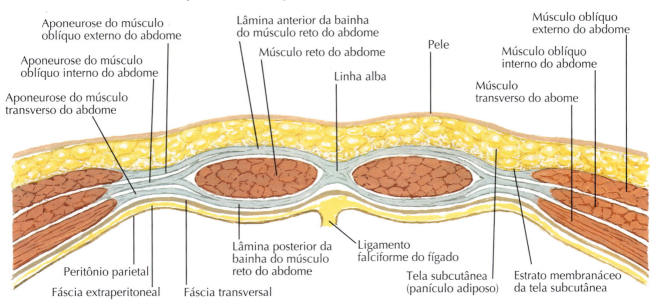

A aponeurose do músculo oblíquo interno do abdome divide-se para formar as lâminas anterior e posterior da bainha do músculo reto do abdome. A aponeurose do músculo oblíquo externo do abdome une-se à lâmina anterior; a aponeurose do músculo transverso do abdome une-se à lâmina posterior. As lâminas anterior e posterior da bainha do músculo reto do abdome unem-se medialmente para formar a linha alba.

Corte inferior à linha arqueada da bainha do músculo reto do abdome

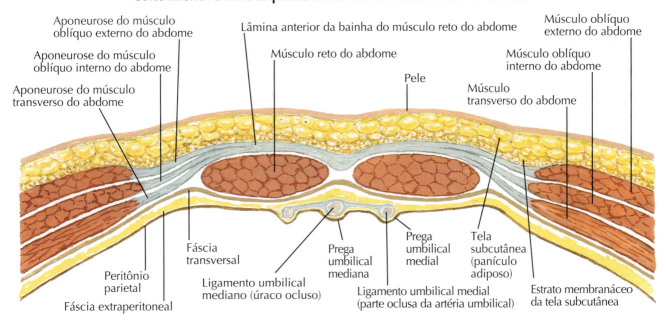

A aponeurose do músculo oblíquo interno do abdome não se divide neste nível, mas passa completamente anterior ao músculo reto do abdome e fusiona-se com ambas as aponeuroses dos músculos oblíquo externo e transverso do abdome. Deste modo, a lâmina posterior da bainha do músculo reto do abdome está praticamente ausente abaixo da linha arqueada, e o músculo reto do abdome repousa diretamente na fáscia transversal.

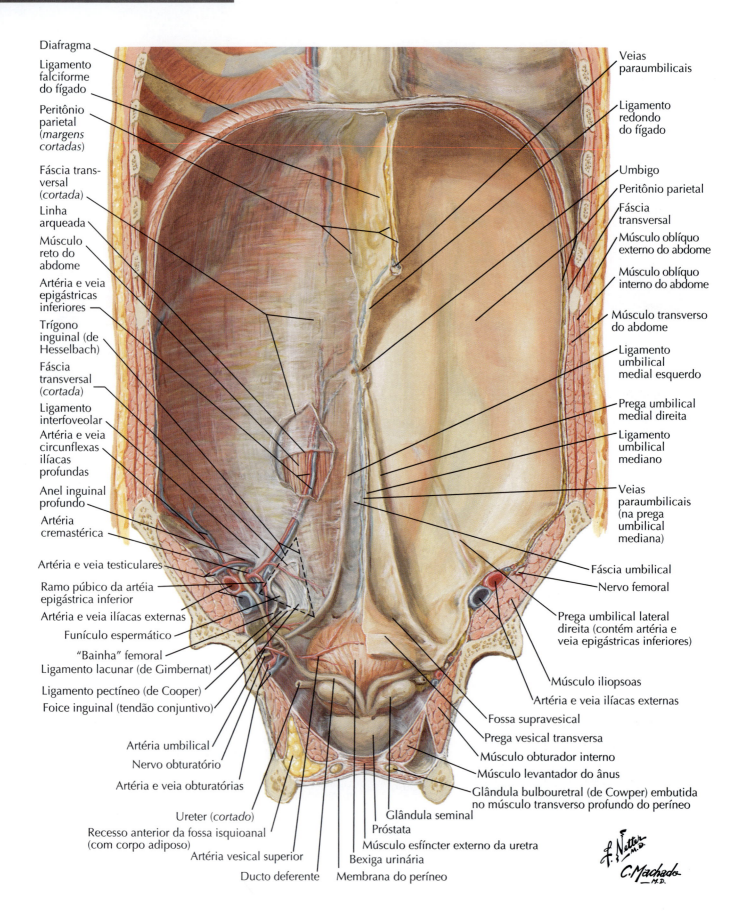

Parede Anterior do Abdome: Vista Interna

Prancha 274 — Parede do Abdome

Parede Posterolateral do Abdome

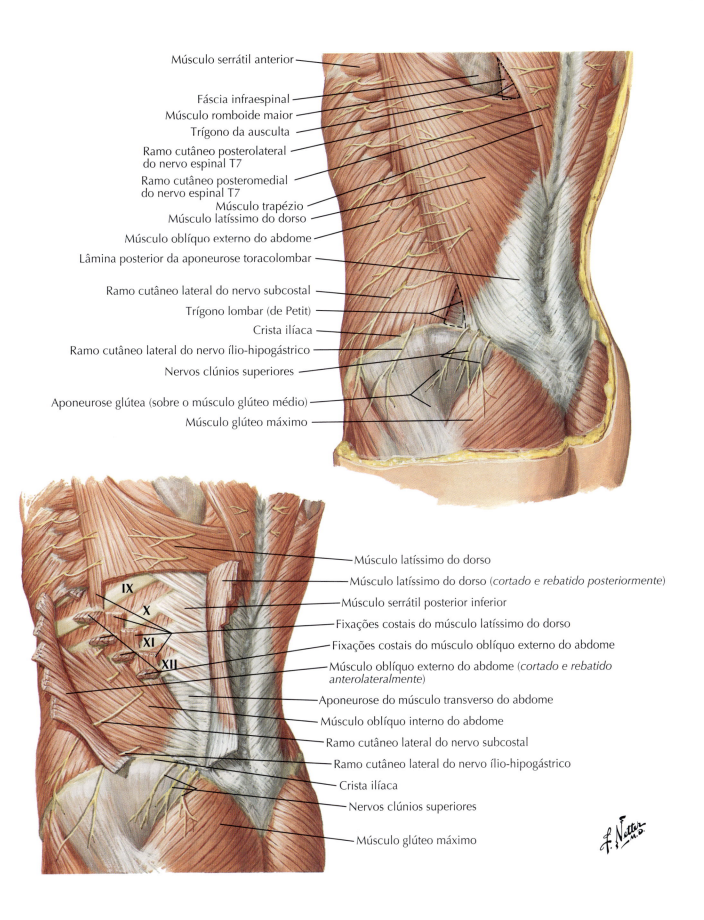

Prancha 275

Artérias da Parede Anterior do Abdome

Ver também Prancha 272

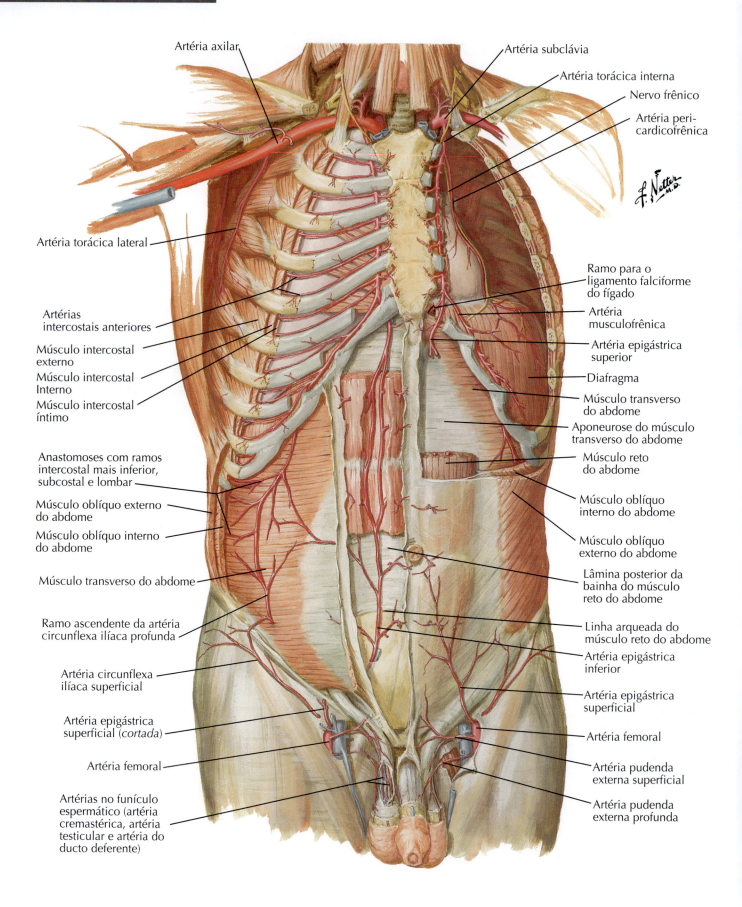

Prancha 276 — Parede do Abdome

Veias da Parede Anterior do Abdome

Ver também **Pranchas 270, 272**

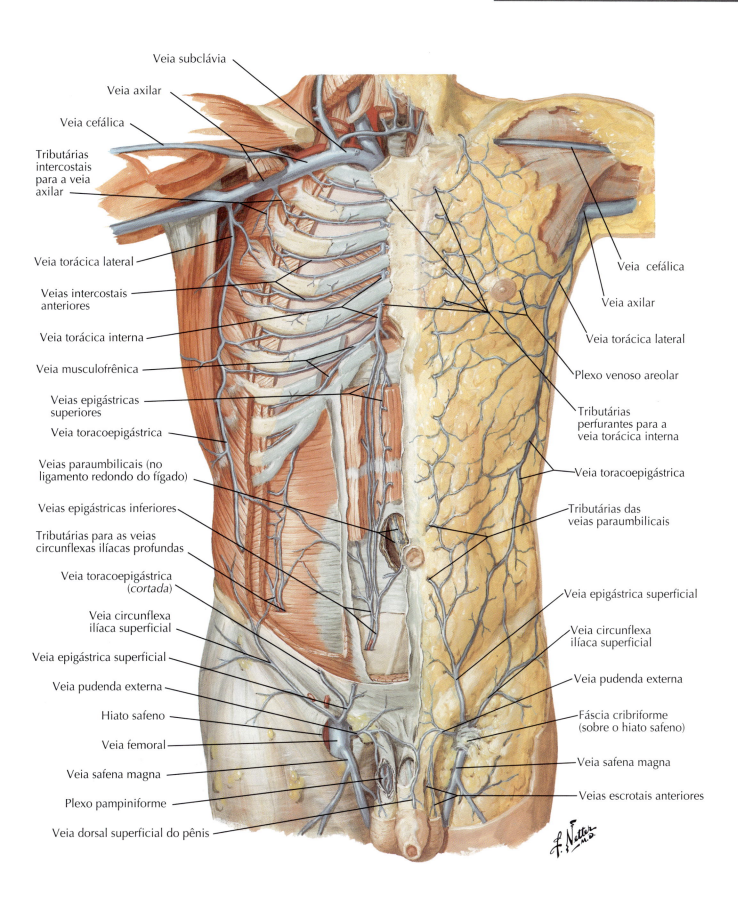

Parede do Abdome

Prancha 277

Nervos da Parede Anterior do Abdome
Ver também **Pranchas 188, 201, 209, 279**

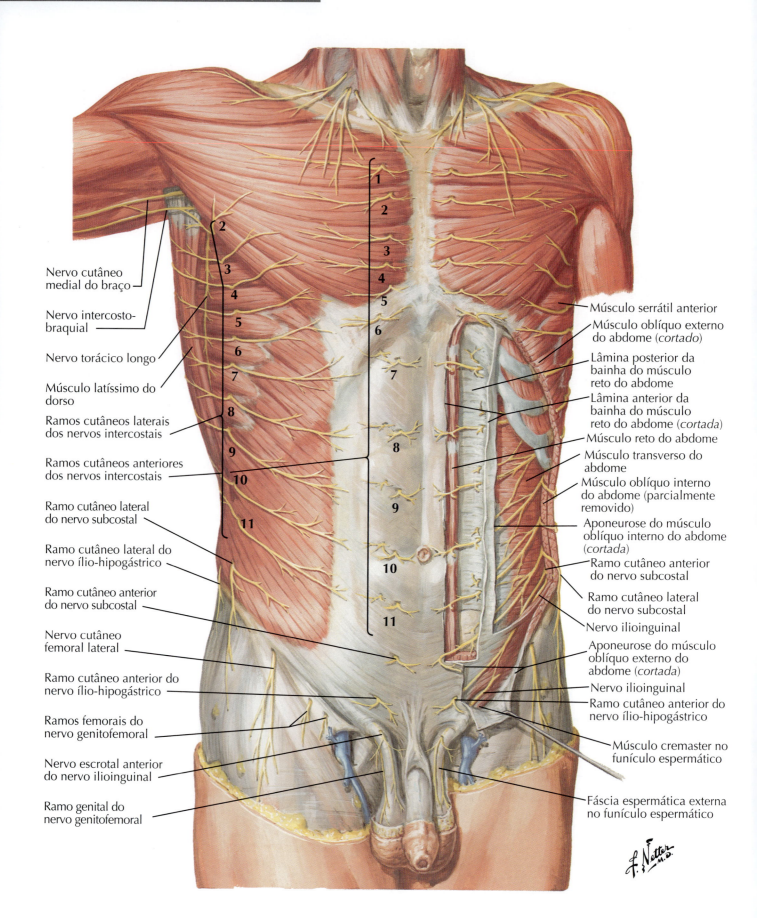

Prancha 278 — Parede do Abdome

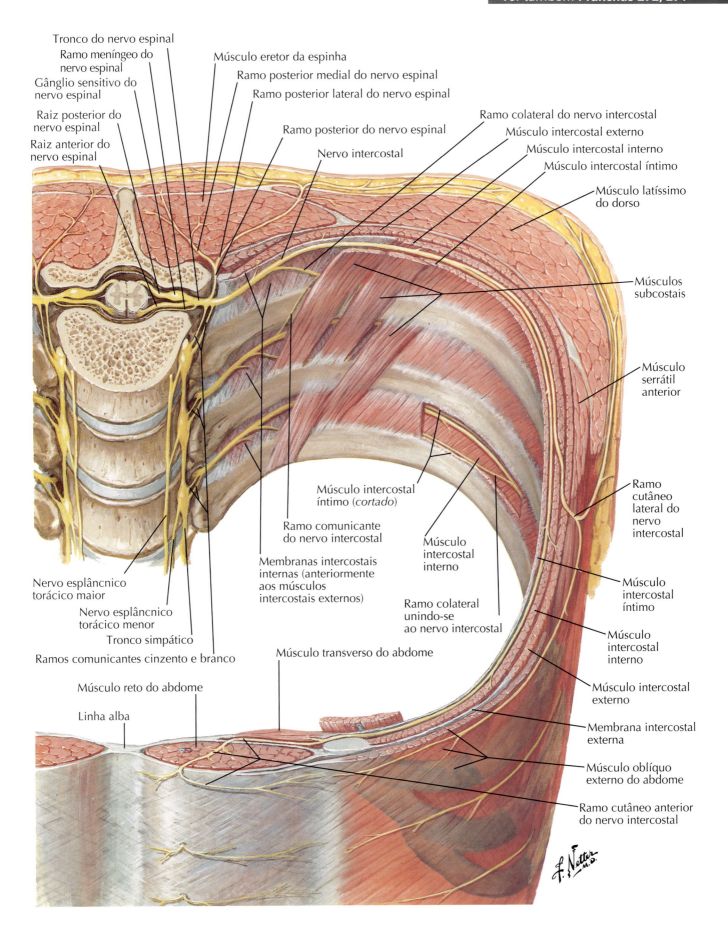

Região Inguinal: Dissecações

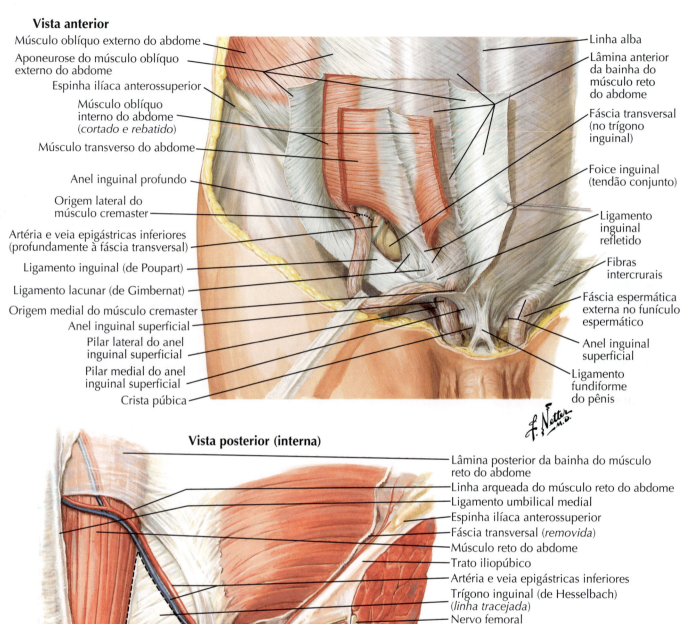

Prancha 280 — Parede do Abdome

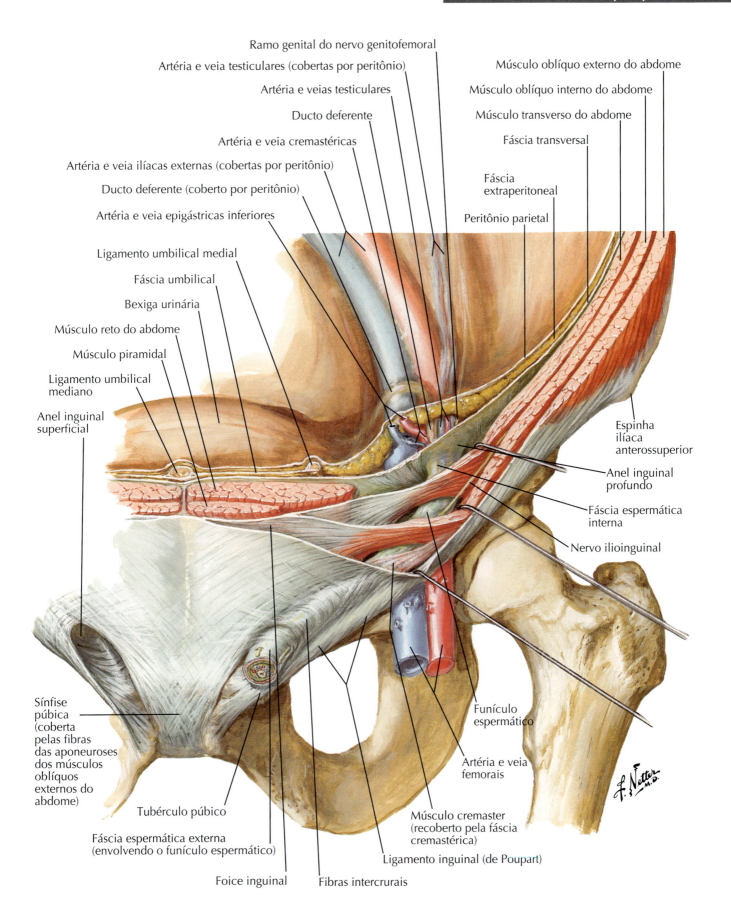

"Bainha" Femoral e Canal Inguinal

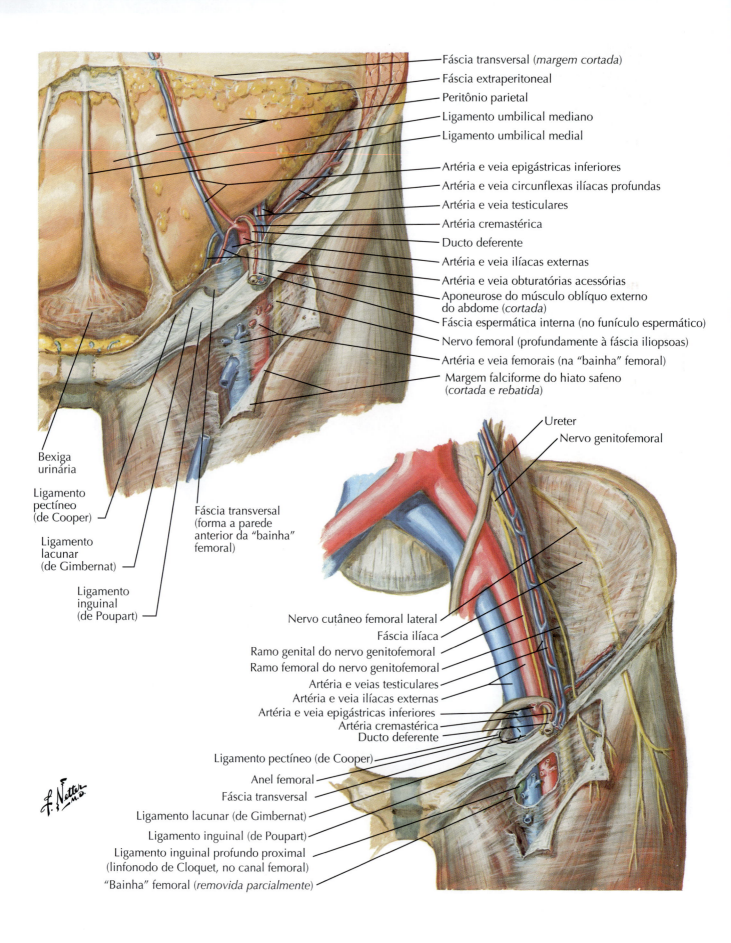

Prancha 282 — **Parede do Abdome**

Parede Posterior do Abdome: Vista Interna

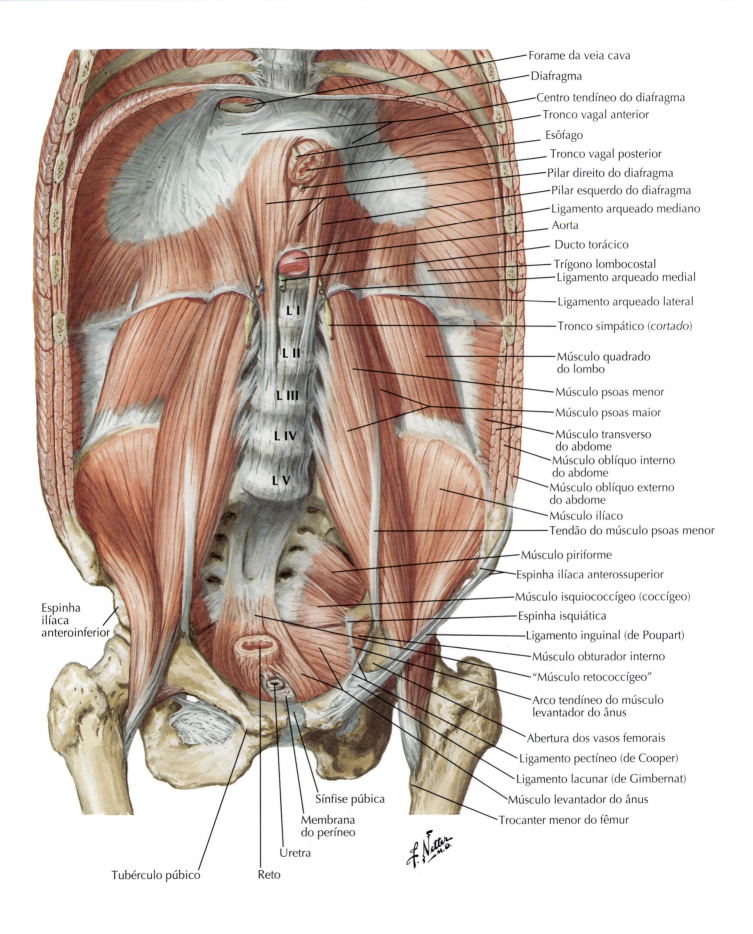

Parede do Abdome — Prancha 283

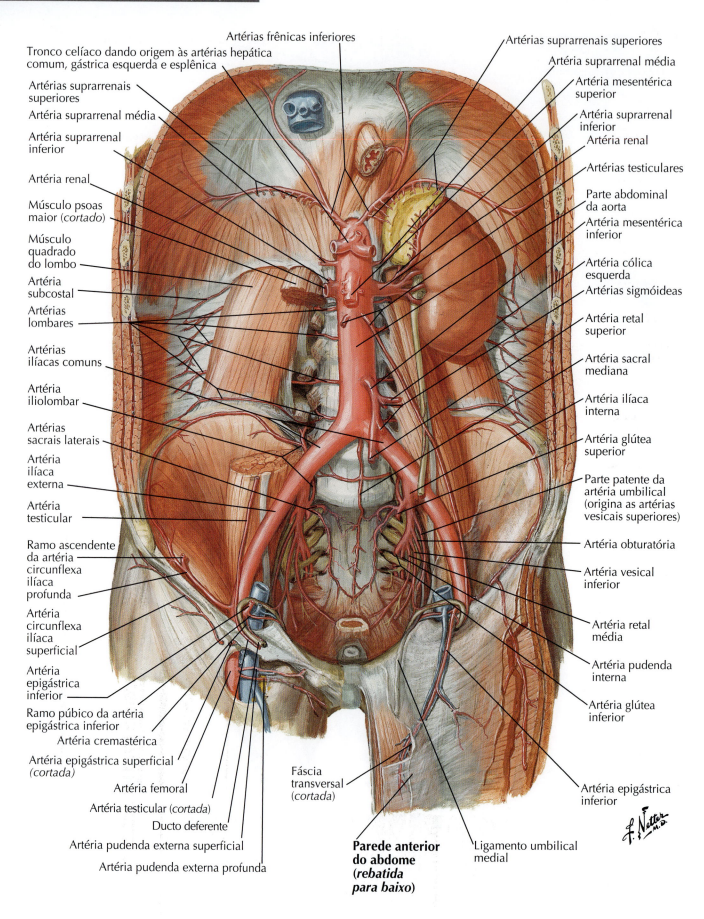

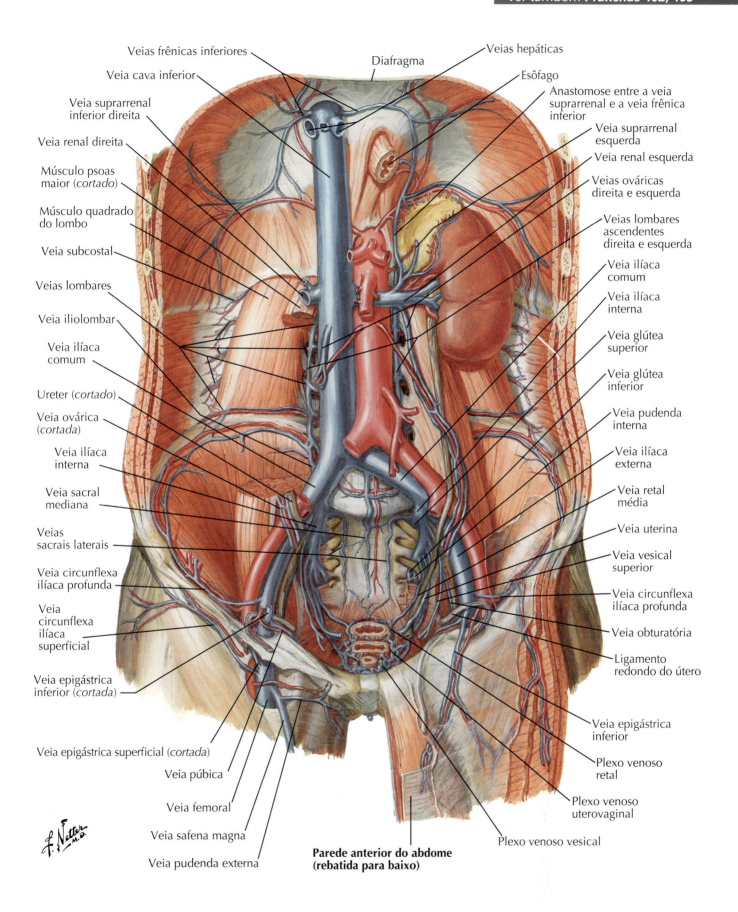

Vasos Linfáticos e Linfonodos da Parede Posterior do Abdome

Ver também Pranchas 338, 408

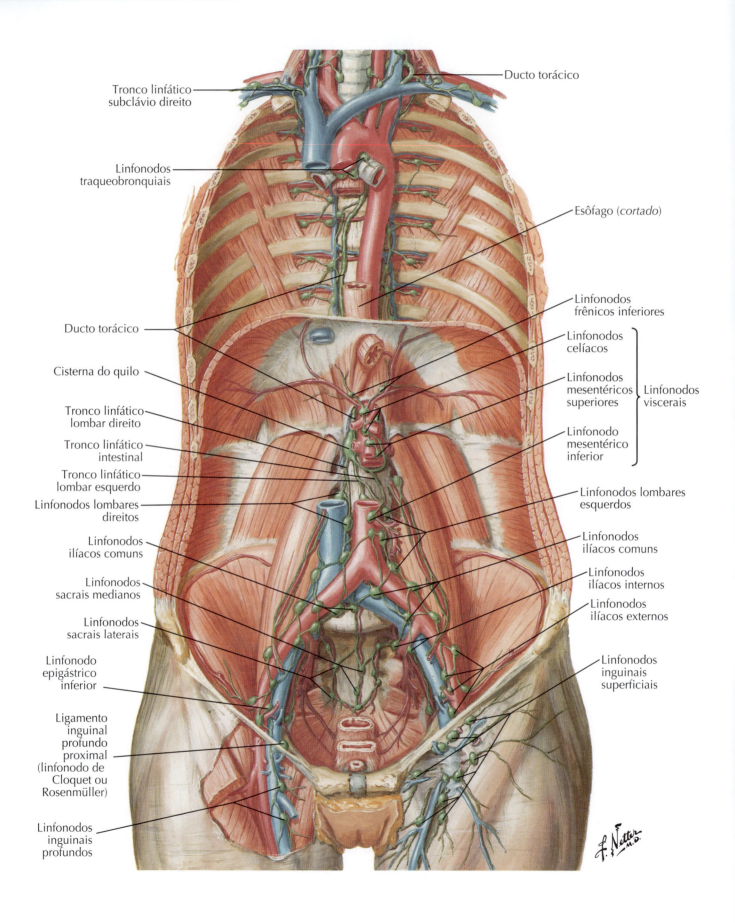

Prancha 286 — Parede do Abdome

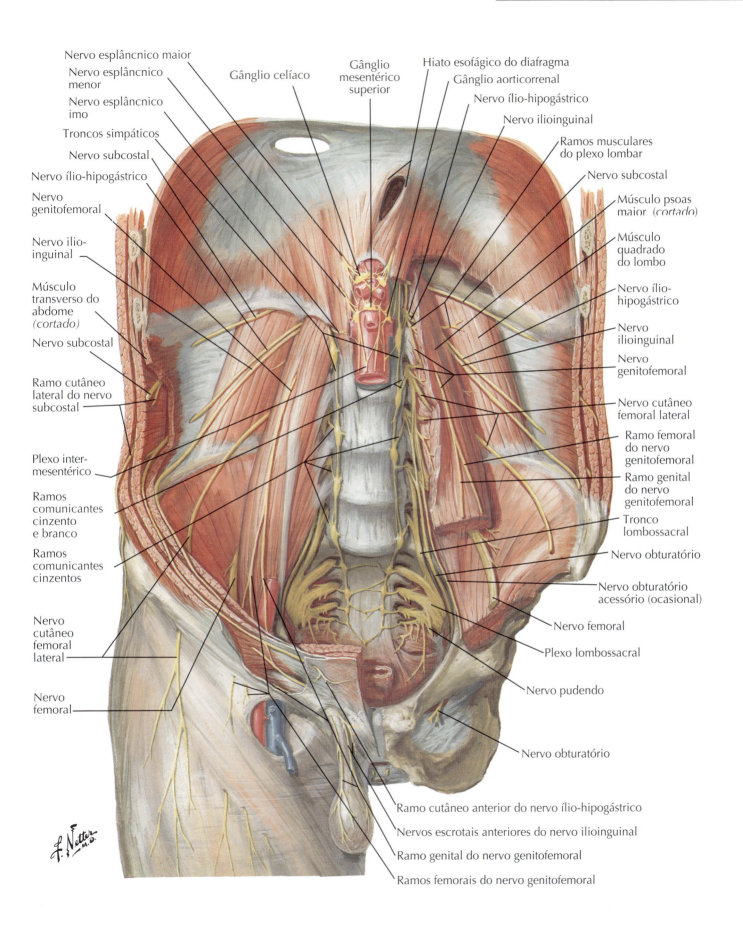

Omento Maior e Vísceras Abdominais

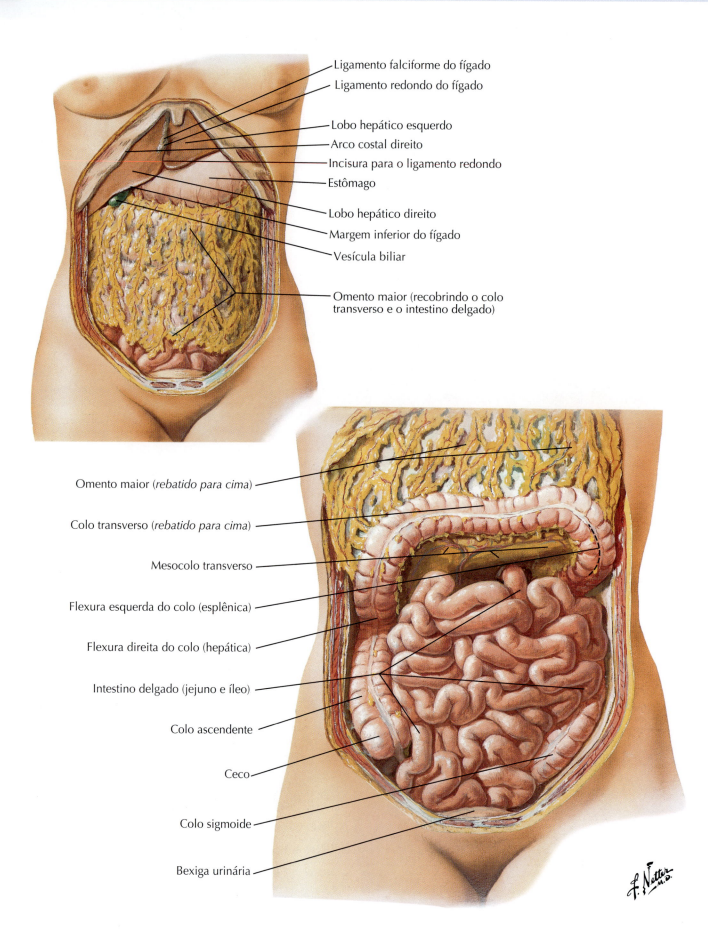

Prancha 288 — Cavidade Peritoneal

Mesentério e Músculo Suspensor do Duodeno

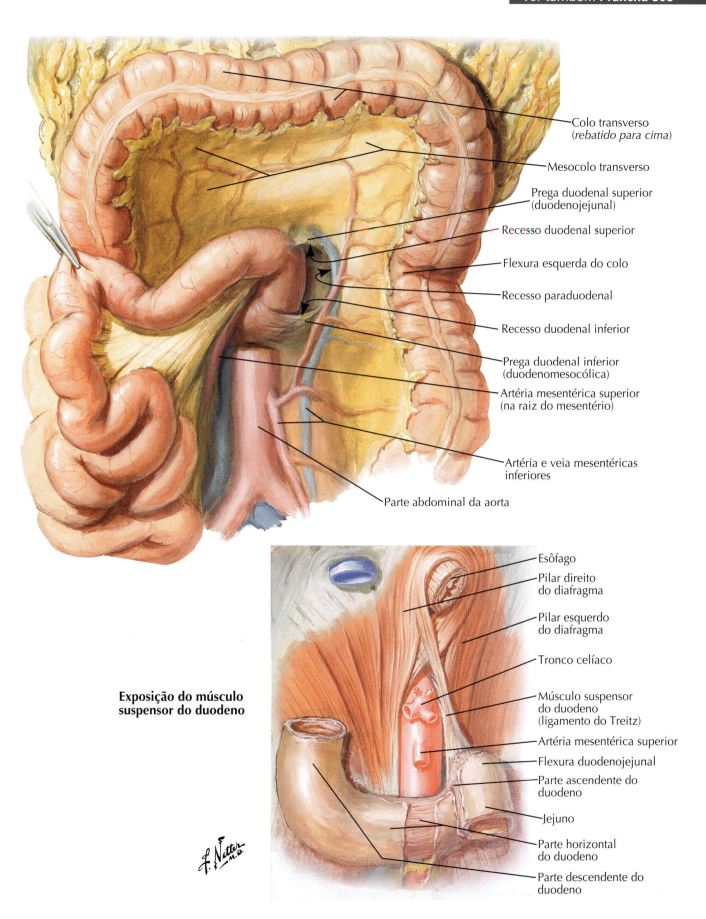

Cavidade Peritoneal

Mesocolo e Raiz do Mesentério

Ver também **Pranchas 314, BP 60**

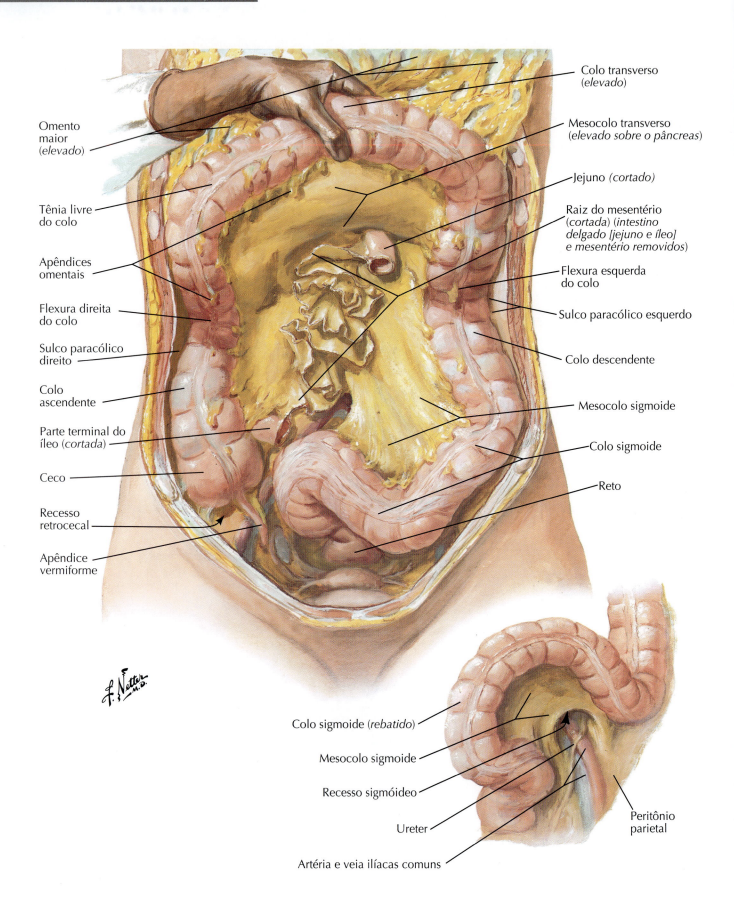

Prancha 290 — Cavidade Peritoneal

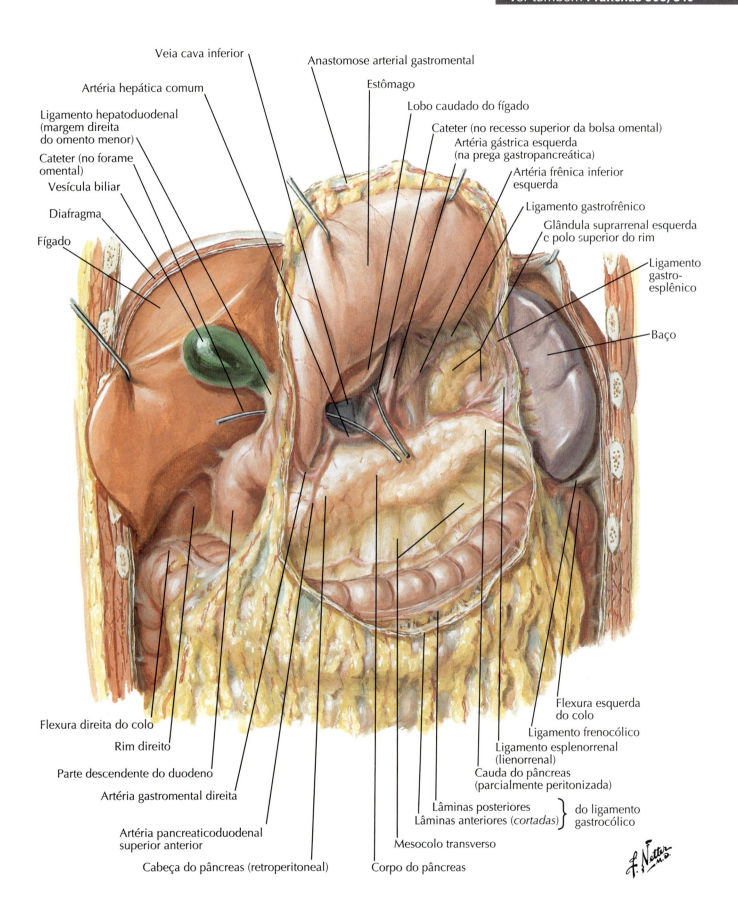

Bolsa Omental: Corte Transversal

Ver também **Prancha 294**

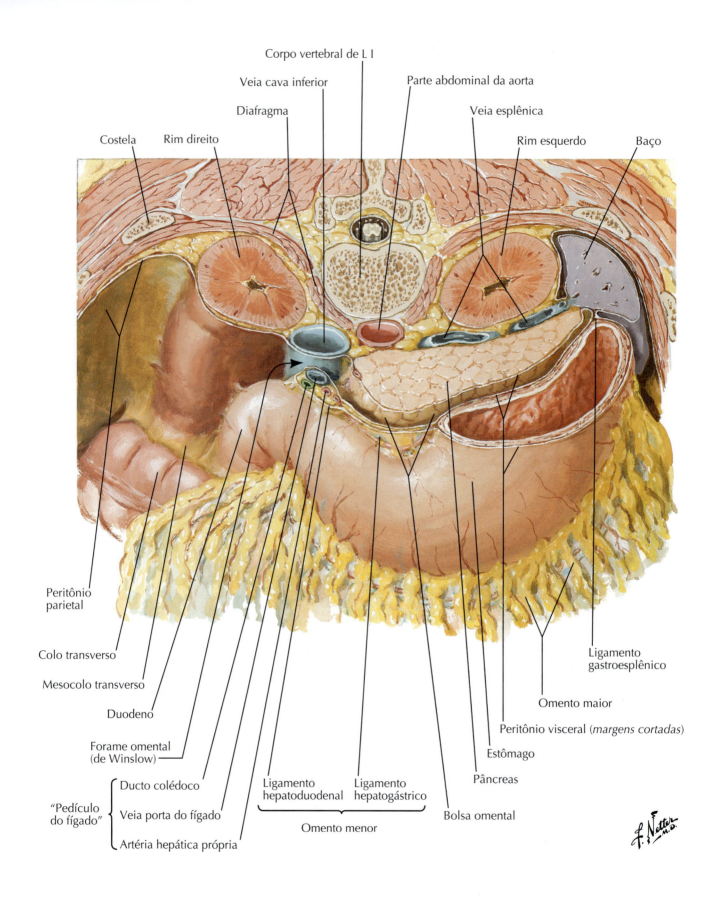

Prancha 292 — Cavidade Peritoneal

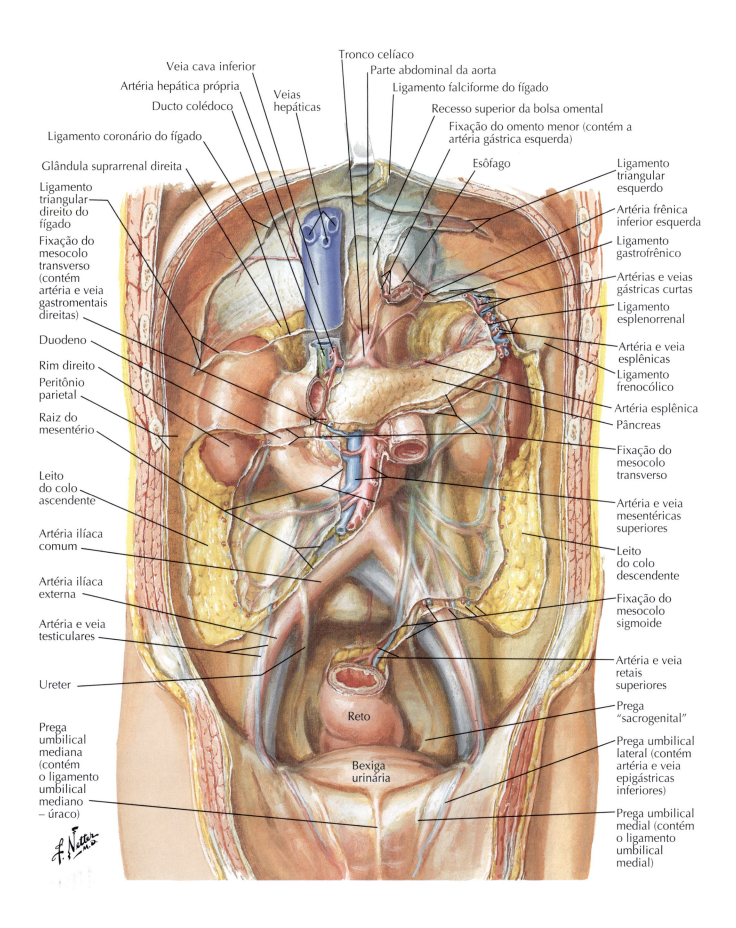

Estômago *in Situ*

Ver também **Prancha BP 55**

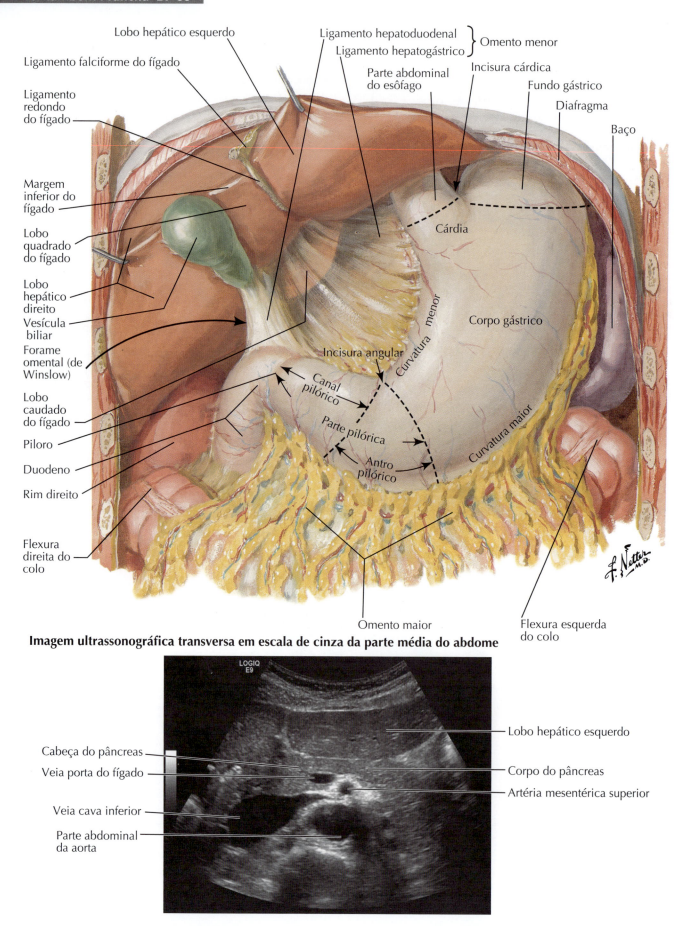

Imagem ultrassonográfica transversa em escala de cinza da parte média do abdome

Prancha 294   Estômago e Intestinos

Túnica Mucosa do Estômago

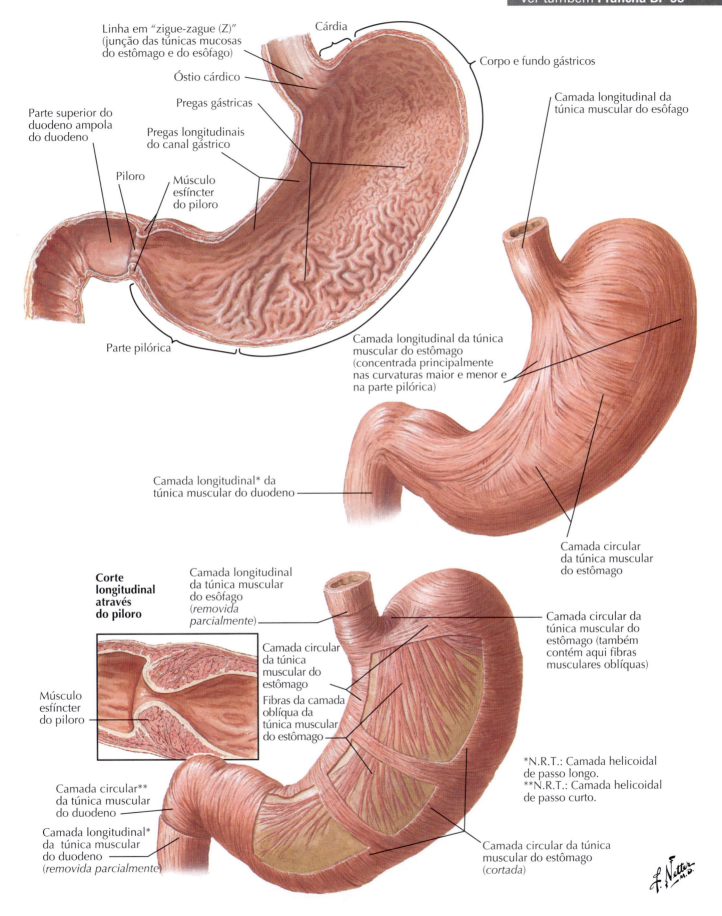

Estômago e Intestinos — Prancha 295

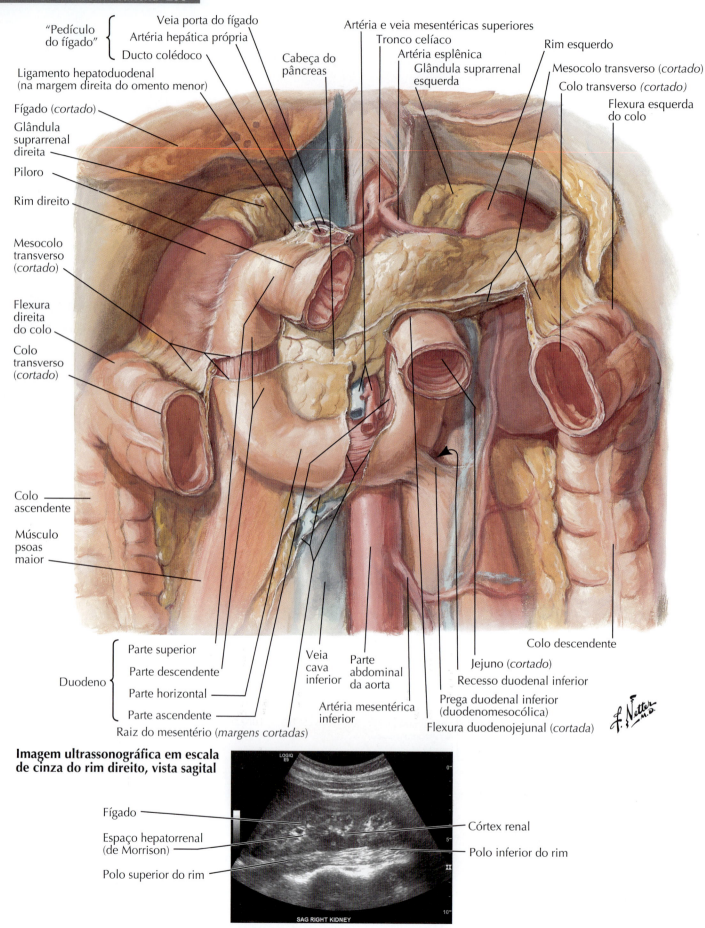

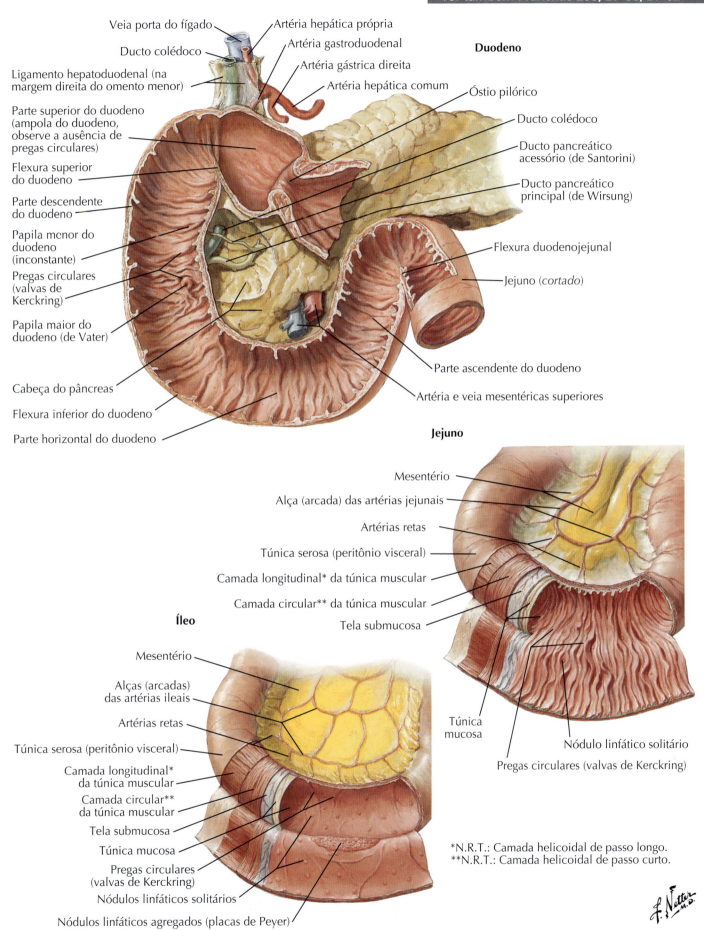

Junção Ileocecal

Ver também **Pranchas 313, 314, BP 61**

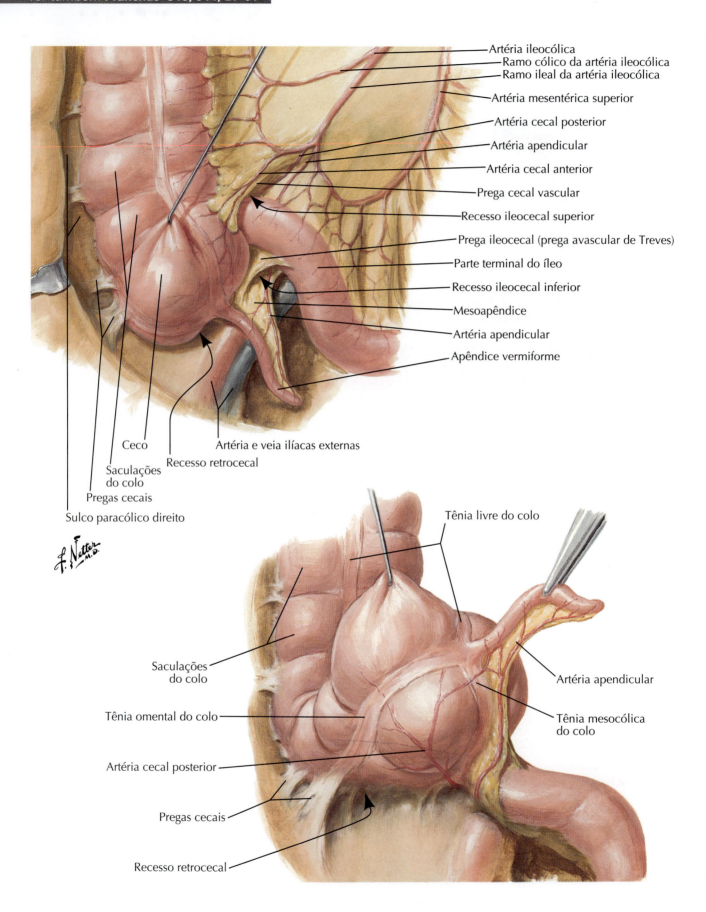

Prancha 298   **Estômago e Intestinos**

Ceco e Óstio Ileal

Ver também Prancha BP 57

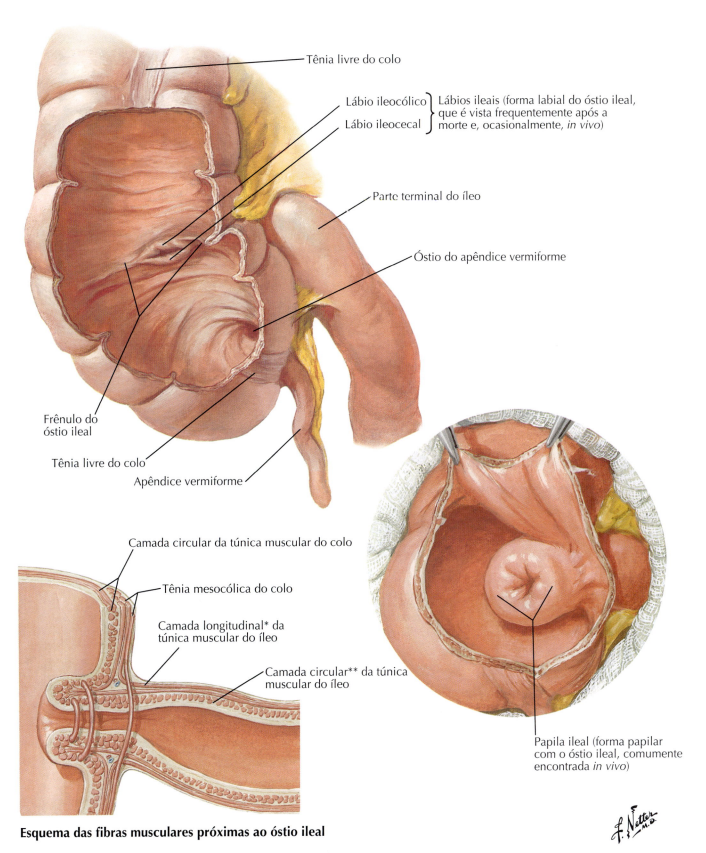

Esquema das fibras musculares próximas ao óstio ileal

*N.R.T.: Camada helicoidal de passo longo.
**N.R.T.: Camada helicoidal de passo curto.

Apêndice Vermiforme

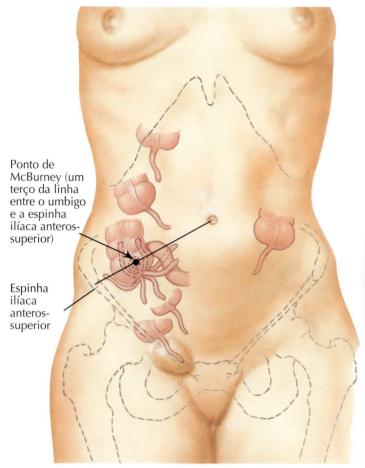

Ponto de McBurney (um terço da linha entre o umbigo e a espinha ilíaca anteros-superior)

Espinha ilíaca anteros-superior

Variações na posição do apêndice vermiforme

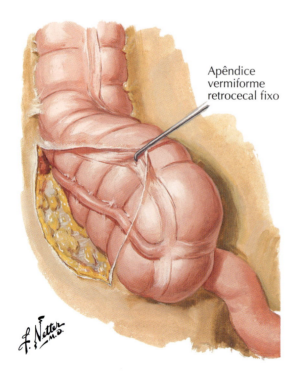

Apêndice vermiforme retrocecal fixo

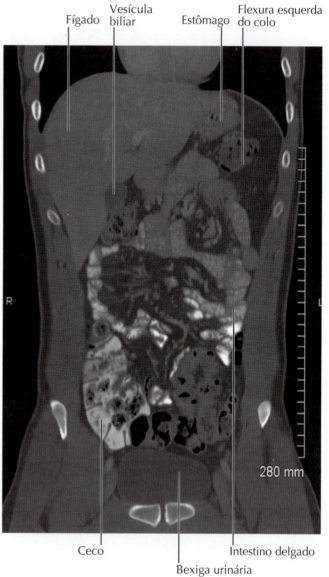

Imagem de TC frontal (coronal) com contraste oral e intravenoso

Fígado — Vesícula biliar — Estômago — Flexura esquerda do colo

Ceco — Bexiga urinária — Intestino delgado

Prancha 300 — Estômago e Intestinos

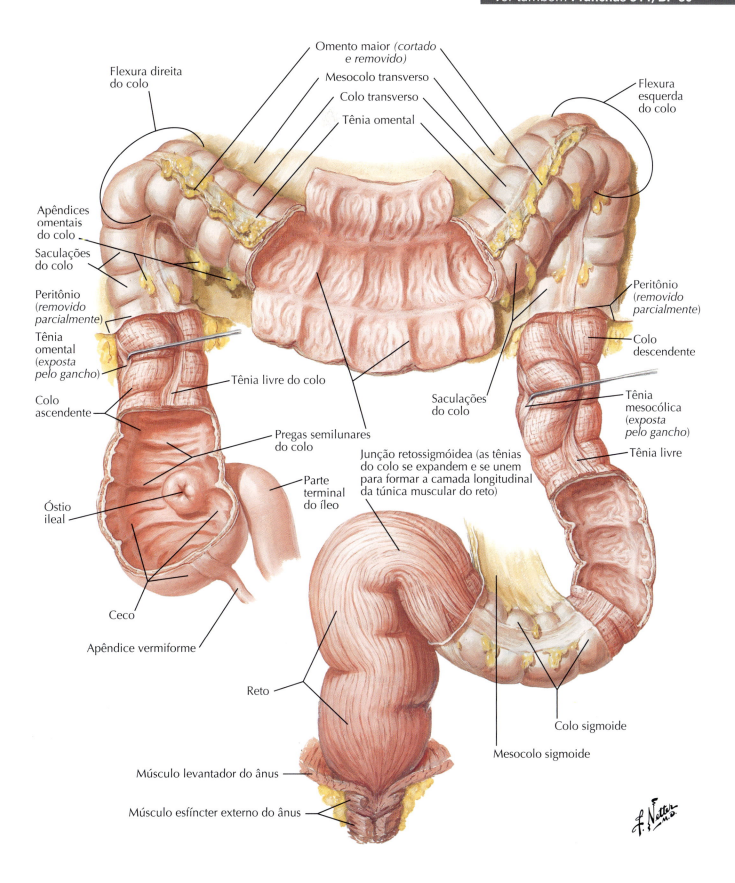

Faces e Leito do Fígado

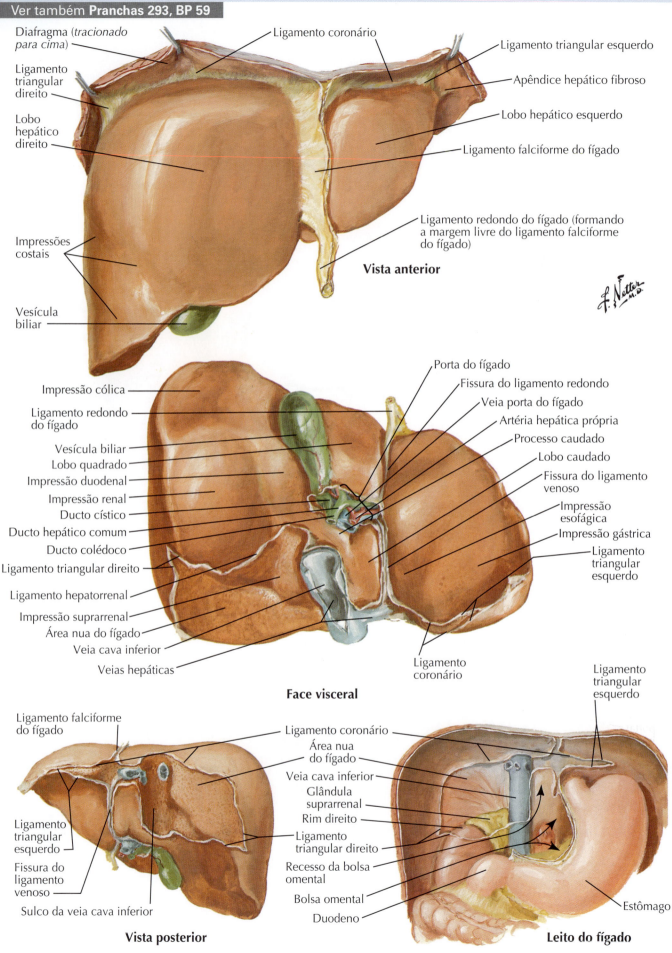

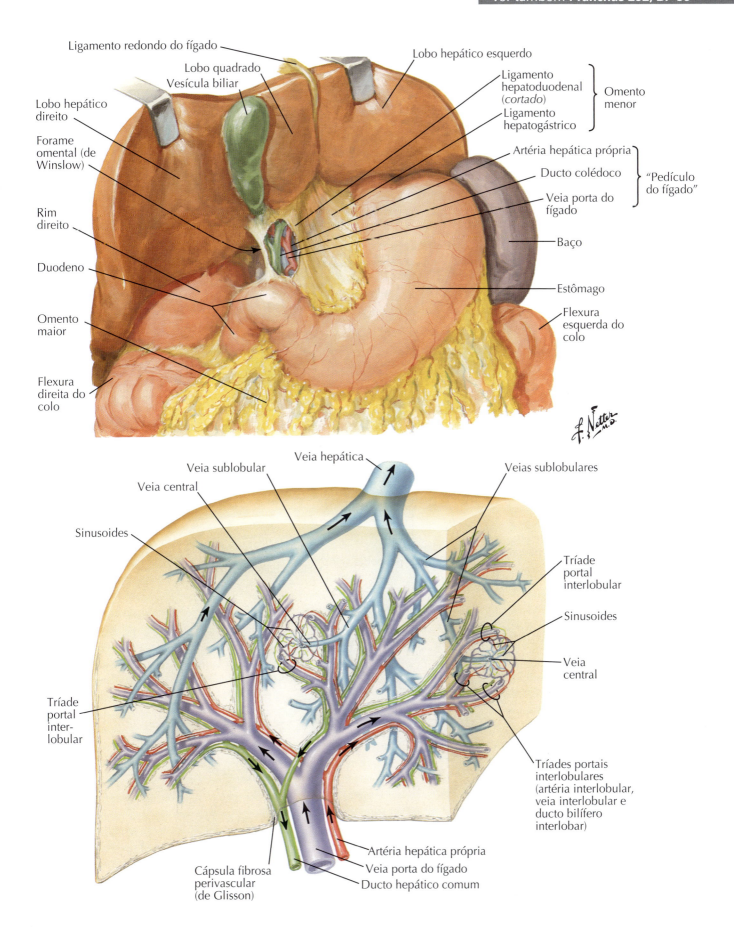

Estrutura do Fígado: Esquema

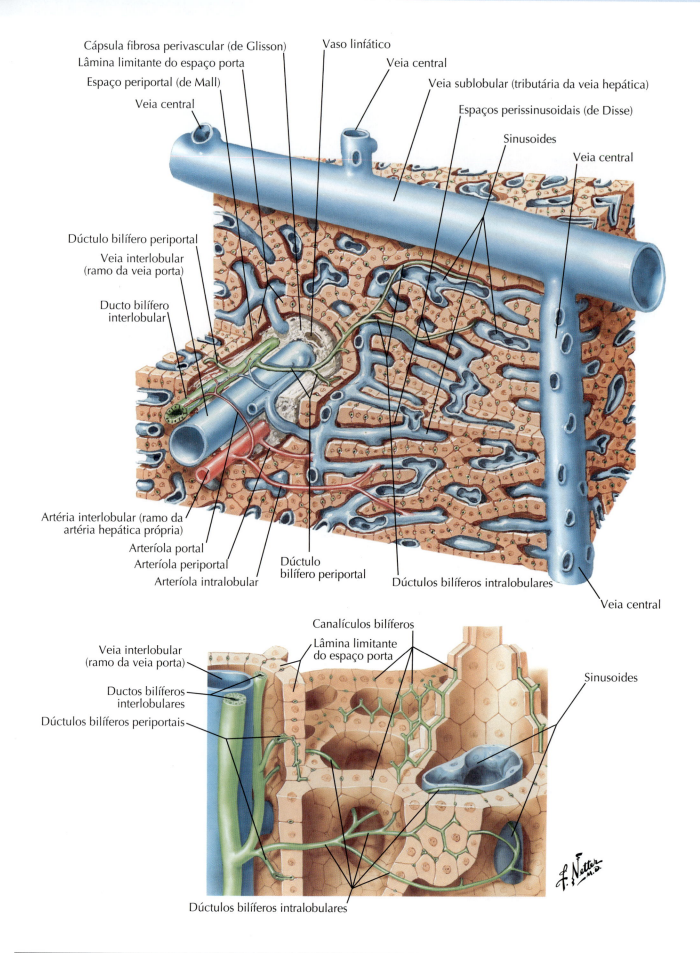

Prancha 304 — Fígado, Vesícula Biliar, Pâncreas e Baço

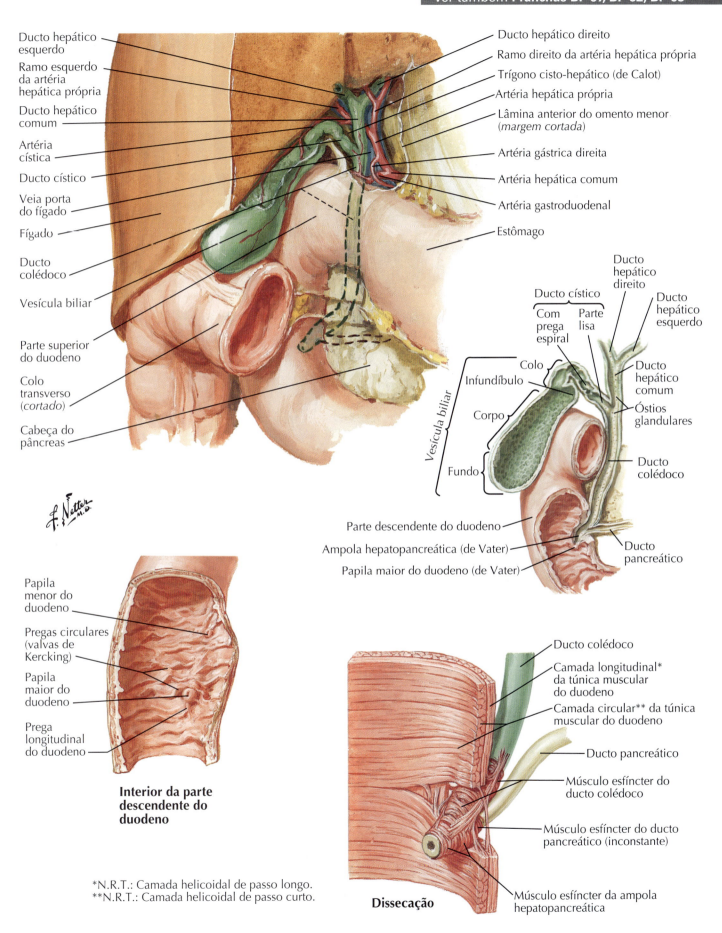

Pâncreas *in Situ*

Ver também **Pranchas BP 62, BP 63**

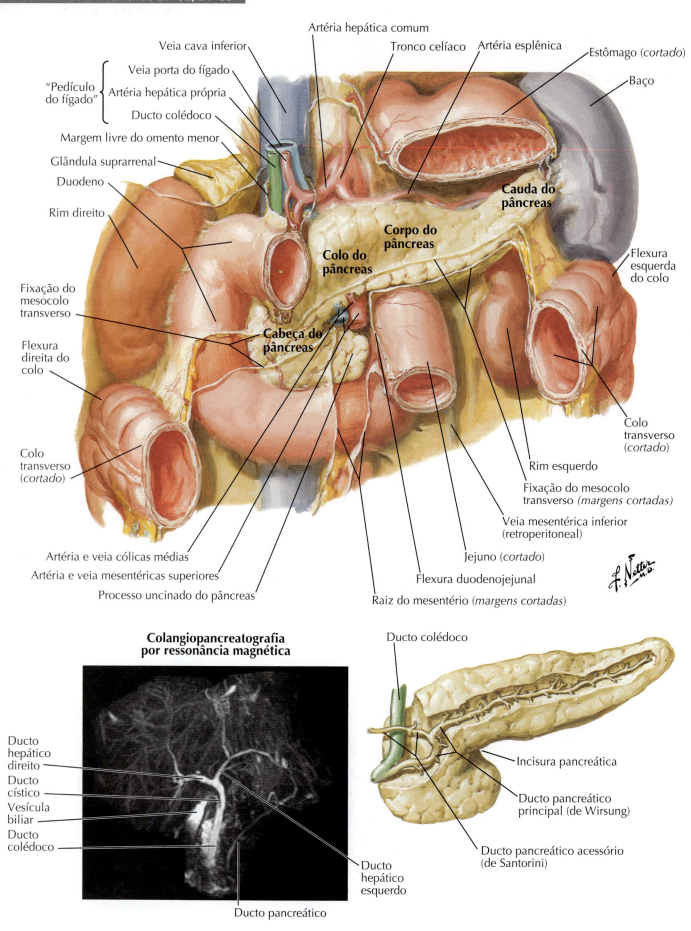

Prancha 306 — Fígado, Vesícula Biliar, Pâncreas e Baço

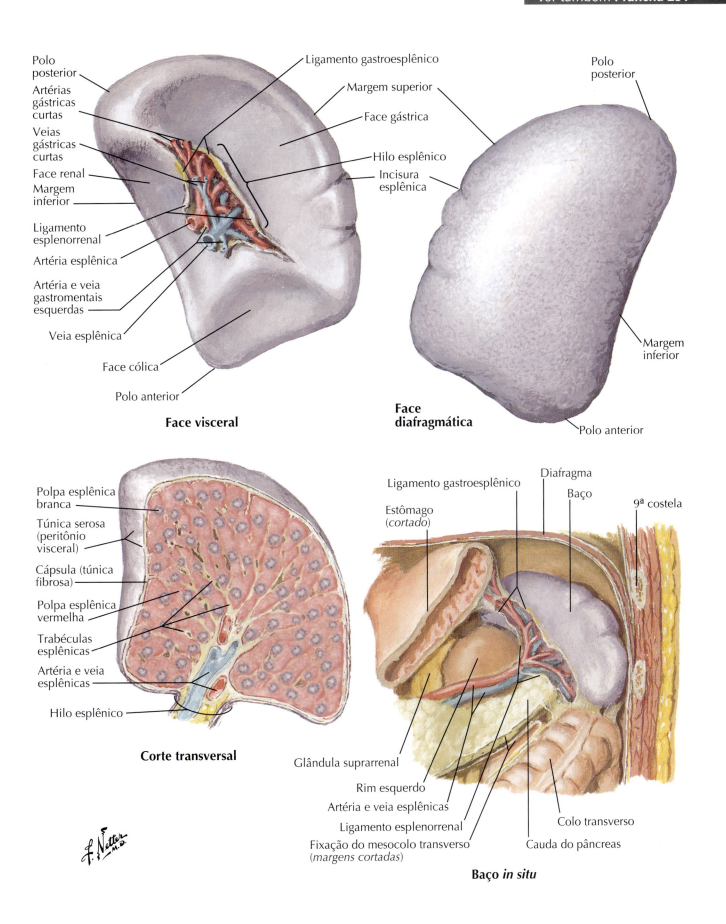

Artérias do Estômago, do Fígado e do Baço

Ver também **Pranchas BP 64, BP 65, BP 67**

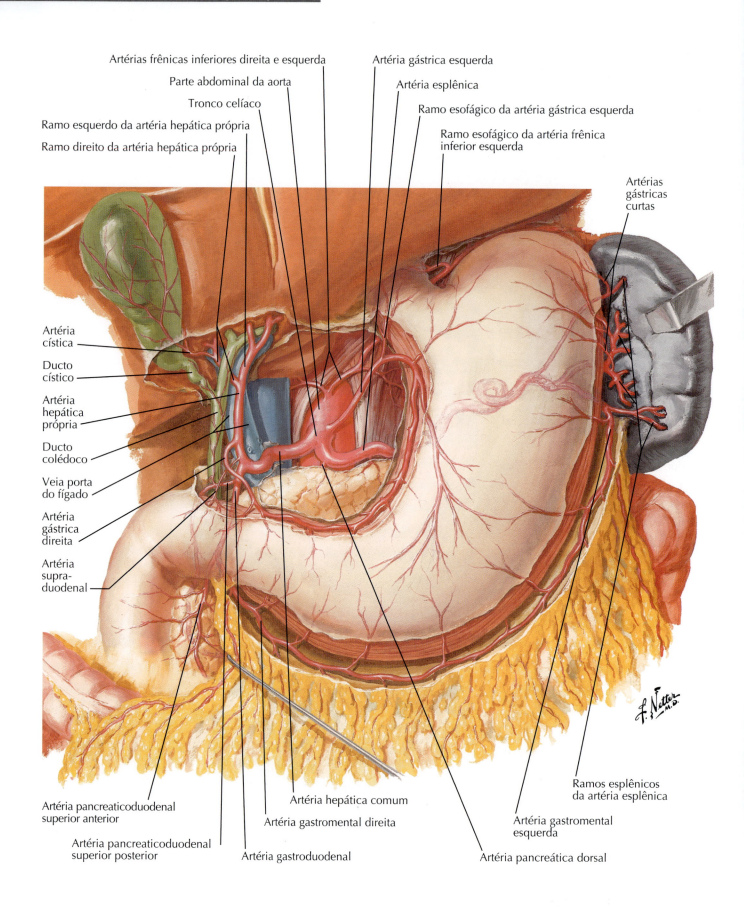

Prancha 308   **Vascularização Visceral**

Tronco Celíaco e Ramos 5

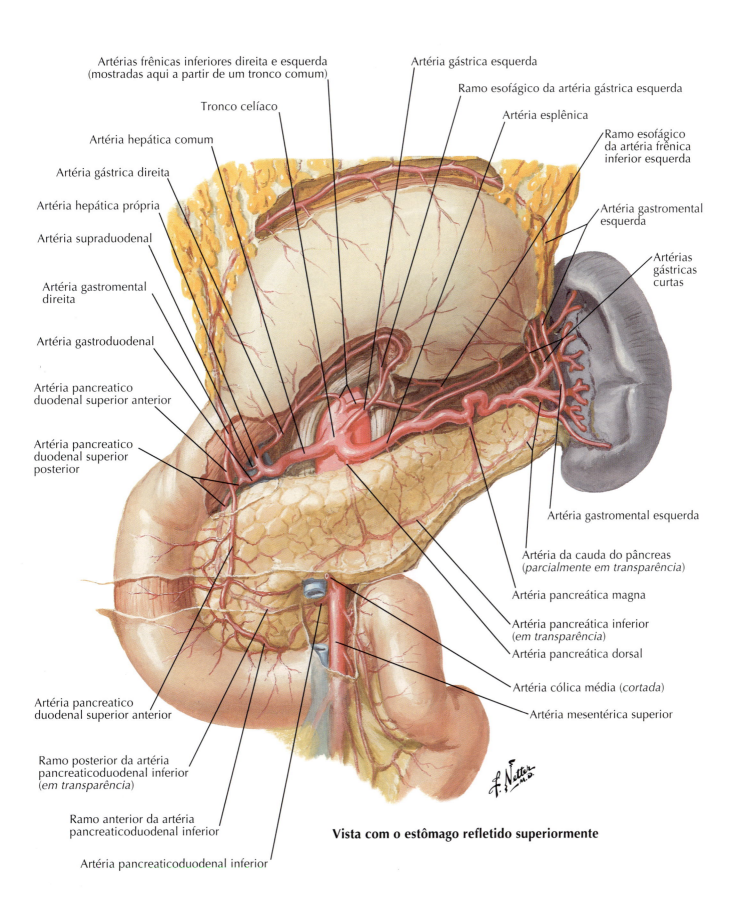

Vista com o estômago refletido superiormente

Vascularização Visceral

Prancha 309

Artérias do Fígado, do Pâncreas, do Duodeno e do Baço

Ver também **Pranchas BP 64, BP 65, BP 67**

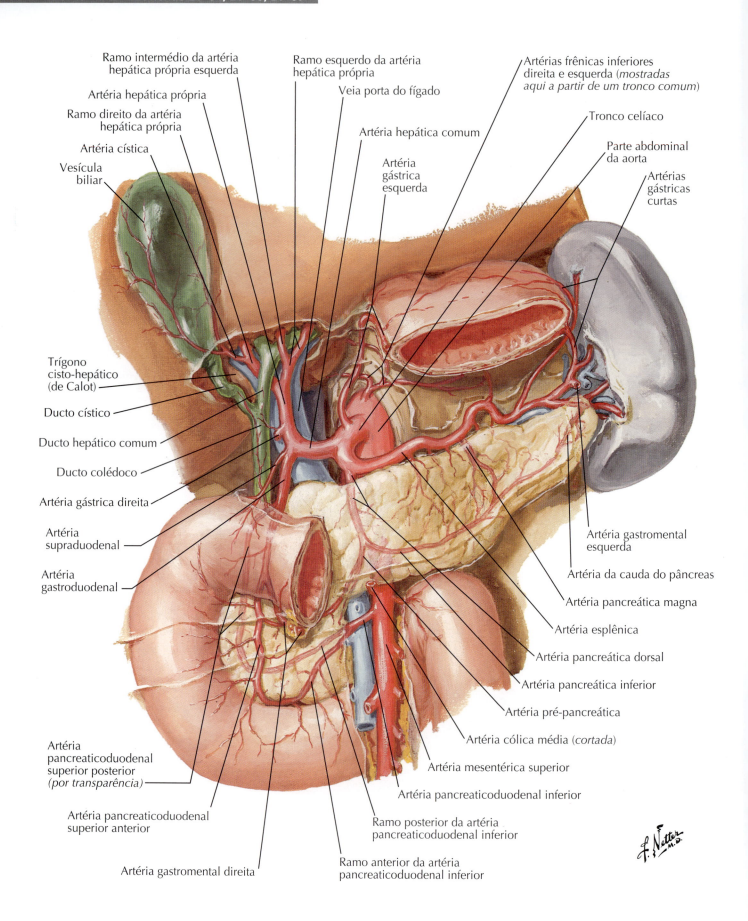

Prancha 310 Vascularização Visceral

Arteriograma Celíaco e Angiograma por TC

Ver também **Pranchas 308, 310**

Imagem 3D com representação volumétrica (*volume-rendered*) de TC com realce por contraste intravenoso

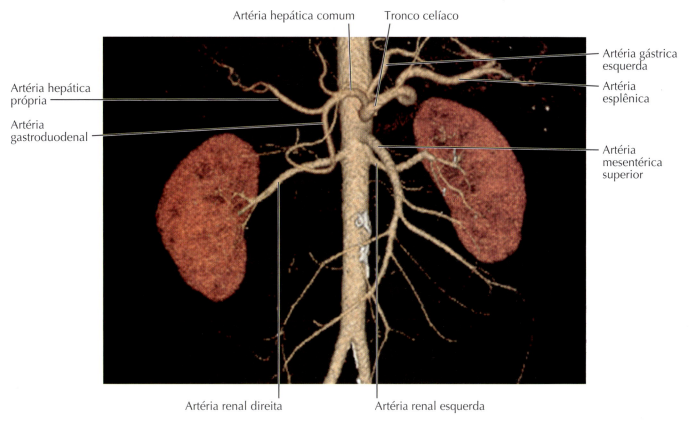

Angiograma de subtração digital seletivo, tronco celíaco

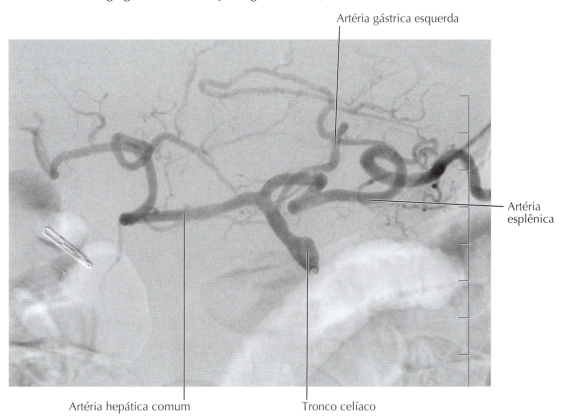

Vascularização Visceral

Prancha 311

Artérias do Duodeno e da Cabeça do Pâncreas

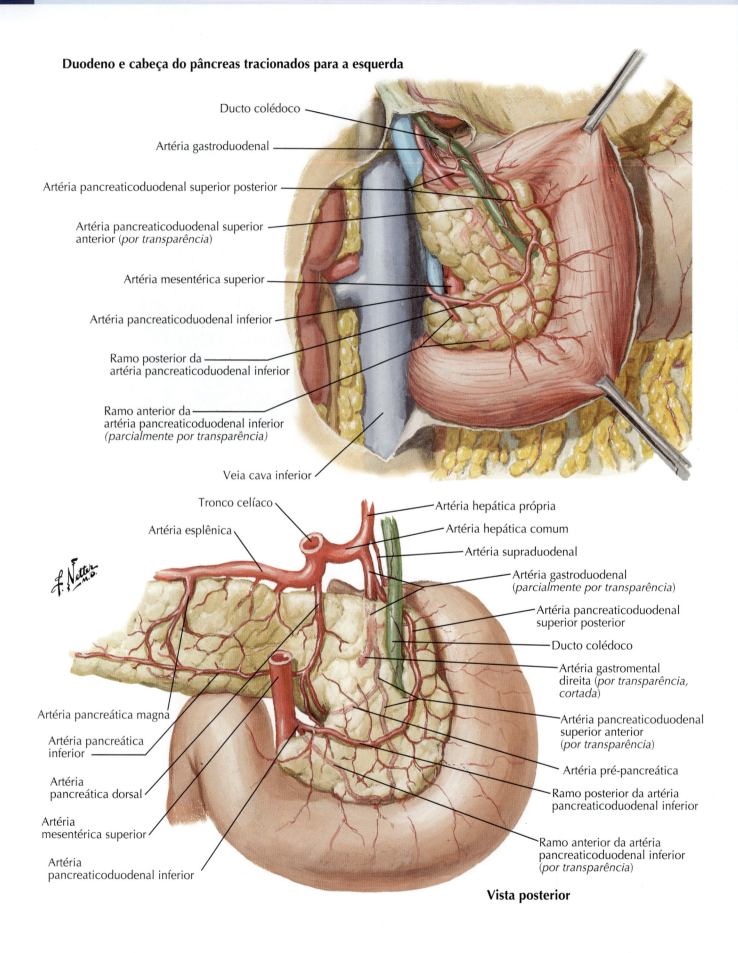

Prancha 312 — Vascularização Visceral

Artérias do Intestino Delgado

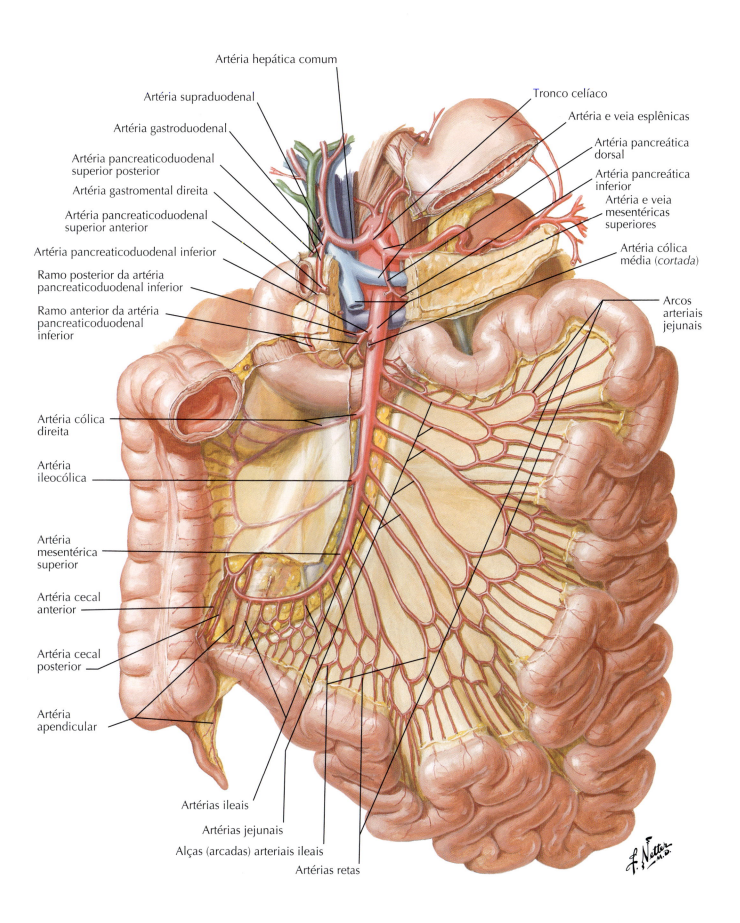

Vascularização Visceral — Prancha 313

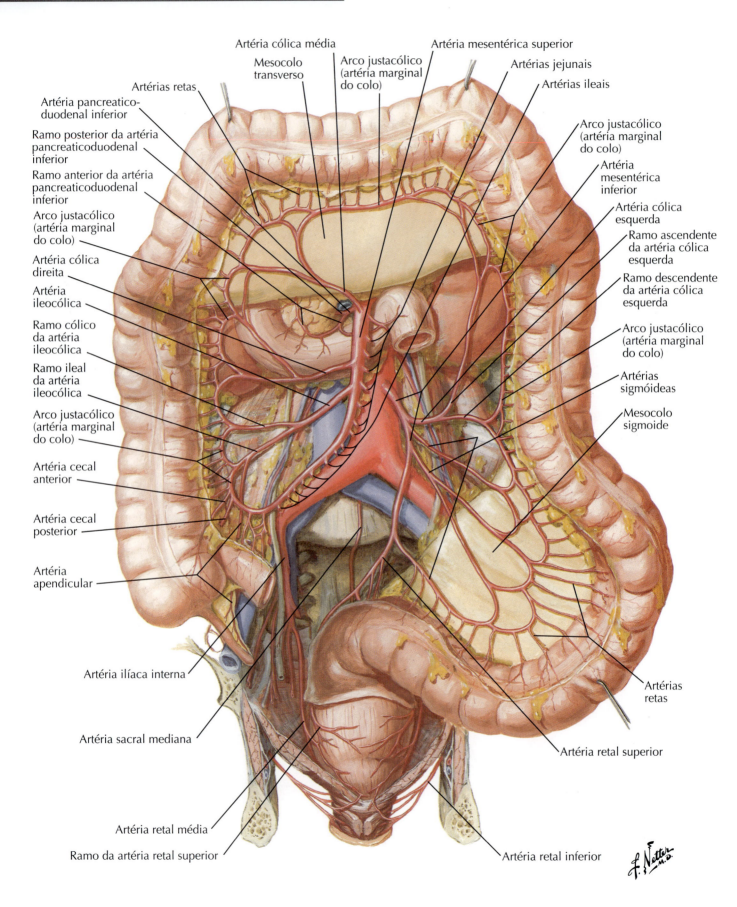

Artérias do Intestino Grosso

Veias do Estômago, do Duodeno, do Pâncreas e do Baço

Ver também **Pranchas BP 66, BP 74, BP 75, BP 78**

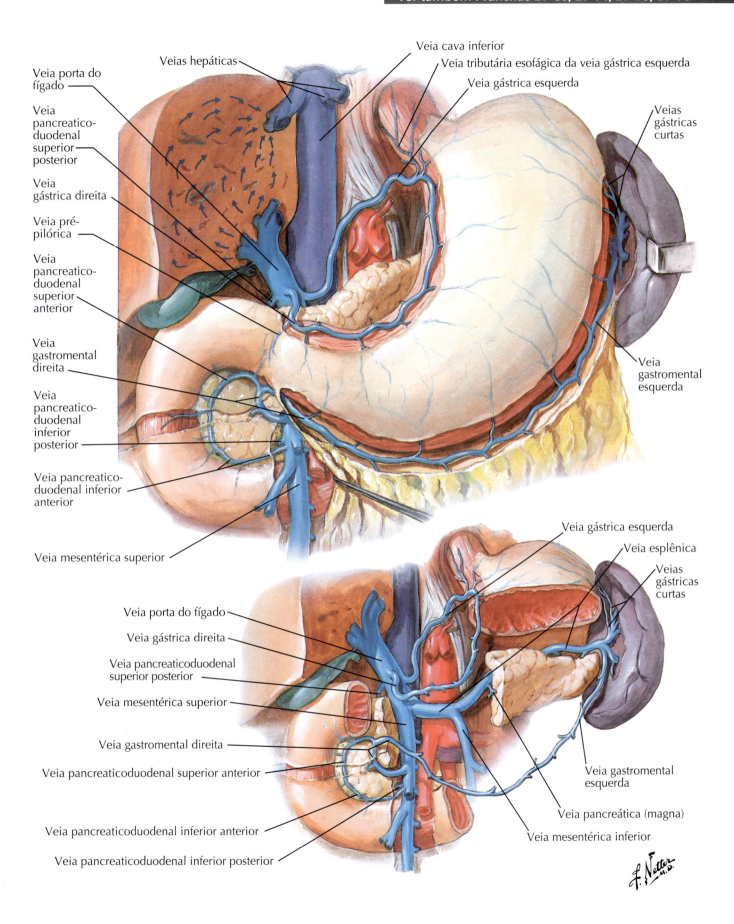

Vascularização Visceral

Prancha 315

Veias do Intestino Delgado

Ver também **Prancha BP 76**

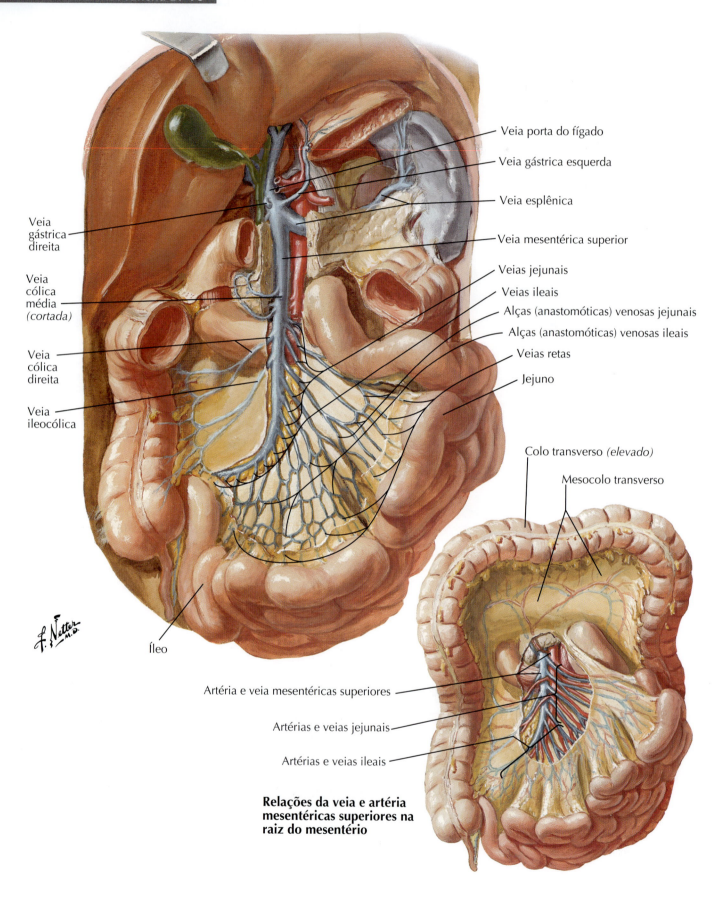

Relações da veia e artéria mesentéricas superiores na raiz do mesentério

Prancha 316 — **Vascularização Visceral**

Veias do Intestino Grosso

Ver também **Pranchas 401, BP 77**

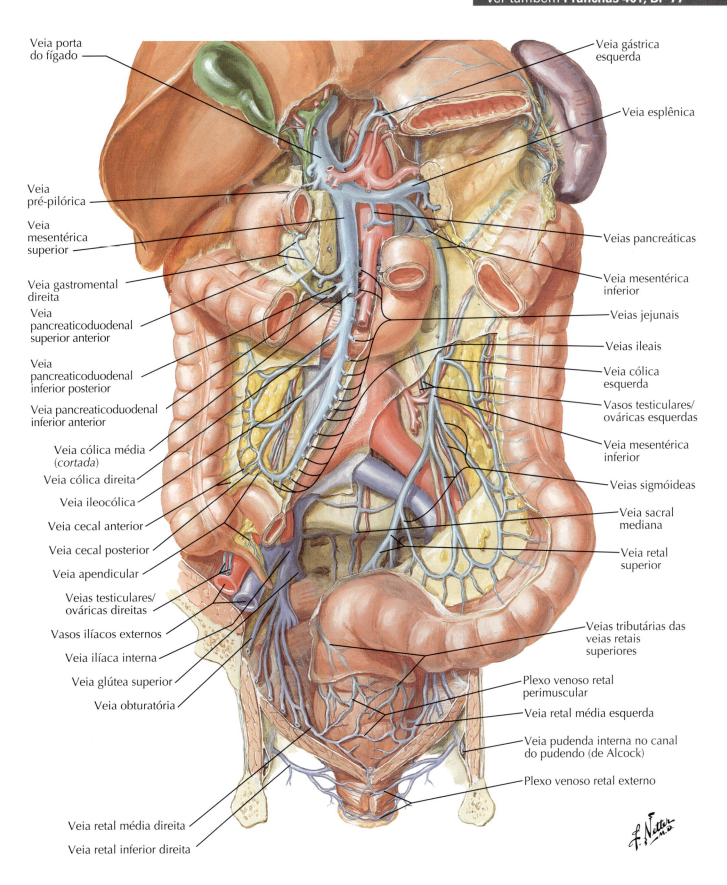

Vascularização Visceral

Prancha 317

Veias Tributárias da Veia Porta do Fígado e Anastomoses Portocava

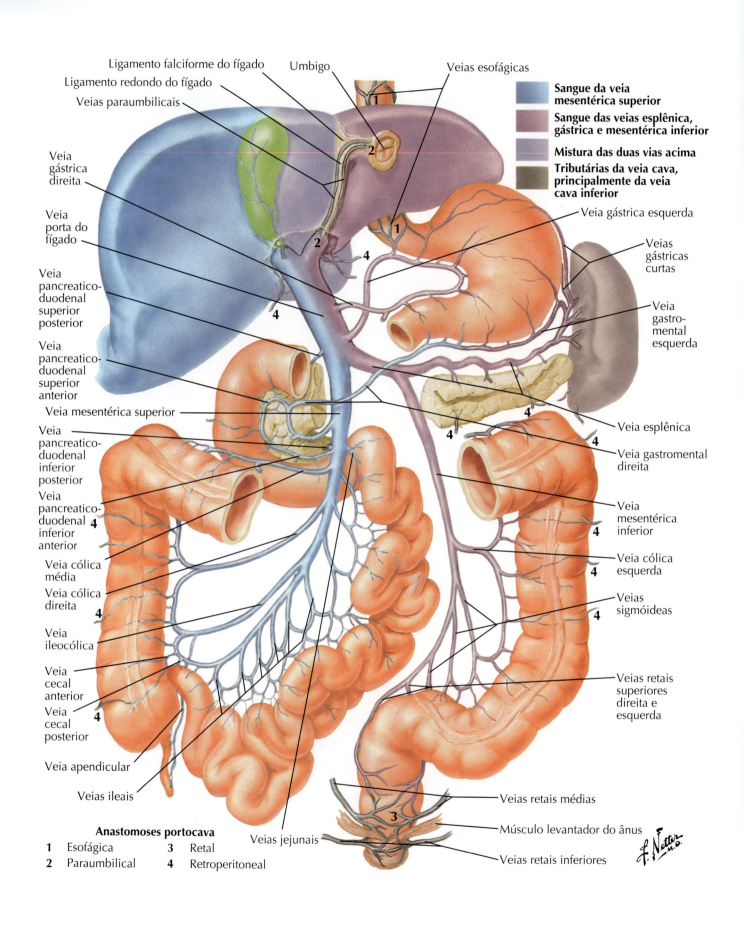

Anastomoses portocava
1. Esofágica
2. Paraumbilical
3. Retal
4. Retroperitoneal

Prancha 318 Vascularização Visceral

Nervos, Plexos e Gânglios Autônomos do Abdome

Ver também Prancha 323

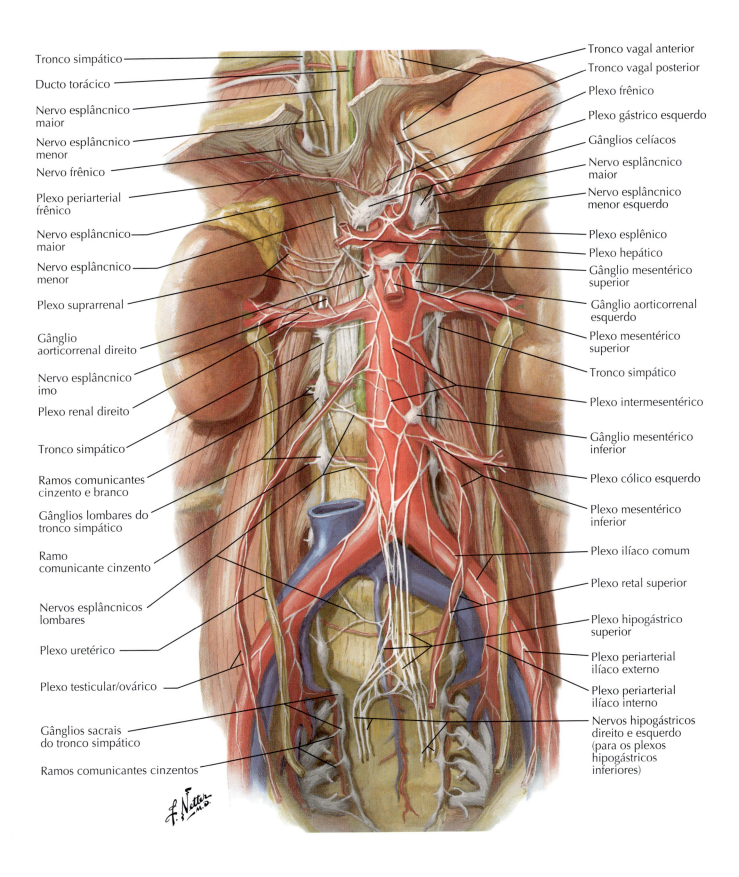

Nervos e Plexos Viscerais

Prancha 319

Inervação Autônoma do Estômago e do Duodeno

Ver também **Prancha 261**

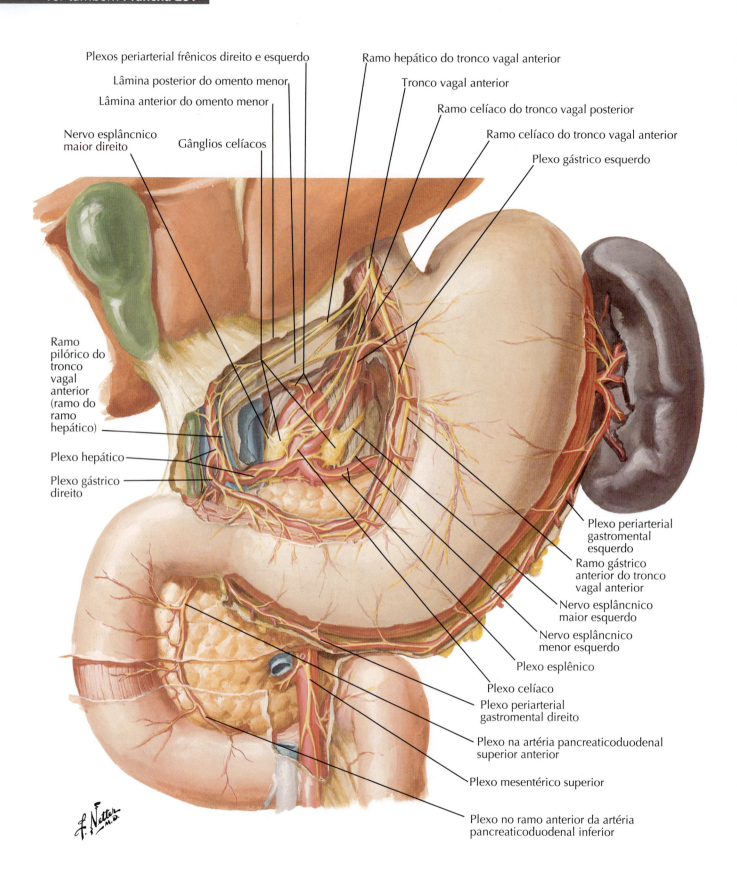

Prancha 320 — Nervos e Plexos Viscerais

Inervação Autônoma do Estômago e do Duodeno (*Continuação*)

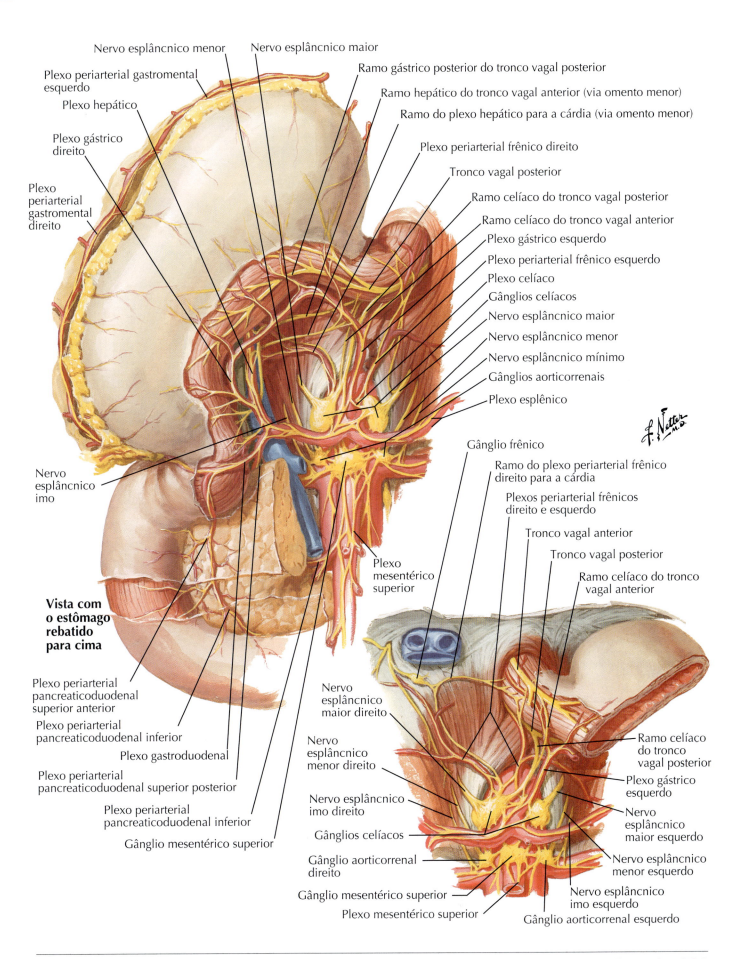

Nervos e Plexos Viscerais

Prancha 321

Inervação Autônoma do Intestino Delgado

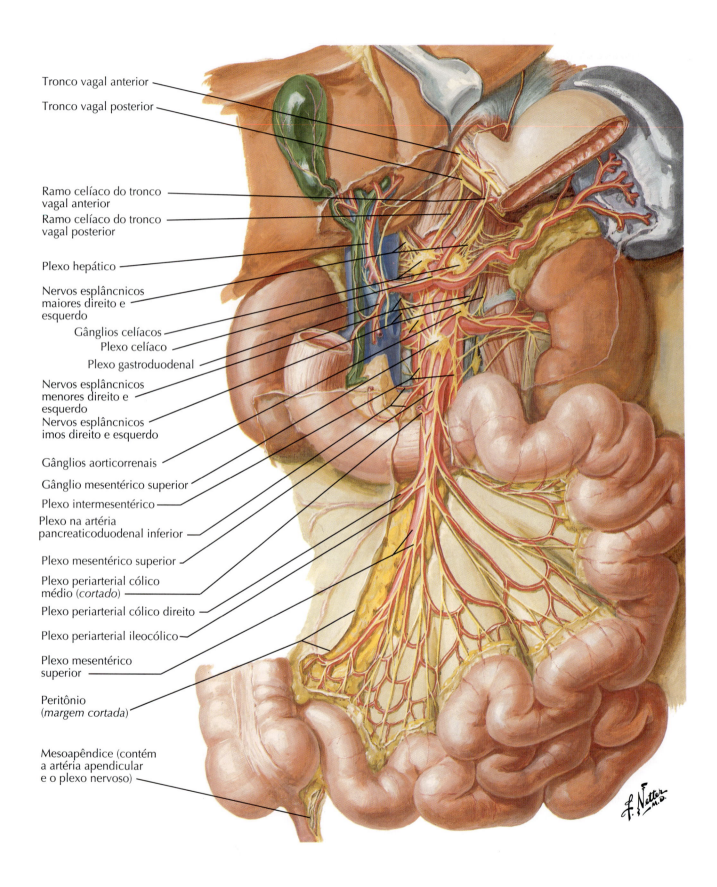

Prancha 322 — Nervos e Plexos Viscerais

Inervação Autônoma do Intestino Grosso

Ver também Pranchas 412, 413, 414

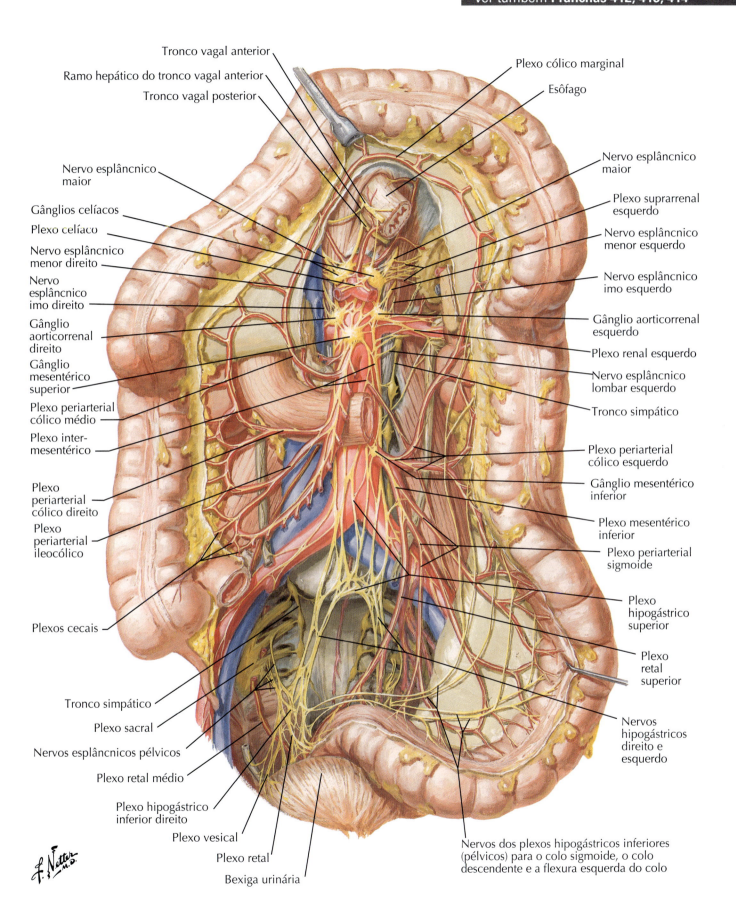

Nervos e Plexos Viscerais

Prancha 323

Inervação Autônoma dos Intestinos Delgado e Grosso: Esquema

Ver também Pranchas 6, 7

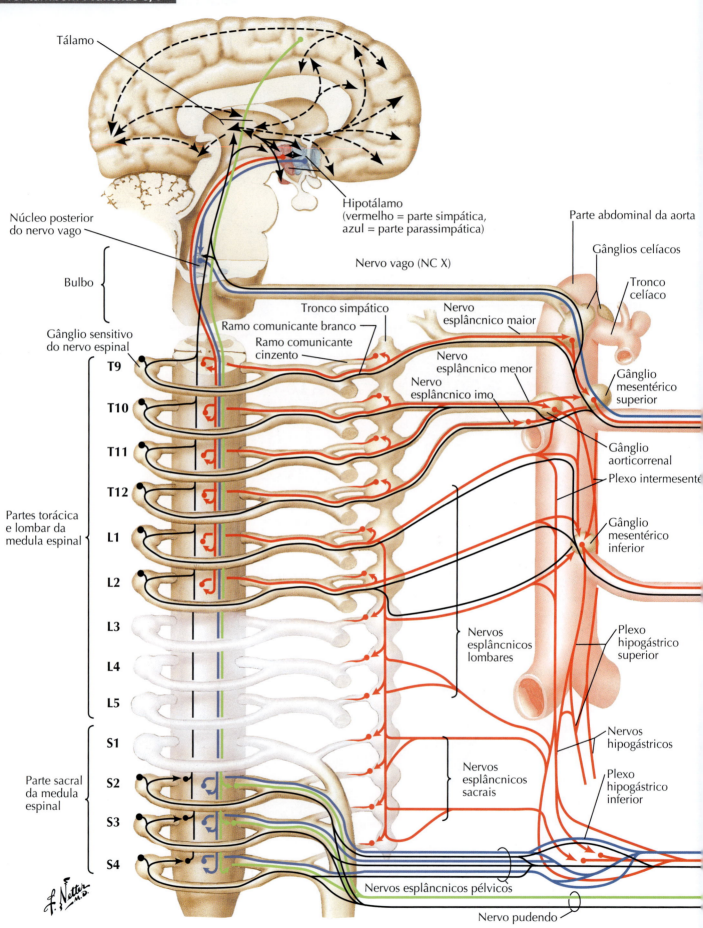

Prancha 324 — Nervos e Plexos Viscerais

Inervação Autônoma dos Intestinos Delgado e Grosso: Esquema

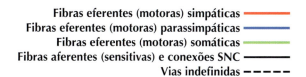

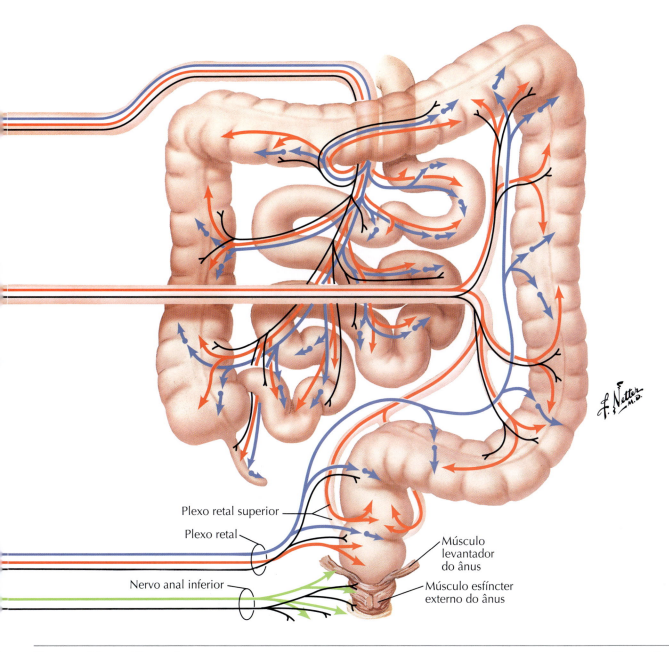

Nervos e Plexos Viscerais

Prancha 324

Inervação Autônoma do Esôfago, do Estômago e do Duodeno: Esquema

Ver também **Pranchas 6, 7**

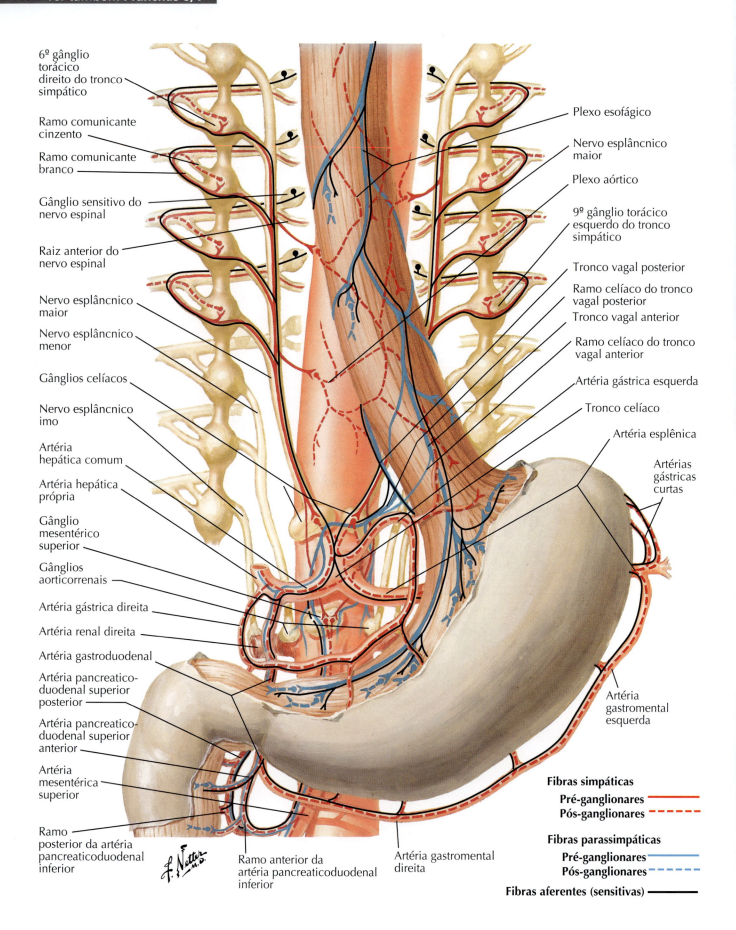

Prancha 325   **Nervos e Plexos Viscerais**

Vias Reflexas Autônomas: Esquema

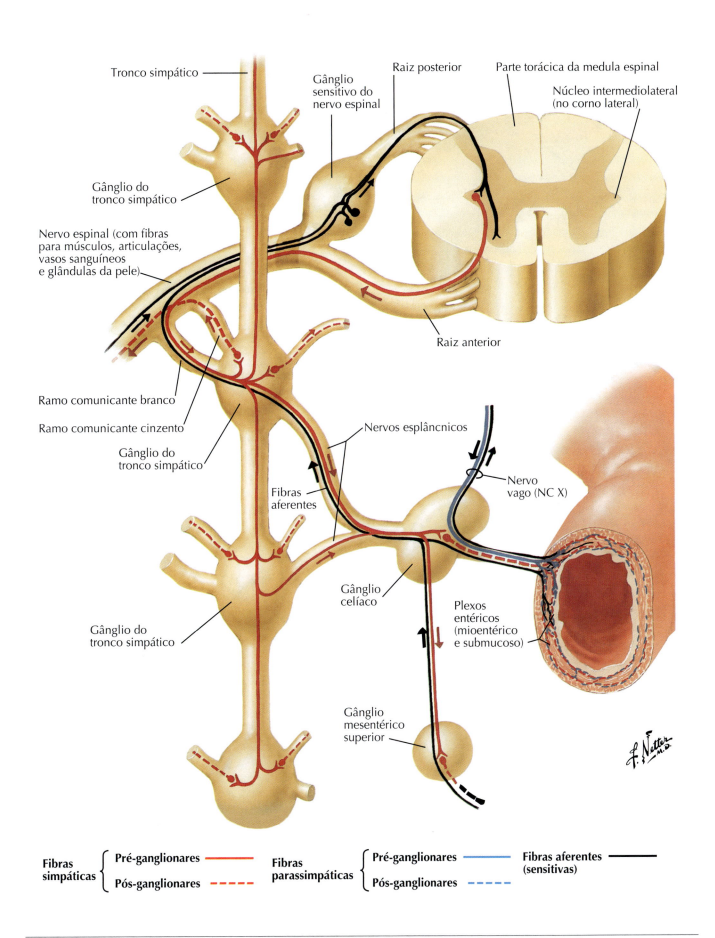

Prancha 326 — Nervos e Plexos Viscerais

Plexos Autônomos Intrínsecos do Intestino: Esquema

Ver também Prancha BP 48

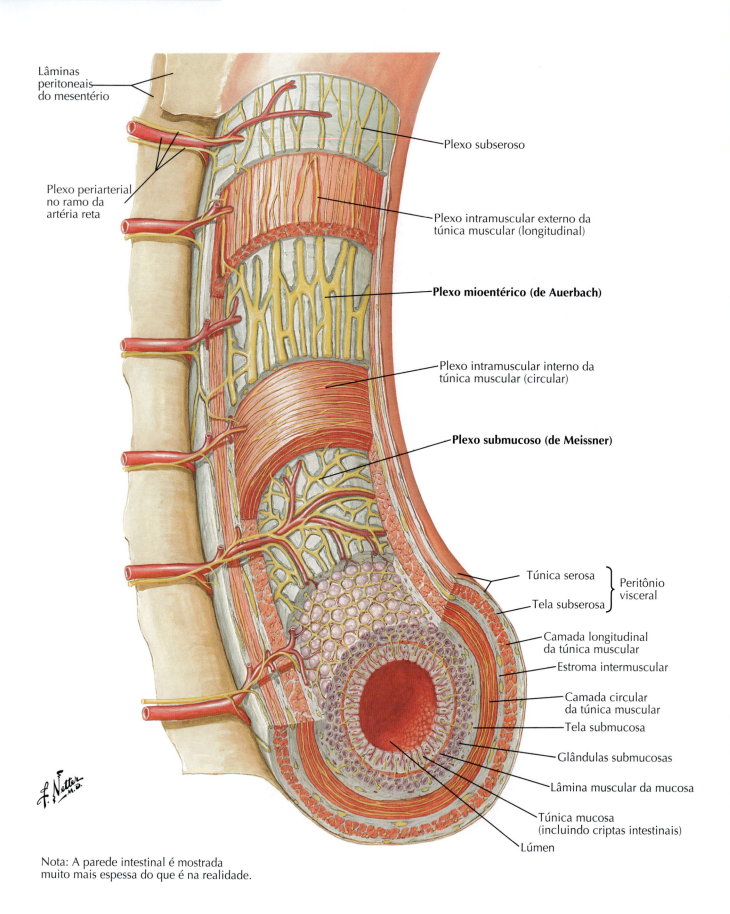

Prancha 327 — Nervos e Plexos Viscerais

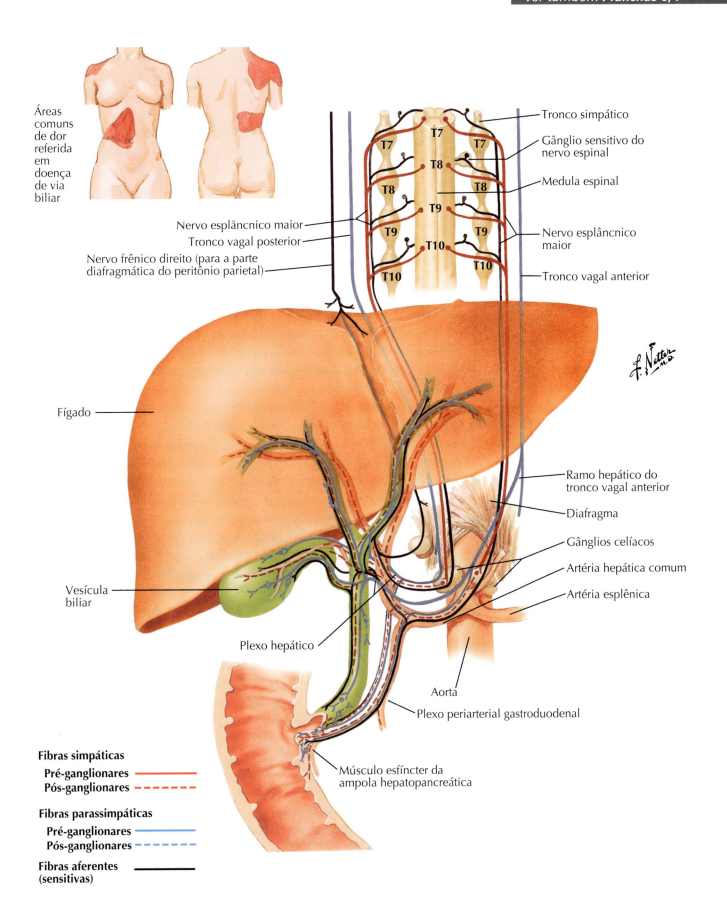

Inervação Autônoma do Pâncreas: Esquema

Ver também **Pranchas 6, 7**

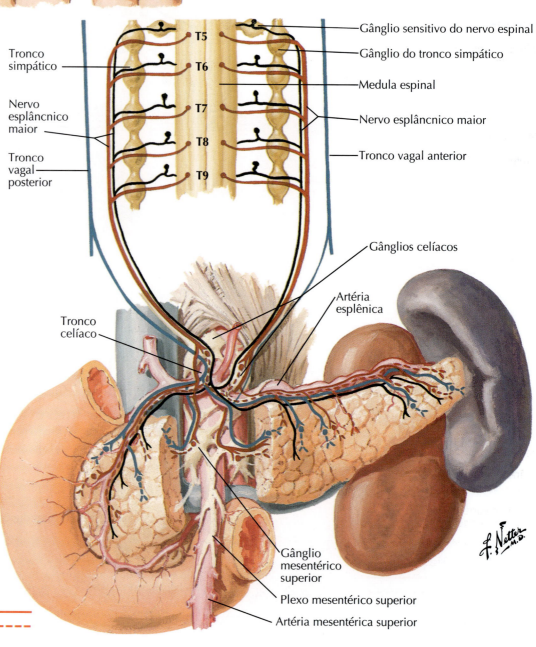

Áreas comuns de dor referida em caso de doença pancreática

- Gânglio sensitivo do nervo espinal
- Gânglio do tronco simpático
- Tronco simpático
- Medula espinal
- Nervo esplâncnico maior
- Nervo esplâncnico maior
- Tronco vagal anterior
- Tronco vagal posterior
- Gânglios celíacos
- Artéria esplênica
- Tronco celíaco
- Gânglio mesentérico superior
- Plexo mesentérico superior
- Artéria mesentérica superior

Fibras simpáticas
- Pré-ganglionares
- Pós-ganglionares

Fibras parassimpáticas
- Pré-ganglionares
- Pós-ganglionares

Fibras aferentes (sensitivas)

Prancha 329 — **Nervos e Plexos Viscerais**

Rins *in Situ*: Vistas Anteriores

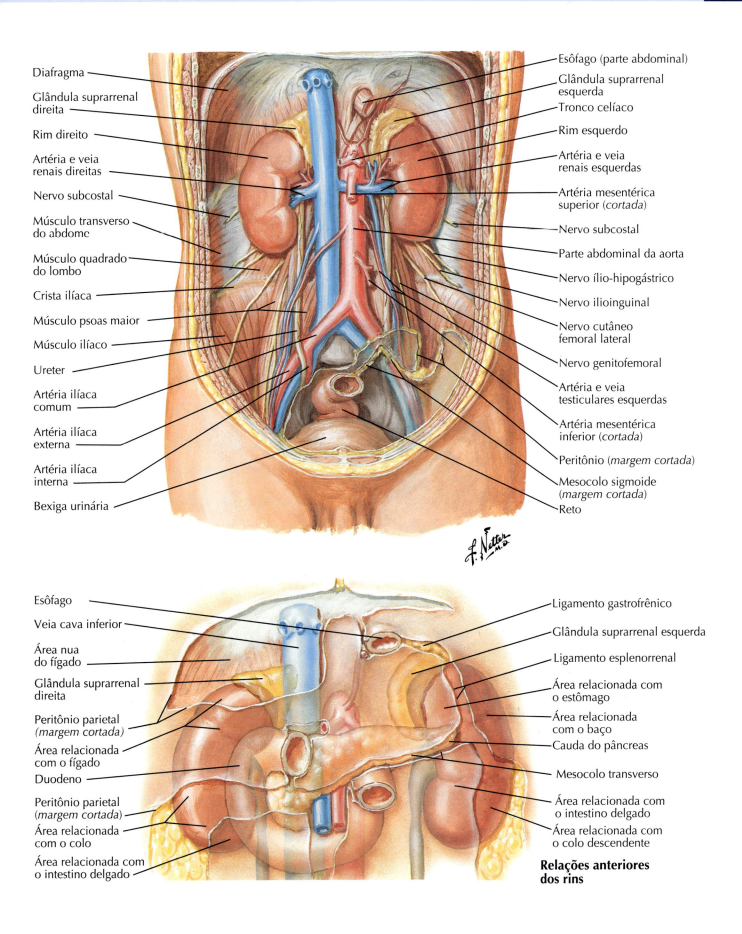

Rins e Glândulas Suprarrenais

Prancha 330

Rins *in Situ*: Vistas Posteriores

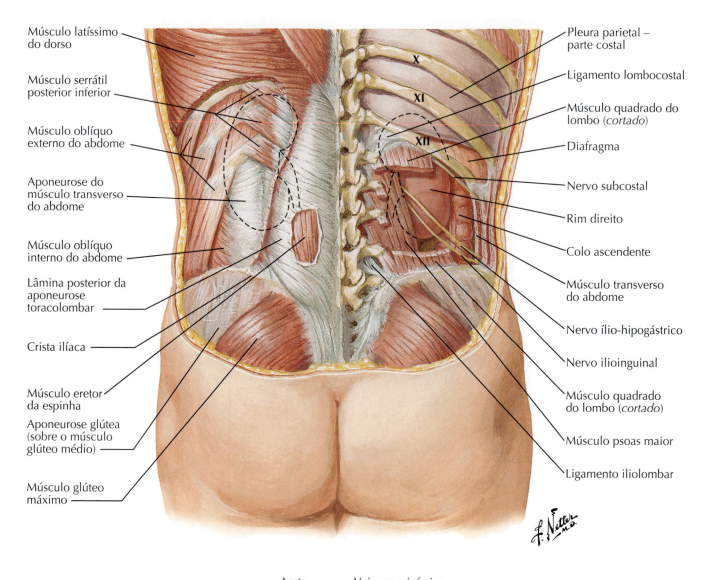

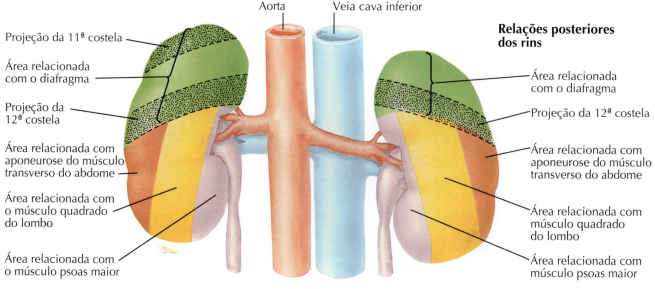

Prancha 331 — Rins e Glândulas Suprarrenais

Glândulas Suprarrenais

Ver também **Pranchas 342, BP 70**

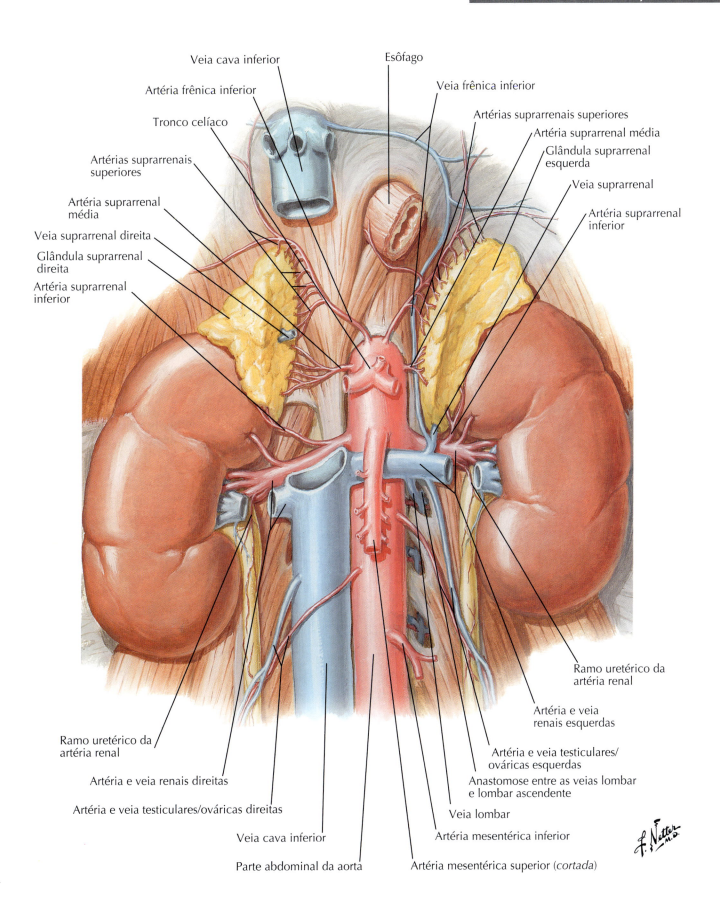

Rins e Glândulas Suprarrenais

Prancha 332

Estrutura Macroscópica do Rim

Ver também **Pranchas 71, 72**

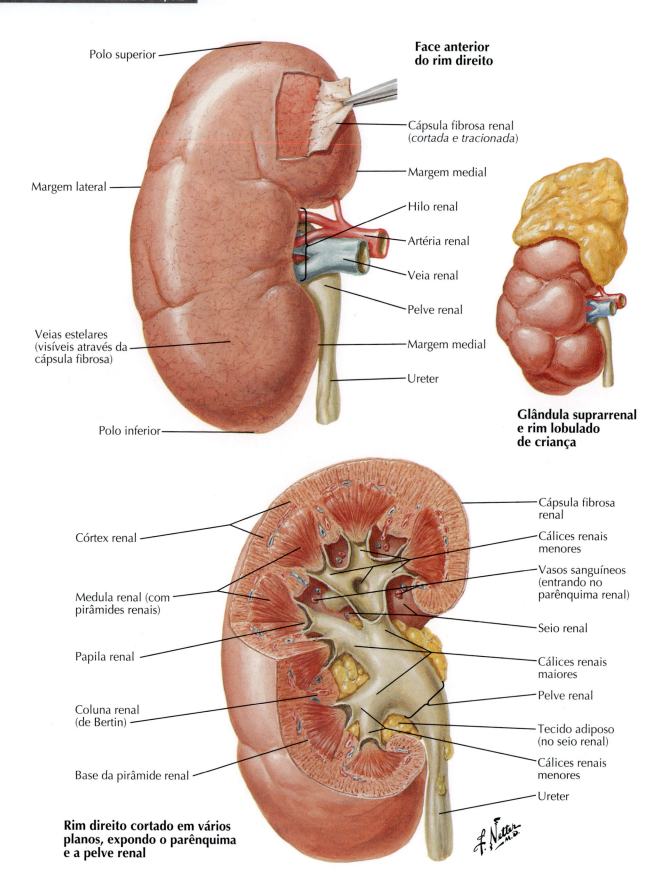

Prancha 333 — Rins e Glândulas Suprarrenais

Artérias Intrarrenais e Segmentos Renais

Ver também Prancha BP 73

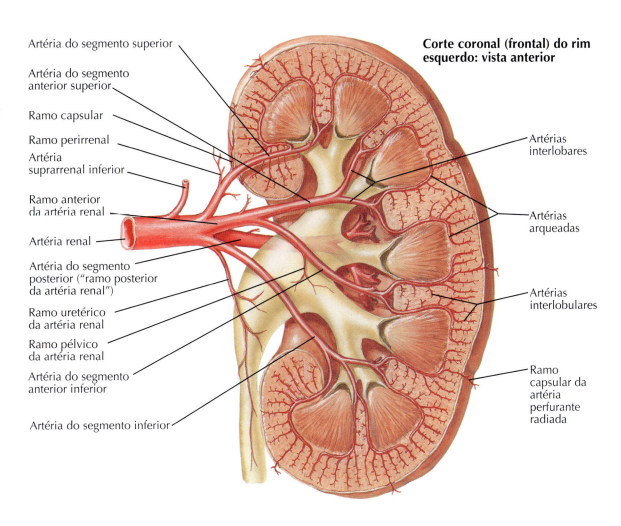

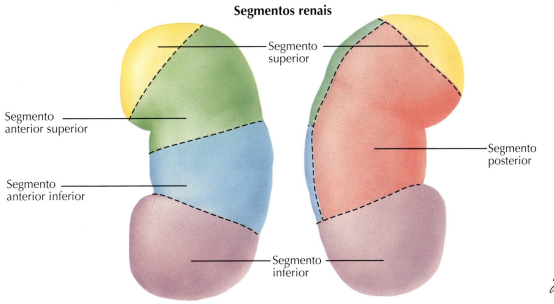

Rins e Glândulas Suprarrenais

Prancha 334

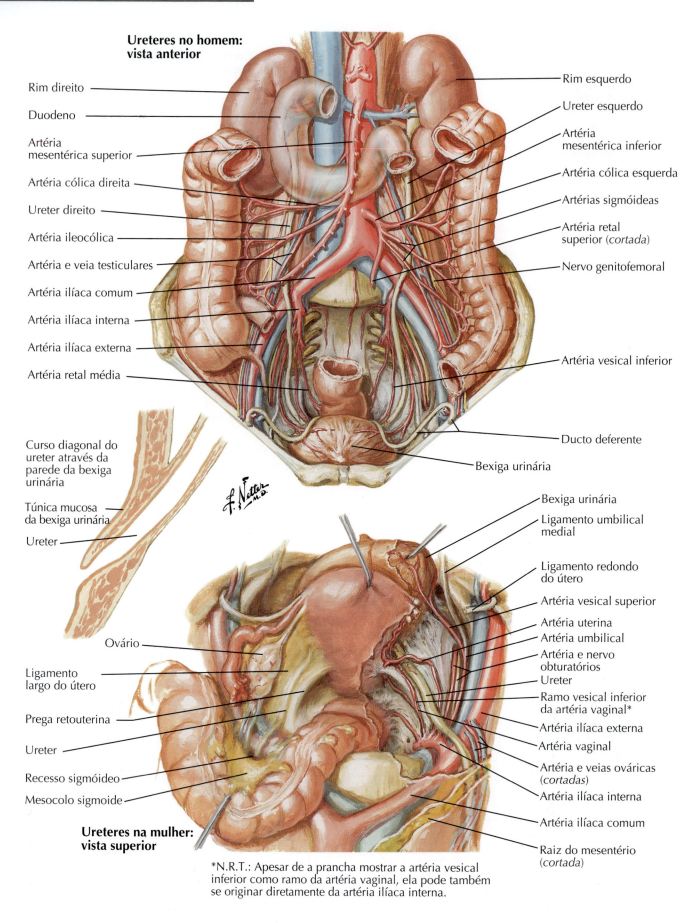

Artérias dos Ureteres e da Bexiga Urinária

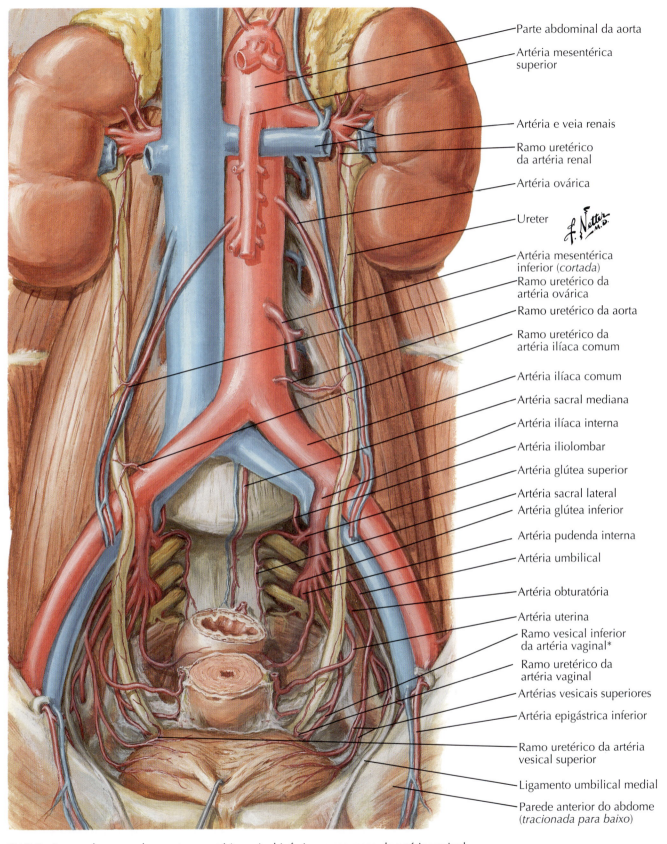

*N.R.T.: Apesar de a prancha mostrar a artéria vesical inferior como ramo da artéria vaginal, ela pode também se originar diretamente da artéria ilíaca interna.

Fáscia Renal

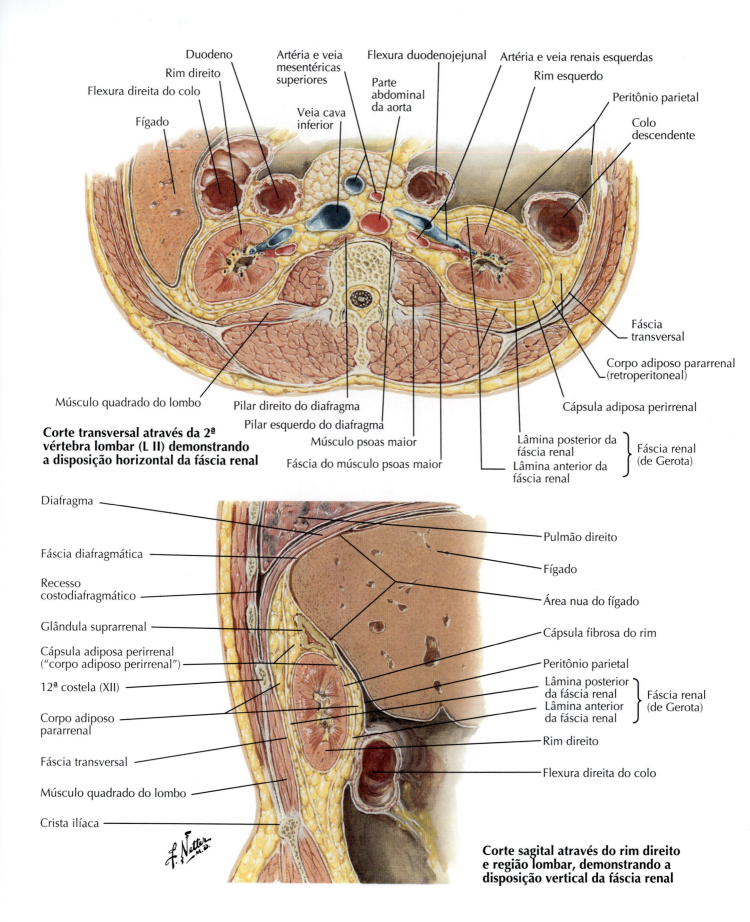

Prancha 337 — Rins e Glândulas Suprarrenais

Vasos Linfáticos e Linfonodos dos Rins e da Bexiga Urinária

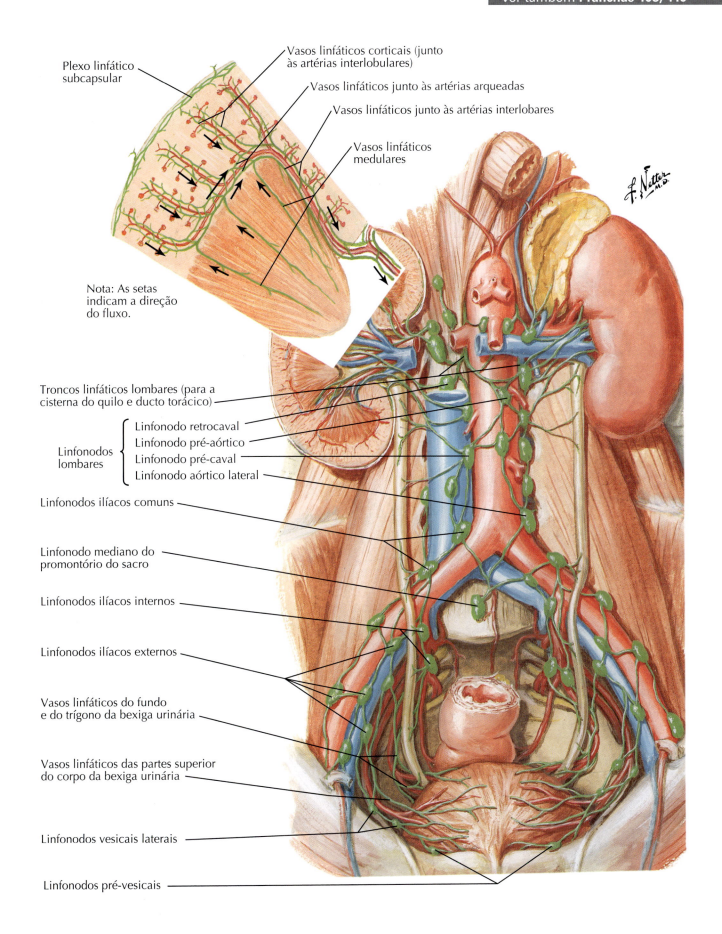

Rins e Glândulas Suprarrenais

Prancha 338

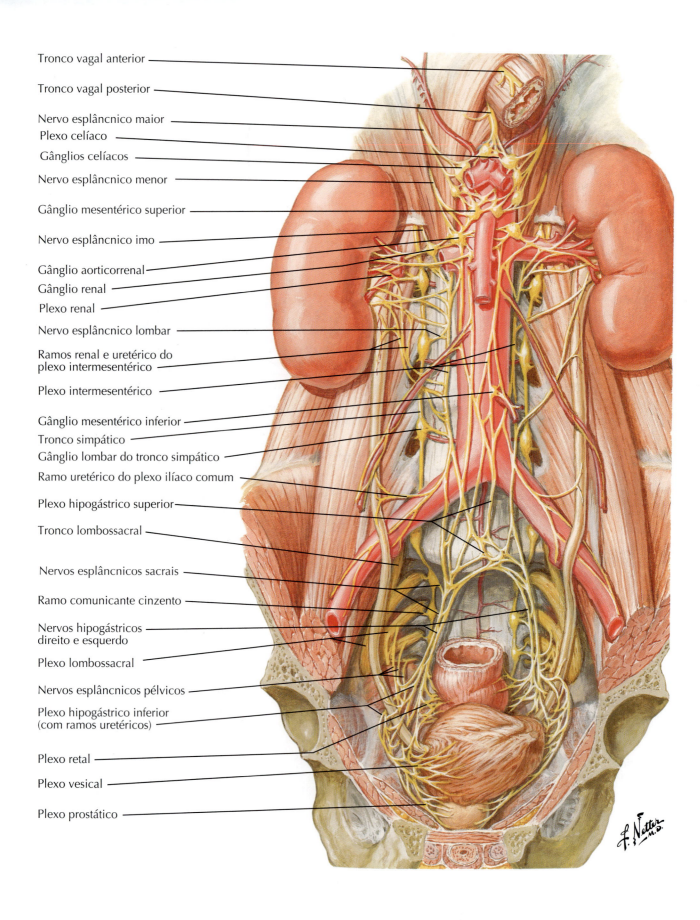

Nervos Autônomos dos Rins, dos Ureteres e da Bexiga Urinária

Prancha 339 — Rins e Glândulas Suprarrenais

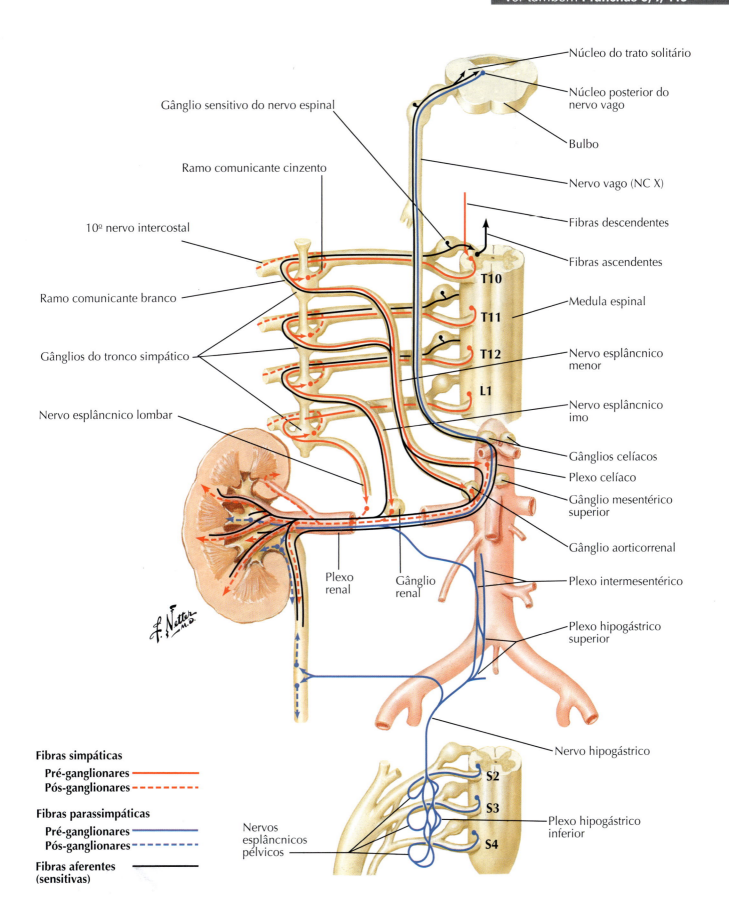

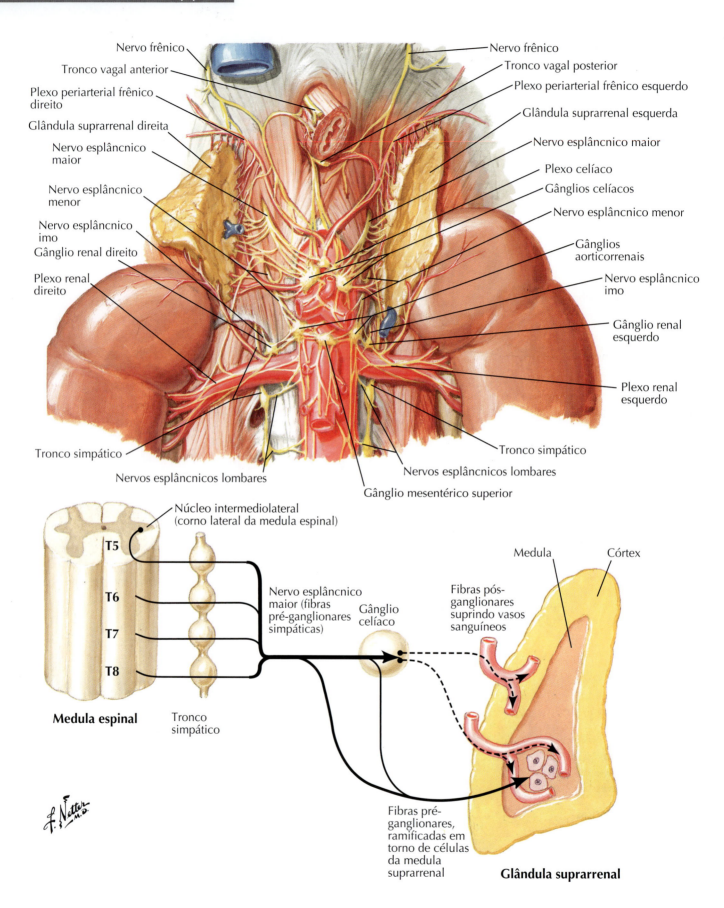

Nervos Autônomos das Glândulas Suprarrenais: Dissecação e Esquema

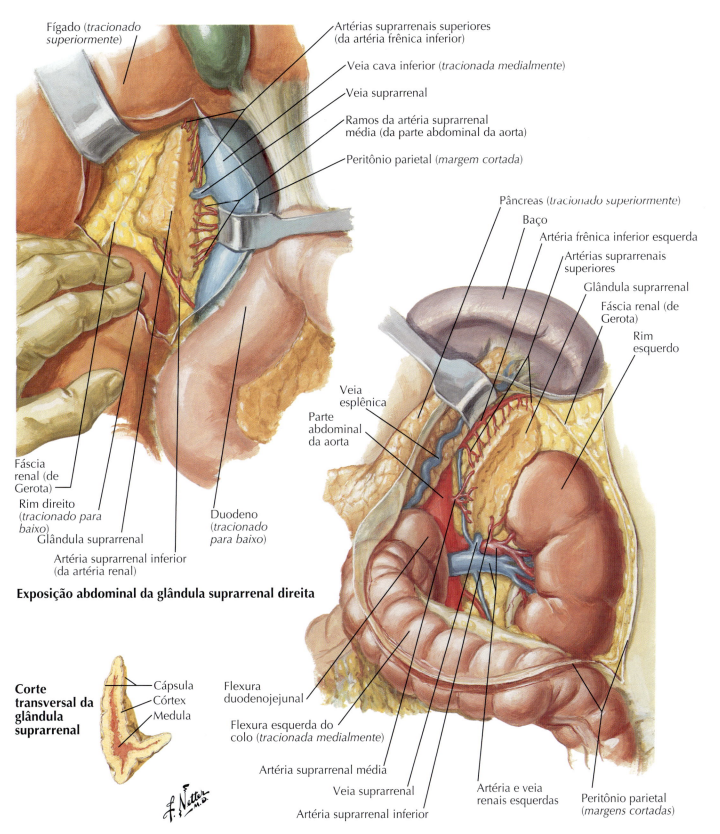

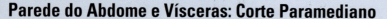

Parede do Abdome e Vísceras: Corte Paramediano

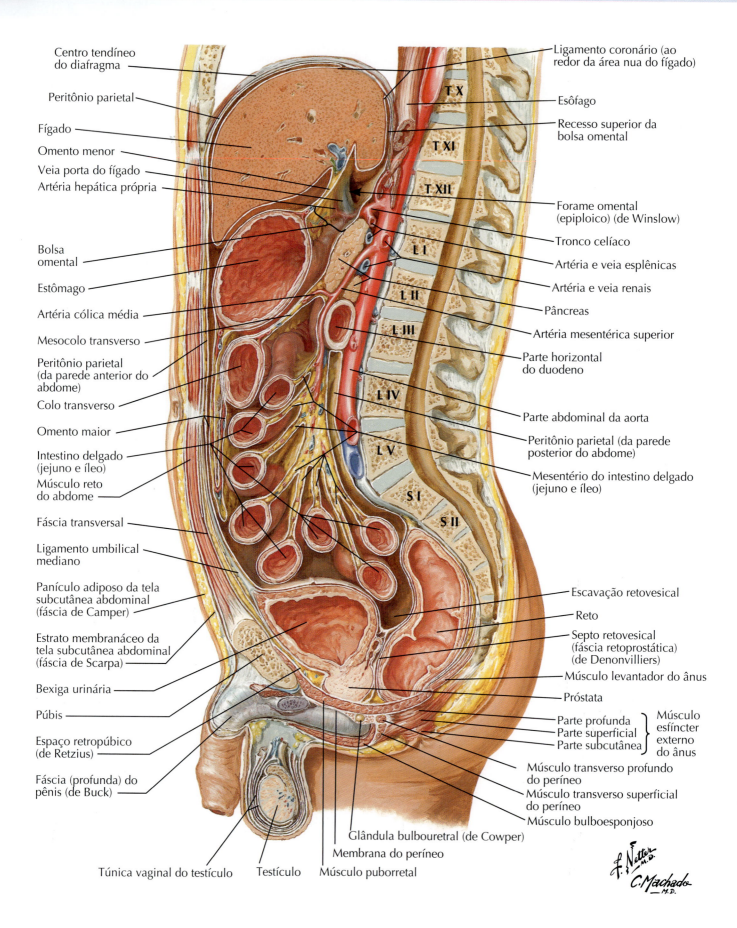

Prancha 343 **Rins e Glândulas Suprarrenais**

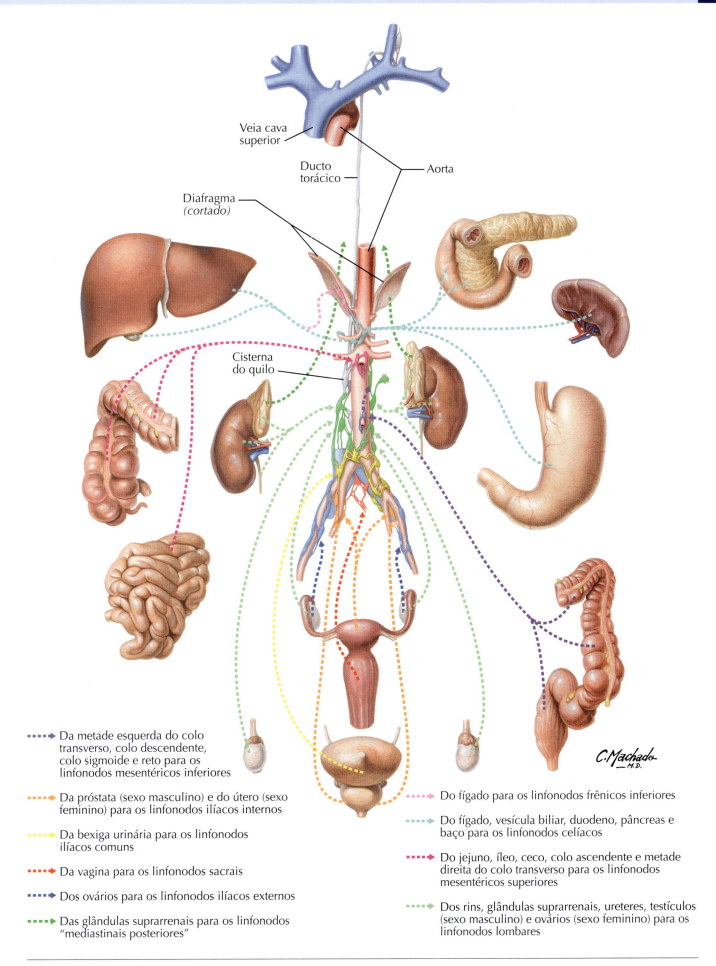

Imagens do Abdome em TC: Cortes Transversais (Axiais)

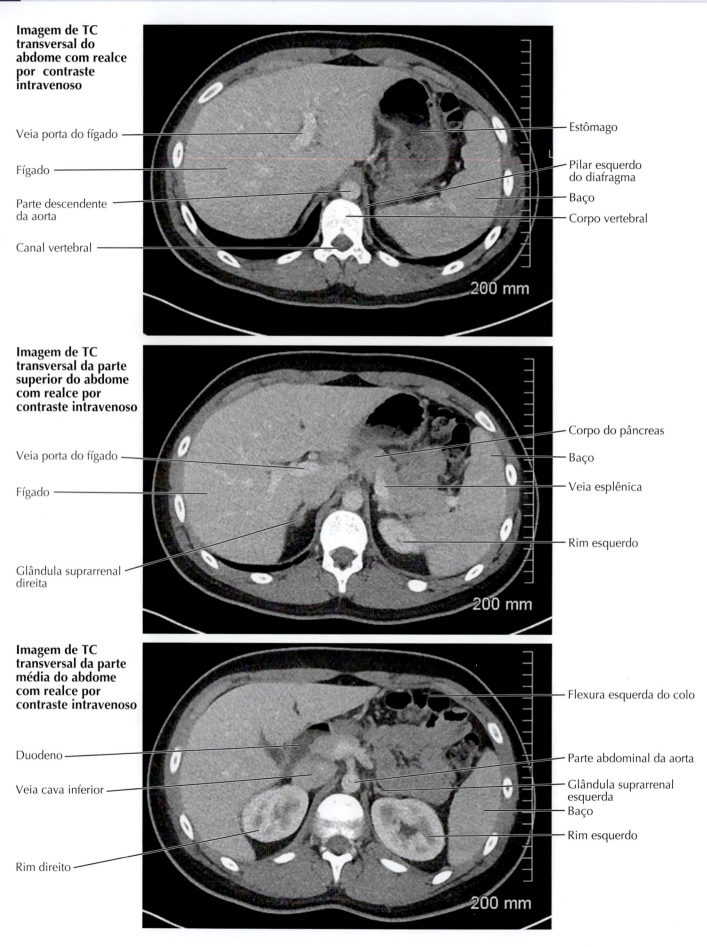

Prancha 345 — Imagens Regionais

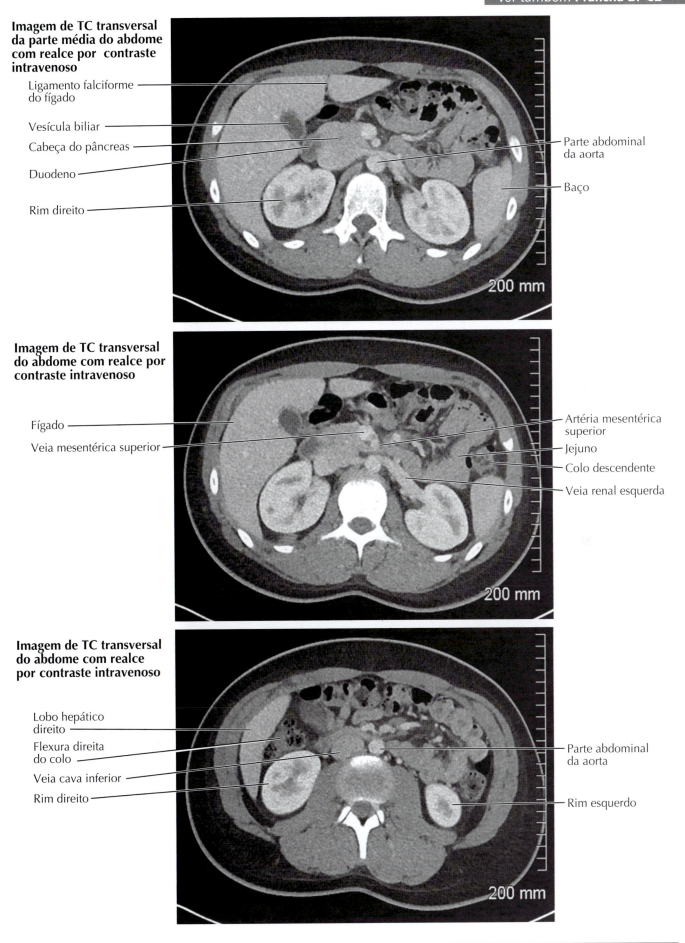

Corte Transversal do Abdome no Nível da Vértebra T X, através da Junção Gastroesofágica

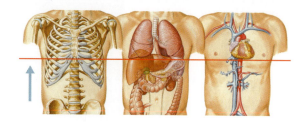

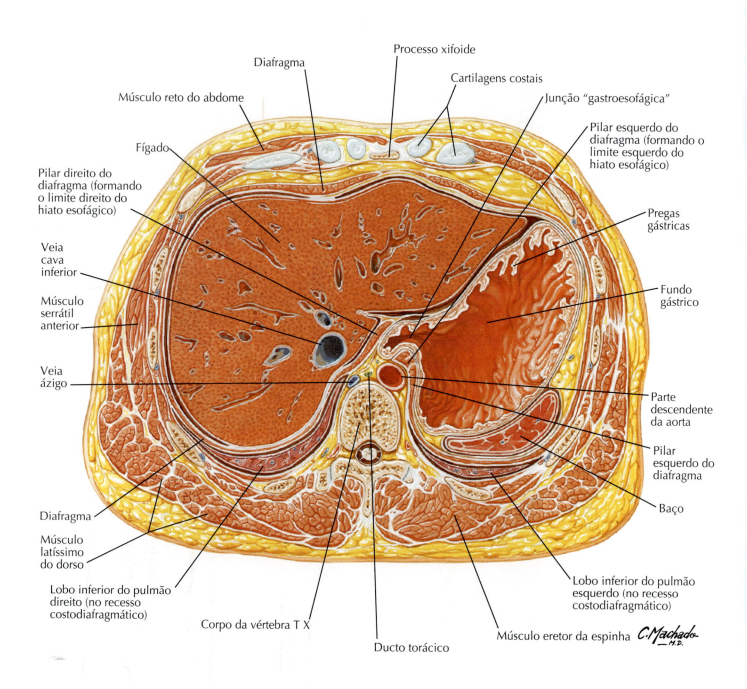

Prancha 347 — Anatomia Seccional Transversa

Corte Transversal do Abdome no Nível da Vértebra T XII, Inferior ao Processo Xifoide

Ver também **Prancha BP 79**

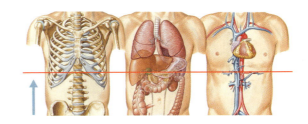

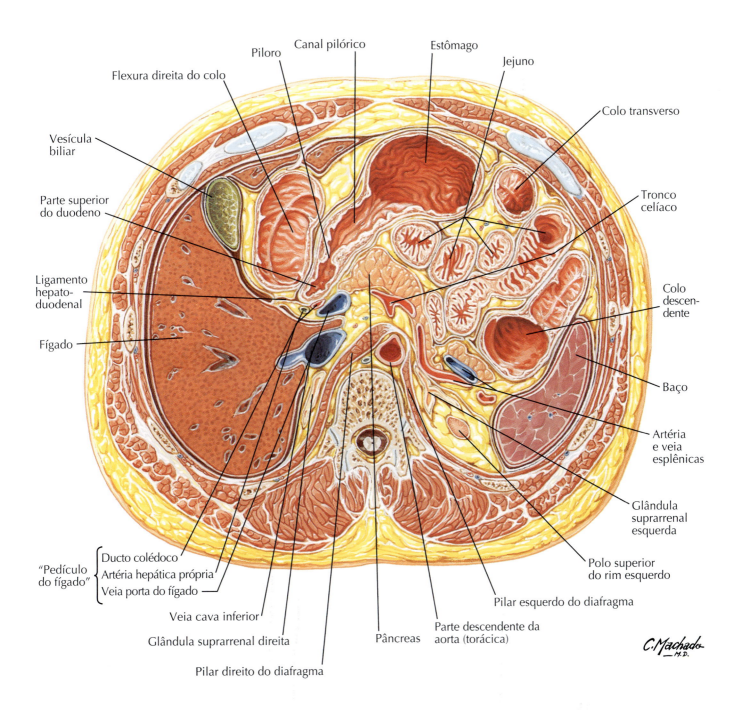

Anatomia Seccional Transversa

Prancha 348

Corte Transversal do Abdome no Nível do Disco Intervertebral T XII–L I

Ver também **Prancha BP 79**

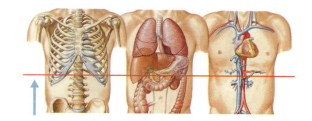

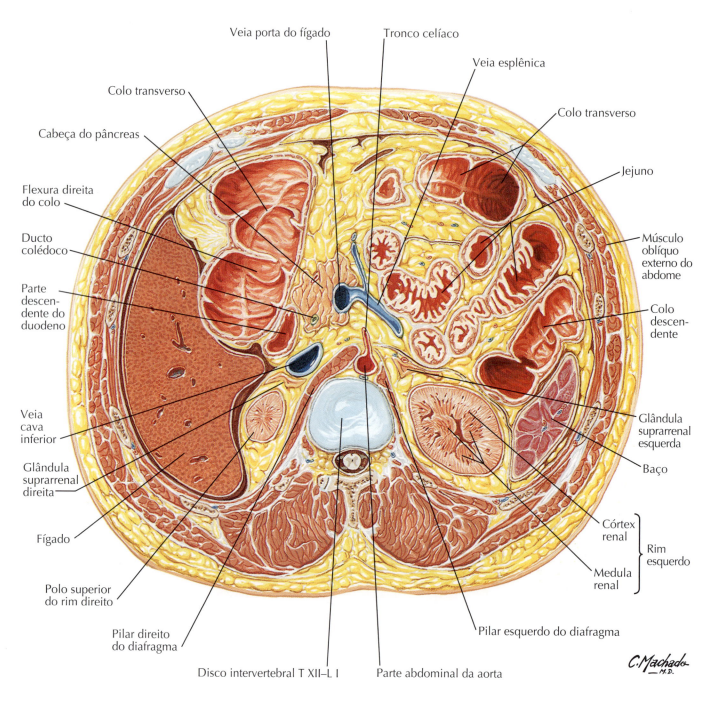

Prancha 349   Anatomia Seccional Transversa

Corte Transversal do Abdome no Nível do Disco Intervertebral L I–L II

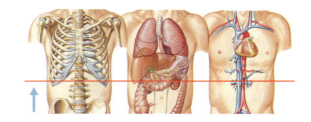

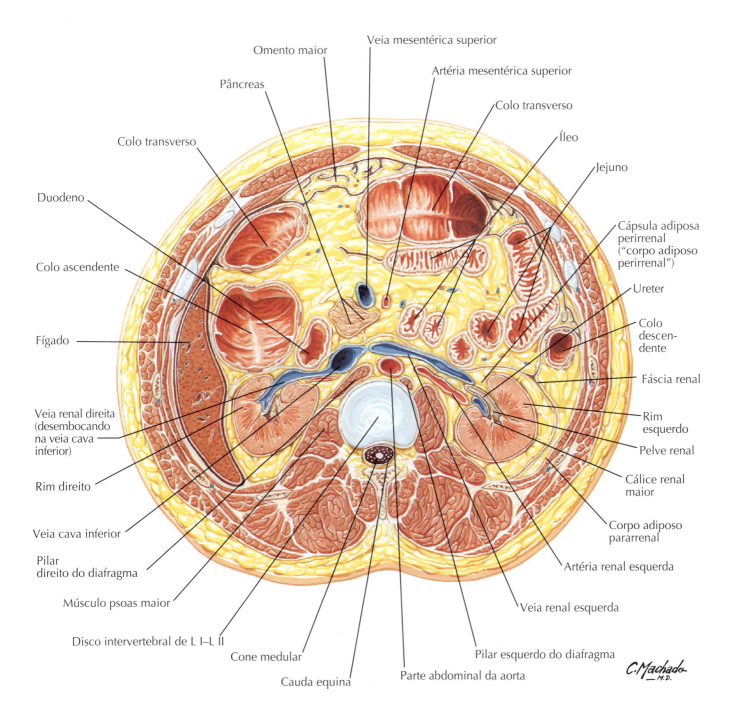

Anatomia Seccional Transversa

Prancha 350

Corte Transversal do Abdome no Nível do Disco Intervertebral L III–L IV

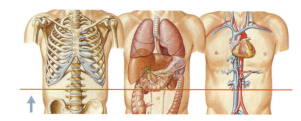

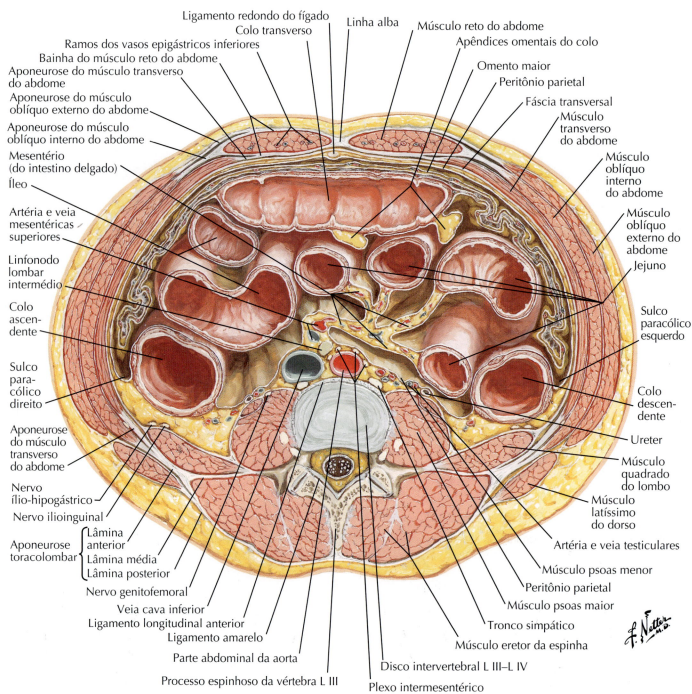

Prancha 351 **Anatomia Seccional Transversa**

Estruturas de Alto* Significado Clínico 5

ESTRUTURAS ANATÔMICAS	COMENTÁRIO CLÍNICO	NÚMEROS DAS PRANCHAS
Sistema nervoso e órgãos dos sentidos		
Nervos ilioinguinal e genitofemoral	Mediadores do reflexo cremastérico, ramo femoral do nervo genitofemoral fornece inervação cutânea para a pele sobre o trígono femoral	287
Nervos intercostal, subcostal e ílio-hipogástrico	Conduzem sensações de dor localizada da parede do abdome e peritônio parietal; a dor na distribuição dos dermátomos indica problema com os nervos espinais (p. ex., infecção por herpes-zóster)	278
Gânglio celíaco	Alguns pacientes com dor clinicamente intratável por pancreatite crônica ou câncer pancreático avançado são submetidos a bloqueio do gânglio celíaco; localizado normalmente no nível superior ou inferior da vértebra L I	320, 329
Nervos esplâncnicos torácicos e lombares (simpáticos)	Conduzem sensações de dor das vísceras abdominais que muitas vezes são referidas para outros locais. O quadrante em que a dor é localizada e o local de irradiação são indícios da origem da dor	324, 325
Nervo ílio-hipogástrico	A nefrectomia através do músculo quadrado do lombo pode danificar o nervo ílio-hipogástrico, com resultante anestesia acima da sínfise púbica	331
Sistema esquelético		
Processo xifoide e sínfise púbica	Pontos de referência palpáveis usados para localizar o plano transpilórico (de Addison; plano L1), localizado a meio caminho entre essas estruturas; o plano pode conter piloro do estômago, parte horizontal do duodeno, cabeça e colo do pâncreas, artéria mesentérica superior e hilo esplênico	267
Espinha ilíaca anterossuperior (EIAS)	Ponto de referência palpável usado para localizar o ponto de McBurney; sensibilidade sobre o ponto de McBurney é indicação de apendicite	268, 300
Sistema muscular		
Linha alba	Local usado para incisões na parede do abdome porque essa localização proporciona o acesso a muitos órgãos durante a laparotomia exploratória e é improvável que haja vasos significativos nessa região	267, 272
Ligamento inguinal	Ponto de referência de superfície, da EIAS ao tubérculo púbico, que marca a divisão entre o abdome e o membro inferior (coxa); formado a partir da aponeurose do músculo oblíquo externo do abdome	267, 271
Trígono inguinal (de Hesselbach)	Região importante na face interna da parede anterior do abdome, delimitada pelos vasos epigástricos inferiores, ligamento inguinal e músculo reto do abdome, onde os conteúdos abdominais podem herniar-se, produzindo hérnia inguinal direta	274, 280
Anel inguinal (interno) profundo	Abertura semelhante a uma fenda na fáscia transversal logo acima do ponto médio do ligamento inguinal e lateral à artéria epigástrica inferior, onde os conteúdos abdominais podem herniar-se, produzindo hérnia inguinal indireta	280, 281
Anel inguinal superficial	Abertura triangular na aponeurose do músculo oblíquo externo do abdome, superior e lateral ao tubérculo púbico e medial à artéria epigástrica inferior, onde os conteúdos abdominais pode herniar-se, produzindo hérnias inguinais indiretas	270, 280, 281
Anel femoral	Abertura superior do canal femoral limitada pela parte medial do ligamento inguinal, veia femoral e ligamento lacunar, onde os conteúdos abdominais podem herniar-se, produzindo hérnia femoral	282
Hiato esofágico do diafragma	O alargamento dessa abertura através do diafragma permite a protrusão do estômago no interior do mediastino, o que aumenta a incidência de refluxo gastroesofágico (RGE)	287, 289
Músculo reto do abdome	Separação (diástase abdominal) comumente causada por gestações múltiplas, cirurgias abdominais e ganho excessivo de peso; o sangramento da artéria epigástrica inferior pode causar acúmulo de sangue no músculo reto do abdome (hematoma da bainha do músculo reto do abdome), o que pode ser confundido com patologias abdominais agudas, como apendicite	271

Estruturas de Alto Significado Clínico **Tabela 5.1**

Estruturas de Alto* Significado Clínico

ESTRUTURAS ANATÔMICAS	COMENTÁRIO CLÍNICO	NÚMEROS DAS PRANCHAS
Sistema circulatório		
Veias paraumbilicais	Podem se tornar dilatadas em pacientes com hipertensão portal, e na gestação a termo	277, 318
Artéria cística	Ligada durante colecistectomia; pode ter múltiplas origens; encontrada classicamente no trígono cisto-hepático (de Calot)	310
Artéria mesentérica superior	Pode comprimir a parte horizontal (terceira) do duodeno em paciente magro ou paciente que recentemente perdeu muito peso; pode cortar-se ou lacerar-se em lesões de desaceleração súbita	310, 313
Artérias intestinais	Áreas sem circulação colateral significante entre vasos importantes (áreas de divisão de vasos) estão em risco de isquemia, que pode ocorrer secundariamente a aterosclerose ou tromboembolismo das artérias mesentéricas	313, 314
Anastomose do arco justacólico (artéria marginal do colo)	O arco justacólico conecta as artérias cólicas direita, média e esquerda, fornecendo importante anastomose para a circulação colateral	314
Veias esofágicas	Podem se tornar dilatadas no caso de hipertensão portal, resultando em varizes esofágicas, cuja hemorragia pode ser fatal e muitas vezes requer intervenção endoscópica urgente	315, 318
Veia porta do fígado	O aumento de resistência ao fluxo sanguíneo através do fígado (p.ex, devido a cirrose) pode produzir hipertensão portal e dilatação das tributárias da veia porta; o sangue pode retornar para o coração em locais de anastomose portossistêmica	317, 318
Veia retal superior	Apresenta anastomoses com veias retais médias e inferiores sistêmicas que podem se tornar dilatadas com hipertensão portal	317, 318
Parte abdominal da aorta	Local comum de aneurismas no abdome, especialmente inferior às artérias renais; avaliada rotineiramente com ultrassonografia para excluir aneurismas	336
Artéria renal	A estenose pode ocorrer secundariamente a aterosclerose ou displasia fibromuscular, resultando em hipertensão de difícil controle; pode ser afetada em aneurismas da parte abdominal da aorta	334, 336
Sistema linfático		
Baço	Pode sofrer ruptura por fraturas nas costelas X a XII; o aumento (esplenomegalia) pode ocorrer em cirrose, infecções virais e doenças hematológicas malignas; se palpável, o baço está aumentado	291, 307
Sistema digestório		
Fígado	Palpável inferior à margem costal direita; a hepatomegalia pode ocorrer em condições como hepatite, insuficiência cardíaca e doenças infiltrativas; a aparência nodular e encolhida do fígado nas imagens indica cirrose; sítio comum de metástases	269, 288, 294
Junção gastroesofágica	Relaxamentos transitórios ou com tônus diminuído do "esfíncter esofágico inferior" pode causar refluxo gastroesofágico (RGE); uma causa comum de dor epigástrica; local comum de câncer de esôfago	257, 295, 347
Estômago e duodeno	Locais principais de formação de úlcera péptica; uso excessivo de anti-inflamatórios não esteroidais (AINE) e/ou infecção por *Helicobacter pylori* pode causar ulceração	292, 294, 295
Piloro	Estenose hipertrófica infantil do piloro causa vômito em jato pós-prandial em recém-nascidos	295
Papila maior do duodeno (de Vater)	Na colangiopancreatografia retrógrada endoscópica (CPRE), um procedimento diagnóstico comum, é cateterizada e injetada com contraste; a disfunção do músculo esfíncter da ampola hepatopancreática (esfíncter de Oddi) pode obstruir o fluxo biliar através da papila maior do duodeno, resultando em dor no quadrante superior direito	297, 305

Tabela 5.2

Estruturas de Alto* Significado Clínico

ESTRUTURAS ANATÔMICAS	COMENTÁRIO CLÍNICO	NÚMEROS DAS PRANCHAS
Apêndice vermiforme	Propenso a inflamação e ruptura (apendicite); pode ter posição retrocecal, caso em que a apendicite causa inflamação da aponeurose do músculo psoas adjacente e localização atípica da dor	298, 300
Colo	Local comum de divertículos e câncer; a colonoscopia é realizada para a triagem de câncer de colo	301
Vesícula biliar	Pode se tornar inflamada (colecistite) e causar dor; cálculos biliares podem bloquear o ducto cístico	302, 305, 308, 328
Ductos bilíferos	Os cálculos biliares podem ficar impactados no ducto biliar (coledocolitíase), resultando em hepatite e icterícia; alguns casos podem ser complicados por pancreatite e/ou infecção das vias biliares obstruídas (colangite); cálculos pequenos podem ser problemáticos, enquanto cálculos grandes geralmente permanecem na vesícula biliar e são mais tipicamente assintomáticos; a colangiopancreatografia retrógrada endoscópica é realizada para localizar e aliviar a obstrução	302, 303, 305
Umbigo	Remanescente da inserção do cordão umbilical nos vasos umbilicais fetais; ponto de referência para localizar o plano transumbilical, que é usado para dividir o abdome em quadrantes; marca a posição do dermátomo T10; usado para localizar o ponto de McBurney; local comum para hérnias na parede abdominal	267, 269
Pâncreas	Situa-se principalmente retroperitoneal e profundamente ao estômago; assim, o pâncreas inflamado pode ser comprimido pelo estômago e causar dor intensa referida nas costas; pâncreas inflamado, mais frequentemente causado por obstrução biliar ou abuso de álcool, pode causar complicações graves com risco de morte; câncer de cabeça/colo do pâncreas pode comprimir o ducto colédoco	292, 306, 329
Sistema urinário		
Rim	O rim direito é mais inferior que o rim esquerdo devido à posição inferior ao fígado; as artérias renais geralmente estão localizadas no nível da vértebra L II e podem estar envolvidas nos aneurismas da parte abdominal da aorta; cálculos renais (pedras nos rins) causam dor significativa quando localizados no ureter	333
Pelve renal	Pode tornar-se dilatada secundariamente à obstrução da saída da bexiga ou do ureter, uma condição conhecida como hidronefrose, que é facilmente visualizada por meio de ultrassom	333
Sistema endócrino		
Glândula suprarrenal	Produz hormônios em seu córtex (p. ex., cortisol, aldosterona) e medula (p. ex., epinefrina, norepinefrina); pequenas massas são frequentemente descobertas acidentalmente em imagens abdominais axiais; a necessidade de investigação adicional depende, em parte, do tamanho	330

*As seleções foram baseadas principalmente nos dados clínicos, assim como nas correlações clínicas geralmente discutidas em cursos de anatomia geral.

Estruturas de Alto Significado Clínico — **Tabela 5.3**

Músculos

MÚSCULO	GRUPO MUSCULAR	FIXAÇÃO DA ORIGEM	FIXAÇÃO DA INSERÇÃO	INERVAÇÃO	SUPRIMENTO SANGUÍNEO	AÇÕES PRINCIPAIS
Músculo oblíquo externo do abdome	Parede anterior do abdome	Face externa das costelas V–XII	Linha alba, tubérculo púbico, metade anterior da crista ilíaca	Ramos anteriores dos nervos torácicos T7–T12	Artérias epigástricas superior e inferior e artérias lombares	Comprime e sustenta as vísceras abdominais, flexiona e roda o tronco
Músculo oblíquo interno do abdome	Parede anterior do abdome	Aponeurose toracolombar, 2/3 anteriores da crista ilíaca	Margens inferiores das costelas X–XII, linha alba, (através da bainha do músculo reto), crista púbica e linha pectínea do púbis (através do tendão conjunto), foice inguinal	Ramos anteriores dos nervos torácicos T7–T12	Artérias epigástricas superior e inferior, circunflexa ilíaca profunda e lombares	Comprime e sustenta as vísceras abdominais, flexiona e roda o tronco
Músculo piramidal	Parede anterior do abdome	Corpo do púbis e sínfise púbica (anteriormente ao músculo reto do abdome)	Linha alba (inferior ao umbigo)	Ramo anterior do nervo espinal T 12 via nervos subcostal ou ílio-hipogástrico	Artéria epigástrica inferior	Tensiona a linha alba
Músculo quadrado do lombo	Parede posterior do abdome	Metade medial da margem inferior da 12ª costela; extremidades dos processos costiformes das vértebras L I–L IV	Ligamento iliolombar; lábio interno da crista ilíaca	Ramos anteriores dos nervos espinais T12–L1	Artéria iliolombar	Estende e flexiona lateralmente a coluna vertebral; fixa a 12ª costela durante a inspiração
Músculo reto do abdome	Parede anterior do abdome	Sínfise púbica, crista púbica	Processo xifoide; cartilagens costais V–VII	Ramos anteriores dos nervos espinais T7–T12	Artérias epigástricas superior e inferior	Flexiona o tronco; comprime as vísceras abdominais
Músculo transverso do abdome	Parede anterior do abdome	Faces internas das cartilagens costais VII–XII, aponeurose toracolombar; crista ilíaca	Linha alba (através da bainha do músculo reto do abdome), crista púbica e linha pectínea do púbis, via foice inguinal (através de tendão conjunto), foice inguinal	Ramos anteriores dos nervos espinais T7–T12	Artérias circunflexa ilíaca profunda, epigástrica inferior e lombares	Comprime e sustenta as vísceras abdominais

Variações nas contribuições do nervo espinal na inervação dos músculos, no seu suprimento arterial, nos seus locais de inserção e suas ações são de ocorrência comum na anatomia humana. Portanto, existem diferenças entre os textos e devemos considerar que a variação anatômica é normal.

Tabela 5.4   **Músculos**

PELVE 6

Anatomia de Superfície	352	Órgãos Genitais Masculinos Internos	391–392
Ossos da Pelve	353–357	Reto e Canal Anal	393–399
Diafragma da Pelve e Vísceras	358–368	Vascularização	400–410
Bexiga Urinária	369–371	Nervos do Períneo e das Vísceras Pélvicas	411–419
Órgãos Genitais Femininos Internos	372–376	Anatomia Seccional Transversa	420–421
Períneo e Órgãos Genitais Femininos Externos	377–380	Estruturas de Alto Significado Clínico	Tabelas 6.1–6.3
Períneo e Órgãos Genitais Masculinos Externos	381–388	Músculos	Tabela 6.4
Homólogos dos Órgãos Genitais Masculinos e Femininos	389–390	Bônus de Pranchas Eletrônicas	BP 84–BP 95

BÔNUS DE PRANCHAS ELETRÔNICAS

MATERIAL SUPLEMENTAR

BP 84 Fáscia de Pelve e Períneo Masculinos e Femininos

BP 85 Cistouretrogramas Masculino e Feminino

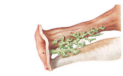

BP 86 Uretra Feminina

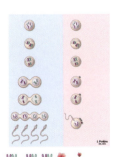

BP 87 Genética da Reprodução

6 PELVE

BÔNUS DE PRANCHAS ELETRÔNICAS *(Continuação)*

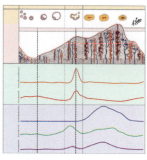
BP 88 Ciclo Menstrual

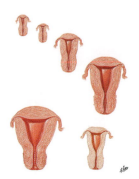
BP 89 Desenvolvimento Uterino

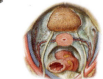
BP 90 Ovário, Óvulos e Folículos

BP 91 Variações no Hímen

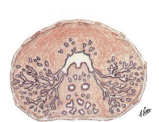
BP 92 Corte Transversal através da Próstata

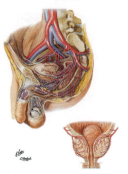
BP 93 Artérias e Veias da Pelve: Sexo Masculino (Representando a Próstata)

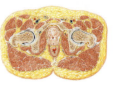
BP 94 Corte Transversal da Pelve através da Junção Vesicoprostática

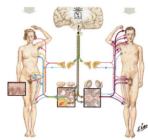
BP 95 Glândulas Endócrinas, Hormônios e Puberdade

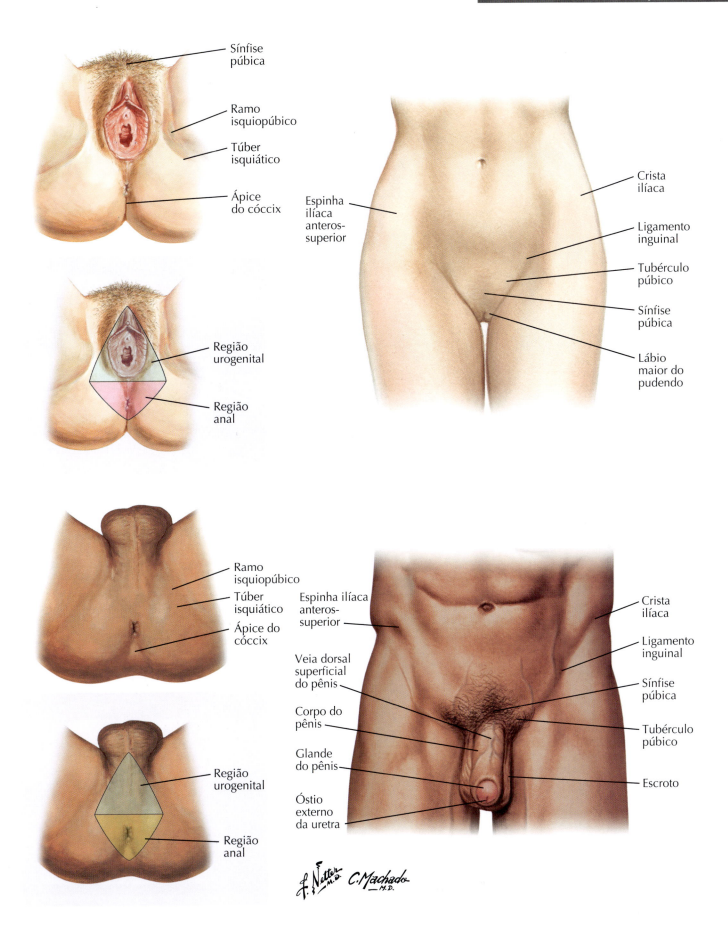

Arcabouço Ósseo da Pelve

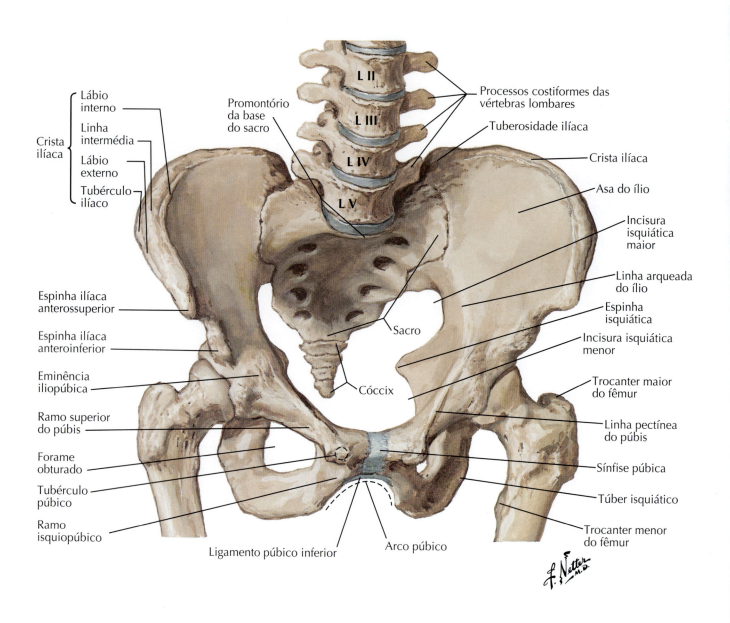

Prancha 353

Ossos da Pelve

Radiografias das Pelves Feminina e Masculina

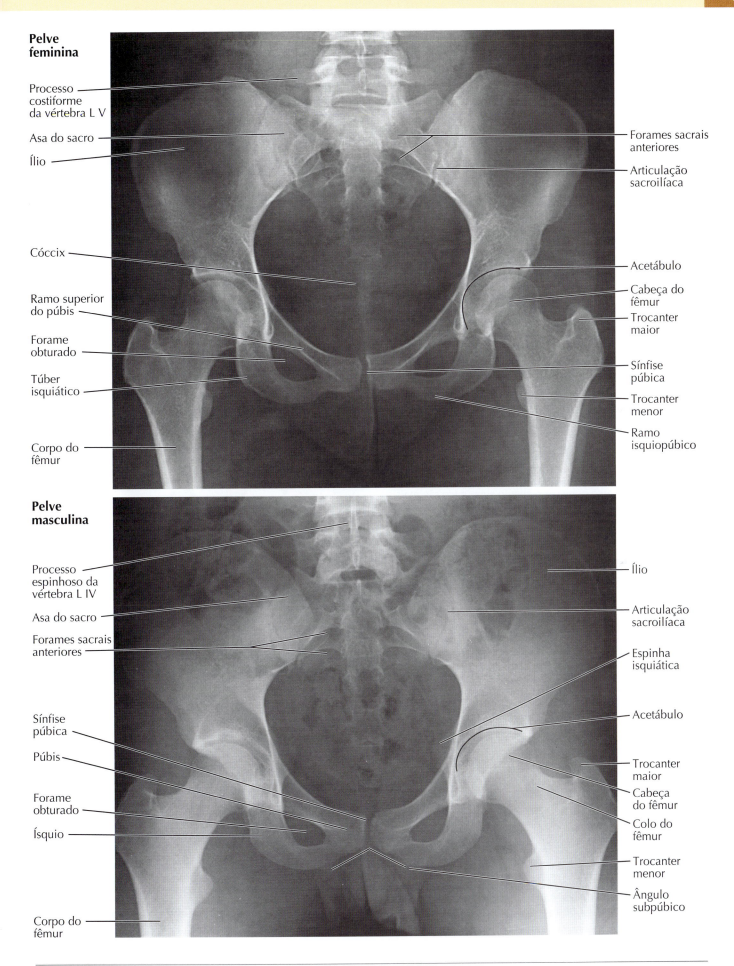

Ossos da Pelve

Prancha 354

Diferenças Sexuais dos Ossos da Pelve: Medidas

Ver também **Prancha 268**

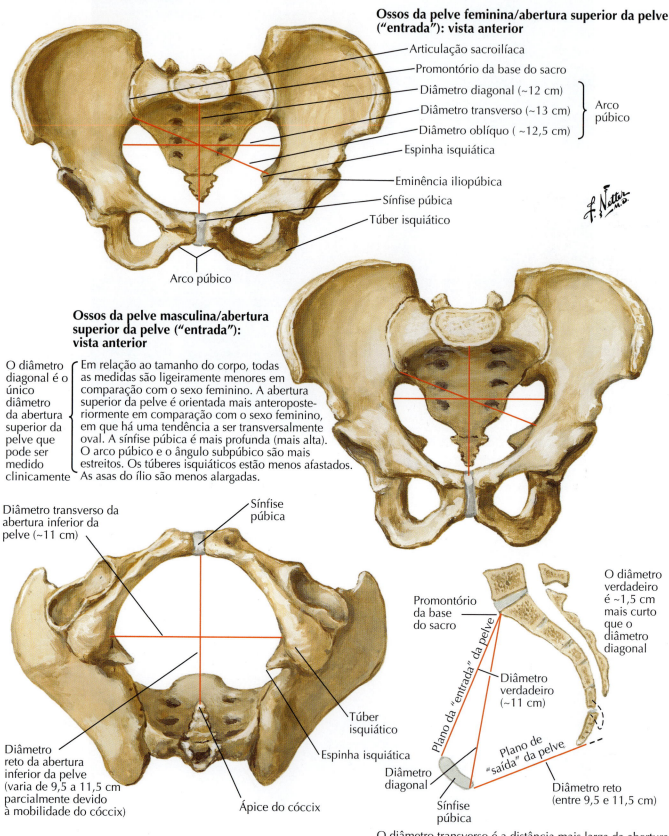

Ossos da pelve feminina/abertura superior da pelve ("entrada"): vista anterior

Ossos da pelve masculina/abertura superior da pelve ("entrada"): vista anterior

O diâmetro diagonal é o único diâmetro da abertura superior da pelve que pode ser medido clinicamente

Em relação ao tamanho do corpo, todas as medidas são ligeiramente menores em comparação com o sexo feminino. A abertura superior da pelve é orientada mais anteroposteriormente em comparação com o sexo feminino, em que há uma tendência a ser transversalmente oval. A sínfise púbica é mais profunda (mais alta). O arco púbico e o ângulo subpúbico são mais estreitos. Os túberes isquiáticos estão menos afastados. As asas do ílio são menos alargadas.

Ossos da pelve feminina/abertura inferior da pelve ("saída"): vista inferior

O diâmetro transverso é a distância mais larga da abertura superior da pelve

Sexo feminino: corte sagital

Prancha 355 — Ossos da Pelve

Ligamentos da Pelve Óssea

Ver também Prancha 184

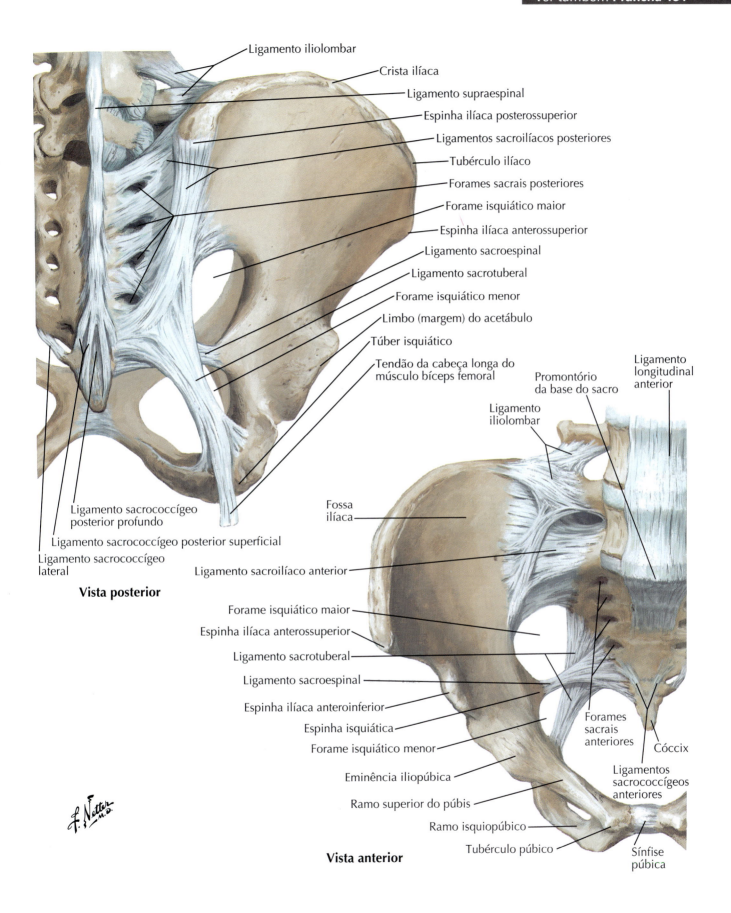

Vista posterior

Vista anterior

Ossos da Pelve

Prancha 356

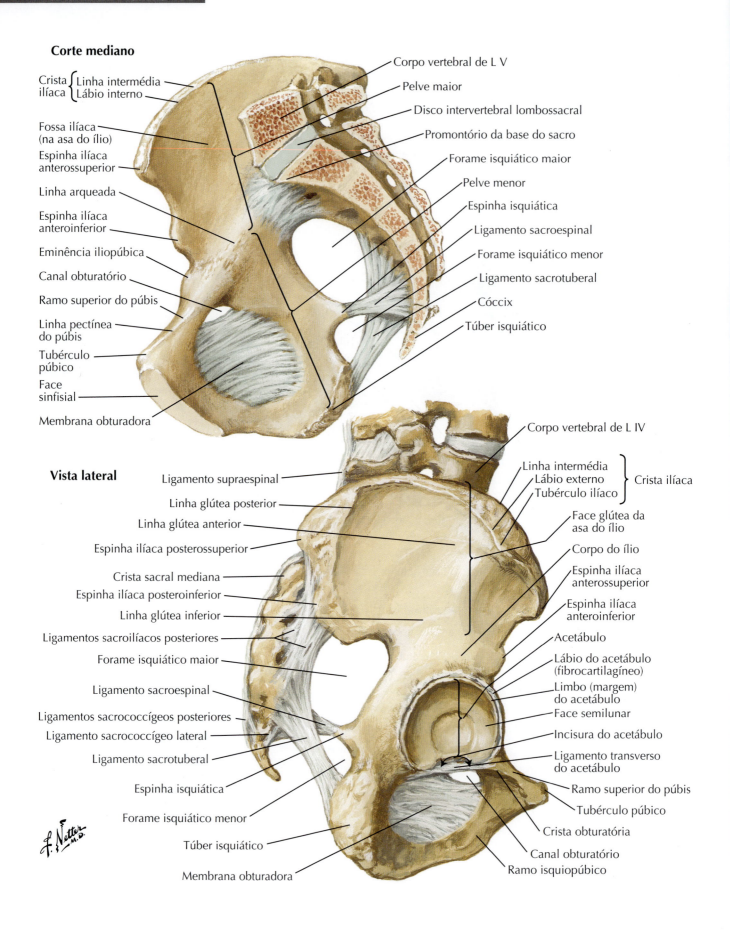

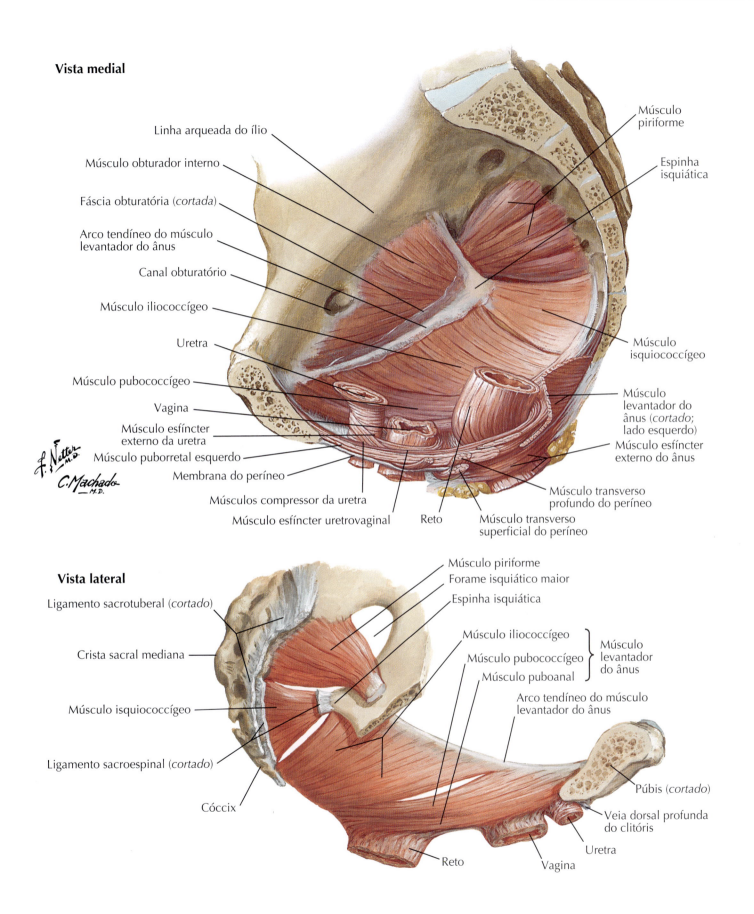

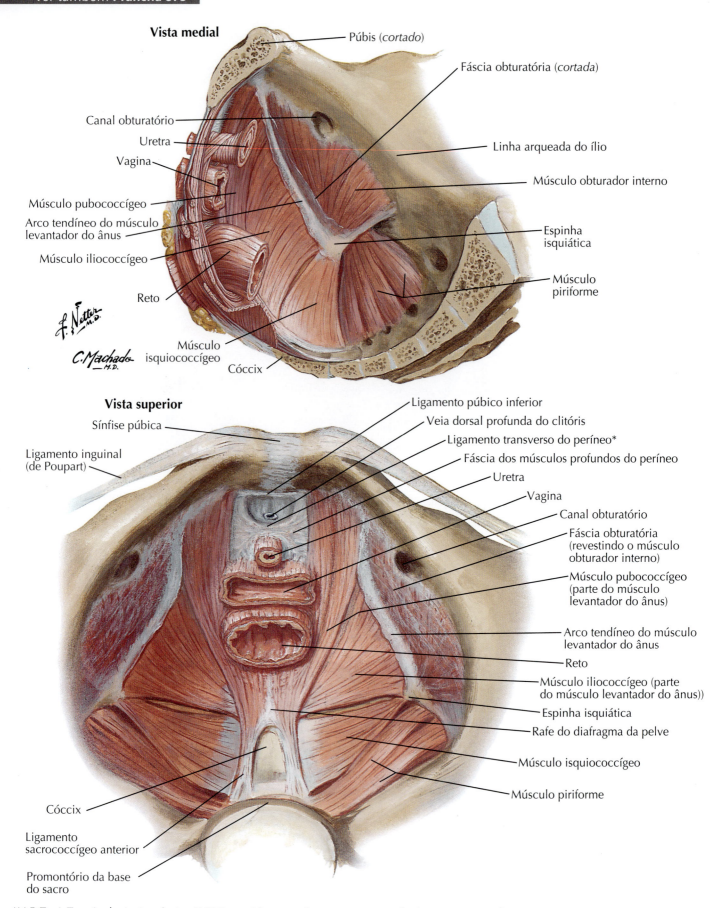# Diafragma da Pelve (Feminina): Vistas Medial e Superior

Ver também Prancha 379

*N.R.T.: A Terminologia Anatômica (2001) considera esse ligamento, como tal, só no sexo masculino.

Prancha 359 — Diafragma da Pelve e Vísceras

Diafragma da Pelve (Feminina): Vista Inferior

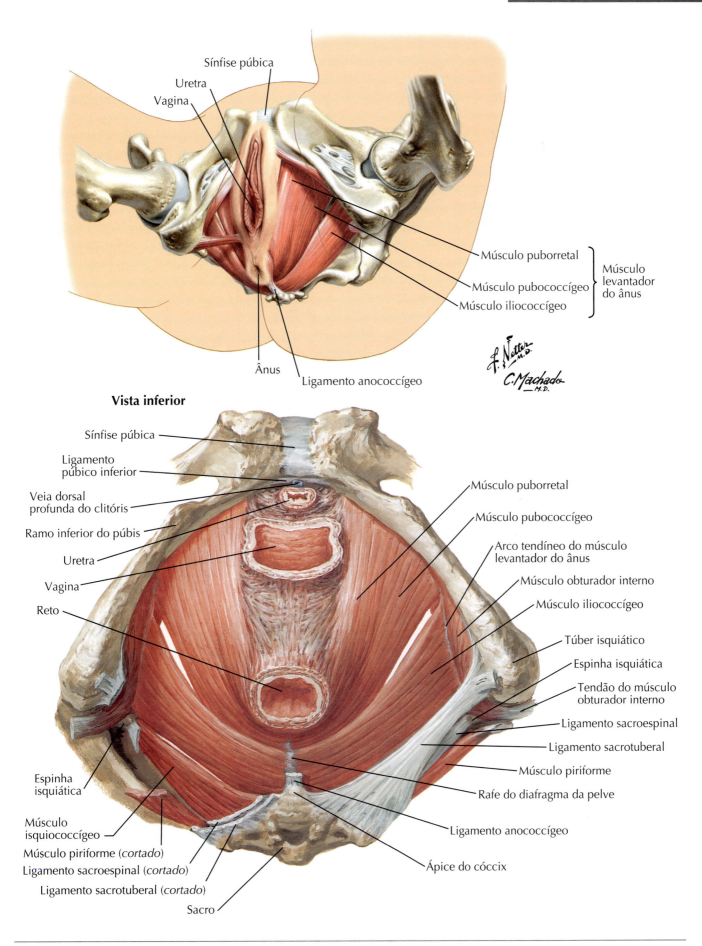

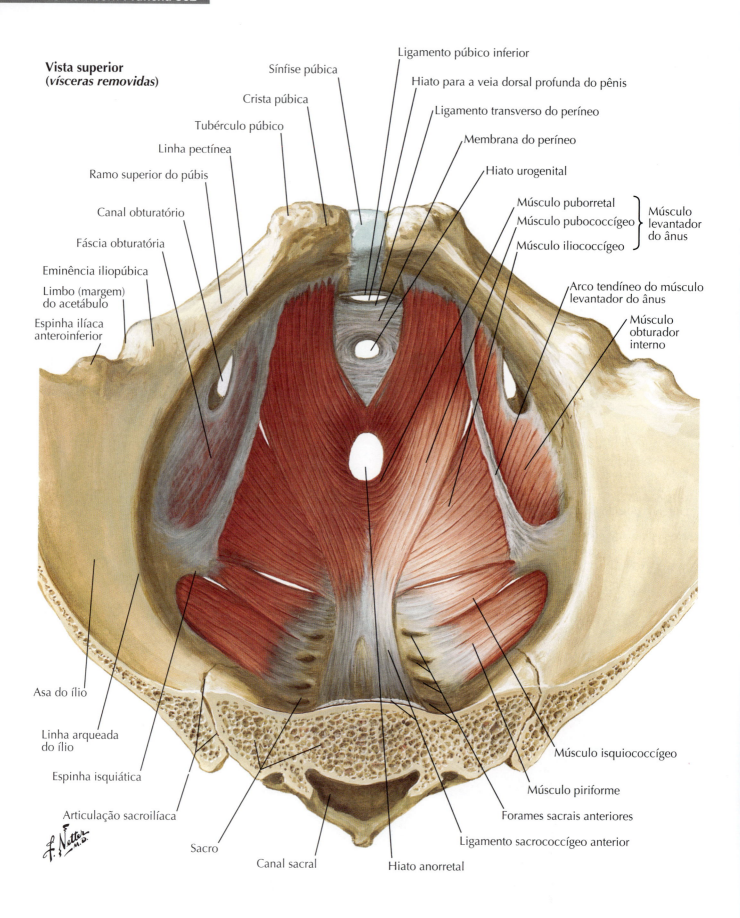

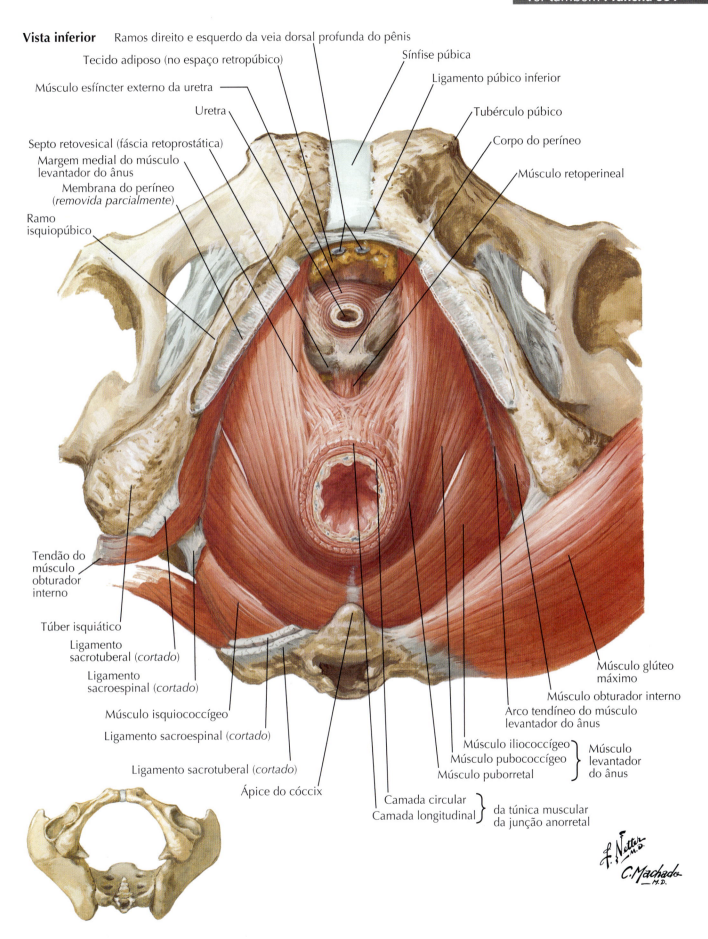

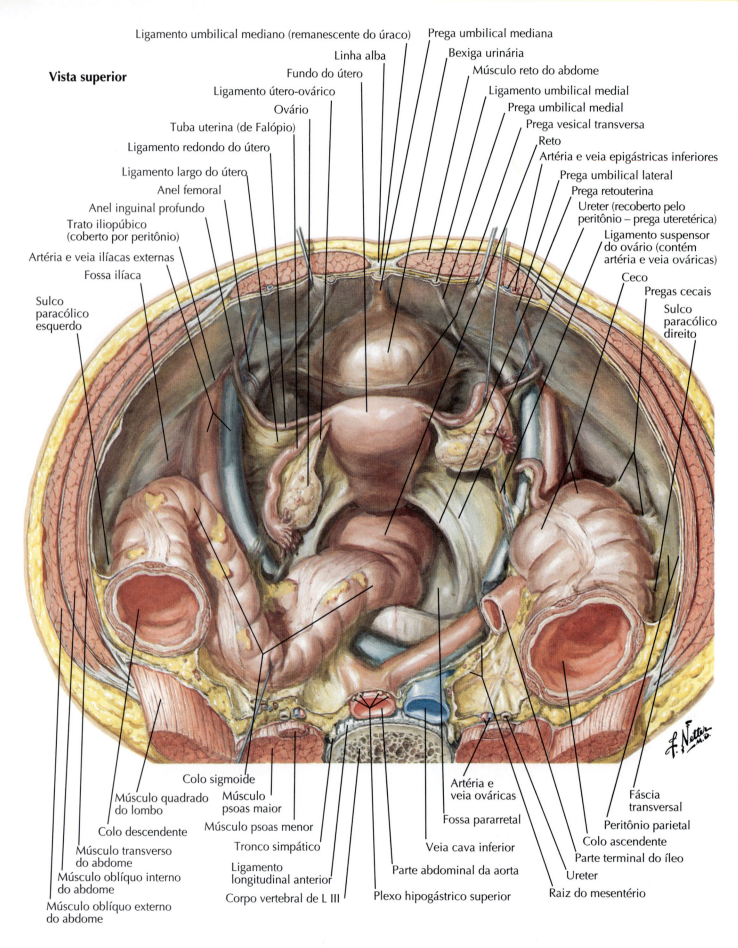

Cavidade Pélvica Feminina

Vista superior

Prancha 363 — Diafragma da Pelve e Vísceras

Vísceras Pélvicas e Períneo: Sexo Feminino

Corte sagital paramediano (dissecação)

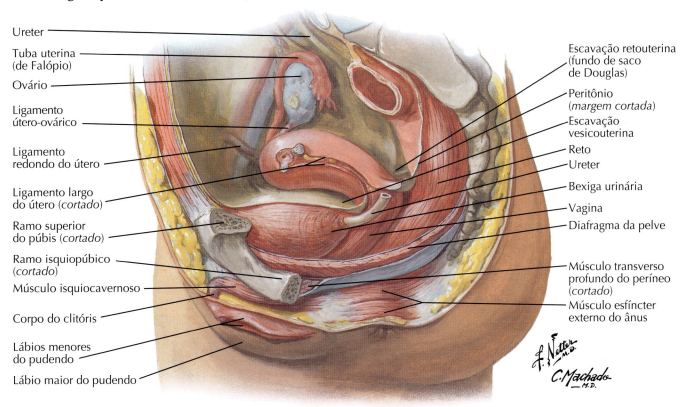

Corte sagital mediano

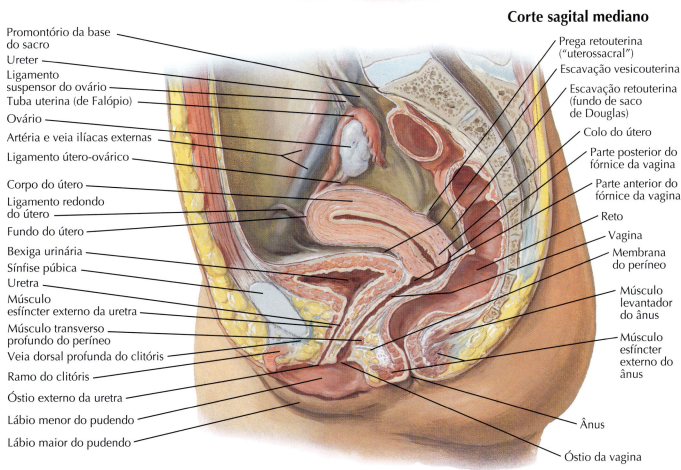

Diafragma da Pelve e Vísceras

Prancha 364

Órgãos Genitais Internos Femininos

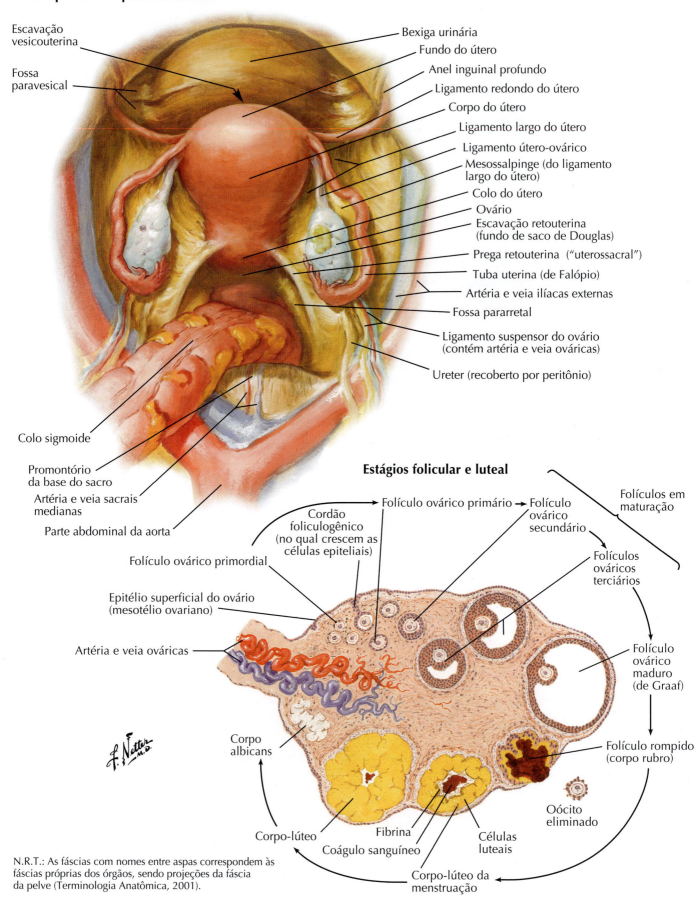

Prancha 365 — **Diafragma da Pelve e Vísceras**

Fáscia da Pelve 6
Ver também Prancha 373

Sexo feminino: vista superior (peritônio e tecido conectivo frouxo removidos)

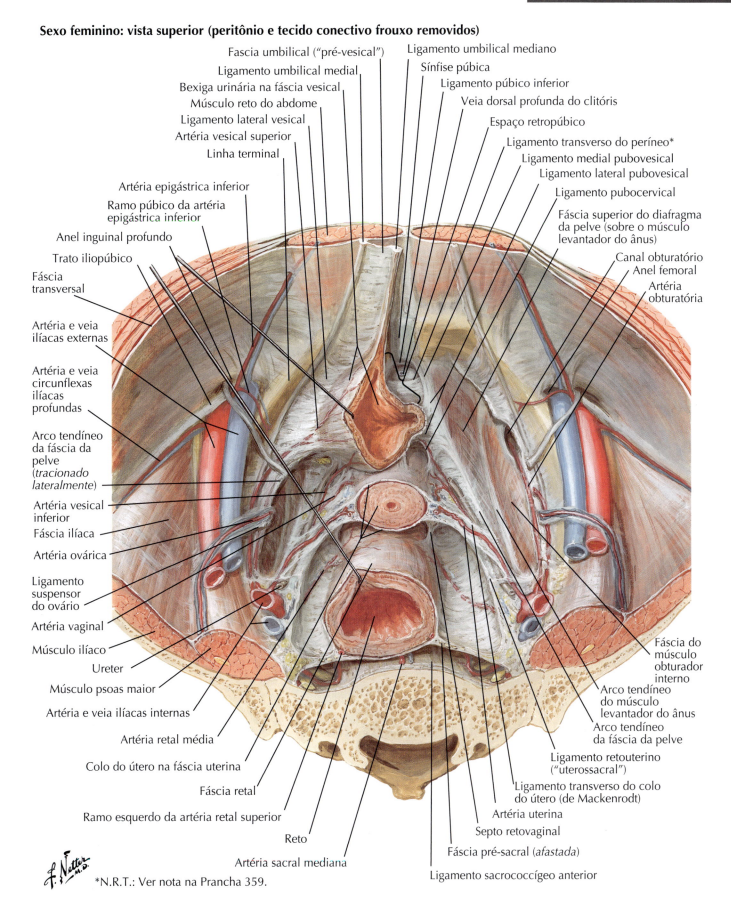

*N.R.T.: Ver nota na Prancha 359.

Diafragma da Pelve e Vísceras

Prancha 366

Cavidade Pélvica Masculina

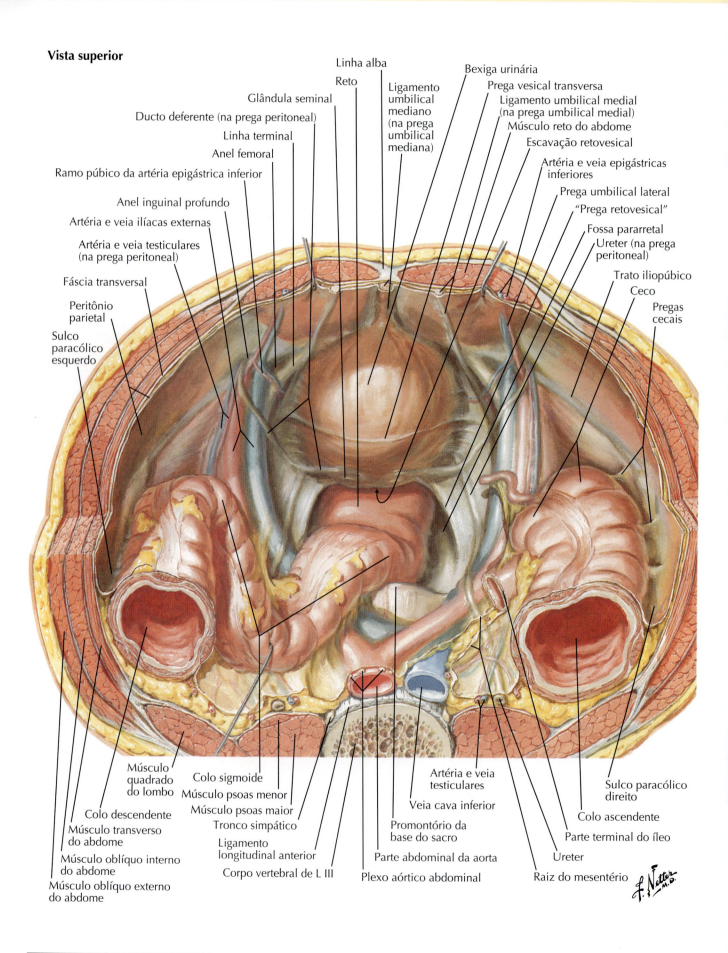

Prancha 367 — Diafragma da Pelve e Vísceras

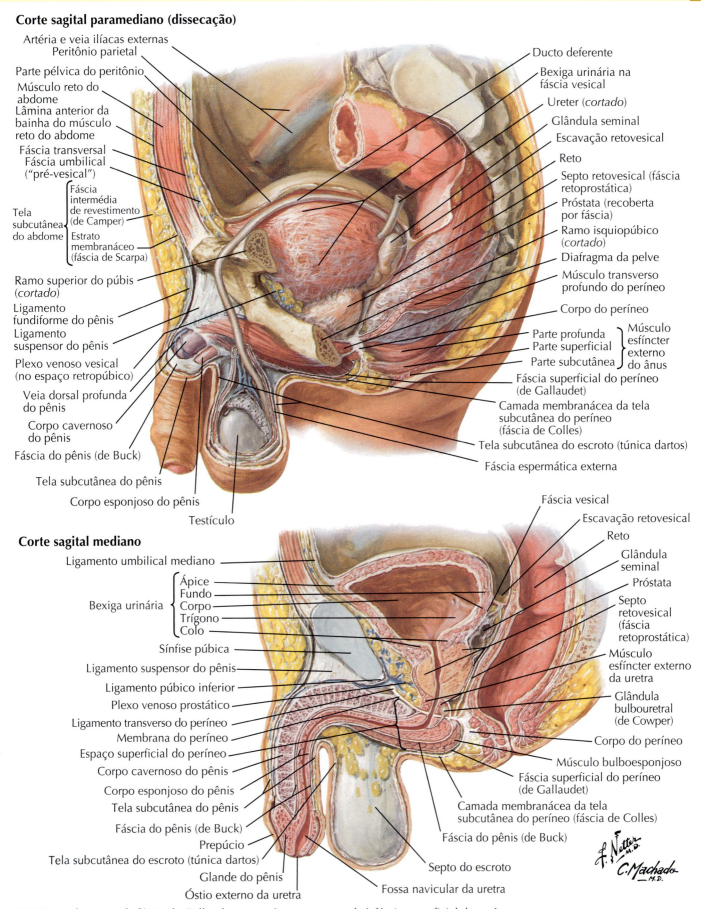

Vísceras Pélvicas e Períneo: Sexo Masculino

Diafragma da Pelve e Vísceras

Prancha 368

Bexiga Urinária: Orientação e Sustentação

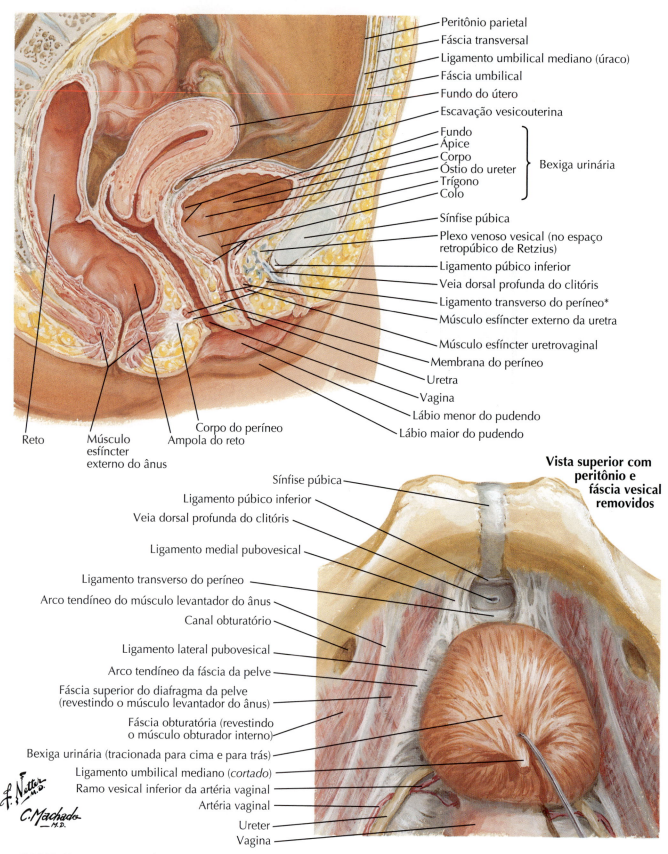

*N.R.T.: Ver nota na Prancha 359.

Prancha 369 — Bexiga Urinária

Esfíncteres Uretrais Femininos

Ver também **Pranchas 371, 379**

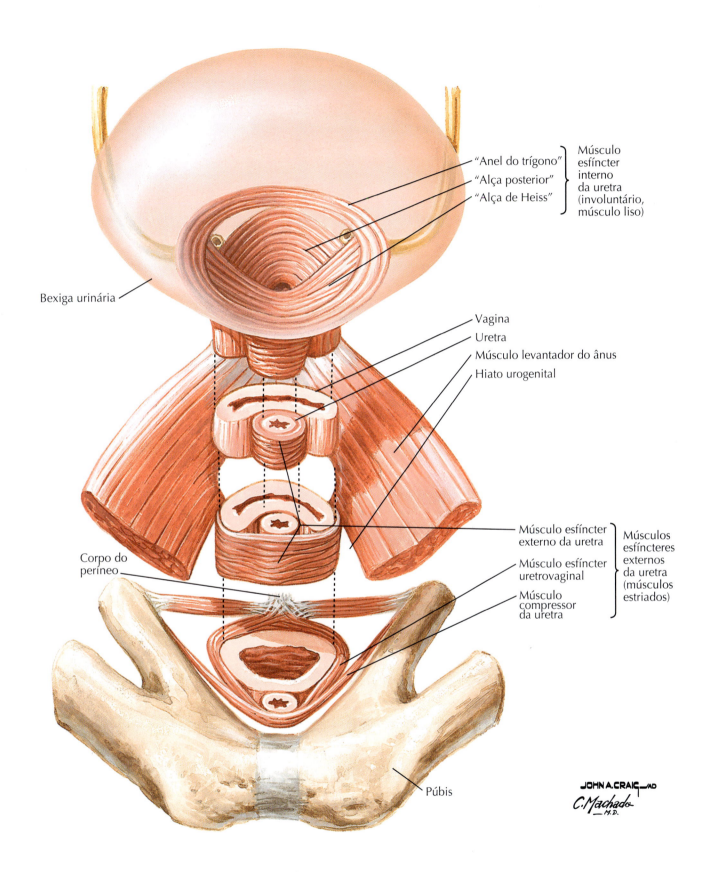

Bexiga Urinária

Prancha 370

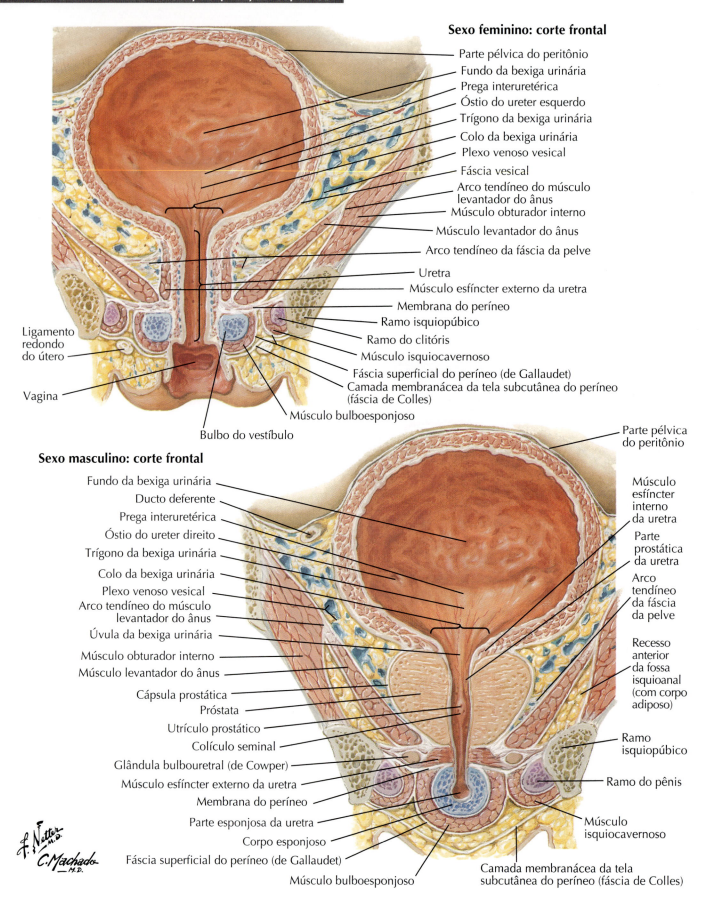

Útero, Vagina e Estruturas de Sustentação

Ver também **Pranchas 406, 408, 414**

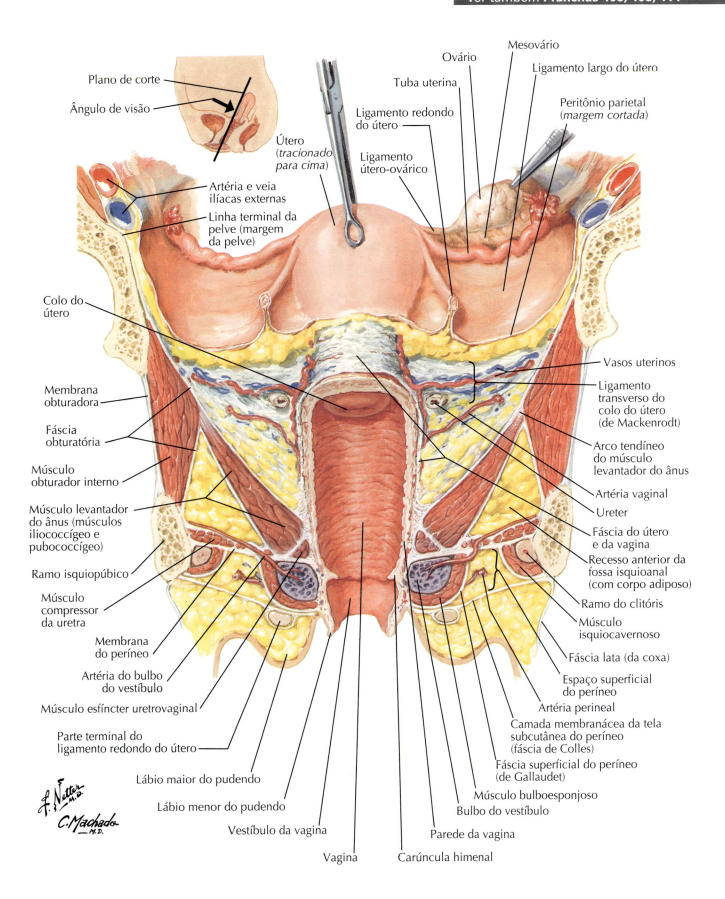

Órgãos Genitais Femininos Internos

Prancha 372

Útero: Ligamentos Fasciais

Ver também Prancha 366

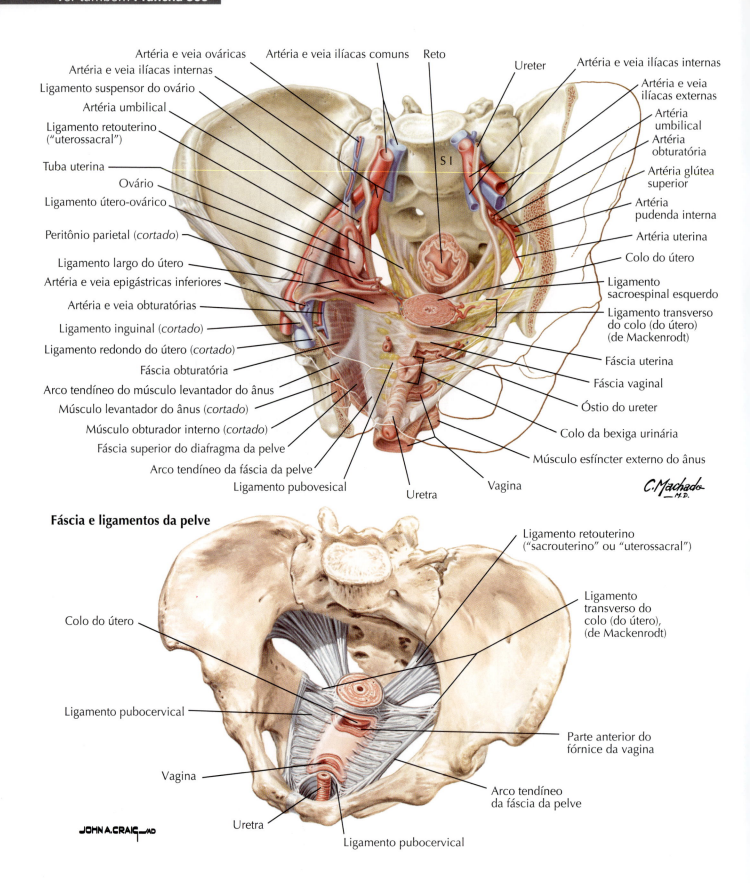

Fáscia e ligamentos da pelve

Prancha 373 — Órgãos Genitais Femininos Internos

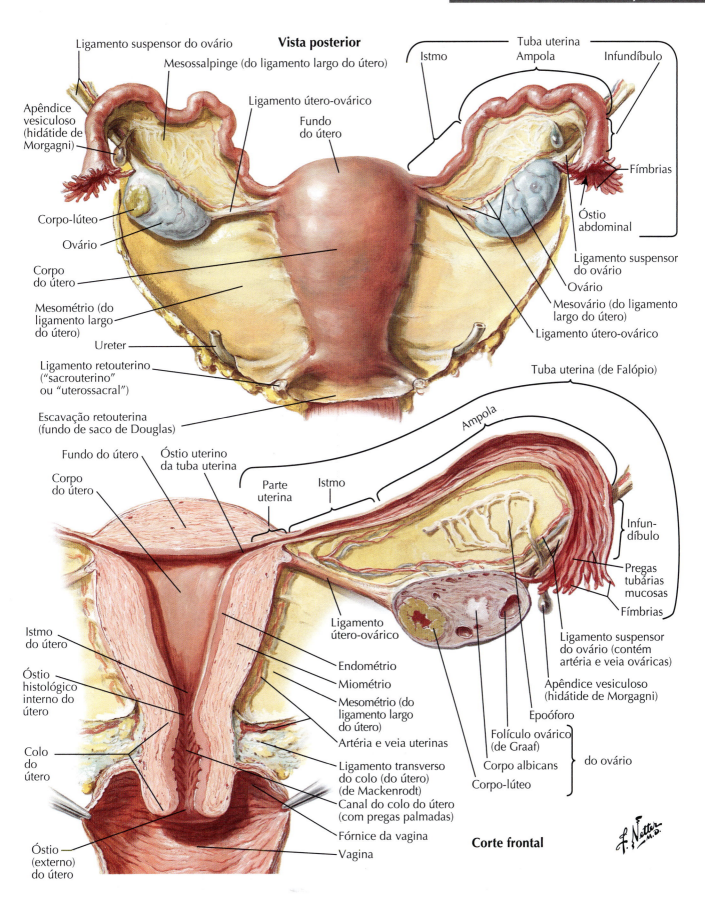

Vísceras da Pelve Feminina

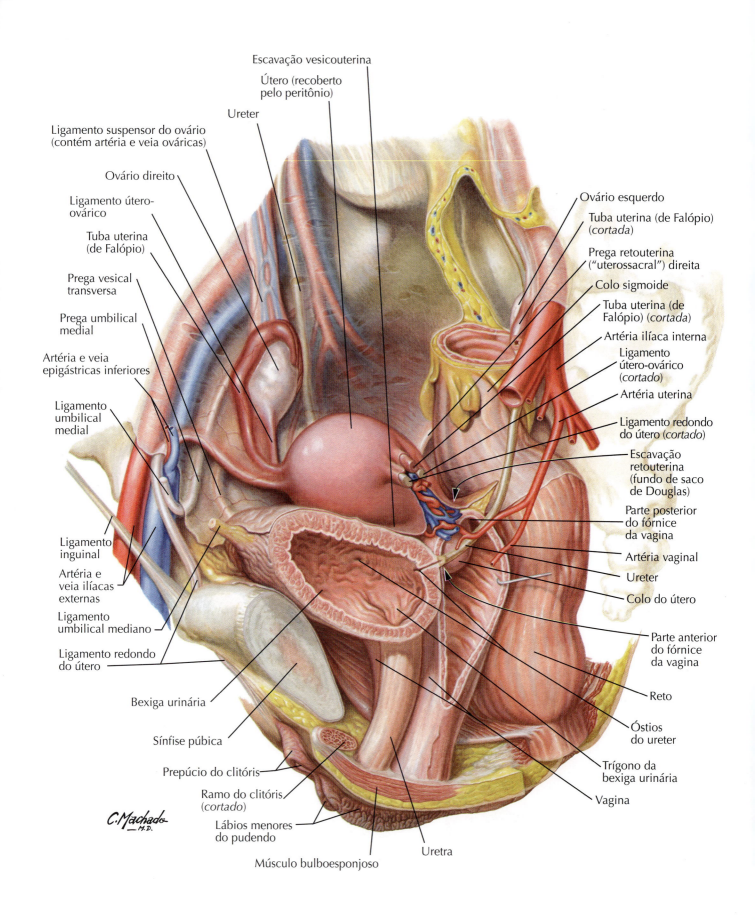

Prancha 375   **Órgãos Genitais Femininos Internos**

Ligamentos Pélvicos 6

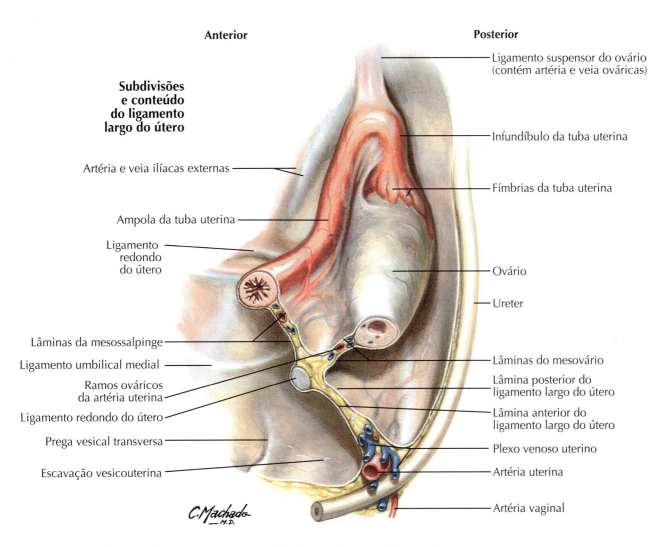

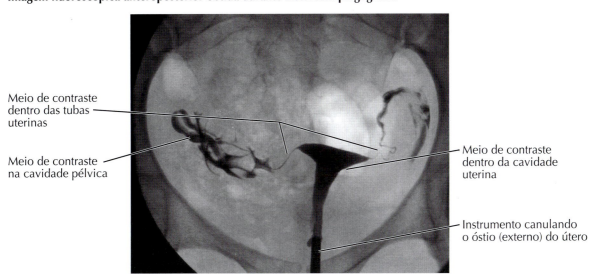

Imagem fluoroscópica anteroposterior obtida durante histerossalpingografia

Órgãos Genitais Femininos Internos — Prancha 376

Períneo e Órgãos Genitais Femininos Externos

Ver também **Pranchas 406, 409, 415, BP 91**

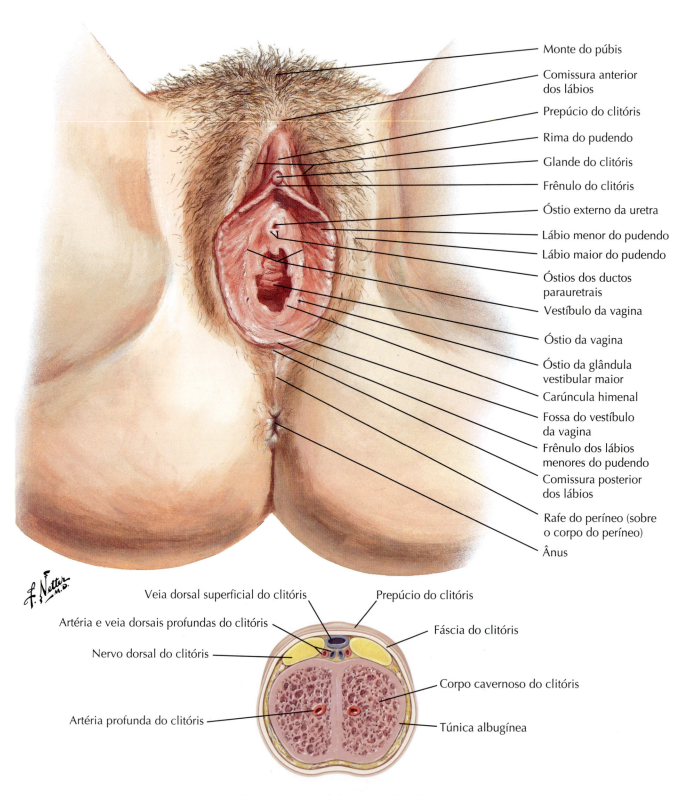

Corte transversal do corpo do clitóris

Prancha 377 — Períneo e Órgãos Genitais Femininos Externos

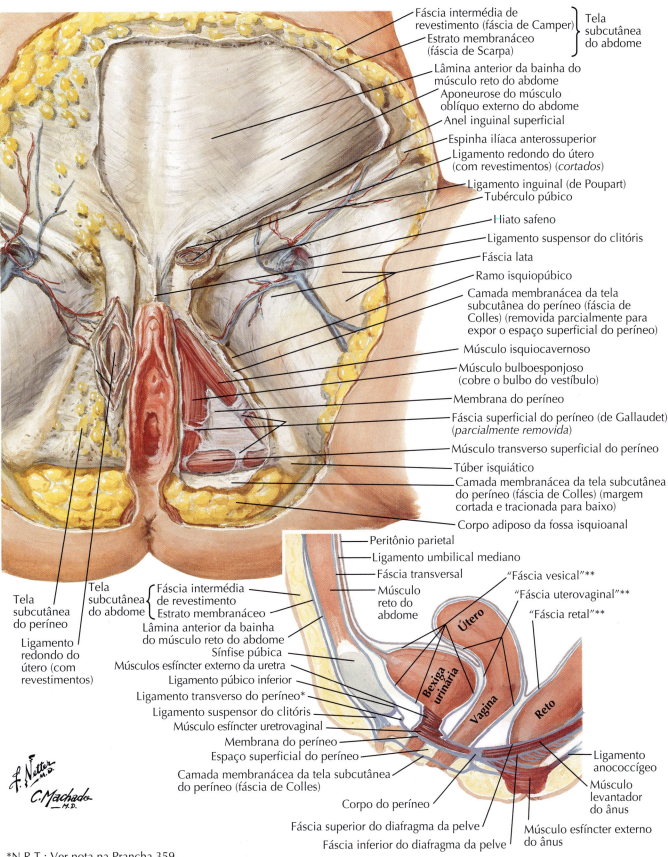

Períneo Feminino (Dissecação Profunda)

Ver também **Prancha BP 86**

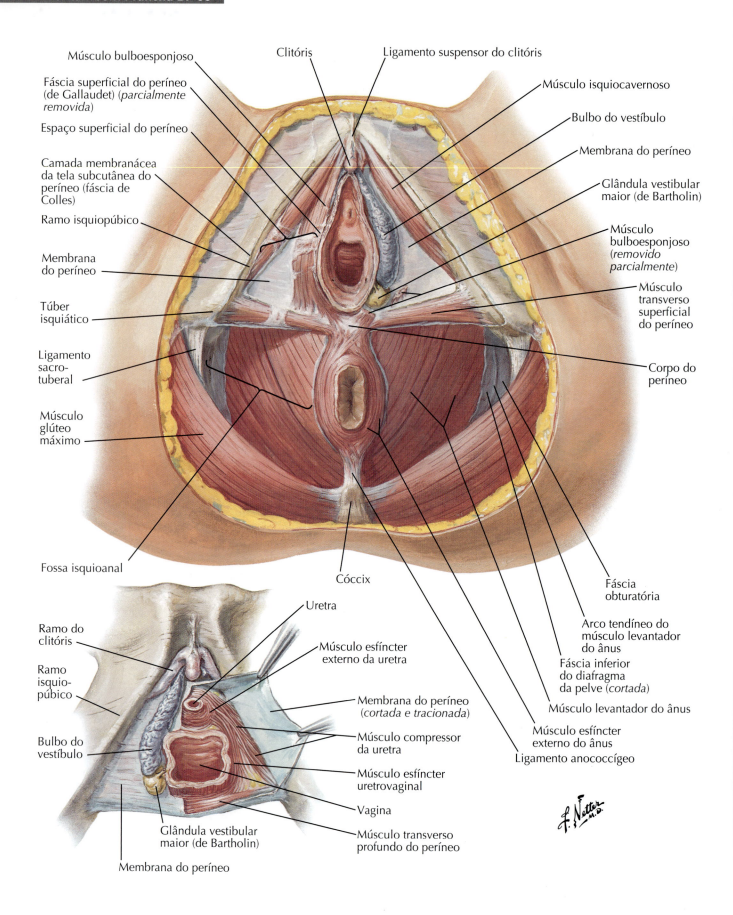

Prancha 379 — Períneo e Órgãos Genitais Femininos Externos

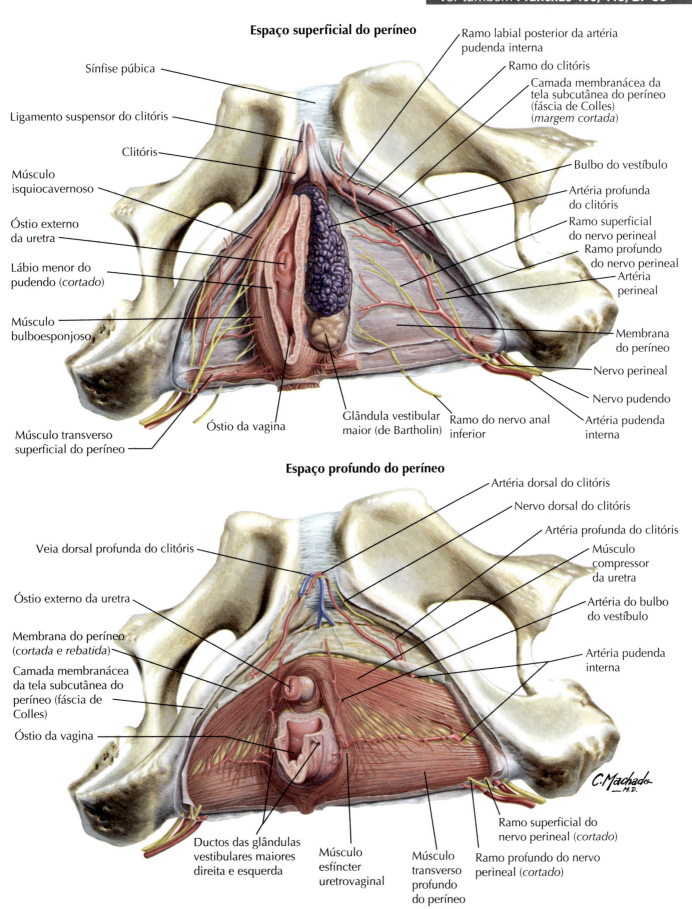

Períneo e Órgãos Genitais Masculinos Externos (Dissecação Superficial)

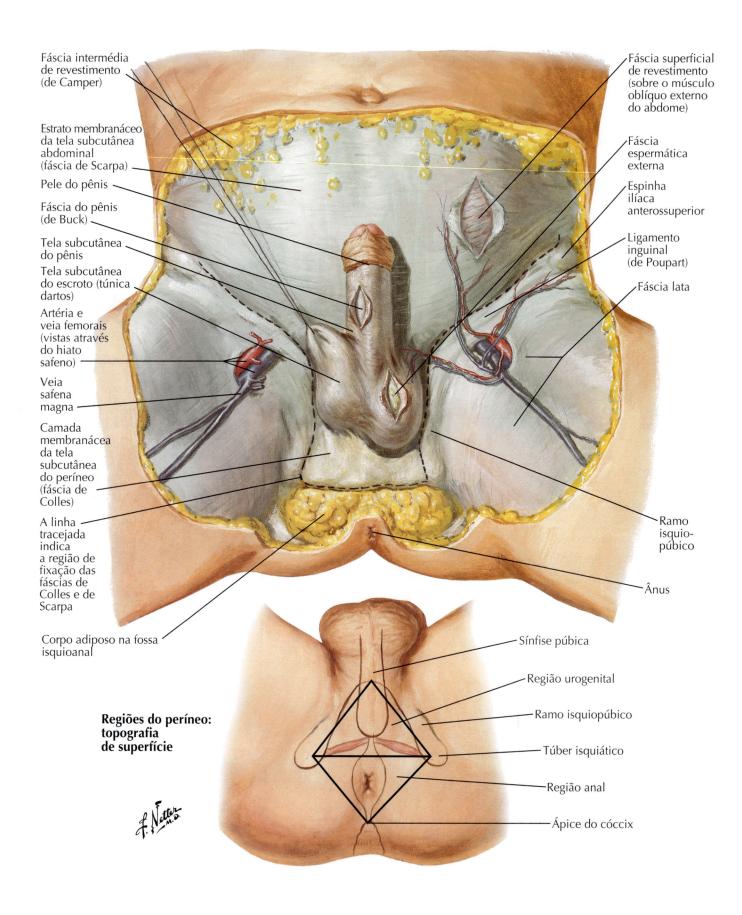

Prancha 381 — Períneo e Órgãos Genitais Masculinos Externos

Períneo e Órgãos Genitais Masculinos Externos (Dissecação Profunda)

Ver também **Pranchas 391, 403, 405, 407, BP 84**

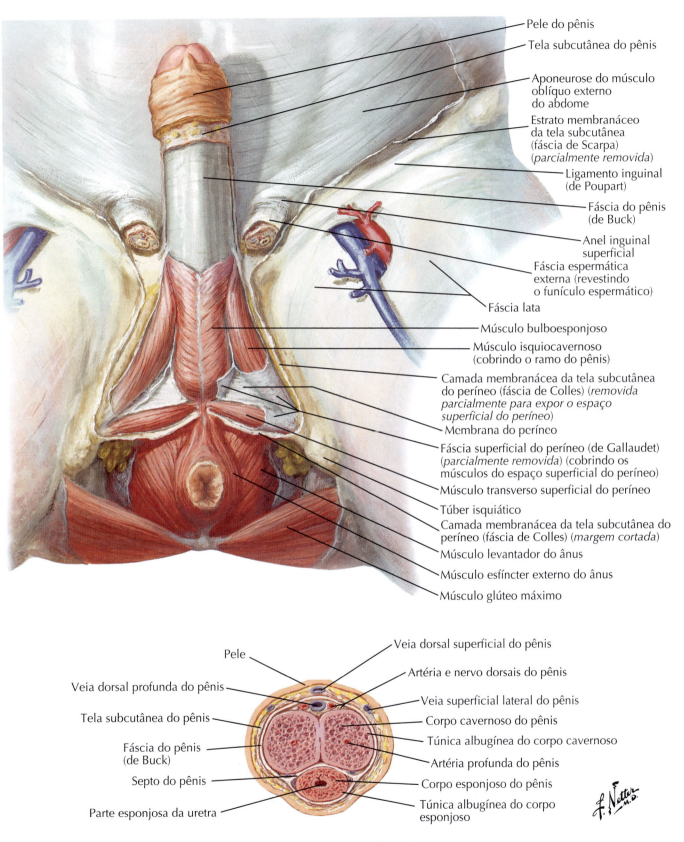

Corte transversal do corpo do pênis

Períneo e Órgãos Genitais Masculinos Externos

Prancha 382

Pênis

Ver também **Prancha 391**

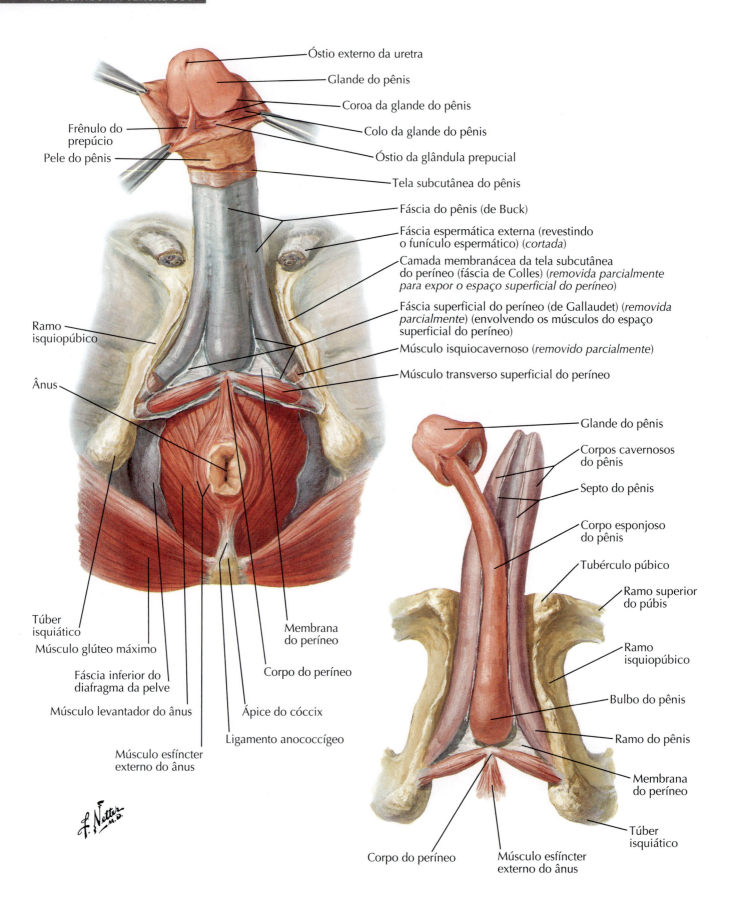

Prancha 383 — Períneo e Órgãos Genitais Masculinos Externos

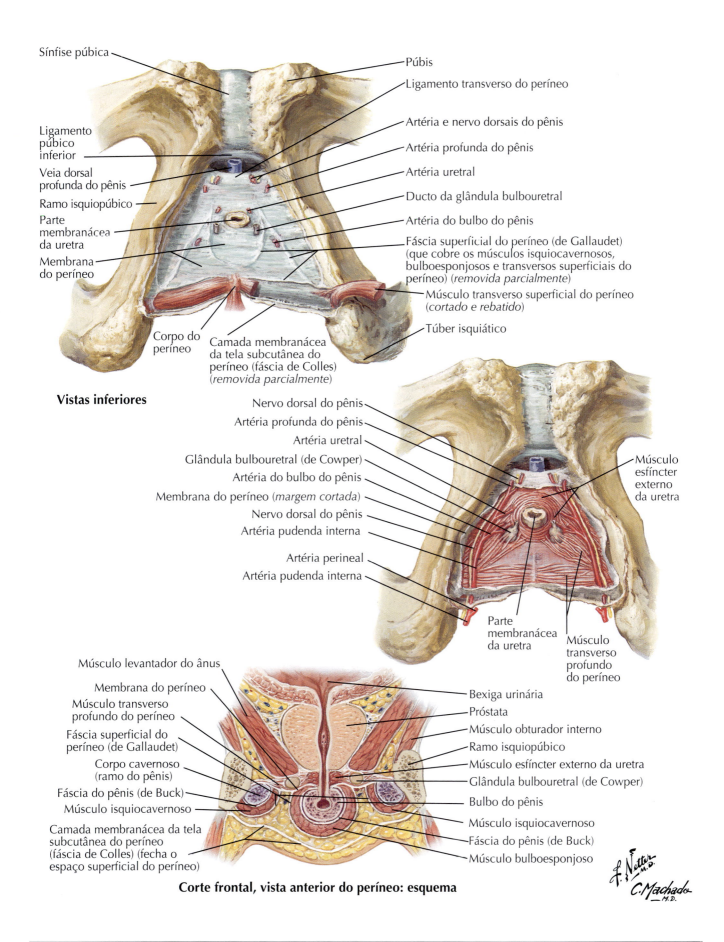

Próstata e Glândulas Seminais
Ver também **Pranchas 368, 371, 405, BP 93**

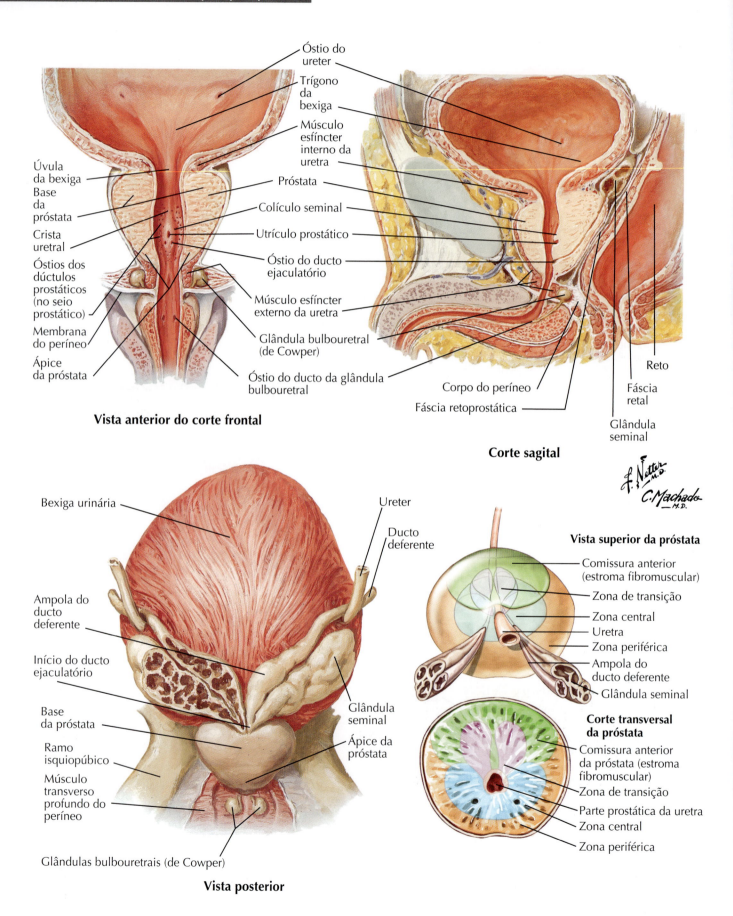

Prancha 385 — Períneo e Órgãos Genitais Masculinos Externos

Uretra Masculina

Ver também Pranchas 391, BP 92

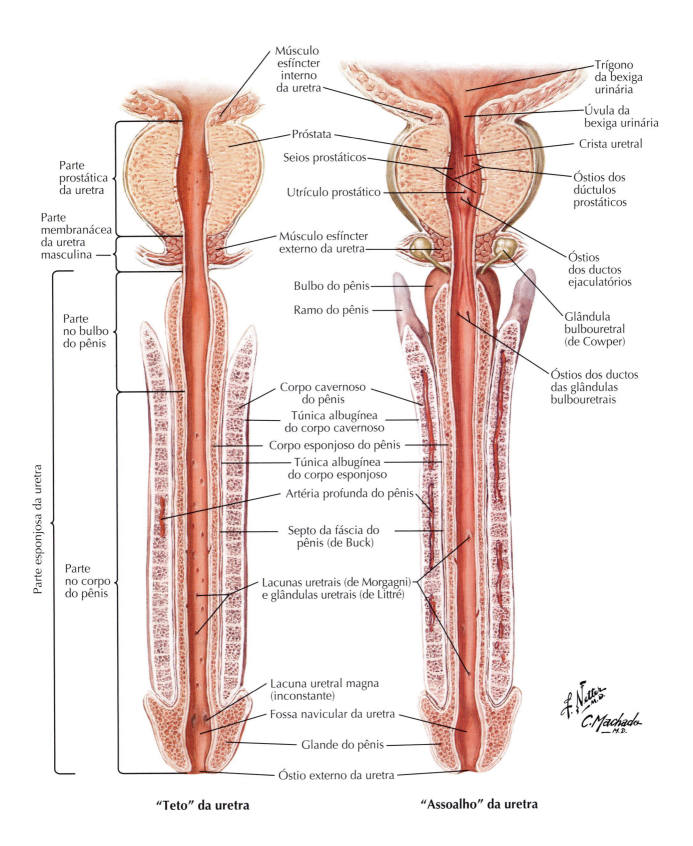

Períneo e Órgãos Genitais Masculinos Externos

Descida dos Testículos

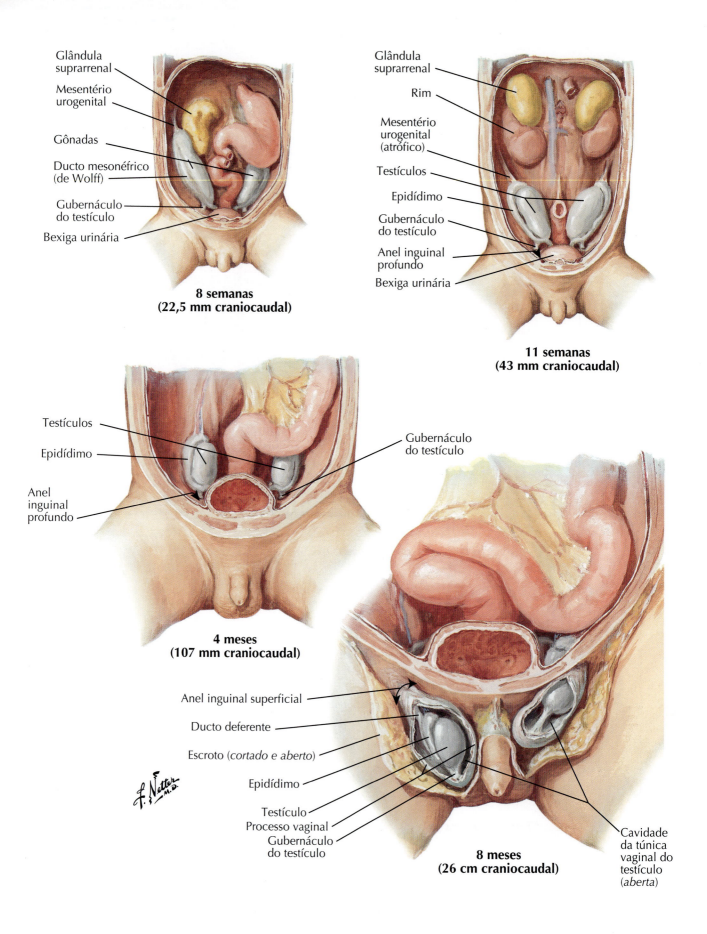

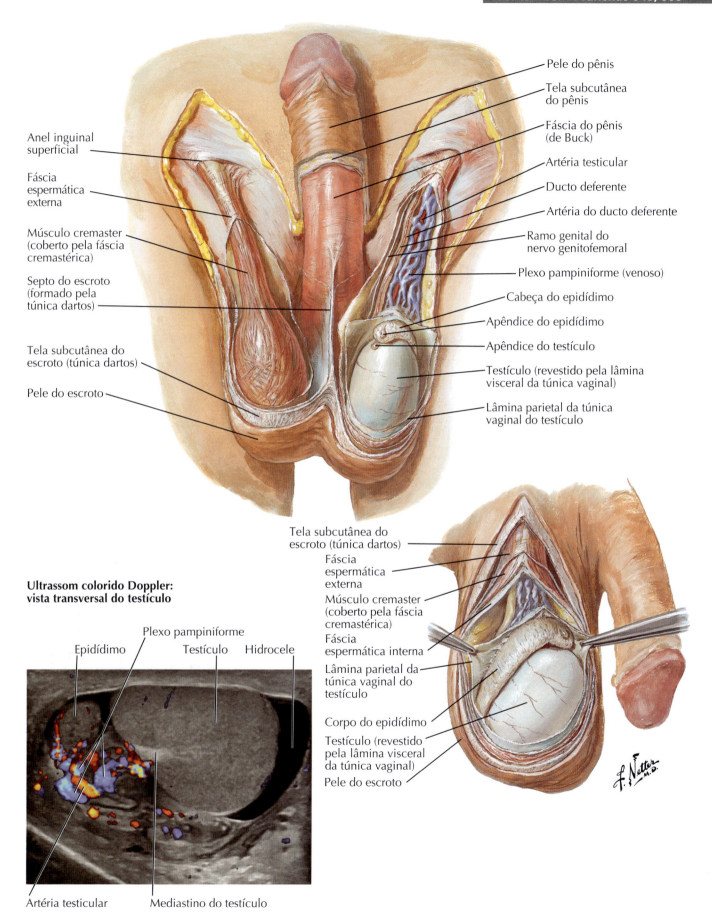

Homólogos dos Órgãos Genitais Externos

Ver também Pranchas 377, 381

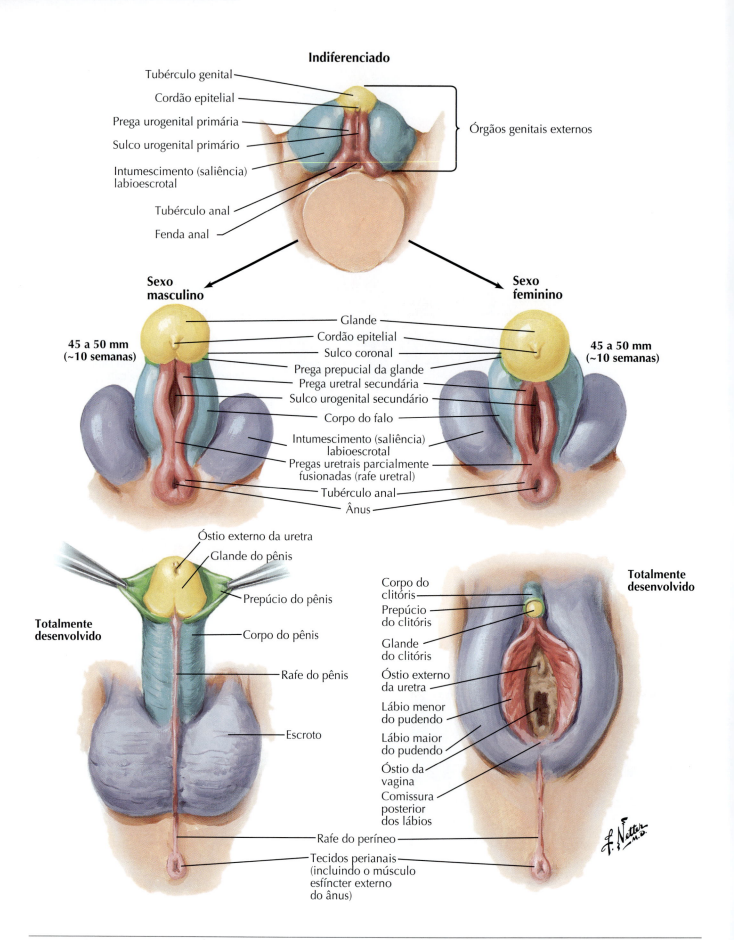

Prancha 389 — Homólogos dos Órgãos Genitais Masculinos e Femininos

Homólogos dos Órgãos Genitais Internos

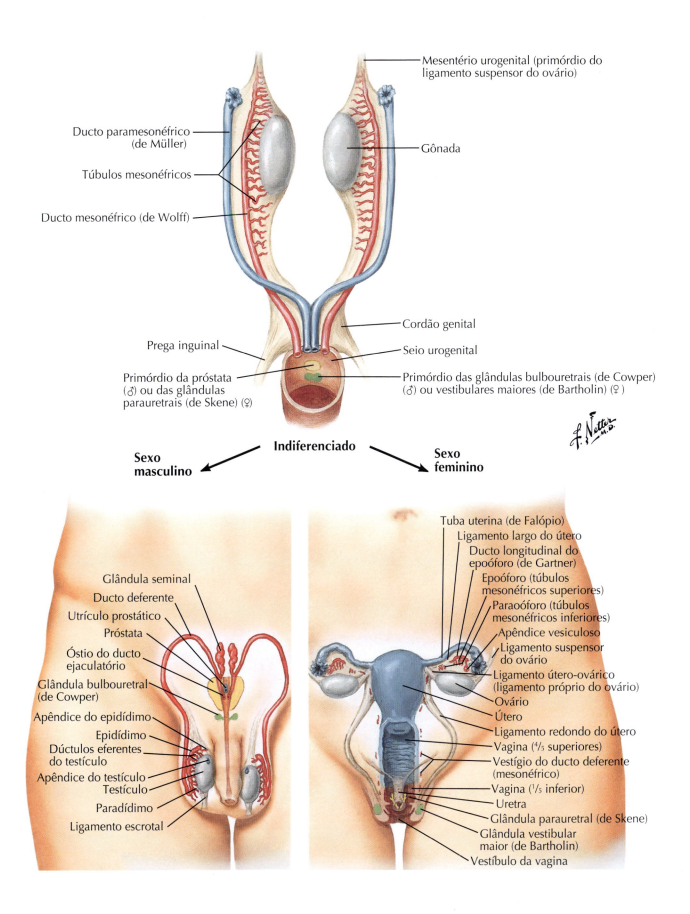

Homólogos dos Órgãos Genitais Masculinos e Femininos

Prancha 390

Testículos

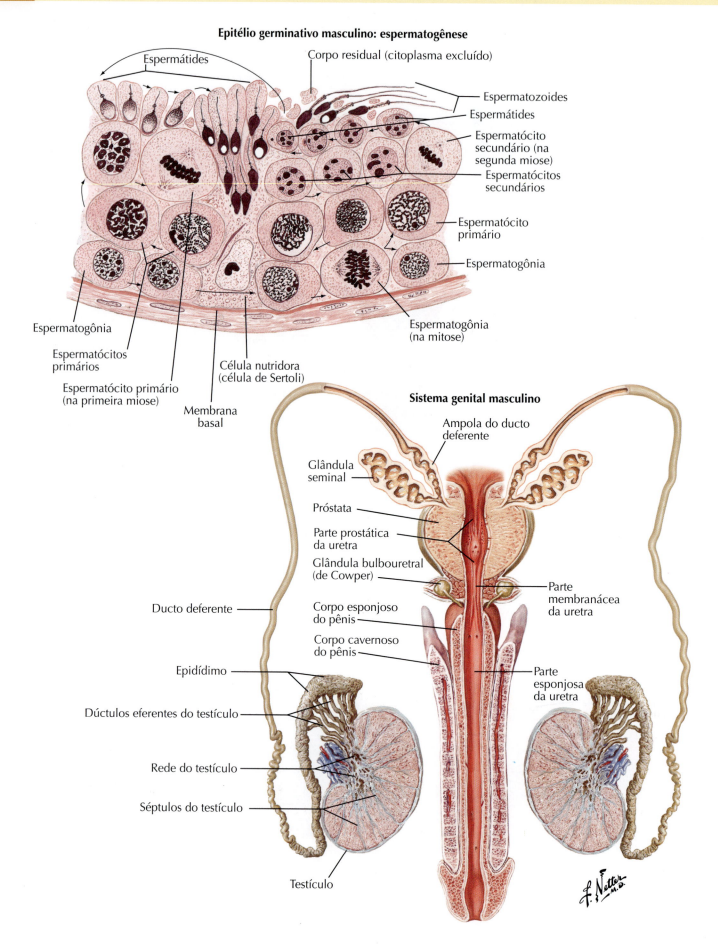

Prancha 391 — **Órgãos Genitais Masculinos Internos**

Testículo, Epidídimo e Ducto Deferente

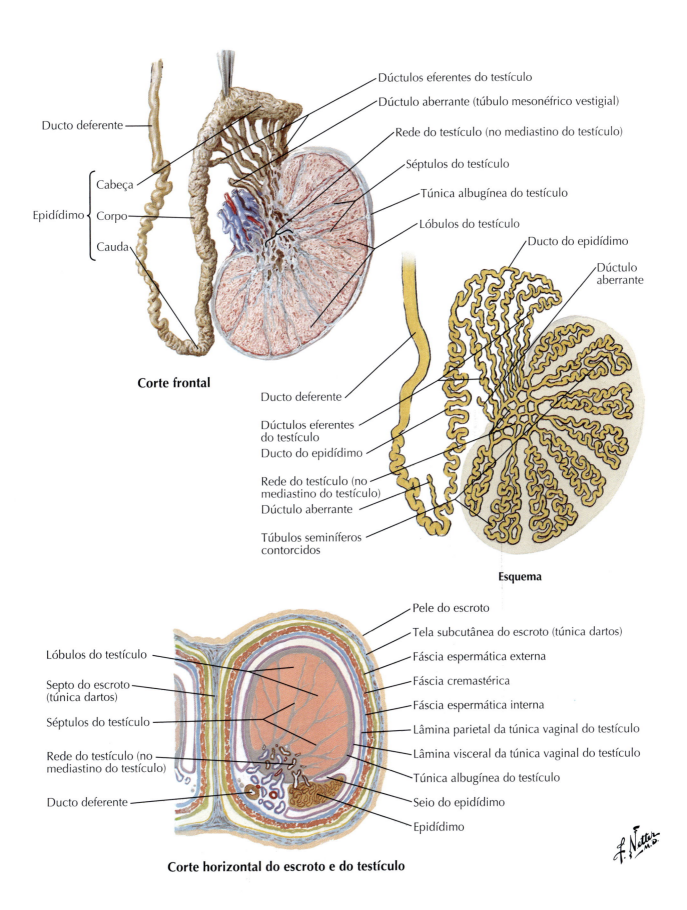

Órgãos Genitais Masculinos Internos

Prancha 392

Reto *in Situ*: Sexos Masculino e Feminino

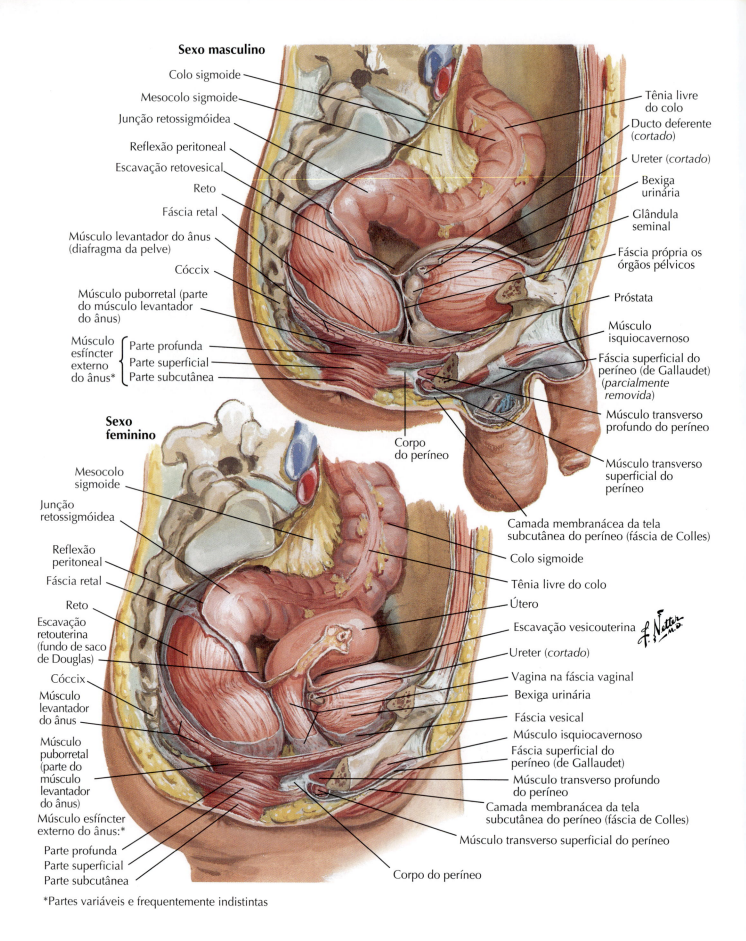

Prancha 393 — Reto e Canal Anal

Fossa Isquioanal

Ver também **Prancha 412**

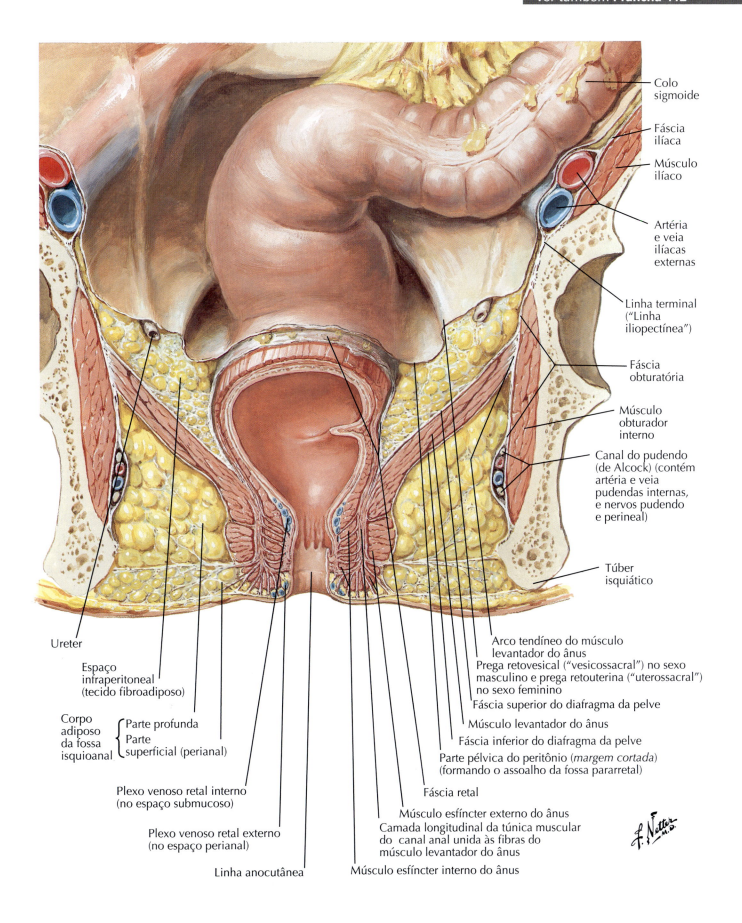

Reto e Canal Anal

Prancha 394

Reto e Canal Anal

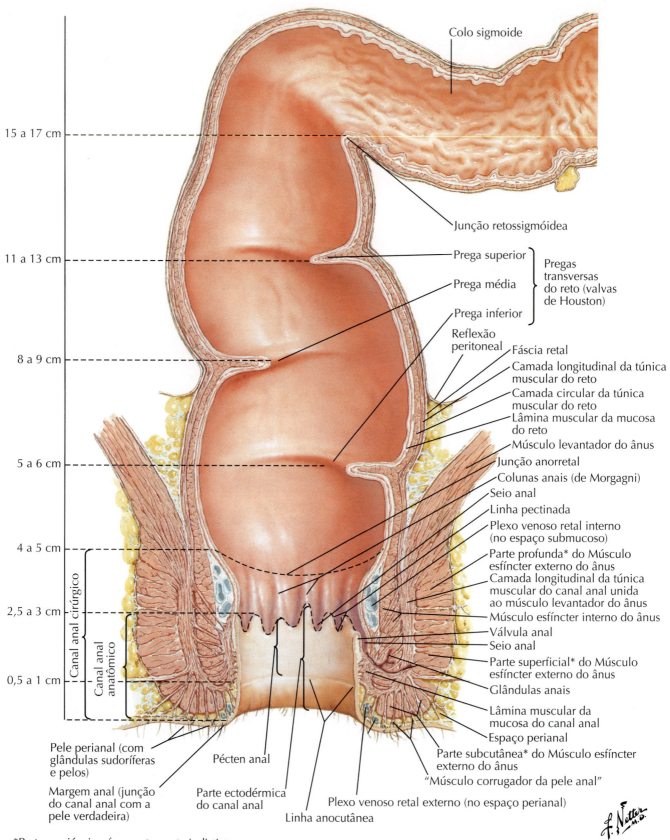

Prancha 395

Musculatura Anorretal

Ver também **Pranchas 400, 401**

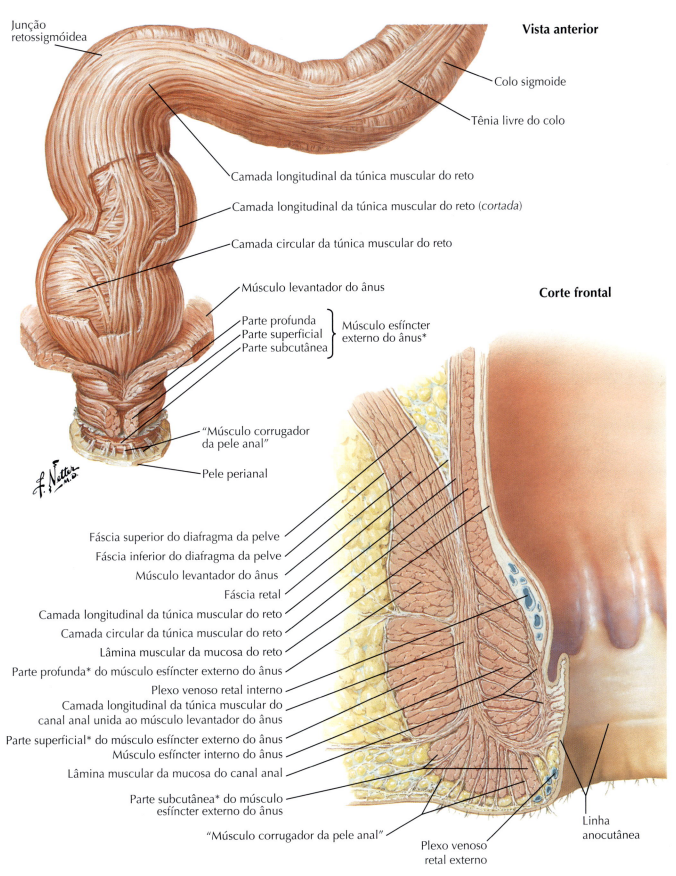

*Partes variáveis e frequentemente indistintas

Reto e Canal Anal

Prancha 396

Músculo Esfíncter Externo do Ânus: Vista do Períneo

Ver também **Pranchas 379, 384**

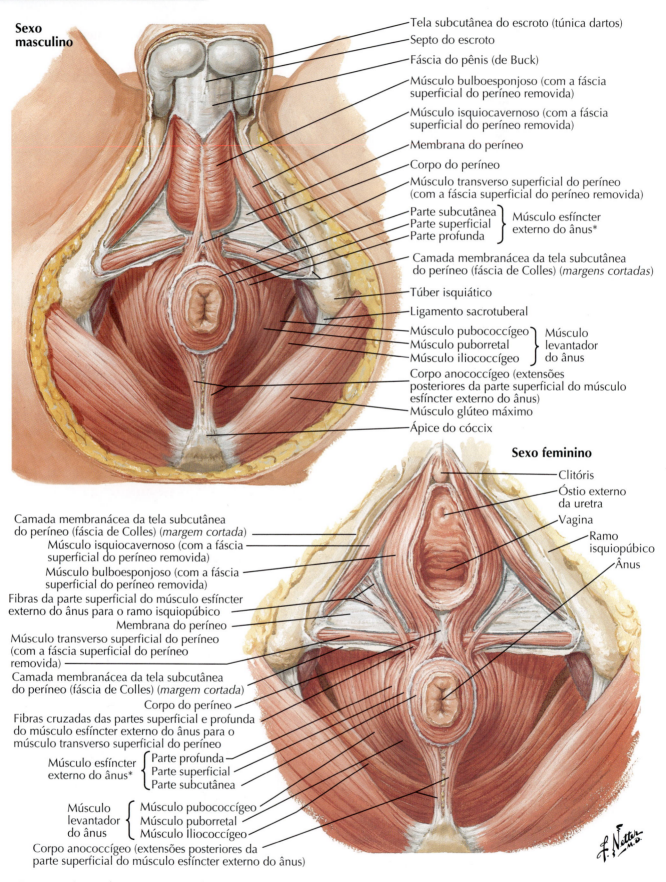

Prancha 397 — Reto e Canal Anal

Espaços Extraperitoneais do Períneo e da Pelve: Reais e Potenciais

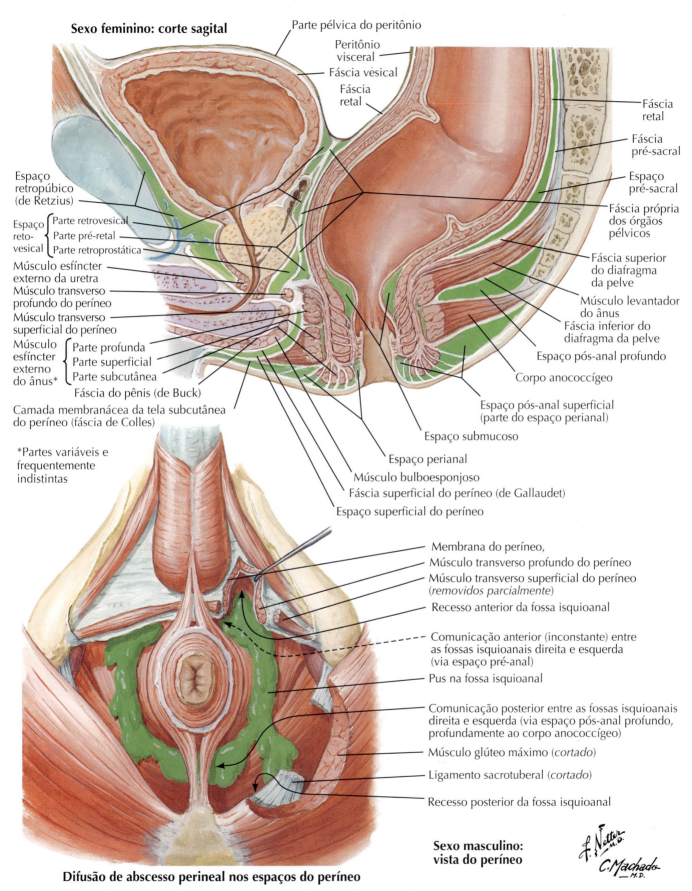

Prancha 398 — Reto e Canal Anal

N.R.T.: Nem todos os nomes desses espaços constam da Terminologia Anatômica (2001).

Imagens da Pelve: Cortes Sagitais de Ressonância Magnética (RM) Ponderada em T2

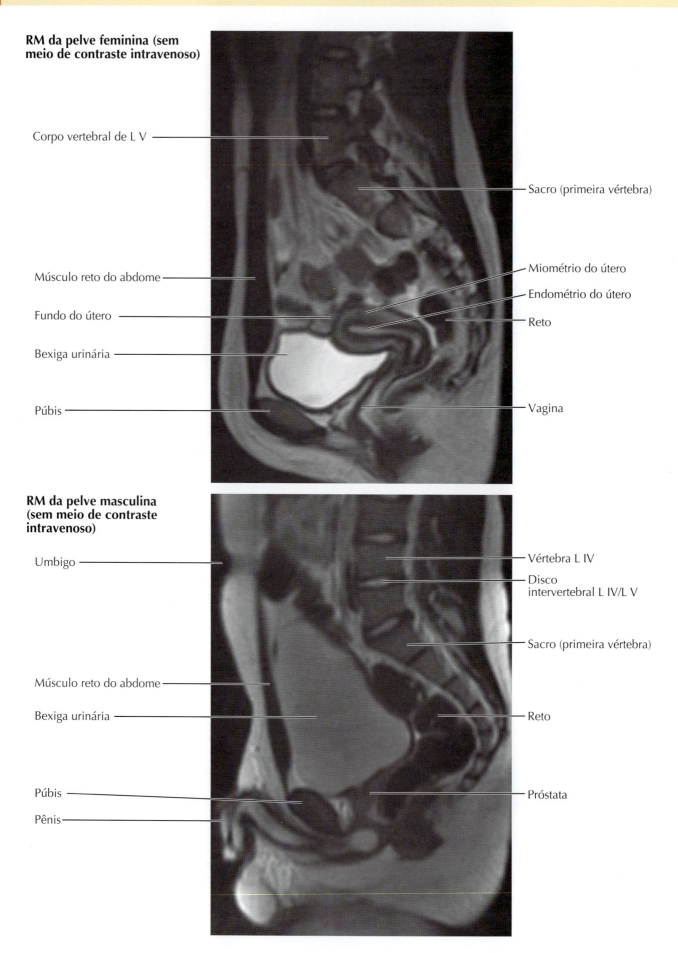

Prancha 399 — Reto e Canal Anal

Artérias do Reto e do Canal Anal: Sexo Masculino (Vista Posterior)

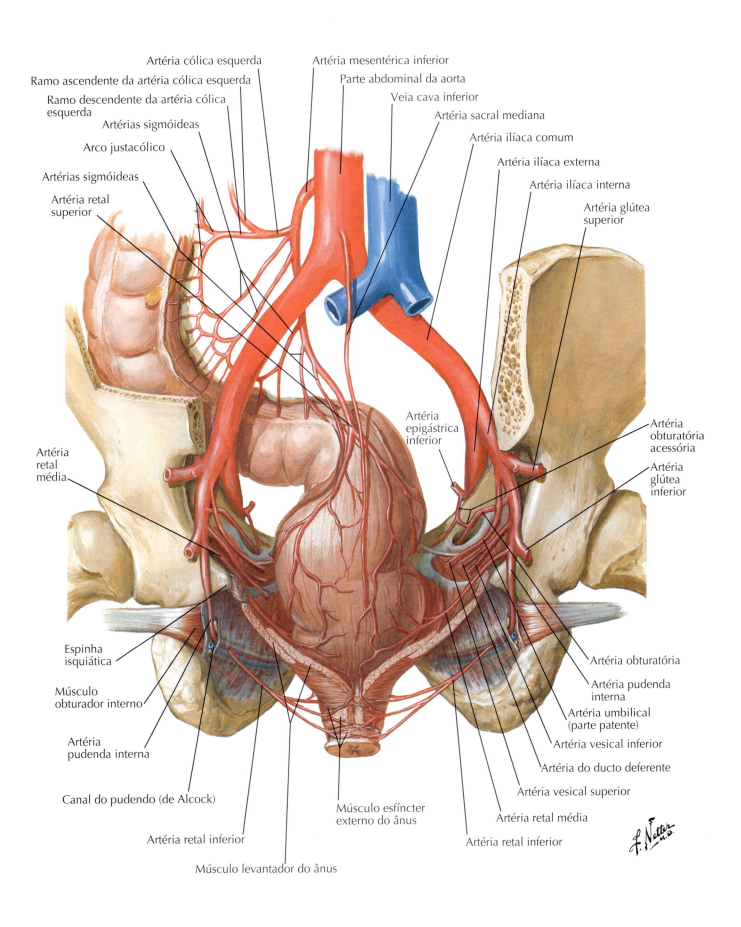

Vascularização

Prancha 400

Veias do Reto e do Canal Anal: Sexo Feminino (Vista Anterior)

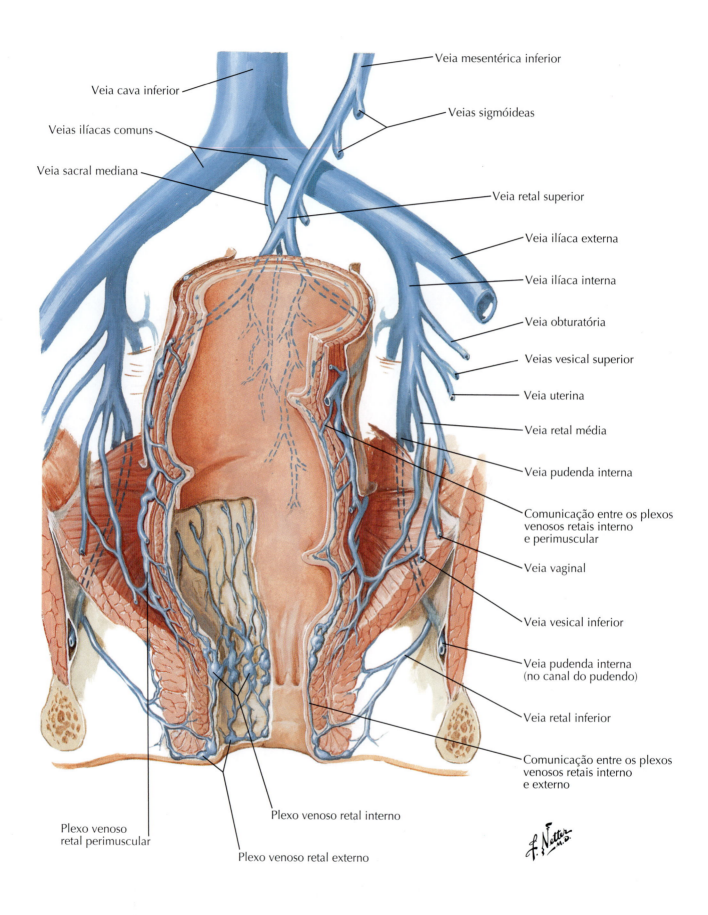

Prancha 401

Vascularização

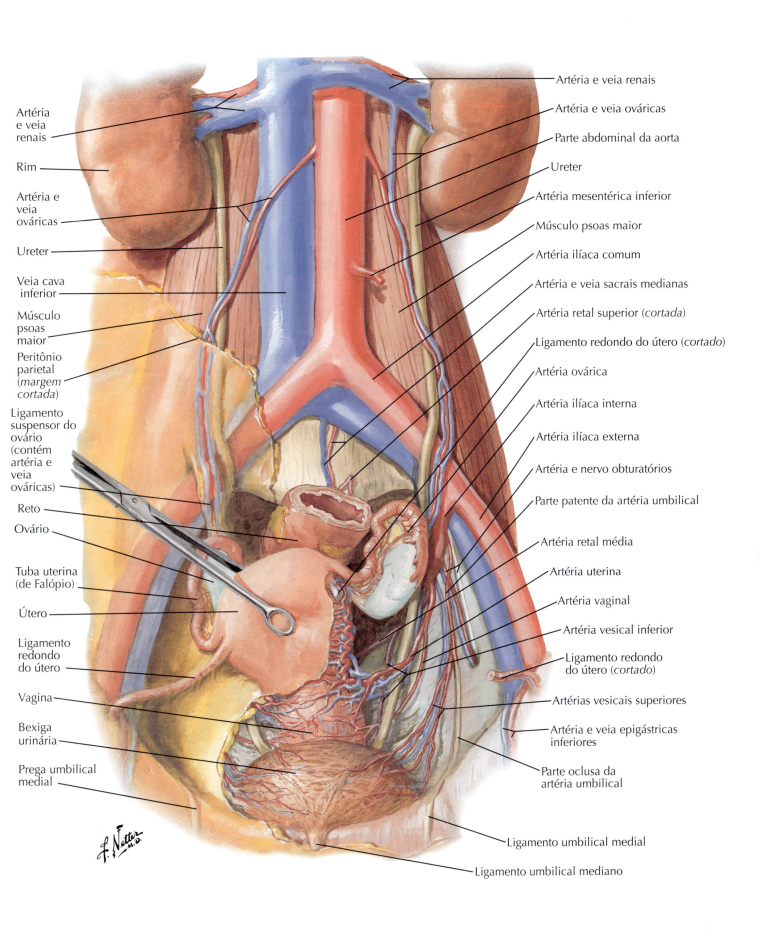

Artérias e Veias dos Testículos (Vista Anterior)

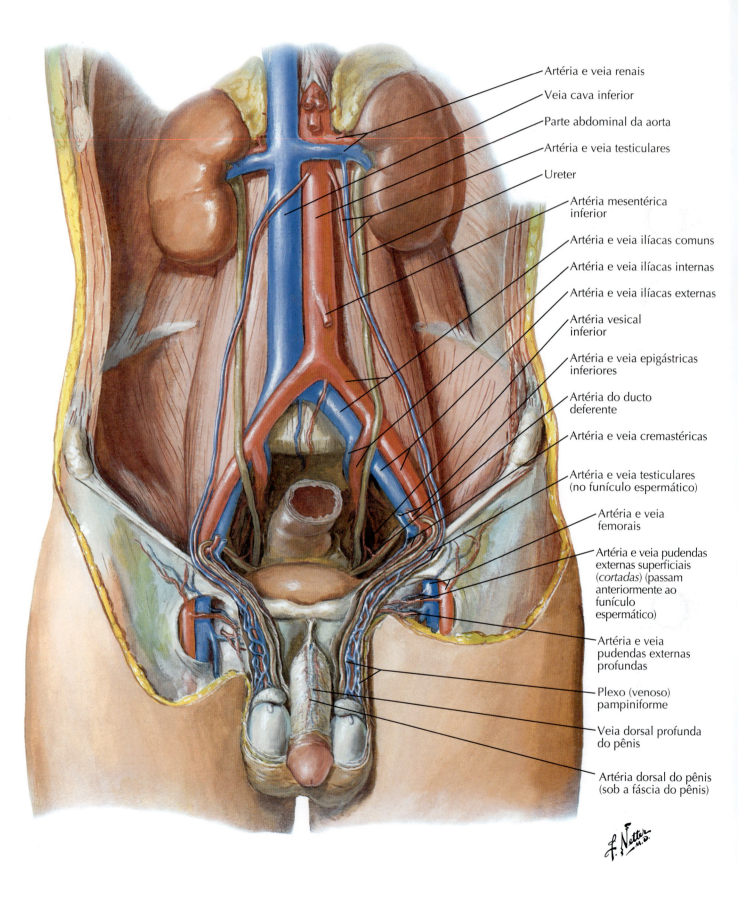

- Artéria e veia renais
- Veia cava inferior
- Parte abdominal da aorta
- Artéria e veia testiculares
- Ureter
- Artéria mesentérica inferior
- Artéria e veia ilíacas comuns
- Artéria e veia ilíacas internas
- Artéria e veia ilíacas externas
- Artéria vesical inferior
- Artéria e veia epigástricas inferiores
- Artéria do ducto deferente
- Artéria e veia cremastéricas
- Artéria e veia testiculares (no funículo espermático)
- Artéria e veia femorais
- Artéria e veia pudendas externas superficiais (*cortadas*) (passam anteriormente ao funículo espermático)
- Artéria e veia pudendas externas profundas
- Plexo (venoso) pampiniforme
- Veia dorsal profunda do pênis
- Artéria dorsal do pênis (sob a fáscia do pênis)

Prancha 403

Vascularização

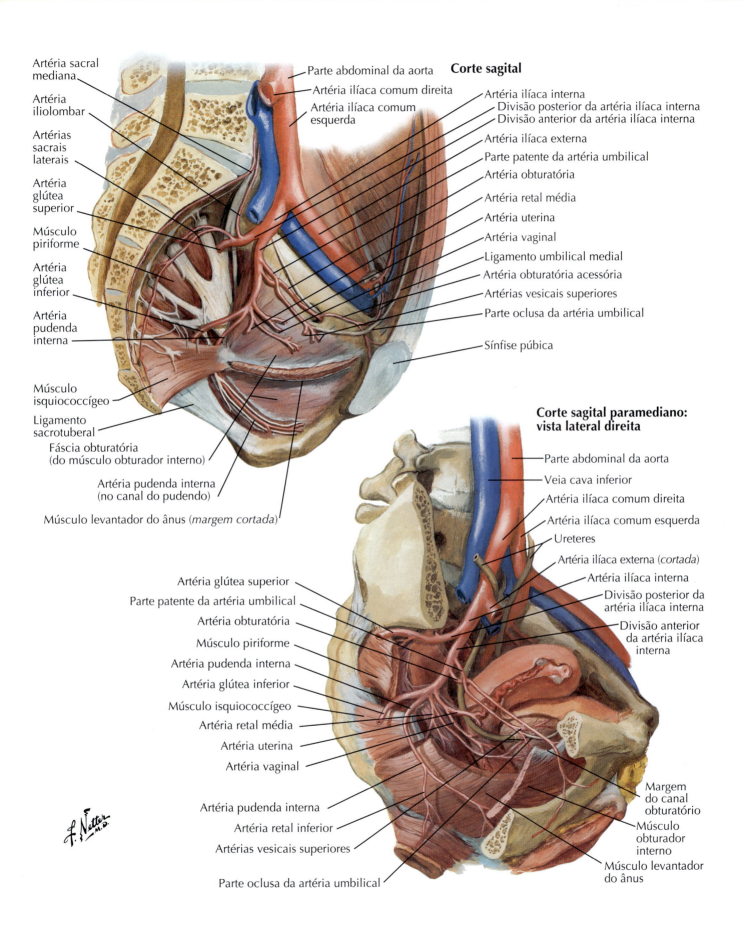

Artérias e Veias da Pelve Masculina

Ver também **Pranchas 93, BP 93**

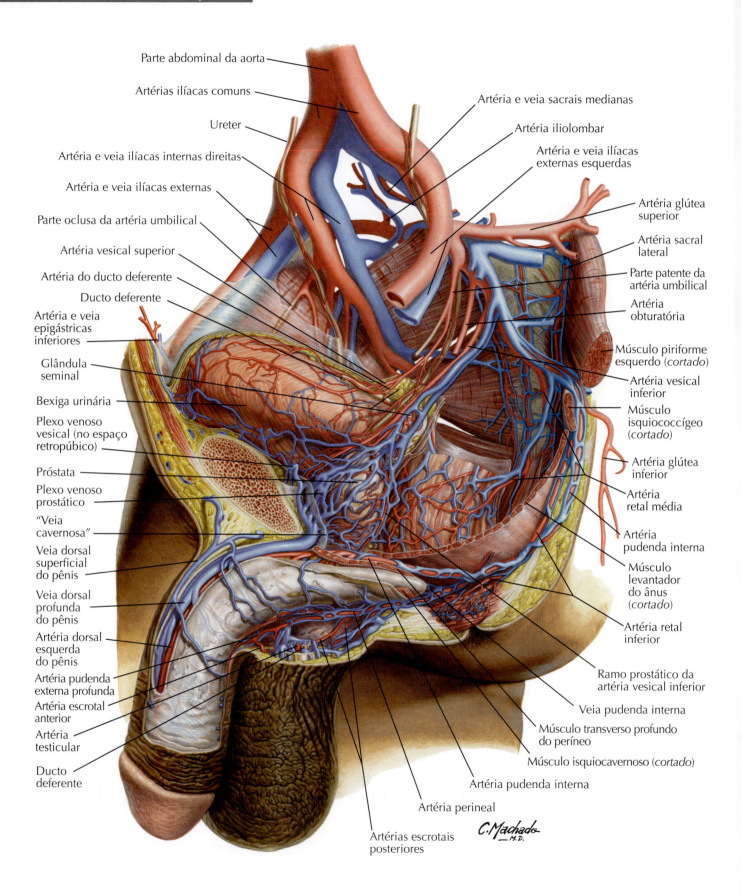

Prancha 405 — Vascularização

Artérias e Veias do Períneo e do Útero

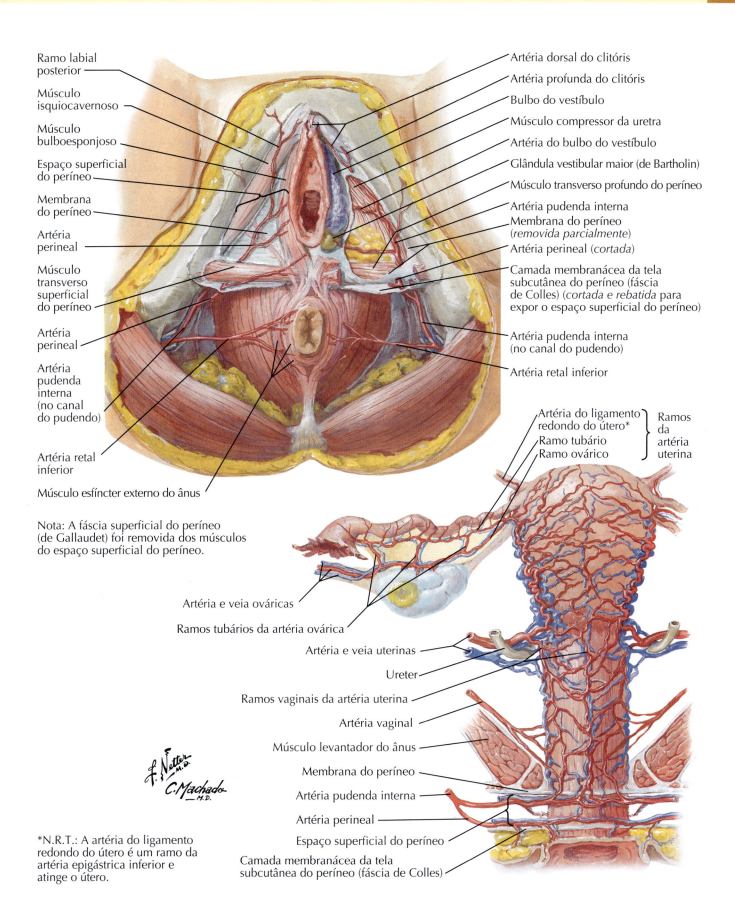

Vascularização

Prancha 406

Artérias e Veias do Períneo Masculino

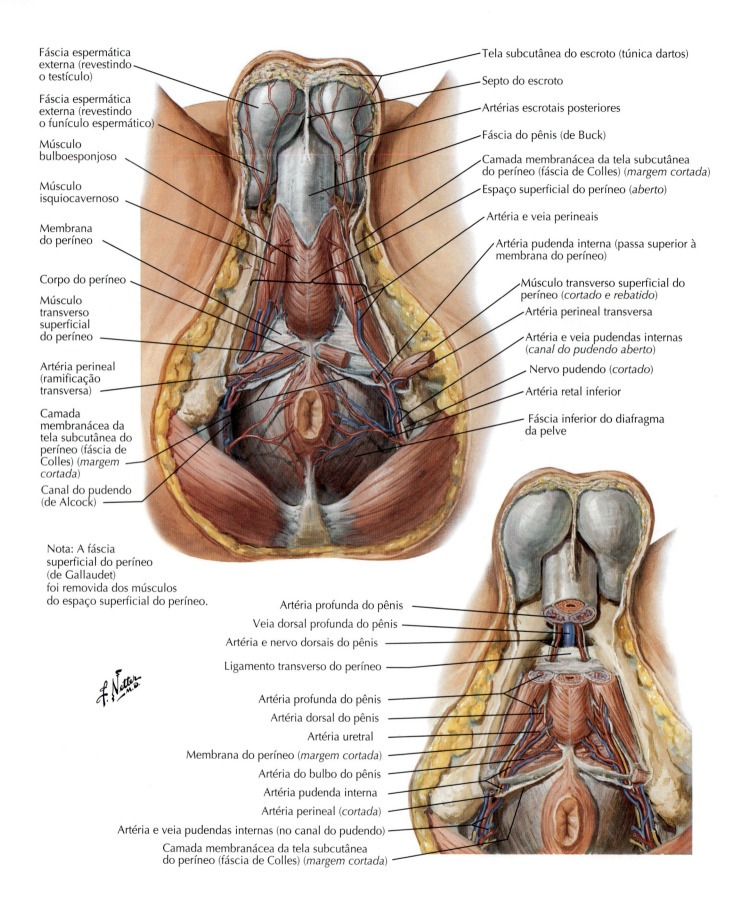

Prancha 407 — Vascularização

Vasos Linfáticos e Linfonodos da Pelve e dos Órgãos Genitais Femininos

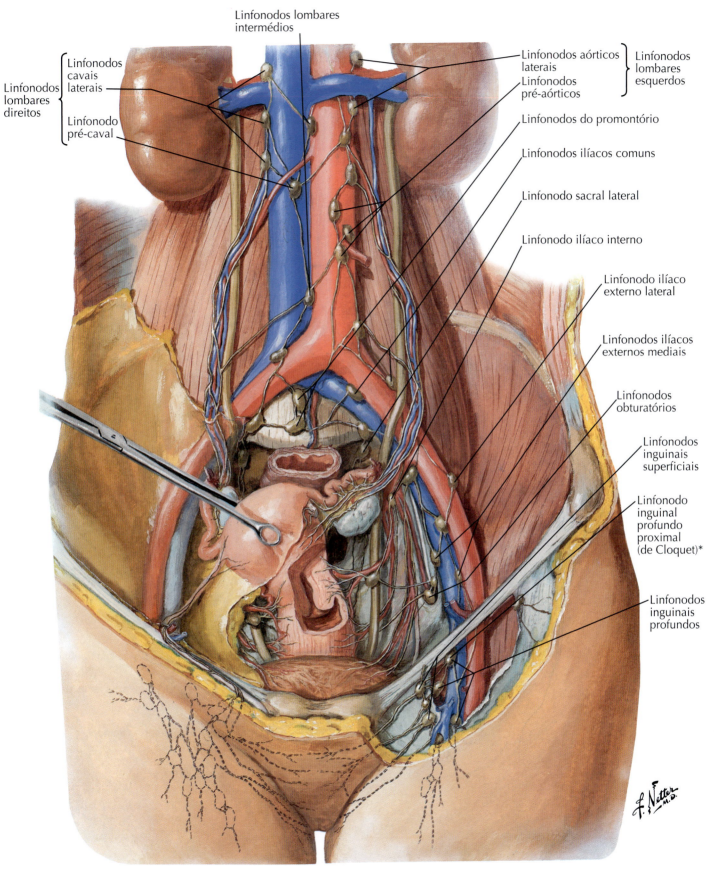

*N.R.T.: De acordo com a Terminologia Anatômica (2001), o linfonodo de Cloquet é o linfonodo inguinal profundo intermédio e não o proximal.

Vascularização

Prancha 408

Linfonodos Inguinais e Vasos Linfáticos do Períneo Feminino

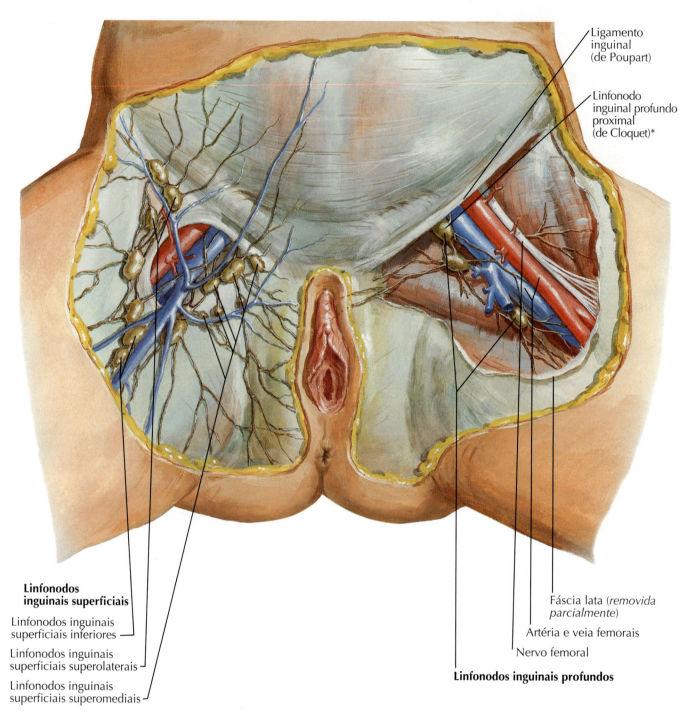

Ligamento inguinal (de Poupart)

Linfonodo inguinal profundo proximal (de Cloquet)*

Linfonodos inguinais superficiais
Linfonodos inguinais superficiais inferiores
Linfonodos inguinais superficiais superolaterais
Linfonodos inguinais superficiais superomediais

*N.R.T.: Ver nota na Prancha 408.

Fáscia lata (*removida parcialmente*)
Artéria e veia femorais
Nervo femoral
Linfonodos inguinais profundos

Prancha 409

Vascularização

Vasos Linfáticos e Linfonodos da Pelve e dos Órgãos Genitais Masculinos

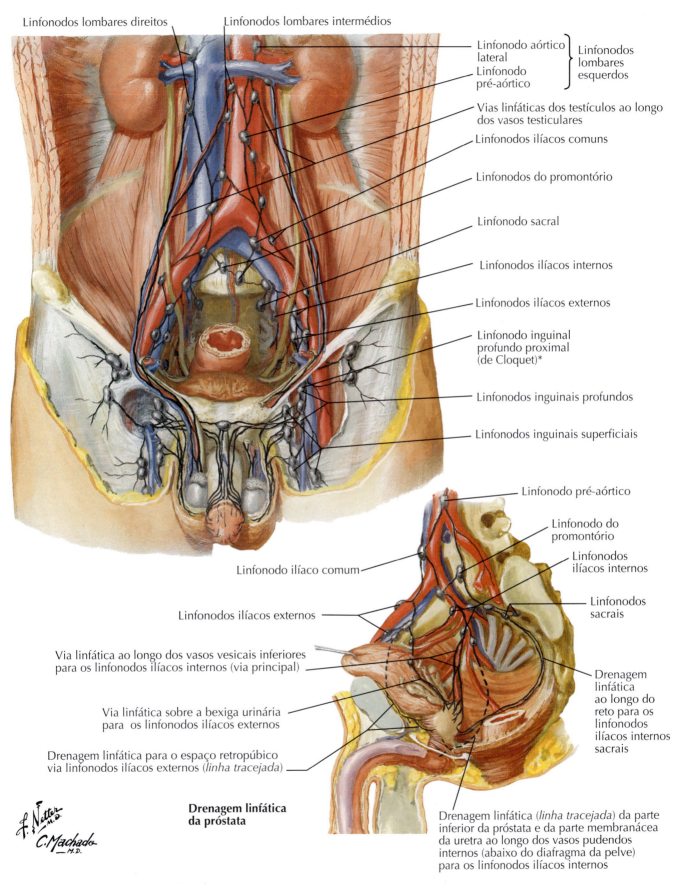

Prancha 410

Nervos dos Órgãos Genitais Masculinos Externos

Ver também **Prancha 319**

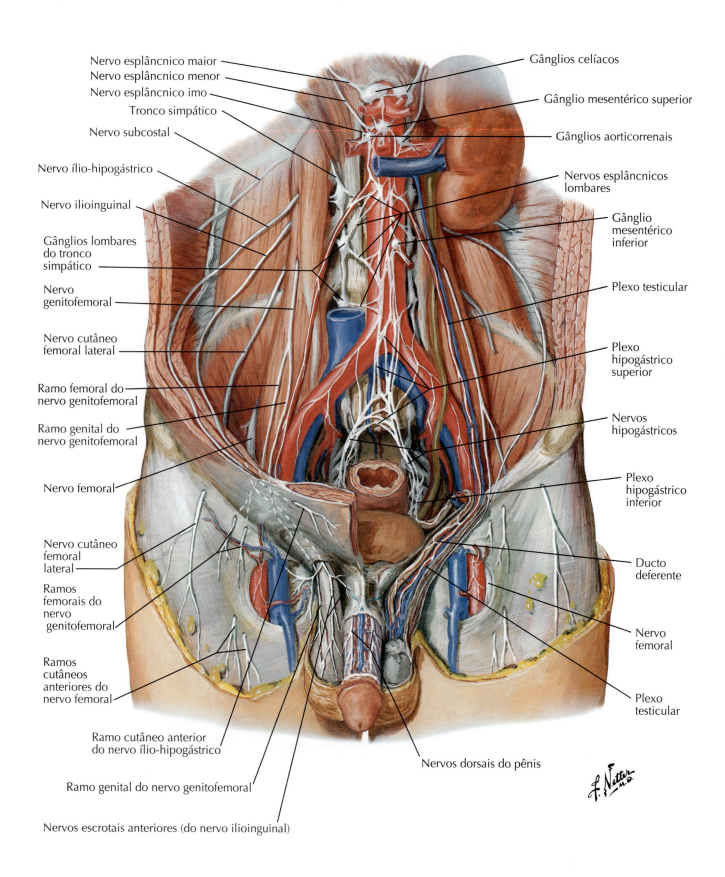

Prancha 411 — **Nervos do Períneo e das Vísceras Pélvicas**

Nervos das Vísceras Pélvicas Masculinas

Ver também Pranchas 319, 399

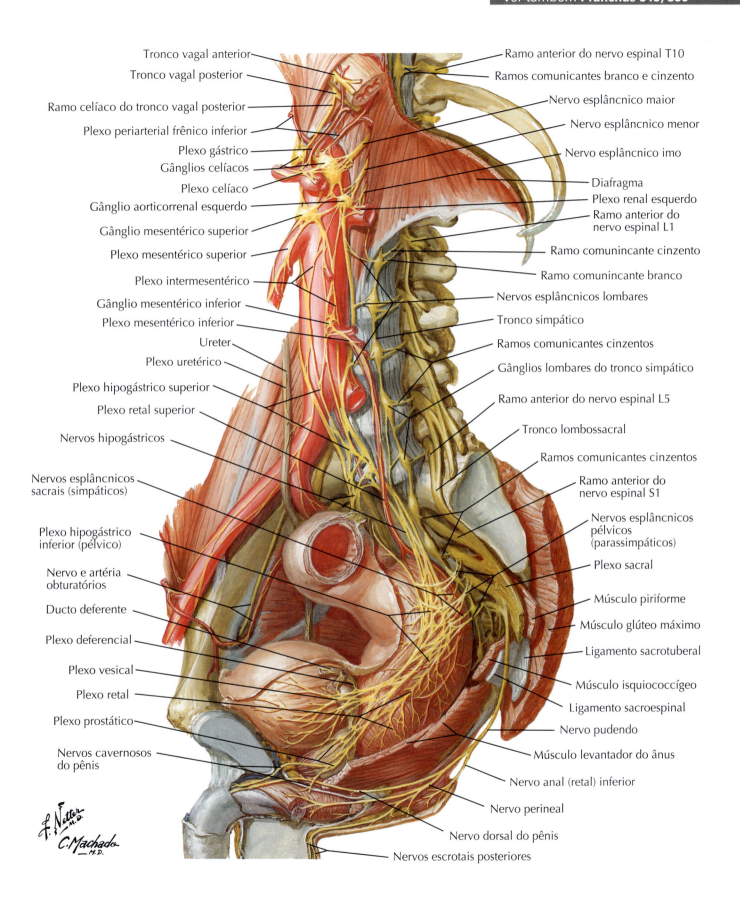

Nervos do Períneo e das Vísceras Pélvicas

Prancha 412

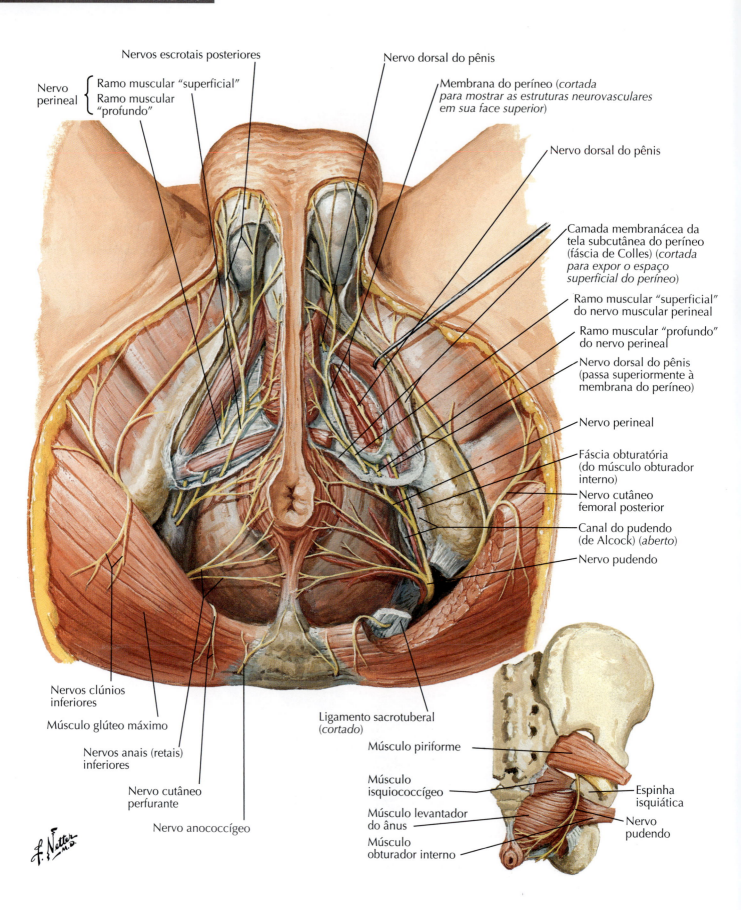

Nervos das Vísceras Pélvicas Femininas

Ver também **Prancha 319**

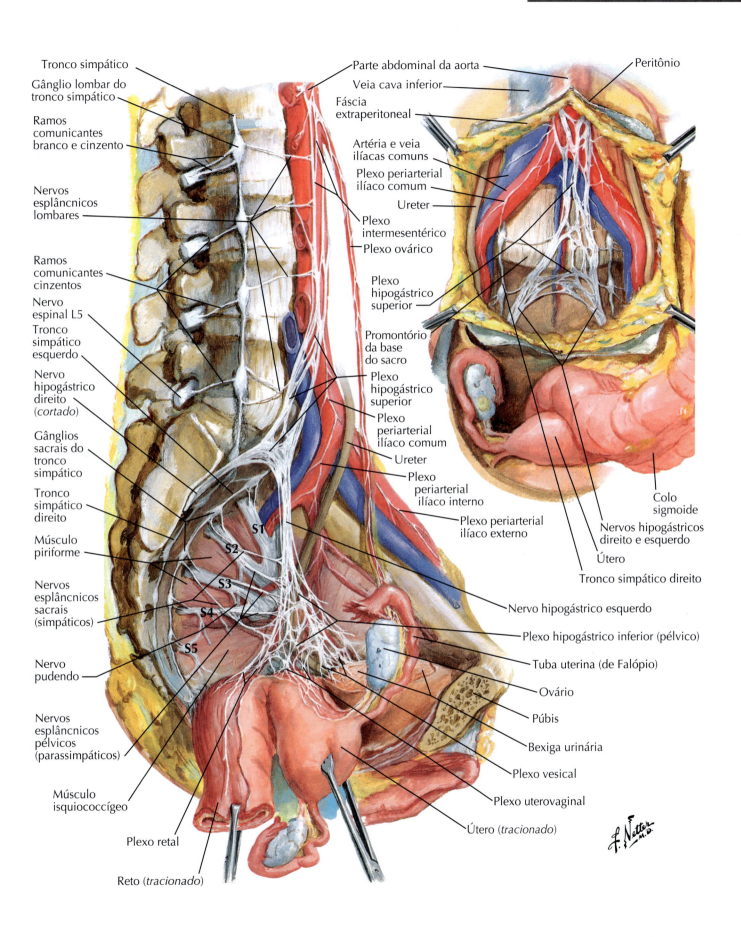

Nervos do Períneo e das Vísceras Pélvicas

Prancha 414

Nervos do Períneo e dos Órgãos Genitais Femininos Externos

Ver também **Prancha 417**

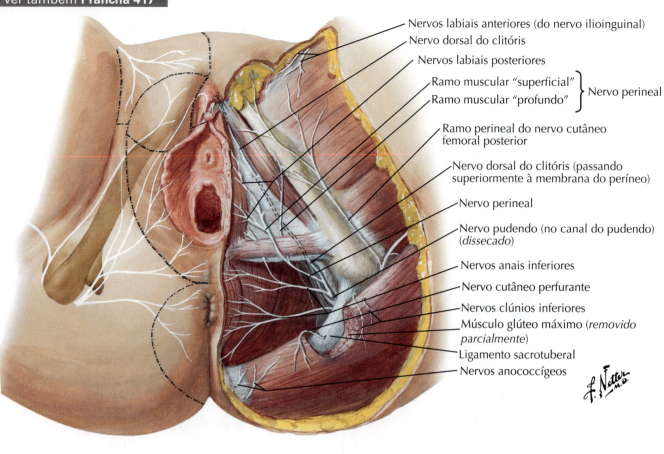

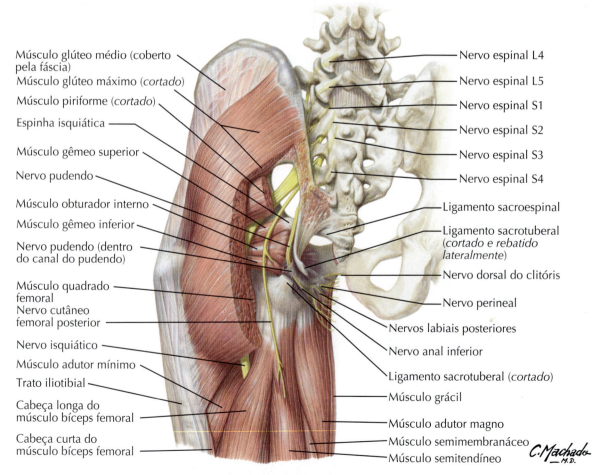

Prancha 415 — **Nervos do Períneo e das Vísceras Pélvicas**

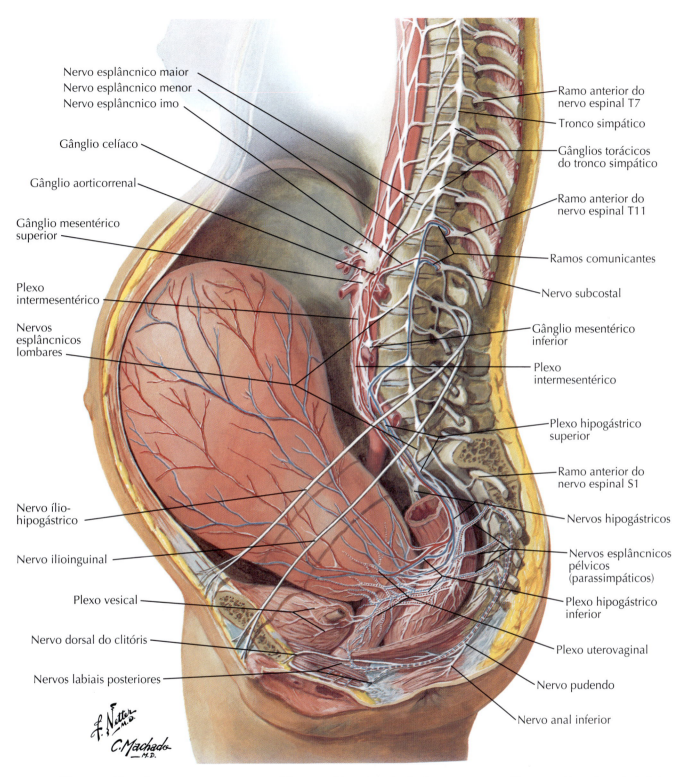

Inervação dos Órgãos Genitais Femininos: Esquema

Ver também Prancha 417

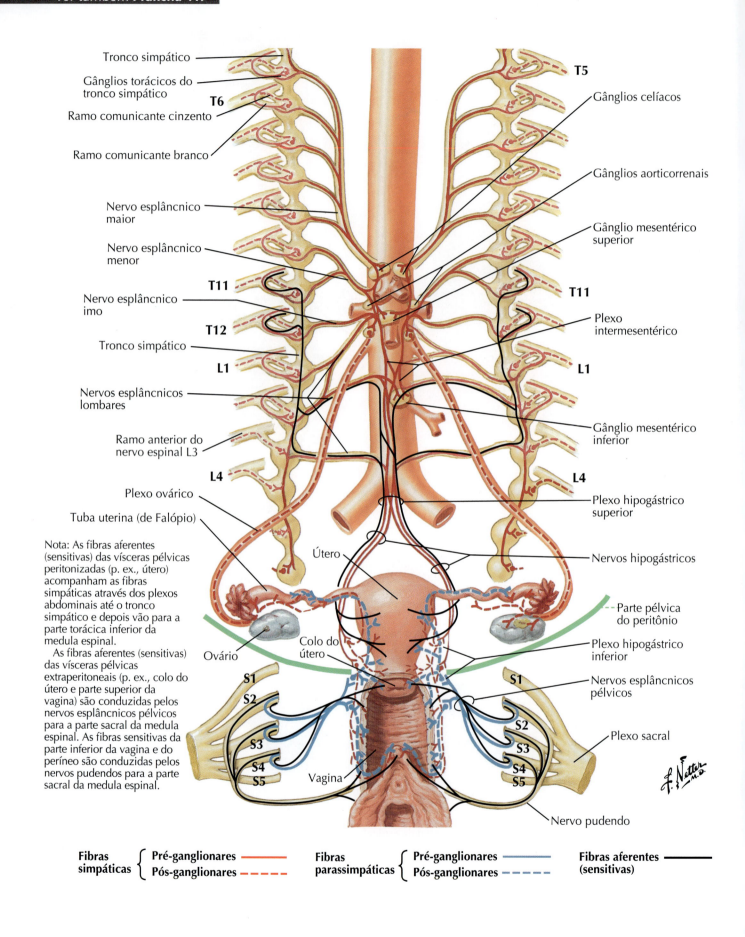

Prancha 417 — Nervos do Períneo e das Vísceras Pélvicas

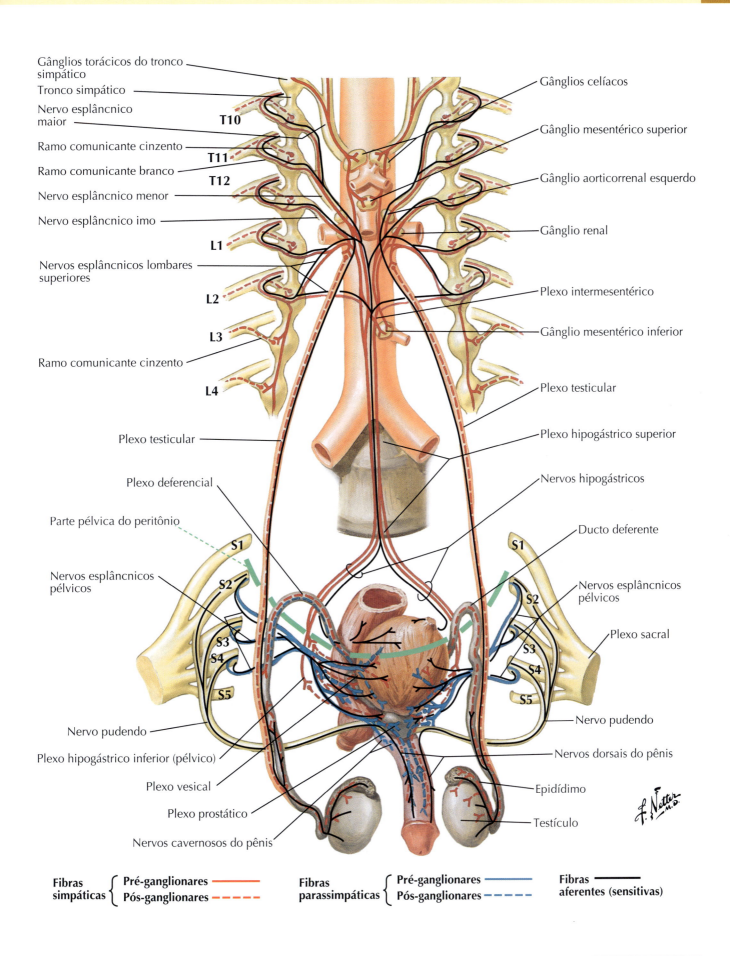

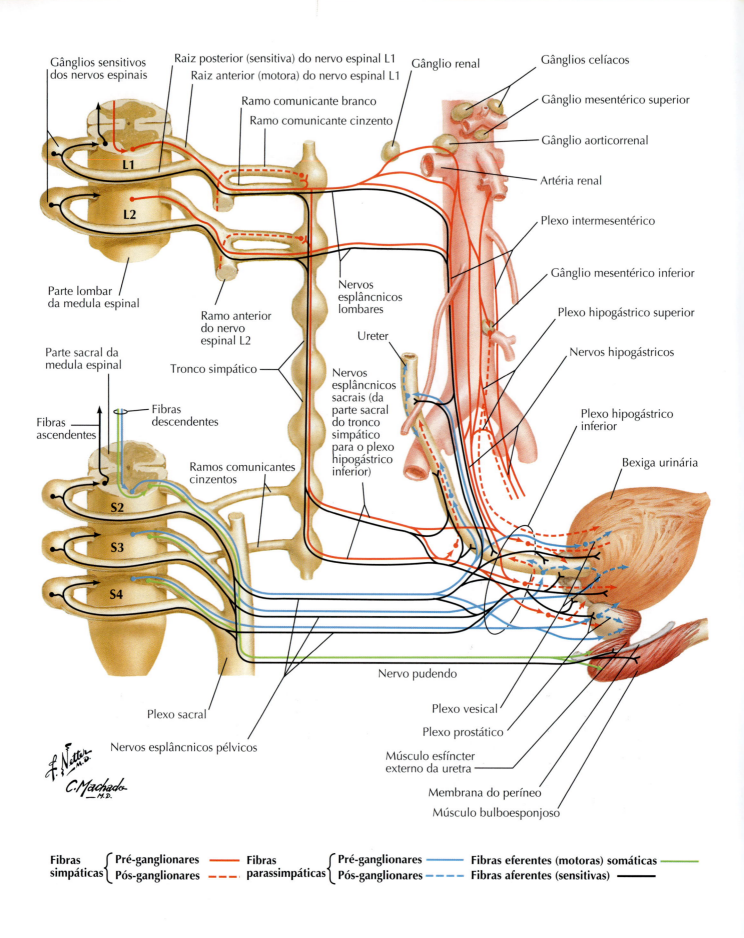

Inervação da Bexiga Urinária e da Parte Inferior do Ureter: Esquema

Prancha 419 — Nervos do Períneo e das Vísceras Pélvicas

Pelve Masculina: Corte Transversal da Junção Vesicoprostática

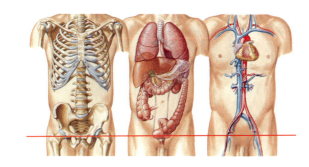

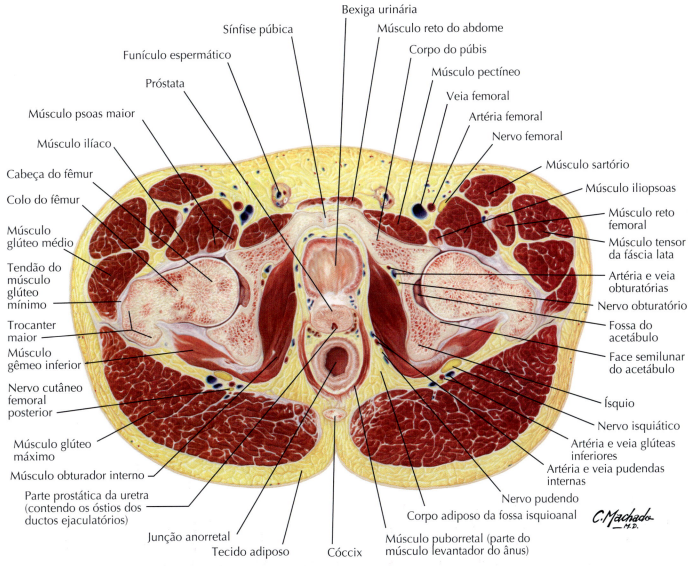

Anatomia Seccional Transversa

Prancha 420

Pelve Feminina: Corte Transversal da Vagina e da Uretra

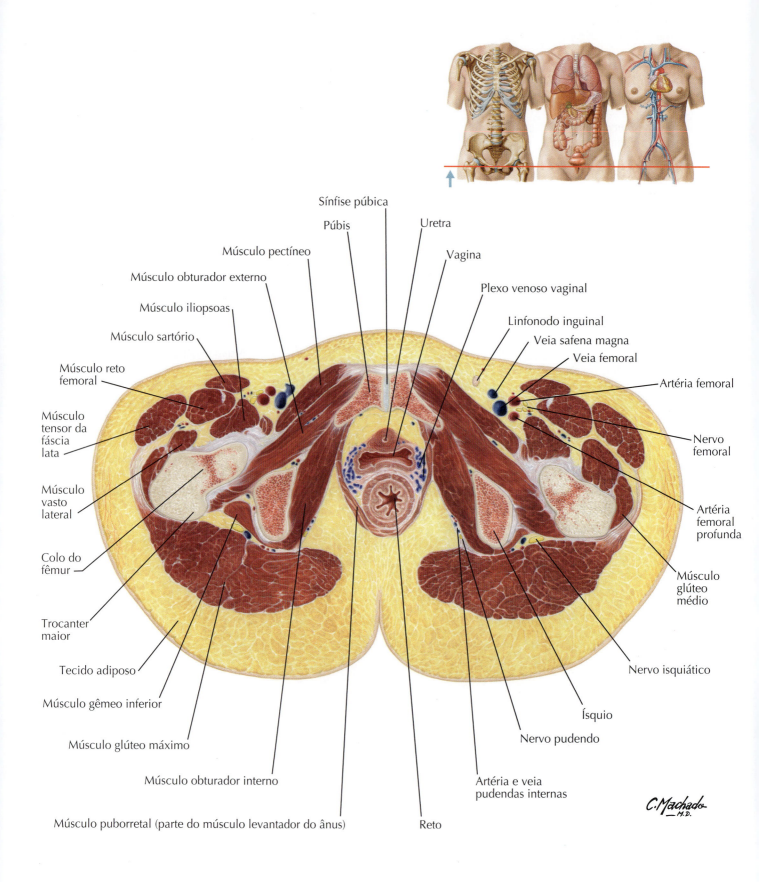

Prancha 421 — Anatomia Seccional Transversa

Estruturas de Alto* Significado Clínico   6

ESTRUTURAS ANATÔMICAS	COMENTÁRIO CLÍNICO	NÚMEROS DAS PRANCHAS
Sistema nervoso e órgãos dos sentidos		
Nervo pudendo	O bloqueio pudendo é realizado para anestesiar o períneo para o parto ou procedimentos cirúrgicos menores no períneo	415
Nervo anal inferior	Anestesiado na fossa isquioanal para excisão cirúrgica de hemorroidas externas	413
Plexo prostático/nervos cavernosos do pênis	A ruptura desses nervos durante procedimentos (p.ex., cirurgia de próstata) pode produzir incapacidade de ereção	412
Sistema esquelético		
Sínfise púbica	Ponto de referência anatômica palpável usado para obter medidas pélvicas (p. ex., diâmetro diagonal) que são utilizadas para avaliar a adequação da pelve para o parto; durante exames pré-natais são usadas para estimar o crescimento fetal (mensuração da altura "sínfise púbica–fundo do útero"); uma lesão pode resultar em alargamento detectado em radiografias da região	355
Espinha isquiática	Ponto de referência anatômica palpável usado para estimar o diâmetro interespinal para o parto e localizar o nervo pudendo para bloqueio desse nervo	355
Túber isquiático	Ponto de referência anatômica palpável usado para estimar a largura da "saída" da pelve para o parto local de fixação proximal dos músculos isquiotibiais	355
Ramo superior do púbis	Geralmente fraturado por compressão lateral da pelve no plano anteroposterior em lesão por esmagamento ou quedas em idosos com osteoporose	353
Articulação sacroilíaca	Enrijecimento, esclerose e fusão ocorrem na doença autoimune conhecida como espondilite anquilosante; o diagnóstico é difícil de ser estabelecido e a doença é conhecida por ser causa de dor referida em articulações adjacentes	355
Sistema muscular		
Diafragma da pelve (músculos levantador do ânus e isquiococcígeo)	Fornece sustentação para o ângulo uretrovesical, ajudando a manter a continência urinária; a fraqueza ou lesão durante o parto pode levar à incontinência urinária em mulheres	359, 370
Fáscia extraperitoneal da pelve (endopélvica)	A fraqueza ou ruptura dos ligamentos fasciais endopélvicos (p. ex., ligamentos pubovesical e transverso do colo [do útero]) facilita o prolapso dos órgãos pélvicos	366, 373
Corpo do períneo	A ruptura do corpo do períneo pode ocorrer durante o parto; incisão profilática no corpo do períneo, ou lateral a este, conhecida como episiotomia, pode ser realizada para facilitar o parto vaginal em algumas circunstâncias	379
Sistema circulatório		
Plexo (venoso) pampiniforme	A dilatação pode causar varicocele testicular, afetando a regulação da temperatura testicular e potencialmente contribuindo para a infertilidade; ocorre com mais frequência no lado esquerdo devido ao trajeto mais longo da veia gonadal esquerda e ao ângulo de drenagem para a veia renal	403
Artéria uterina	Ligada ou cauterizada durante histerectomia; a embolização seletiva de ramos é realizada para tratar fibroides uterinos	402, 406
Artérias profunda e dorsal do pênis e tecido cavernoso	O bloqueio ou perda de função da musculatura lisa vascular pode levar à disfunção erétil, tratada com vasodilatadores	407
Veias ilíacas internas	Fornecem comunicação entre o plexo venoso prostático e as veias que drenam a coluna vertebral, que é a via de disseminação do câncer de próstata	405
Veias retais	A hipertensão portal pode causar dilatação das veias retais (hemorroidas) caso se desenvolvam anastomoses portossistêmicas entre as veias retais superiores (drenagem portal) e veias retais médias e/ou inferiores (drenagem sistêmica)	318, 401

Estruturas de Alto Significado Clínico   Tabela 6.1

Estruturas de Alto* Significado Clínico

ESTRUTURAS ANATÔMICAS	COMENTÁRIO CLÍNICO	NÚMEROS DAS PRANCHAS
Plexos venosos retais interno e externo	A dilatação pode resultar em uma condição dolorosa conhecida como hemorroida	395, 401
Vasos linfáticos e órgãos linfoides		
Linfonodos pélvicos e lombares	Disseminação das células do câncer de ovário via drenagem venosa para a veia cava inferior e pulmões ou via vasos linfáticos	408
Linfonodos lombares e traqueobronquiais	As células do câncer de próstata podem se disseminar via vasos linfáticos para o peritônio e mediastino	260, 410
Linfonodos para o peritônio e mediastino	Recebem drenagem linfática do ovário, tuba uterina e fundo do útero, em mulheres, e dos testículos, em homens; portanto, os cânceres nesses órgãos podem se disseminar para o retroperitônio	408, 410
Linfonodos pélvicos	A amostragem ou dissecação de linfonodos é realizada para avaliar a disseminação de malignidades ginecológicas	408
Sistema digestório		
Reto e canal anal	Examinado por meio de exame retal digital para detectar hemorroidas internas, impactação fecal e câncer retal	301, 393, 395
Peritônio	Local comum de disseminação metastática de câncer de ovário via líquido peritoneal na cavidade peritoneal	363, 364
Sistema urinário		
Bexiga urinária	O grau de preenchimento é prontamente avaliado no exame ultrassonográfico; em pacientes com baixo débito urinário, isso pode estabelecer o diagnóstico de obstrução da saída da bexiga	368, 369
Óstio do ureter	O refluxo anormal de urina da bexiga para os ureteres (refluxo vesicoureteral) pode ocorrer em crianças, contribuindo para infecções urinárias recorrentes e fibrose renal progressiva	371
Ureter	A dilatação indica obstrução do ureter ou da bexiga urinária; a presença de cálculo renal no ureter causa dor intensa e, em alguns casos, hematúria; o ureter pode ser lesionado durante histerectomia por causa de seu relacionamento próximo com a artéria uterina	335, 336, 402
Sistema genital		
Escavação retouterina (fundo de saco de Douglas)	Região examinada por ultrassom para detectar presença de líquido abdominal ou pélvico; local comum da gravidez ectópica; pode ser acessada via parte posterior do fórnice da vagina; normalmente contém uma pequena quantidade de líquido peritoneal, considerado fisiológico	364, 365
Útero	Local da gestação fetal; palpado durante os exames pré-natais para avaliar o crescimento fetal; também pode conter crescimentos grandes, às vezes dolorosos, conhecidos como leiomiomas (fibroides)	364, 374
Tuba uterina (de Falópio)	Local comum de gravidez ectópica; inflamação (salpingite) pode ocorrer na doença inflamatória pélvica (DIP), como consequência de infecção sexualmente transmissível, possivelmente levando a fibrose e infertilidade; a oclusão cirúrgica (ligadura das trompas) é realizada quando as mulheres desejam um método contraceptivo permanente	363, 364, 375
Colo do útero	O epitélio da zona de transformação do colo é propenso a displasia e malignidade; a amostragem de células dessa região é feita durante exame de Papanicolaou que avalia também infecção por papilomavírus humano, o principal fator de risco para câncer de colo de útero	372, 374

Tabela 6.2   Estruturas de Alto Significado Clínico

Estruturas de Alto* Significado Clínico

ESTRUTURAS ANATÔMICAS	COMENTÁRIO CLÍNICO	NÚMEROS DAS PRANCHAS
Vagina	A parte posterior do fórnice da vagina permite o acesso à escavação retouterina (fundo de saco de Douglas)	364
Ovário	Examinado por ultrassom para identificar cistos ou acúmulo de ovócitos; a torção é uma condição dolorosa que ocorre quando o ovário se torce no eixo do ligamento suspensor do ovário, ocluindo os vasos ováricos e causando ingurgitamento e isquemia	363, 374, 375
Testículo	A torção é uma condição dolorosa que ocorre quando o testículo se torce no eixo da vasculatura testicular, causando ingurgitamento e isquemia	388
Próstata	Propensa à hipertrofia benigna com o envelhecimento, o que resulta em obstrução do fluxo urinário (disúria); o câncer de próstata é o segundo câncer mais comum em homens	368, 385
Ducto deferente	Ligado durante denferectomia (vasectomia) para esterilização masculina	368, 388

*As seleções foram baseadas principalmente em dados clínicos assim como nas correlações clínicas geralmente discutidas em cursos de anatomia macroscópica.

Estruturas de Alto Significado Clínico — Tabela 6.3

Músculos

MÚSCULO	GRUPO MUSCULAR	INSERÇÃO PROXIMAL (ORIGEM)	INSERÇÃO DISTAL	INERVAÇÃO	SUPRIMENTO SANGUÍNEO	AÇÕES PRINCIPAIS
Músculo bulboesponjoso	Perineal	*Homem:* corpo do períneo	*Homem:* membrana do períneo, corpo cavernoso e bulbo do pênis	Nervo perineal	Artéria perineal	*Homem:* comprime o bulbo do pênis, impulsiona a entrada de sangue no corpo do pênis durante a ereção, força a eliminação da urina e do sêmen
		Mulher: corpo do períneo	*Mulher:* dorso do clitóris, membrana do períneo, bulbo do vestíbulo, arco púbico			*Mulher:* promove a constrição do óstio da vagina, auxilia a saída da secreção das glândulas vestibulares maiores, impulsiona a entrada de sangue no clitóris
Músculo isquiococcígeo	Diafragma da pelve	Espinha isquiática	Parte inferior do sacro, cóccix	Nervo para o músculo isquiococcígeo	Artéria glútea inferior	Sustenta as vísceras pélvicas
Músculo compressor da uretra (apenas na mulher)	Perineal	Ramo isquiopúbico	Funde-se com o correspondente contralateral anterior à uretra	Nervo perineal	Artéria perineal	Esfíncter da uretra
Músculo cremaster	Funículo espermático	Margem inferior do músculo oblíquo interno do abdome e terço médio do ligamento inguinal	Tubérculo púbico, crista púbica	Ramo genital do nervo genitofemoral	Artéria cremastérica	Retrai os testículos
Músculo transverso profundo do períneo	Perineal	Face interna do ramo isquiopúbico, tuber isquiático	Corpo do períneo	Nervo perineal	Artéria perineal	Estabiliza o corpo do períneo e sustenta a próstata/vagina
Músculo esfincter externo do ânus	Perineal	Ligamento anococcígeo	Corpo do períneo	Nervos anais inferiores e nervos perineais	Artérias retal inferior e perineal	Fecha o ânus
Músculo esfincter externo da uretra	Perineal	Ramo isquiopúbico	*Homem:* rafe mediana do pênis, anterior e posteriormente à uretra	Nervo perineal	Artéria perineal	Comprime a uretra ao fim da micção; nas mulheres também comprime a parte distal da vagina
			Mulher: envolve a uretra, insere-se em ambos os lados da vagina			
Músculo isquiocavernoso	Perineal	Superfície interna inferior do ramo isquiopúbico, túber isquiático	*Homem:* Extremidade anterior do ramo do pênis	Nervo perineal	Artéria perineal	Impulsiona a entrada de sangue no corpo do pênis ou do clitóris durante a ereção
			Mulher: Extremidade anterior do ramo do clitóris			
Músculo levantador do ânus (iliococcígeo, pubococcígeo e puborretal)	Diafragma da pelve	Corpo do púbis, arco tendíneo do músculo levantador do ânus (na fáscia obturatória), espinha isquiática	Corpo do períneo, cóccix, rafe do diafragma pélvico, paredes da próstata ou vagina, junção anorretal	Nervo para o músculo levantador do ânus, nervo perineal	Artéria glútea inferior, artéria pudenda interna e seus ramos (artérias retal inferior e perineal)	Sustenta as vísceras pélvicas, eleva o assoalho pélvico
Músculo esfincter uretrovaginal (somente em mulheres)	Perineal	Corpo do períneo	Dirige-se anteriormente e contorna a uretra e emerge com seu correspondente contralateral	Nervo perineal	Artéria perineal	Esfíncter da uretra e da vagina
Músculo transverso superficial do períneo	Perineal	Ramo do ísquio e túber isquiático	Corpo do períneo	Nervo perineal	Artéria perineal	Estabiliza o corpo do períneo

Variações nas contribuições do nervo espinal para a inervação dos músculos, no seu suprimento arterial, nos seus locais de inserção e suas ações são de ocorrência comum na anatomia humana. Portanto, existem diferenças entre os textos e devemos considerar que a variação anatômica é normal.

Tabela 6.4

MEMBRO SUPERIOR 7

Anatomia de Superfície	422–426	**Imagens Regionais**	490
Ombro e Axila	427–439	**Estruturas de Alto Significado**	
Braço	440–445	**Clínico**	Tabelas 7.1–7.2
Cotovelo e Antebraço	446–461	**Nervos do Plexo Braquial**	Tabelas 7.3–7.4
Punho e Mão	462–481	**Músculos**	Tabelas 7.5–7.8
Inervação e Vascularização	482–489	**Bônus de Pranchas Eletrônicas**	BP 96–BP 102

BÔNUS DE PRANCHAS ELETRÔNICAS

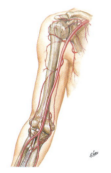

BP 96 Artérias do Braço e Parte Proximal do Antebraço

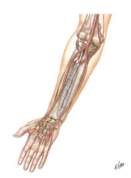

BP 97 Artérias do Antebraço e da Mão

BP 98 Ligamentos do Carpo

BP 99 Regiões Flexora e Extensora da Mão

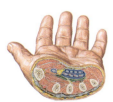
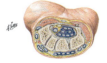

BP 100 Corte através dos Ossos Metacarpais e Carpais Distais

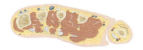

BP 101 Corte Transversal da Mão: Vista Superior

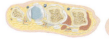
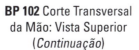

BP 102 Corte Transversal da Mão: Vista Superior (*Continuação*)

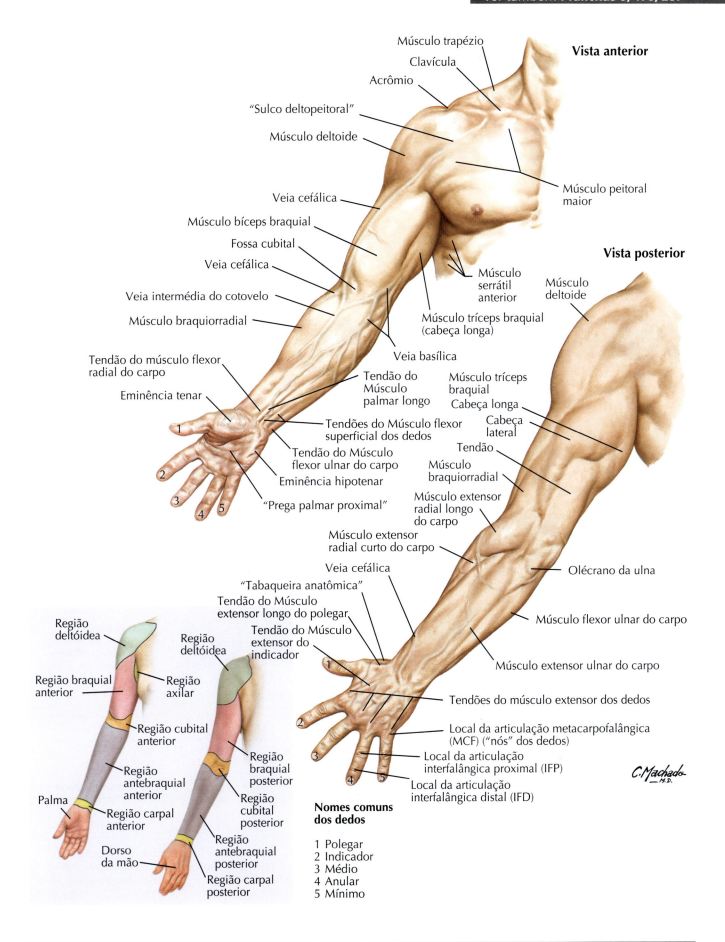

Inervação Cutânea do Membro Superior

Ver também **Pranchas 6, 492, 484**

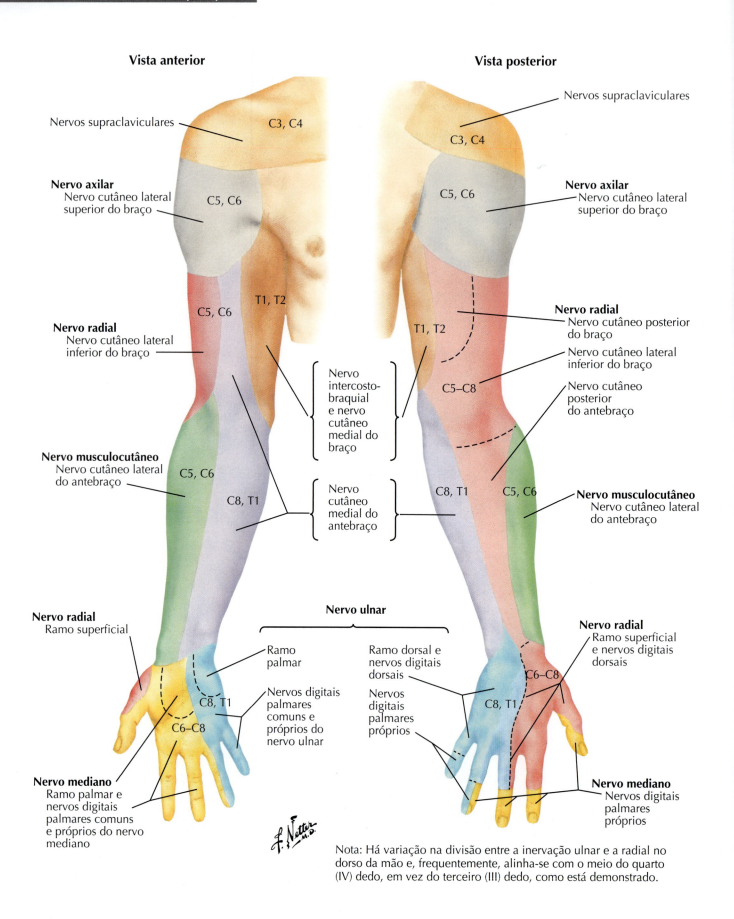

Nota: Há variação na divisão entre a inervação ulnar e a radial no dorso da mão e, frequentemente, alinha-se com o meio do quarto (IV) dedo, em vez do terceiro (III) dedo, como está demonstrado.

Prancha 423 — **Anatomia de Superfície**

Veias Superficiais do Ombro e do Braço

Ver também **Pranchas 277, 426, 444**

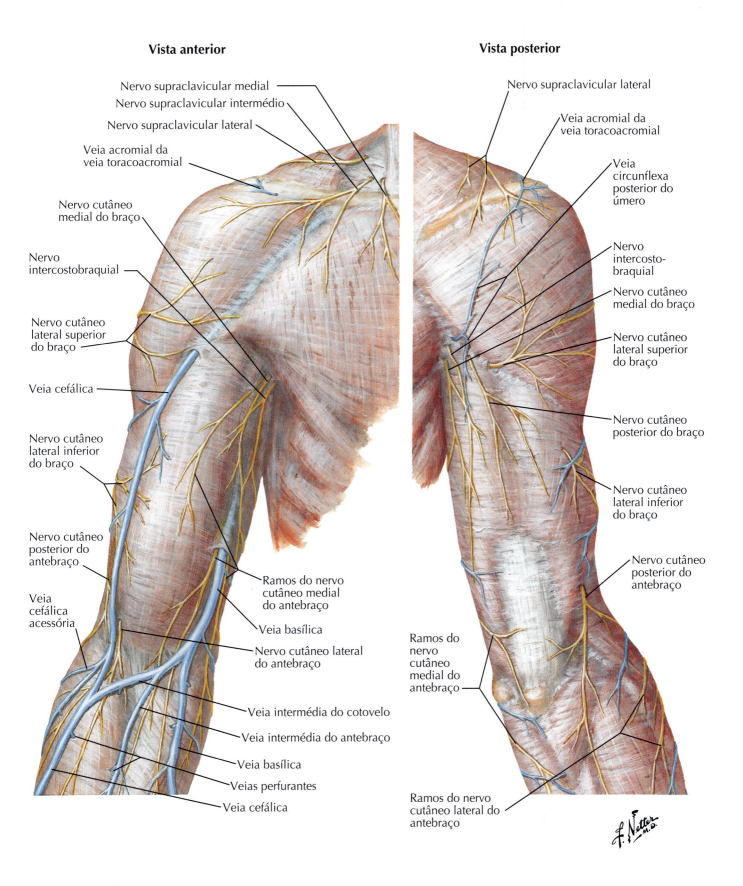

Anatomia de Superfície

Prancha 424

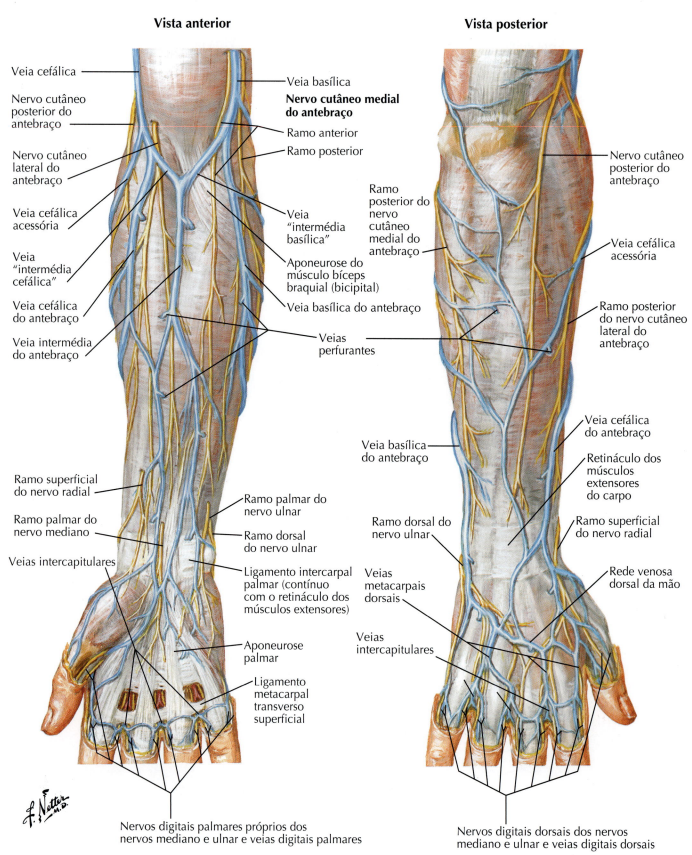

Vasos Linfáticos e Linfonodos do Membro Superior

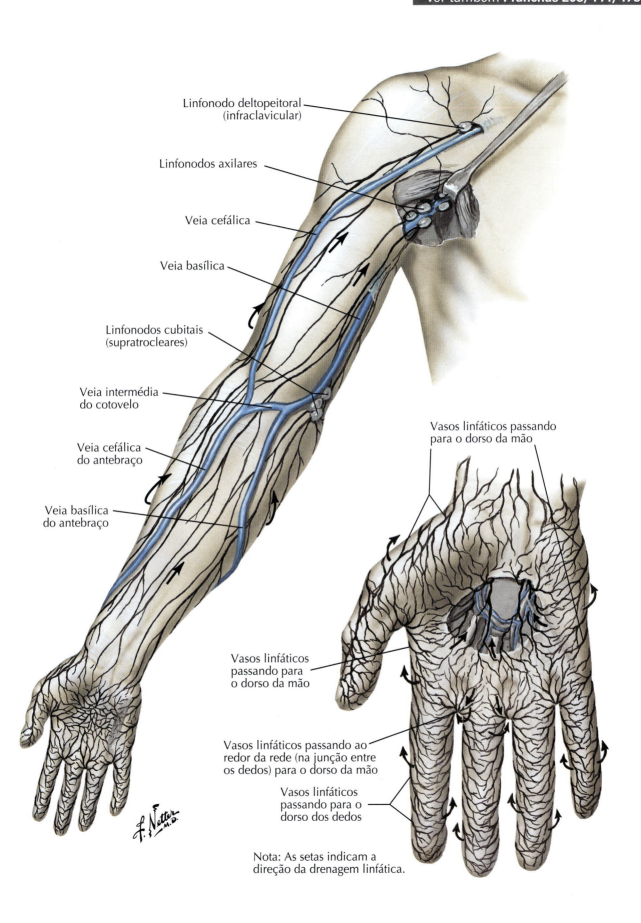

Úmero e Escápula

Ver também Pranchas 203, 427, 428, 430

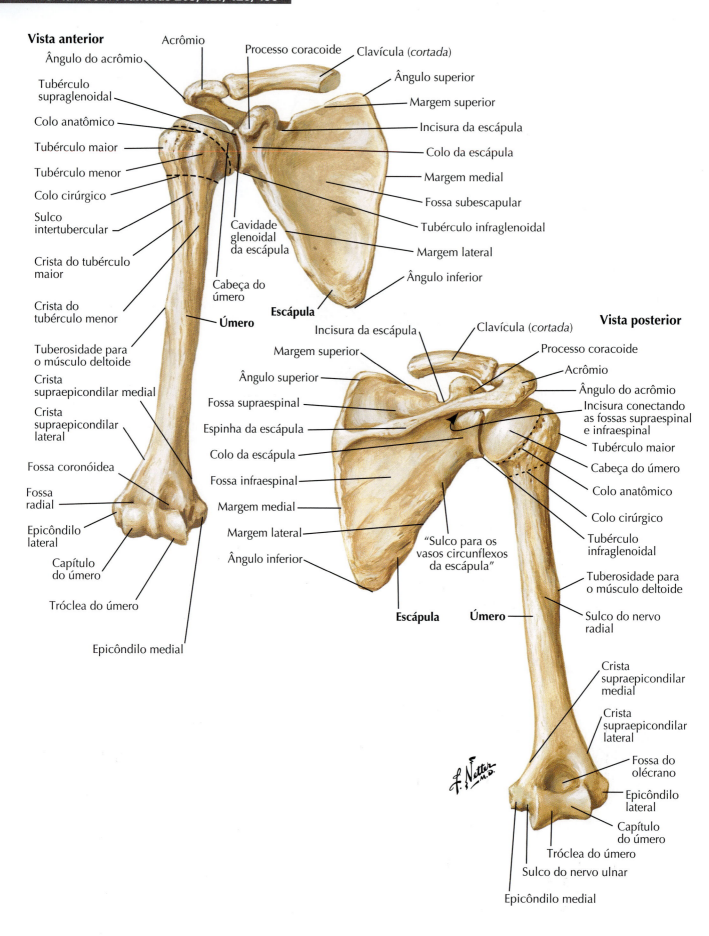

Prancha 427 — Ombro e Axila

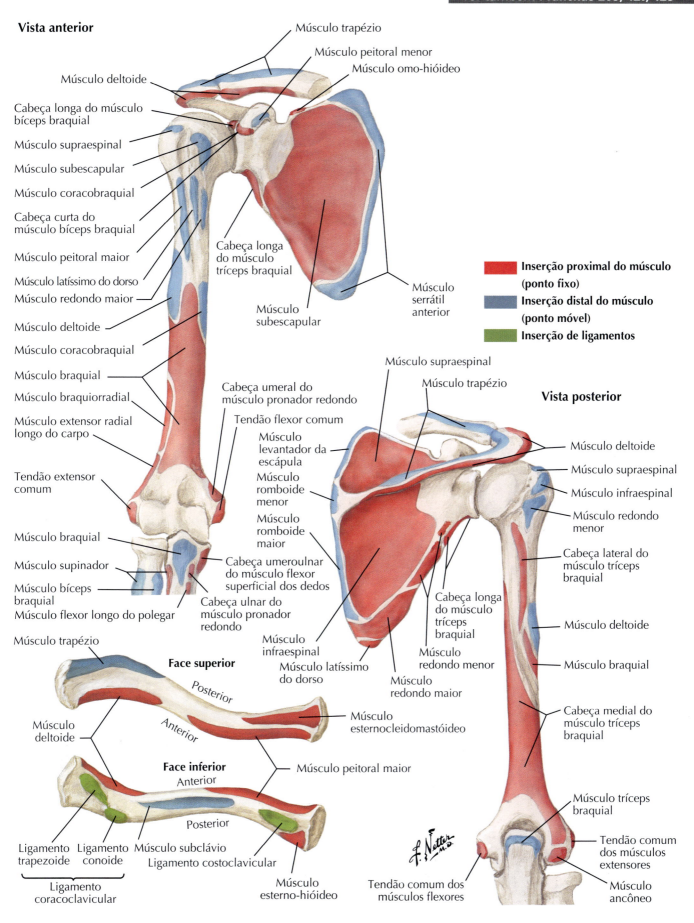

Clavícula e Articulação Esternoclavicular

Ver também **Pranchas 203, 210, 427, 428**

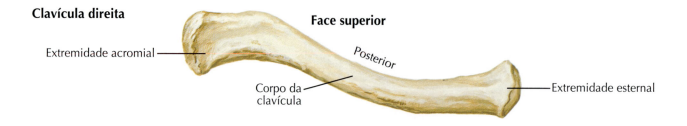

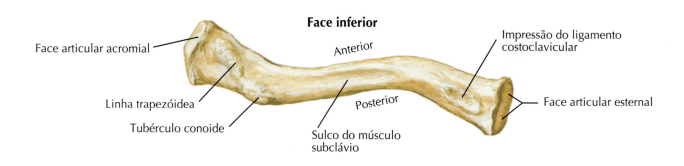

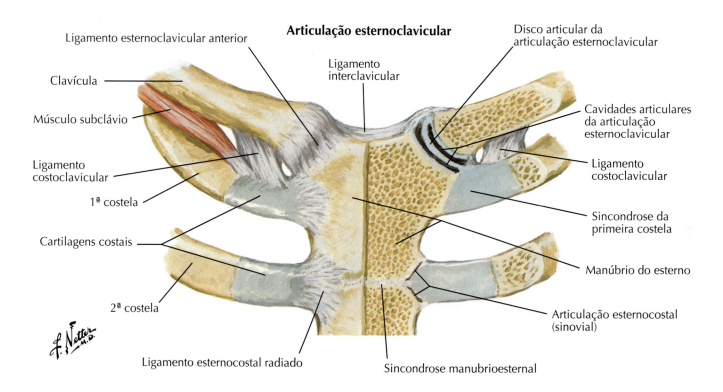

Prancha 429   **Ombro e Axila**

Ombro: Radiografia Anteroposterior

Ver também **Pranchas 427, 428, 431**

Radiografia anteroposterior do ombro direito

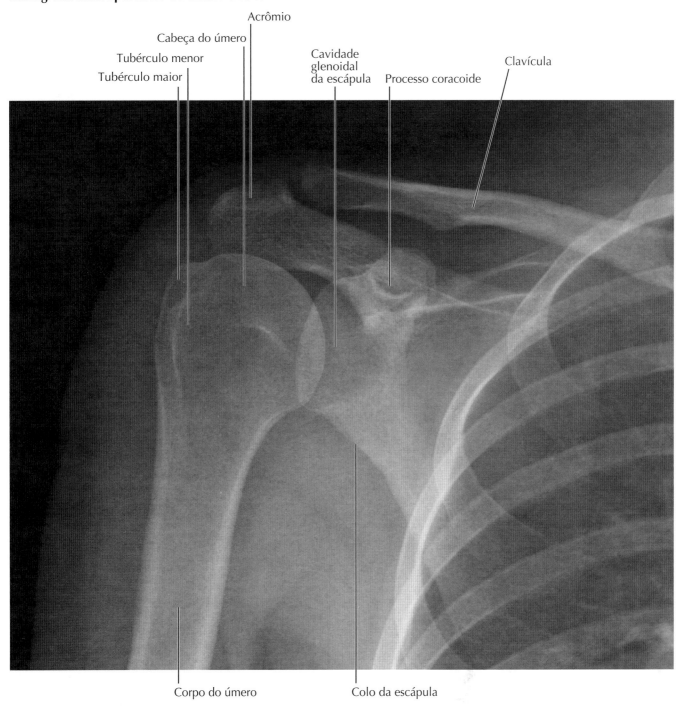

Ombro e Axila

Prancha 430

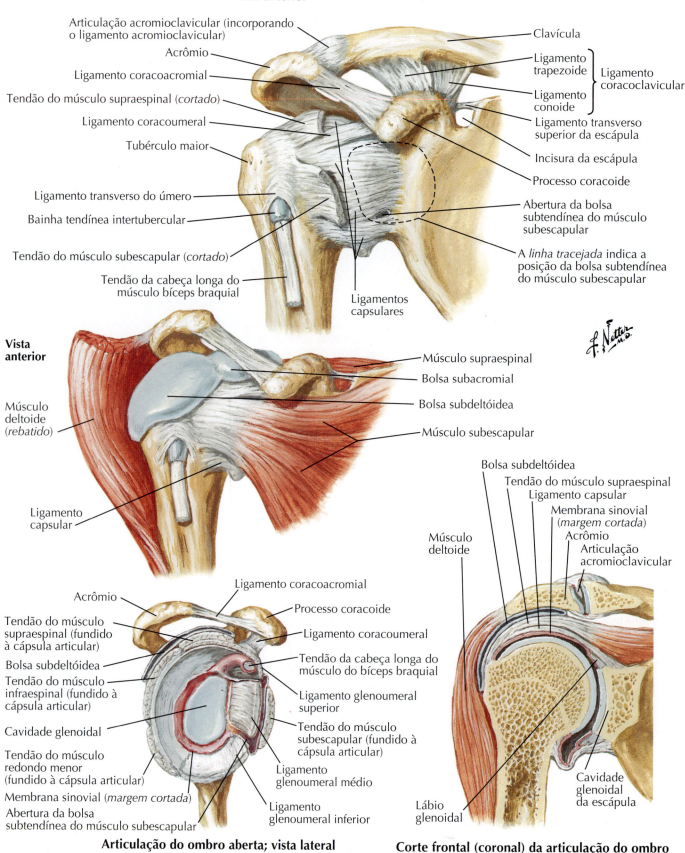

Músculos do Ombro

Ver também **Pranchas 195, 209**

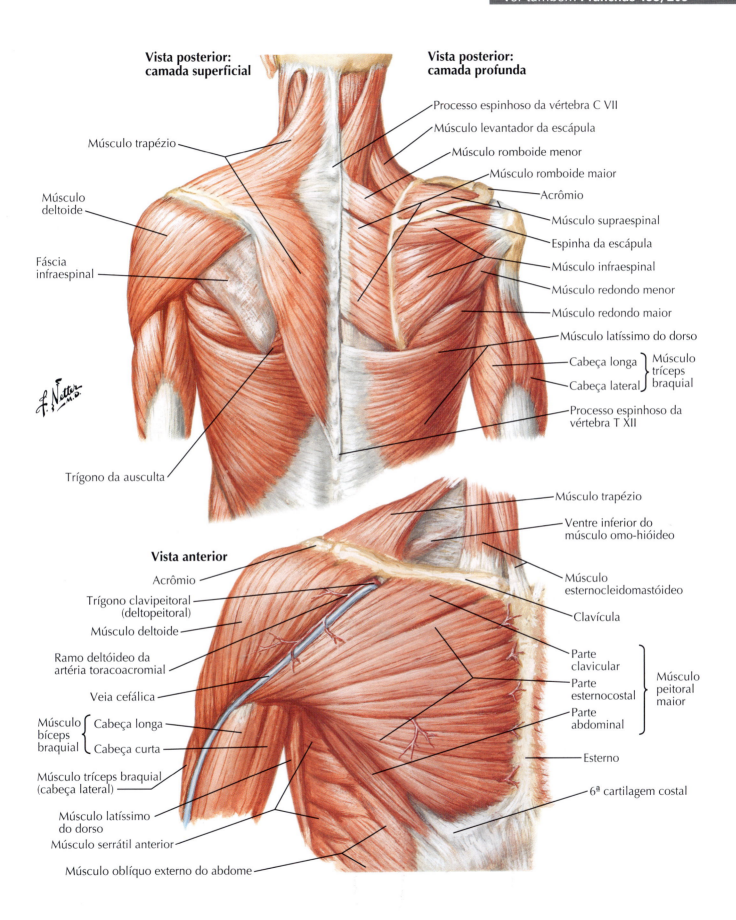

Ombro e Axila

Prancha 432

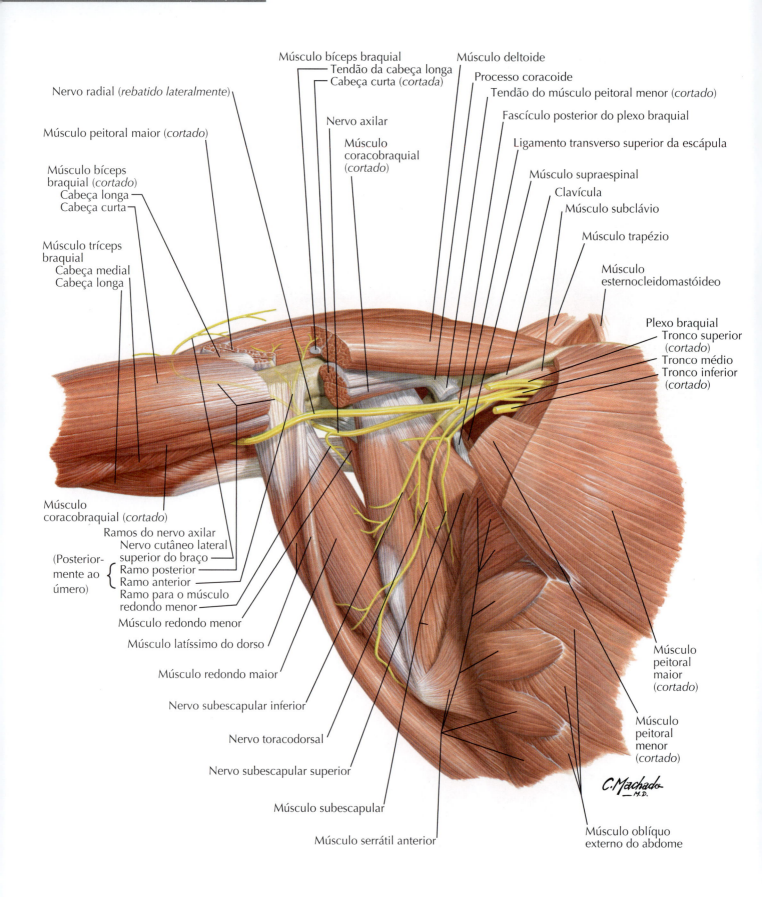

Músculos do "Manguito Rotador" 7

Ver também **Pranchas 431, 440, 441**

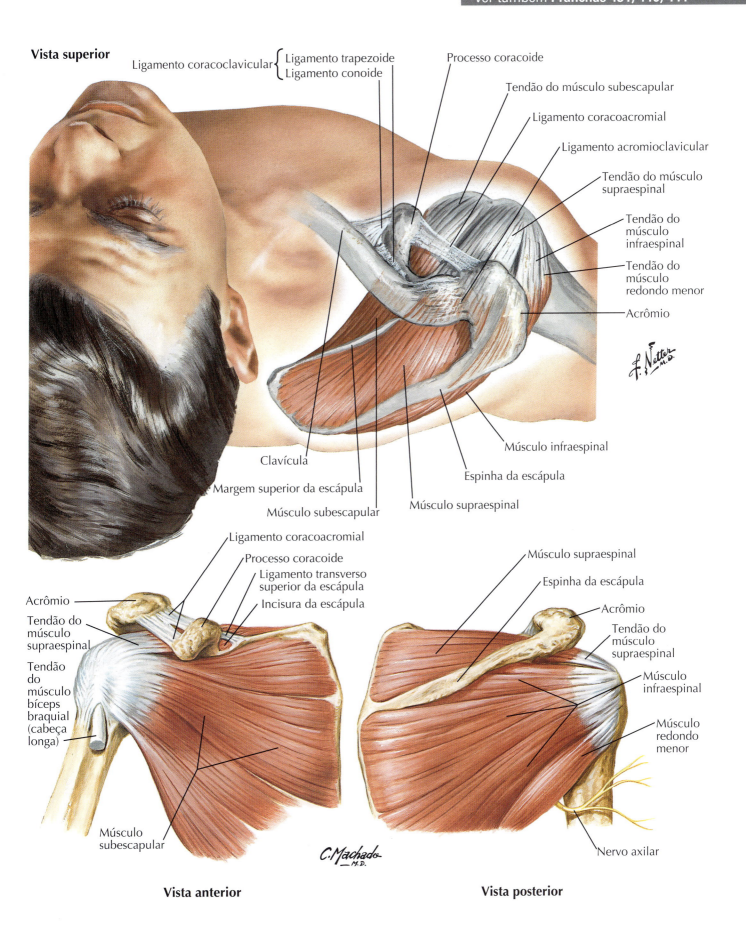

Prancha 434

Ombro e Axila

Fáscias Peitoral, Clavipeitoral e da Axila

Ver também **Pranchas 207, 209**

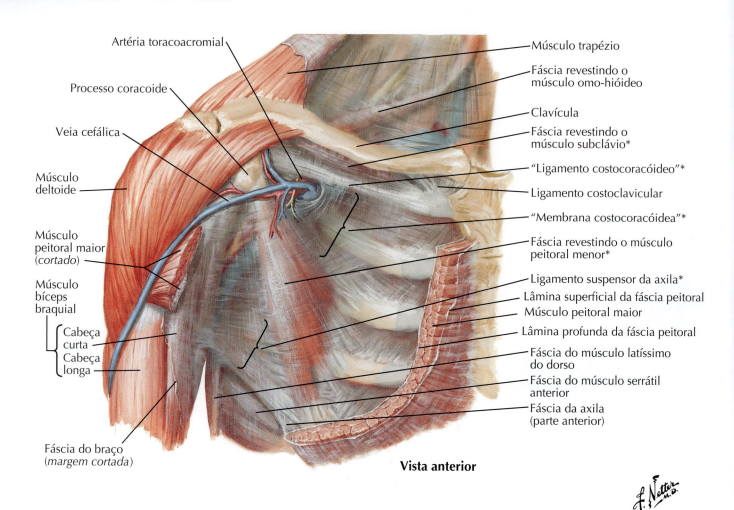

Vista anterior

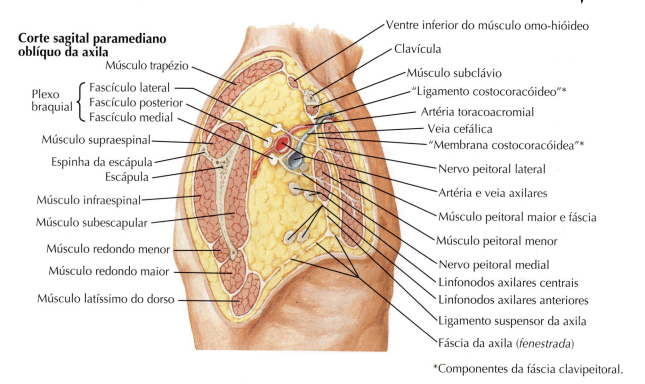

*Componentes da fáscia clavipeitoral.

Prancha 435 — Ombro e Axila

Região Deltóidea

Ver também **Pranchas 438, 488**

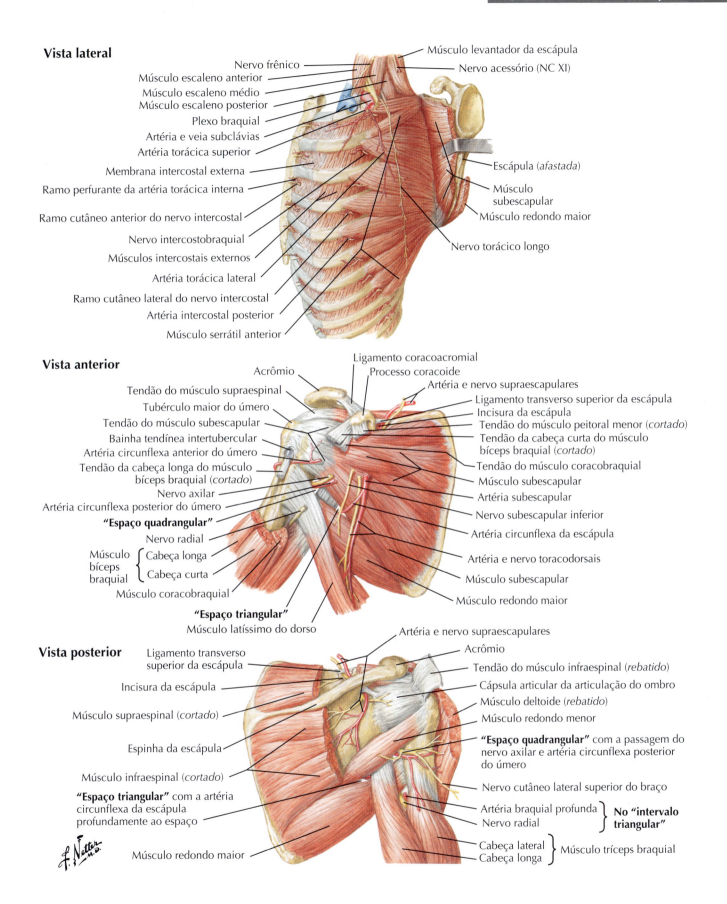

Ombro e Axila

Prancha 436

Artéria Axilar e Anastomoses ao Redor da Escápula

Ver também Pranchas 57, 443, BP 24

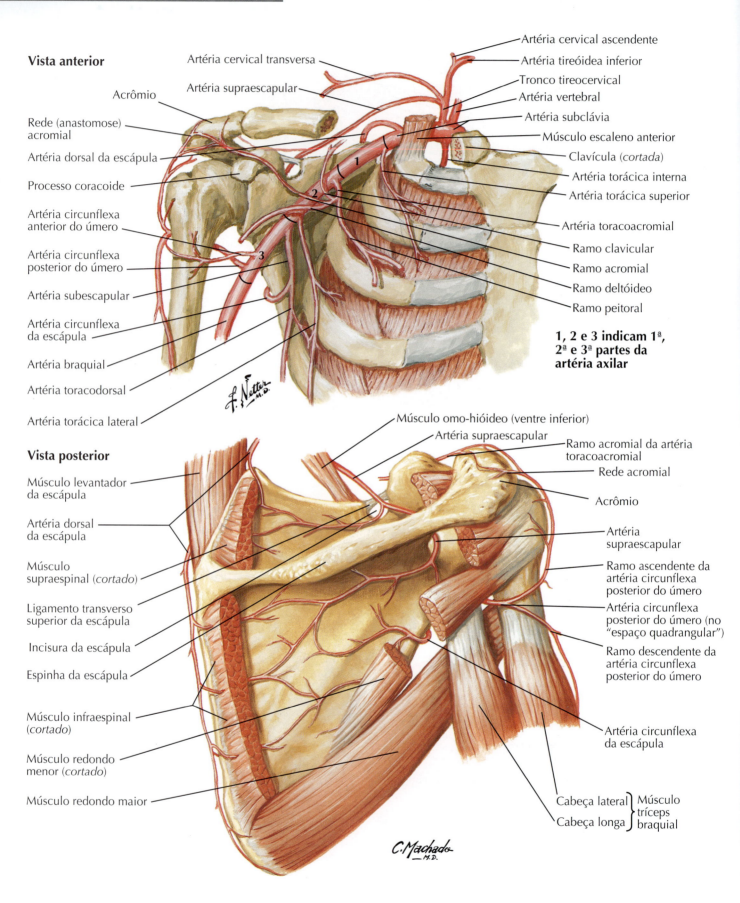

Prancha 437 — Ombro e Axila

Axila: Vista Anterior

Ver também **Pranchas 433, 436, BP 41**

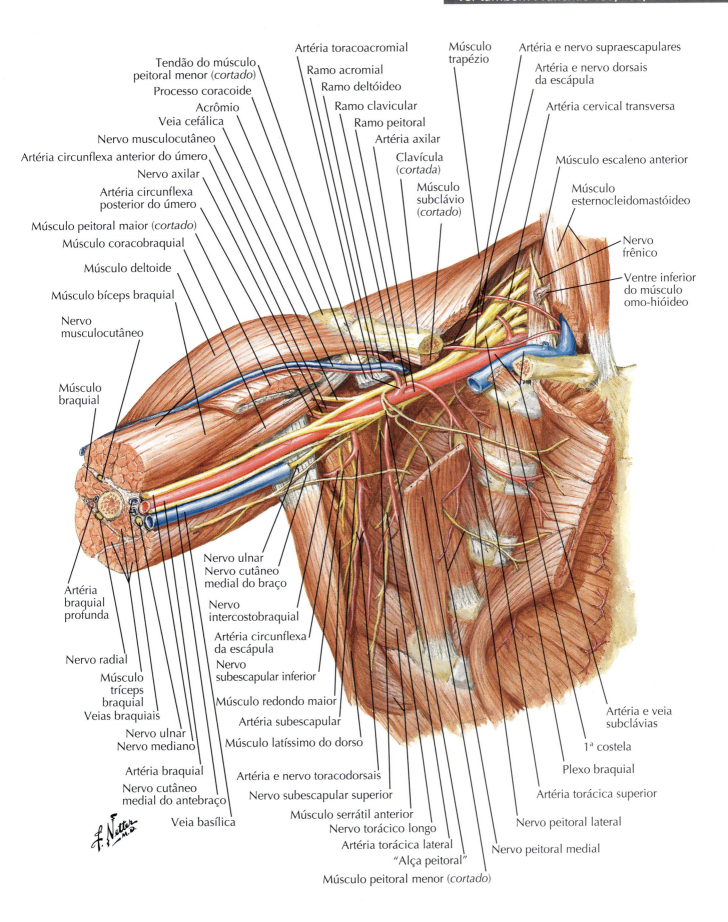

Ombro e Axila — Prancha 438

Plexo Braquial: Esquema

Ver também **Pranchas 483, 484**

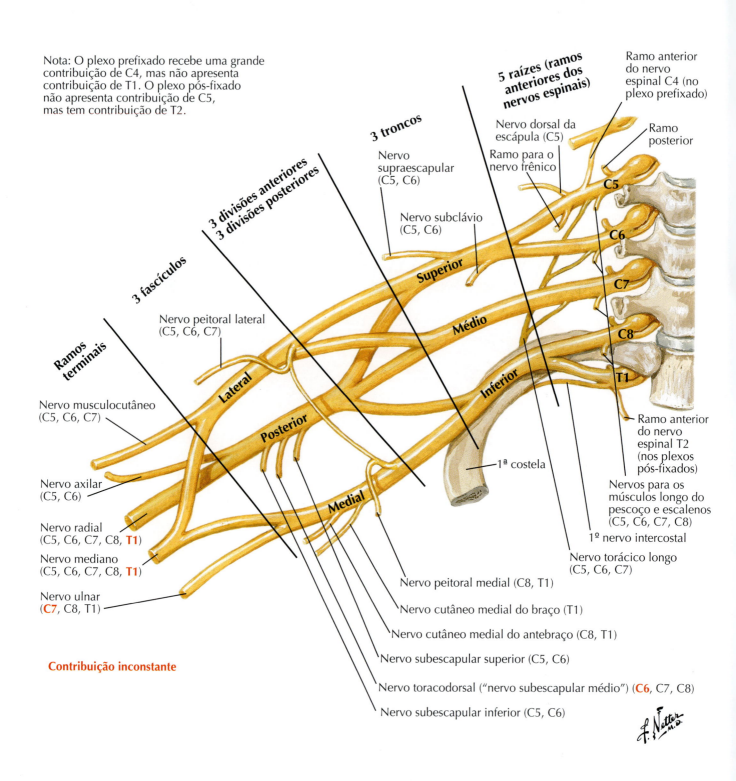

Ombro e Axila

Músculos do Braço: Compartimento Anterior

Ver também **Pranchas 434, 485**

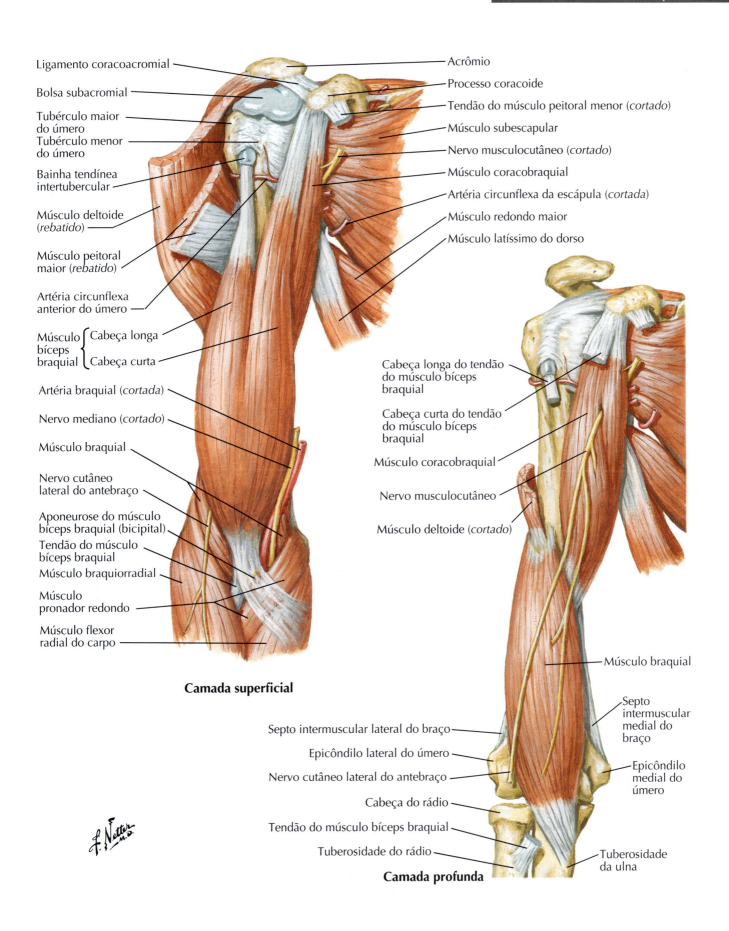

Camada superficial / **Camada profunda**

Braço — Prancha 440

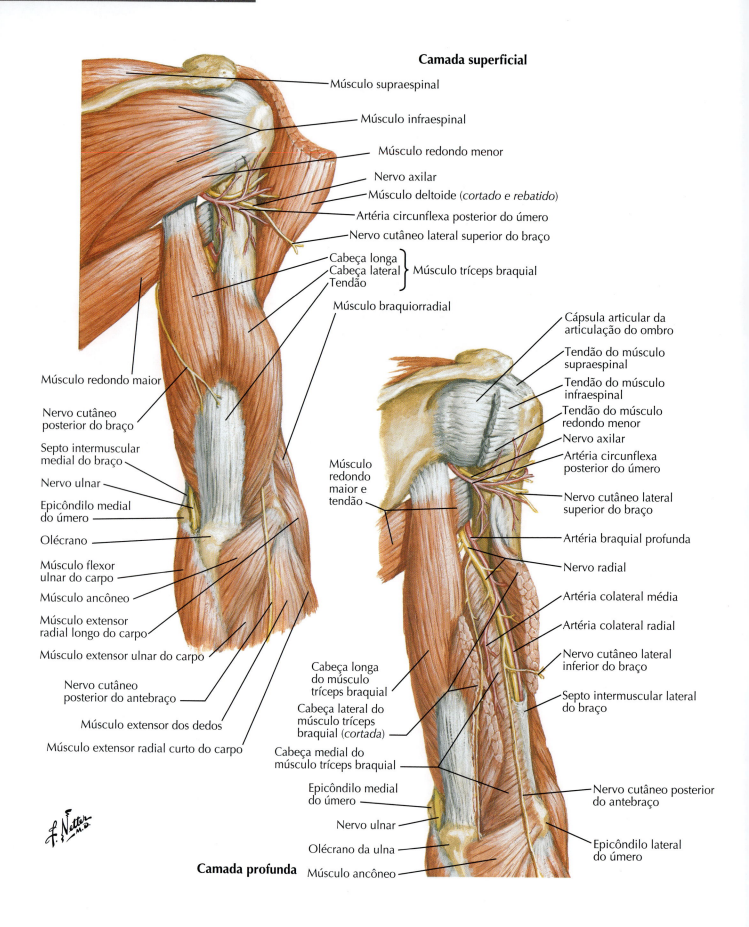

Artéria Braquial *in Situ*

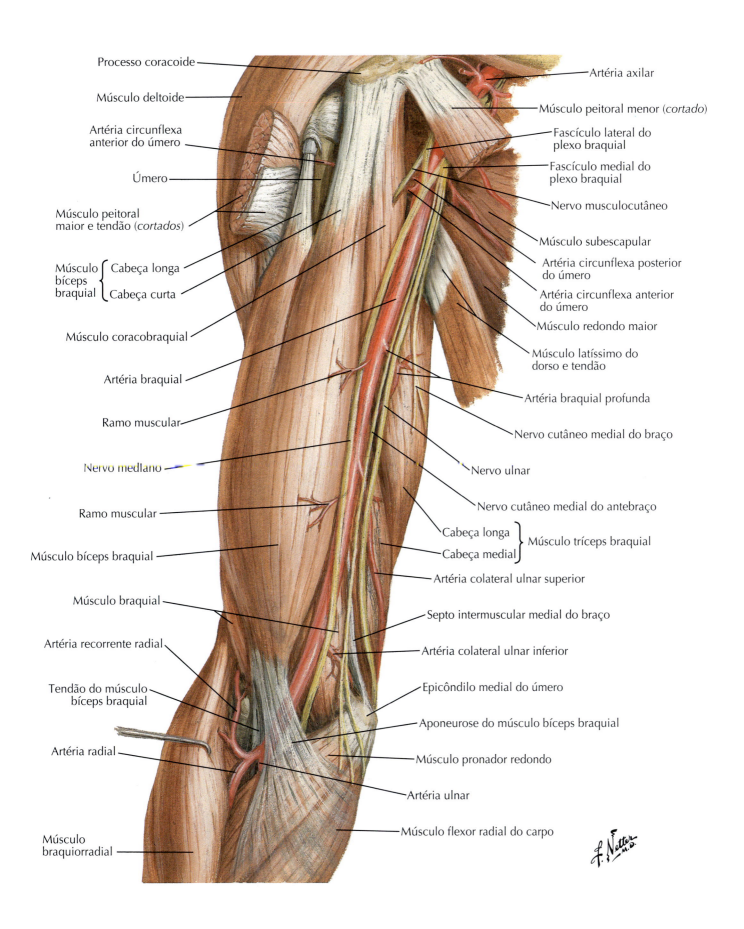

Braço

Prancha 442

Artérias do Membro Superior

Ver também **Pranchas 457, 476, BP 96, BP 97**

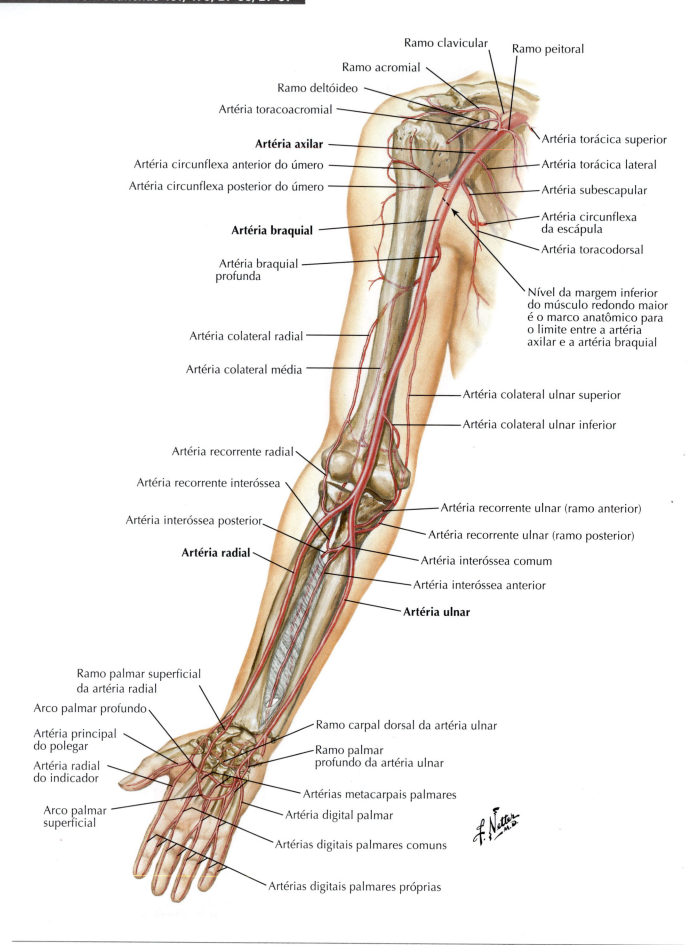

Prancha 443 — Braço

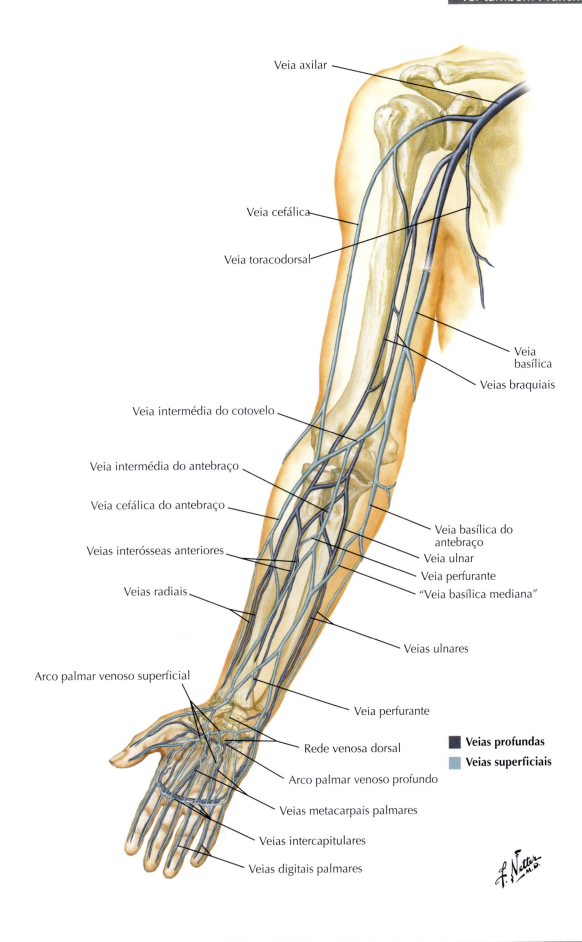

Braço: Cortes Transversais Seriados

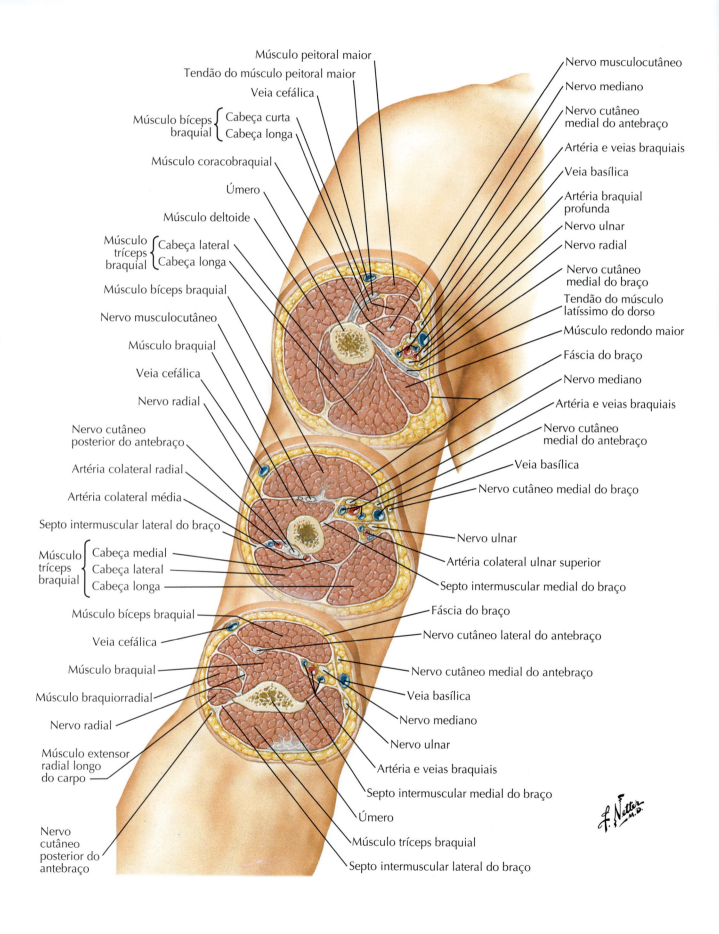

Prancha 445

Braço

Ossos do Cotovelo

Ver também Prancha 449

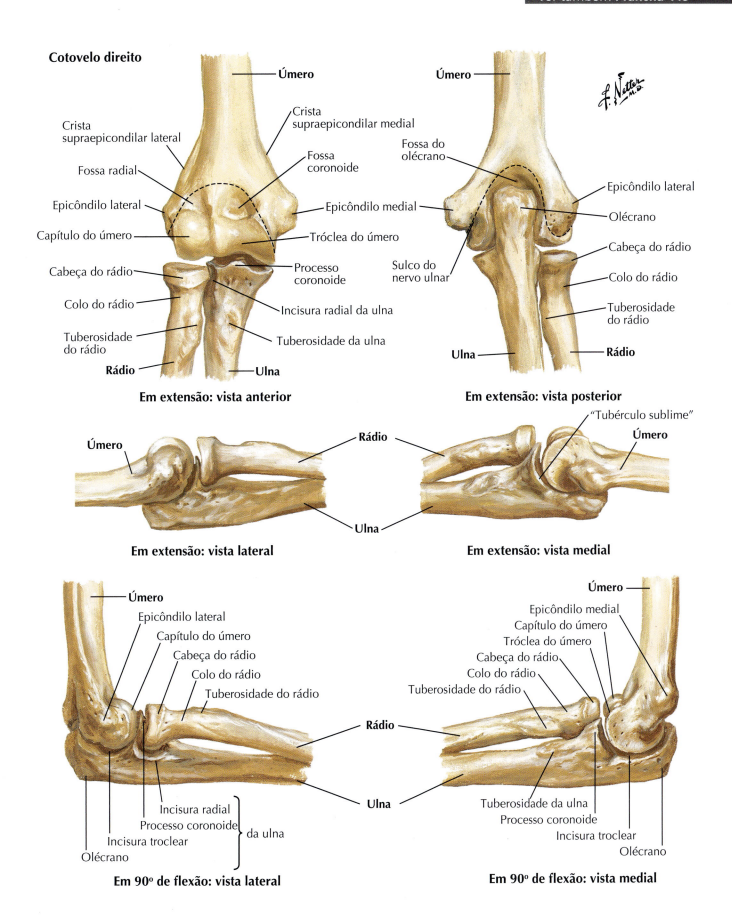

Prancha 446

Cotovelo: Radiografias

Radiografia anteroposterior

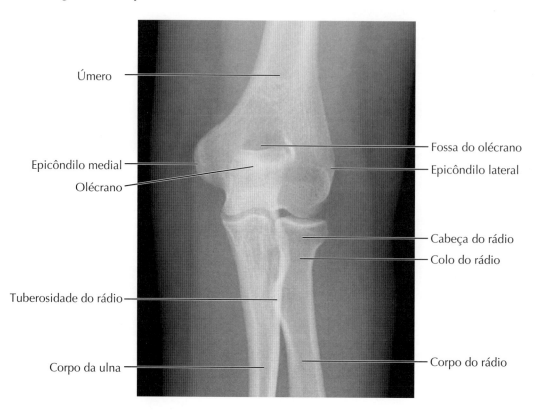

Radiografia lateral

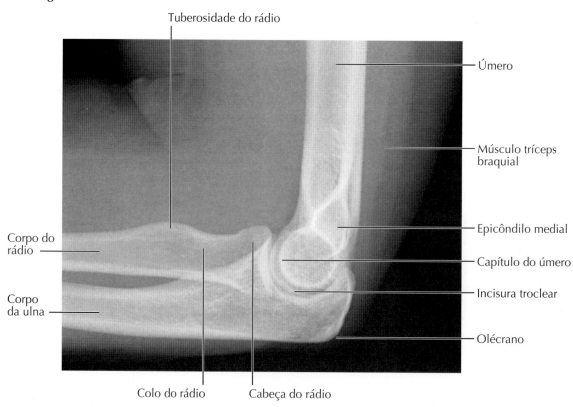

Prancha 447

Cotovelo e Antebraço

Ligamentos do Cotovelo 7

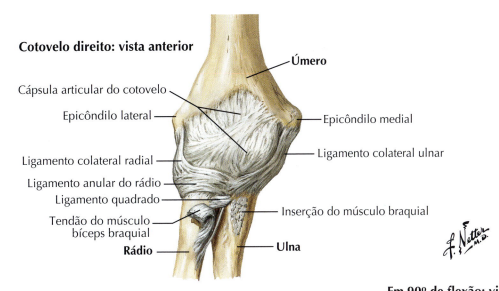

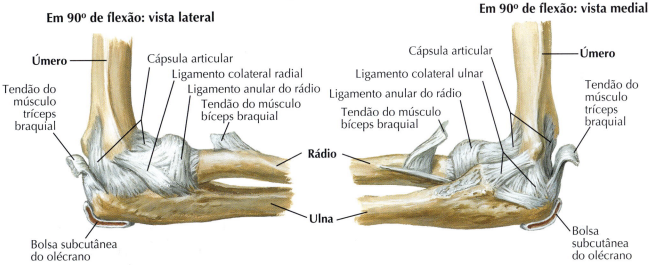

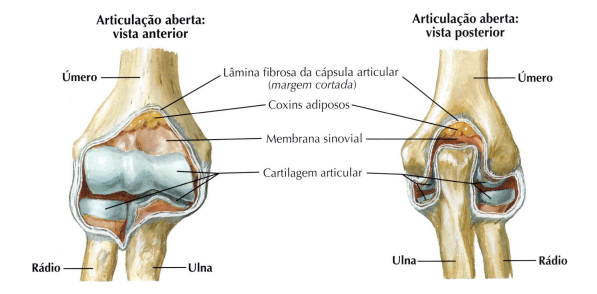

Cotovelo e Antebraço

Prancha 448

Ossos do Antebraço

Ver também Prancha 460

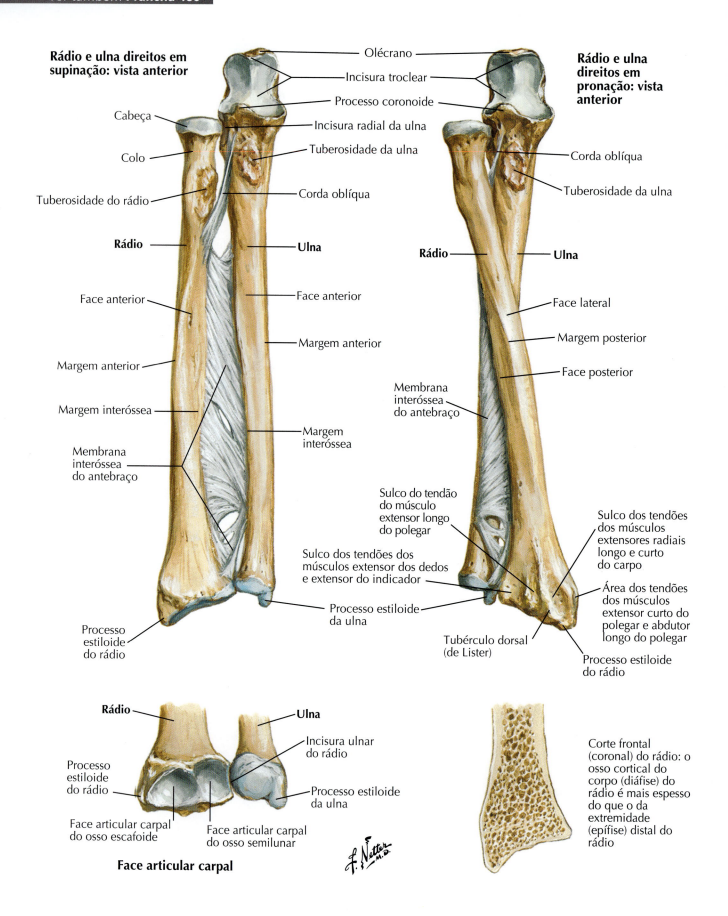

Prancha 449 — Cotovelo e Antebraço

Músculos do Antebraço: Pronadores e Supinadores

Ver também Prancha 458

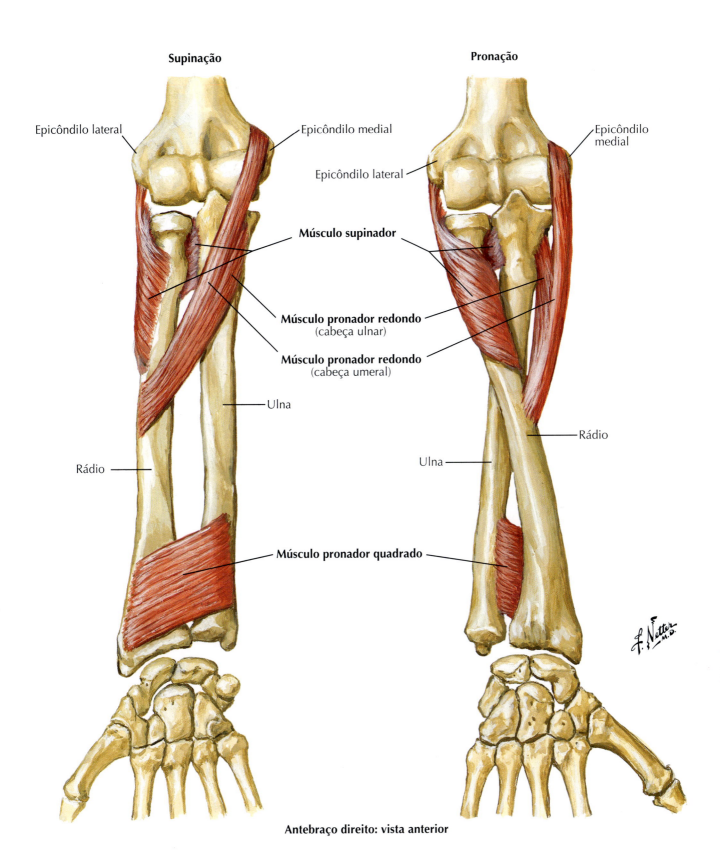

Antebraço direito: vista anterior

Músculos do Antebraço: Extensores da Mão e dos Dedos

Ver também **Prancha 461**

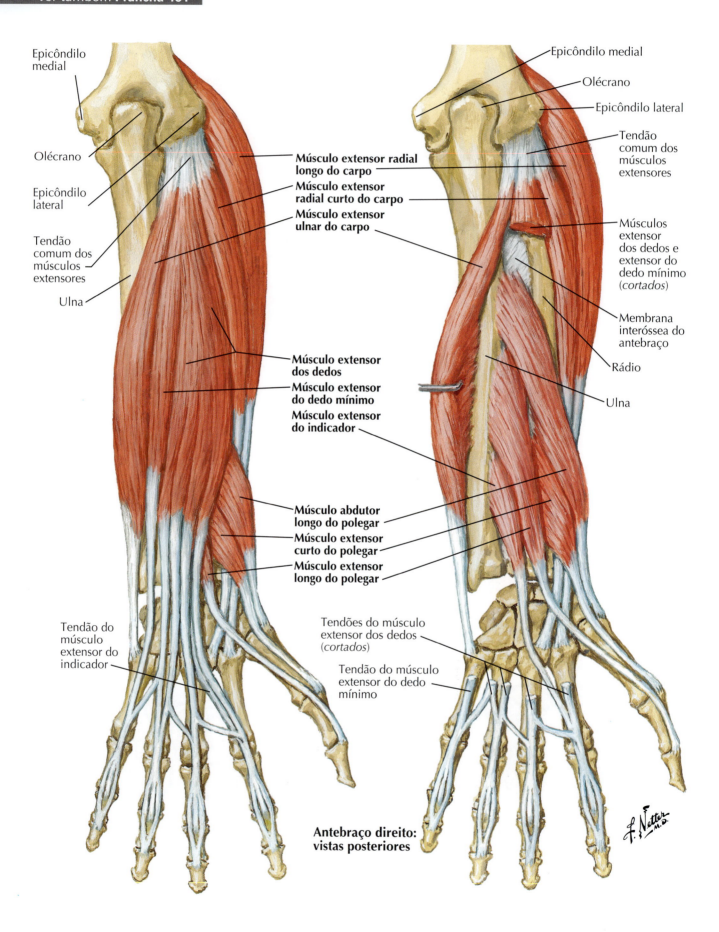

Antebraço direito: vistas posteriores

Prancha 451 — Cotovelo e Antebraço

Músculos do Antebraço: Flexores da Mão

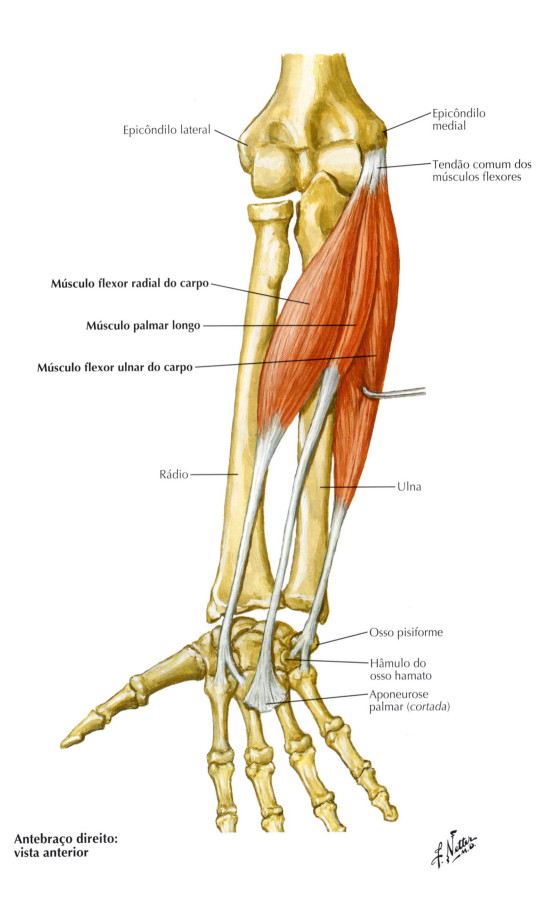

Antebraço direito: vista anterior

Cotovelo e Antebraço

Prancha 452

Músculos do Antebraço: Flexores dos Dedos

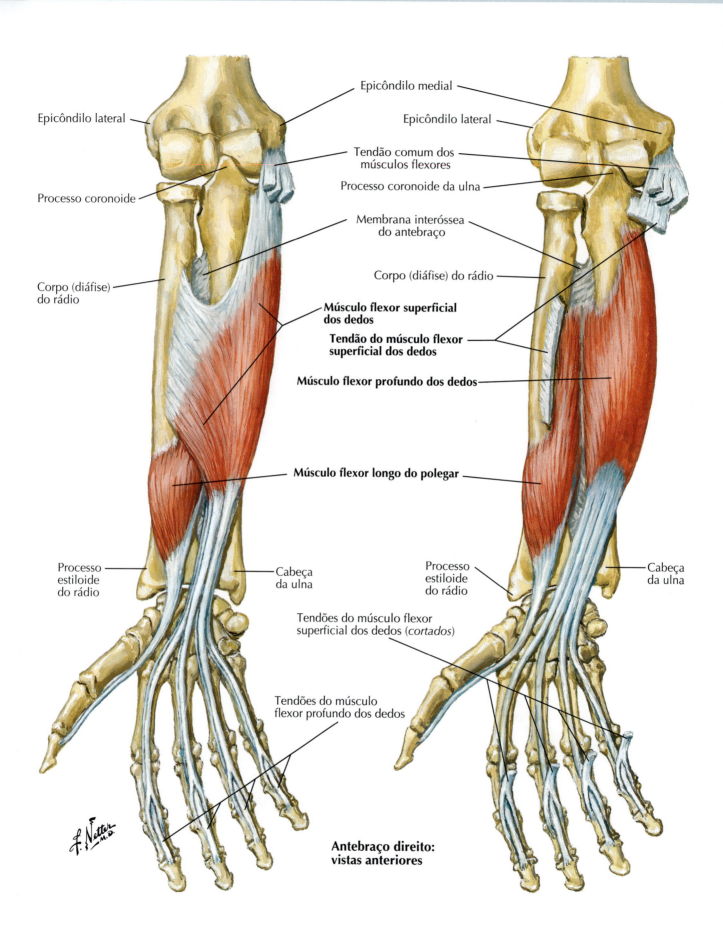

Antebraço direito: vistas anteriores

Músculos do Antebraço: Camada Superficial do Compartimento Posterior

Ver também Pranchas 480, 489

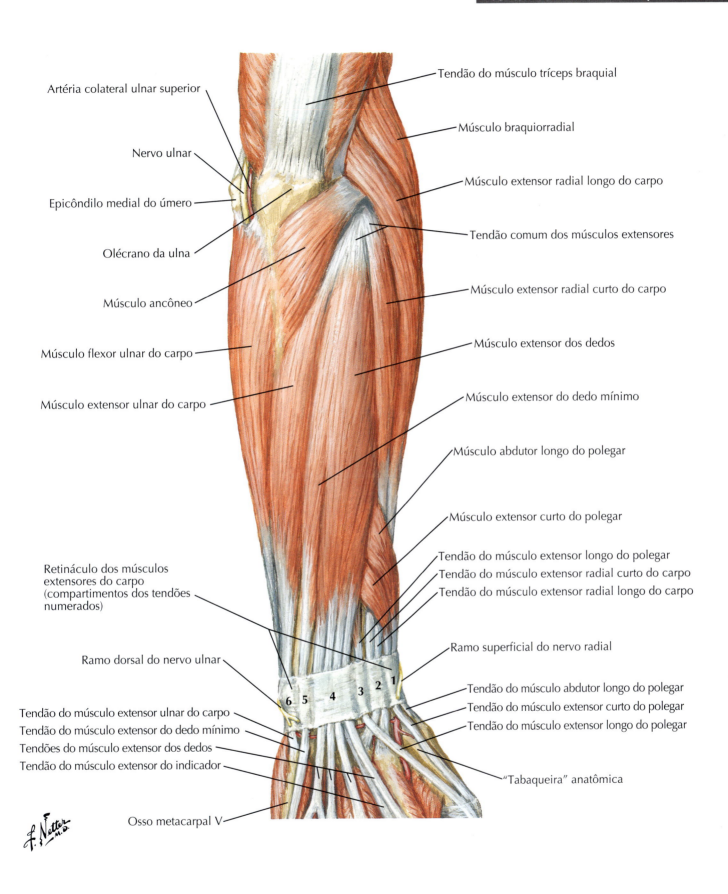

Cotovelo e Antebraço

Prancha 454

Músculos do Antebraço: Camada Profunda do Compartimento Posterior

Ver também **Prancha 480**

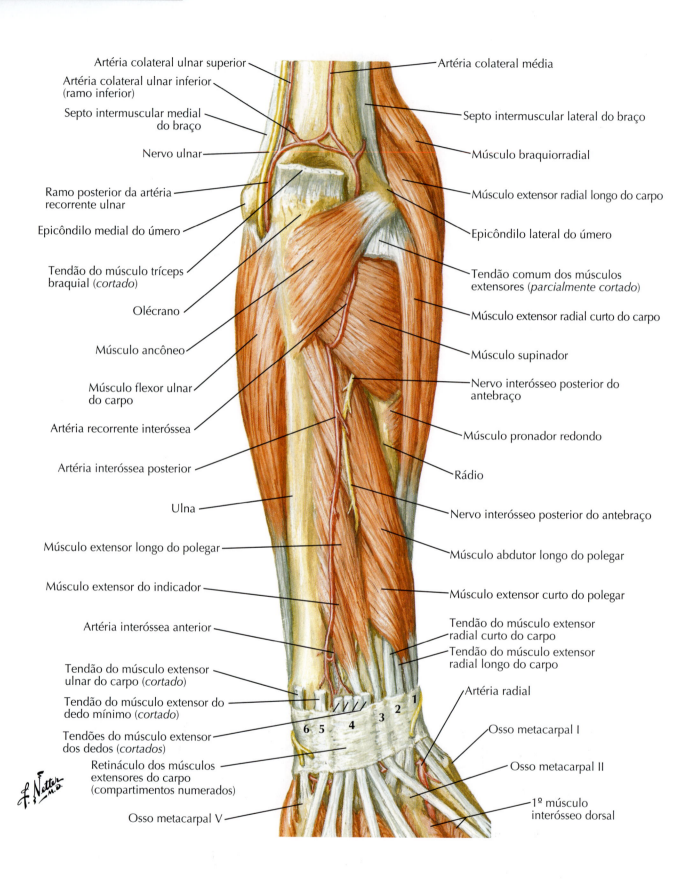

Prancha 455   Cotovelo e Antebraço

Músculos do Antebraço: Camada Superficial do Compartimento Anterior

Ver também Pranchas 486, 487

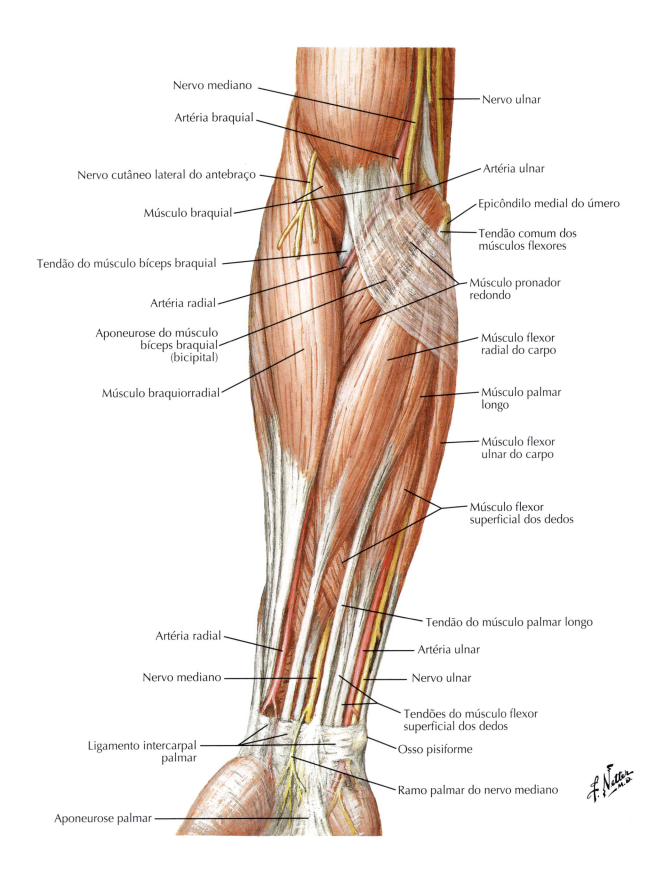

Cotovelo e Antebraço

Prancha 456

Músculos do Antebraço: Compartimento Anterior

Ver também **Pranchas 443, 486**

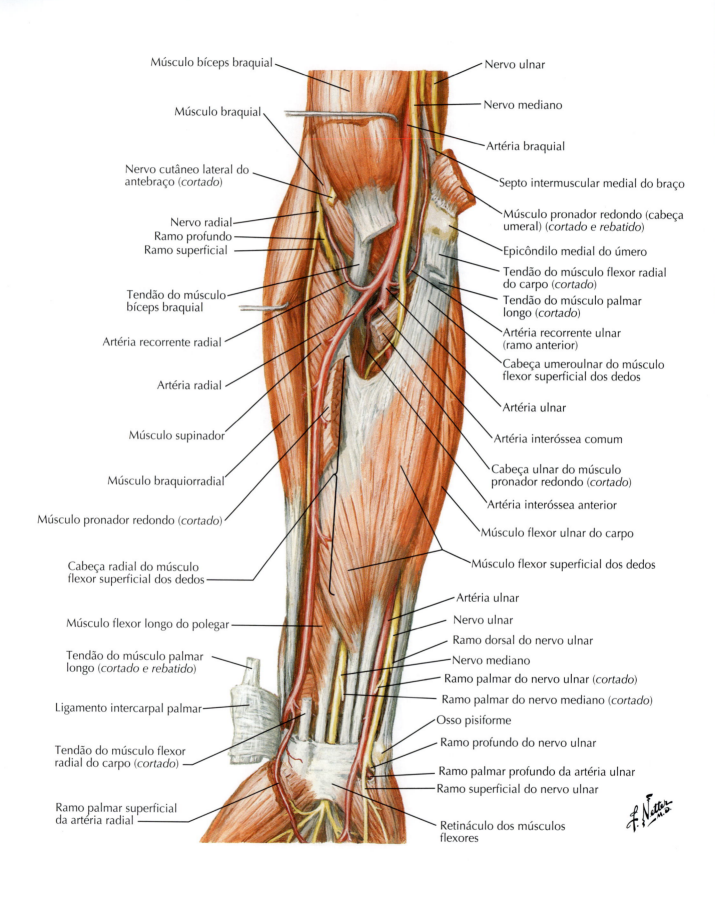

Prancha 457

Cotovelo e Antebraço

Músculos do Antebraço: Camada Profunda do Compartimento Anterior

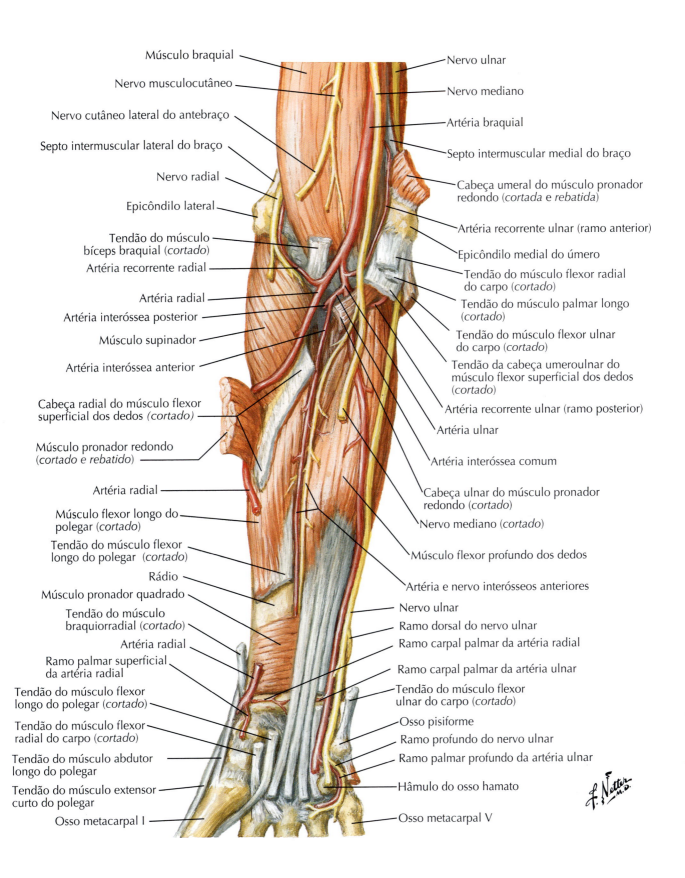

Prancha 458

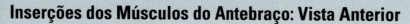

Inserções dos Músculos do Antebraço: Vista Anterior

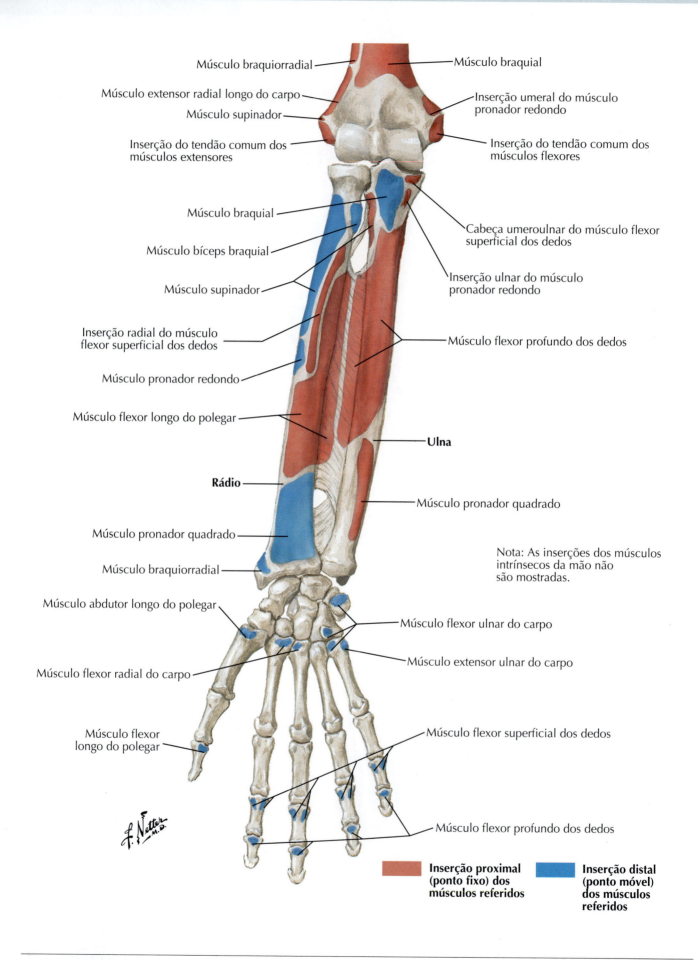

Prancha 459 — Cotovelo e Antebraço

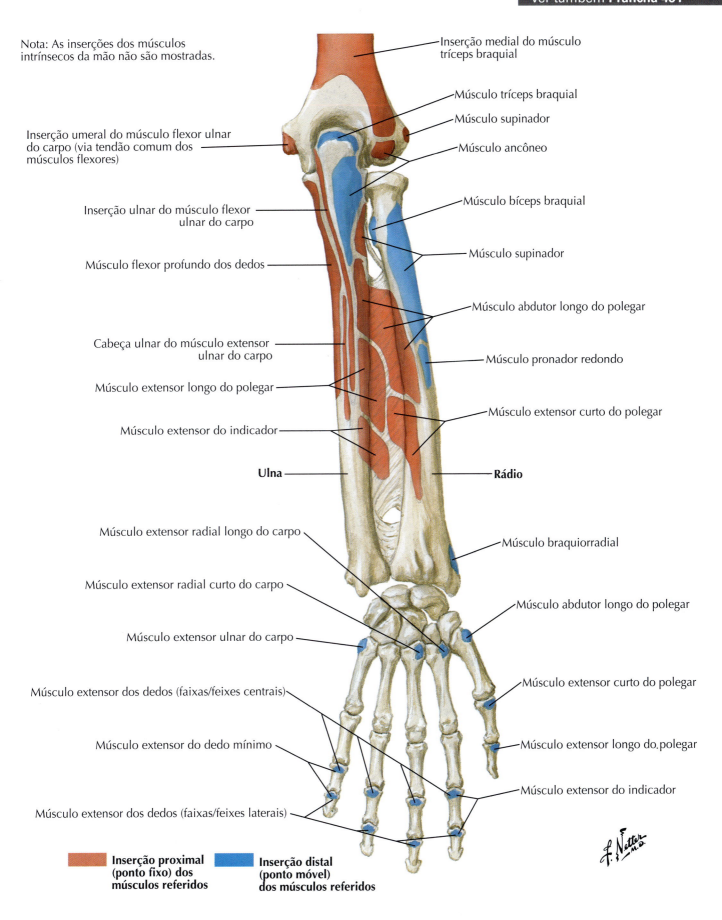

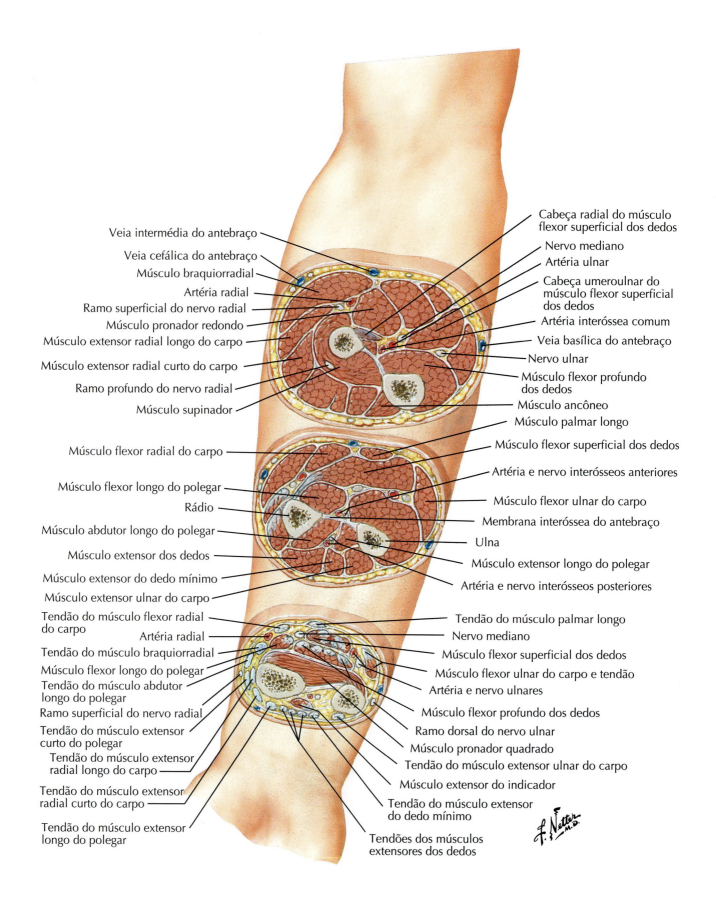

Antebraço: Cortes Transversais Seriados

Prancha 461 — Cotovelo e Antebraço

Ossos Carpais

Ver também **Prancha 467**

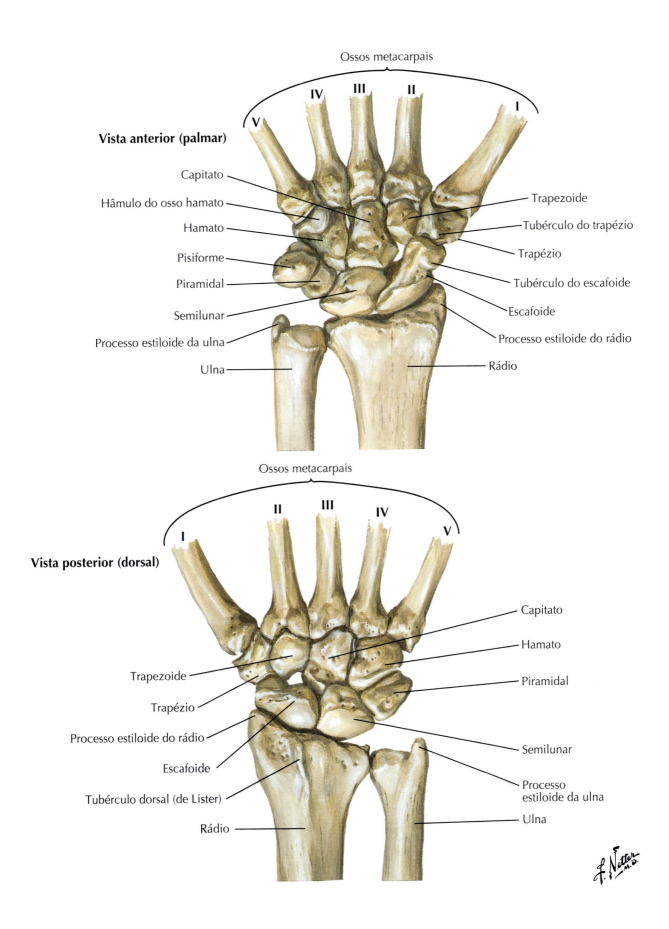

Punho e Mão — Prancha 462

Movimentos no Punho

Ver também **Pranchas 466, 467**

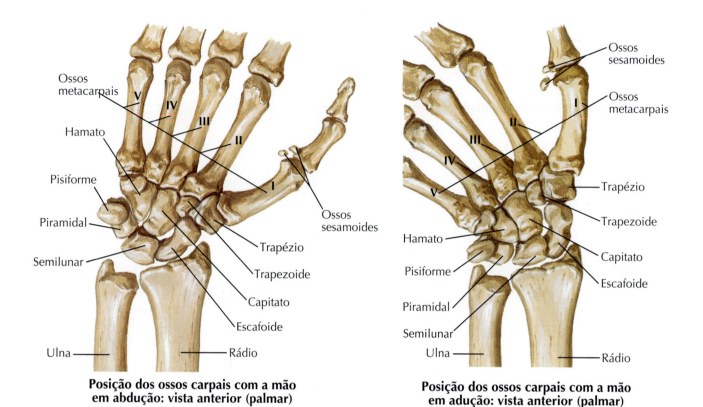

Posição dos ossos carpais com a mão em abdução: vista anterior (palmar)

Posição dos ossos carpais com a mão em adução: vista anterior (palmar)

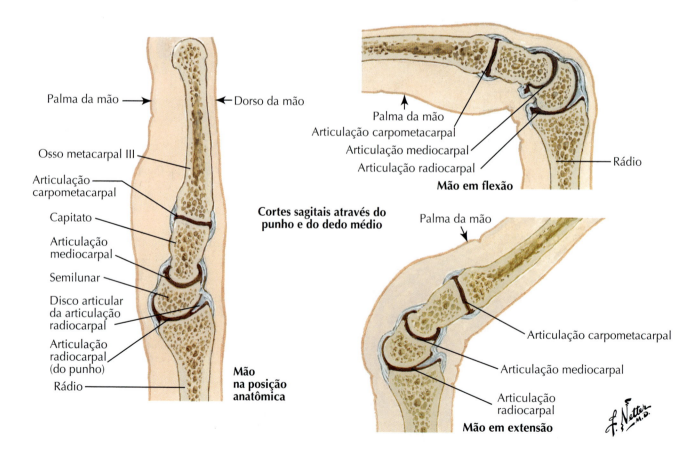

Mão na posição anatômica

Cortes sagitais através do punho e do dedo médio

Mão em flexão

Mão em extensão

Prancha 463

Punho e Mão

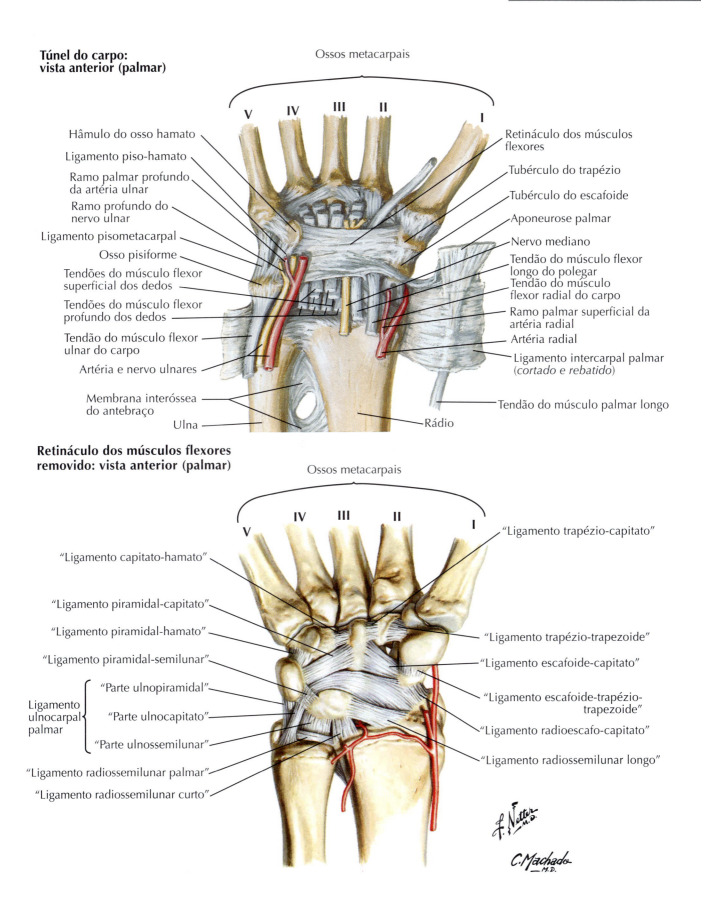

Ligamentos do Carpo: Vista Posterior

Ver também **Pranchas 467, BP 98**

Vista posterior (dorsal)

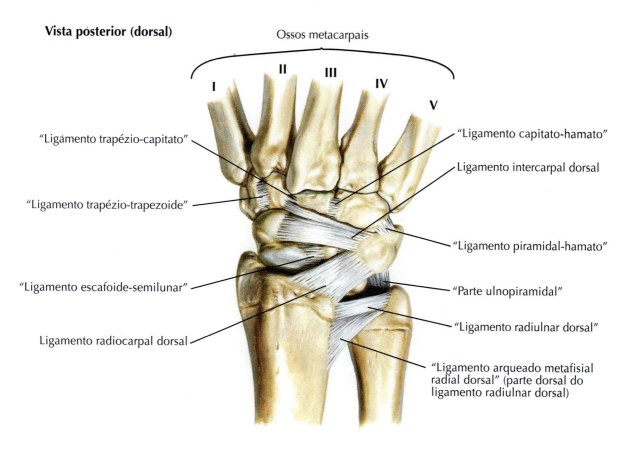

- Ossos metacarpais
- "Ligamento trapézio-capitato"
- "Ligamento trapézio-trapezoide"
- "Ligamento escafoide-semilunar"
- Ligamento radiocarpal dorsal
- "Ligamento capitato-hamato"
- Ligamento intercarpal dorsal
- "Ligamento piramidal-hamato"
- "Parte ulnopiramidal"
- "Ligamento radiulnar dorsal"
- "Ligamento arqueado metafisial radial dorsal" (parte dorsal do ligamento radiulnar dorsal)

Corte frontal (coronal): vista posterior (dorsal)

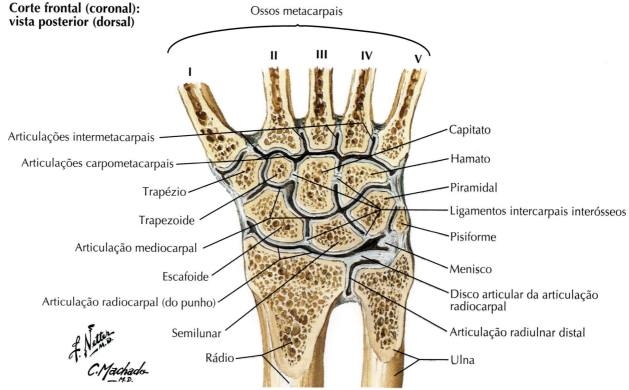

- Ossos metacarpais
- Articulações intermetacarpais
- Articulações carpometacarpais
- Trapézio
- Trapezoide
- Articulação mediocarpal
- Escafoide
- Articulação radiocarpal (do punho)
- Semilunar
- Rádio
- Capitato
- Hamato
- Piramidal
- Ligamentos intercarpais interósseos
- Pisiforme
- Menisco
- Disco articular da articulação radiocarpal
- Articulação radiulnar distal
- Ulna

Punho e Mão

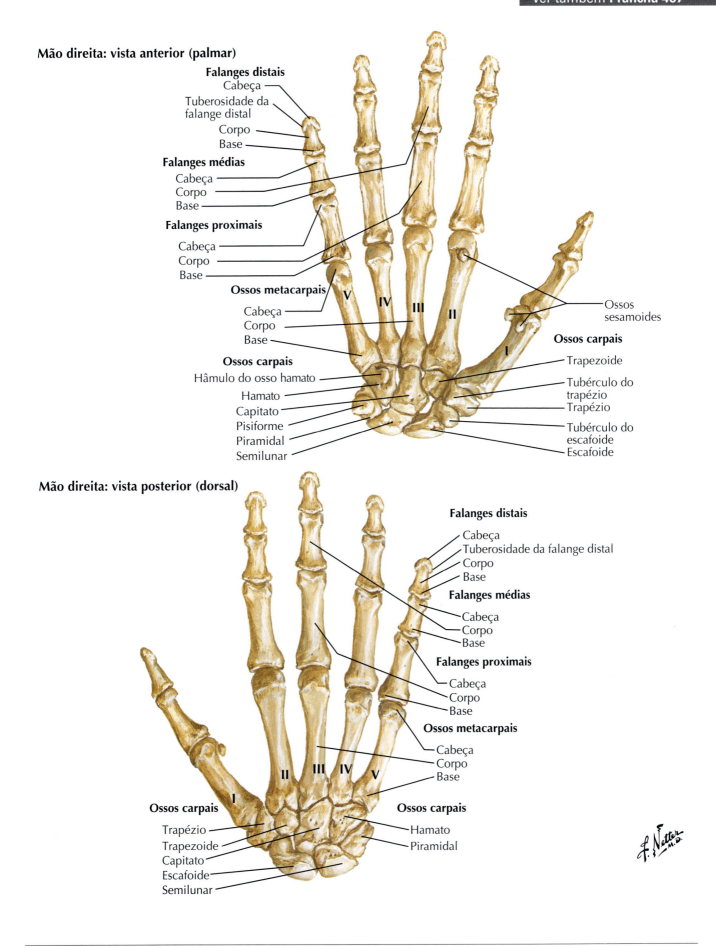

Punho e Mão: Radiografias

Ver também **Prancha 466**

Vista anteroposterior

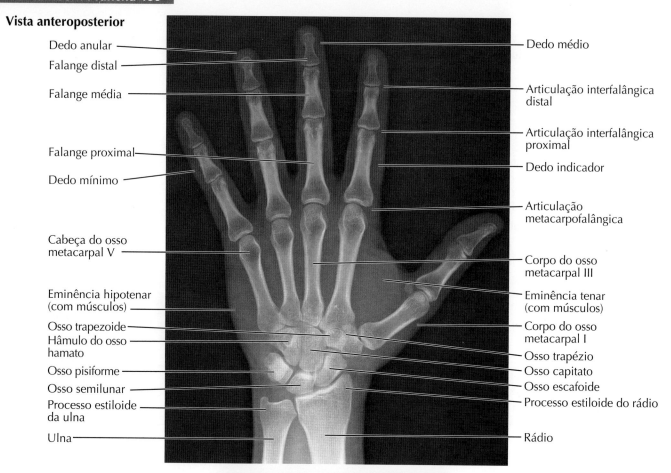

- Dedo anular
- Falange distal
- Falange média
- Falange proximal
- Dedo mínimo
- Cabeça do osso metacarpal V
- Eminência hipotenar (com músculos)
- Osso trapezoide
- Hâmulo do osso hamato
- Osso pisiforme
- Osso semilunar
- Processo estiloide da ulna
- Ulna
- Dedo médio
- Articulação interfalângica distal
- Articulação interfalângica proximal
- Dedo indicador
- Articulação metacarpofalângica
- Corpo do osso metacarpal III
- Eminência tenar (com músculos)
- Corpo do osso metacarpal I
- Osso trapézio
- Osso capitato
- Osso escafoide
- Processo estiloide do rádio
- Rádio

Vista lateral

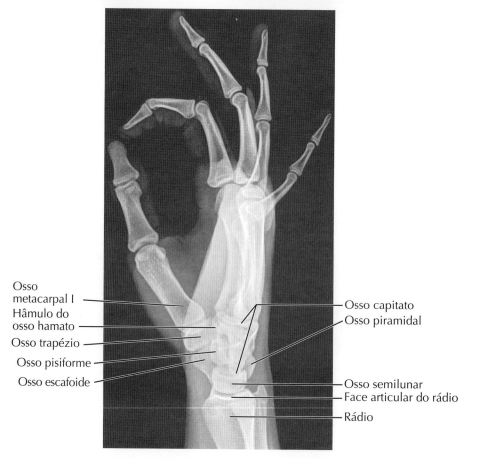

- Osso metacarpal I
- Hâmulo do osso hamato
- Osso trapézio
- Osso pisiforme
- Osso escafoide
- Osso capitato
- Osso piramidal
- Osso semilunar
- Face articular do rádio
- Rádio

Prancha 467   Punho e Mão

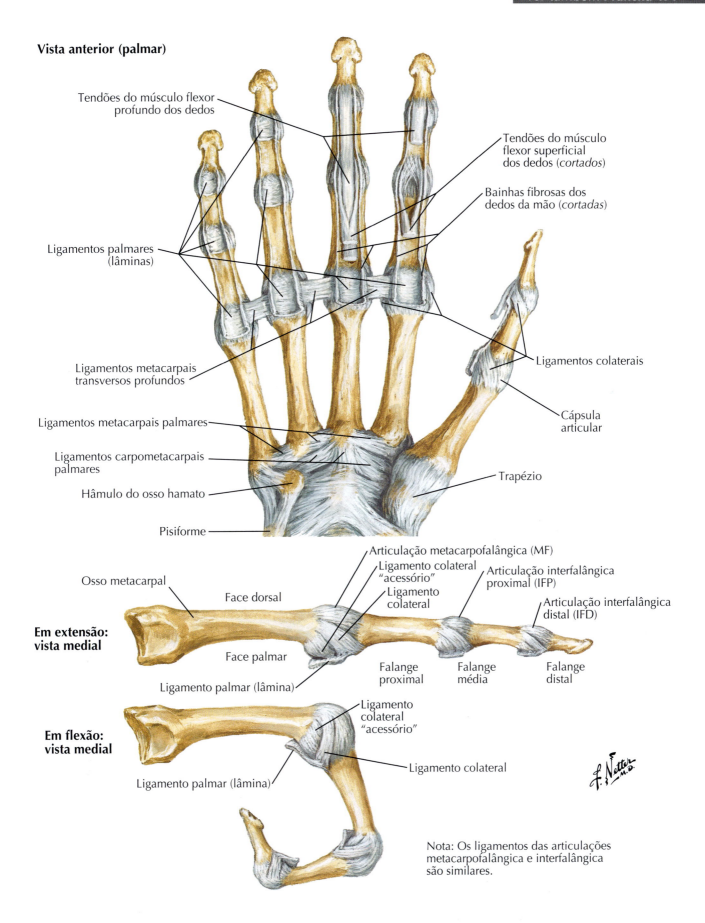

Ligamentos Metacarpofalângicos e Interfalângicos

Ver também Prancha 471

Punho e Mão

Prancha 468

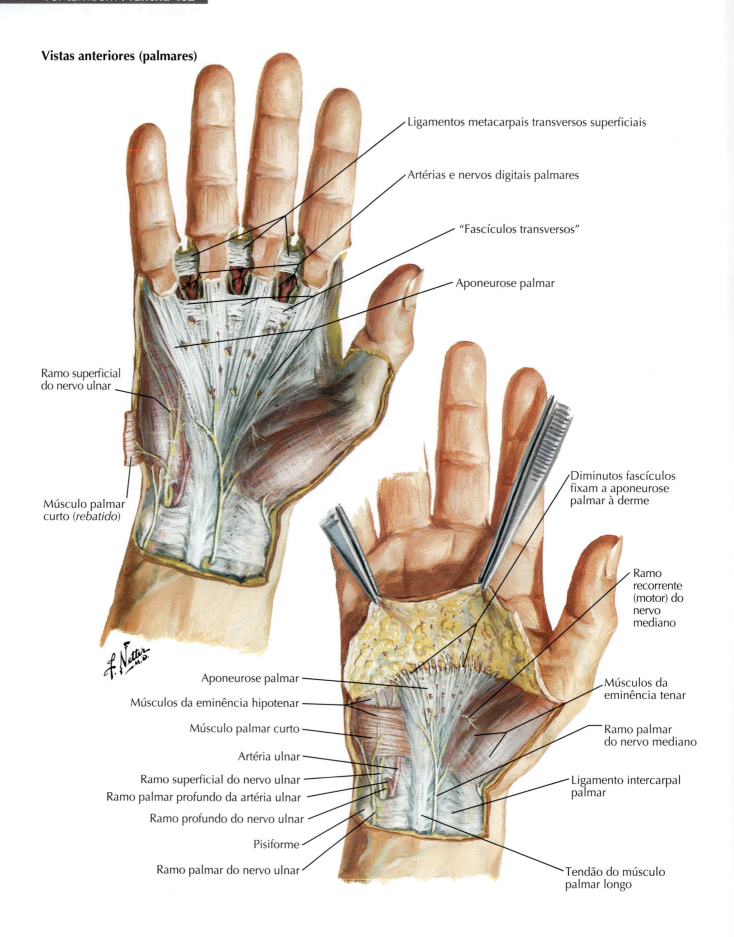

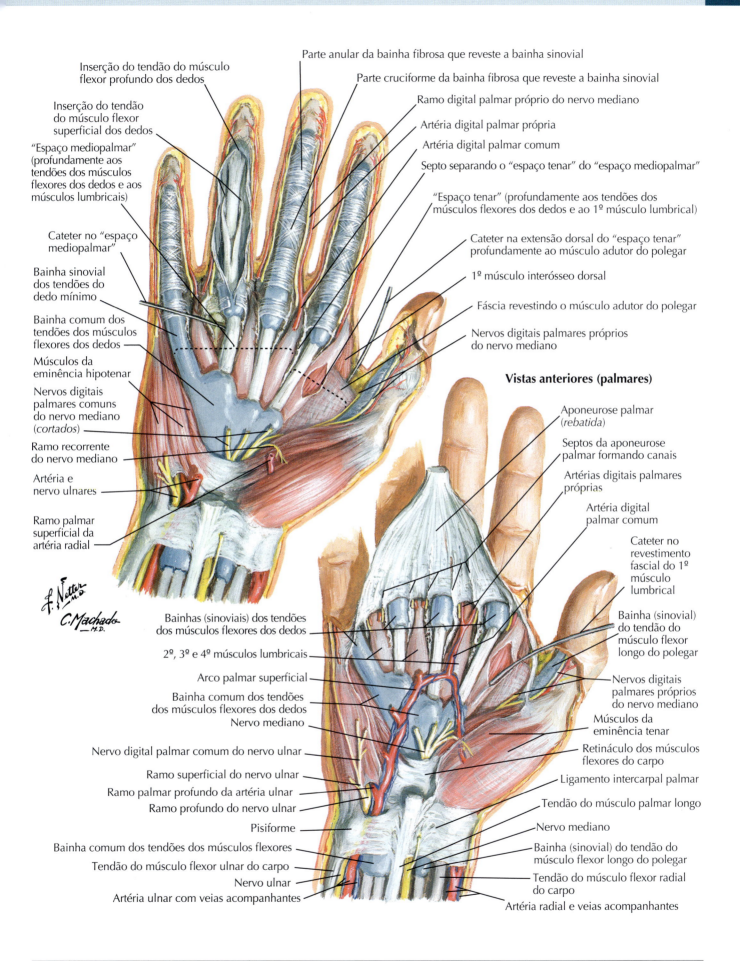

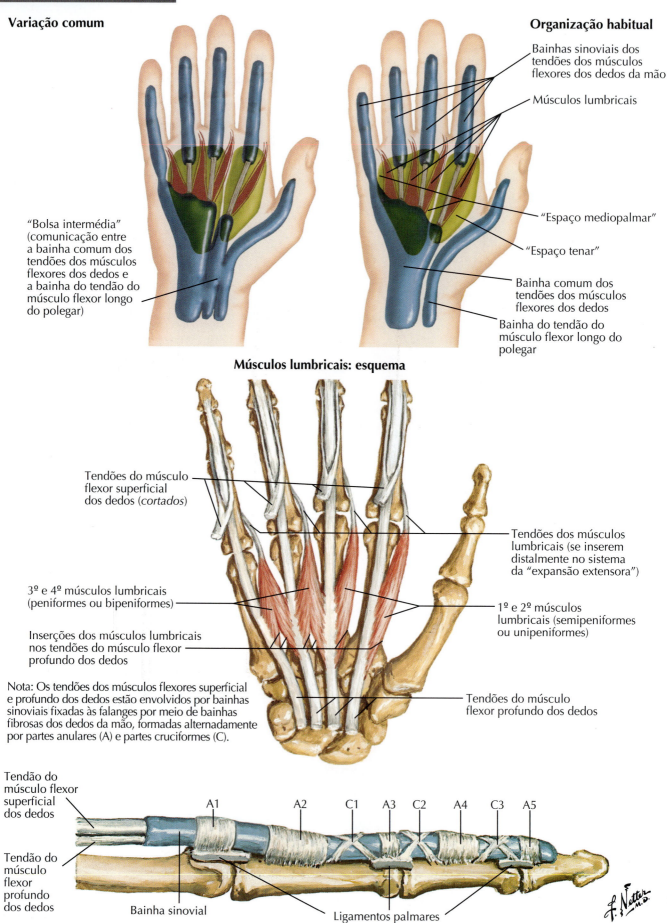

Tendões dos Músculos Flexores, Artérias e Nervos do Carpo

Ver também Pranchas 482, 483, BP 100

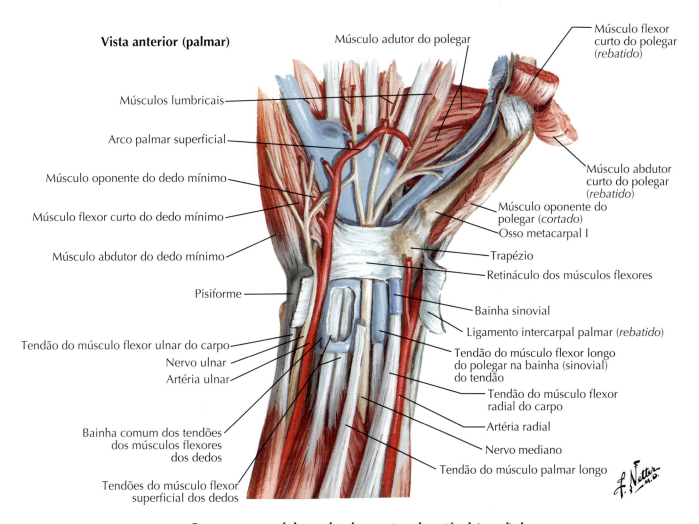

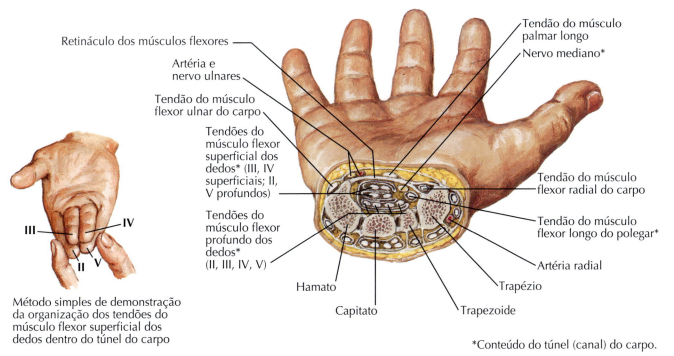

*Conteúdo do túnel (canal) do carpo.

Espaços e Bainhas dos Tendões na Mão

Ver também **Prancha BP 100**

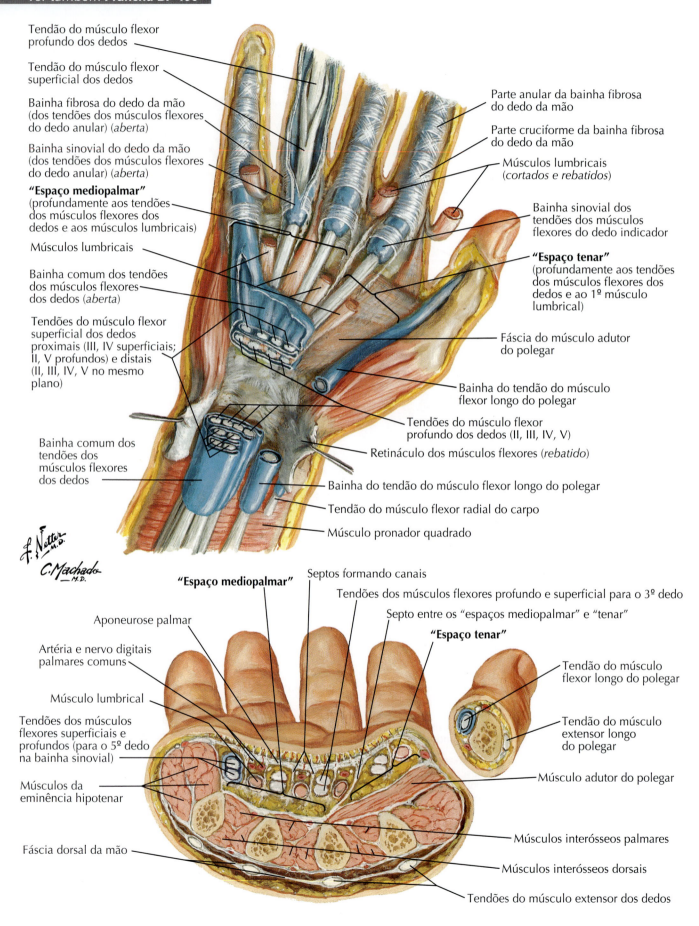

Prancha 473 — Punho e Mão

Tendões dos Músculos Flexores e Extensores dos Dedos

Ver também Prancha 475

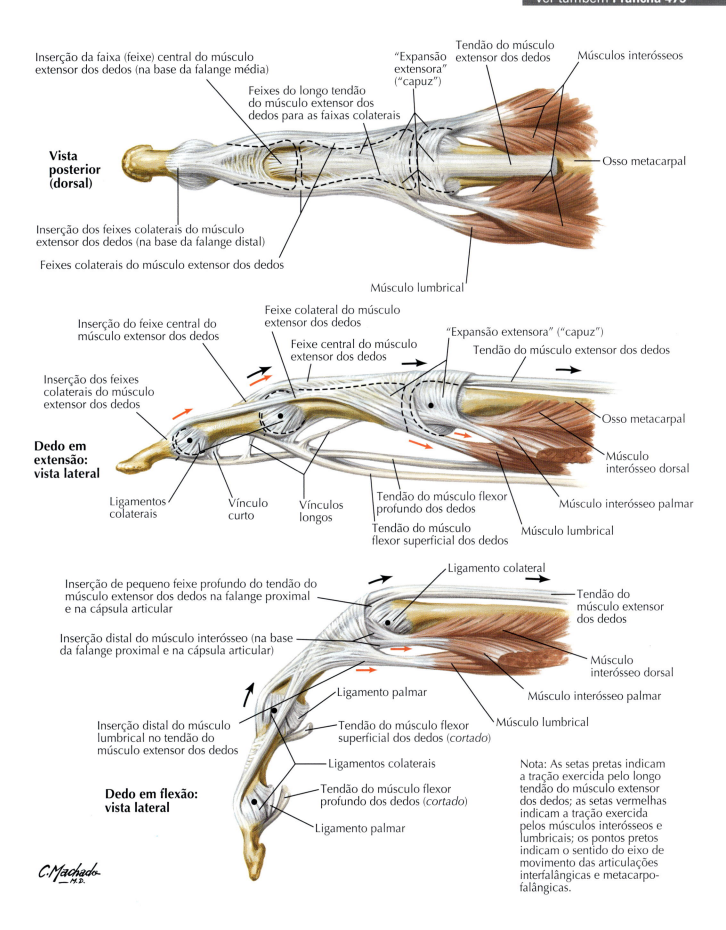

Punho e Mão

Prancha 474

Músculos da Mão

Ver também **Prancha BP 101**

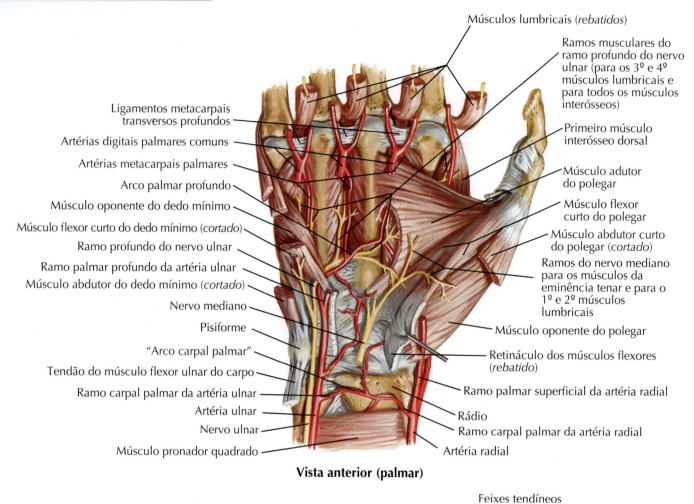

Vista anterior (palmar)

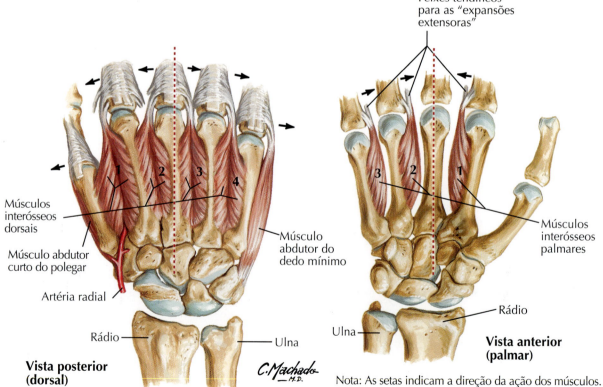

Nota: As setas indicam a direção da ação dos músculos. A linha tracejada no terceiro dígito é o plano de referência para adução e abdução dos dígitos.

Artérias da Mão: Vistas Anteriores (Palmares)

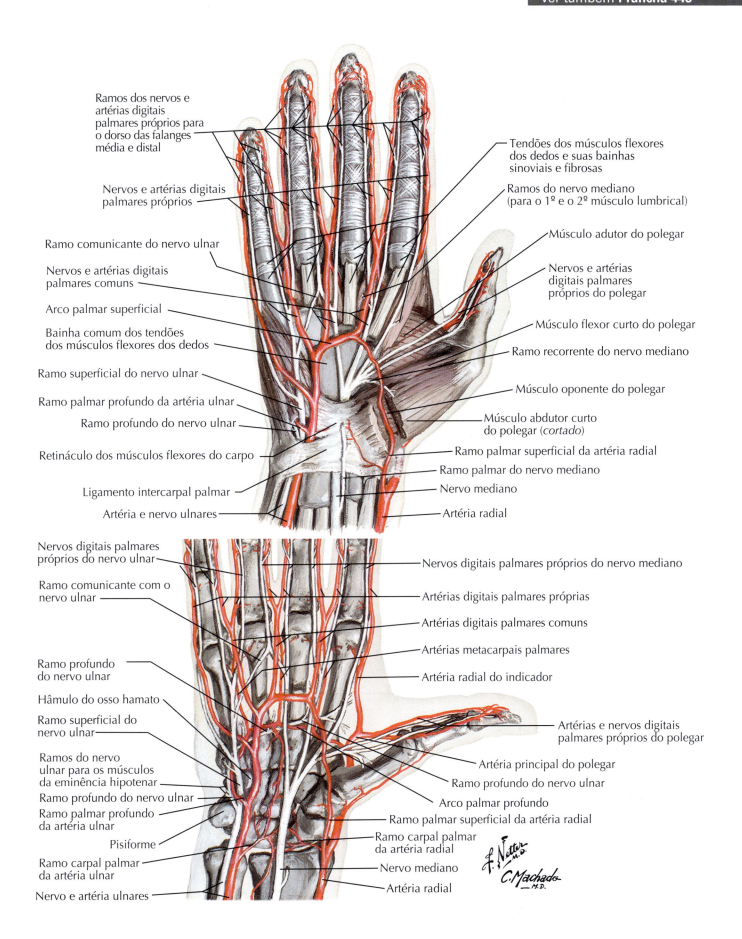

Prancha 476 — Punho e Mão

Punho e Mão: Dissecação Superficial da Região Lateral (Radial)

Ver também **Prancha 489**

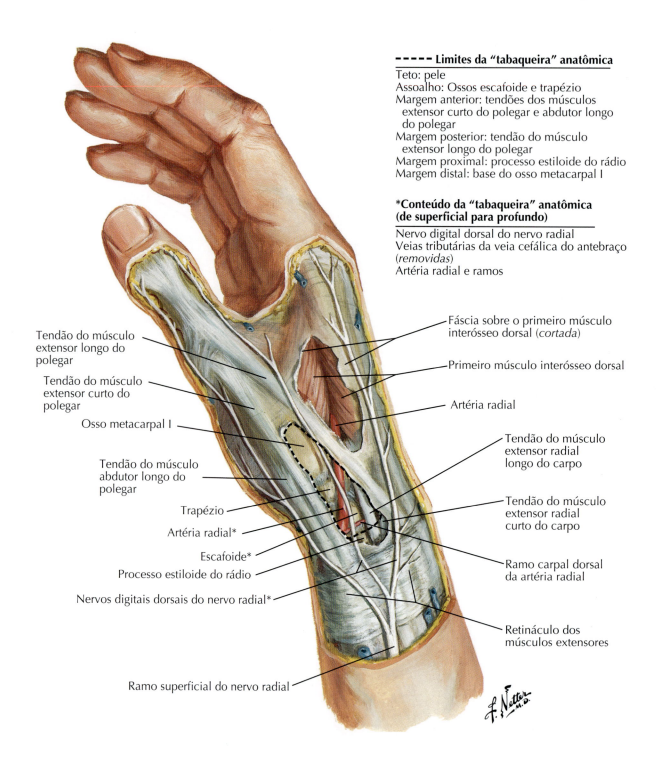

----- Limites da "tabaqueira" anatômica

Teto: pele
Assoalho: Ossos escafoide e trapézio
Margem anterior: tendões dos músculos extensor curto do polegar e abdutor longo do polegar
Margem posterior: tendão do músculo extensor longo do polegar
Margem proximal: processo estiloide do rádio
Margem distal: base do osso metacarpal I

*Conteúdo da "tabaqueira" anatômica (de superficial para profundo)

Nervo digital dorsal do nervo radial
Veias tributárias da veia cefálica do antebraço (*removidas*)
Artéria radial e ramos

Prancha 477

Punho e Mão

Punho e Mão: Dissecação Superficial da Região Posterior (Dorsal)

Ver também Prancha 425

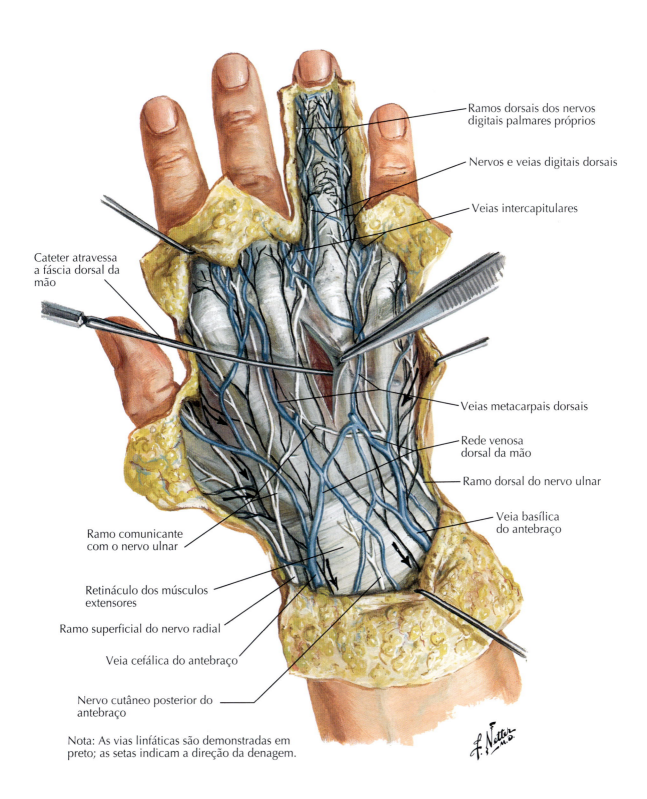

Prancha 478

Nervos e Artérias das Regiões Carpal Posterior e Dorsal da Mão
Ver também **Prancha 480**

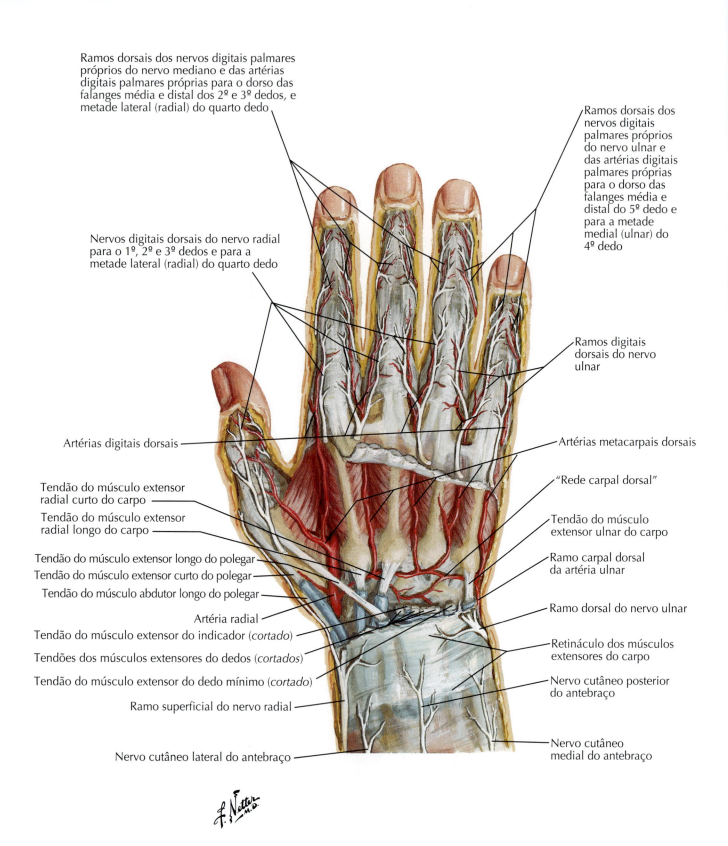

- Ramos dorsais dos nervos digitais palmares próprios do nervo mediano e das artérias digitais palmares próprias para o dorso das falanges média e distal dos 2º e 3º dedos, e metade lateral (radial) do quarto dedo
- Ramos dorsais dos nervos digitais palmares próprios do nervo ulnar e das artérias digitais palmares próprias para o dorso das falanges média e distal do 5º dedo e para a metade medial (ulnar) do 4º dedo
- Nervos digitais dorsais do nervo radial para o 1º, 2º e 3º dedos e para a metade lateral (radial) do quarto dedo
- Ramos digitais dorsais do nervo ulnar
- Artérias digitais dorsais
- Artérias metacarpais dorsais
- Tendão do músculo extensor radial curto do carpo
- "Rede carpal dorsal"
- Tendão do músculo extensor radial longo do carpo
- Tendão do músculo extensor ulnar do carpo
- Tendão do músculo extensor longo do polegar
- Ramo carpal dorsal da artéria ulnar
- Tendão do músculo extensor curto do polegar
- Tendão do músculo abdutor longo do polegar
- Ramo dorsal do nervo ulnar
- Artéria radial
- Retináculo dos músculos extensores do carpo
- Tendão do músculo extensor do indicador (cortado)
- Tendões dos músculos extensores do dedos (cortados)
- Nervo cutâneo posterior do antebraço
- Tendão do músculo extensor do dedo mínimo (cortado)
- Ramo superficial do nervo radial
- Nervo cutâneo medial do antebraço
- Nervo cutâneo lateral do antebraço

Prancha 479 Punho e Mão

Tendões dos Músculos Extensores do Carpo

Ver também **Pranchas 454, 455**

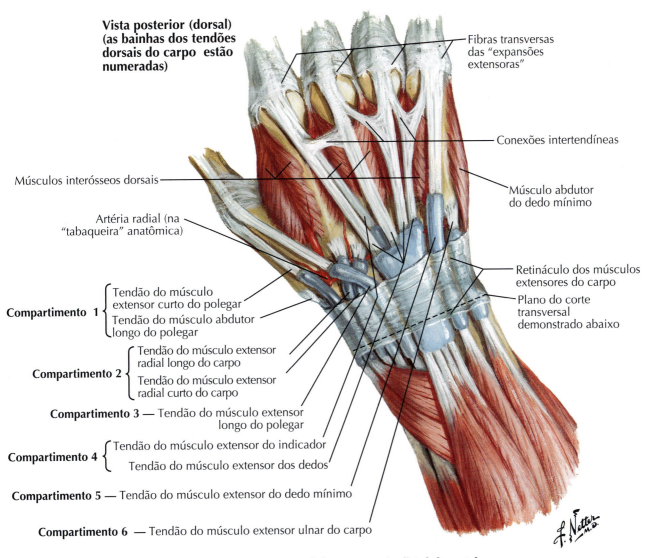

Corte transversal da parte mais distal do antebraço

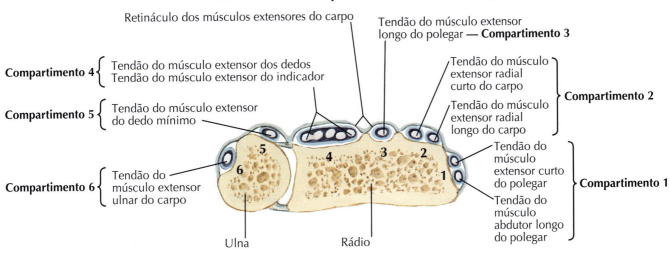

Punho e Mão

Prancha 480

Dedos

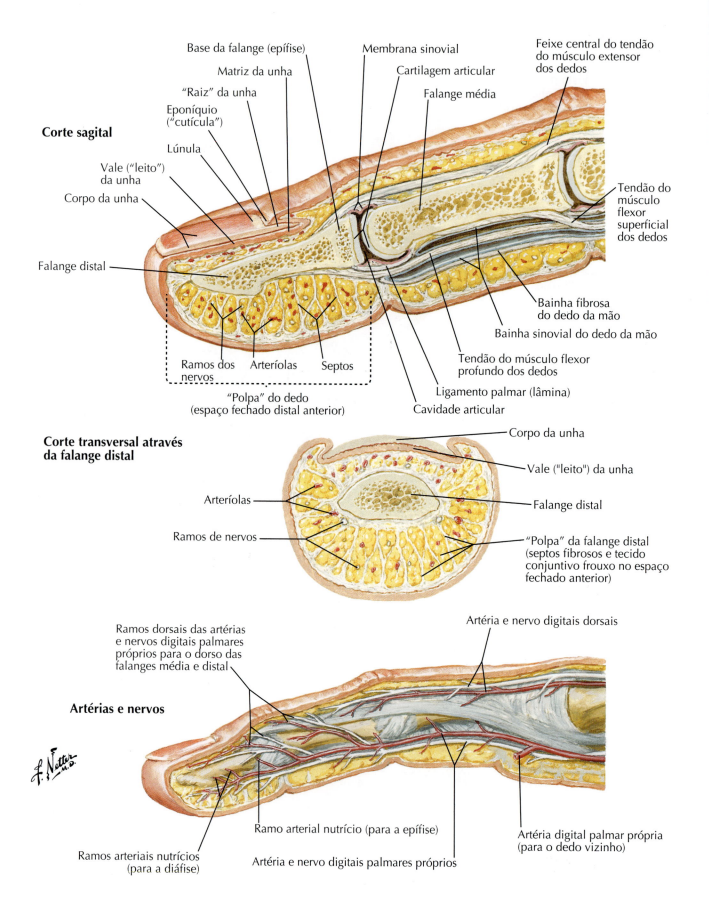

Prancha 481 — Punho e Mão

Inervação Cutânea do Punho e da Mão

Ver também Pranchas 423, 472

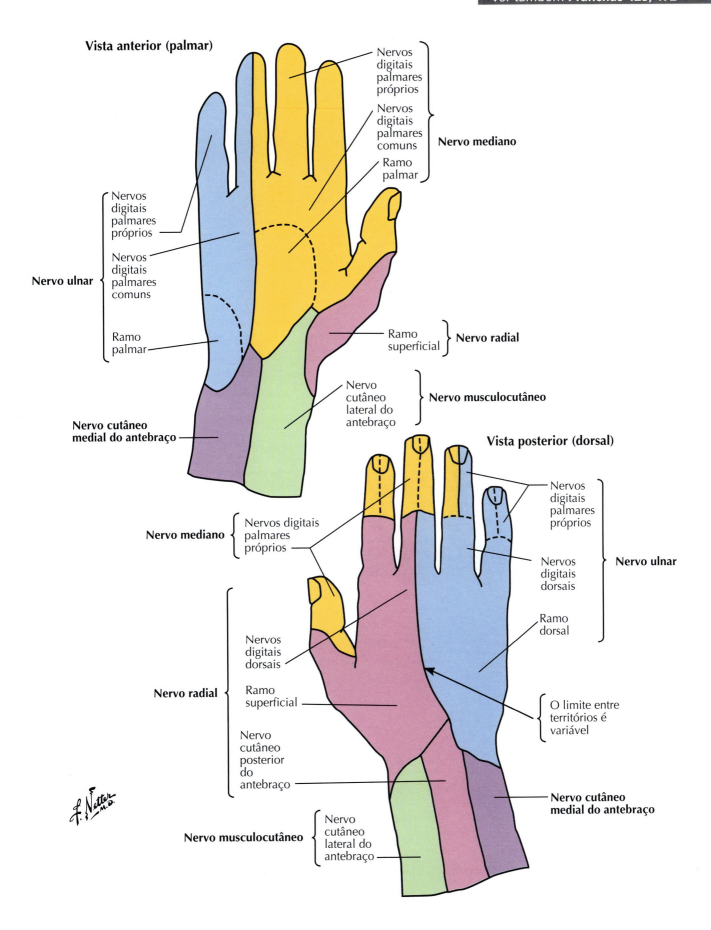

Inervação e Vascularização

Prancha 482

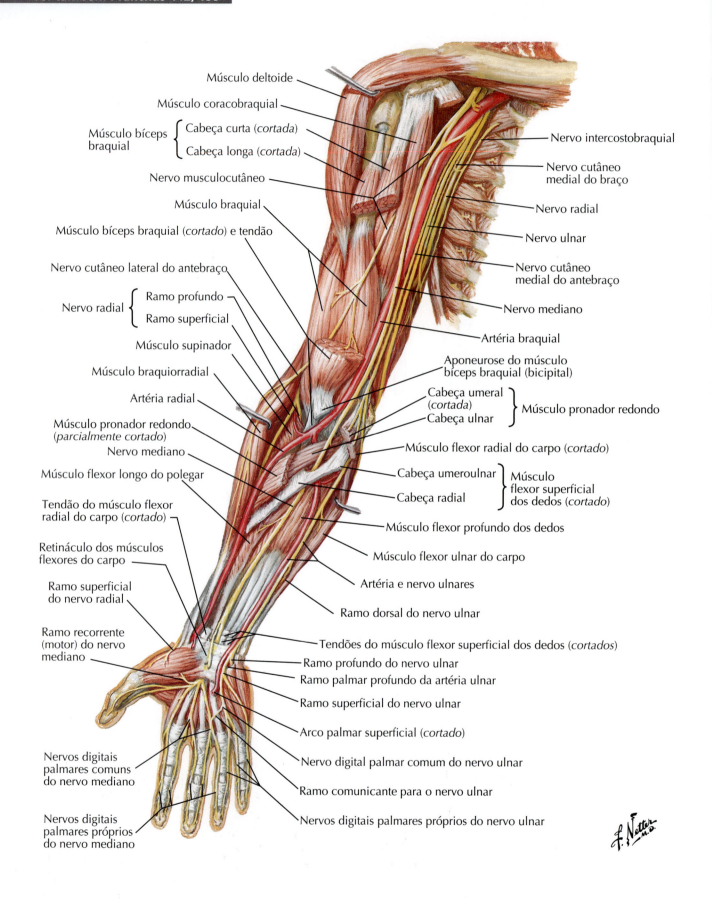

Nervos do Membro Superior

Ver também **Pranchas 423, 433, 439**

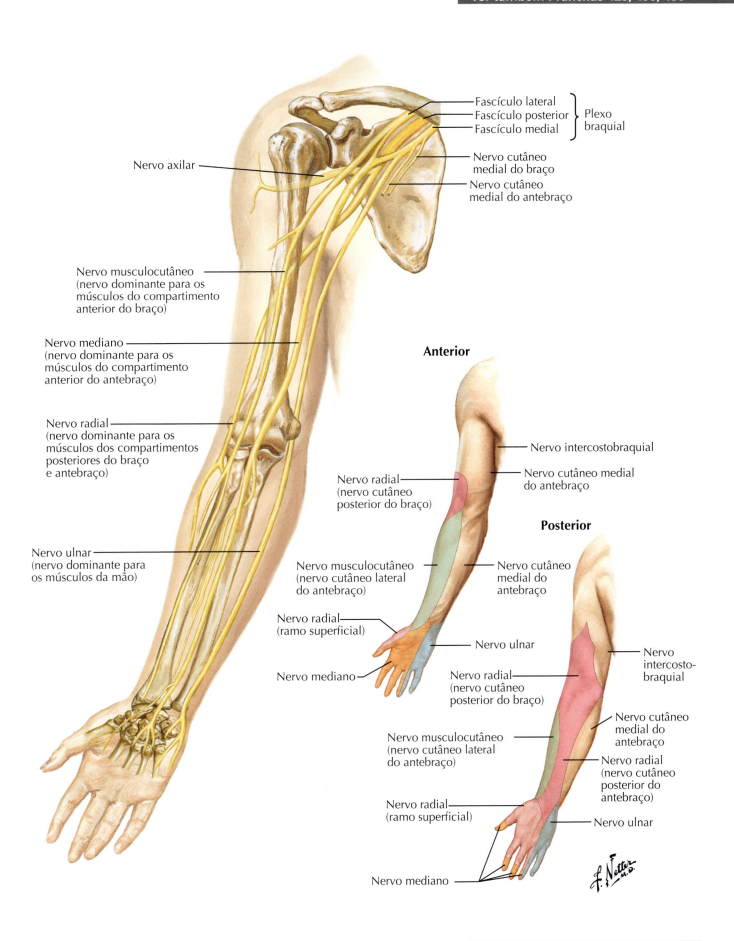

Inervação e Vascularização

Prancha 484

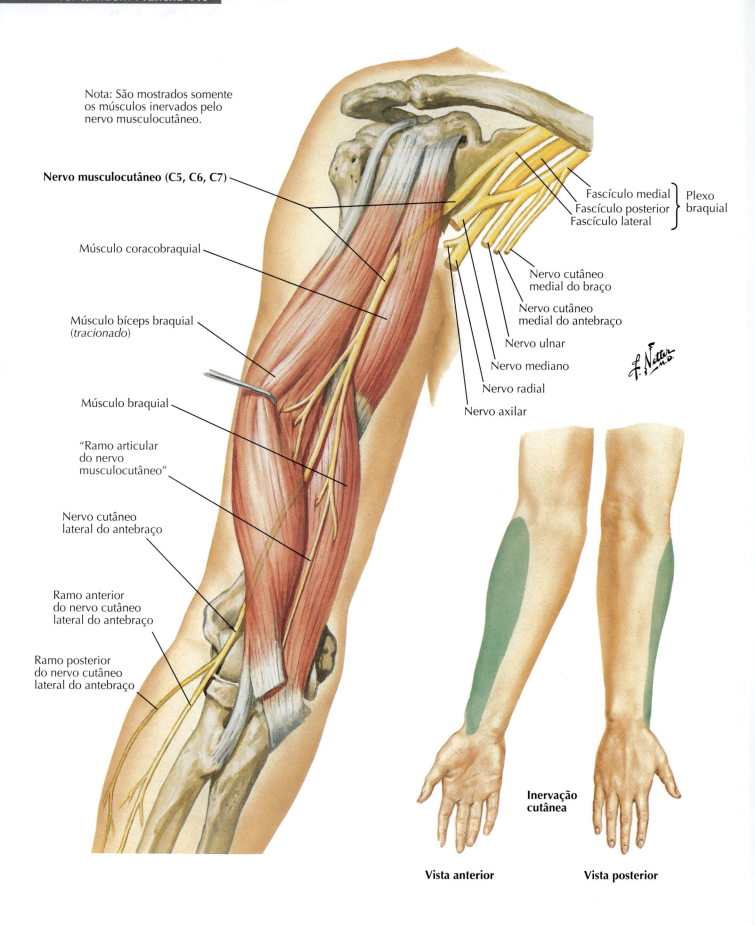

Nervo Mediano

Ver também **Pranchas 423, 456, 457**

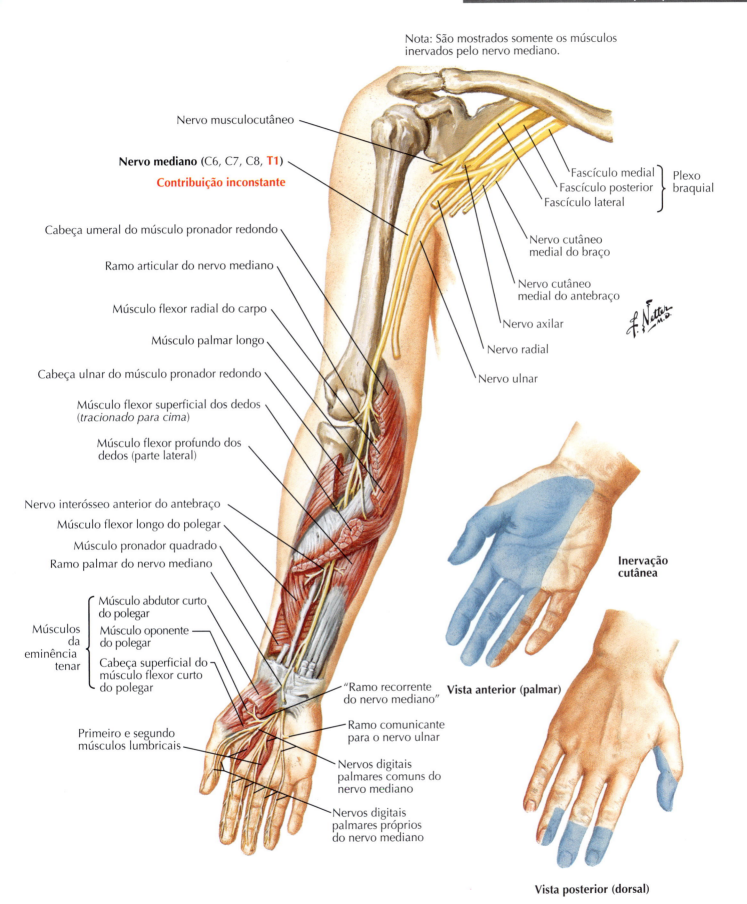

Inervação e Vascularização

Prancha 486

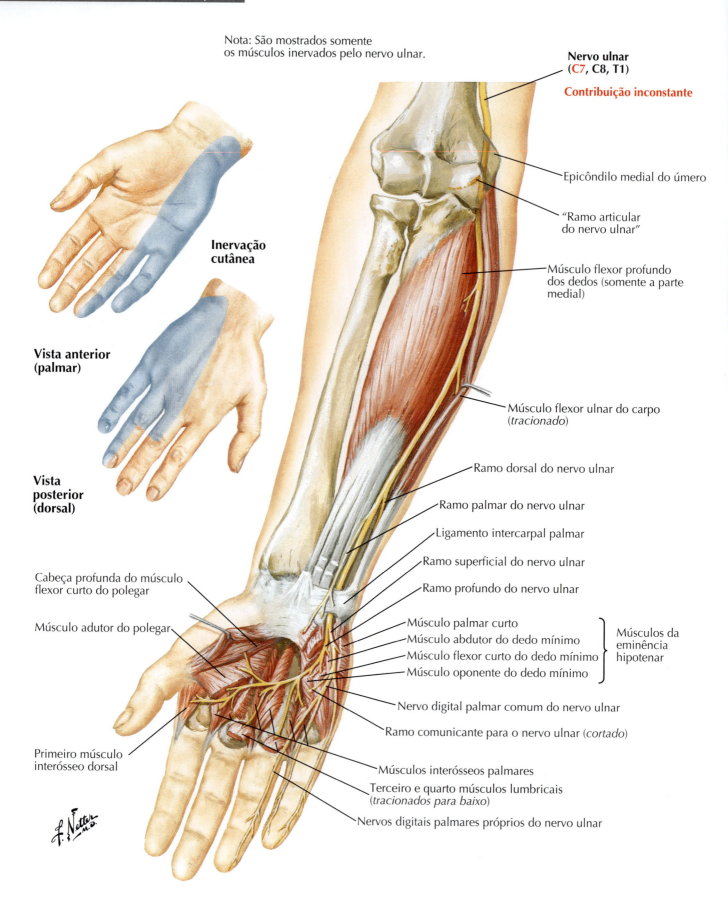

Nervo Radial no Braço e Nervos da Região Deltóidea Posterior

Ver também **Pranchas 436, 441**

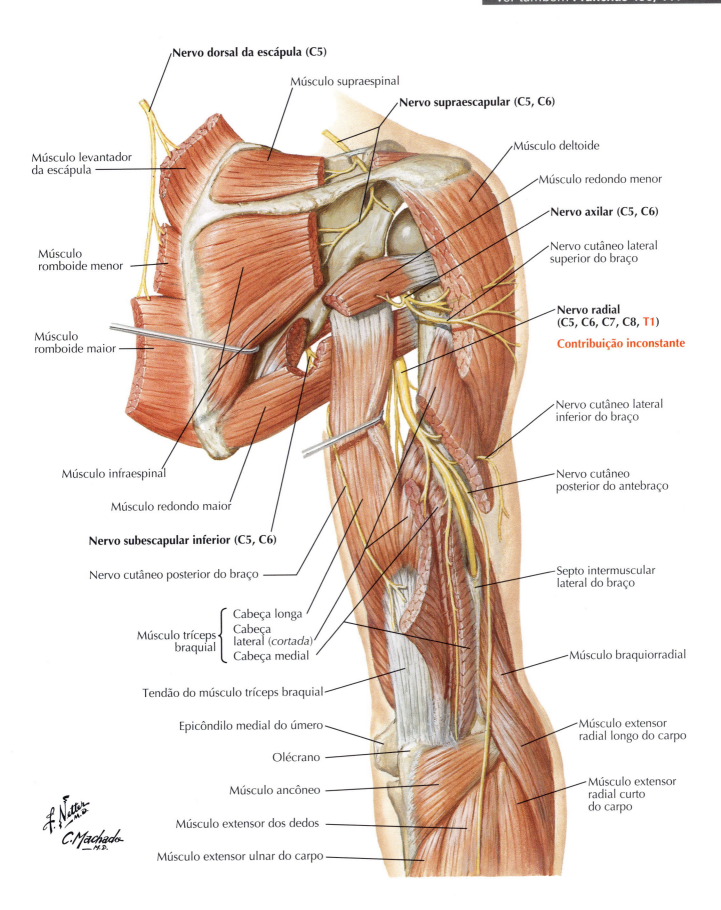

Inervação e Vascularização

Prancha 488

Nervo Radial no Antebraço e na Mão

Ver também **Pranchas 454, 477**

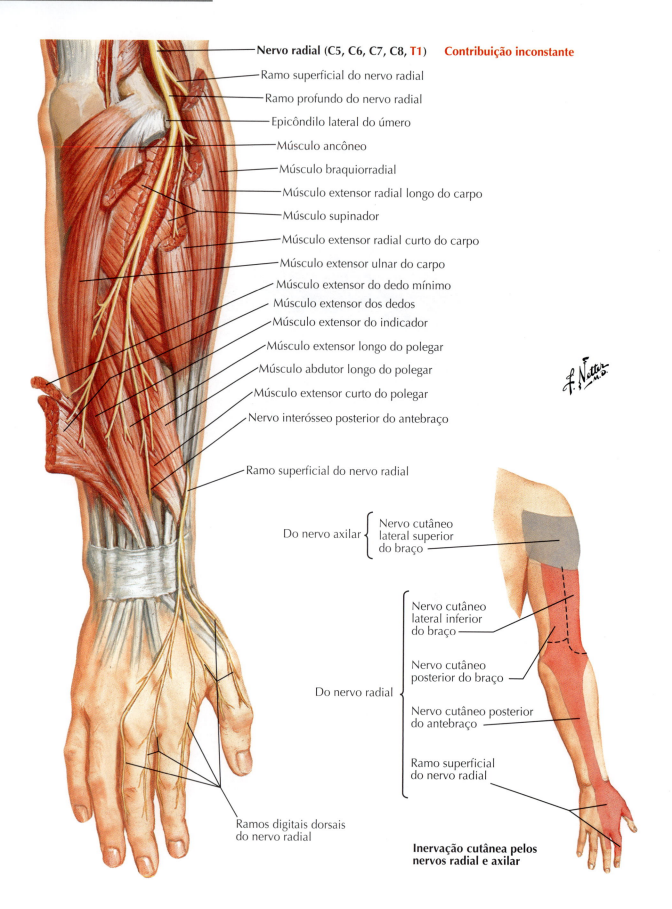

Prancha 489 — Inervação e Vascularização

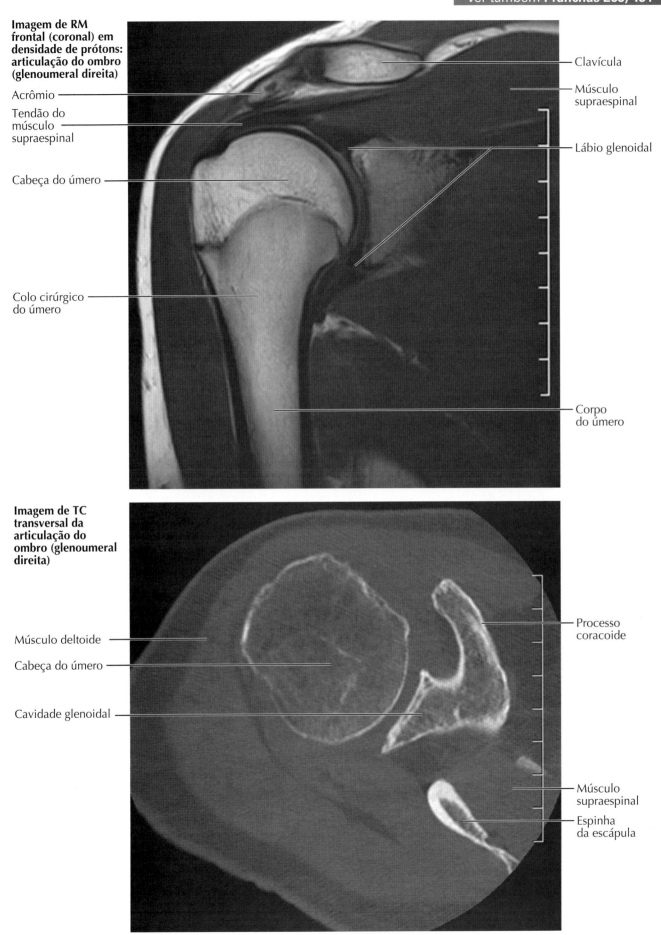

Estruturas de Alto* Significado Clínico

ESTRUTURAS ANATÔMICAS	COMENTÁRIO CLÍNICO	NÚMEROS DAS PRANCHAS
Sistema nervoso e órgãos dos sentidos		
Nervo torácico longo	A lesão pode provocar "escápula alada" causada por denervação do músculo serrátil anterior; pode ser lesionado com movimentos repetitivos acima da cabeça	436, 438
Nervo axilar	A localização do nervo junto ao colo cirúrgico do úmero torna-o vulnerável à lesão em fraturas do úmero ou suas luxações; muletas mal ajustadas também podem comprimir o nervo axilar	441
Nervo mediano	Geralmente é comprimido na síndrome do túnel do carpo, produzindo dor e parestesia nos três dedos e meio laterais (do polegar ao anular); os fatores de risco incluem obesidade, gravidez, diabetes e hipotireoidismo	470, 486
"Ramo recorrente" do nervo mediano	Pode ser lesionado em lacerações superficiais da palma da mão na eminência tenar	469
Nervo ulnar	Vulnerável a compressão ou lesão onde ele passa posteriormente ao epicôndilo medial do úmero, e no punho no túnel ulnar (canal de Guyon)	483, 487
Nervo radial	Vulnerável a compressão ou lesão onde ele se localiza junto ao úmero no sulco do nervo radial (p. ex., com fratura do úmero); o sintoma comum é a "queda do punho" devido à fraqueza dos músculos extensores da mão; muletas mal ajustadas também podem comprimir o nervo radial	488, 489
Sistema esquelético		
Clavícula	A maioria das fraturas claviculares é causada por queda sobre um braço estendido ou traumatismo direto ocorrido na parte lateral do ombro. O terço médio da clavícula é o que se fratura com mais frequência; o bloqueio do nervo supraclavicular alivia a dor aguda associada à fratura	427, 429
Úmero	A parte proximal do úmero, especialmente o colo cirúrgico, é fraturada devido a quedas de baixa energia, em idosos, e traumatismos de alta energia, em jovens; o nervo axilar e as artérias circunflexas do úmero podem ser lesionados; o hematoma da lesão das artérias circunflexas anterior e/ou posterior do úmero, como resultado de deslocamento, pode complicar as reduções; as fraturas da parte média do corpo (diáfise) também são relativamente comuns e podem afetar o nervo radial e/ou a artéria braquial profunda; fraturas da parte distal do úmero podem afetar o nervo ulnar medialmente e o nervo radial lateralmente	427, 428, 430
Ulna	A localização subcutânea do olécrano o torna vulnerável a fraturas por traumatismo direto, especialmente quando o cotovelo está flexionado; o processo estiloide da ulna também pode ser fraturado nas fraturas distais do rádio	446, 449
Rádio	As fraturas da parte distal do rádio são as mais comuns no membro superior (fratura de Colles), tipicamente causadas por quedas sobre a mão estendida	449
Escafoide	É o osso carpal fraturado com mais frequência; a fratura geralmente se deve a quedas sobre a mão estendida	459, 460, 462
Sistema muscular		
Aponeurose palmar	A fibrose progressiva pode resultar em nódulos e, eventualmente, um cordão palpável que limita a extensão do dedo (contratura de Dupuytren)	469
Músculos do "manguito rotador" (compressores)	As lesões a este grupo de músculos podem decorrer de uma lesão aguda ou crônica por atividade excessiva e são uma causa comum de dor e incapacidade no ombro	431, 434, 441
Tendão do músculo supraespinal	É o tendão do grupo dos músculos rotadores lesionado com mais frequência	434–436, 441

Tabela 7.1

Estruturas de Alto* Significado Clínico 7

ESTRUTURAS ANATÔMICAS	COMENTÁRIO CLÍNICO	NÚMEROS DAS PRANCHAS
Tendão do músculo bíceps braquial	Pode romper-se devido a uma carga repentina no músculo durante a contração; o tendão do músculo bíceps braquial é usado para testar o reflexo do compartimento flexor que avalia os nervos espinais C5 e C6	440, 442
Cabeça longa do músculo bíceps braquial	O tendão da cabeça longa do músculo bíceps braquial pode causar dor no ombro por tendinose da parte intra-articular e pode se romper em pessoas idosas por quedas sobre o braço estendido; quando a cabeça longa sofre ruptura, ela se rompe do tubérculo supraglenoidal e o retrai para baixo no braço; ocorre abaulamento do músculo (deformidade de Popeye) na parte média do corpo (diáfise) do úmero; pode ocorrer ruptura espontânea na amiloidose, doença infiltrativa que também causa cardiomiopatia	440
Músculos do compartimento posterior do antebraço	O uso repetitivo dos músculos que se inserem por meio do tendão comum dos músculos extensores pode inflamar os tendões e provocar dor na região do epicôndilo lateral (epicondilite); atividades como jogar tênis e técnica inadequada com o martelo podem resultar em "cotovelo de tenista"; o músculo mais provavelmente envolvido é o extensor radial curto do carpo	451
Músculos do compartimento anterior do antebraço	O uso repetitivo dos músculos que se inserem por meio do tendão comum dos músculos flexores pode inflamar os tendões e provocar dor na região do epicôndilo medial, associada a "cotovelo de jogador de golfe"	452, 453

Sistema circulatório

Veia intermédia do cotovelo	O acesso na fossa cubital para venipuntura	424
Artérias supraescapular, dorsal da escápula e circunflexa da escápula	Fornecem circulação colateral ao redor da escápula, permitindo que o sangue alcance a parte distal do membro superior se a artéria axilar for bloqueada ou comprimida	437
Artéria braquial	Durante a desinsuflação do esfigmomanômetro na parte superior do braço, a artéria braquial é auscultada para sons de Korotkoff para aferir a pressão arterial sistólica e diastólica; identificada medial ao ventre do músculo bíceps braquial e profundamente à aponeurose bicipital na fossa cubital	442, 443
Artéria radial	Palpada na região anterior carpal para avaliar o pulso radial; local comum de acesso vascular para procedimentos cardíacos percutâneos, como angioplastia, e para coleta de amostras de sangue arterial	14, 443
Artéria ulnar	Fornece circulação colateral importante para a mão via arco palmar durante a cateterização da artéria radial; a patência é avaliada antes do procedimento usando o teste de Allen, no qual as artérias radial e ulnar são comprimidas e, em seguida, a pressão sobre a artéria ulnar é liberada; o retorno da cor ao punho em alguns segundos indica artéria ulnar patente	443, 476

*As seleções foram baseadas principalmente em dados clínicos assim como nas correlações clínicas geralmente discutidas em cursos de anatomia macroscópica.

Estruturas de Alto Significado Clínico — Tabela 7.2

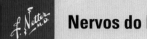

Nervos do Plexo Braquial

As raízes do plexo braquial normalmente são os ramos anteriores dos nervos espinais C5–T1. A variação nas contribuições do nervo espinal para o plexo e nos nervos que surgem desse plexo é comum, devido aos plexos prefixados (altos) e pós-fixados (baixos).

NERVO	ORIGEM	CURSO	RAMOS	MOTOR	CUTÂNEO
Nervo dorsal da escápula	Ramo anterior do nervo espinal C5	Perfura o músculo escaleno médio para correr posterior e inferiormente ao músculo levantador da escápula ao longo da margem vertebral da escápula		Músculos romboides maior e menor, músculo levantador da escápula	
Nervo torácico longo	Ramos anteriores dos nervos espinais C5–C7	Os ramos C5–C6 se unem no músculo escaleno médio e na 1ª costela se juntam a C7; corre inferior e posteriormente ao plexo braquial e vasos axilares; segue a linha axilar média na superfície do músculo serrátil anterior		Músculo serrátil anterior	
Nervo supraescapular	Tronco superior (C5–C6)	Atravessa o trígono cervical posterior, cursando posteriormente ao ventre inferior do músculo omo-hióideo e à margem do músculo trapézio para atravessar a incisura da escápula profundamente ao ligamento transverso superior da escápula; continua lateralmente e então atravessa a "incisura espinoglenoidal" e para a fossa infraespinal		Músculos supraespinal e infraespinal	
Nervo subclávio	Tronco superior (C5–C6)	Corre inferiormente na face distal dos ramos anteriores		Músculo subclávio	
Nervo peitoral lateral	Fascículo lateral (C5–C7)	Emerge lateral e superficialmente a artéria e veia axilares, cursando apenas medial ao músculo peitoral menor		Músculos peitoral maior e menor	
Nervo musculocutâneo	Fascículo lateral (C5–C7)	Emerge na margem inferior do músculo peitoral menor, atravessa o músculo coracobraquial para correr entre os músculos braquial e bíceps braquial; imediatamente proximal ao cotovelo, perfura a fáscia profunda para continuar como nervo cutâneo lateral do antebraço	Ramos musculares, nervo cutâneo lateral do antebraço	Compartimento anterior do braço	Ver nervo cutâneo lateral do antebraço
Nervo cutâneo lateral do antebraço	Nervo musculocutâneo	Corre posteriormente à veia cefálica e segue ao longo da face lateral do antebraço	Divide-se na articulação do cotovelo em ramos anterior e posterior		Região antebraquial lateral
Nervos subescapulares	Fascículo posterior (C5–C6)	Os nervos subescapulares superior e inferior emergem para atravessar a face anterior do músculo subescapular; o nervo subescapular inferior termina no músculo redondo maior		Músculos redondo maior e subescapular	
Nervo toracodorsal	Fascículo posterior (C6–C8)	Emerge entre os nervos subescapulares superior e inferior, segue com a artéria toracodorsal ao longo da parede axilar inserindo-se profundamente ao músculo latíssimo do dorso		Músculo latíssimo do dorso	
Nervo radial	Fascículo posterior (C5–T1)	Corre anteriormente ao músculo latíssimo do dorso até a margem inferior do músculo redondo maior, onde acompanha a artéria braquial profunda ao longo do sulco radial do úmero para seguir entre as cabeças medial e lateral do músculo tríceps braquial	Nervos cutâneos laterais posterior e inferior do braço, nervo cutâneo posterior do antebraço, ramos musculares, profundos e superficiais e nervo interósseo posterior	Músculos tríceps braquial, ancôneo e braquiorradial, músculos extensores radiais longo e curto do carpo, músculo supinador (ver também nervo interósseo posterior)	Parte lateral do dorso da mão (ver também ramos cutâneos)
Nervo cutâneo posterior do braço	Nervo radial	Emerge do nervo radial na região medial da axila			Parte posterior da região braquial medial

Tabela 7.3 **Nervos do Plexo Braquial**

Nervos do Plexo Braquial

NERVO	ORIGEM	CURSO	RAMOS	MOTOR	CUTÂNEO
Nervo cutâneo lateral inferior do braço	Nervo radial	Perfura a cabeça lateral do músculo tríceps braquial abaixo da tuberosidade do músculo deltoide, cursando anteriormente com a veia cefálica			Parte distal da região braquial lateral
Nervo cutâneo posterior do braço	Nervo radial	Emerge do plano entre as cabeças lateral e medial do músculo tríceps braquial para se tornar cutâneo			Parte posterior da região antebraquial lateral
Nervo interósseo posterior	Ramo profundo do nervo radial	A continuação do nervo radial profundo corre sob a fáscia do músculo supinador distalmente ao longo da face posterior da membrana interóssea do antebraço		Compartimento posterior do antebraço (algumas exceções)	
Nervo axilar	Fascículo posterior (C5–C6)	Passa anteriormente ao músculo subescapular para sair da axila com a artéria circunflexa posterior do úmero através do "espaço quadrangular"	Ramos musculares, nervo cutâneo lateral superior do braço	Músculos deltoide e redondo menor	Ver nervo cutâneo lateral superior do braço
Nervo cutâneo lateral superior do braço	Nervo axilar	Perfura a fáscia profunda na margem posteroinferior do músculo deltoide para se tornar cutâneo			Parte proximal da região braquial lateral
Nervo peitoral medial	Fascículo medial (C8–T1)	Emerge e corre entre artéria e veia axilares para perfurar o músculo peitoral menor em direção ao músculo peitoral maior		Músculos peitorais menor e maior	
Nervo cutâneo medial do braço	Fascículo medial (T1)	Emerge e atravessa a axila anterior ao músculo latíssimo do dorso, seguindo posteromedial com a veia axilar, perfurando a fáscia profunda para seguir em direção descendente com a veia basílica	Ramos anterior e posterior		Parte anterior da região braquial medial
Nervo cutâneo medial do antebraço	Fascículo medial (C8–T1)	Emerge medialmente à artéria axilar, atravessa a axila para perfurar a fáscia profunda que supre a região braquial anterior e continua no lado ulnar do braço com a veia basílica	Ramos anterior e posterior		Região braquial anterior, parte medial do antebraço
Nervo ulnar	Fascículo medial (C7–T1)	Emerge medial à artéria axilar, continuando medial à artéria braquial ao longo da cabeça medial do músculo tríceps braquial no sulco do nervo ulnar entre o olécrano e o epicôndilo medial; entra no antebraço entre as cabeças do músculo flexor ulnar do carpo; corre distalmente entre os músculos flexores ulnar do carpo e profundo dos dedos, originando um ramo dorsal antes de entrar na mão	Ramos musculares, dorsais, palmares, superficiais e profundos	Músculos flexor ulnar do carpo, flexor profundo dos dedos (metade medial), adutor do polegar, músculos hipotenares, músculos interósseos dorsais e palmares, músculos lumbricais (dois mediais)	Parte medial da palma e dorso da mão, 5º dedo e parte do 4º dedo
Nervo mediano	Fascículos medial e lateral (C6–T1)	Emerge e corre distalmente com a artéria braquial para entrar no antebraço entre as cabeças do músculo pronador redondo; corre distalmente na face profunda do músculo flexor superficial dos dedos para se tornar superficial no retináculo dos flexores do carpo; atravessa o túnel do carpo profundamente ao retináculo dos músculos flexores do carpo	Nervo interósseo anterior, ramos musculares, palmares, recorrentes e digitais palmares comuns	Compartimento anterior do antebraço (*algumas exceções*), músculos lumbricais (dois laterais) e tenares (ver também nervo interósseo anterior)	Parte lateral da palma, polegar, 2º e 3º dedos e parte do 4º dedo
Nervo interósseo anterior	Nervo mediano	No cotovelo segue distalmente com a artéria interóssea anterior ao longo da face anterior da membrana interóssea do antebraço		Músculos flexor longo do polegar, pronador quadrado, flexor profundo dos dedos (metade lateral)	

Nervos do Plexo Braquial

Tabela 7.4

Músculos

MÚSCULO	GRUPO MUSCULAR	INSERÇÃO PROXIMAL (PONTO FIXO)	INSERÇÃO DISTAL (PONTO MÓVEL)	INERVAÇÃO	SUPRIMENTO SANGUÍNEO	AÇÕES PRINCIPAIS
Músculo abdutor curto do polegar	Mão	Retináculo dos músculos flexores do carpo, tubérculos dos ossos escafoide e trapézio	Base da falange proximal do polegar	Nervo mediano (ramo muscular)	Ramo palmar superficial da artéria radial	Abduz o polegar
Músculo abdutor do dedo mínimo	Mão	Osso pisiforme e tendão do músculo flexor ulnar do carpo	Face medial da base da falange proximal do dedo mínimo (5º dedo)	Nervo ulnar (ramo profundo)	Ramo palmar profundo da artéria ulnar	Abduz o dedo mínimo
Músculo abdutor longo do polegar	Posterior do antebraço	Face posterior da ulna, do rádio e da membrana interóssea do antebraço	Base do osso metacarpal I	Nervo interósseo posterior do antebraço	Artéria interóssea posterior	Abduz e estende o polegar
Músculo adutor do polegar	Mão	*Cabeça oblíqua:* base dos ossos metacarpais II e III, capitato e ossos adjacentes do carpo	Base da falange proximal do polegar	Nervo ulnar (ramo profundo)	Arco palmar profundo	Aduz o polegar
		Cabeça transversa: face anterior do osso metacarpal III				
Músculo ancôneo	Posterior do antebraço	Face posterior do epicôndilo lateral do úmero	Face lateral do olécrano e face posterior da parte proximal da ulna	Nervo radial (C5–T1)	Artéria braquial profunda	Auxilia o músculo tríceps braquial na extensão do cotovelo
Músculo bíceps braquial	Anterior do braço	*Cabeça longa:* tubérculo supraglenoidal da escápula	Tuberosidade do rádio, fáscia do antebraço via aponeurose do músculo bíceps braquial (bicipital)	Nervo musculocutâneo	Artéria braquial	Flexiona e supina o antebraço
		Cabeça curta: processo coracoide da escápula				
Músculo braquial	Anterior do braço	Face anterior da metade distal do úmero	Processo coronoide e tuberosidade da ulna	Nervos musculocutâneo e radial	Artéria recorrente radial, artéria braquial	Flexiona o antebraço
Músculo braquiorradial	Posterior do antebraço	Dois terços proximais da crista supraepicondilar lateral do úmero	Face lateral da extremidade distal do rádio	Nervo radial	Artéria recorrente radial	Fraco flexor do antebraço, quando o antebraço está semipronado
Músculo coracobraquial	Anterior do braço	Processo coracoide da escápula	Face medial do terço médio do úmero	Nervo musculocutâneo	Artéria braquial	Flexor e adutor do braço
Músculo deltoide	Ombro	*Parte clavicular:* terço lateral da clavícula	Tuberosidade do músculo deltoide do úmero	Nervo axilar	Artéria circunflexa posterior do úmero, ramo deltóideo da artéria toracoacromial	*Parte clavicular:* flexiona e roda medialmente o braço
		Parte acromial: acrômio				*Parte acromial:* abduz o braço após os 15 graus iniciais realizados pelo músculo supraespinal
		Parte espinhosa: espinha da escápula				*Parte espinal:* estende e roda lateralmente o braço
Músculo extensor curto do polegar	Posterior do antebraço	Faces posteriores do rádio e da membrana interóssea do antebraço	Face dorsal da base da falange proximal do polegar	Nervo interósseo posterior do antebraço	Artéria interóssea posterior	Estende a falange proximal do polegar
Músculo extensor do dedo mínimo	Posterior do antebraço	Epicôndilo lateral do úmero	"Expansão extensora" do 5º dedo	Nervo interósseo posterior do antebraço	Artéria interóssea posterior	Estende o 5º dedo (dedo mínimo)
Músculo extensor do indicador	Posterior do antebraço	Faces posteriores da ulna e da membrana interóssea do antebraço	"Expansão extensora" do 2º dedo	Nervo interósseo posterior do antebraço	Artéria interóssea posterior	Estende o 2º dedo e auxilia a extensão da mão na articulação radiocarpal (do punho)

Tabela 7.5 — Músculos

Músculos 7

MÚSCULO	GRUPO MUSCULAR	INSERÇÃO PROXIMAL (PONTO FIXO)	INSERÇÃO DISTAL (PONTO MÓVEL)	INERVAÇÃO	SUPRIMENTO SANGUÍNEO	AÇÕES PRINCIPAIS
Músculo extensor dos dedos	Posterior do antebraço	Epicôndilo lateral do úmero	"Expansão extensora" dos quatro dedos mediais	Nervo interósseo posterior do antebraço	Artéria interóssea posterior	Estende as quatro articulações metacarpofalângicas mediais, auxilia a extensão do punho
Músculo extensor longo do polegar	Posterior do antebraço	Faces posteriores do terço médio da ulna e da membrana interóssea do antebraço	Face dorsal da base da falange distal do polegar	Nervo interósseo posterior do antebraço	Artéria interóssea posterior	Estende a falange distal do polegar
Músculo extensor radial curto do carpo	Posterior do antebraço	Epicôndilo lateral do úmero	Bases dos ossos metacarpais II e III	Nervo radial (ramo profundo)	Artérias radial e recorrente radial	Estende e abduz a mão
Músculo extensor radial longo do carpo	Posterior do antebraço	Terço distal da crista supraepicondilar lateral do úmero	Dorso da base do osso metacarpal II	Nervo radial	Artérias radial e recorrente radial	Estende e abduz a mão
Músculo extensor ulnar do carpo	Posterior do antebraço	Epicôndilo lateral do úmero e margem posterior da ulna	Base do osso metacarpal V	(Nervo interósseo posterior do antebraço)	Artéria interóssea posterior	Estende e aduz a mão na articulação do punho
Músculo flexor curto do dedo mínimo	Mão	Retináculo dos músculos flexores do carpo e hâmulo do osso hamato	Face medial da base da falange proximal do dedo mínimo	Nervo ulnar (ramo profundo)	Ramo palmar profundo da artéria ulnar	Flexiona a falange proximal do dedo mínimo
Músculo flexor curto do polegar	Mão	*Cabeça umeral:* retináculo dos músculos flexores e tubérculo do osso trapézio	Face lateral da base da falange proximal do polegar	*Cabeça umeral:* nervo mediano (ramo recorrente)	Ramo palmar superficial da artéria radial	Flexiona a falange proximal do polegar
		Cabeça ulnar: ossos trapezoide e capitato		*Cabeça ulnar:* nervo mediano (ramo profundo)		
Músculo flexor longo do polegar	Anterior do antebraço	Faces anteriores do rádio e da membrana interóssea do antebraço	Face palmar da base da falange distal do polegar	Nervo interósseo anterior do antebraço	Artéria interóssea anterior	Flexiona o polegar
Músculo flexor profundo dos dedos	Anterior do antebraço	Faces anterior e medial dos 3/4 proximais da ulna e da membrana interóssea do antebraço	Face palmar da base das falanges distais dos 2º ao 5º dedos	Parte medial: nervo ulnar Parte lateral: nervo mediano	Artéria interóssea anterior, artéria ulnar	Flexiona as falanges distais dos quatro dedos mediais e auxilia a flexão da mão
Músculo flexor radial do carpo	Anterior do antebraço	Epicôndilo medial do úmero	Base do osso metacarpal II	Nervo mediano	Artéria radial	Flexiona e abduz a mão
Músculo flexor superficial dos dedos	Anterior do antebraço	*Cabeça umeroulnar:* epicôndilo medial do úmero e processo coronoide da ulna	Corpos (diáfises) das falanges médias dos quatro dedos mediais	Nervo mediano	Artérias radial e ulnar	Flexiona as falanges proximais e médias dos quatro dedos mediais; flexiona a mão
		Cabeça radial: face anterior da metade proximal do rádio				
Músculo flexor ulnar do carpo	Anterior do antebraço	*Cabeça umeral:* epicôndilo medial do úmero	Osso pisiforme, hâmulo do osso hamato, base do osso metacarpal V	Nervo ulnar	Artéria recorrente ulnar (ramo posterior)	Flexiona e aduz a mão
		Cabeça ulnar: olécrano e margem posterior da ulna				
Músculo infraespinal	Ombro	Fossa infraespinal da escápula e fáscia do músculo infraespinhoso	Tubérculo maior do úmero	Nervo supraescapular	Artéria supraescapular	Rotação lateral do braço

Músculos   **Tabela 7.6**

Músculos

MÚSCULO	GRUPO MUSCULAR	INSERÇÃO PROXIMAL (PONTO FIXO)	INSERÇÃO DISTAL (PONTO MÓVEL)	INERVAÇÃO	SUPRIMENTO SANGUÍNEO	AÇÕES PRINCIPAIS
Músculos interósseos dorsais da mão	Mão	Faces adjacentes de dois ossos metacarpais vizinhos	Base das falanges proximais, "expansões extensoras" do 2º–4º dedos	Nervo ulnar (ramo profundo)	Arco palmar profundo	Abduzem os dedos; flexiona os dedos na articulação metacarpofalângica e estende os dedos nas articulações interfalângicas
Músculos interósseos palmares	Mão	Faces palmares dos ossos metacarpais II, IV e V	Bases das falanges proximais e "expansão extensora" dos 2º, 4º e 5º dedos	Nervo ulnar (ramo profundo)	Arco palmar profundo	Aduzem os dedos; flexionam os dedos e estendem os dedos nas articulações interfalângicas
Músculos lumbricais da mão	Mão	Tendões do músculo flexor profundo dos dedos	Faces laterais das "expansões extensoras" dos 2º a 5º dedos	*Dois laterais*: nervo mediano (ramos digitais) *Dois mediais*: nervo ulnar (ramo profundo)	Arcos palmares profundo e superficial	Estendem os dedos e flexionam os dedos nas articulações metacarpofalângicas
Músculo oponente do dedo mínimo da mão	Mão	Retináculo dos músculos flexores do carpo e hâmulo do osso hamato	Face palmar do osso metacarpal V	Nervo ulnar (ramo profundo)	Ramo palmar profundo da artéria ulnar	Move anteriormente o dedo mínimo e roda esse dedo em direção ao polegar
Músculo oponente do polegar	Mão	Retináculo dos músculos flexores do carpo e tubérculo do osso trapézio	Face lateral do osso metacarpal I	Nervo mediano (ramo muscular)	Ramo palmar superficial da artéria radial	Move anteriormente o polegar e roda esse dedo medialmente
Músculo palmar curto	Mão	Aponeurose palmar e retináculo dos músculos flexores	Pele da margem medial da palma da mão	Nervo ulnar (ramo superficial)	Arco palmar superficial	Aprofunda a curvatura da mão e auxilia o movimento em garra
Músculo palmar longo	Anterior do antebraço	Epicôndilo medial do úmero	Metade distal do retináculo dos músculos flexores do carpo e aponeurose palmar	Nervo mediano	Artéria recorrente ulnar (ramo posterior)	Flexiona a mão e tensiona a aponeurose palmar
Músculo pronador quadrado	Anterior do antebraço	Face anterior do quarto distal da ulna	Face anterior do quarto distal do rádio	Nervo interósseo anterior do antebraço	Artéria interóssea anterior	Pronação do antebraço
Músculo pronador redondo	Anterior do antebraço	*Cabeça umeral*: epicôndilo medial do úmero *Cabeça ulnar*: processo coronoide da ulna	Parte média da face lateral do rádio	Nervo mediano	Artéria recorrente ulnar (ramo anterior)	Pronação do antebraço e flexiona o cotovelo
Músculo redondo maior	Ombro	Face posterior do ângulo inferior da escápula	Lábio medial do sulco intertubercular do úmero	Nervo subescapular inferior	Artéria circunflexa da escápula	Aduz e roda medialmente o braço
Músculo redondo menor	Ombro	Dois terços superiores da face posterior da margem lateral da escápula	Tubérculo maior do úmero	Nervo axilar	Artéria circunflexa da escápula	Roda lateralmente o braço
Músculo subescapular	Ombro	Fossa subescapular	Tubérculo menor do úmero	Nervos subescapulares superior e inferior	Artéria subescapular; artéria torácica lateral	Roda medialmente e aduz o braço. Auxilia na manutenção da cabeça do úmero na cavidade glenoidal
Músculo supinador	Posterior do antebraço	Epicôndilo lateral do úmero; ligamentos colaterais radiais e anulares, fossa supinadora e crista da ulna	Faces anterior, posterior e lateral do terço proximal do rádio	Nervo radial	Artéria recorrente radial; artéria interóssea posterior	Supinação do antebraço

Tabela 7.7   **Músculos**

Músculos 7

MÚSCULO	GRUPO MUSCULAR	INSERÇÃO PROXIMAL (PONTO FIXO)	INSERÇÃO DISTAL (PONTO MÓVEL)	INERVAÇÃO	SUPRIMENTO SANGUÍNEO	AÇÕES PRINCIPAIS
Músculo supraespinal	Ombro	Fossa supraespinal da escápula e fáscia do músculo supraespinal	Tubérculo maior do úmero	Nervo supraescapular	Artéria supraescapular	Inicia a abdução do braço
Músculo tríceps braquial	Posterior do braço	*Cabeça longa:* tubérculo infraglenoidal da escápula	Face posterior do olécrano	Nervo radial	Ramo da artéria braquial profunda	Estende o antebraço; a cabeça longa estabiliza a cabeça do úmero abduzido e estende e aduz o braço
		Cabeça lateral: metade superior da face posterior do úmero				
		Cabeça medial: 2/3 distais das faces medial e posterior do úmero				

Variações nas contribuições do nervo espinal na inervação dos músculos, no seu suprimento arterial, nos seus locais de inserção e em suas ações são de ocorrência comum na anatomia humana. Portanto, existem diferenças entre os textos e devemos considerar que a variação anatômica é normal.

Músculos **Tabela 7.8**

MEMBRO INFERIOR 8

Anatomia de Superfície	491–494	**Imagens Regionais**	555–556
Quadril, Região Glútea e Coxa	495–515	**Estruturas de Alto Significado**	
Joelho	516–523	Clínico	Tabelas 8.1–8.2
Perna	524–534	**Nervos do Plexo Lombossacral**	Tabelas 8.3–8.4
Tornozelo e Pé	535–549	**Músculos**	Tabelas 8.5–8.8
Inervação	550–554	**Bônus de Pranchas Eletrônicas**	BP 103–BP 112

BÔNUS DE PRANCHAS ELETRÔNICAS

MATERIAL SUPLEMENTAR

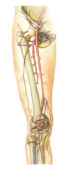

BP 103 Artérias do Joelho e do Pé

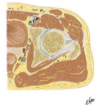

BP 104 Anatomia Seccional Transversa do Quadril: Vista Transversal

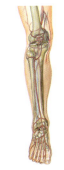

BP 105 Artérias da Coxa e do Joelho

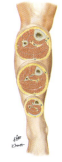

BP 106 Perna: Cortes Transversais em Série

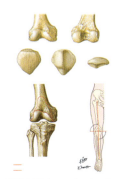

BP 107 Osteologia do Joelho

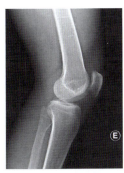

BP 108 Radiografia do Joelho: Vista Lateral

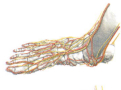
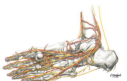

BP 109 Anatomia do Pé: Nervos e Artérias

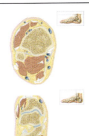

BP 110 Anatomia Seccional Transversa do Tornozelo e do Pé

MEMBRO INFERIOR

BÔNUS DE PRANCHAS ELETRÔNICAS *(Continuação)*

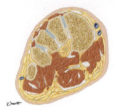

BP 111
Anatomia Seccional
Transversa do Tornozelo
e do Pé (*Continuação*)

BP 112 Anatomia da
Unha do Pé

Anatomia de Superfície do Membro Inferior

Ver também Pranchas 5, 11, 492, 493

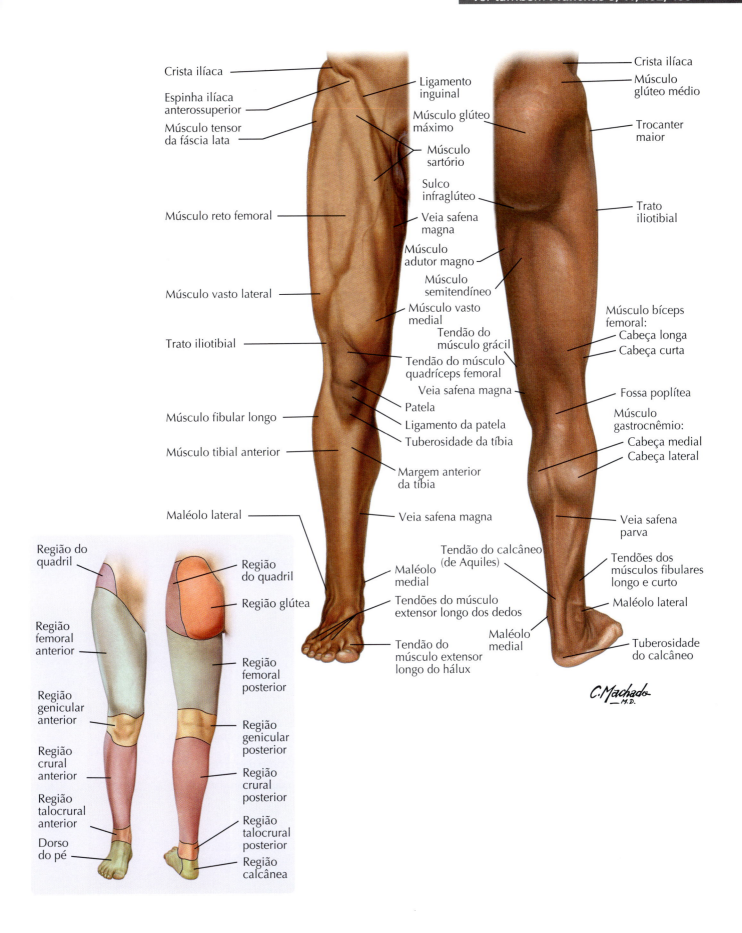

Anatomia de Superfície

Prancha 491

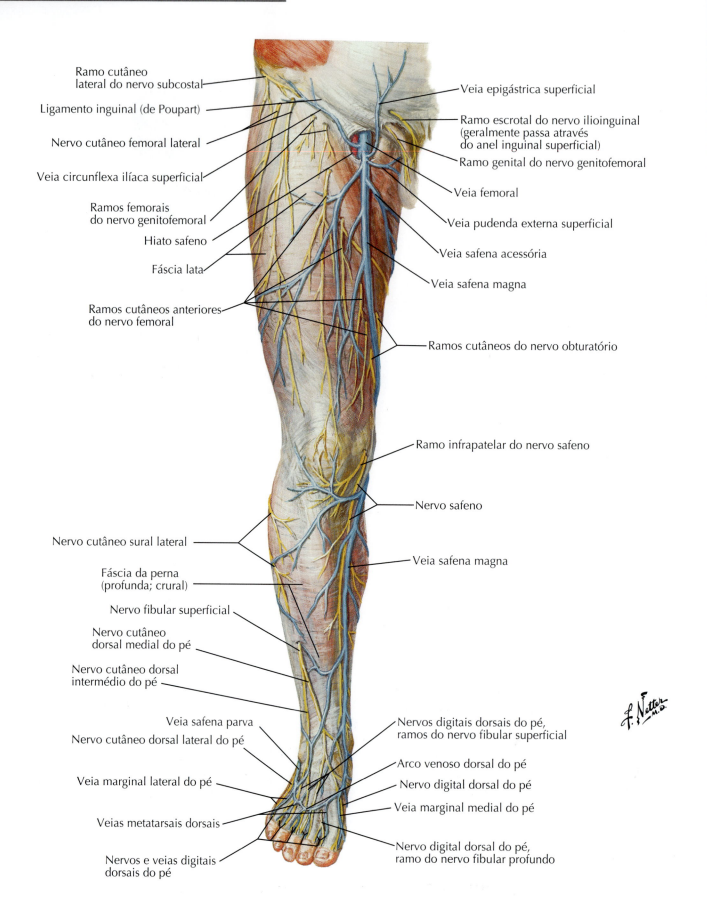

Veias Superficiais do Membro Inferior: Vista Posterior

Ver também Pranchas 523, 552, 553

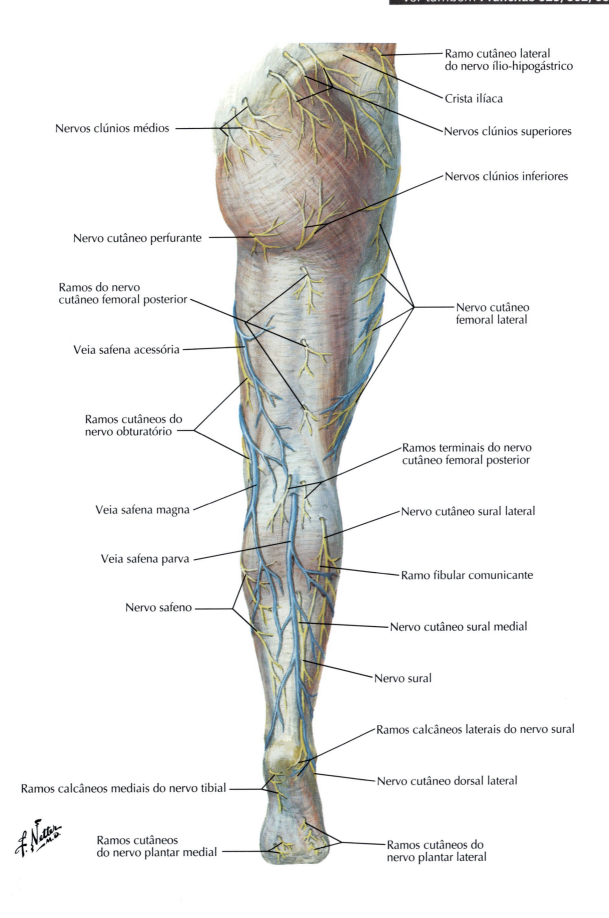

Anatomia de Superfície

Prancha 493

Vasos Linfáticos e Linfonodos do Membro Inferior

Ver também **Pranchas 409, 410**

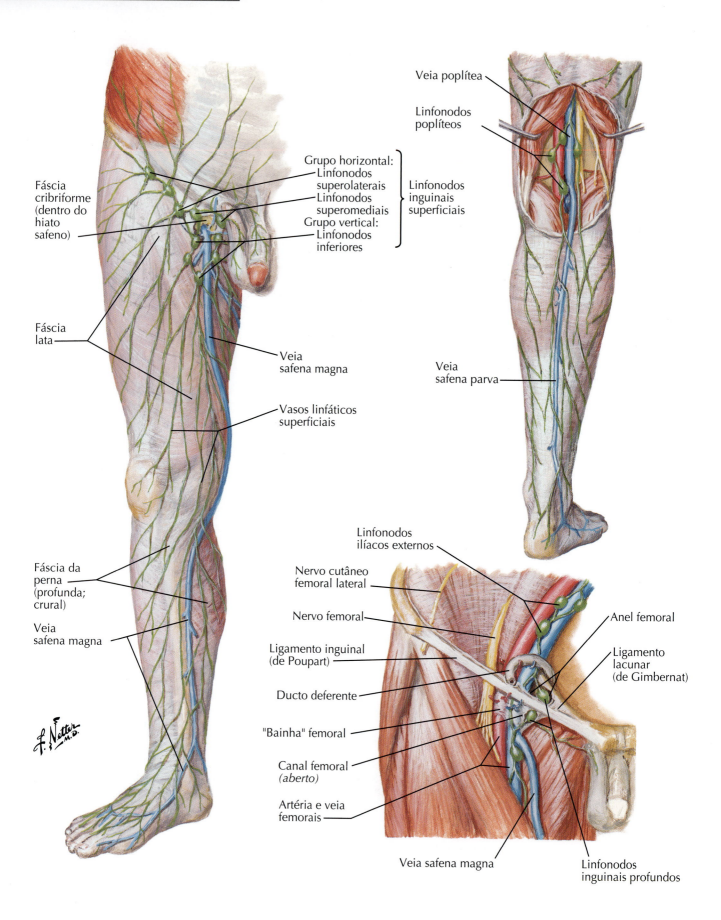

Prancha 494 — Anatomia de Superfície

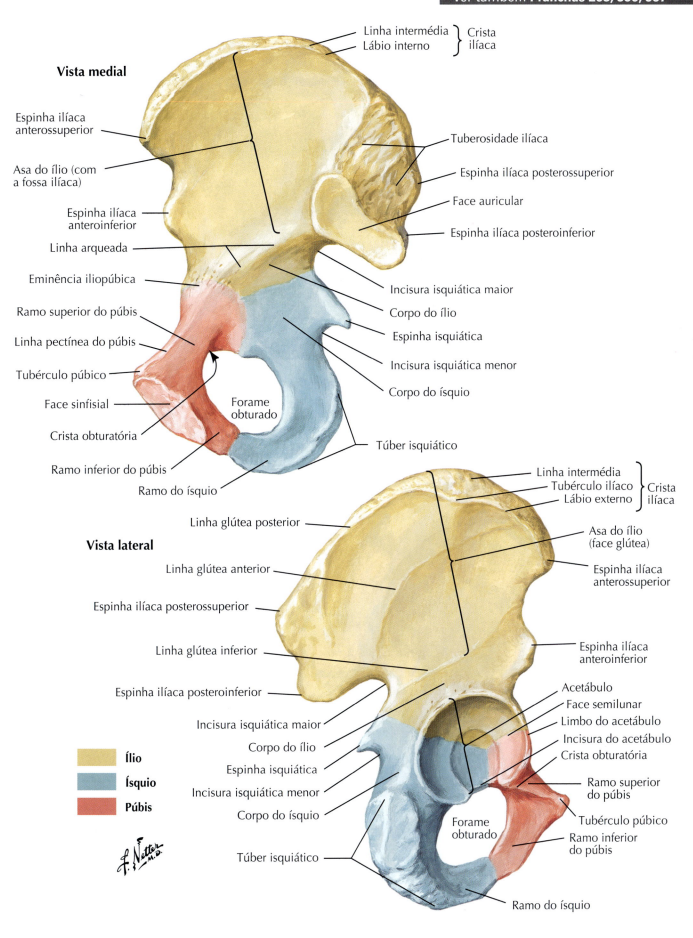

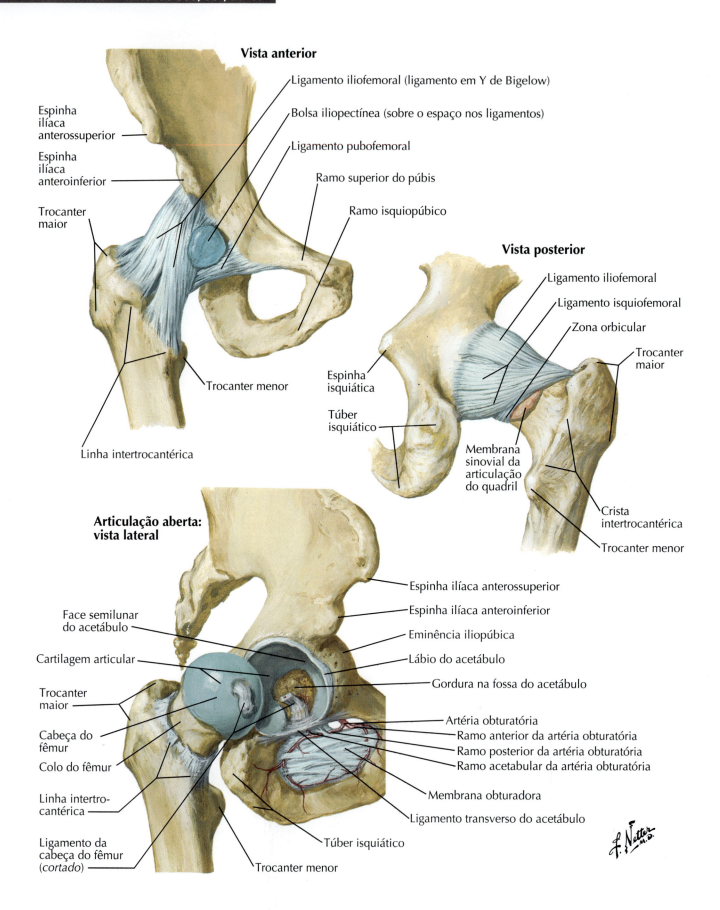
Articulação do Quadril

Articulação do Quadril: Radiografia Anteroposterior

Ver também **Pranchas 354, 496, 498**

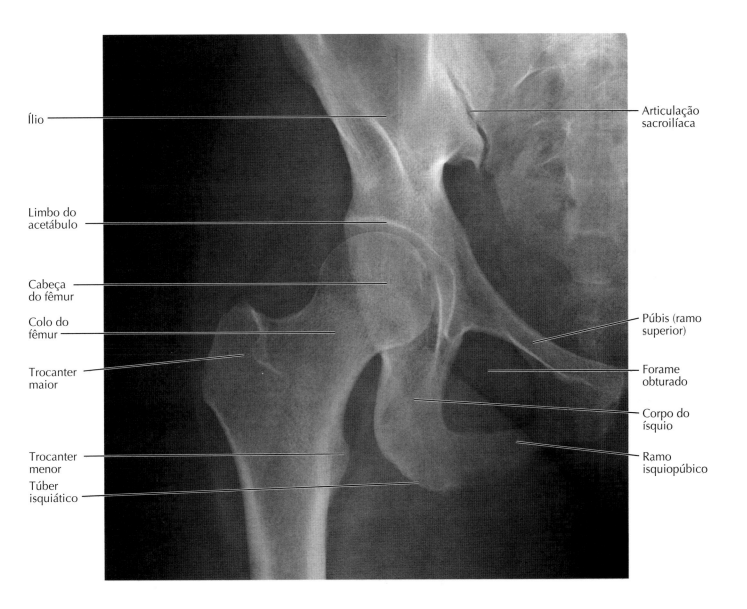

Quadril, Região Glútea e Coxa

Prancha 497

Inserções dos Músculos do Quadril e da Coxa: Vista Anterior

Ver também **Pranchas 497, 555**

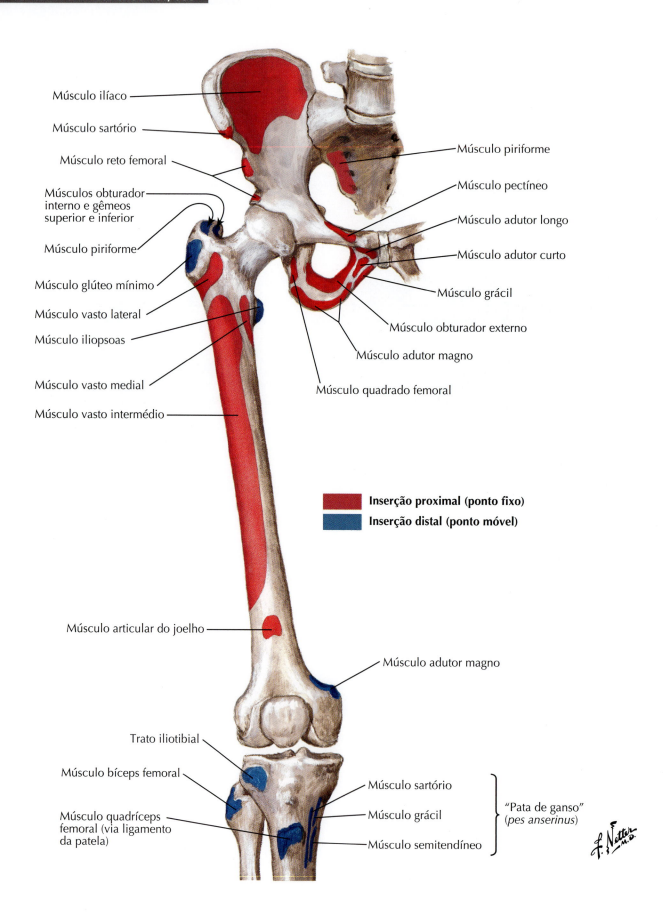

Prancha 498

Quadril, Região Glútea e Coxa

Inserções dos Músculos do Quadril e da Coxa: Vista Posterior

Ver também Prancha 497

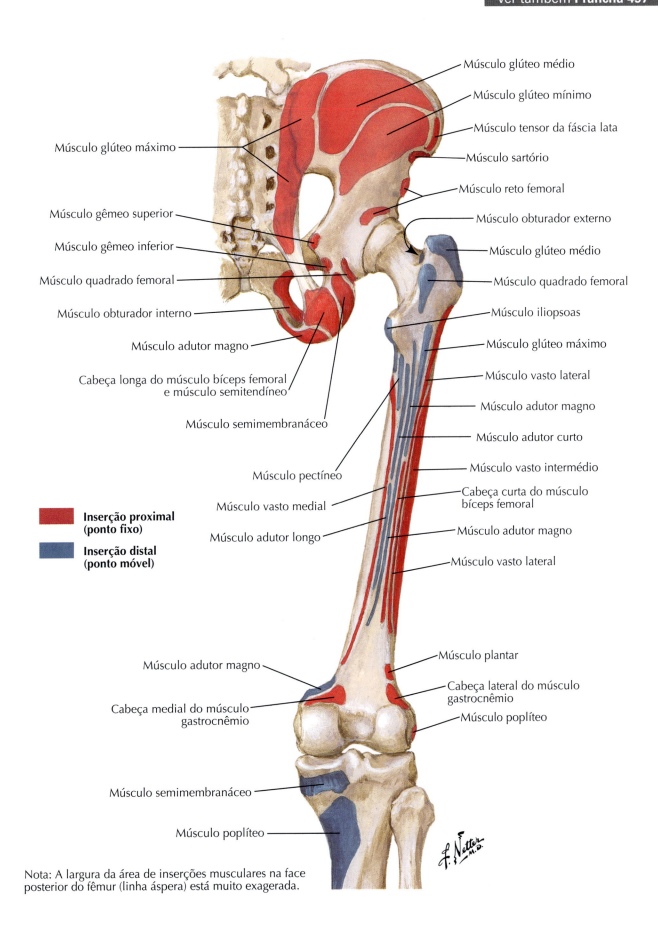

Nota: A largura da área de inserções musculares na face posterior do fêmur (linha áspera) está muito exagerada.

Quadril, Região Glútea e Coxa

Prancha 499

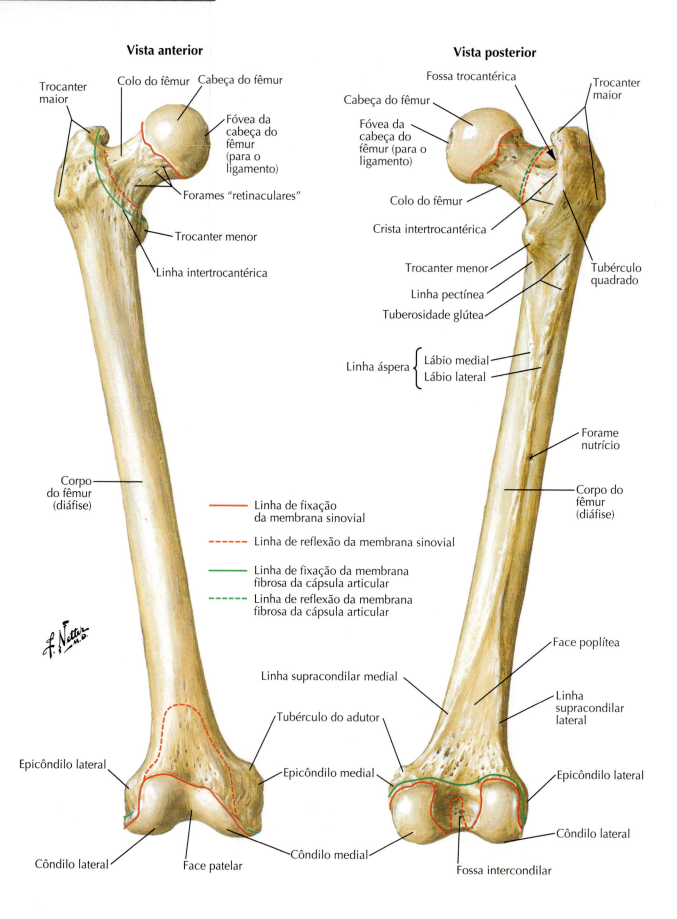

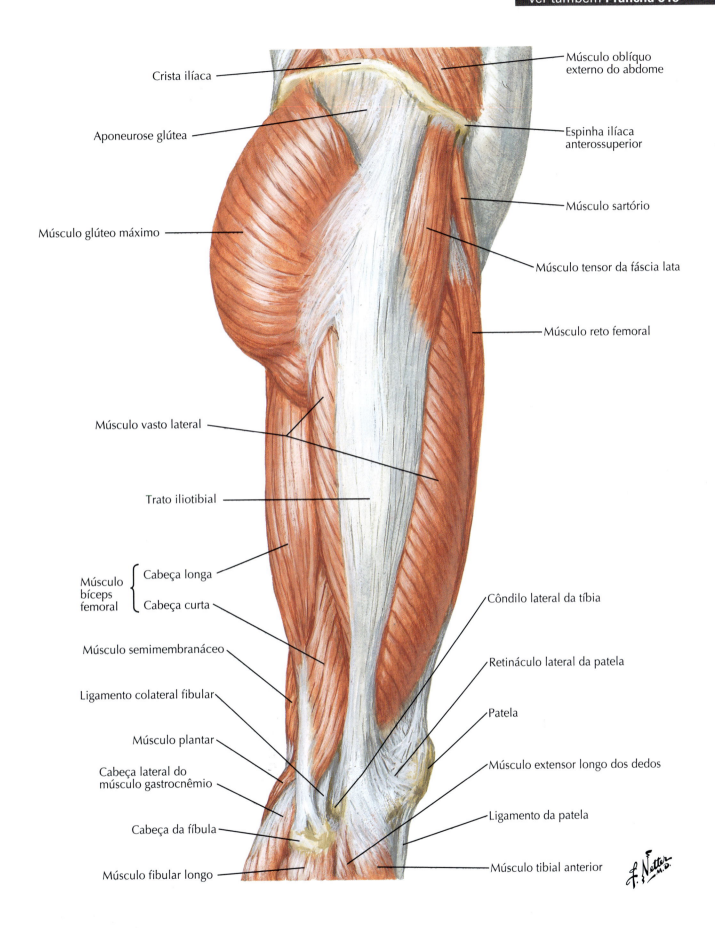

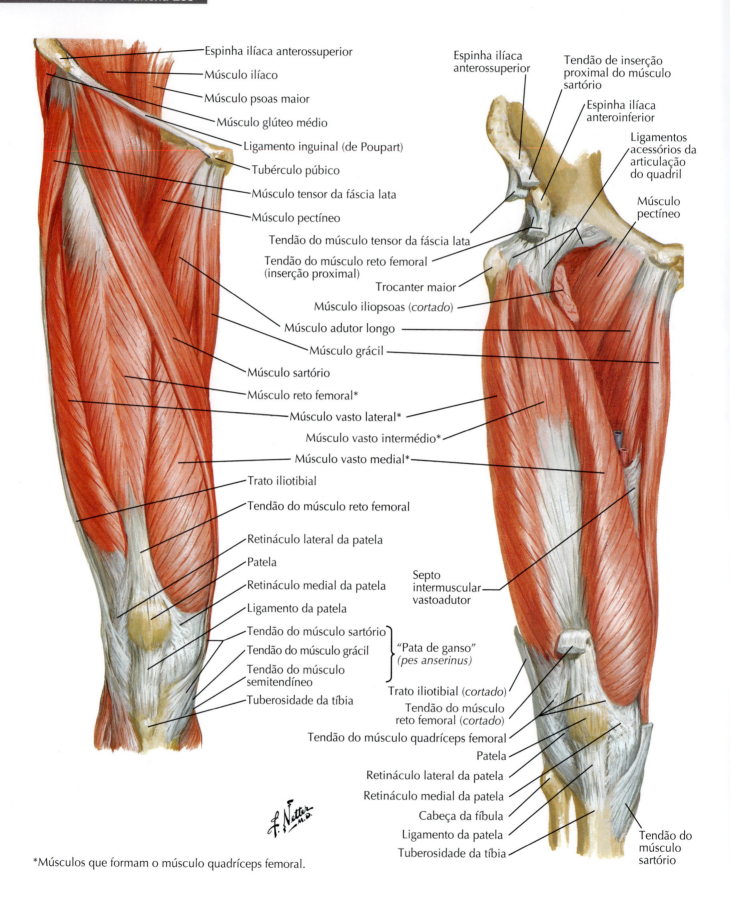

Músculos da Coxa: Compartimento Medial

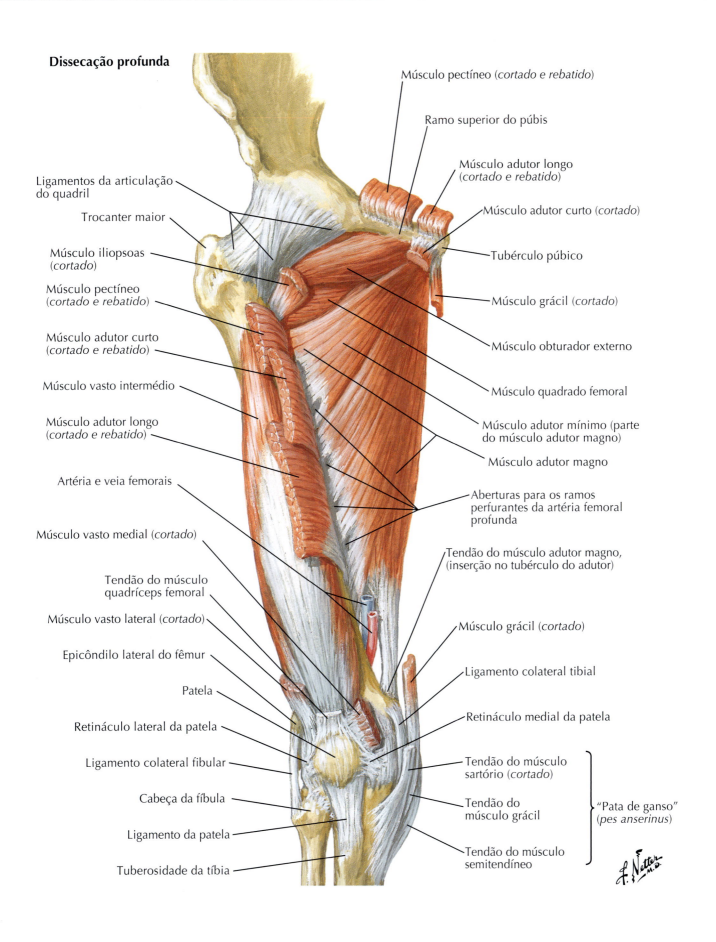

Dissecação profunda

Quadril, Região Glútea e Coxa — Prancha 503

Músculos do Quadril e da Coxa: Vistas Posteriores

Ver também **Pranchas 361, 362, 510**

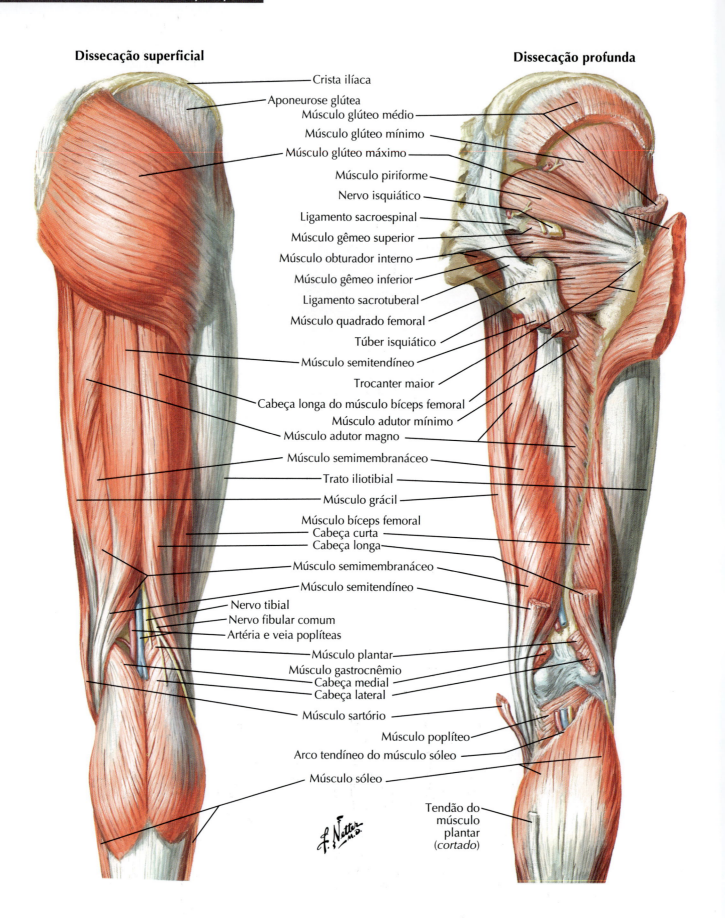

Prancha 504 — Quadril, Região Glútea e Coxa

Músculos Psoas e Ilíaco

8

Ver também Pranchas 283, 287

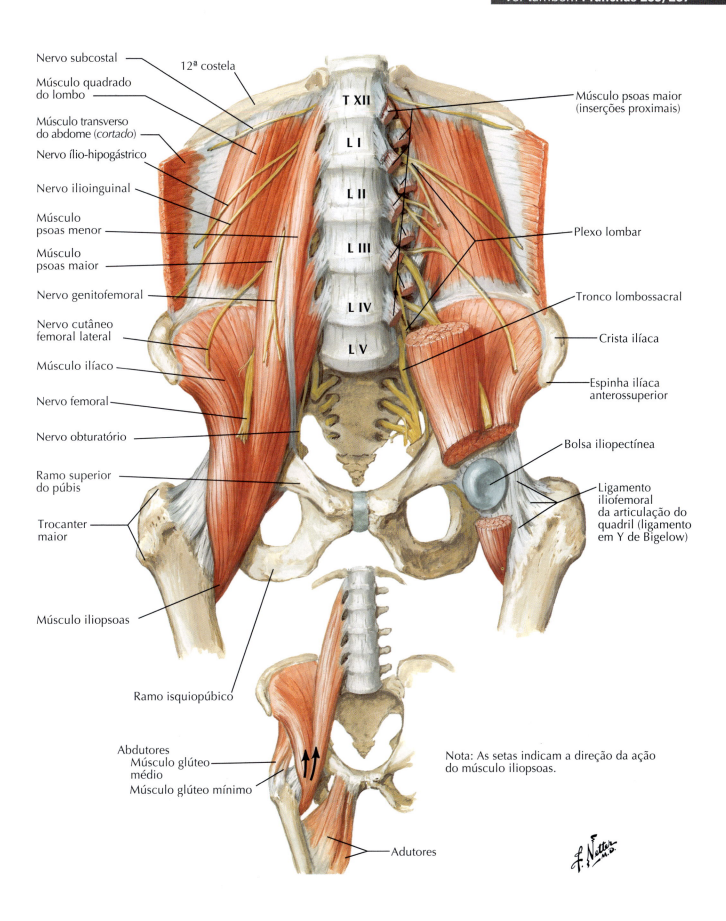

Nota: As setas indicam a direção da ação do músculo iliopsoas.

Quadril, Região Glútea e Coxa

Prancha 505

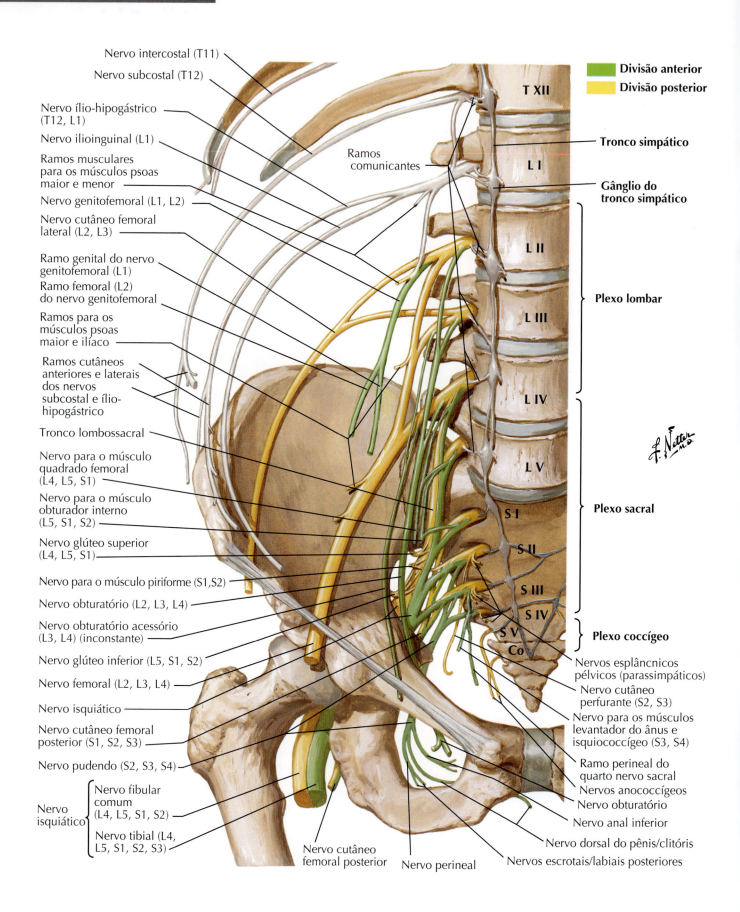

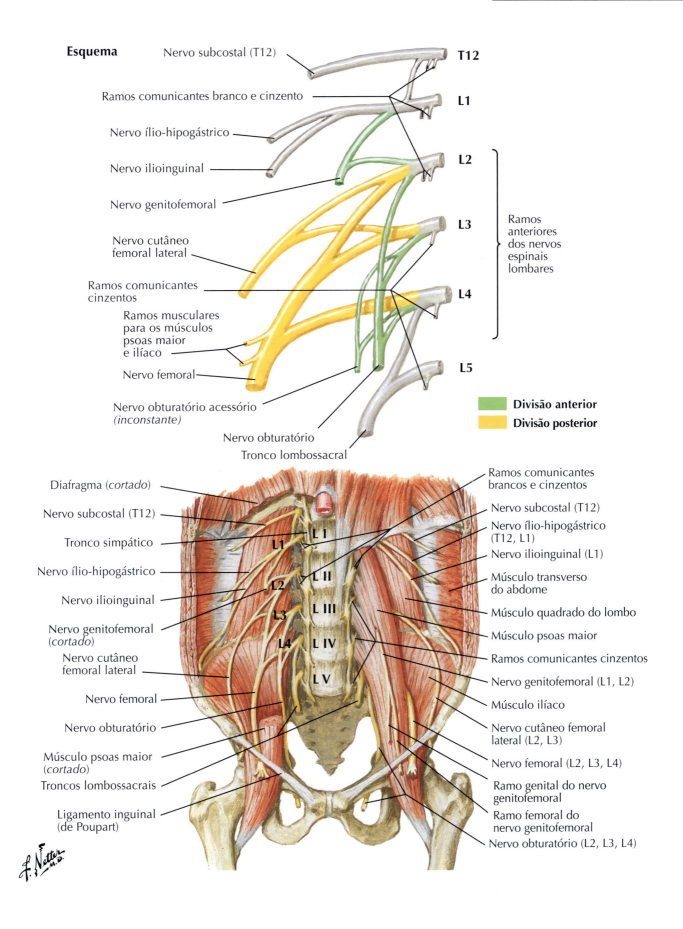

Prancha 507 — Plexo Lombar — Quadril, Região Glútea e Coxa

Plexos Sacral e Coccígeo

Ver também **Prancha 287**

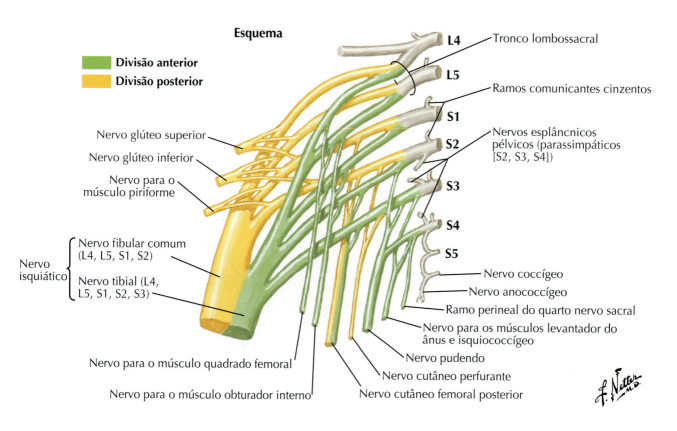

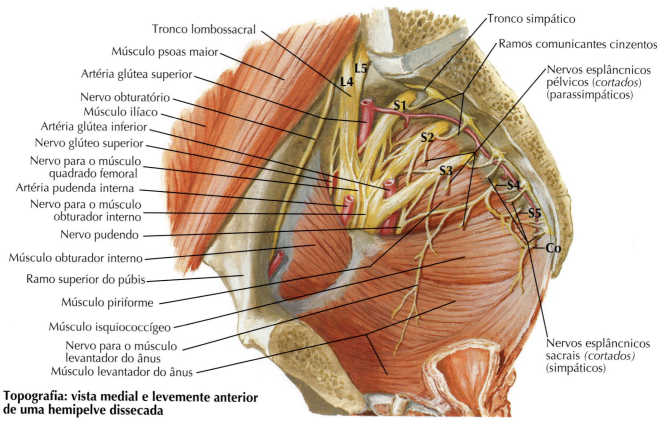

Topografia: vista medial e levemente anterior de uma hemipelve dissecada

Prancha 508   **Quadril, Região Glútea e Coxa**

Artérias da Coxa: Vistas Anteriores

Ver também **Pranchas 522, 550, BP 103**

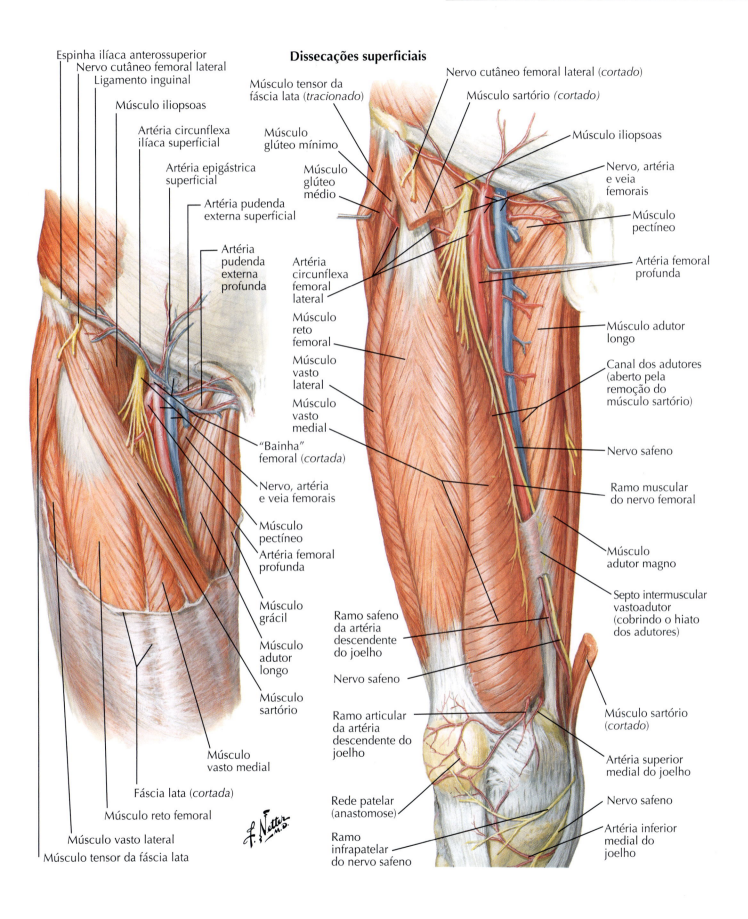

Prancha 509

Quadril, Região Glútea e Coxa

Artérias da Coxa: Vista Anterior da Dissecação Profunda

Ver também Pranchas 550, 551, BP 103

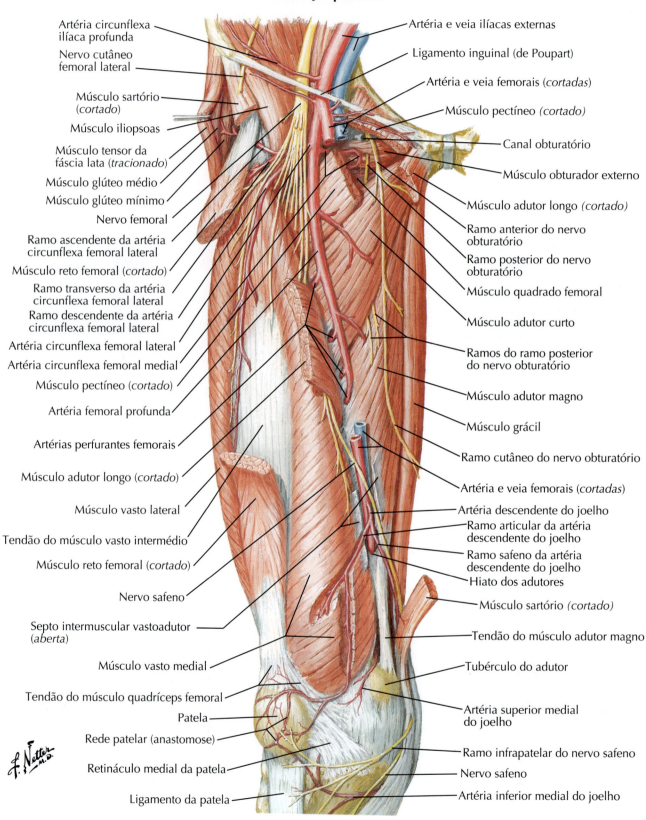

Prancha 510 — Quadril, Região Glútea e Coxa

Artérias da Coxa: Vista Posterior

Ver também **Pranchas 552, BP 103**

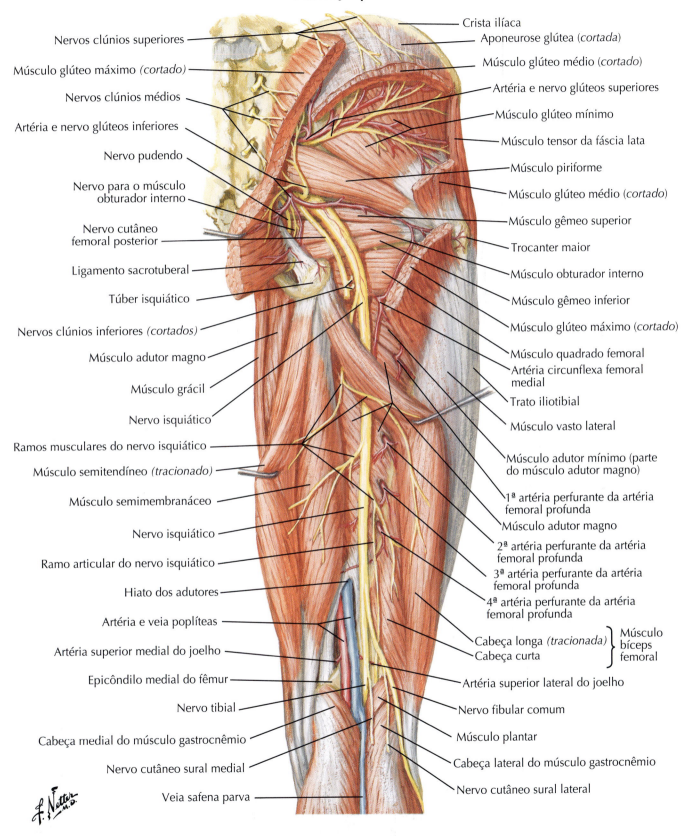

Quadril, Região Glútea e Coxa

Prancha 511

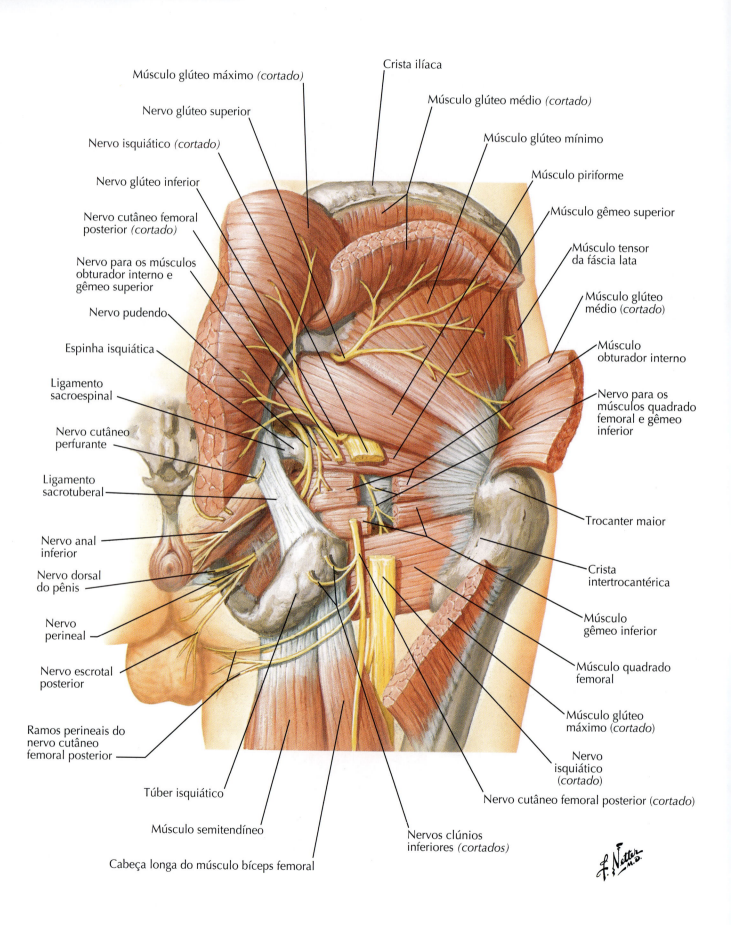

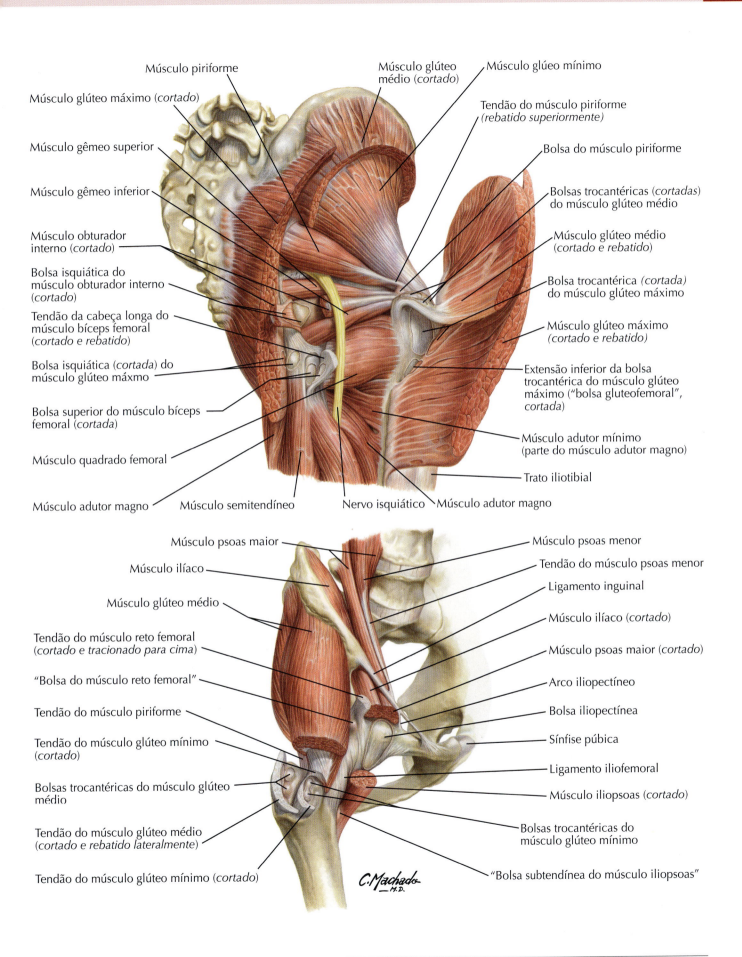

Artérias da Cabeça e do Colo do Fêmur

Ver também **Pranchas 496, 522**

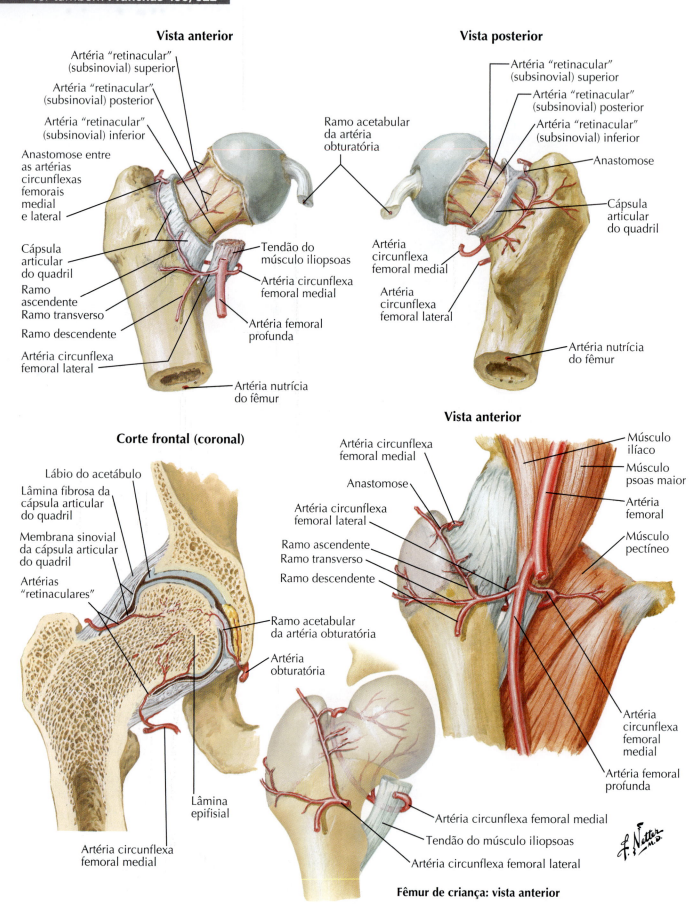

Prancha 514 — Quadril, Região Glútea e Coxa

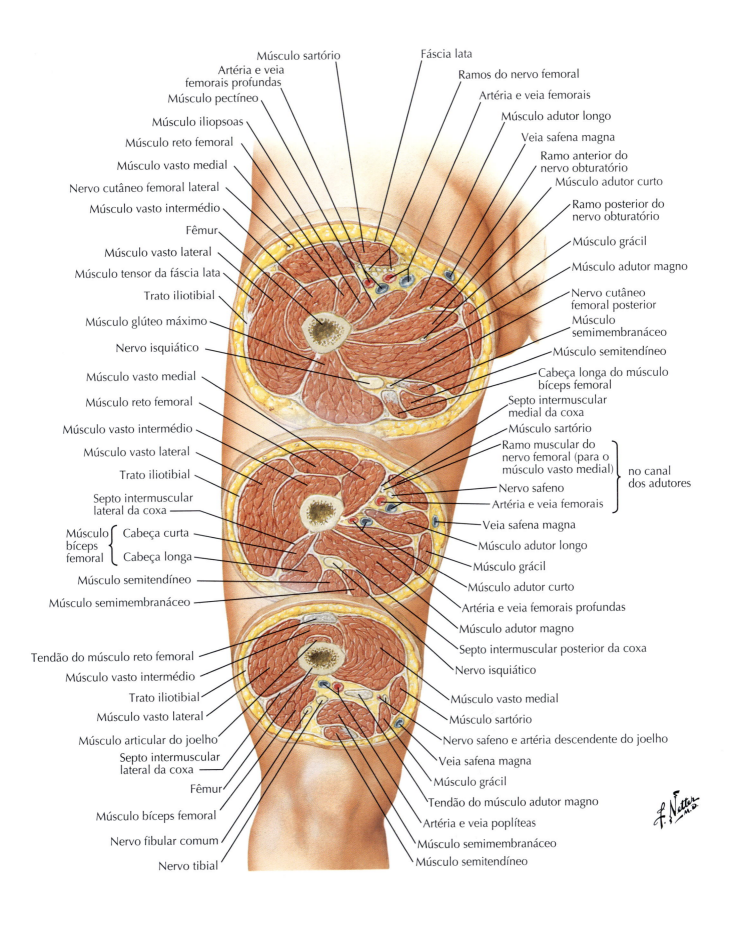

Joelho: Vistas Lateral e Medial

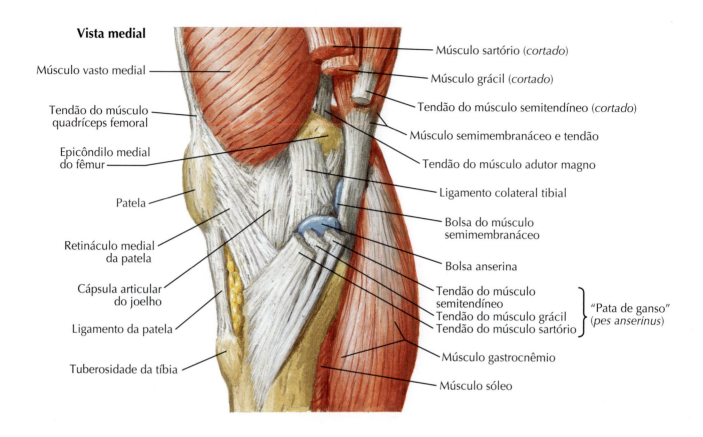

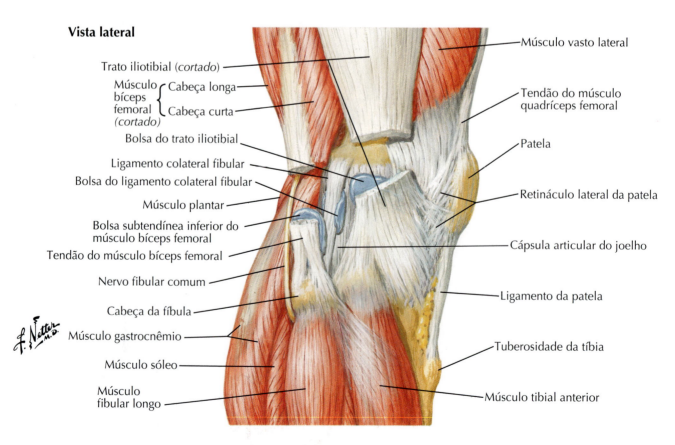

Prancha 516   Joelho

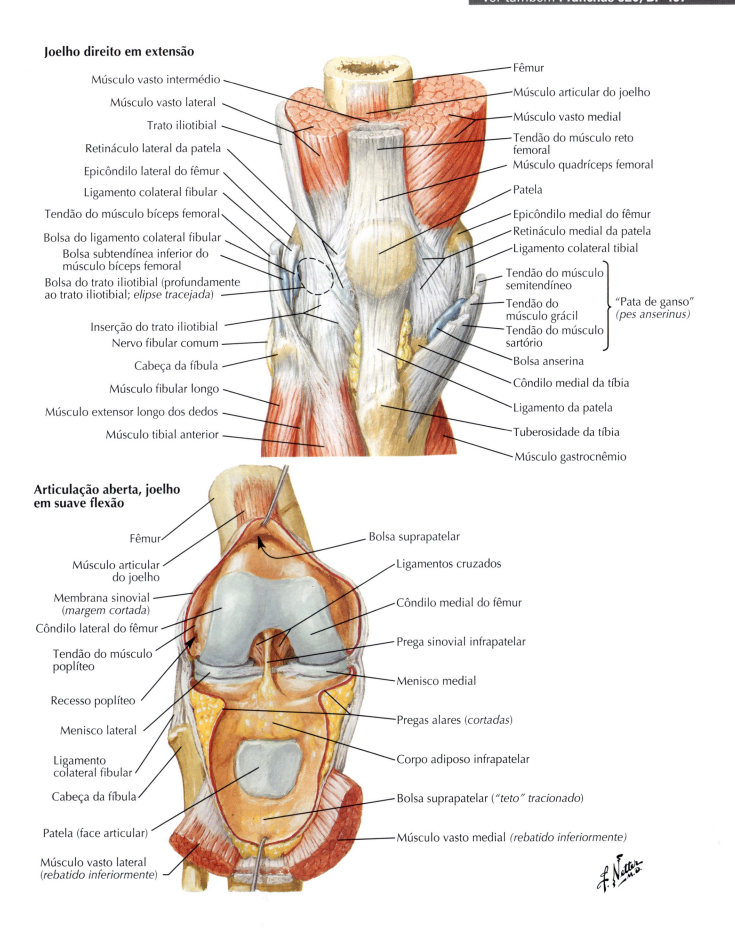

Joelho: Vistas Internas

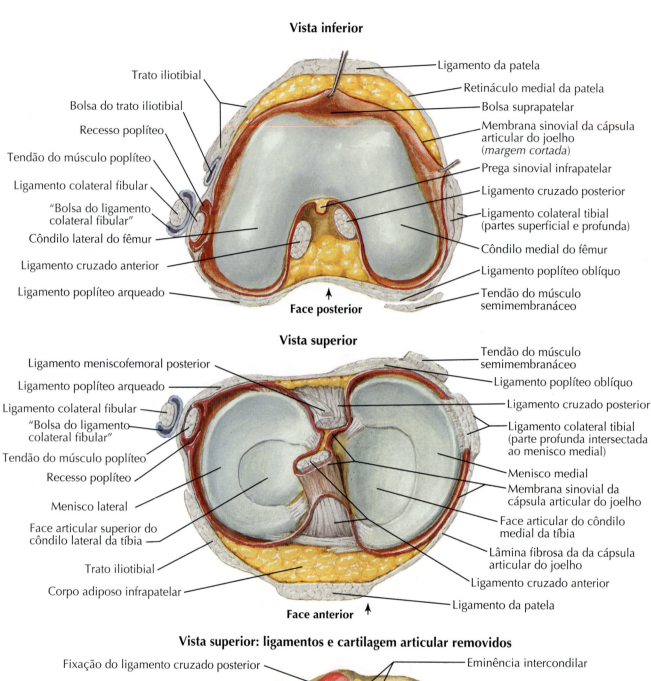
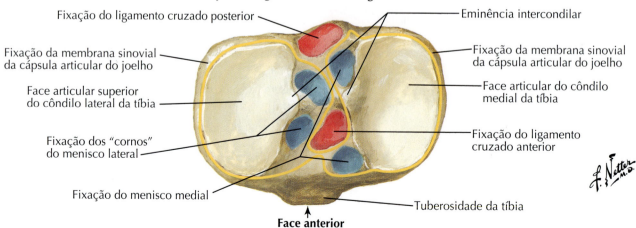

Prancha 518 — Joelho

Joelho: Ligamentos Cruzados e Colaterais

Ver também Prancha BP 107

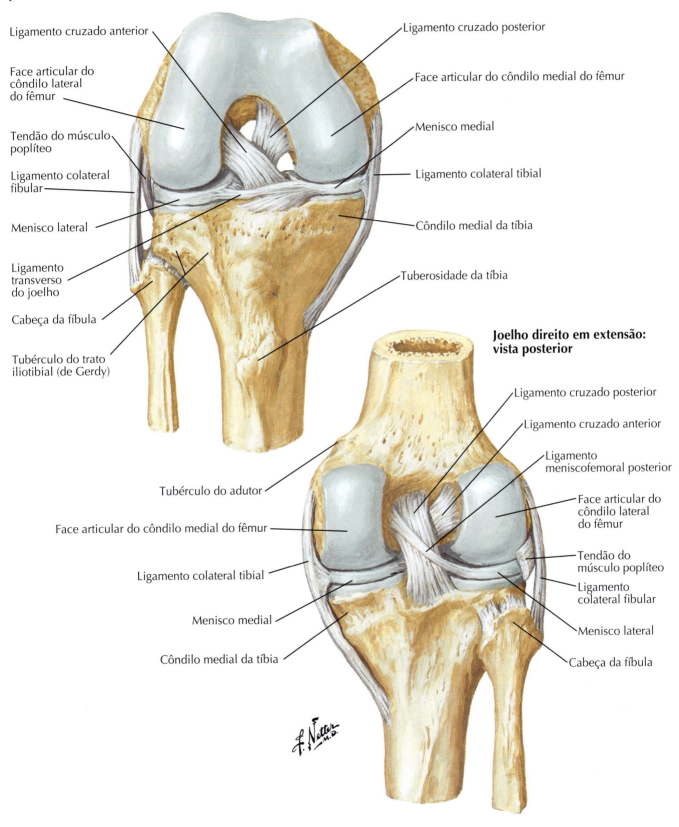

Prancha 519

Joelho: Radiografia Anteroposterior e Vista Posterior

Ver também **Prancha 517, BP 107**

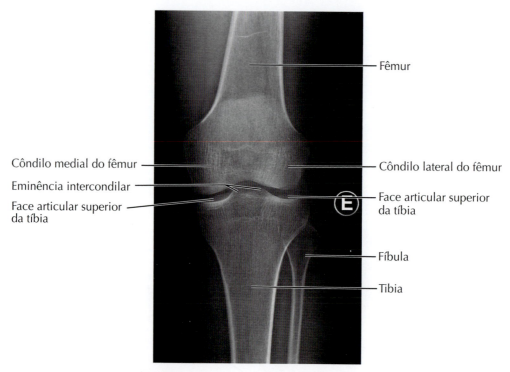

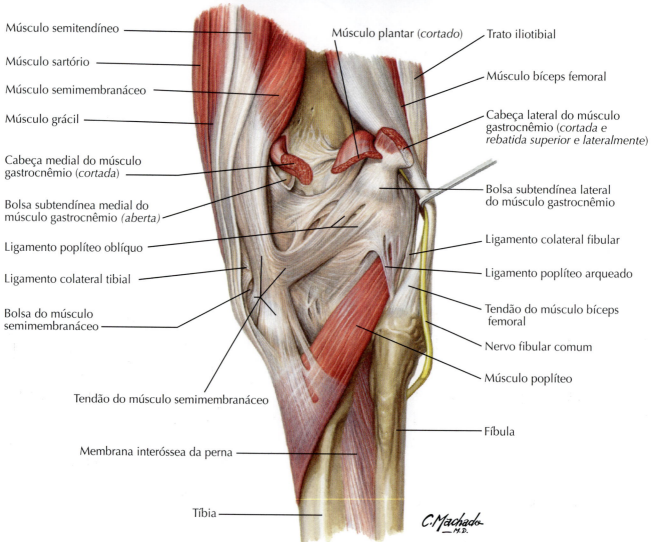

Prancha 520

Joelho

Joelho: Vistas Posterior e Sagital

Ver também **Pranchas BP 107, BP 108**

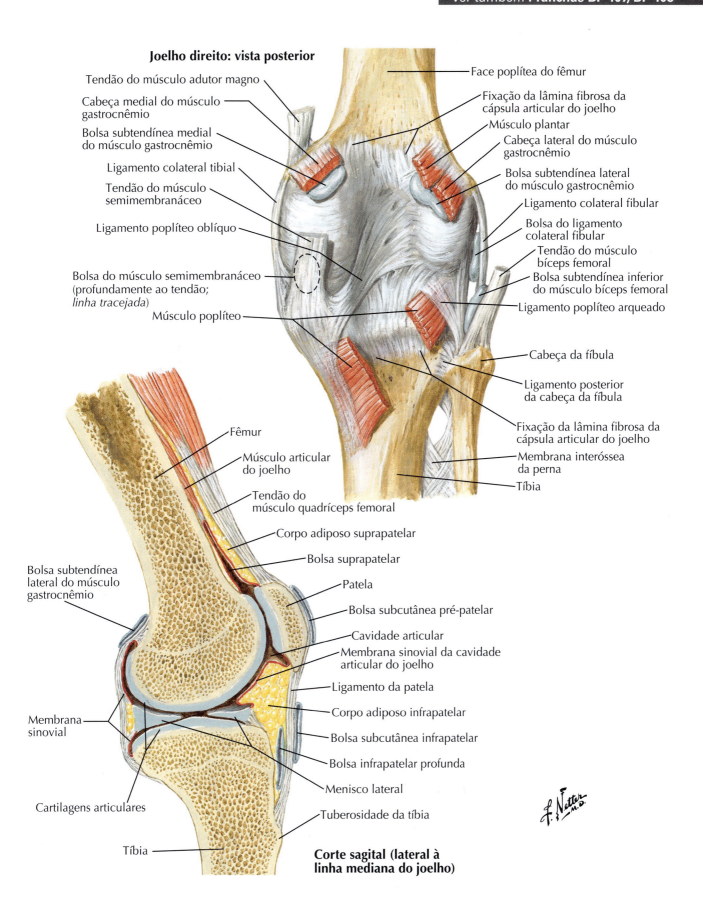

Prancha 521

Artérias do Membro Inferior

Ver também **Pranchas 514, 532, BP 103**

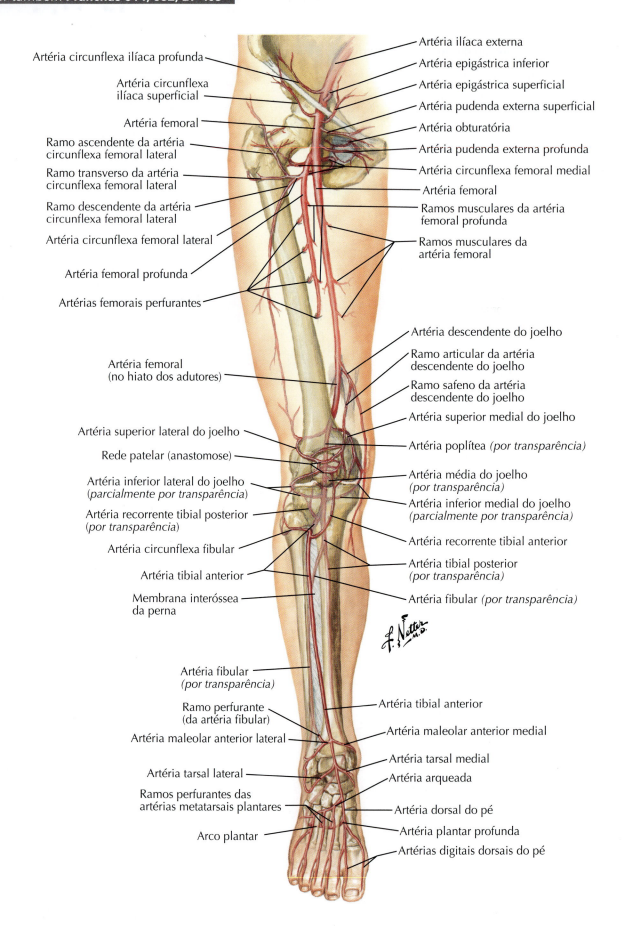

Prancha 522 — Joelho

Veias do Membro Inferior 8

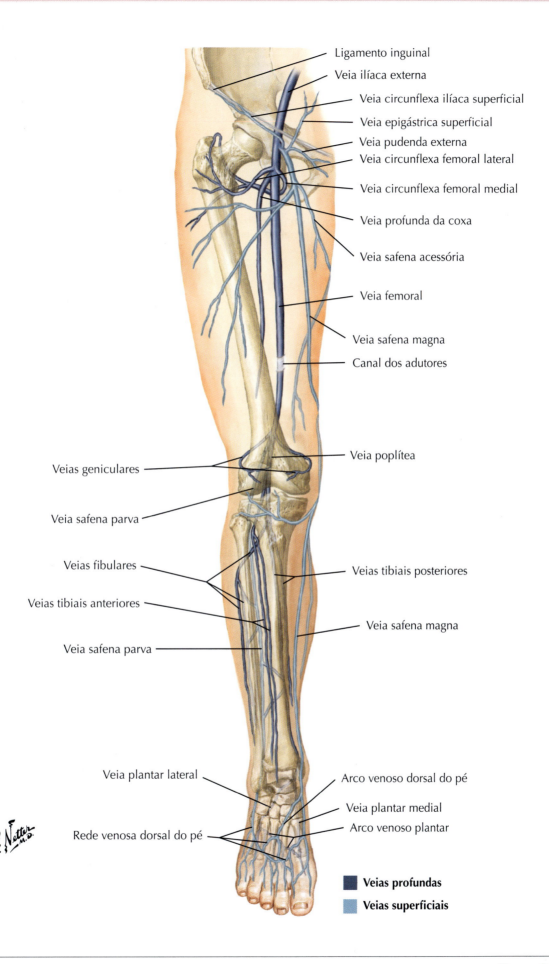

Joelho

Prancha 523

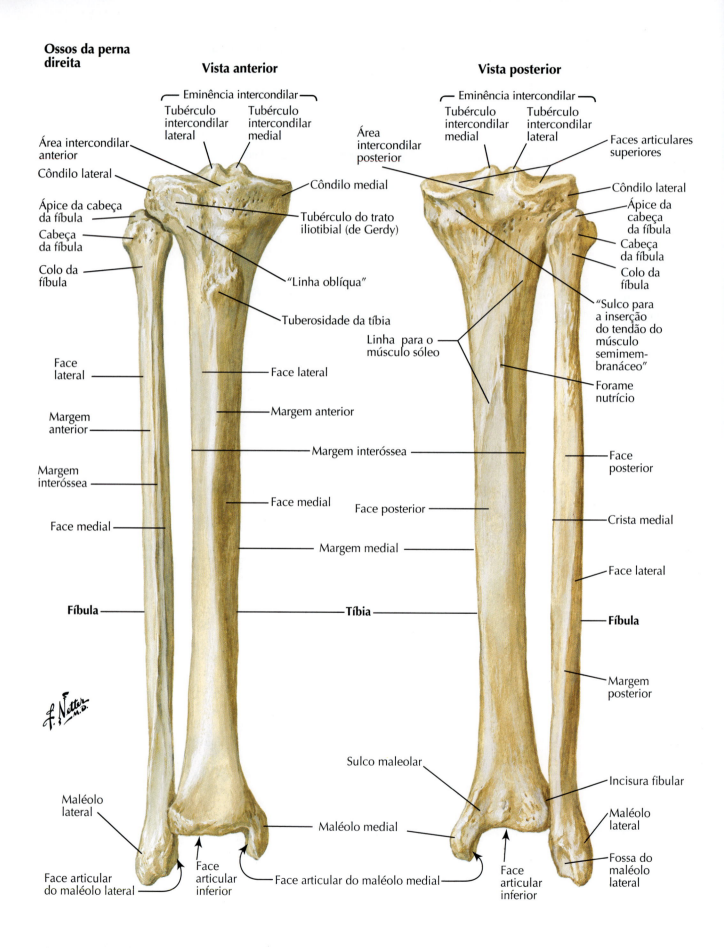

Tíbia e Fíbula: Vistas Anterior e Posterior

Prancha 524 — Perna

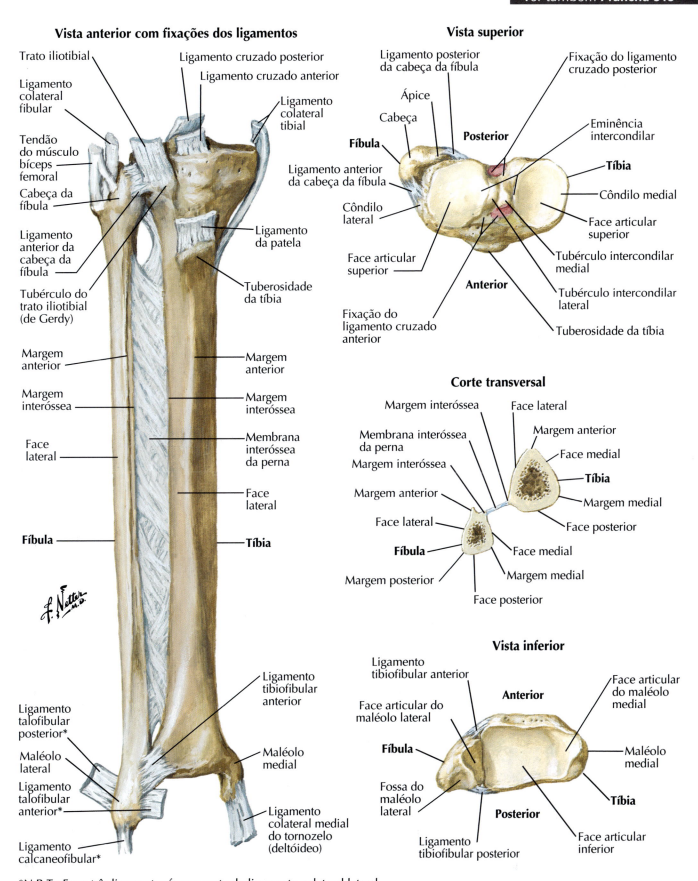

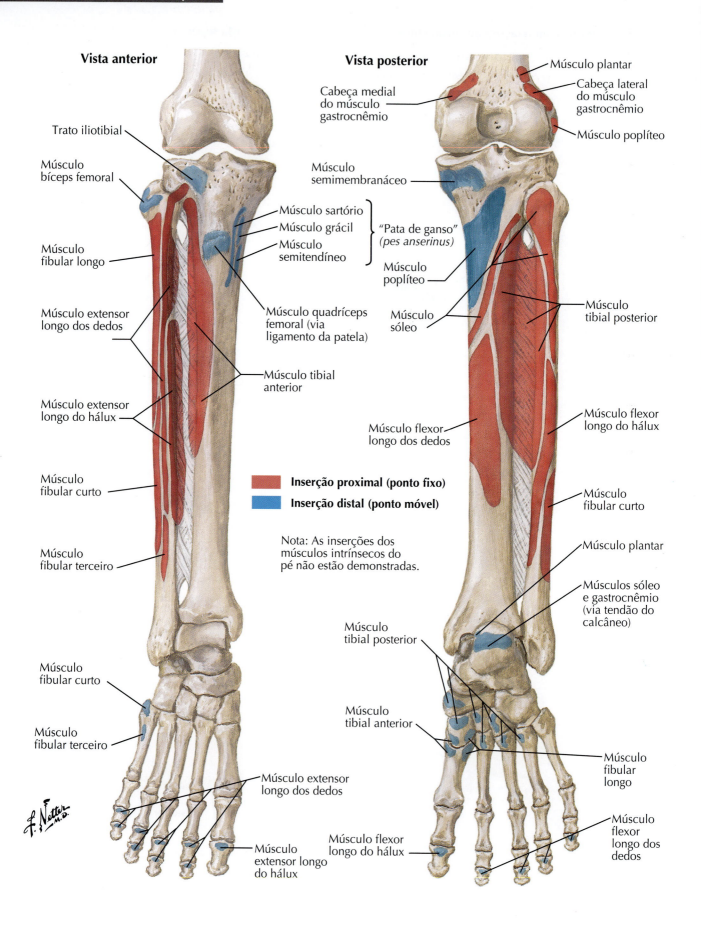

Inserções dos Músculos da Perna

Prancha 526 — Perna

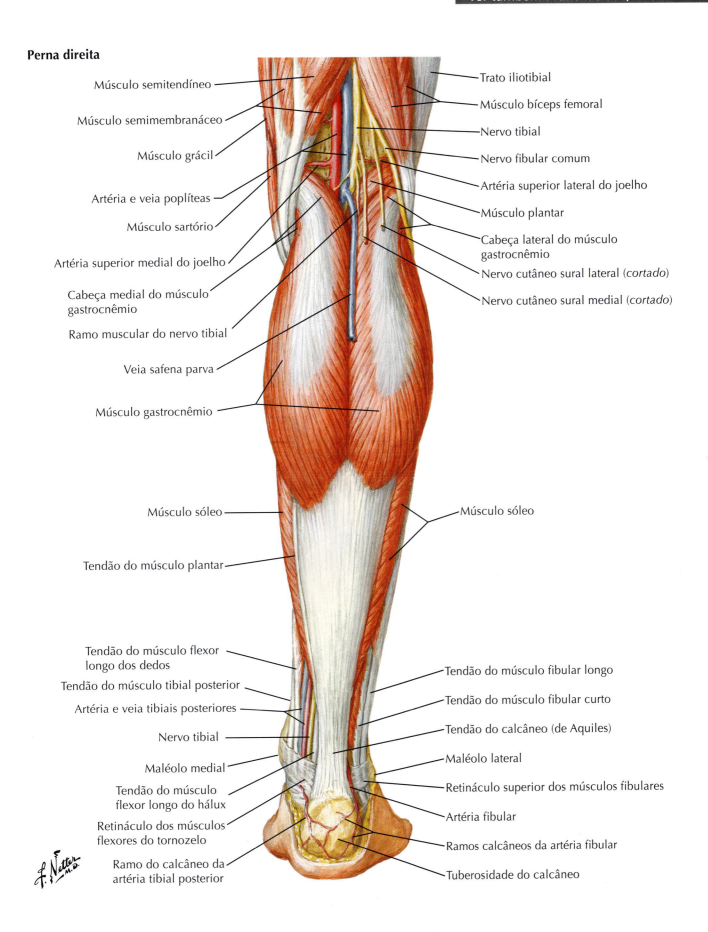

Músculos da Perna: Dissecação Superficial do Compartimento Posterior (Dissecação Parcial)

Ver também **Pranchas 553, BP 105, BP 106**

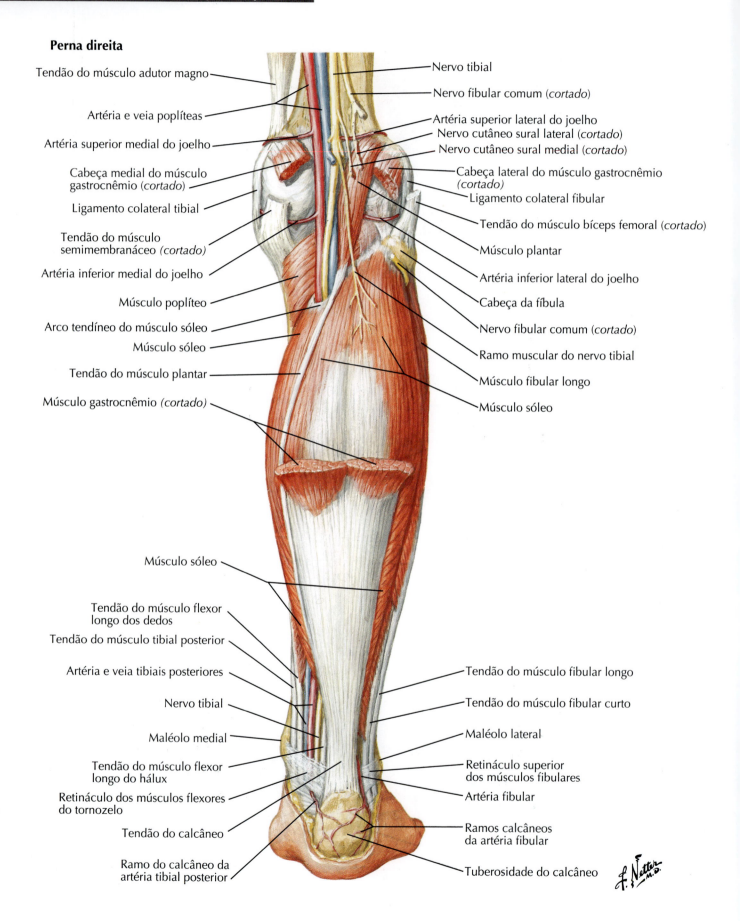

Prancha 528 — Perna

Músculos da Perna: Dissecação Profunda do Compartimento Posterior

Ver também **Pranchas 553, BP 105, BP 106**

Perna direita

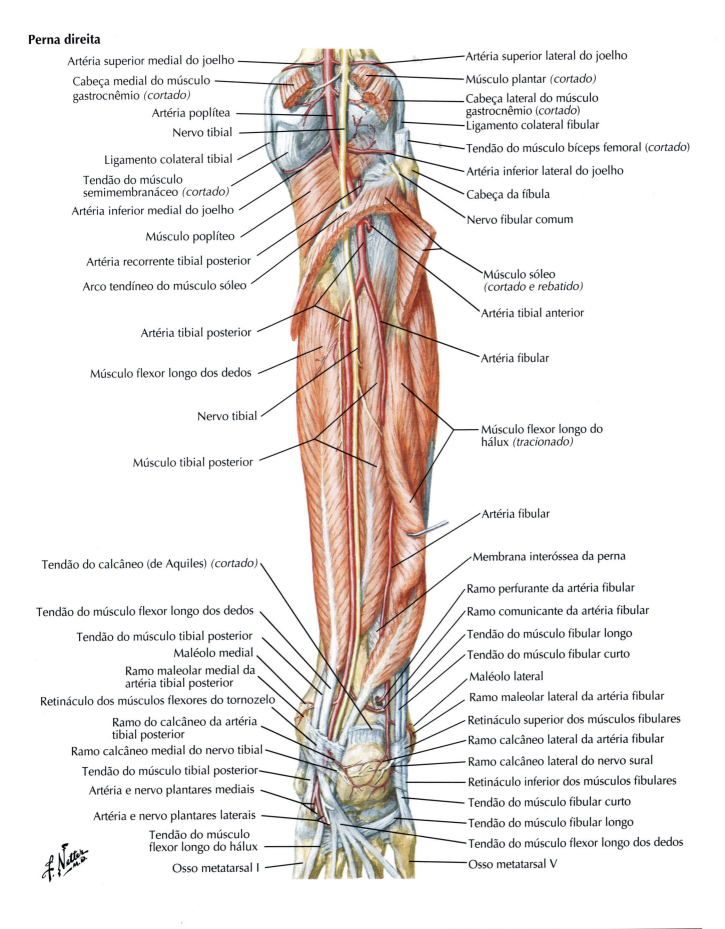

Prancha 529

Músculos da Perna: Compartimento Lateral

Ver também **Pranchas 540, 554, BP 106**

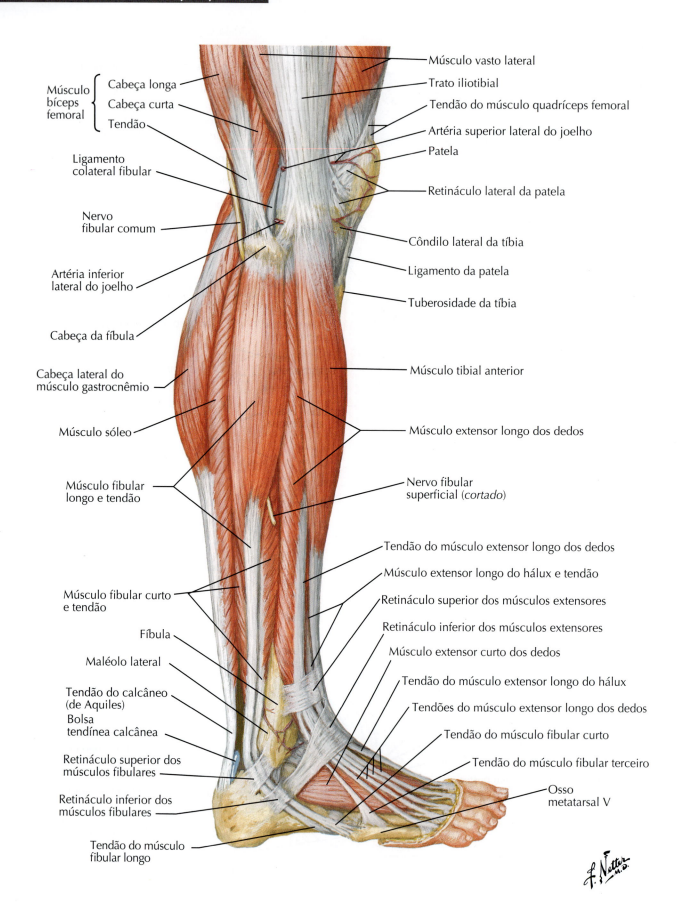

Prancha 530

Perna

Músculos da Perna: Compartimento Anterior

Ver também Pranchas 554, BP 106

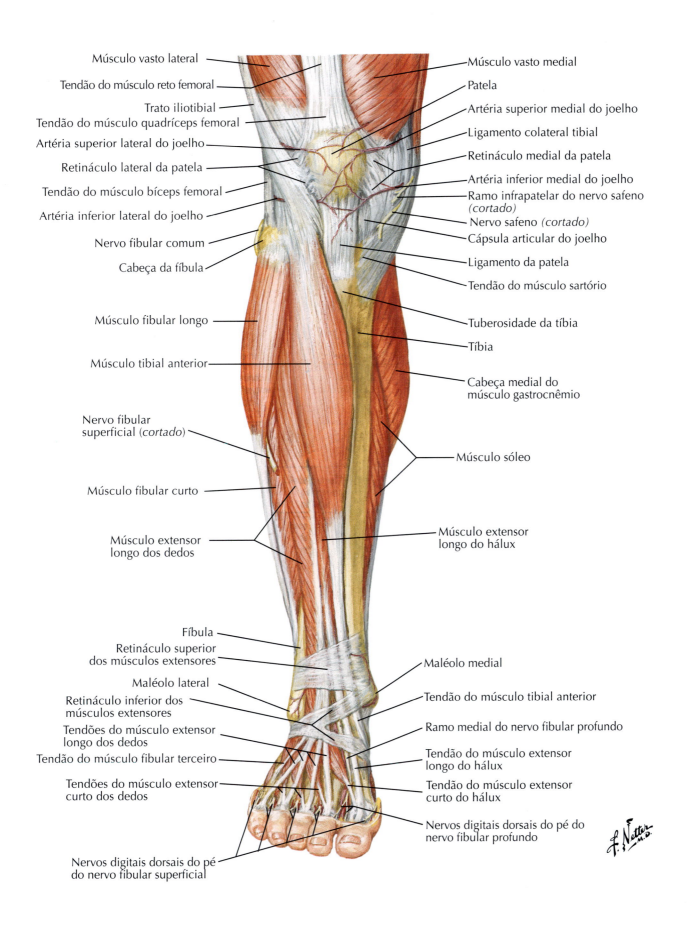

Perna

Prancha 531

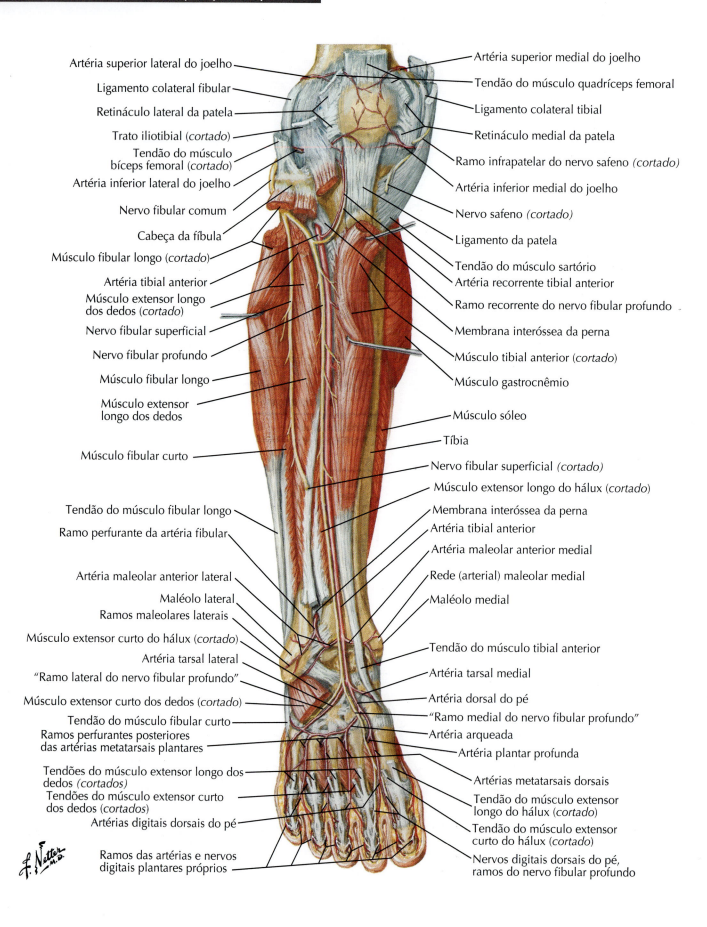

Músculos da Perna: Compartimento Anterior (*Continuação*)

Veias da Perna

Ver também **Pranchas 492, 493, 523**

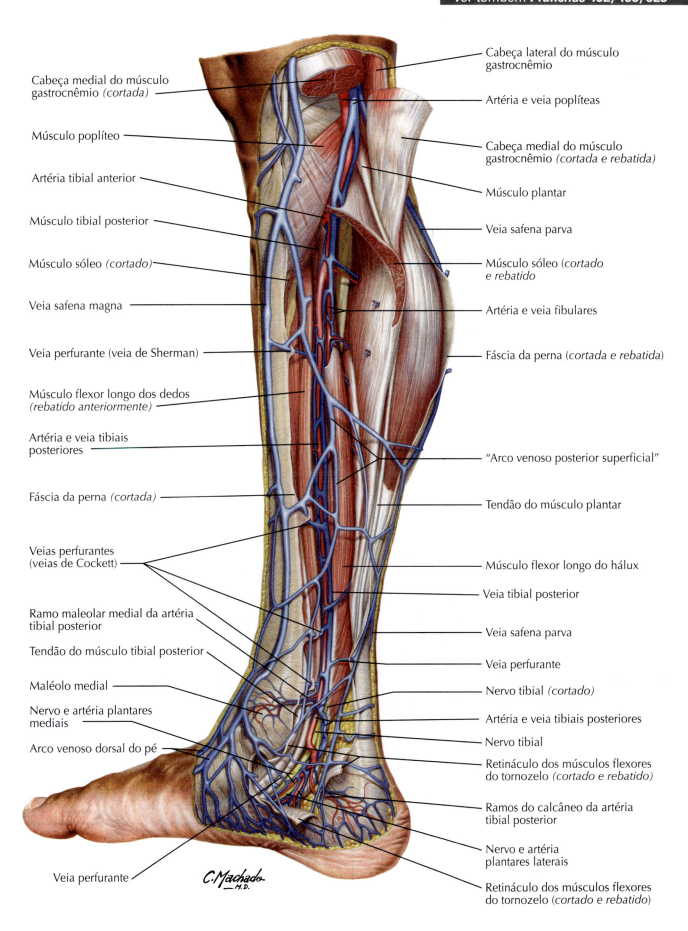

Prancha 533

Perna: Cortes Transversais e Compartimentos

Ver também **Prancha BP 106**

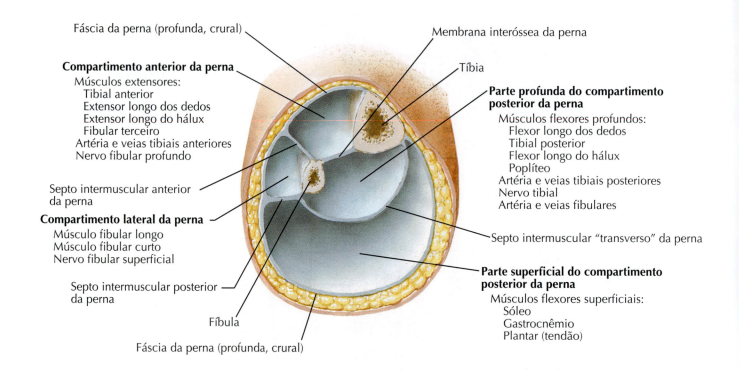

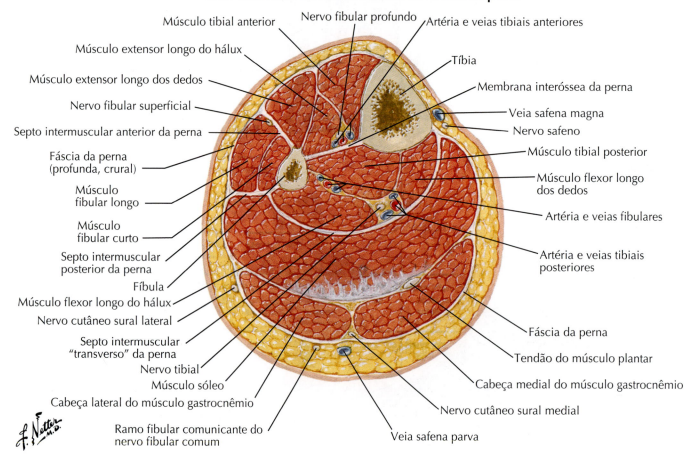

Ossos do Pé: Vistas Superior e Inferior

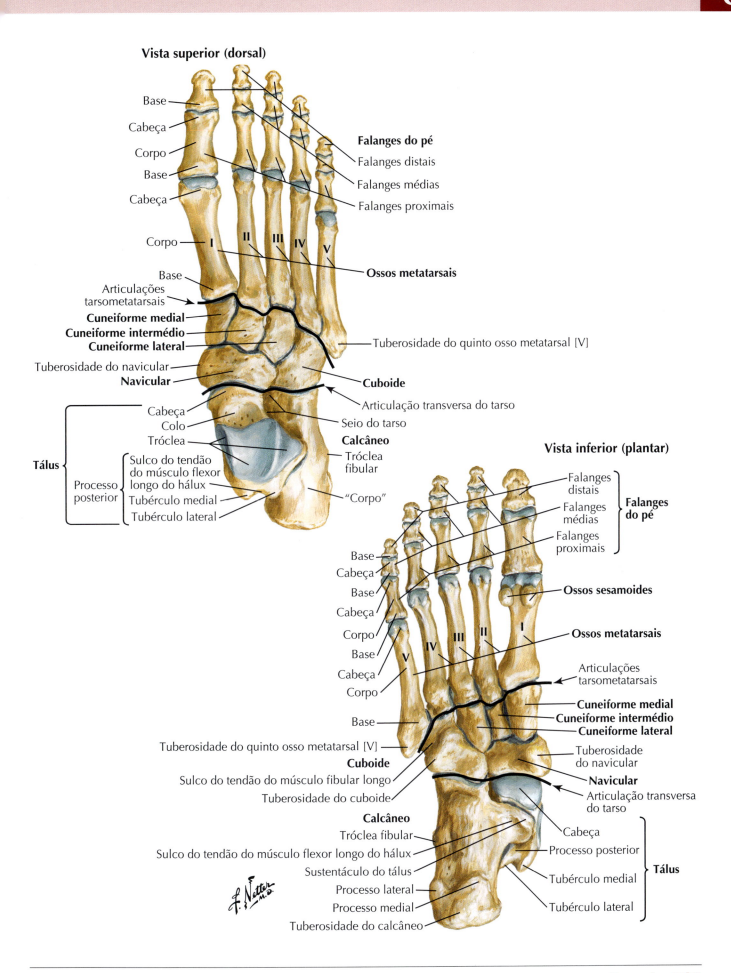

Tornozelo e Pé — Prancha 535

Ossos do Pé: Vista Lateral

Ver também Prancha 556

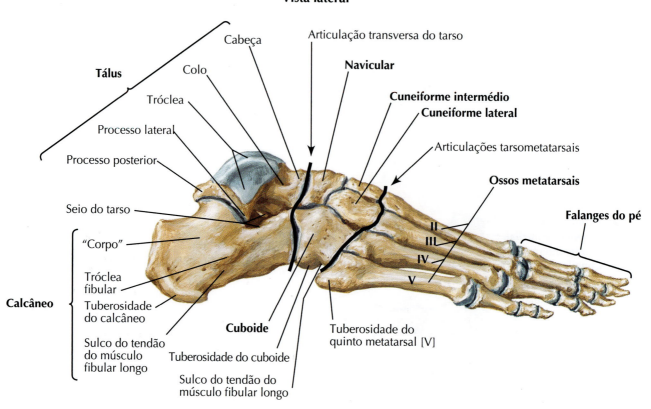

Vista lateral

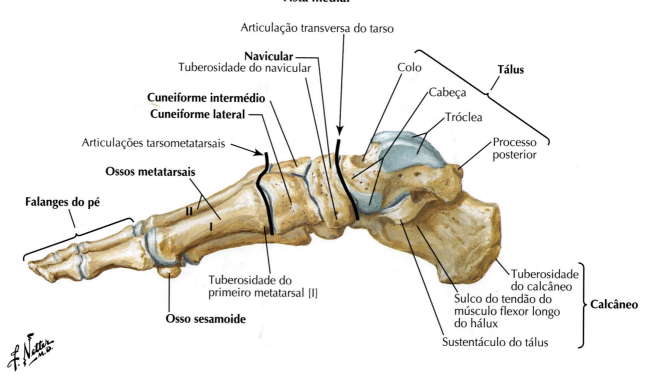

Vista medial

Prancha 536 — Tornozelo e Pé

Calcâneo

Ver também Prancha 556

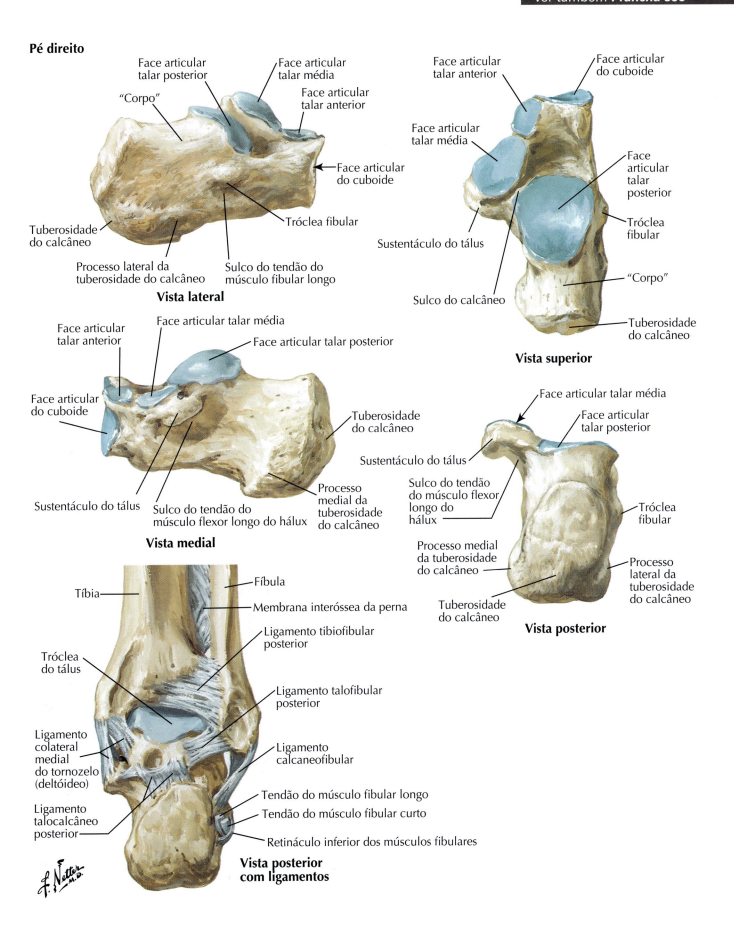

Tornozelo e Pé

Prancha 537

Ligamentos do Tornozelo e do Pé

Ver também Prancha 556

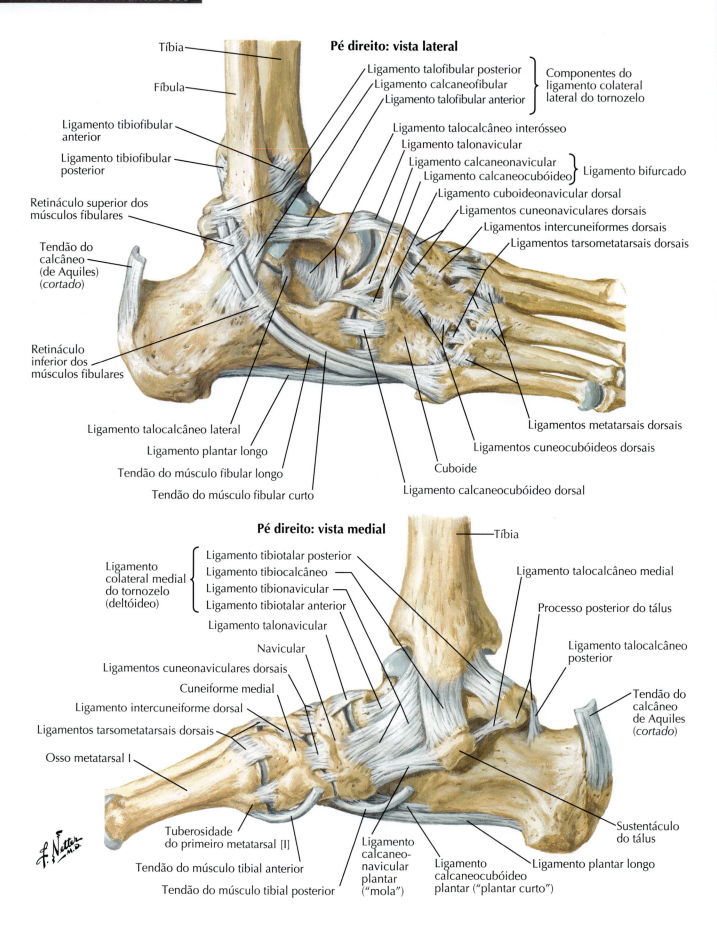

Prancha 538 — Tornozelo e Pé

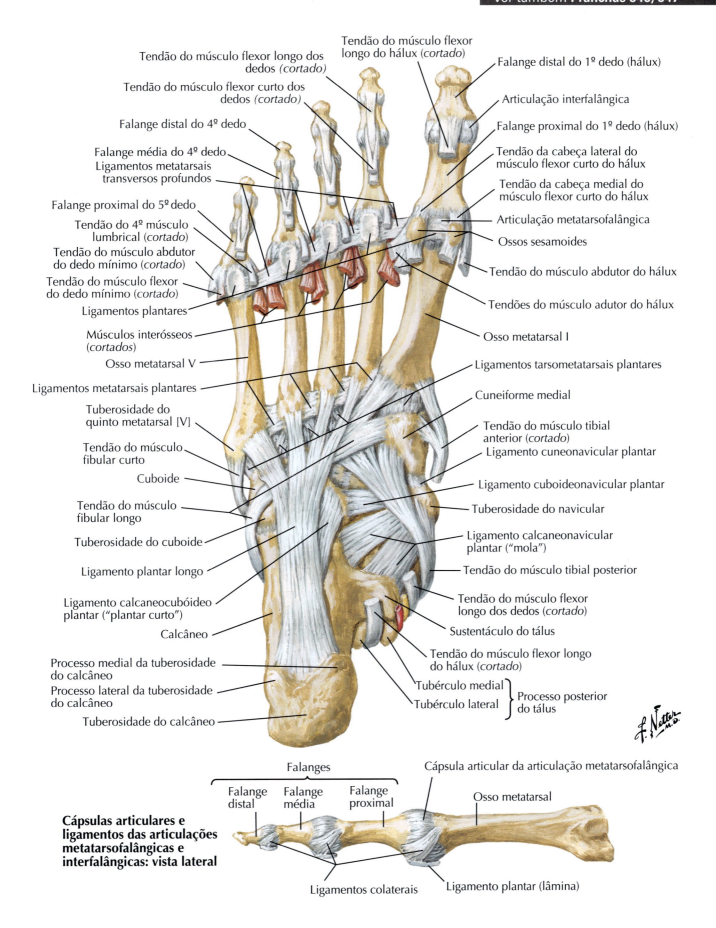

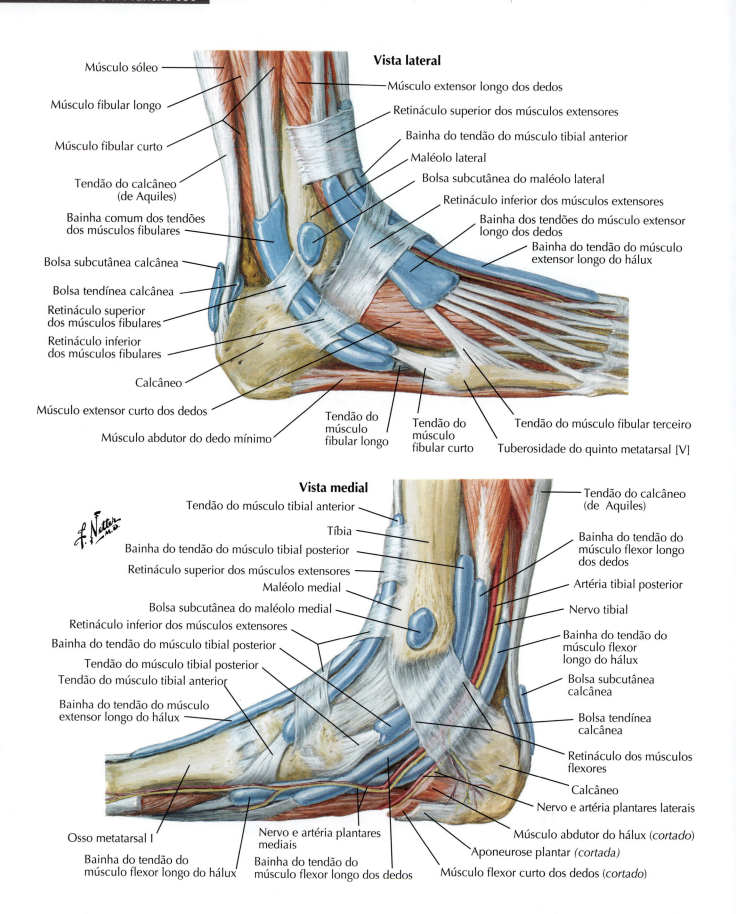

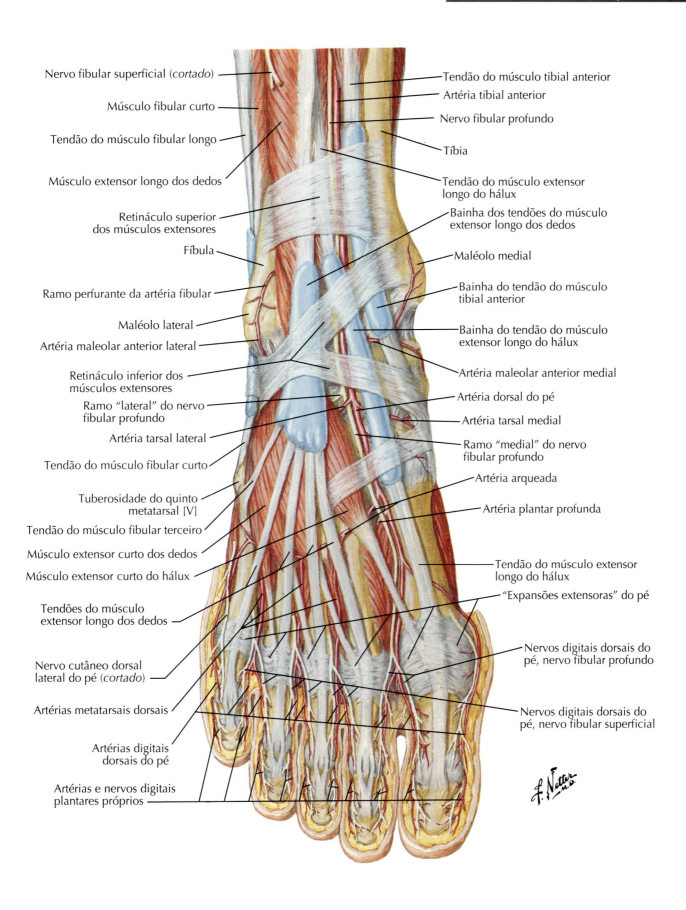

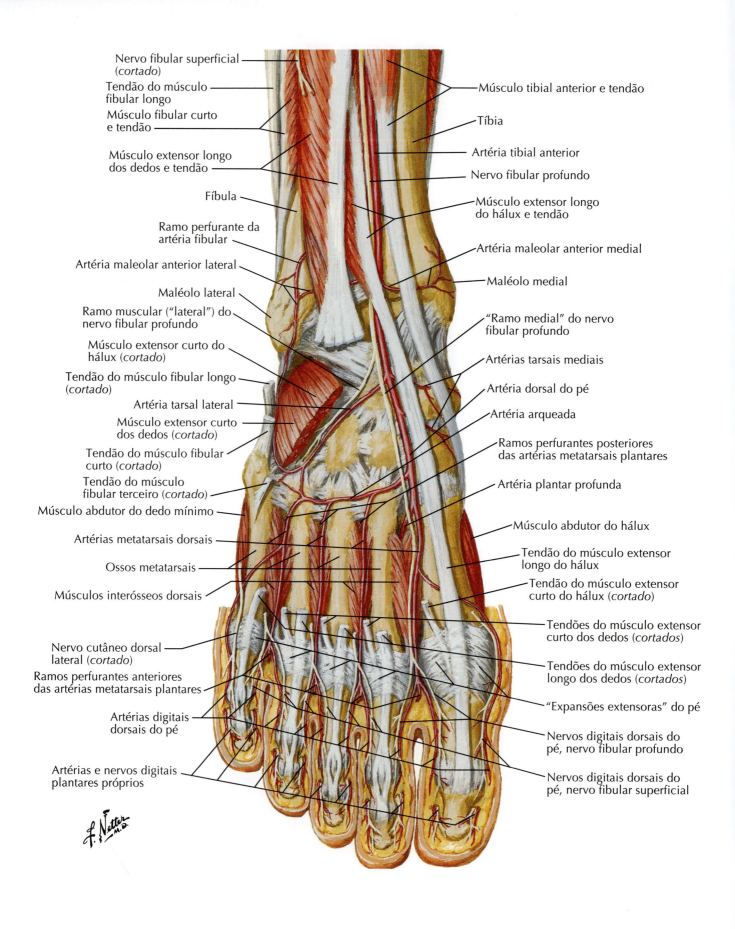

Músculos do Dorso do Pé: Dissecação Profunda

Ver também Pranchas 547, BP 109

Prancha 542 — Tornozelo e Pé

Planta do Pé: Dissecação Superficial

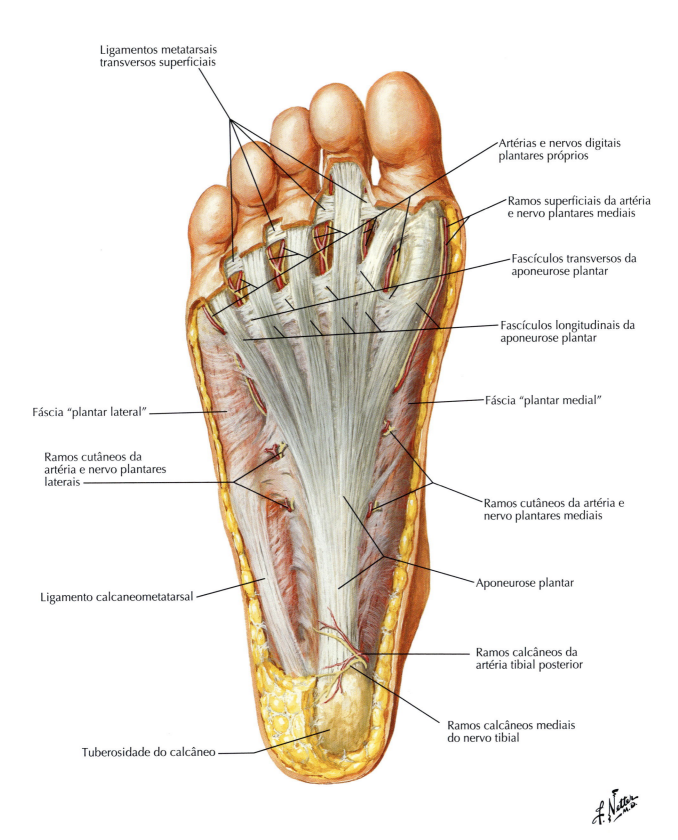

Tornozelo e Pé

Prancha 543

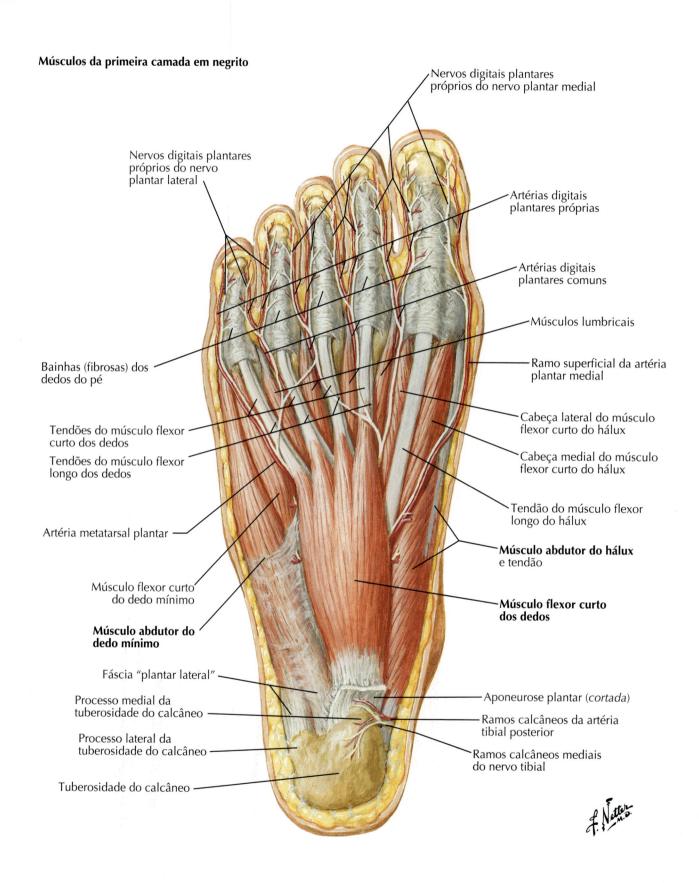

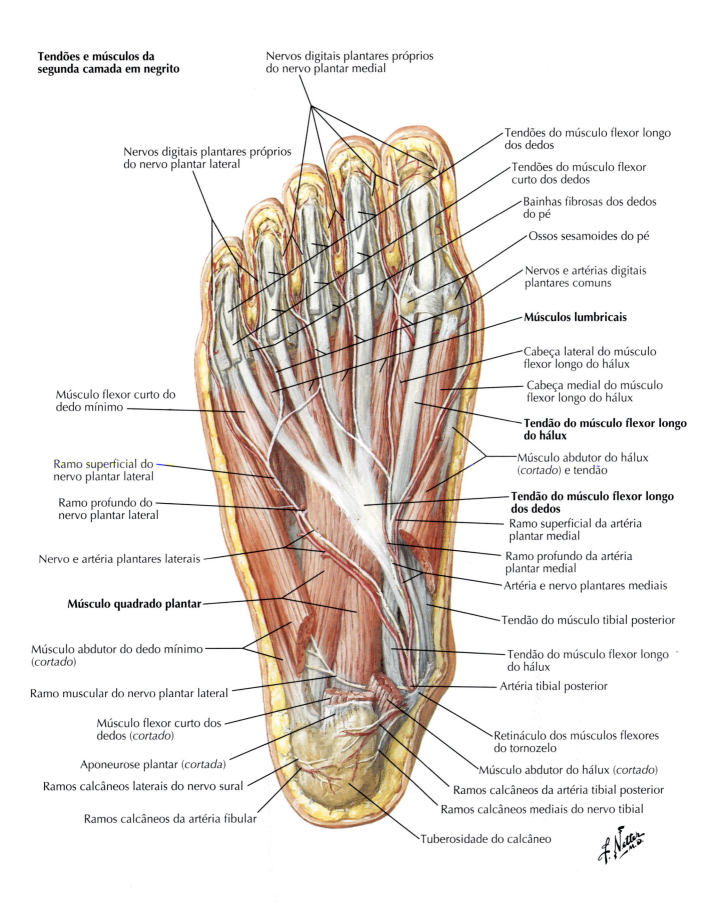

Músculos da Planta do Pé: Terceira Camada

Ver também Prancha BP 109

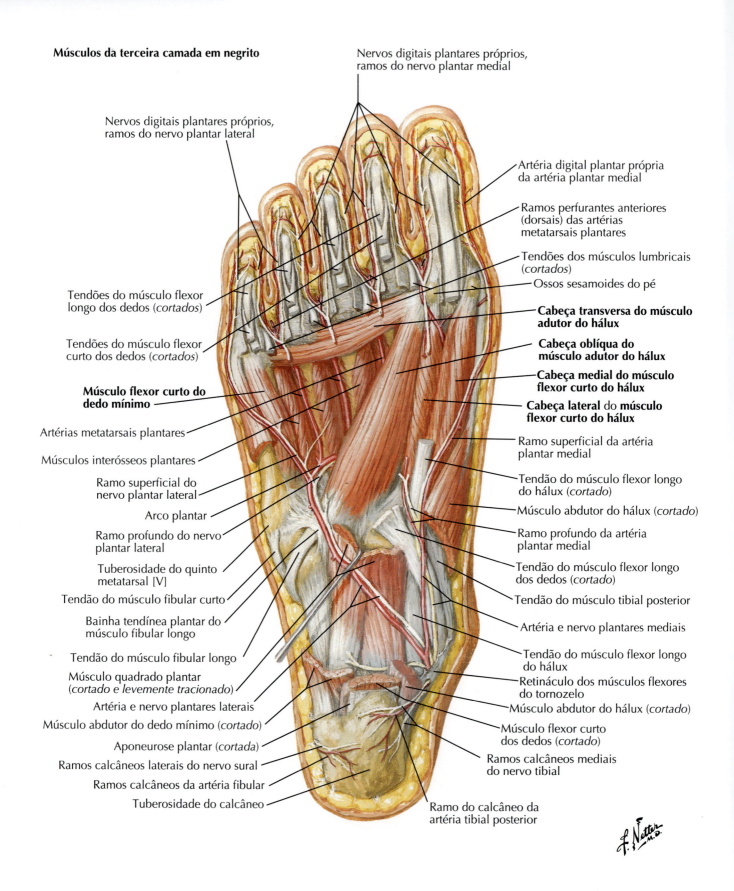

Prancha 546 — Tornozelo e Pé

Músculos Interósseos e Artérias Profundas do Pé

Ver também Pranchas 532, 542, 546, BP 109

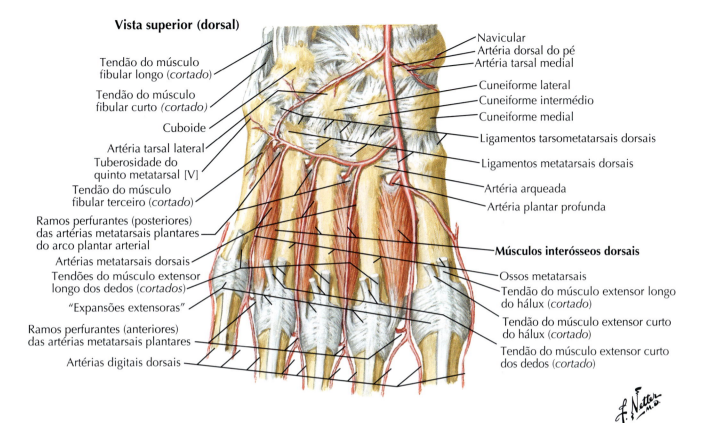

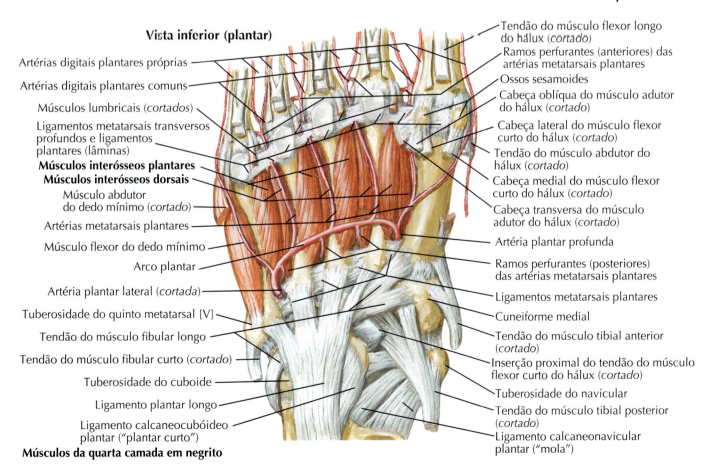

Músculos da quarta camada em negrito

Tornozelo e Pé

Prancha 547

Músculos Interósseos do Pé

Ver também Prancha 547

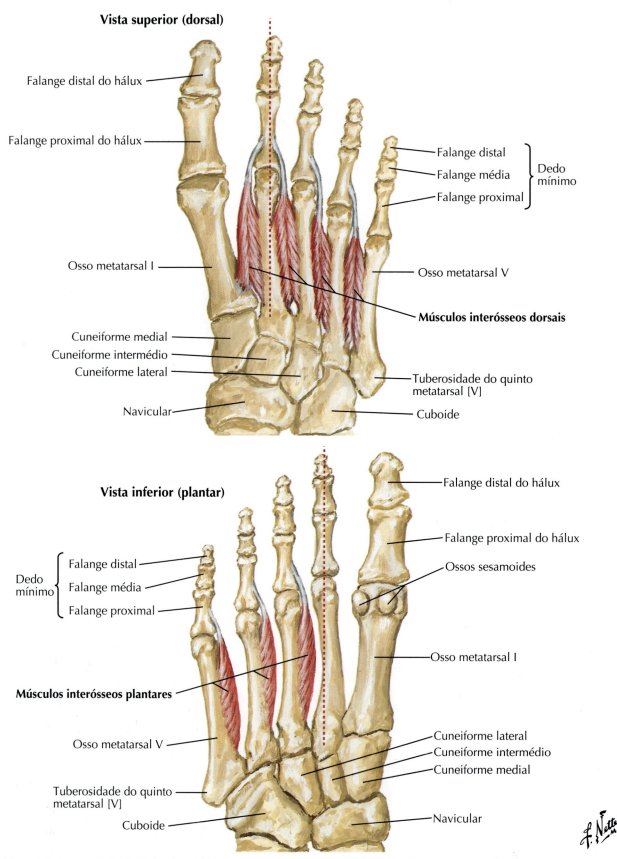

Nota: A linha tracejada é a linha de referência para abdução e adução dos dedos.

Tornozelo e Pé

Corte Transversal do Pé

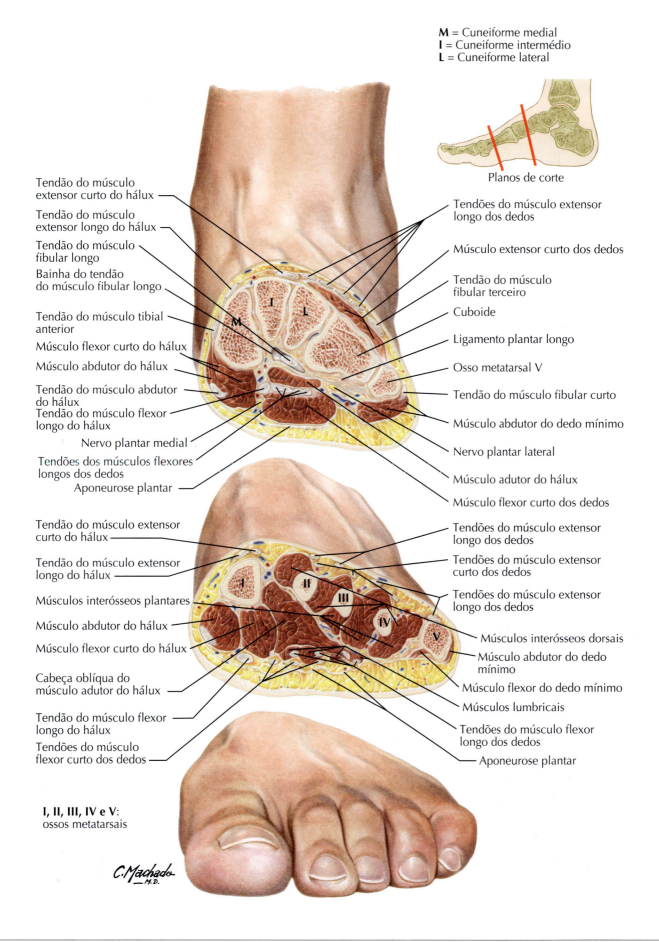

Prancha 549 — Tornozelo e Pé

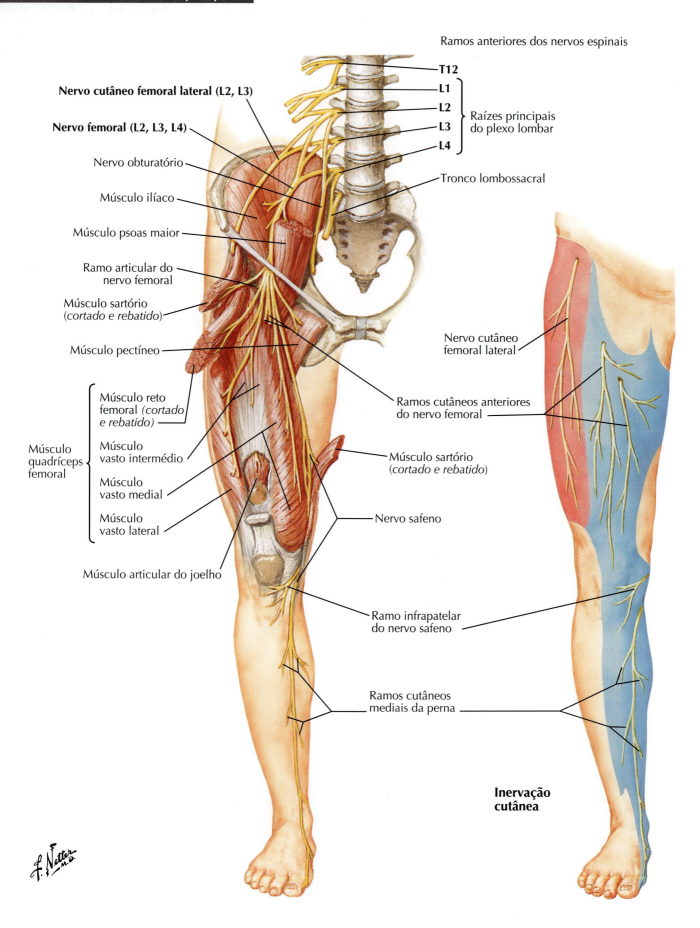

Prancha 550 — Nervo Femoral e Nervo Cutâneo Femoral Lateral — Inervação

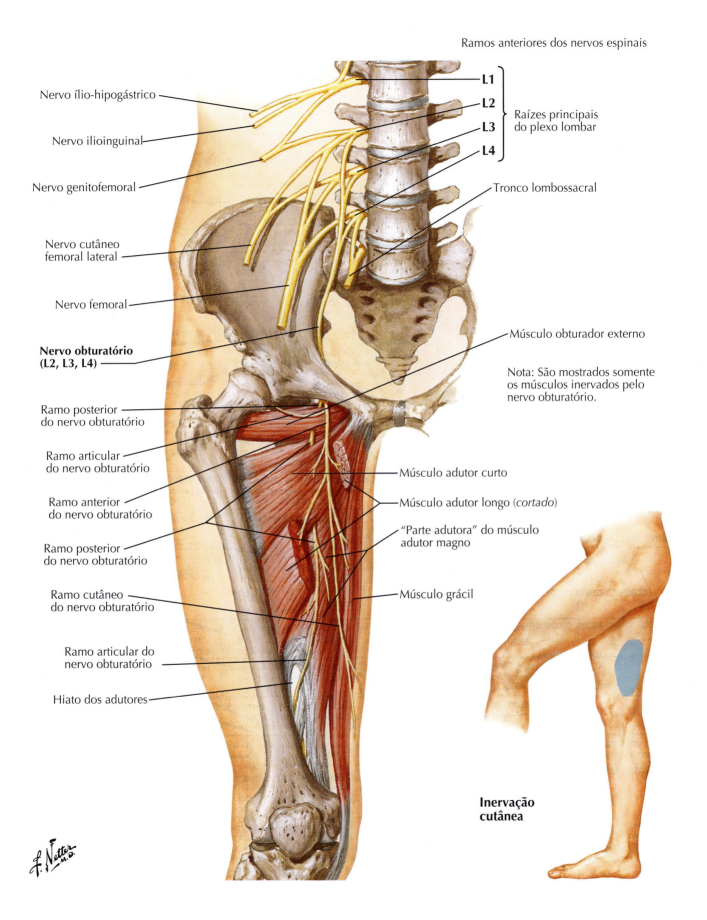

Nervo Isquiático e Nervo Cutâneo Femoral Posterior

Ver também **Prancha 511**

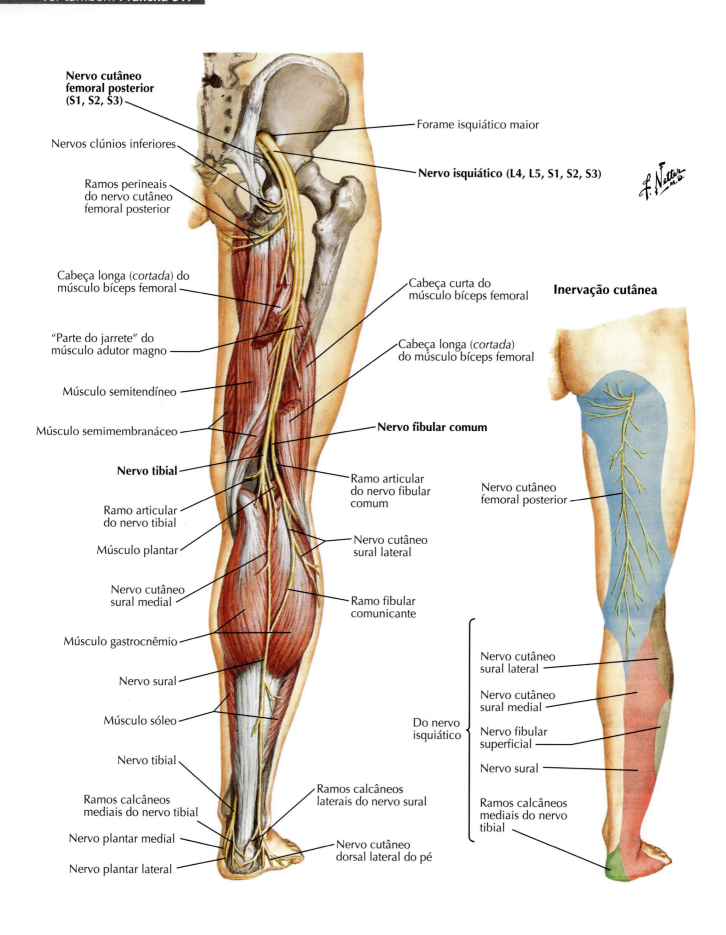

Prancha 552 Inervação

Nervo Tibial

Ver também **Pranchas** 527, 544, 545

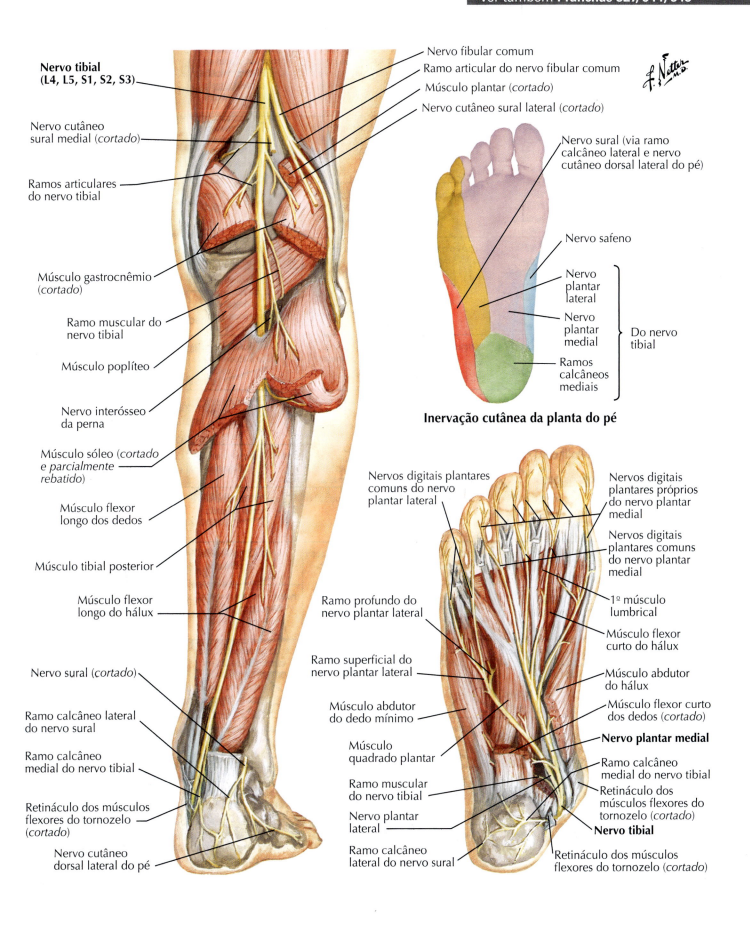

Inervação cutânea da planta do pé

Inervação

Prancha 553

Nervo Fibular Comum

Ver também **Pranchas 530, 532**

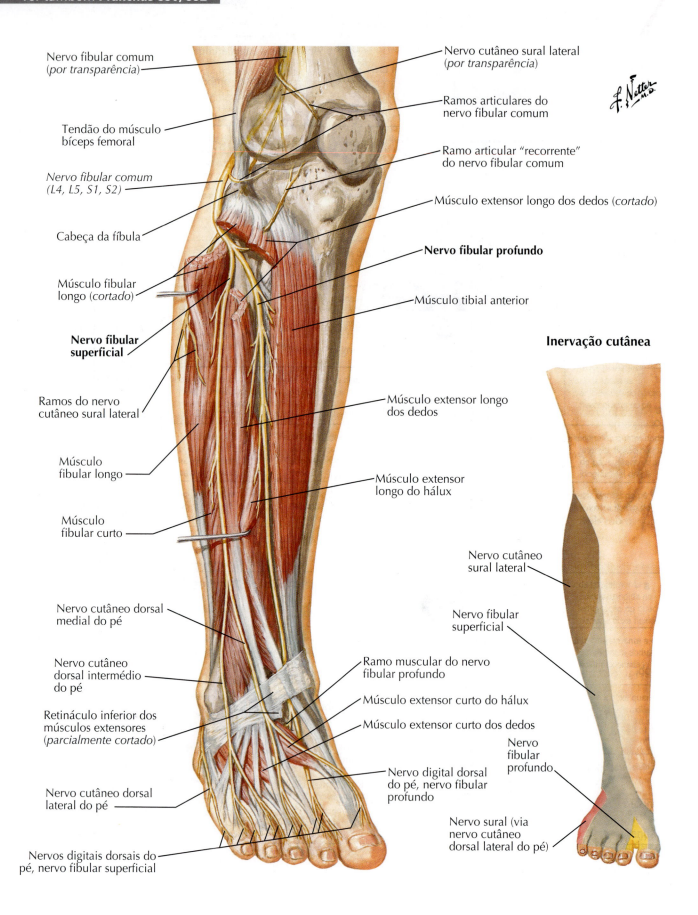

Prancha 554 — Inervação

Ressonância Magnética (RM) e Tomografia Computadorizada (TC) 3D do Quadril

Ver também **Pranchas 353, 420, 514**

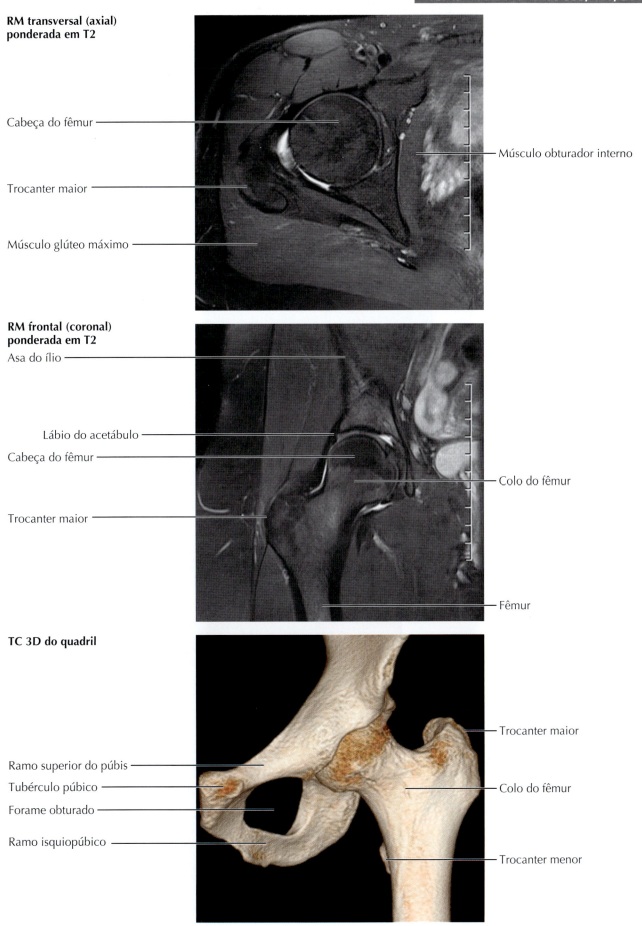

RM transversal (axial) ponderada em T2
- Cabeça do fêmur
- Trocanter maior
- Músculo glúteo máximo
- Músculo obturador interno

RM frontal (coronal) ponderada em T2
- Asa do ílio
- Lábio do acetábulo
- Cabeça do fêmur
- Trocanter maior
- Colo do fêmur
- Fêmur

TC 3D do quadril
- Ramo superior do púbis
- Tubérculo púbico
- Forame obturado
- Ramo isquiopúbico
- Trocanter maior
- Colo do fêmur
- Trocanter menor

Imagens Regionais

Prancha 555

Tornozelo: Radiografias

Ver também Pranchas 530, 537, 538

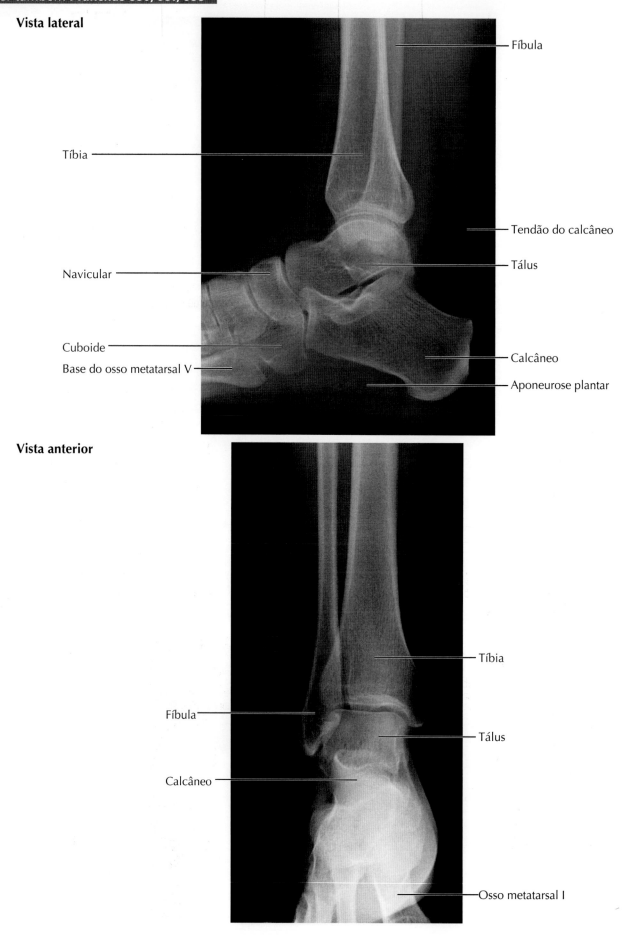

Prancha 556 — Imagens Regionais

Estruturas de Alto* Significado Clínico

ESTRUTURAS ANATÔMICAS	COMENTÁRIO CLÍNICO	NÚMEROS DAS PRANCHAS
Sistema nervoso e órgãos dos sentidos		
Nervo sural	O nervo geralmente é submetido a biopsia para detectar neuropatias periféricas e usado como enxerto de doador em procedimento de neurotização	493, 552
Nervo fibular comum	A lesão a este nervo decorrente de traumatismo abrupto ou compressão por tala na perna enfraquece a dorsiflexão e resulta em pé caído	550, 552, 554
Nervo obturatório	O nervo é bloqueado ou transeccionado para detectar espasticidade do músculo adutor na paralisia cerebral; pode ser lesionado durante fraturas pélvicas ou procedimentos cirúrgicos como linfadenectomia	551
Nervo femoral	Pode ser comprimido por hematoma femoral e ser anestesiado para procedimentos do membro inferior logo abaixo do ligamento inguinal	507, 509, 550
Nervo safeno	Pode ser anestesiado no canal dos adutores para proporcionar alívio da dor após cirurgia colocação de prótese do joelho	492, 509, 550
Nervo cutâneo femoral lateral	A compressão no ligamento inguinal leva à meralgia parestésica, uma síndrome de dor e parestesia da região anterolateral da coxa; fatores de risco incluem obesidade, gravidez e cós ou cintos apertados	509, 550
Sistema esquelético		
Colo do fêmur	Fratura comum em pessoas idosas devido a quedas; pode levar à necrose avascular da cabeça do fêmur em consequência da interrupção do suprimento sanguíneo	497, 500, 514
Corpo (diáfise) do fêmur	A parte média do corpo é um local comum de fratura no traumatismo de alta energia (acidentes com veículos motorizados)	500
Articulação do quadril	Potencial para necrose avascular da cabeça do fêmur em deslocamentos ou fraturas do quadril	496, 514
Ligamento cruzado anterior	Ligamento do joelho lesionado com mais frequência, geralmente por pivô súbito do joelho, causando estresse excessivo em valgo associado à rotação medial da tíbia	517–519
Ligamento colateral tibial (medial), ligamento cruzado anterior e menisco medial	"Tríade infeliz do joelho"; o dano a essas estruturas pode resultar de um golpe na face lateral da articulação do joelho em extensão	517–519
Tíbia e fíbula	Fraturas de alta energia do corpo (diáfise) (fratura do esquiador) decorrentes de queda frontal em alta velocidade	524
Primeira articulação metatarsofalângica	Desalinhamento articular levando a hálux valgo (joanete), geralmente o resultado do uso de calçados muito apertados; além de forte componente genético	535
Calcâneo	Fratura mais comum de osso tarsal, causada geralmente por apoiar-se vigorosamente sobre o calcanhar após queda de altura	537
Articulação do tornozelo	A maioria dos entorses é por lesão em inversão, que ocorre quando o pé está em flexão plantar, causando estresse nos ligamentos colaterais do tornozelo; fraturas frequentemente ocorrem no maléolo lateral da fíbula e face articular inferior da tíbia	538
Sistema muscular		
Músculos do compartimento medial da coxa	O estiramento excessivo ou a ruptura dos músculos adutores da coxa são comuns em esportes que requerem corridas de velocidade ou rápidas mudanças de direção (p. ex., futebol, hóquei)	502, 503
Ligamento da patela	Uma batida no ligamento da patela com um martelo de reflexo desencadeia o reflexo patelar para testar os níveis L3 a L4 da medula espinal (inervação do músculo quadríceps femoral pelo nervo femoral)	502, 517
Trato iliotibial	Pode causar dor na região lateral do joelho em corredores devido à fricção repetitiva do trato iliotibial ao longo do epicôndilo lateral do fêmur (síndrome da banda iliotibial)	501, 516

Estruturas de Alto Significado Clínico — **Tabela 8.1**

Estruturas de Alto* Significado Clínico

ESTRUTURAS ANATÔMICAS	COMENTÁRIO CLÍNICO	NÚMEROS DAS PRANCHAS
Sistema muscular (*Continuação*)		
Músculos semitendíneo, semi-membranáceo, bíceps femoral (cabeça longa)	O estiramento excessivo ou a ruptura dos músculos posteriores da coxa ocorrem com mais frequência durante corrida de alta velocidade ou atividades com chutes mais altos	504
Músculo piriforme	O retesamento ou variações estruturais do músculo piriforme (p. ex., divisão desse músculo) podem produzir compressão no nervo isquiático	511
Músculos glúteo médio e mínimo (nervo glúteo superior)	A paralisia desses músculos resulta em abaixamento contralateral da pelve devido ao enfraquecimento da abdução do quadril ao se levantar no lado afetado (sinal ou marcha de Trendelenburg)	512
Tendão do calcâneo (de Aquiles)	A inflamação resulta de estresse repetitivo no tendão, geralmente devido à corrida sobre superfícies irregulares ou desniveladas; o estresse extremo pode causar ruptura do tendão; a batida no tendão com um martelo de reflexo desencadeia o reflexo do tornozelo para testar os níveis S1 a S2 da medula espinal (inervação dos músculos superficiais da sura (panturrilha) pelo nervo tibial)	527, 528, 538
Compartimento anterior da perna	A síndrome do compartimento aguda pode ocorrer após traumatismo, como fratura de osso longo, que aumenta a pressão do compartimento e, assim, compromete o fluxo vascular; os sintomas incluem dor, parestesias, palidez, falta de pulso e paralisia; a fasciotomia muitas vezes é necessária para aliviar a pressão	534
Aponeurose plantar	O aumento de tensão, de peso, das atividades repetitivas, resulta em inflamação, causando dor no tornozelo e no pé (fasciite plantar)	543
Sistema circulatório		
Veia femoral	Local comum de acesso vascular para cateterismos venosos centrais; no entanto, o risco de infecção do cateter é maior do que com acesso à veia jugular ou subclávia	509
Veias profundas do membro inferior	A trombose venosa profunda das veias profundas da perna se deve a estase venosa, lesão ao vaso e/ou distúrbios de coagulação (tríade de Virchow); pode levar à formação de trombos e ao tromboembolismo, por exemplo, pulmonar	533
Veia safena magna	Usada geralmente como enxerto na revascularização coronariana	492
Veias superficiais do membro inferior	Veias varicosas, que são veias superficiais tortuosas dilatadas, com frequência estão associadas a refluxo de veias superficiais e/ou profundas; a doença venosa progressiva pode causar edema, dor e ulceração	492, 533
Artéria femoral	Local comum de acesso vascular para procedimentos cardíacos e vasculares percutâneos; o alvo é o segmento entre as origens das artérias epigástrica inferior e femoral profunda, geralmente identificado por fluoroscopia por sua localização ao longo da cabeça femoral; o acesso alto (muito proximal) pode resultar em hemorragia retroperitoneal	522
Artéria femoral; artéria poplítea; artéria tibial e artéria fibular	A doença arterial periférica decorrente da aterosclerose pode ocorrer nas principais artérias dos membros inferiores, resultando em redução do fluxo sanguíneo; os pacientes apresentam claudicação (dor de cãibra na coxa ou na sura) ao esforço	522
Artérias do membro inferior	Pontos de pulso: artéria femoral no trígono femoral; artéria poplítea na fossa poplítea profunda do joelho; artéria tibial anterior entre os músculos extensor longo do hálux e extensor longo dos dedos na articulação do tornozelo; artéria dorsal do pé no dorso do pé e artéria tibial posterior na região tarsal, posterior ao maléolo medial	14, 509, 527, 540, 541
Vasos e órgãos linfáticos		
Linfonodos inguinais superficiais	Os linfonodos inguinais superficiais drenam membro inferior, região glútea, região abdominal inferior e períneo; são palpáveis quando aumentados	494
Vasos linfáticos do membro inferior	Linfedema (estase do fluxo da linfa nos vasos linfáticos obstruídos por inflamação, fibrose, tumor ou diâmetro anormalmente pequeno)	494

*As seleções foram baseadas principalmente em dados clínicos assim como nas correlações clínicas geralmente discutidas em cursos de anatomia macroscópica.

Tabela 8.2

Nervos do Plexo Lombossacral

O plexo lombossacral inclui os plexos lombar, sacral e coccígeo, cujas raízes são os ramos anteriores dos nervos espinais (plexo lombar: tipicamente L2–L4 com uma pequena contribuição de L1; plexo sacral: L4–S4; plexo coccígeo: S4–Co). A variação nas contribuições do nervo espinal para os plexos e os nervos que surgem desses plexos são comuns e podem ser devidas a um plexo prefixado (alto) ou pós-fixado (baixo).

NERVO	ORIGEM	CURSO	RAMOS	MOTOR	CUTÂNEO
Nervo cutâneo femoral lateral	Divisões posteriores do plexo lombar (L2–L3)	Segue posteriormente ou através do ligamento inguinal medialmente à espinha ilíaca anterossuperior, depois segue superficialmente na parte lateral da coxa			Parte lateral da região femoral
Nervo femoral	Divisões posteriores do plexo lombar (L2–L4)	Passa posteriormente ao ligamento inguinal e se posiciona sobre o músculo ilíaco no trígono femoral	Ramos musculares e cutâneos anteriores, nervo safeno	Compartimento anterior da coxa, músculos ilíaco e pectíneo	Região femoral anterior
Nervo safeno	Nervo femoral	Deixa o nervo femoral no canal dos adutores, perfura a fáscia lata para cursar superficialmente com a veia safena magna	Ramos cutâneos infrapatelares e crurais mediais		Partes mediais das regiões genicular, crural, talocrural e do pé
Nervo genitofemoral	Divisões anteriores do plexo lombar (L1–L2)	Corre na face anterior do músculo psoas maior; ramo genital atravessa o canal inguinal; ramo femoral segue para o trígono femoral passando profundamente ao ligamento inguinal	Ramos genitais e femorais	Músculo cremaster	Parte lateral do trígono femoral, parte anterior do escroto/pudendo feminino
Nervo obturatório	Divisões anteriores do plexo lombar (L2–L4)	Na vértebra L V passa profundamente aos vasos ilíacos comuns, entra na região femoral medial através do forame obturado	Ramos anterior e posterior	Compartimento medial da coxa	Parte medial da região femoral
Nervo glúteo superior	Divisões posteriores do plexo sacral (L4–S1)	Sai da pelve pelo forame isquiático maior superior ao músculo piriforme		Músculos glúteos médio e mínimo, tensor da fáscia lata	
Nervo glúteo inferior	Divisões posteriores do plexo sacral (L5–S2)	Sai da pelve pelo forame isquiático maior inferior ao músculo piriforme		Músculo glúteo máximo	
Nervo para o músculo piriforme	Divisões posteriores do plexo sacral (S1–S2)	Inerva o músculo piriforme próximo à saída da pelve, após passar sob o forame isquiático maior		Músculo piriforme	
Nervo cutâneo perfurante	Divisões posteriores do plexo sacral (S2–S3)	Sai da pelve e atravessa o ligamento sacrotuberal			Região glútea inferomedial
Nervo para o músculo obturador interno	Divisões anteriores do plexo sacral (L5–S2)	Sai da pelve pelo forame isquiático maior, inferiormente ao músculo piriforme; reentra na pelve através do forame isquiático menor para inervar o músculo obturador interno		Músculos obturador interno e gêmeo superior	
Nervo para o músculo quadrado femoral	Divisões anteriores do plexo sacral (L4–S1)	Sai da pelve pelo forame isquiático maior inferior ao músculo piriforme		Músculos quadrado femoral e gêmeo inferior	
Nervo para o músculo levantador do ânus	Divisões anteriores do plexo sacral (S3–S4)	A partir de sua origem, passa pela face superior do músculo levantador do ânus		Músculos iliococcígeo e pubococcígeo	
Nervo para o músculo coccígeo	Divisões anteriores do plexo sacral (S3–S4)	A partir de sua origem, passa pela face superior do músculo isquiococcígeo		Músculo isquiococcígeo	
Nervo pudendo	Divisões anteriores do plexo sacral (S2–S4)	Sai da pelve pelo forame isquiático maior inferiormente ao músculo piriforme; entra no períneo através do forame isquiático menor, passando pela fossa isquioanal e canal do pudendo (de Alcock)	Nervos anal inferior e perineal, nervo dorsal do clitóris ou pênis	Músculos perineais, músculo esfíncter externo do ânus, músculo pubococcígeo	Parte posterior do escroto/pudendo feminino, clitóris ou pênis
Nervo cutâneo femoral posterior	Divisões anterior e posterior do plexo sacral (S1–S3)	Sai da pelve pelo forame isquiático maior inferiormente ao músculo piriforme; corre inferiormente ao músculo glúteo máximo e continua distalmente para a fossa poplítea	Nervos clúnios inferiores, ramos perineais		Regiões glútea inferior, femoral posterior, poplítea

Nervos do Plexo Lombossacral Tabela 8.3

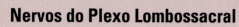

Nervos do Plexo Lombossacral

NERVO	ORIGEM	CURSO	RAMOS	MOTOR	CUTÂNEO
Nervo isquiático	Divisões anterior e posterior do plexo sacral (L4–S3)	Sai da pelve através do forame isquiático maior, inferiormente ao músculo piriforme, passando superficialmente aos rotadores laterais e profundamente ao músculo glúteo médio para acessar a coxa entre o trocanter maior do fêmur e o túber isquiático	Ramos musculares, nervos tibial e fibular comum	Compartimento posterior da coxa (ver também ramos)	Ver ramos
Nervo tibial	Nervo isquiático	Corre através da fossa poplítea e região sural profundamente ao músculo sóleo, atravessando o túnel do tarso posteriormente ao maléolo medial	Ramos calcâneos muscular e medial, nervo interósseo da perna, nervo cutâneo sural medial, nervos plantares medial e lateral	Compartimento posterior da perna (ver também ramos)	Região calcânea (ver também ramos)
Nervo fibular comum	Nervo isquiático	Corre medial ao músculo bíceps femoral e lateral à cabeça lateral do músculo gastrocnêmio e colo da fíbula	Nervos fibulares superficiais e profundos, nervo cutâneo sural lateral, ramo comunicante sural	*Ver ramos*	*Ver ramos*
Nervo fibular profundo	Nervo fibular comum	Corre profundamente aos músculos fibular longo e extensor longo dos dedos na superfície da membrana interóssea da perna, profundamente ao retináculo dos músculos extensores	Ramos musculares e digitais dorsais	Compartimento anterior da perna	Aspecto dorsal das partes adjacentes dos primeiro e segundo dedos
Nervo fibular superficial	Nervo fibular comum	Corre entre os músculos fibulares longo e curto no compartimento lateral da perna, perfurando a fáscia da perna distalmente	Ramos musculares, nervos cutâneos dorsais medial e intermédio do pé	Compartimento lateral da perna	Parte inferior da região crural anterior, dorso do pé e dedos
Nervo cutâneo sural lateral	Nervo fibular comum	Ramos do nervo fibular comum imediatamente proximais ao músculo plantar			Parte lateral da região crural
Nervo cutâneo sural medial	Nervo tibial	Ramos do nervo tibial imediatamente proximal ao músculo plantar, corre entre as duas cabeças do músculo gastrocnêmio, perfura a fáscia crural	Nervo sural		Região posterolateral proximal da perna
Nervo sural	União do nervo cutâneo sural medial e ramo comunicante sural do nervo fibular comum	Desce a região sural ao longo do tendão do calcâneo lateral e para dentro do pé entre o maléolo lateral e o calcâneo	Nervo cutâneo dorsal lateral do pé		Região posterolateral distal da perna, lateral do pé
Nervo plantar lateral	Nervo tibial	Passa profundamente ao músculo abdutor curto do hálux e corre entre o músculo flexor curto dos dedos e o músculo quadrado plantar	Ramos superficiais e profundos	Músculos abdutor do dedo mínimo, adutor do hálux, flexor do dedo mínimo, quadrado plantar, interósseos dorsal e plantar, lumbricais (três laterais)	Parte lateral da planta do pé, face plantar do quinto dedo e parte do quarto dedo
Nervo plantar medial	Nervo tibial	Passa profundamente ao músculo abdutor curto do hálux e corre anteriormente ao longo da margem medial do músculo flexor curto dos dedos	Ramos musculares e digitais plantares comuns	Músculos abdutor do hálux, flexor curto dos dedos, flexor curto do hálux, lumbricais (o mais medial)	Parte medial da planta do pé, aspecto plantar dos primeiro a terceiro dedos e parte do quarto dedo

Tabela 8.4 **Nervos do Plexo Lombossacral**

Músculos 8

MÚSCULO	GRUPO MUSCULAR	INSERÇÃO PROXIMAL (PONTO FIXO)	INSERÇÃO DISTAL (PONTO MÓVEL)	INERVAÇÃO	SUPRIMENTO SANGUÍNEO	AÇÕES PRINCIPAIS
Músculo abdutor do dedo mínimo	Pé	Processos lateral e medial da tuberosidade do calcâneo; aponeurose plantar e septo intermuscular	Face lateral da base da falange proximal do quinto dedo (dedo mínimo)	Nervo plantar lateral	Artéria plantar lateral; artérias metatarsal plantar e digital plantar para o quinto dedo	Abduz e flexiona o quinto dedo
Músculo abdutor do hálux	Pé	Processo medial da tuberosidade do calcâneo; retináculo dos músculos flexores e aponeurose plantar	Face medial da base da falange proximal do primeiro dedo (hálux)	Nervo plantar medial	Artéria plantar medial e 1ª artéria metatarsal plantar	Abduz e flexiona o primeiro dedo
Músculo adutor curto	Medial da coxa	Corpo e ramo inferior do púbis	Linha pectínea e parte proximal da linha áspera do fêmur	Nervo obturatório	Artérias femoral profunda, circunflexa femoral medial e obturatória	Aduz a coxa na articulação do quadril; fraco flexor da coxa
Músculo adutor do hálux	Pé	*Cabeça oblíqua:* base dos ossos metatarsais II a IV *Cabeça transversa:* ligamentos das articulações metatarsofalângicas dos terceiro a quinto dedos	Face lateral da base da falange proximal do primeiro dedo (hálux)	Ramo profundo do nervo plantar lateral	Artérias plantares medial e lateral e arco plantar; artérias metatarsais plantares	Aduz o primeiro dedo, sustenta o arco transverso do pé
Músculo adutor longo	Medial da coxa	Corpo do púbis, inferiormente à crista púbica	Terço médio da linha áspera do fêmur	Nervo obturatório	Artérias femoral profunda e circunflexa femoral medial	Aduz a coxa na articulação do quadril
Músculo adutor magno	Medial da coxa	*"Parte adutora":* ramo inferior do púbis, ramo do ísquio	*"Parte adutora":* tuberosidade glútea, linha áspera, linha supracondilar medial	*"Parte adutora":* nervo obturatório	Artérias femoral, femoral profunda e obturatória	*"Parte adutora":* aduz e flexiona a coxa
		"Parte do jarrete": túber isquiático	*"Parte do jarrete":* tubérculo do adutor do fêmur	*"Parte do jarrete":* nervo isquiático ("divisão tibial")		*"Parte do jarrete":* estende a coxa
Músculo articular do joelho	Anterior da coxa	Face anterior da parte distal do fêmur	Bolsa suprapatelar	Nervo femoral	Artéria femoral	Traciona superiormente a bolsa suprapatelar, durante a extensão do joelho
Músculo bíceps femoral	Posterior da coxa	*Cabeça longa:* túber isquiático *Cabeça curta:* linha áspera e linha supracondilar lateral do fêmur	Face lateral da cabeça da fíbula	*Cabeça longa:* nervo isquiático ("divisão tibial") *Cabeça curta:* nervo isquiático ("divisão fibular comum")	Ramos perfurantes da artéria femoral, artérias glútea inferior e circunflexa femoral medial	Flexiona e roda lateralmente a perna; estende a coxa na articulação do quadril
Músculo extensor curto dos dedos	Pé	Face superolateral do calcâneo; ligamento talocalcâneo lateral, face profunda retináculo inferior dos músculos extensores	Faces laterais dos tendões do músculo extensor longo dos segundo a quarto dedos	Nervo fibular profundo	Artérias dorsal do pé, tarsal lateral, arqueada e fibular	Estende os segundo a quarto dedos nas articulações metatarsofalângicas e interfalângicas
Músculo extensor curto do hálux	Pé	Face superolateral do calcâneo	Face dorsal da base da falange proximal do hálux	Nervo fibular profundo	Artérias dorsal do pé, tarsal lateral, arqueada e fibular	Estende o hálux nas articulações metatarsofalângica e interfalângica
Músculo extensor longo do hálux	Anterior da perna	Parte média da face anterior da fíbula e da membrana interóssea da perna	Face dorsal da base da falange distal do hálux	Nervo fibular profundo	Artéria tibial anterior	Estende o hálux; flexão dorsal do pé
Músculo extensor longo dos dedos	Anterior da perna	Côndilo lateral da tíbia; face anterior dos 3/4 proximais da membrana interóssea e da fíbula	Falanges média e distal dos segundo a quarto dedos	Nervo fibular profundo	Artéria tibial anterior	Estende os quatro dedos laterais; flexão dorsal (dorsiflexão) do pé

Músculos Tabela 8.5

Músculos

MÚSCULO	GRUPO MUSCULAR	INSERÇÃO PROXIMAL (PONTO FIXO)	INSERÇÃO DISTAL (PONTO MÓVEL)	INERVAÇÃO	SUPRIMENTO SANGUÍNEO	AÇÕES PRINCIPAIS
Músculo fibular curto	Lateral da perna	Face lateral dos 2/3 distais da fíbula	Tuberosidade do quinto metatarsal [V] (face dorsal)	Nervo fibular superficial	Artérias tibial anterior e fibular	Everte o pé; fraco flexor plantar do pé
Músculo fibular longo	Lateral da perna	Cabeça e face lateral dos 2/3 proximais da fíbula	Face plantar da base do osso metatarsal I e cuneiforme medial	Nervo fibular superficial	Artérias tibial anterior e fibular	Everte o pé; fraco flexor plantar do pé
Músculo fibular terceiro	Anterior da perna	Face anterior do terço distal da fíbula e da membrana interóssea da perna	Face dorsal da base do osso metatarsal V	Nervo fibular profundo	Artéria tibial anterior	Auxilia na flexão dorsal do pé e na eversão do pé
Músculo flexor curto do dedo mínimo	Pé	Base do osso metatarsal V	Face lateral da base da falange proximal do quinto dedo (dedo mínimo)	Nervo plantar lateral	Artéria plantar lateral; artéria digital plantar para o quinto dedo; artéria arqueada	Flexiona a falange proximal do quinto dedo
Músculo flexor curto do hálux	Pé	Faces plantares do cuboide e do cuneiforme lateral	Ambos os lados da base da falange proximal do hálux	Nervo plantar medial	Artéria plantar medial, 1ª artéria metatarsal plantar	Flexiona a falange proximal do hálux
Músculo flexor curto dos dedos	Pé	Processo medial da tuberosidade do calcâneo, aponeurose plantar e septo intermuscular	Ambos os lados das falanges médias dos segundo a quinto dedos	Nervo plantar medial	Artérias plantares lateral e medial; arco plantar; artérias metatarsais plantares e digitais plantares	Flexiona os segundo a quinto dedos
Músculo flexor longo do hálux	Posterior da perna	Faces posteriores dos 2/3 distais da fíbula e da membrana interóssea da perna	Base da falange distal do hálux	Nervo tibial	Artéria fibular	Flexiona todas as articulações do hálux; flexor plantar do pé
Músculo flexor longo dos dedos	Posterior da perna	Parte medial da face posterior da tíbia, inferiormente à linha para o músculo sóleo	Face plantar da base das falanges distais dos segundo a quinto dedos	Nervo tibial	Artéria tibial posterior	Flexiona os quatro dedos laterais; flexão plantar do pé; sustenta o arco longitudinal do pé
Músculo gastrocnêmio	Posterior da perna	*Cabeça lateral:* face lateral do côndilo lateral do fêmur *Cabeça medial:* face poplítea acima do côndilo medial do fêmur	Face posterior do calcâneo, por meio do tendão do calcâneo	Nervo tibial	Artérias poplítea e tibial posterior	Flexor plantar do pé; auxilia a flexão do joelho
Músculo gêmeo inferior	Região glútea profunda	Túber isquiático	Trocanter maior do fêmur	Nervo para o músculo quadrado femoral	Artéria circunflexa femoral medial	Roda lateralmente a coxa estendida na articulação do quadril e abduz a coxa flexionada
Músculo gêmeo superior	Região glútea profunda	Face externa da espinha isquiática	Face medial do trocanter maior do fêmur	Nervo para o músculo obturador interno	Artérias glútea inferior e pudenda interna	Roda lateralmente a coxa estendida e abduz a coxa flexionada
Músculo glúteo máximo	Região glútea superficial	Ílio, posteriormente à linha glútea posterior; faces dorsais do sacro e do cóccix; ligamento sacrotuberal	Côndilo lateral da tíbia (via trato iliotibial), tuberosidade glútea do fêmur	Nervo glúteo inferior	Artéria glútea inferior e artéria glútea superior	Estende a coxa quando flexionada; auxilia na rotação lateral e abduz a coxa
Músculo glúteo médio	Região glútea superficial	Face glútea do ílio entre as linhas glúteas anterior e posterior	Face lateral do trocanter maior do fêmur	Nervo glúteo superior	Artéria glútea superior	Abduz e roda medialmente a coxa
Músculo glúteo mínimo	Região glútea superficial	Face glútea do ílio entre as linhas glúteas anterior e inferior	Face anterior do trocanter maior do fêmur	Nervo glúteo superior	Artéria glútea superior	Abduz e roda medialmente a coxa
Músculo grácil	Medial da coxa	Corpo e ramo inferior do púbis	Parte superior da face medial da tíbia	Nervo obturatório	Artéria femoral profunda; artéria circunflexa femoral medial	Aduz a coxa; flexiona e roda medialmente a perna

Tabela 8.6   **Músculos**

Músculos 8

MÚSCULO	GRUPO MUSCULAR	INSERÇÃO PROXIMAL (PONTO FIXO)	INSERÇÃO DISTAL (PONTO MÓVEL)	INERVAÇÃO	SUPRIMENTO SANGUÍNEO	AÇÕES PRINCIPAIS
Músculo ilíaco	Iliopsoas	Dois terços superiores da fossa ilíaca, crista ilíaca, asa do sacro, ligamento sacroilíaco anterior	Trocanter menor e corpo do fêmur	Nervo femoral	Ramo ilíaco da artéria iliolombar	Flexiona a coxa
Músculos interósseos dorsais do pé	Pé	Faces adjacentes dos ossos metatarsais I a V	1º medial: face medial da falange proximal do segundo dedo 2º ao 4º laterais: faces laterais das falanges proximais dos segundo a quarto dedos	Nervo plantar lateral	Artéria arqueada; artérias metatarsais dorsais e plantares	Abdução do segundo ao quarto dedo; flexão nas articulações metatarsofalângicas; extensão das falanges
Músculos interósseos plantares	Pé	Bases e faces mediais dos ossos metatarsais III a V	Faces mediais das bases das falanges proximais terceiro a quinto dedos	Nervo plantar lateral	Artéria plantar lateral e arco plantar; artérias metatarsais plantares e digitais plantares	Aduzem e flexionam os terceiro a quinto dedos nas articulações metatarsofalângicas e estendem as falanges
Músculos lumbricais	Pé	Tendões do músculo flexor longo dos dedos	Parte medial das "expansões" digitais dorsais dos segundo a quinto dedos	1º medial: nervo plantar medial 2º a 4º laterais: nervo plantar lateral	Artéria plantar lateral e artérias metatarsais plantares	Estendem as falanges nas articulações interfalângicas proximal e distal
Músculo obturador externo	Medial da coxa	Margens do forame obturado; face externa da membrana obturadora	Fossa trocantérica do fêmur	Nervo obturatório	Artéria circunflexa femoral medial, artéria obturatória	Roda lateralmente a coxa
Músculo obturador interno	Região glútea profunda	Face pélvica da membrana obturadora; margens do forame obturador	Trocanter maior do fêmur	Nervo para o músculo obturador interno	Artérias pudenda interna e obturatória	Roda lateralmente a coxa estendida; abduz a coxa flexionada
Músculo pectíneo	Medial da coxa	Ramo superior do púbis	Linha pectínea do fêmur	Nervo femoral e, ocasionalmente, nervo obturatório	Artéria circunflexa femoral medial; artéria obturatória	Aduz e flexiona a coxa
Músculo piriforme	Região glútea profunda	Face pélvica do sacro (vértebras sacrais II–IV); ligamento sacrotuberal (inconstante)	Margem superior do trocanter maior do fêmur	Nervo para o músculo piriforme	Artérias glúteas superior e inferior; artéria pudenda interna	Roda lateralmente a coxa estendida; abduz a coxa flexionada
Músculo plantar	Posterior da perna	Extremidade inferior da linha supracondilar lateral do fêmur e ligamento poplíteo oblíquo	Região posterior do calcâneo, por meio do tendão do calcâneo	Nervo tibial	Artéria poplítea	Fraco colaborador do músculo gastrocnêmio
Músculo poplíteo	Posterior da perna	Face lateral do côndilo lateral do fêmur; menisco lateral	Face posterior da tíbia, superiormente à linha para o músculo sóleo	Nervo tibial	Artérias inferiores medial e lateral do joelho	Flexiona o joelho
Músculo psoas maior	Iliopsoas	Processos costiformes das vértebras lombares, faces laterais dos corpos das vértebras T XII–L V, unindo-se às fibras dos discos intervertebrais	Trocanter menor do fêmur	Ramos anteriores dos nervos espinais L1–L3	Ramos lombares da artéria iliolombar	Atuando superiormente junto com o músculo ilíaco, flexiona o quadril; agindo inferiormente, flexiona lateralmente a coluna vertebral; acionado para o equilíbrio do tronco na posição sentada; agindo inferiormente com o músculo ilíaco, flexiona o tronco
Músculo psoas menor	Iliopsoas	Faces laterais dos corpos das vértebras T XII e L I, e o disco intervertebral T XII–L I	Linha pectínea, eminência iliopúbica	Ramo anterior do nervo espinal L1	Ramo lombar da artéria iliolombar	Flexiona a pelve na coluna vertebral
Músculo quadrado femoral	Região glútea profunda	Margem lateral do túber isquiático	Tubérculo quadrado	Nervo para o músculo quadrado femoral	Artéria circunflexa femoral medial	Roda lateralmente a coxa

Músculos Tabela 8.7

Músculos

MÚSCULO	GRUPO MUSCULAR	INSERÇÃO PROXIMAL (PONTO FIXO)	INSERÇÃO DISTAL (PONTO MÓVEL)	INERVAÇÃO	SUPRIMENTO SANGUÍNEO	AÇÕES PRINCIPAIS
Músculo quadrado plantar	Pé	Margens medial e lateral da face plantar do calcâneo	Margem posterolateral do tendão do músculo flexor longo dos dedos	Nervo plantar lateral	Artérias plantares lateral e medial e arco plantar	Reorienta a tração oblíqua do tendão do músculo flexor longo dos dedos, auxiliando, assim, a flexão dos dedos
Músculo reto femoral	Anterior da coxa (quadríceps femoral)	Espinha ilíaca anteroinferior e ílio acima do acetábulo	Tuberosidade da tíbia (por meio do ligamento da patela)	Nervo femoral	Artérias femoral profunda e circunflexa femoral lateral	Estende a perna e flexiona a coxa
Músculo sartório	Anterior da coxa	Espinha ilíaca anterossuperior e ílio abaixo dela	Parte superior da face medial da tíbia	Nervo femoral	Artéria femoral	Abduz, roda lateralmente e flexiona a coxa; flexão na articulação do joelho
Músculo semimembranáceo	Posterior da coxa	Túber isquiático	Região posterior do côndilo medial da tíbia	Nervo isquiático ("divisão" tibial)	Ramo perfurante das artérias femoral e circunflexa femoral medial	Flexiona a perna; estende a coxa
Músculo semitendíneo	Posterior da coxa	Túber isquiático	Parte superior da face medial da tíbia	Nervo isquiático ("divisão" tibial)	Ramo perfurante das artérias femoral e circunflexa femoral medial	Flexiona a perna; estende a coxa
Músculo sóleo	Posterior da perna	Face posterior da cabeça da fíbula; 1/4 proximal da face posterior da fíbula; linha para o músculo sóleo da tíbia	Face posterior do calcâneo, por meio do tendão do calcâneo	Nervo tibial	Artérias poplítea, tibial posterior e fibular	Flexor plantar do pé
Músculo tensor da fáscia lata	Região glútea superficial	Espinha ilíaca anterossuperior e parte anterior da crista ilíaca	Côndilo lateral da tíbia (via trato iliotibial)	Nervo glúteo superior	Ramo ascendente da artéria circunflexa femoral lateral	Abduz, roda medialmente e flexiona a coxa; auxilia na manutenção do joelho estendido
Músculo tibial anterior	Anterior da perna	Côndilo lateral da tíbia, metade proximal da face lateral da tíbia; membrana interóssea da perna	Cuneiforme medial e da base do osso metatarsal	Nervo fibular profundo	Artéria tibial anterior	Flexor dorsal do pé na articulação do tornozelo e inversor do pé
Músculo tibial posterior	Posterior da perna	Face posterior da tíbia, abaixo da linha para o músculo sóleo; membrana interóssea da perna, metade proximal da face posterior da fíbula	Tuberosidade do navicular, todos os cuneiformes, cuboide; base dos ossos metatarsais II a IV	Nervo tibial	Artéria fibular	Flexor plantar do pé e inversor do pé
Músculo vasto intermédio	Anterior da coxa (quadríceps femoral)	Faces anterior e lateral do corpo (diáfise) do fêmur	Tuberosidade da tíbia (por meio do ligamento da patela)	Nervo femoral	Artérias circunflexa femoral lateral e femoral profunda	Estende a perna
Músculo vasto lateral	Anterior da coxa (quadríceps femoral)	Trocanter maior, tuberosidade glútea, lábio lateral da linha áspera do fêmur	Tuberosidade da tíbia (por meio do ligamento da patela)	Nervo femoral	Artérias circunflexa femoral lateral e femoral profunda	Estende a perna
Músculo vasto medial	Anterior da coxa (quadríceps femoral)	Linha intertrocantérica, trocanter maior tuberosidade glútea, lábio lateral da linha áspera do fêmur	Tuberosidade da tíbia (por meio do ligamento da patela)	Nervo femoral	Artérias femoral e femoral profunda	Estende a perna

Variações nas contribuições dos nervos espinais na inervação dos músculos, no seu suprimento arterial, nos seus locais de inserção e em suas ações são de ocorrência comum na anatomia humana. Portanto, existem diferenças entre os textos e devemos considerar que a variação anatômica é normal.

Tabela 8.8   **Músculos**

BIBLIOGRAFIA

Pranchas 5, 188
Lee MWL, McPhee RW, Stringer MD. An evidence-based approach to human dermatomes. *Clin Anat.* 2008;21(5): 363–373.

Pranchas 29, 61–63, 67–69
Lang J. *Clinical Anatomy of the Nose, Nasal Cavity, and Paranasal Sinuses.* Thieme; 1989.

Pranchas 40, 85
Benninger B, Andrews K, Carter W. Clinical measurements of hard palate and implications for subepithelial connective tissue grafts with suggestions for palatal nomenclature. *J Oral Maxillofac Surg.* 2012;70(1):149–153.

Pranchas 43–45
Baccetti T, Franchi L, McNamara J Jr. The cervical vertebral maturation (CVM) method for the assessment of optimal treatment timing in dentofacial orthopedics. *Semin Orthod.* 2005;11(3):119–129.

San Roman P, Palma JC, Oteo MD, Nevado E. Skeletal maturation determined by cervical vertebrae development. *Eur J Orthod.* 2002;24(3):303–311.

Prancha 47
Tubbs RS, Kelly DR, Humphrey ER, et al. The tectorial membrane: anatomical, biomechanical, and histological analysis. *Clin Anat.* 2007;20(4):382–386.

Pranchas 48, 49, 51–54
Noden DM, Francis-West P. The differentiation and morphogenesis of craniofacial muscles. *Dev Dyn.* 2006;235(5):1194–1218.

Prancha 52
Feigl G. Fascia and spaces on the neck: myths and reality. *Medicina Fluminensis.* 2015;51(4):430–439.

Jain M, Dhall U. Morphometry of the thyroid and cricoid cartilages in adults. *J Anat Soc India.* 2008;57(2):119–123.

Pranchas 56, 58, 152–158
Chang KV, Lin CP, Hung CY, et al. Sonographic nerve tracking in the cervical region: a pictorial essay and video demonstration. *Am J Phys Med Rehabil.* 2016;95(11):862–870.

Tubbs RS, Salter EG, Oakes WJ. Anatomic landmarks for nerves of the neck: a vade mecum for neurosurgeons. *Neurosurgery.* 2005;56(2 Suppl):256–260.

Prancha 69
de Miranda CMNR, Maranhão CPM, Padilha IG, et al. Anatomical variations of paranasal sinuses at multislice computed tomography: what to look for. *Radiol Bras.* 2011;44(4):256–262.

Souza SA, Idagawa M, Wolosker AMB, et al. Computed tomography assessment of the ethmoid roof: a relevant region at risk in endoscopic sinus surgery. *Radiol Bras.* 2008;41(3):143–147.

Prancha 72
Benninger B, Lee BI. Clinical importance of morphology and nomenclature of distal attachment of temporalis tendon. *J Oral Maxillofac Surg.* 2012;70(3):557–561.

Prancha 76
Alomar X, Medrano J, Cabratosa J, et al. Anatomy of the temporomandibular joint. *Semin Ultrasound CT MR.* 2007;28(3):170–183.

Campos PSF, Reis FP, Aragão JA. Morphofunctional features of the temporomandibular joint. *Int J Morphol.* 2011;29(4):1394–1397.

Cristo JA, Bennett S, Wilkinson TM, Townsend GC. Discal attachments of the human temporomandibular joint. *Aust Dent J.* 2005;50(3):152–160.

Cuccia AM, Caradonna C, Caradonna D, et al. The arterial blood supply of the temporomandibular joint: an anatomical study and clinical implications. *Imaging Sci Dent.* 2013;43(1):37–44.

Langdon JD, Berkovitz BKV, Moxham BJ, eds. *Surgical Anatomy of the Infratemporal Fossa.* Martin Dunitz; 2003.

Schmolke C. The relationship between the temporomandibular joint capsule, articular disc and jaw muscles. *J Anat.* 1994;184(Pt 2):335–345.

Siéssere S, Vitti M, de Sousa LG, et al. Bilaminar zone: anatomical aspects, irrigation, and innervation. *Braz J Morphol Sci.* 2004;21(4):217–220.

Pranchas 77, 87
Benninger B, Kloenne J, Horn JL. Clinical anatomy of the lingual nerve and identification with ultrasonography. *Br J Oral Maxillofac Surg.* 2013;51(6):541–544.

Prancha 78
Joo W, Yoshioka F, Funaki T, et al. Microsurgical anatomy of the trigeminal nerve. *Clin Anat.* 2014;27(1):61–88.

Joo W, Funaki T, Yoshioka F, Rhoton AL Jr. Microsurgical anatomy of the infratemporal fossa. *Clin Anat.* 2013;26(4):455–469.

Prancha 84
Fawcett E. The structure of the inferior maxilla, with special reference to the position of the inferior dental canal. *J Anat Physiol.* 1895;29(Pt 3):355–366.

He P, Truong MK, Adeeb N, et al. Clinical anatomy and surgical significance of the lingual foramina and their canals. *Clin Anat.* 2017;30(2):194–204.

Iwanaga J. The clinical view for dissection of the lingual nerve with application to minimizing iatrogenic injury. *Clin Anat.* 2017;30(4):467–469.

Otake I, Kageyama I, Mataga I. Clinical anatomy of the maxillary artery. *Okajimas Folia Anat Jpn.* 2011;87(4):155–164.

Siéssere S, Vitti M, de Souza LG, et al. Anatomic variation of cranial parasympathetic ganglia. *Braz Oral Res.* 2008;22(2):101–105.

Pranchas 96, 122, 123
Kierner AC, Mayer R, v Kirschhofer K. Do the tensor tympani and tensor veli palatini muscles of man form a functional unit? A histochemical investigation of their putative connections. *Hear Res.* 2002;165(1–2):48–52.

Pranchas 101, 102
Benninger B, Barrett R. A head and neck lymph node classification using an anatomical grid system while maintaining clinical relevance. *J Oral Maxillofac Surg.* 2011;69(10):2670–2673.

Pranchas 107–109
Ludlow CL. Central nervous system control of the laryngeal muscles in humans. *Respir Physiol Neurobiol.* 2005;147(2–3):205–222.

Prancha 114
Cornelius CP, Mayer P, Ehrenfeld M, Metzger MC. The orbits—anatomical features in view of innovative surgical methods. *Facial Plast Surg.* 2014;30(5):487–508.

Sherman DD, Burkat CN, Lemke BN. Orbital anatomy and its clinical applications. In: Tasman W, Jaeger EA, eds. *Duane's Ophthalmology.* Lippincott Williams & Wilkins; 2006.

Pranchas 128–141
Rhoton AL Jr. Congress of Neurological Surgeons. *Cranial Anatomy and Surgical Approaches.* Lippincott Williams & Wilkins; 2003.

Pranchas 131, 167
Tubbs RS, Hansasuta A, Loukas M, et al. Branches of the petrous and cavernous segments of the internal carotid artery. *Clin Anat.* 2007;20(6):596–601.

Pranchas 143–145, 151
Schrott-Fischer A, Kammen-Jolly K, Scholtz AW, et al. Patterns of GABA-like immunoreactivity in efferent fibers of the human cochlea. *Hear Res.* 2002;174(1–2):75–85.

Pranchas 186, 199
Tubbs RS, Loukas M, Slappey JB, et al. Clinical anatomy of the C1 dorsal root, ganglion, and ramus: a review and anatomical study. *Clin Anat.* 2007;20(6):624–627.

Prancha 192
Bosmia AN, Hogan E, Loukas M, et al. Blood supply to the human spinal cord: part I. Anatomy and hemodynamics. *Clin Anat.* 2015;28(1):52–64.

Prancha 193
Stringer MD, Restieaux M, Fisher AL, Crosado B. The vertebral venous plexuses: the internal veins are muscular and external veins have valves. *Clin Anat.* 2012;25(5):609–618.

Pranchas 198, 199
Tubbs RS, Mortazavi MM, Loukas M, et al. Anatomical study of the third occipital nerve and its potential role in occipital headache/neck pain following midline dissections of the craniocervical junction. *J Neurosurg Spine.* 2011;15(1):71–75.

Vanderhoek MD, Hoang HT, Goff B. Ultrasound-guided greater occipital nerve blocks and pulsed radiofrequency ablation for diagnosis and treatment of occipital neuralgia. *Anesth Pain Med.* 2013;3(2):256–259.

Pranchas 205–207
Hassiotou F, Geddes D. Anatomy of the human mammary gland: current status of knowledge. *Clin Anat.* 2013;26(1):29–48.

Pranchas 223, 224
Hyde DM, Hamid Q, Irvin CG. Anatomy, pathology, and physiology of the tracheobronchial tree: emphasis on the distal airways. *J Allergy Clin Immunol.* 2009;124(6 Suppl):S72–S77.

Prancha 226
Ikeda S, Ono Y, Miyazawa S, et al. Flexible bronchofiberscope. *Otolaryngology (Tokyo).* 1970;42(10):855–861.

Prancha 239
Angelini P, Velasco JA, Flamm S. Coronary anomalies: incidence, pathophysiology, and clinical relevance. *Circulation.* 2002;105(20):2449–2454.

Pranchas 239, 240
Chiu IS, Anderson RH. Can we better understand the known variations in coronary arterial anatomy? *Ann Thorac Surg.* 2012;94(5):1751–1760.

Prancha 248
James TN. The internodal pathways of the human heart. *Prog Cardiovasc Dis.* 2001;43(6):495–535.

Pranchas 248–250
Hildreth V, Anderson RH, Henderson DJ. Autonomic innervation of the developing heart: origins and function. *Clin Anat.* 2009;22(1):36–46.

Prancha 261
Yang HJ, Gil YC, Lee WJ, et al. Anatomy of thoracic splanchnic nerves for surgical resection. *Clin Anat.* 2008;21(2):171–177.

Prancha 304
MacSween RNM, Burt AD, Portmann BC, et al., eds. *Pathology of the Liver.* Churchill Livingstone; 2002.

Robinson PJA, Ward J. *MRI of the Liver: A Practical Guide.* CRC Press; 2006.

Pranchas 308, 310
Odze RD, Goldblum JR, Crawford JM. *Surgical Pathology of the GI Tract, Liver, Biliary Tract, and Pancreas.* Saunders-Elsevier; 2004.

Prancha 327
Thomas MD. *The Ciba Collection of Medical Illustrations. Part 2: Digestive System: Lower Digestive Tract.* CIBA. 1970;Vol. 3:78.

Pranchas 343, 368, 385, 398, 416
Stormont TJ, Cahill DR, King BF, Myers RP. Fascias of the male external genitalia and perineum. *Clin Anat.* 1994;7(3):115–124.

Pranchas 358, 364, 369, 372, 379
Oelrich TM. The striated urogenital sphincter muscle in the female. *Anat Rec.* 1983;205:223–232.

Plochocki JH, Rodriguez-Sosa JR, Adrian B, et al. A functional and clinical reinterpretation of human perineal neuromuscular anatomy: application to sexual function and continence. *Clin Anat.* 2016;29(8):1053–1058.

Pranchas 362, 368
Myers RP, Goellner JR, Cahill DR. Prostate shape, external striated urethral sphincter and radical prostatectomy: the apical dissection. *J Urol.* 1987;138(3):543–550.

Pranchas 362, 368, 384, 385
Oelrich TM. The urethral sphincter muscle in the male. *Am J Anat.* 1980;158(2):229–246.

Prancha 375
Feil P, Sora MC. A 3D reconstruction model of the female pelvic floor by using plastinated cross sections. *Austin J Anat.* 2014;1(5):1022.

Shin DS, Jang HG, Hwang SB, et al. Two-dimensional sectioned images and three-dimensional surface models for learning the anatomy of the female pelvis. *Anat Sci Educ.* 2013;6(5):316–323.

Prancha 405
Nathoo N, Caris EC, Wiener JA, Mendel E. History of the vertebral venous plexus and the significant contributions of Breschet and Batson. *Neurosurgery.* 2011;69(5):1007–1014.

Pai MM, Krishnamurthy A, Prabhu LV, et al. Variability in the origin of the obturator artery. *Clinics (Sao Paulo).* 2009;64(9):897–901.

Park YH, Jeong CW. Lee SE. A comprehensive review of neuroanatomy of the prostate. *Prostate Int.* 2013;1(4):139–145.

Raychaudhuri B, Cahill D. Pelvic fasciae in urology. *Ann R Coll Surg Engl.* 2008;90(8):633–637.

Stoney RA. The anatomy of the visceral pelvic fascia. *J Anat Physiol.* 1904;38(Pt 4):438–447.

Walz J, Burnett AL, Costello AJ, et al. A critical analysis of the current knowledge of surgical anatomy related to optimization of cancer control and preservation of continence and erection in candidates for radical prostatectomy. *Eur Urol.* 2010;57(2):179–192.

Prancha 513
Beck M, Sledge JB, Gautier E, et al. The anatomy and function of the gluteus minimus muscle. *J Bone Joint Surg Br.* 2000;82(3):358–363.

Woodley SJ, Mercer SR, Nicholson HD. Morphology of the bursae associated with the greater trochanter of the femur. *J Bone Joint Surg Am.* 2008;90(2):284–294.

Prancha 533
Aragão JA, Reis FP, de Figueiredo LFP, et al. The anatomy of the gastrocnemius veins and trunks in adult human cadavers. *J Vasc Br.* 2004;3(4):297–303.

Prancha 537
Lee MWL, McPhee RW, Stringer MD. An evidence-based approach to human dermatomes. *Clin Anat.* 2008;21(5):363–373.

ÍNDICE ALFABÉTICO

A

Abdome, 2
- drenagem linfática do, 344
- nervos do, 319
- veias da parede
- - anterior do, 277
- - posterior do, 285
Abdução, 11
- dos ligamentos vocais, 109
Abdutores, 505
Abertura
- da bolsa subtendínea do músculo subescapular, 431
- da veia cerebral superior, 128
- das células etmoidais
- - anteriores, 62
- - médias, 61, 62
- - posteriores, 62
- das glândulas tarsais, 110
- do canal
- - frontonasal, 62
- - lacrimonasal, 62
- do ducto
- - frontonasal, 67
- - lacrimonasal, 61, 111
- do seio
- - esfenoidal, 29, 61, 62, 67
- - maxilar, 61, 62, 67, 69, 82
- dos vasos femorais, 283
- externa
- - do aqueduto do vestíbulo, 126
- - do canal carótico, 31
- - do canalículo (aqueduto) do vestíbulo, 29, 124
- lateral do quarto ventrículo, 135, 136, 173
- mediana do quarto ventrículo, 135, 136, 141, 144, 173
- para os ramos perfurantes da artéria femoral profunda, 503
- superior do tórax, 213, T 4.1
Ação dos músculos
- aritenóideos transverso e oblíquo, 109
- cricoaritenóideos
- - laterais, 109
- - posteriores, 109
- - cricotireóideos, 109
- vocais e tireoaritenóideos, 109
Acetábulo, 9, 354, 357, 495
Ácino pulmonar, 226
Acrômio, 9, 54, 203, 209, 422, 427, 430-434, 436-438, 440, 490
ACTH, 21
Adeno-hipófise, 21, 174
Aderência intertalâmica, 133, 135, 137, 138, 141, 173, 174
Ádito da laringe, 93, 94
Adução, 11
- dos ligamentos vocais, 109
Adutores, 505
Alça(s)
- (arcada) das artérias
- - ileais, 297, 313
- - jejunais, 297
- anastomóticas

- - para a artéria espinal
- - - anterior, 191
- - - posterior, 191
- - venosas
- - - ileais, 316
- - - jejunais, 316
- cervical, 50, 56-58, 75, 98, 103, 155, 156
- peitoral, 438
- subclávia, 157, 229, 249, 250, 261
Alongamento dos ligamentos vocais, 109
Álveo do hipocampo, 139
Ampola(s), 374
- da tuba uterina, 376
- do ducto deferente, 385, 391
- do duodeno, 295
- do reto, 369
- hepatopancreática (de Vater), 305
- membranácea, 121, 125
- - anterior, 124, 151
- - lateral, 124, 151
- - posterior, 124, 151
- ósseas, 124
Anastomose(s), 165, 514
- ao redor da escápula, 437
- arterial gastromental, 291
- carótida
- - interna-carótida externa, 165
- - interna-vertebral, 165
- com ramos intercostal mais inferior, subcostal e lombar, 276
- direita-esquerda, 165
- do arco justacólico, T 5.2
- dos ramos septais posteriores da artéria esfenopalatina e artéria palatina maior, 33, 81
- paravertebrais, 192
- portocava, 318
- pré-vertebrais, 192
- subclávia-carótida externa, 165
- subclávia-vertebral, 165
Andrógenos, 21
Anel
- adiposo sub-hiatal, 257
- femoral, 280, 282, 363, 366, 367, 494, T 5.1
- fibroso, 45, 181, 185
- - direito, 243, 248
- - esquerdo, 243
- inguinal
- - profundo, 272, 274, 280, 281, 363, 365-367, 387, T 5.1
- - superficial, 270, 280, 281, 378, 382, 387, 388, T 5.1
- tendíneo comum (de Zinn), 112, 113, 148
Angiograma
- de subtração digital seletivo, tronco celíaco, 311
- por TC, 234, 311
Ângulo, 26, 36
- da boca, 22
- da costela, 203, 204
- da mandíbula, 22, 26, 39, 87, 91, 93
- de visão, 372
- do acrômio, 427
- do esterno, 203, T 4.1
- inferior, 427

- - da escápula, 179, 266
- iridocorneal, 116, 117, 119
- mastóideo, 32
- subpúbico, 354
- superior, 427
Antebraço, 2, 3
- cortes transversais seriados, 461
- direito
- - vista anterior, 450, 452, 453
- - vista posterior, 451
Antélice, 22, 122
Anterior, 1, 25
Antitrago, 22, 122
Antro
- mastóideo, 123
- pilórico, 294
Anular, 422
Ânus, 13, 190, 222, 240, 241, 247, 262, 360, 364, 377, 381, 383, 389, 397
- parte superficial do músculo esfíncter externo do, 397
Aorta, 283, 328, 344
- arco, 165
- parte
- - abdominal da, 216, 234, 253, 254, 284, 289, 292-294, 296, 308, 310, 324, 330, 332, 336, 337, 342, 343, 345, 346, 349-351, 363, 365, 367, 400-405, 414
- - torácica
- - - ascendente, 14, 17, 165, 236, 238, 241, 244, 245, 248, 262, 265, 266, 296, 345, 347
- - - descendente, 192, 212, 215, 237, 252, 254, 258
Aparelho lacrimal, 111
Apêndice(s)
- do epidídimo, 388, 390
- do testículo, 388, 390
- hepático fibroso, 302
- omentais, 290
- - do colo, 301, 351
- vermiforme, 153, 290, 298, 299-301, T 5.3
- - retrocecal fixo, 300
- vesiculoso (hidátide de Morgagni), 374, 390
Ápice, 221
- da bexiga urinária, 368, 369
- da cabeça da fíbula, 524
- da língua, 89
- da próstata, 385
- do cóccix, 352, 360, 362, 381, 383, 397
- do coração, 232, 233, 235, 266
- do pulmão, 217, 234, T 4.3
- - esquerdo, 218
- do sacro, 183
Aponeurose, 270
- do músculo
- - bíceps braquial (bicipital), 425, 440, 442, 456, 483
- - oblíquo
- - - externo do abdome, 271-273, 278, 280, 282, 351, 378, 382
- - - interno do abdome, 200, 272, 273, 278, 351
- - transverso do abdome, 196, 200, 273, 275, 276, 331, 351

- epicrânica, 24, 48, 129, 199
- faríngea, 94
- glútea, 501, 504, 511
- - sobre o músculo glúteo médio, 275, 331
- palatina, 85, 96
- palmar, 425, 452, 456, 464, 469, 470, 473, T 7.1
- plantar, 540, 543-546, 549, 556, T 8.2
- toracolombar, 195, 196, 198, 351
- - lâmina
- - - média, 197
- - - posterior, 197
Aqueduto
- da cóclea, 125
- do mesencéfalo, 69, 133-136, 141, 144, 173, 174, 177
Aracnoide-máter, 127, 129, 189, 190
- parte
- - encefálica, 136
- - espinal, 136
Arcabouço ósseo do abdome, 268
Arco(s)
- anterior, 43
- - do atlas, 28, 45, 95, 177
- arteriais jejunais, 313
- carpal palmar, 475
- costal direito, 288
- da aorta, 14, 17, 51, 103, 104, 217, 220, 230-236, 242, 248, 252-255, 258, 264
- da veia ázigo, 251, 254, 264
- do ducto torácico, 220
- iliopectíneo, 513
- justacólico, 314, 400
- palatofaríngeo, 83, 89, 90, 93
- palatoglosso, 83, 89, 90
- palmar
- - profundo, 14, 443, 475, 476
- - superficial, 14, 443, 470, 472, 476, 483
- - venoso profundo, 444
- - venoso superficial, 444
- palpebral, 115
- plantar, 14, 522, 546, 547
- posterior, 43
- - da massa lateral do atlas, 43
- - do atlas (C I), 199
- púbico, 353, 355
- superciliar, 22
- tendíneo
- - da fáscia da pelve, 366, 369, 371, 373
- - do músculo
- - - levantador do ânus, 283, 358-362, 366, 369, 371-373, 379, 394
- - - sóleo, 504, 528, 529
- venoso
- - dorsal do pé, 15, 492, 523, 533
- - palmar superficial, 15
- - plantar, 523
- - posterior superficial, 533
- vertebral, lâmina do, 44, 180, 181, 184, 185, 262
- zigomático, 26, 27, 36, 38, 72
Área(s)
- comuns de dor referida
- - em caso de doença pancreática, 329
- - em doença de via biliar, 328
- da aorta, 233
- da pulmonar, 233
- hipotalâmica lateral, 162
- intercondilar
- - anterior, 524

- - posterior, 524
- mitral, 233
- nua do
- - fígado, 302, 330, 337
- - pericárdio, 217
- precordiais de auscultação, 233
- relacionada com
- - aponeurose do músculo transverso do abdome, 331
- - músculo
- - - psoas maior, 331
- - - quadrado do lombo, 331
- - o baço, 330
- - o colo, 330
- - o diafragma, 331
- - o estômago, 330
- - o fígado, 330
- - o intestino delgado, 330
- subcalosa, 133, 146
- tricúspide, 233
- vestibular, 141
Aréola da mama, 205
Arranjos vasculares na túnica vascular do bulbo do olho, 120
Artéria(s), 12, 13
- alveolar
- - inferior, 74-76, 86, 87, 99
- - superior
- - - anterior, 74, 81
- - - média, 74, 81
- - - posterior, 74, 75, 81, 99
- angular, 60, 74, 99, 115, 165
- apendicular, 298, 313, 314
- arqueada, 334, 522, 532, 541, 542, 547
- auricular
- - posterior, 58, 74, 78, 99, 123, 128, 163, 165, 199
- - profunda, 74-76, 99, 123
- axilar, 14, 206, 214, 234, 276, 437, 438, 442, 443
- basilar, 163, 165-168, 170, 177, 191
- braquial, 14, 206, 437, 438, 440, 442, 443, 456-458, 483, T 7.2
- - *in situ*, 442
- - ponto do pulso da, 14
- - profunda, 436, 438, 441-443, 445
- bronquial, 221, 227
- bucal, 74, 75, 99
- calosomarginal, 168, 169
- caroticotimpânica, 164, 165
- carótida, 58
- - comum, 24, 50, 51, 55, 57, 58, 75, 82, 91, 98-100, 103-105, 152, 155, 157, 158, 160, 161, 163, 165, 211, 219, 220, 231, 232, 234, 254, 258, 263
- - - direita, 14, 194, 214
- - - esquerda, 14, 194, 214, 230, 233, 235, 238
- - - ponto do pulso da, 14
- - externa, 24, 49, 50, 53, 58, 65, 70, 74, 75, 78, 81, 82, 86-88, 91, 98-100, 103-105, 123, 128, 152, 157, 158, 160, 161, 163, 165
- - - direita, 76
- - - esquerda, 76
- - interna, 24, 33, 34, 58, 65, 73, 75, 78, 80, 82, 86, 91, 98, 99, 103-105, 113, 115, 123, 128, 148, 150, 152, 155, 157-161, 163, 165-170, 177
- - - parte

- - - - cavernosa da, 82, 128, 131
- - - - cerebral da, 131, 164, 164
- - - - petrosa da, 82, 164
- cecal
- - anterior, 298, 313, 314
- - posterior, 298, 313, 314
- centrais
- - anterolaterais, 164, 166, 167, 168, 170
- - anteromediais
- - - da artéria comunicante anterior, 167
- - - da parte pré-comunicante da artéria cerebral anterior, 167
- - posteromediais, 167
- - paramedianas, 167
- - perfurantes, 167
- cerebelar
- - inferior
- - - anterior, 163, 165-168, 170, 176, 191
- - - posterior, 163, 165, 166, 168, 170, 191
- - superior, 163, 165-168, 170, 191
- cerebral, 129
- - anterior, 163, 165-170
- - - direita, 169
- - - esquerda, 169
- - - parte
- - - - pós-comunicante da, 164, 167
- - - - pré-comunicante da, 164, 167
- - - média, 163-170
- - posterior, 163-170, 176, 191
- - - parte pós-comunicante da, 164, 167
- cervical
- - ascendente, 57, 98, 99, 103-105, 165, 191, 437
- - profunda, 163, 165, 191
- - transversa, 56, 57, 103-105, 165, 437, 438
- ciliar
- - anterior, 120
- - posterior, 115
- - - curta, 119, 120
- - - longa, 119, 120
- circunflexa
- - anterior do úmero, 436-438, 440, 442, 443
- - da escápula, 436-438, 440, 443, T 7.2
- - femoral
- - - lateral, 509, 510, 514, 522
- - - medial, 510, 511, 514, 522
- - fibular, 522
- - ilíaca
- - - profunda, 510, 522
- - - superficial, 272, 276, 284, 509, 522
- - posterior do úmero, 436-438, 441-443
- - - no espaço quadrangular, 437
- cística, 305, 308, 310, T 5.2
- colateral
- - média, 441, 443, 445, 455
- - radial, 441, 443, 445
- - ulnar
- - - inferior, 442, 443
- - - - ramo inferior, 455
- - - superior, 442, 443, 445, 454, 455
- cólica
- - direita, 313, 314, 335
- - esquerda, 284, 314, 335, 400
- - média, 309, 310, 313, 314, 343
- comunicante
- - anterior, 163-169
- - posterior, 131, 163-170, 176
- corióidea anterior, 164, 166-170
- coronária, 239, T 4.2

- - direita, 232, 235, 239, 240, 243
- - - no sulco coronário, 233
- - esquerda, 239, 240
- - imagens, 240
- cremastérica, 272, 274, 276, 282, 284
- da cauda do pâncreas, 309, 310
- da mama, 206
- da mão, vistas anteriores (palmares), 476
- da medula espinal, 191, 192, T 3.1
- da parede
- - anterior do abdome, 276
- - posterior do abdome, 284
- da pelve feminina, 404
- da ponte, 166, 167
- - da artéria basilar, 168, 170
- das regiões da cabeça e cervical, 99
- descendente do joelho, 510, 522
- digital(is)
- - dorsais, 479, 547
- - - do pé, 522, 532, 541, 542
- - palmar, 443
- - - comum, 443, 470, 475, 476
- - - própria, 443, 470, 476, 481
- - plantar
- - - comum, 544, 547
- - - própria, 544, 547
- - - - da artéria plantar medial, 546
- do bulbo
- - do pênis, 384, 407
- - do vestíbulo, 372, 380, 406
- do canal pterigóideo, 74, 81, 82, 123, 164
- do ducto deferente, 276, 388, 400, 403, 405
- do duodeno e da cabeça do pâncreas, 310, 312
- do esôfago, 258
- do estômago, do fígado e do baço, 308, 310
- do intestino
- - delgado, 313
- - grosso, 314
- do labirinto, 34, 123, 163, 166-168, 170
- do ligamento redondo do útero, 406
- do membro
- - inferior, 522, T 8.2
- - superior, 443
- do pâncreas, 310
- do segmento
- - anterior
- - - inferior, 334
- - - superior, 334
- - inferior, 334
- - posterior, 334
- - superior, 334
- do sulco
- - central e parietais da artéria cerebral média, 168
- - pré-central e central da artéria cerebral média, 168
- dorsal
- - da escápula, 56, 57, 194, 437, T 7.2
- - do clitóris, 380, 406
- - do nariz, 60, 74, 99, 115, 165
- - do pé, 14, 522, 532, 541, 542, 547
- - - ponto do pulso da, 14
- - do pênis, 407
- - - sob a fáscia do pênis, 403
- - esquerda do pênis, 405
- dos ureteres e da bexiga urinária, 336
- e nervo

- - alveolares inferiores, 74
- - caroticotimpânicos, 123
- - digitais
- - - dorsais, 481
- - - palmares, 469
- - - - comuns, 473
- - - - próprios, 476, 481
- - - plantares próprios, 541-543
- - dorsais
- - - da escápula, 438
- - - do pênis, 382, 384, 407
- - glúteos
- - - inferiores, 511
- - - superiores, 511
- - infraorbitais, 110
- - interósseos
- - - anteriores, 458, 461
- - - posteriores, 461
- - massetéricos, 74, 78
- - obturatórios, 335, 402
- - palatinos
- - - maiores, 85
- - - menores, 85
- - plantares
- - - laterais, 529, 546
- - - mediais, 529, 545, 546
- - supraescapulares, 436, 438
- - supraorbitais, 110
- - supratrocleares, 110
- - temporais profundos
- - - anteriores, 74
- - - posteriores, 74
- - toracodorsais, 436, 438
- - ulnares, 461, 464, 470, 472, 476, 483
- e veia
- - angulares, 24
- - auriculares posteriores, 24
- - axilares, 210, 219, 238, 435
- - braquiais, 445
- - bronquiais, 222
- - central da retina, 116, 119, 120
- - cervicais transversas, ramo superficial, 198
- - ciliares anteriores, 119
- - circunflexas ilíacas
- - - profundas, 274, 282, 366
- - - superficiais, 270
- - cólicas médias, 306
- - conjuntivais, 119
- - - posteriores, 120
- - cremastéricas, 281, 403
- - da retina, 119
- - das glândulas suprarrenais in situ, 342
- - do períneo
- - - e do útero, 406
- - - masculino, 407
- - dorsais
- - - do nariz, 24
- - - profundas do clitóris, 377
- - epigástricas
- - - inferiores, 272, 274, 280-282, 363, 367, 373, 375, 402, 403, 405
- - - - profundamente à fáscia transversal, 280
- - - superficiais, 270
- - - superiores, 210, 211, 272
- - episclerais, 119
- - esplênicas, 293, 307, 313, 343, 348
- - etmoidais
- - - anteriores, 34

- - - posteriores, 34
- - faciais, 24, 70, 86
- - - transversas, 24
- - femorais, 281, 282, 381, 403, 409, 494, 503, 510, 515
- - - profundas, 515
- - fibulares, 533, 534
- - gástricas curtas, 293
- - gastromentais esquerdas, 307
- - glúteas inferiores, 420
- - ileais, 316
- - ilíacas
- - - comuns, 290, 373, 403, 414
- - - externas, 274, 281, 282, 298, 363-368, 372, 373, 375, 376, 394, 403, 405, 510
- - - - esquerdas, 405
- - - internas, 366, 373, 403
- - - - direitas, 405
- - infraorbitais, 24
- - jejunais, 316
- - laríngeas superiores, 94
- - linguais, 24
- - - profundas, 83
- - meníngeas médias, 33, 34, 127, 129
- - mesentéricas
- - - inferiores, 289
- - - superiores, 293, 296, 297, 306, 313, 316, 337, 351
- - musculares, 119
- - musculofrênicas, 210, 211
- - obturatórias, 274, 280, 373, 420
- - - acessórias, 280, 282
- - occipitais, 24
- - ováricas, 335, 363, 365, 373, 402, 406
- - pericardicofrênicas, 211, 215, 220, 231, 232, 251, 252
- - perineais, 407
- - poplíteas, 504, 511, 515, 527, 528, 533
- - pudendas
- - - externas
- - - - profundas, 403
- - - - superficiais, 270, 403
- - - internas, 420, 421
- - - - no canal do pudendo, 407
- - renais, 336, 343, 402, 403
- - - direitas, 330, 332
- - - esquerdas, 330, 332, 337, 342
- - retais superiores, 293
- - sacrais medianas, 365, 402, 405
- - subclávias, 17, 56, 57, 103, 104, 210, 211, 219, 220, 231, 232, 436, 438
- - - direitas, 251
- - - esquerdas, 253
- - subcutâneas, 12
- - sublinguais, 70, 88
- - supraorbitais, 24
- - supratrocleares, 24
- - temporais
- - - médias, 24
- - - profundas, 127
- - - superficiais, 24, 70, 78, 127
- - testiculares, 274, 280-282, 293, 335, 351, 367, 403
- - - esquerdas, 330
- - - na prega peritoneal, 367
- - - no funículo espermático, 403
- - - /ováricas direitas, 332
- - - /ováricas esquerdas, 332
- - tibiais
- - - anteriores, 534

Índice Alfabético   **I-3**

- - - posteriores, 527, 528, 533, 534
- - tireóideas superiores, 103
- - torácicas internas, 104, 210, 211, 215, 219, 232, 237, 264-266
- - uterinas, 374, 406
- - zigomatico faciais, 24
- - zigomatico temporais, 24
- epigástrica
- - inferior, 276, 284, 336, 366, 400, 522
- - superficial, 272, 276, 284, 509, 522
- - superior, 212, 231, 276
- escrotal
- - anterior, 405
- - posterior, 405, 407
- esfenopalatina, 65, 74, 81, 99
- espinal
- - anterior, 165, 166, 168, 170, 191, 192
- - - alças anastomóticas para a, 191
- - posterior, 166, 168, 170, 191, 192
- - - alças anastomóticas para a, 191
- - - direita, 192
- - - esquerda, 192
- esplênica, 234, 293, 296, 306-312, 325, 328, 329
- estilomastóidea, 91, 123
- estriada
- - distal medial (artéria recorrente de Heubner), 164, 166-169
- - anterior, 65, 115
- - posterior, 65, 115, 128
- fibular, 14
- facial, 58, 60, 74-76, 86, 87, 91, 99, 104, 115, 160, 163, 165
- - direita, 75
- - do nervo vago, 158
- - ponto do pulso da, 14
- - transversa, 58, 60, 70, 76, 99, 115
- faríngea ascendente, 58, 74, 82, 91, 99, 123, 163, 165
- femoral(is), 14, 276, 284, 420, 421, 514, 522, T 8.2
- - no hiato dos adutores, 522
- - perfurantes, 522
- - ponto do pulso da, 14
- - profunda, 14, 421, 509, 510, 514, 522
- fibular, 522, 527-529
- frênica inferior, 216, 254, 258, 284, 332
- - direita, 308-310
- - esquerda, 291, 293, 308-310, 342
- frontais da artéria cerebral média, 169
- frontobasilar
- - lateral da artéria cerebral média, 166, 169
- - medial da artéria cerebral anterior, 164, 168, 169
- gástrica(s)
- - curtas, 307, 308-310, 325
- - direita, 297, 305, 308-310, 325
- - esquerda, 258, 308-311, 325
- - - na prega gastropancreática, 291
- gastroduodenal, 297, 305, 308-313, 325
- gastromental
- - direita, 291, 308-313, 325
- - esquerda, 308-310, 325
- glútea
- - inferior, 284, 336, 400, 404, 405, 508
- - superior, 284, 336, 373, 400, 404, 405, 508
- hepática
- - comum, 291, 297, 305, 306, 308-313, 325, 328

- - própria, 292, 293, 296, 297, 302, 303, 305, 306, 308-312, 325, 343, 348
- hipofisária
- - inferior, 164, 167, 175
- - superior, 164, 167, 175
- hipotalâmica, 167
- ileais, 313, 314
- - alça (arcadas) das, 297, 313
- ileocólica, 298, 313, 314, 335
- ilíaca
- - comum, 14, 284, 293, 330, 335, 336, 400, 402, 405
- - - direita, 404
- - - esquerda, 404
- - externa, 14, 284, 293, 330, 335, 400, 402, 404, 522
- - interna, 14, 284, 314, 330, 335, 336, 375, 400, 402, 404
- - - divisão anterior da, 404
- - - divisão posterior da, 404
- iliolombar, 284, 336, 404, 405
- inferior
- - lateral do joelho, 522, 528-532
- - medial do joelho, 509, 510, 522, 528-532
- infraorbital, 60, 74, 75, 81, 99, 115
- intercostal(is), 205
- - anterior, 211, 276
- - posterior, 191, 192, 212, 258, 436
- - - direita, 222
- - suprema, 163, 165
- intestinais, T 5.2
- interlobares, 334
- interlobular, 334
- - ramo da artéria hepática própria, 304
- interóssea
- - anterior, 443, 455, 457, 458
- - comum, 443, 457, 458, 461
- - posterior, 443, 455, 458
- interventricular anterior, 232
- - no sulco interventricular anterior, 233
- intrarrenais e segmentos renais, 334
- jejunais, 313, 314
- - alça (arcada) das, 297
- labial
- - inferior, 60, 99
- - superior, 60, 99
- lacrimal, 115, 165
- laríngea
- - inferior, 108
- - superior, 58, 99, 103-105, 108, 163
- lingual, 58, 74-76, 86-88, 99, 104, 160, 163, 165
- lombar, 191, 284
- maleolar anterior
- - lateral, 522, 532, 541, 542
- - medial, 522, 532, 541, 542
- massetérica, 73, 74, 76, 99
- maxilar, 42, 58, 65, 72-78, 81, 87, 98, 99, 123, 128, 158, 160, 161, 163, 165
- média do joelho, 522
- medulares segmentares, 165
- - anteriores, 191, 192
- - posteriores, 191
- meníngea
- - acessória, 33, 34
- - média, 42, 73-78, 98, 99, 123, 128, 131, 158, 163-165, T 2.4
- - posterior, 33, 34, 163, 164
- mesentérica

- - inferior, 14, 284, 296, 314, 330, 332, 335, 336, 400, 402, 403
- - superior, 14, 200, 247, 253, 284, 289, 294, 298, 309-314, 325, 329, 330, 332, 335, 336, 343, 346, 350, T 5.2
- metacarpais
- - dorsais, 479
- - palmares, 443, 475, 476
- - dorsais, 532, 541, 542, 547
- metatarsais plantares, 544, 546, 547
- muscular, 120
- musculofrênica, 219, 231, 276
- nasais posteriores laterais da artéria esfenopalatina, 81
- no funículo espermático, 276
- nutrícia do fêmur, 514
- obturatória, 284, 336, 366, 373, 400, 404, 405, 496, 514, 522
- - acessória, 400, 404
- occipital, 58, 75, 91, 99, 100, 128, 163, 165, 199
- - medial, 169
- oftálmica, 34, 65, 74, 82, 115, 159, 163-165, 167, 170
- - da artéria carótida interna, 131
- orbitofrontal medial da artéria cerebral anterior, 166
- ovárica, 336, 366, 402
- palatina
- - ascendente, 74, 90, 99
- - descendente, 65, 74, 82, 99
- - maior, 65, 81
- - - direita, 74
- - - esquerda, 74
- - menor, 65, 81, 90
- - - direita, 74
- - - esquerda, 74
- - lateral, 115
- - - inferior, 115
- - - superior, 115
- - medial, 115
- - - superior, 115
- pancreática
- - dorsal, 308-310, 312, 313
- - inferior, 309, 310, 312, 313
- - magna, 309, 310, 312
- pancreaticoduodenal
- - inferior, 309, 310, 312-314
- - superior
- - - anterior, 291, 308-310, 312, 313, 325
- - - posterior, 308-310, 312, 313, 325
- para o músculo pterigóideo, 74
- - lateral, 74
- - medial, 74
- para o seio cavernoso, 164
- parietais da artéria cerebral média, 168, 169
- perfurante da artéria femoral profunda
- - 1ª artéria, 511
- - 2ª artéria, 511
- - 3ª artéria, 511
- - 4ª artéria, 511
- perfurante(s)
- - do tálamo, 167, 170
- - femorais, 510
- pericalosa, 168, 169
- pericardicofrênica, 214, 215, 236, 237, 276
- perineal, 372, 380, 384, 405, 406, 407
- - ramificação transversa, 407
- - transversa, 407

- plantar
- - lateral, 547
- - profunda, 522, 532, 541, 542, 547
- polar frontal, 168, 169
- poplítea, 14, 522, 529
- ponto do pulso da, 14
- pré-frontal da artéria cerebral média, 166, 168, 169
- pré-pancreática, 310, 312
- principal do polegar, 443, 476
- profunda
- - da língua, 87
- - - e veias acompanhantes, 88
- - do clitóris, 377, 380, 406
- - do pênis, 382, 384, 386, 407, T 6.1
- pudenda
- - externa
- - - profunda, 276, 284, 405, 509, 522
- - - superficial, 272, 276, 284, 509, 522
- - interna, 284, 336, 373, 380, 384, 400, 404-406, 407, 508
- - - no canal do pudendo, 404, 406
- pulmonar, 13, 227, T 4.2
- - direita, 17, 220, 221, 232, 234, 235, 241, 242, 247, 251, 262, 265
- - esquerda, 17, 220, 221, 232-235, 242, 247, 252, 262, 265
- radial, 14, 442, 443, 455, 456-458, 461, 464, 472, 475-477, 479, 483, T 7.2
- - do indicador, 443, 476
- - e ramos, 477
- - e veias acompanhantes, 470
- - na "tabaqueira" anatômica, 480
- - ponto do pulso da, 14
- radicular
- - anterior, 192
- - posterior, 192
- recorrente
- - de Heubner, 169
- - do forame lacerado, 164
- - interóssea, 443, 455
- - radial, 442, 443, 457, 458
- - tibial
- - - anterior, 522, 532
- - - posterior, 522, 529
- - ulnar
- - - ramo anterior, 443, 457, 458
- - - ramo posterior, 443, 458
- renal, 14, 284, 333, 334, 419, T 5.2
- - direita, 311, 325
- - esquerda, 311, 350
- retal
- - inferior, 314, 400, 404-407
- - média, 284, 314, 335, 366, 400, 402, 404, 405
- - superior, 284, 314, 335, 400, 402
- retas, 297, 313, 314
- retinacular, 514
- - subsinovial
- - - inferior, 514
- - - posterior, 514
- - - superior, 514
- sacral
- - lateral, 191, 284, 336, 404, 405
- - - ramos espinais, 191
- - mediana, 284, 314, 336, 366, 400, 404
- sigmóideas, 284, 314, 335, 400
- subclávia, 14, 55, 91, 98-100, 105, 157, 163, 165, 191, 206, 254, 258, 276, 437
- - direita, 153, 194

- - esquerda, 194 235, 263
- subcostal, 284
- subescapular, 436-438, 443
- sublingual, 87
- submentual, 74, 99
- superior
- - do verme do cerebelo da artéria cerebelar superior, 170
- - lateral do joelho, 511, 522, 527-532
- - medial do joelho, 509-511, 522, 527-529, 531, 532
- supraduodenal, 308-310, 312, 313
- supraescapular, 56, 57, 103-105, 165, 437, T 7.2
- supraorbital, 60, 74, 99, 115, 165
- suprarrenal
- - inferior, 284, 332, 334, 342
- - - da artéria renal, 342
- - média, 284, 332, 342
- - superior, 216, 284, 332, 342
- - - da artéria frênica inferior, 342
- supratroclear, 60, 74, 99, 115, 165
- talamogeniculadas, 170
- talamotuberal, 167
- tarsal
- - lateral, 522, 532, 541, 542, 547
- - medial, 522, 532, 541, 542, 547
- temporal
- - profunda, 76, 99
- - - anterior, 74, 75
- - - posterior, 74, 75
- - superficial, 58, 60, 74-76, 81, 87, 91, 98, 99, 123, 128, 161, 163, 165
- testicular, 276, 284, 388, 405
- tibial
- - anterior, 14, 522, 529, 532, 533, 541, 542
- - posterior, 14, 522, 529, 540, 545
- - - ponto do pulso da, 14
- timpânica
- - anterior, 74-76, 78, 99, 123, 165
- - inferior, 82, 123
- - posterior, 123
- - superior, 78, 123
- tireóidea
- - inferior, 57, 58, 91, 103-105, 163, 165, 249, 258, 437
- - superior, 58, 91, 99, 104, 105, 163, 165
- torácica
- - interna, 165, 206, 212, 214, 219, 220, 231, 254, 276, 437, T 4.2
- - - direita, 251
- - - esquerda, 252
- - lateral, 206, 209, 210, 276, 436-438, 443
- - superior, 210, 436-438, 443
- toracoacromial, 210, 435, 437, 438, 443
- toracodorsal, 437, 443
- ulnar, 14, 442, 443, 456-458, 461, 469, 472, 475, T 7.2
- - com veias acompanhantes, 470
- - ponto do pulso da, 14
- umbilical, 247, 274, 335, 336, 373
- - parte
- - - oclusa da, 402, 404, 405
- - - patente, 284, 384, 400, 402, 404, 405, 407
- uterina, 335, 336, 366, 373, 375, 376, 402, 404, T 6.1
- vaginal, 335, 366, 369, 372, 375, 376, 402, 404, 406

- vertebral, 33, 34, 46, 56-58, 91, 98, 104, 105, 157, 163, 165-168, 170, 191, 194, 249, 258, 437
- - direita, 194
- - esquerda, 194
- - parte atlântica, 199
- vesical
- - inferior, 284, 335, 366, 400, 402, 403, 405
- - superior, 274, 335, 336, 366, 400, 402, 404, 405
- zigomático-orbital, 24, 115
Arteriograma celíaco, 311
Arteríola, 13, 481
- e vênula, 119
- - maculares superiores, 119
- intralobular, 304
- nasal
- - inferior da retina, 119
- - superior da retina, 119
- periportal, 304
- portal, 304
- temporal
- - inferior da retina, 119
- - superior da retina, 119
Articulação(ões)
- aberta
- - joelho em suave flexão, 517
- - vista lateral, 496
- acromioclavicular, 9, 431
- atlantoaxial, 9
- - lateral, 45, 46
- - - cápsula da, 46, 47
- - mediana, 45, 47
- atlantoccipital, cápsula da, 46, 47
- carpometacarpal, 463, 465
- - do I dedo, 9
- condilar, 9
- costocondrais, 204, T 4.1
- costotransvérsaria, 263
- cricotireóidea, 106, 109
- da coluna vertebral, região lombar, 185
- do cotovelo, 9
- do esterno, vista anterior, 204
- do joelho, 9
- do ombro, 431
- - aberta, 431
- - cápsula articular da, 436, 441
- - corte frontal (coronal) da, 431
- do quadril, 9, T 8.1
- - radiografia anteroposterior, 497
- do tornozelo, T 8.1
- dos processos articulares, 45, 46, 266
- - cápsula, 46, 47
- - - zigoapofisial, 185
- esferóidea, 9
- esternoclavicular, 217, 429
- esternocostal (sinovial), 429
- intercondrais, 204, T 4.1
- interfalângica(s), 539
- - cápsula articular da, 539
- - distal, 467, 468
- - proximal, 467, 468
- intermetacarpais, 465
- mediocarpal, 463, 465
- metacarpofalângica, 467, 468
- metatarsofalângica, 539
- - cápsula articular da, 539
- plana, 9
- radiocarpal (do punho), 463, 465
- radiulnar distal, 465

Índice Alfabético   **I-5**

- sacroilíaca, 182, 354, 355, 361, 497, T 6.1
- selar, 9
- sinoviais, 9
- tarsometatarsais, 535 536
- temporomandibular, 73
- - cápsula, 42, 76, 78
- transversa do tarso, 535, 536
- trocóidea ou pivô, 9
- uncovertebrais (fendas de Luschka), 45
- xifosternal, 204

Árvore bronquial, inervação da, 230

Asa
- do ílio, 268, 353, 361, 555
- - com a fossa ilíaca, 495
- - face glútea, 495
- do lóbulo central, 142
- do nariz, 22
- do sacro, 183, 354
- do vômer, 31
- maior do esfenoide, 25-29, 31, 32, 35

Assoalho da uretra, 386
Astério, 27
Atlas, 9, 36, 43, 45-47, 179, 186
Átrio, 245, 262
- direito, 232-238, 241, 244-246, 262, 266
- - aberto, 241
- do meato nasal médio, 61
- esquerdo, 234-237, 241, 242, 244, 245, 262, 266

Aurícula
- direita, 232, 233, 235, 241, 245
- esquerda, 232, 233, 235, 236, 239, 240, 242, 245, 248

Axila, 2, 3
- parede posterior, 433
- vista anterior, 438

Áxis, 9, 36, 43, 45-47, 86, 179, 199

B

Baço, 16, 218, 234, 291, 292, 294, 303, 306, 307, 342, 345-349, T 5.2
- veias do, 315

Bainha(s)
- carótica, 49, 51, 52, 86
- comum dos tendões dos músculos
- - fibulares, 540
- - flexores, 470
- - - dos dedos, 470-473, 476
- do bulbo do olho (cápsula de Tenon), 116
- do músculo reto do abdome, 270, 271, 273, 351
- do nervo óptico, 120
- do tendão do músculo
- - extensor longo
- - - do hálux, 540, 541
- - - dos dedos, 540, 541
- - fibular longo, 549
- - - do hálux, 540
- - flexor longo
- - - do polegar, 471, 473
- - - dos dedos, 540
- - tibial
- - - anterior, 540, 541
- - - posterior, 540
- do tendão do tornozelo e do pé, 540
- externa do nervo óptico, 116
- fibrosa, 12
- femoral, 272, 274, 282, 494, 509
- fibrosa do(s) dedo(s)
- - da mão, 468, 473, 481
- - - parte cruciforme da, 473
- - do pé, 544, 545
- - que reveste a bainha sinovial, parte cruciforme da, 470
- interna do nervo óptico, 116
- meníngea, 189
- radicular
- - externa, 12
- - interna, 12
- sinovial, 471, 472
- - do dedo da mão, 470, 471, 473, 481
- - dos tendões dos músculos flexores dos dedos da mão
- - - do dedo
- - - - indicador, 473
- - - - mínimo, 470
- - - do polegar, 470
- tendínea
- - intertubercular, 431, 436, 440
- - plantar do músculo fibular longo, 546

Base
- da falange (epífise), 481
- da mandíbula, 39
- da pirâmide renal, 333
- da próstata, 385
- diafragmática, vista posteroinferior, 235
- do coração, vista posterior, 235
- do estribo, 121, 122, 125
- do osso metatarsal V, 556
- do sacro, 183

Bastonetes, 147
Bexiga urinária, 6, 7, 19, 182, 274, 281, 282, 288, 293, 300, 323, 330, 335, 343, 363-365, 367-370, 375, 378, 384, 385, 387, 393, 399, 402, 405, 414, 419, 420, T 6.2
- ápice da, 368, 369
- colo da, 368, 369, 371, 373
- corpo da, 368, 369
- inervação da, 419
- na fáscia vesical, 366, 368
- trígono da, 368, 369, 371, 375, 385, 386
- úvula da, 371, 385, 386

Bifurcação da traqueia, T 4.3
Bigorna, 78, 121, 122, 125, 151
Boca, 2
Bochecha, 2
Bolha etmoidal, 61, 62
Bolsa
- anserina, 516, 517
- do ligamento colateral fibular, 516-518, 521
- do músculo
- - piriforme, 513
- - reto femoral, 513
- - semimembranáceo, 516, 520, 521
- - do quadril, vistas posterior e anterolateral, 513
- - do trato iliotibial, 516-518
- - iliopectínea, 505, 513
- - sobre o espaço nos ligamentos, 496
- - infrapatelar profunda, 521
- - intermédia, 471
- - isquiática do músculo
- - glúteo máximo, 513
- - obturador interno, 513
- omental, 291, 292, 302, 343
- - corte transversal, 292
- - subacromial, 431, 440
- - subcutânea
- - - calcânea, 540
- - do maléolo
- - - lateral, 540
- - - medial, 540
- - do olécrano, 448
- - infrapatelar, 521
- - pré-patelar, 521
- - subdeltóidea, 431
- subtendínea
- - do músculo iliopsoas, 513
- - inferior do músculo bíceps femoral, 516, 517, 521
- - lateral do músculo gastrocnêmio, 520, 521
- - medial do músculo gastrocnêmio, 520, 521
- - superior do músculo bíceps femoral, 513
- suprapatelar, 517, 518, 521
- tendínea calcânea, 530, 540
- trocantérica do músculo glúteo
- - máximo, 513
- - médio, 513
- - mínimo, 513

Braço, 2, 3
- do colículo inferior, 138, 140
- do colículo superior, 138, 140

Braquial, 179
Bregma, 30
Brônquio(s), 6, 7, 217, 226
- esquerdo lingulares superior e inferior, 225
- intermédio, 221
- intrapulmonares, 225
- intrassegmentares
- - maiores, 226
- - menores, 226
- lingular, 225
- lobar
- - inferior
- - - direito, 225
- - - esquerdo, 225
- - médio, 225
- - superior
- - - direito, 220, 221, 225
- - - esquerdo, 225
- principal
- - direito, 17, 222, 225, 251, 253, 254, 262, 265
- - esquerdo, 17, 220-222, 225, 252-256, 265
- segmentar(es), 226
- - comum esquerdo, 225
- - para o lobo
- - - inferior
- - - - direito, 225
- - - - esquerdo, 225
- - - médio, 225
- - - superior, 225
- - - - direito, 225

Bronquíolo(s), 226, 227
- respiratórios, 226
- terminal, 226, 227

Bucinador, 150
Bulbo, 33, 34, 80, 133, 141, 161, 162, 177, 250, 324, 340
- corte transversal, 151
- da veia vorticosa, 120
- do olho, 69, 118, 177
- - câmara
- - - anterior do, 110, 116-119
- - - posterior do, 110, 116-119
- do pênis, 383, 384, 386

- do vestíbulo, 371, 372, 379, 380, 406
- inferior da veia jugular interna, 104
- medula oblonga, 7, 17
- olfatório, 64, 69, 134, 146
- superior da veia jugular interna direita, 194

C

Cabeça, 2, 3
- curta do músculo bíceps
- - braquial, 428, 440
- - femoral, 415, 499, 552
- da costela, 203, 204
- - VII, 266
- da fíbula, 501-503, 516, 517, 519, 521, 524, 525, 528-532, 554
- - ápice da, 524
- da mandíbula, 26-28, 39
- da ulna, 453
- do epidídimo, 388
- do fêmur, 9, 354, 420, 496, 497, 500, 555
- do martelo, 78, 121, 122, 151
- do núcleo caudado, 137-139, 170, 172, 177
- do osso metacarpal V, 467
- do pâncreas, 294, 296, 297, 305, 306, 346, 349
- - retroperitoneal, 291
- do rádio, 440, 446, 447
- do úmero, 234, 427, 430, 490
- inferior do músculo pterigóideo lateral, 52, 73, 75, 78
- lateral do músculo
- - flexor
- - - curto do hálux, 544, 546, 547
- - - longo do hálux, 545
- - gastrocnêmio, 499, 501, 511, 520, 521, 526-530, 533, 534
- - tríceps braquial, 264, 265, 428, 441
- longa do músculo
- - bíceps
- - - braquial, 265, 428, 440, T 7.2
- - - femoral, 415, 504, 512, 515
- - - - e músculo semitendíneo, 499
- - tríceps braquial, 263-265, 428, 441
- medial do músculo
- - flexor curto do hálux, 544, 546, 547
- - flexor longo do hálux, 545
- - gastrocnêmio, 499, 511, 520, 521, 526-529, 531, 533, 534
- - tríceps braquial, 428, 441
- oblíqua do músculo adutor do hálux, 546, 547, 549
- profunda do músculo
- - flexor curto do polegar, 487
- - pterigóideo medial, 73
- radial do músculo flexor superficial dos dedos, 457, 458, 461
- superficial do músculo
- - flexor curto do polegar, 486
- - pterigóideo medial, 73
- superior do músculo pterigóideo lateral, 52, 73, 75, 78
- transversa do músculo adutor do hálux, 546, 547
- ulnar do músculo
- - extensor ulnar do carpo, 460
- - pronador redondo, 428, 457, 458, 486
- umeral do músculo pronador redondo, 428, 458, 486

- umeroulnar do músculo flexor superficial dos dedos, 428, 457, 459, 461
Cabo (manúbrio) do martelo, 122, 123
Calcâneo, 535-537, 539, 540, 556, T 8.1
Calcar avis, 138, 139
Calcitonina, 21
Calcitriol, 21
Cálices renais
- maiores, 333, 350
- menores, 333
Calículos gustatórios, 89
Calvária, 30, 129
- vista inferior, 30
- vista superior, 30
Camada(s)
- circular, 362
- - da túnica muscular, 256, 297, 327
- - - do colo, 299
- - - do duodeno, 295, 305
- - - do esôfago, 92, 94, 96, 104, 257
- - - do estômago, 257, 295
- - - do íleo, 299
- - - do reto, 395, 396
- endosteal da dura-máter, 127, 129
- fibrosa da cápsula articular, 9
- longitudinal da túnica muscular, 256, 297, 327
- - do canal anal unida ao músculo levantador do ânus, 394-396
- - do duodeno, 295, 305
- - do esôfago, 92, 94, 96, 104, 257, 295
- - do estômago, 257, 295
- - do íleo, 299
- - do reto, 395, 396
- membranácea da tela subcutânea do períneo (fáscia de Colles), 368, 371, 372, 378-384, 393, 397, 398, 406, 407, 413
- meníngea da dura-máter, 127, 129
- muscular longitudinal do esôfago, 225
- oblíqua da túnica muscular do estômago, 257
- odontoblástica, 41
- papilar, 12
- reticular, 12
- visceral da lâmina pré-traqueal, 225
Câmara
- anterior do bulbo do olho, 110, 116-119
- posterior do bulbo do olho, 110, 116-119
Canal(is)
- anal
- - anatômico, 395
- - cirúrgico, 395
- - parte ectodérmica do, 395
- carótico, 33, 34
- central da medula espinal, 136, 141, 144
- condilar, 31, 34
- das raízes dos dentes, 41
- de Schlemm, 116, 117, 119, 120
- do colo do útero, 374
- do nervo
- - facial, 151
- - hipoglosso, 29, 31, 33, 34, 155
- - do pudendo (de Alcock), 394, 400, 407, 413
- dos adutores, 509, 523
- femoral, 494
- hialóideo, 116
- incisivo, 29, 61-64, 66, 74, 81, 95
- inguinal, 281
- obturatório, 357-359, 361, 366, 369, 510
- óptico, 25, 29, 34

- pilórico, 294, 348
- pterigóideo, nervo do, 64, 66, 79-82, 123, 150, 152, 158, 160, 162
- sacral, 183, 361
- semicircular
- - anterior, 82, 124-126
- - lateral, 124-126
- - posterior, 124-126
- vertebral, 180, 181, 345
Canalículo(s)
- bilíferos, 304
- do vestíbulo, 34
- lacrimais, 111
- mastóideo, 31, 33
- timpânico inferior, 31, 33
Canino, 40, 41
- incisivo lateral, 40
Capilar, 13
Capitato, 462, 463, 465, 466, 472
Capítulo do úmero, 427, 446, 447
Cápsula
- adiposa, 200
- - perirrenal, 337, 350
- articular, 448
- - camada fibrosa da, 9
- da(s) articulação(ões)
- - - do ombro, 436, 441
- - - interfalângicas, 539
- - - metatarsofalângica, 539
- - - temporomandibular, 76
- - do cotovelo, 448
- - do joelho, 516, 531
- - do quadril, 514
- da(s) articulação(ões)
- - atlantoaxial lateral, 46, 47
- - atlantoccipital, 46, 47
- - dos processos articulares, 46, 47, 185
- - temporomandibular, 42, 76, 78
- da lente, 116, 117
- de Tenon, 116
- externa, 137, 177
- extrema, 137
- fibrosa
- - da glândula tireoide, 105
- - do rim, 337
- - perivascular (de Glisson), 303, 304
- - renal, 333
- interna, 135, 137, 168
- - parte retrolentiforme da, 137
- prostática, 371
- renal, 342
- túnica fibrosa, 307
Cárdia, 257, 294, 295
- do estômago, 255
Cartilagem, 226
- alar
- - maior, 59, 62, 63
- - menor, 59
- aritenóidea, 96, 106, 107
- articular, 9, 448, 481, 496, 521
- corniculada, 96, 106
- costal, 203, 204, 268, 347, 429
- - 1ª cartilagem costal, 217
- - 2ª cartilagem costal, 265
- - 5ª cartilagem costal, 215, 237
- - 6ª cartilagem costal, 17, 432
- - 7ª cartilagem costal, 17, 219
- - 1ª costela, 263
- cricóidea, 36, 49, 53, 95-97, 103, 106-108, 217, 220, 225, 255, 256

Índice Alfabético　　I-7

- - lâmina da, 93, 94, 107
- da laringe, 106
- do septo nasal, 59, 63
- epiglótica, 36, 106
- nasal acessória, 59
- tireóidea, 22, 36, 49, 50, 53, 94-97, 103, 108, 217, 220, 225, 255, 256
- - lâmina da, 92, 103, 106, 107
- traqueal, 225
- tritícea, 106

Carúncula
- himenal, 372, 377
- lacrimal, 110, 111
- sublingual, 70, 83, 87

Cateter
- atravessa a fáscia dorsal da mão, 478
- no forame omental, 291
- no recesso superior da bolsa omental, 291

Cauda
- do núcleo caudado, 135, 137, 139
- do pâncreas, 291, 306, 307, 330
- equina, 182, 186, 187, 190, 200, 350, T 3.1

Caudal, 1

Cavidade(s)
- articular, 47, 204, 481, 521
- - da articulação esternoclavicular, 429
- da túnica vaginal do testículo, 387
- do pericárdio, 236, 237
- do septo pelúcido, 127, 139
- glenoidal, 203, 431, 490
- - da escápula, 427, 430, 431
- infraglótica, 108
- nasal, 17, 37, 61, 68, 111
- - inervação autônoma da, 80
- - parede
- - - lateral, 62
- - - medial (septo nasal), 63
- oral, 17, 18, 63, 69, 95
- pélvica feminina, 363
- pleural, 237
- timpânica, 80, 121, 122, 125, 151, 152
- trigeminal, 177

CCK, 21
Ceco, 153, 288, 290, 298-301, 363, 367

Célula(s)
- amácrinas, 147
- bipolares, 147
- ciliada
- - externa, 125
- - interna, 125
- de Sertoli, 391
- do bulbo olfatório, 146
- etmoidais, 26, 37, 67, 69, 177
- - anteriores, 114
- ganglionares da retina, 147
- granular, 146
- horizontais, 147
- luteais, 365
- mastóideas, 26, 28, 82, 123
- mitral, 146
- nutridora (célula de Sertoli), 391
- periglomerular, 146
- pigmentadas da retina, 147
- pilares, 125
- tufosa, 146

Cemento, 41
Centro tendíneo do diafragma, 215, 216, 253, 283, 343
Cerebelo, 126, 133, 138, 173, 177
- parte do verme do, 171

Cérebro, 69
Cifose
- sacral, 179
- torácica, 179
Cílios, 110
Cíngulo do membro
- inferior, 8
- superior, 8
Circulação
- pós-natal, 247
- pré-natal, 247
- sanguínea intrapulmonar, 227
Círculo
- arterial do cérebro (de Willis), 166, T 2.4
- arterioso
- - maior da íris, 117, 119, 120
- - menor da íris, 117, 119, 120
Cisterna
- cerebelobulbar posterior, 136
- colicular (quadrigeminal), 136
- do quilo, 16, 286, 344
- interpeduncular, 136
- pré-pontina, 136
- quiasmática, 136
Claustro, 137
Clavícula, 8, 9, 17, 22, 48-50, 52-54, 203-205, 209-211, 217-219, 234, 238, 251, 252, 263, 422, 427, 429-435, 437, 438, 490, T 4.1, T 7.1
- corpo da, 429
- direita, 429
- parte
- - clavicular, 202
- - esternal, 202
Clitóris, 379, 380, 397
Clivo, 32, 47, 177
Coágulo sanguíneo, 365
Cóano (abertura nasal posterior), 31, 38, 61, 63, 73, 85, 92, 93
Cóccix, 8, 179, 183, 184, 186, 187, 268, 353-359, 379, 393
- ápice do, 352, 360, 362, 381, 383, 397
Cóclea, 82, 124-126
Colangiopancreatografia por ressonância magnética, 306
Colículo
- facial, 141
- inferior, 133, 138, 140, 141, 171
- seminal, 371, 385
- superior, 133, 134, 138, 140, 141, 143, 159, 170, 171
Colo, 6, 305, T 5.3
- anatômico, 427
- ascendente, 153, 288, 290, 296, 301, 331, 351, 363, 367
- - do pâncreas, 350
- cirúrgico, 427
- - do úmero, 263, 490
- da 7ª costela, 266
- da bexiga urinária, 368, 369, 371, 373
- da costela, 203, 204
- da escápula, 203, 427, 430
- da fíbula, 524
- da glande do pênis, 383
- da mandíbula, 39
- descendente, 6, 7, 290, 296, 301, 337, 346, 348-351, 363, 367
- do dente, 41
- do fêmur, 354, 420, 421, 496, 497, 500, 555, T 8.1

- do pâncreas, 306
- do rádio, 446, 447
- do útero, 364, 365, 372-375, 417, T 6.2
- - na fáscia uterina, 366
- sigmoide, 6, 7, 288, 290, 301, 363, 365, 367, 375, 393-396, 414
- transverso, 288-290, 292, 296, 301, 305-307, 316, 343, 348-351

Coluna(s)
- anais (de Morgagni), 395
- do fórnice, 133, 137-139, 170, 172, 174
- renal (de Bertin), 333
- vertebral, 8
- - região lombar, articulação da, 185

Comissura
- anterior, 133, 141, 146, 173, 174
- - da próstata (estroma fibromuscular), 385
- - dos lábios, 377
- das válvulas semilunares da valva da aorta, 244
- do fórnice, 139
- habenular, 133, 138, 141
- posterior, 133, 138, 141
- - dos lábios, 377, 389

Compartimento
- anterior da perna, 534, T 8.2
- lateral da perna, 534
- posterior da perna
- - parte
- - - profunda do, 534
- - - superficial do, 534

Complexo
- estimulante (sistema de condução) do coração, 248
- olivar inferior, 144
- valvar do coração, 243, 244

Componentes do ligamento colateral lateral do tornozelo, 538

Comunicação
- anterior entre as fossas isquioanais direita e esquerda, 398
- entre os nervos palatino maior e nasopalatino, 66, 81
- entre os plexos venosos retais interno
- - e externo, 401
- - e perimuscular, 401
- posterior entre as fossas isquioanais direita e esquerda, 398

Concentração e armazenamento da bile, 18

Concha
- da orelha, 122
- nasal
- - inferior, 17, 25, 26, 29, 37, 38, 61, 62, 67-69, 93, 111
- - média, 17, 25, 29, 37, 61, 62, 67-69, 111
- - superior, 17, 29, 37, 61, 62, 68
- - suprema, 17, 62, 68

Côndilo
- lateral, 500, 524, 525
- - da tíbia, 501, 530
- - do fêmur, 517, 518, 520
- medial, 500, 524, 525
- - da tíbia, 517, 519
- - do fêmur, 517, 518, 520
- occipital, 29, 31, 32, 38, 55, 155

Cone
- arterial, 232, 233, 241-243, 245
- elástico, 106-108
- medular, 182, 186, 187, 350, T 3.1

Conexões

- ascendentes, 250
- intertendíneas, 480
Confluência dos seios, 126, 130, 131, 171, 172, 176
Constrição
- broncoaórtica, 255
- diafragmática, 255
- faringoesofágica, 255
Contribuição inconstante, 487
Coração, 6, 7, 13 21, 153
- ápice do, 232, 233, 235, 266
- base do, vista posterior, 235
- e áreas precordiais de auscultação, 233
- envolvido pelo pericárdio, 255
- exposto após abertura do pericárdio, 236
- face diafragmática, 235
- *in situ*, 231
- inervação do, 250
- na diástole, 13, 246
- na sístole, 246
- nervo, 249
- radiografias e angiograma por TC, 234
- vista anterior, 232
Corda(s)
- do tímpano, 33, 75, 77, 78, 87, 98, 122, 123, 149-151, 158, 160-162
- oblíqua, 449
- tendíneas, 241, 242, 244, 246
Cordão
- epitelial, 389
- foliculogênico, 365
- genital, 390
Corioide, 116, 118, 119, 147
Córnea, 110, 116, 117, 119, 120
Corno
- anterior, 189
- coccígeo, 183
- frontal do ventrículo lateral, 135, 177
- inferior da cartilagem tireóidea, 106
- lateral, 189
- - da substância cinzenta da medula espinal, 190
- maior, 36
- - do hioide, 92, 93, 97, 104
- menor, 36
- occipital do ventrículo lateral, 135-139, 170, 173, 177
- posterior, 189
- sacral, 183
- superior da cartilagem tireóidea, 93, 94, 97, 106
- temporal do ventrículo lateral, 135, 138, 139, 173
Coroa
- da glande do pênis, 383
- do dente, 41
Corpo(s), 26, 29, 32, 36, 44, 305
- adiposo
- - da fossa isquioanal, 378, 394, 420
- - - parte profunda, 394
- - - parte superficial (perianal), 394
- - infrapatelar, 517, 518, 521
- - na fossa isquioanal, 381
- - pararrenal, 200, 337, 350
- - perirrenal, 200, 350
- - retrobulbar, 69
- - suprapatelar, 521
- *albicans*, 365, 374
- amigdaloide, 137, 139, 146, 162
- anococcígeo, 397, 398

- caloso, 133, 135, 138, 168, 170
- cavernoso
- - do clitóris, 377
- - do pênis, 368, 382-384, 386, 391
- celulares
- - de neurônios motores, 160
- - - viscerais no núcleo intermediolateral, 159, 161
- - na coluna intermédia lateral (simpáticos), 80
- ciliar, 117-119
- da 4ª vértebra torácica, 251
- da bexiga urinária, 368, 369
- da clavícula, 429
- da costela, 203
- da língua, 89, 95
- da mandíbula, 25, 27, 39, 54, 75
- da ulna, 447
- da unha, 481
- de Arantius, 244
- diáfise
- - do rádio, 453
- - do úmero, 263, 264, 265
- do áxis, 26, 46
- do clitóris, 364, 389
- - corte transversal do, 377
- do epidídimo, 388
- do esfenoide, 63, 68
- do esterno, 202, 203, 209, 211, 213, 265-268
- do falo, 389
- do fêmur, 354
- - diáfise, 500, T 8.1
- do fórnice, 133, 135, 139, 141
- do ílio, 357, 495
- do ísquio, 495
- do núcleo caudado, 135
- do osso metacarpal
- - I, 467
- - III, 467
- do pâncreas, 291, 294, 306, 345
- do pênis, 267, 352, 389
- - corte transversal do, 382
- do períneo, 362, 368-370, 378, 379, 383-385, 393, 397, 407, T 6.1
- do púbis, 420
- do rádio, 447
- do úmero, 430, 490
- do útero, 364, 365, 374
- do ventrículo lateral, 135
- e fundo gástricos, 295
- esponjoso do pênis, 368, 371, 382, 383, 386, 391
- estriado, 168
- gástrico, 294
- geniculado
- - lateral, 134, 137, 138, 140, 141, 143, 147, 159, 166, 170-172
- - medial, 134, 137, 138, 140, 141, 166, 170-172
- mamilar, 69, 133-135, 139, 140, 174, 175, 177
- vertebral, 43, 44, 45, 180, 181, 190, 345
- - de L I, 184, 292
- - de L II, 200
- - de L III, 363, 367
- - de L IV, 357
- - de L V, 184, 357, 399
- - de S I, 182
- - de T III, 263

- - de T VII, 266
- - de T X, 347
- - de T XII, 182
- - do áxis (C II), 177
- vítreo, 116, 119
Corpo-lúteo, 365, 374
- da menstruação, 365
Corpúsculo
- de Meissner, 12
- de Pacini, 12
- lamelar, 12
- tátil, 12
Córtex, 21, 118
- gustatório primário, 162
- (lobo) piriforme, 146
- renal, 296, 333, 342, 349
Costela(s), 8, 203, 204, 233, 264, 265, T 4.1
- 1ª costela, 36, 45, 55, 103, 186, 213, 217, 218, 231, 251, 252, 254, 429, 438, 439
- 2ª costela, 52, 205, 429
- 5ª costela, 233, 205
- 6ª costela, 204
- 7ª costela, 180, 266
- 8ª costela, 237
- 9ª costela, 307
- 12ª costela, 182, 186, 195, 216, 268, 331, 337, 505
- cabeça da, 203, 204
- colo da, 203, 204
- corpo da, 203
- falsas (espúrias), 203
- flutuantes, 203
- verdadeiras, 203
Cotovelo, 2, 3
- articulação do, 9
- cápsula articular do 448
- direito, 446
- - vista anterior, 448
- radiografias, 447
Couro cabeludo, 48
Coxa, 2, 3
Coxins adiposos, 448
Cranial, 1
Crânio, 8, 25
- corte sagital mediano, 29
- de recém-nascido, 35
- - vista
- - - lateral, 35
- - - superior, 35
- e ossos associados, 8
- radiografia, 26
- - lateral, 28
- vista(s)
- - anteroposterior, 26
- - inferolateral, 38
- - lateral (norma lateral), 27
- - posterior e lateral, 38
CRH, 21
Cripta da tonsila lingual, 89
Crista
- do nariz, 61, 62
- do tubérculo
- - maior, 427
- - menor, 427
- esfenoidal, 63
- etmoidal, 29, 32, 37, 63, 177
- frontal, 30, 32
- ilíaca, 179, 184, 195-198, 267, 268, 275, 330, 331, 337, 352, 353, 356, 357, 491, 493, 495, 501, 504, 505, 511, 512

Índice Alfabético

- infratemporal, 27
- intertrocantérica, 496, 500, 512
- medial, 524
- nasal, 63
- obturatória, 357, 495
- occipital
- - externa, 31, 38
- - interna, 32
- palatofaríngea (de Passavant), 96
- púbica, 280, 361
- sacral
- - lateral, 183
- - medial, 183
- - mediana, 183, 357, 358
- supraepicondilar
- - lateral, 427, 446
- - medial, 427, 446
- supramastóidea, 27
- supraventricular, 241, 245
- terminal, 241 248
- uretral, 385, 386
Cuboide, 535, 536, 538, 539, 547-549, 556
Cuneiforme
- intermédio, 535, 536, 547, 548
- lateral, 535, 536, 547, 548
- medial, 535, 538, 539, 547, 548
Cúneo, 133
Cúpula
- da cóclea, 124
- da pleura, 103, 252, T 4.3
- - parietal, 17, 218, 251
- direita do diafragma, 217, 218
- esquerda do diafragma, 217, 218
Curvatura, 294
- maior, 294
- primária
- - cifose
- - - sacral, 179
- - - torácica, 179
- secundária
- - lordose
- - - cervical, 179
- - - lombar, 179
Cutícula do pelo, 12

D

Decussação
- das pirâmides, 140, 141
- dos pedúnculos cerebelares superiores, 142
Dedo, 481
- anular, 467
- em extensão, 474
- em flexão, 474
- indicador, 467
- médio, 467
- mínimo, 467, 548
Dente(s), 40, 41
- colo do, 41
- coroa do, 41
- decíduos, 40
- do áxis, 9, 26, 28, 43, 45, 47, 95
- incisivo maxilar, 255
- molar, 68
- permanentes, 40
- - mandibulares (inferiores), 40
- - - face vestibular, 41
- - maxilares (superiores), 40
- - - face vestibular, 41

Dentina, 41
Dermátomos, 188
- dos membros superiores e inferiores 1
Derme, 12
Descida dos testículos, 387
Diafragma, 17, 211, 219, 220, 229, 231, 234, 238, 251-255, 257-259, 274, 276, 283, 285, 291, 292, 294, 302, 307, 328, 330, 331, 337, 344, 347, 412, 507, T 4.1, T 4.4
- da pelve, 364, 368, T 6.1
- - feminina, 358
- - - vista inferior, 360
- - - vistas medial e superior, 359
- - masculina, vista superior, 361
- face
- - abdominal, 216
- - torácica, 215
- parte
- - costal do, 211, 216
- - esternal do, 211, 216
Diferenças sexuais dos ossos da pelve, 355
Difusão de abscesso perineal nos espaços do períneo, 398
Díploe, 30
Direito, 1
Disco(s)
- articular, 42, 78, 204
- - da articulação
- - - esternoclavicular, 263, 429
- - - radiocarpal, 463, 465
- - - temporomandibular, 72, 73
- do nervo óptico, 119
- intervertebral, 45, 46, 181, 184, 185, 215, T 3.1
- - de L I/L II, 350
- - de T III-T IV, 264
- - de T IV-T V, 265
- - L II-LIII, 182
- - L III/L IV, 351
- - L IV/L V, 399
- - lombossacral, 357
- - T XII/L I, 349
- anterolateral, 205
- em vista superior, 139
- profunda, 503, 511
- superficiais, 509
Distal, 1
Distribuição
- da resistência vascular, 13
- do volume, 13
Divisão
- anterior
- - da artéria ilíaca interna, 404
- - da veia retromandibular, 70, 100
- - do nervo mandibular, 77
- autônoma, 4
- cervicofacial, 71
- posterior
- - da artéria ilíaca interna, 404
- - da veia retromandibular, 70, 100
- - do nervo mandibular, 77
- temporofacial, 71
Dobradiça esquemática, 66
Dorsiflexão, 11
Dorso, 3
- da língua, 89
- da mão, 422, 463
- da sela, 32
- do pé, 491

- nervos do, 198
Drenagem
- do ducto
- - linfático, 16
- - torácico, 16
- linfática
- - ao longo do reto para os linfonodos ilíacos internos sacrais, 410
- - da faringe, 102
- - da língua, 102
- - da mama, 208
- - da próstata, 410
- - do abdome e da pelve, 344
- - para o espaço retropúbico via linfonodos ilíacos, 410
Ducto(s)
- arterial, 247
- bilíferos, T 5.3
- - biliares, 6, 7
- - interlobulares, 304
- cístico, 302, 305, 306, 308, 310
- coclear, 121, 124-126
- colédoco, 292, 293, 296, 297, 302, 303, 305, 306, 308, 310, 312, 348, 349
- da glândula
- - bulbouretral, 384
- - lingual, 89
- - sudorífera, 12
- - vestibular maior direita e esquerda, 380
- de união, 125
- deferente, 20, 274, 280-282, 284, 335, 368, 371, 385, 387, 388, 390-393, 405, 411, 412, 418, 494, T 6.3
- - ampola do, 385, 391
- - coberto por peritônio, 281
- - na prega peritoneal, 367
- do epidídimo, 392
- endolinfático, 34, 124, 125
- hepático
- - comum, 302, 303, 305, 310
- - direito, 305, 306
- - esquerdo, 305, 306
- lacrimonasal, 111
- lactíferos, 205
- linfático
- - direito, 16, 208, 228
- - drenagem do, 16
- longitudinal do epoóforo (de Gartner), 390
- mesonéfrico (de Wolff), 387, 390
- pancreático, 305, 306
- - acessório (de Santorini), 297, 306
- - principal (de Wirsung), 297, 306
- paramesonéfrico (de Müller), 390
- parotídeo (de Stensen), 70-73, 99
- semicircular, 121
- - anterior, 124-126
- - lateral, 124-126
- - posterior, 124-126
- submandibular (de Wharton), 70, 83, 86-88
- torácico, 16, 101, 210, 215, 219, 220, 228, 229, 231, 237, 252, 254, 259, 260, 263-266, 283, 286, 319, 344, 347, T 2.4
- - drenagem do, 16
- venoso, 247
Dúctulo(s)
- aberrante, 392
- bilífero(s)
- - intralobulares, 304
- - periportal, 304
- eferentes do testículo, 390-392

- excretores da glândula lacrimal, 111
Duodeno, 153, 292-294, 296, 297, 302, 303, 306, 312, 330, 335, 337, 342, 345, 346, 350
- ampola do, 295
- inervação autônoma do, 325
- parte
- - ascendente do, 289, 297
- - descendente do, 200, 289, 291, 297, 305, 349
- - horizontal do, 289, 296, 297, 343
- - superior do, 297, 305, 348
- veias do, 315
Dura-máter, 63, 122, 125, 128, 129, 136, 146, 182, 189, 190, 194
- camada
- - endosteal da, 127, 129
- - meníngea da, 127, 129
- parte
- - encefálica, 136
- - espinal, 200

E

Efetores, 4
Eminência, 121
- arqueada, 32
- colateral, 138
- hipotenar, 422
- - com músculos, 467
- iliopúbica, 268, 353, 355-357, 361, 495, 496
- intercondilar, 518, 520, 524, 525
- medial do quarto ventrículo, 141
- mediana do túber cinéreo, 174
- piramidal, 122, 123
- tenar, 422
- - com músculos, 467
Encéfalo, 4, 13
Encurtamento (relaxamento) dos ligamentos vocais, 109
Endométrio, 374, 399
Endotélio da câmara anterior, 117
Epêndima, 135
Epicôndilo
- lateral, 427, 446-448, 450-453, 458, 500
- - do fêmur, 503, 517
- - do úmero, 440, 441, 455, 489
- medial, 427, 446-448, 450-453, 500
- - do fêmur, 511, 516, 517
- - do úmero, 440-442, 454-458, 487, 488
Epiderme, 12
Epidídimo, 20, 387, 388, 390-392, 418
- apêndice do, 388, 390
- cabeça, 392
- cauda, 392
- corpo, 388, 392
Epigástrio, 267, 269
Epiglote, 17, 89, 90, 92-95, 105, 107, 108, 162, 255, T 2.4
Epinefrina, 21
Epitélio, 225
- do sulco gengival, 41
- gengival, 41
- germinativo masculino, 391
- superficial do ovário, 365
Epôníquio, 481
Epoóforo, 374, 390
Equador, 118
Eritropoetina (EPO), 21
Escafa, 122

Escafoide, 462, 463, 465, 466, 477, T 7.1
Escama frontal, 35, 62, 63
Escápula, 8, 201, 203, 212, 264, 265, 427, 435, 436
- colo da, 203, 427, 430
- menor, 263
Escavação
- retouterina (fundo de saco de Douglas), 364, 365, 374, 375, 393, T 6.2
- retovesical, 343, 367, 368, 393
- vesicouterina, 364, 365, 369, 375, 376, 393
Esclera, 110, 116-120
Escroto, 267, 352, 387, 389
Esfenoide, 25, 27, 29, 31, 32, 35, 36, 62, 63
- asa maior do, 25-29, 31, 32, 35
- corpo do, 63, 68
Esfíncter(es)
- esofágico inferior, 255
- uretrais femininos, 370
Esmalte, 41
Esôfago, 17, 18, 51, 52, 91, 93, 95, 97, 105, 107, 153, 215, 220, 222, 236-238, 251-253, 255, 259, 261-266, 283, 285, 286, 289, 293, 323, 330, 332, 343
- camada muscular longitudinal do, 225
- *in situ*, 254, 255
- inervação autônoma do, 325
- nervos do, 261
- parte
- - abdominal do, 254, 255, 258, 294, 330
- - cervical do, 254, 255, 258
- - torácica do, 254, 255, 258
- veias do, 259
Espaço(s)
- do períneo masculino, 384
- e bainhas dos tendões na mão, 473
- episcleral, 116
- hepatorrenal (de Morrison), 296
- infraperitoneal, 394
- intercostais, 233, T 4.1
- interglobulares, 41
- interproximais, 41
- intervaginal subaracnóideo do nervo óptico, 116
- mediopalmar, 473
- palmar médio e tenar, 471
- perianal, 395, 398
- pericorióideo, 116, 117
- periportal (de Mall), 304
- perissinusoidais (de Disse), 304
- pós-anal
- - profundo, 398
- - superficial, 398
- pré-sacral, 398
- profundo do períneo, 380
- quadrangular, 436
- retovesical, 398
- - parte
- - - pré-retal, 398
- - - retroprostática, 398
- - - retrovesical, 398
- retrofaríngeo, 51, 52, 86, 95, 96
- retromandibular direito, 58
- retropúbico (de Retzius), 343, 366, 398
- subaracnóideo, 127, 129, 136, 190
- subdural, 129
- submucoso, 398
- superficial do períneo, 368, 372, 378-380, 398, 406, 407
- supraesternal (de Burns), 49, 51, 52, 95

- tenar, 473
- triangular, 436
Espermátides, 391
Espermatócito(s)
- primário, 391
- secundários, 391
Espermatogênese, 391
Espermatogônia, 391
Espermatozoides, 391
Espinha(s), 203
- da escápula, 179, 195, 198, 218, 427, 432, 434-437, 490
- do esfenoide, 31, 38
- genianas superior e inferior, 39
- ilíaca
- - anteroinferior, 268, 283, 353, 356, 357, 361, 495, 496, 502
- - anterossuperior, 267-271, 280, 281, 283, 300, 352, 353, 356, 357, 378, 381, 491, 495, 496, 501, 502, 505, 509, T 5.1
- - posteroinferior, 184, 357, 495
- - posterossuperior, 179, 184, 356, 357, 495
- isquiática, 184, 268, 283, 353-361, 400, 413, 415, 495, 496, 512, T 6.1
- nasal, 62, 63
- - anterior, 25, 27, 29, 59, 62, 63
- - posterior, 31, 62, 63
Esplênio do corpo caloso, 133, 134, 137, 139, 141, 170-173, 177
Esporão da esclera, 116, 117
Esqueleto
- apendicular, 8
- axial, 8
- do tórax (caixa torácica), 203
- torácico, 8
Esquerdo, 1
Estágios folicular e luteal, 365
Esterno, 8, 17, 48, 201, 203, 215, 234, 237, 255, 262, 432
- articulação do, vista anterior, 204
- corpo do, 202, 203, 209, 211, 213, 265-268
Estômago, 6, 7, 13, 18, 217, 238, 254, 258, 288, 291, 292, 300, 302, 303, 305-307, 343, 345, 348, T 5.2
- camada oblíqua da túnica muscular do, 257
- inervação autônoma do, 325
- veias do, 315
Estrato
- basal, 12
- córneo, 12
- espinhoso, 12
- granuloso, 12
- lúcido, 12
- membranáceo (fáscia de Scarpa), 270, 273, 343, 368, 378, 381, 382
Estrato pigmentoso da parte óptica da retina, 120
Estria
- medular
- - do quarto ventrículo, 141
- - do tálamo, 133, 138
- olfatória
- - lateral, 146
- - medial, 146
- terminal, 135, 138, 139
Estribo, 122, 123
- base do, 121, 122, 125
Estrogênios, 21
Estroma intermuscular, 327
Estrutura

- das articulações sinoviais, 9
- macroscópica do rim, 333
- óssea do nariz, 37, 59
Etmoide, 25, 27, 29, 32, 35, 37, 62, 63
Eversão, 11
Expansões extensoras do pé, 541
Exposição
- abdominal da glândula suprarrenal
- - direita, 342
- - esquerda, 342
- do músculo suspensor do duodeno, 289
Expressão facial, 10
Extensão, 11
- inferior da bolsa trocantérica do músculo glúteo máximo, 513
Extremidade
- acromial, 429
- esternal, 429

F

Face, 2
- anterior do rim
- - direito, 333
- - esquerdo, 334
- articular, 44, 181, 537
- - acromial, 429
- - anterior do dente do áxis, 43
- - carpal, 449
- - - do osso escafoide, 449
- - - do osso semilunar, 449
- - do côndilo
- - - lateral do fêmur, 519
- - - medial da tíbia, 518
- - - medial do fêmur, 519
- - do cuboide, 537
- - do maléolo
- - - lateral, 524, 525
- - - medial, 524, 525
- - do rádio, 467
- - do tubérculo da costela, 204
- - do unco do corpo vertebral, 44
- - esternal, 429
- - inferior, 43, 44, 180, 185, 524, 525
- - - da cabeça da costela, 204
- - - da massa lateral do atlas, 43
- - posterior do dente do áxis, 43, 47
- - superior, 43, 44, 180, 183, 525
- - - da cabeça da costela, 204
- - - da massa lateral do atlas, 43
- - - da tíbia, 520
- - - do áxis, 43
- - - do côndilo lateral da tíbia, 518
- - talar
- - - anterior, 537
- - - média, 537
- - - posterior, 537
- - tireóidea da cartilagem cricóidea, 107, 108
- auricular, 183, 495
- - do sacro, 184
- cólica, 307
- diafragmática, 221, 307
- - inferior, 239
- dorsal, 183
- esternocostal anterior, 239
- gástrica, 307
- glútea da asa do ílio, 357
- inferior, 142
- infratemporal da maxila, 27
- medial do hemisfério cerebral, 133

- nasal, 29
- orbital, 25
- - da asa
- - - maior do esfenoide, 25
- - - menor do esfenoide, 25
- - da maxila, 25
- - do frontal, 25
- - do zigomático, 25
- palmar, 468
- pélvica, 183
- poplítea, 500
- - do fêmur, 521
- posterior, 524
- - do rim esquerdo, 334
- renal, 307
- semilunar, 357, 495
- - do acetábulo, 420, 496
- sinfisial, 357, 495
- visceral, 302, 307
Falange, 539
- da mão, 8
- distal, 466-468, 481, 535, 539, 548
- - corte transversal através da, 481
- - do 1º dedo (hálux), 539
- - do 4º dedo, 539
- - hálux, 548
- - do pé, 8, 535, 536
- - epífise, base, da 481
- média, 466-468, 481, 535, 539, 548
- - do 4º dedo, 539
- proximal, 466-468, 535, 539, 548
- - do 1º dedo (hálux), 539
- - do 5º dedo, 539
- - do hálux, 548
Faringe, 18
- corte sagital mediano, 95
- drenagem linfática da, 102
- parte
- - laríngea da, 17, 93, 95
- - nasal da, 17, 93, 95, 121, 131
- - oral da, 17, 51, 90, 93, 95, 255
- vista posterior, 91, 93
Fáscia(s)
- alar, 51, 52
- bucofaríngea, 51, 52, 86, 95, 96
- cervicais, 52
- clavipeitoral, 209, 435
- cremastérica, 392
- cribriforme 494
- - sobre o hiato safeno, 277
- da axila, 435
- - parte anterior, 435
- da pelve, 366
- da perna, 533, 534
- - profunda, crural, 492, 494, 534
- diafragmática, 257, 337
- do braço, 435, 445
- do clitóris, 377
- do(s) músculo(s)
- - infra-hióideos, 49, 51
- - latíssimo do dorso, 435
- - obturador interno, 366
- - profundos do períneo, 359
- - psoas maior, 337
- - quadrado do lombo, 200
- - serrátil anterior, 435
- - do pênis (de Buck), 270-272, 343, 368, 381-384, 388, 397, 398, 407
- do útero e da vagina, 372
- dorsal da mão, 473

- e ligamentos da pelve, 373
- espermática
- - externa, 271, 272, 281, 368, 381-383, 388, 392, 407
- - - no funículo espermático, 270, 278, 280
- - interna, 272, 281, 388, 392
- - - no funículo espermático, 282
- extraperitoneal, 272, 273, 281, 282, 414, T 6.1
- faringobasilar, 85, 88, 92, 96, 97, 102
- ilíaca, 282, 366, 394
- iliopsoas, parte do psoas, 200
- inferior do diafragma da pelve, 378, 379, 383, 394, 396, 398, 407
- infraespinal, 195, 198, 275, 432
- intermédia de revestimento (de Camper), 270, 368, 378, 381
- lata, 270, 271, 372, 378, 381, 382, 409, 492, 494, 509, 515
- massetérica, 48
- obturatória, 358, 359, 361, 372, 373, 379, 394
- - do músculo obturador interno, 359, 369, 404, 413
- parotídea, 48
- pectínea, 272
- peitoral, 205, 435
- plantar
- - lateral, 543, 544
- - medial, 543
- pré-sacral, 366, 398
- pré-traqueal, 49, 95
- - sobre os músculos infra-hióideos, 52
- - própria dos órgãos pélvicos, 393, 398
- renal (de Gerota), 337, 342, 350
- - lâmina anterior da, 200, 337
- - lâmina posterior da, 200, 337
- retal, 366, 378, 385, 393-396, 398
- retoprostática, 385
- revestindo o músculo
- - adutor do polegar, 470
- - omo-hióideo, 435
- - peitoral menor, 435
- - subclávio, 435
- sobre o primeiro músculo interósseo dorsal, 477
- superficial
- - de revestimento, 381
- - do períneo (de Gallaudet), 368, 371, 372, 378, 379, 382-384, 393, 398
- superior do diafragma da pelve, 366, 369, 373, 378, 396, 398
- temporal, 48, 72, 77
- transversal, 200, 273, 274, 280-282, 284, 337, 343, 351, 363, 366-369, 378
- - aberta à esquerda, 272
- - no trígono inguinal, 280
- umbilical, 274, 281, 369
- - pré-vesical, 366, 368
- uterina, 373
- uterovaginal, 378
- vaginal, 373
- vesical, 368, 371, 378, 393, 398
Fascículo(s)
- atrioventricular (AV) (de His), 248
- cuneiforme, 140, 141
- grácil, 140, 141
- lateral do plexo braquial, 238, 442
- longitudinal
- - da aponeurose plantar, 543

- - inferior, 47
- - medial, 141, 142
- - posterior e outras vias descendentes, 174
- - superior, 47
- mamilotalâmico, 133, 174
- medial do plexo braquial, 442
- posterior do plexo braquial, 433
- transversos, 469
- - da aponeurose plantar, 543
Feixe
- central do músculo extensor dos dedos, 474
- - do tendão, 481
- colateral do músculo extensor dos dedos, 474
- muscular acessório da superfície posterolateral da cartilagem cricóidea, 256
Fêmur, 8, 9, 500, 515, 517, 520, 521, 555
- colo do, 354, 420, 421, 496, 497, 500, 555
- corpo do, 354
- de criança, vista anterior, 514
- diáfise, corpo do, 500
Fenda
- anal, 389
- interglútea (anal), 179
- nasal, 34
Fibras
- aferentes (sensitivas), 148-155, 159, 214, 230, 325, 326, 328, 329, 340, 417-419
- - da cavidade nasal e seios paranasais, 230
- - e conexões SNC, 324
- - viscerais acompanhando fibras
- - - parassimpáticas, 250
- - - simpáticas, 250
- ascendentes, 340, 419
- comissurais, 146
- da camada oblíqua da túnica muscular do estômago, 295
- das células ganglionares da retina e interneurônios do mesencéfalo, 159
- descendentes, 340, 419
- do nervo olfatório, 146
- eferentes (motoras), 148-150, 152-155, 214
- - parassimpáticas, 324
- - simpáticas, 324
- - somáticas, 324, 419
- elásticas, 12, 225
- gustatórias ascendentes, 162
- intercrurais, 270, 280, 281
- meridionais circulares, 117
- musculares próximas ao óstio ileal, 299
- nervosas, 125
- parassimpáticas, 148-150, 152, 153, 230, 325, 326, 417-419
- - pós-ganglionares, 328, 329, 340
- - pré-ganglionares, 328, 329, 340
- pós-ganglionares, 6, 7, 80
- - parassimpáticas, 80, 159-161, 250
- - simpáticas, 80, 159-161, 250
- - suprindo vasos sanguíneos, 341
- pré-ganglionares, 6, 7, 341
- - parassimpáticas, 80, 159-161, 250
- - simpáticas, 80, 159-161, 250
- proprioceptivas, 149
- radiais, 117
- simpáticas, 148-150, 230, 325, 326, 417-419
- - pós-ganglionares, 328, 329, 340
- - pré-ganglionares, 328, 329, 340

- talamocorticais gustatórias, 162
- transversas das "expansões extensoras", 480
- zonulares, 118
- - da zônula ciliar, 116-119
- - equatoriais, 118
- - pós-equatoriais, 118
- - pré-equatoriais, 118
Fibrina, 365
Fibrocartilagem, 9
Fíbula, 8, 520, 524, 525, 530, 531, 534, 537, 538, 541, 542, 556
- colo da, 524
Fígado, 6, 7, 13, 18, 153, 217, 218, 234, 238, 247, 259, 291, 296, 300, 303, 305, 328, 337, 342, 343, 345-350, T 5.2
- área nua do, 302, 330, 337
- inervação autônoma do, 328
- leito do, 302
- pedículo do, 292, 296, 303, 306, 348
Filamento(s)
- do nervo olfatório (NC I), 34, 146
- terminal
- - parte dural ("ligamento coccígeo"), 186, 187
- - parte pial, 186, 187, 190
Filtro, 22, 83
Fímbrias, 374
- da tuba uterina, 376
- do hipocampo, 133, 135, 137-139, 146
Fissura(s)
- do ligamento
- - redondo, 302
- - venoso, 302
- horizontal, 142, 221
- - do pulmão direito, 217-219
- intrabiventre, 142
- longitudinal do cérebro, 134, 170, 172, 177
- oblíqua, 219, 221
- - do pulmão direito, 217, 218
- - do pulmão esquerdo, 217-219, 264
- orbital
- - inferior, 25, 27, 37, 38
- - superior, 25, 26, 34, 37
- petroescamosa, 35
- petrotimpânica, 31, 33
- pós-clival, 142
- posterolateral, 142
- primária, 142
- pterigomaxilar, 27
- secundária, 142
Fixação(ões)
- costais do músculo
- - latíssimo do dorso, 275
- - oblíquo externo do abdome, 275
- da lâmina fibrosa da cápsula articular do joelho, 521
- da membrana sinovial da cápsula articular do joelho, 518
- do estrato membranáceo na fáscia lata, 270
- do ligamento cruzado
- - anterior, 518, 525
- - posterior, 518, 525
- do menisco medial, 518
- do mesocolo
- - sigmoide, 293
- - transverso, 293, 306, 307
- do omento menor, 293
- dos "cornos" do menisco lateral, 518

Flexão, 11
- plantar, 11
Flexor longo
- do hálux, 534
- dos dedos, 534
Flexura
- direita do colo, 290, 291, 294, 296, 301, 303, 306, 337, 346, 348, 349
- - hepática, 288
- duodenojejunal, 200, 289, 296, 297, 306, 337, 342
- esquerda do colo, 289-291, 296, 300, 301, 303, 306, 342, 345
- - esplênica, 288
- - menor, 294
- inferior do duodeno, 297
- superior do duodeno, 297
Flóculo do cerebelo, 140
Fluxo superficial da linfa, 16
Foice
- do cerebelo, 130, 171
- do cérebro, 17, 63, 69, 129-131, 168, 171
- inguinal (tendão conjuntivo), 271, 272, 274, 280, 281
Folículo
- em maturação, 365
- ovárico (de Graaf), 365, 374
- - maduro, 365
- - primário, 365
- - primordial, 365
- - secundário, 365
- - terciário, 365
- piloso, 12
- rompido (corpo rubro), 365
Fontículo
- anterior, 35
- anterolateral (esfenoidal), 35
- posterior, 35
- posterolateral (mastóideo), 35
Forame(s)
- alveolar(es)
- - inferior, 39
- - superiores posteriores, 27
- cego, 32, 34, 89, 95
- da lâmina crivosa, 34
- da veia cava, 216, 283
- de Luschka, 135, 136, 173
- de Magendie, 135, 136, 141, 144, 173
- de S II, 183
- dos ápices dos dentes, 41
- e canais da base
- - externa do crânio, vista inferior, 33
- - interna do crânio, vista superior, 34
- emissário esfenoidal (de Vesálio), 34
- esfenopalatino, 27, 29, 38, 62, 66, 74
- espinhoso, 31, 33, 34, 38, 77
- estilomastóideo, 31, 33, 150, 152
- etmoidal
- - anterior, 25, 34, 35
- - posterior, 25, 34
- infraorbital, 25-27, 35, 59
- interventricular (de Monro), 133, 135, 136, 138, 141, 172, 173, 177
- intervertebral, 181, 183-185, 201, T 3.1
- - do nervo espinal
- - - C3, 45
- - - C7, 45
- isquiático
- - maior, 184, 356-358, 552
- - menor, 184, 356, 357

Índice Alfabético **I-13**

- jugular, 29, 31, 33, 34, 131, 152-154
- lacerado, 31, 33, 34
- laríngeo superior da membrana tíreo-hióidea, 107
- magno, 31, 33, 34, 38, 154
- mastóideo, 31, 33, 34, 38
- mentual, 25, 27, 39
- nutrício, 500, 524
- obturado, 268, 353, 354, 495, 497, 555
- omental (de Winslow), 292, 294, 303, 343
- oval, 27, 31, 33, 34, 38, 73, 77, 78, 247, T 4.2
- palatino
- - maior, 31, 33, 40, 62, 63, 85
- - menor, 31, 33, 40, 62, 63, 85
- parietal, 30
- redondo, 26, 34, 79, 80
- retinaculares, 500
- sacral
- - anterior, 183, 354, 356, 361
- - posterior, 183, 356
- supraorbital, 25, 27
- transversário, 43, 44, 45
- vertebral, 43, 44, 180, 181, T 3.1
- zigomaticofacial, 25, 27, 35
Formação reticular do bulbo, 230
Fórnice, 133, 139
- corpo do, 133, 135, 139, 141
- da vagina, 374
- inferior da conjuntiva, 110
- superior da conjuntiva, 110
Fossa
- anterior do crânio, 32, 37
- axilar, 202, 263-265
- condilar, 31
- coronoide, 446
- coronóidea, 427
- cubital, 422
- digástrica, 39
- do acetábulo, 420
- do maléolo lateral, 524, 525
- do olécrano, 427, 446, 447
- do saco lacrimal, 25, 27
- do vestíbulo da vagina, 377
- epigástrica, 269
- escafóidea, 31
- hipofisial, 32, 63, 68, 95
- ilíaca, 356, 363
- - na asa do ílio, 357
- incisiva, 31, 33, 38, 40, 85
- infraespinal, 203, 427
- infratemporal, 27, 38, 75, 78
- intercondilar, 500
- interpeduncular, 69
- isquioanal, 379, 394
- jugular, 31, 130
- mandibular, 27, 31, 35, 42
- média do crânio, 32
- navicular da uretra, 368, 386
- oval, 241
- - do átrio direito, 238
- - ocluído, 247
- pararretal, 363, 365, 367
- paravesical, 365
- poplítea, 491
- posterior do crânio, 32
- pterigóidea, 31, 38
- pterigopalatina, 27, 38, 67
- radial, 427, 446
- retromolar, 39

- romboide do quarto ventrículo, 140
- subescapular, 203, 427
- supraespinal, 203, 427
- supratonsilar, 90
- supravesical, 274
- temporal, 27, 36, 75
- triangular, 122
- trocantérica, 500
Fóssula da janela da cóclea, 122
Fóvea
- central (mácula lútea), 116, 119
- costal, 180
- - do processo transverso, 180, 204
- - inferior, 180, 204
- - superior, 180, 204
- da cabeça do fêmur, 500
- do dente, 43
- pterigóidea, 39
- sublingual, 39
- submandibular, 39
Fovéola granular, 30, 127, 129
Frênulo
- da língua, 70, 83, 87
- do clitóris, 377
- do lábio
- - inferior, 83
- - superior, 83
- do óstio ileal, 299
- do prepúcio, 383
- dos lábios menores do pudendo, 377
Frontal, 22, 25, 27-32, 35, 59, 62, 63, 110, 111
- parte orbital do, 32
Fronte, 2
FSH, 21
Função do nervo motor por segmentos 1, 11
Fundo, 305
- da bexiga urinária, 368, 369, 371
- do útero, 363-365, 369, 374, 399
- gástrico, 234, 255, 257, 294, 347
Funículo
- espermático, 281, 284, 420
- lateral, 141

G

Gancho, 196, 256
Gânglio(s), 6
- aorticorrenal, 287, 321, 322, 324, 325, 339-341, 411, 416, 417, 419
- - branco, 6
- - direito, 319, 321, 323
- - esquerdo, 319, 321, 323, 412, 418
- autônomos do abdome, 319
- celíaco, 6, 7, 261, 287, 319-326, 328, 329, 339-341, 411, 412, 416-419, T 5.1
- cervical
- - médio, 91, 98, 155, 157, 249, 250, 261
- - superior, 5, 82, 91, 152, 155, 157-161, 230, 249, 250, 261
- cervicotorácico, 157, 249, 261
- - estrelado, 229, 249, 250
- ciliar, 7, 79, 82, 113, 114, 148, 149, 158, 159
- coclear (de Corti), 125, 151
- do tronco simpático, 190, 201, 212, 326, 329, 340, 506
- frênico, 216, 321
- geniculado, 77, 78, 80, 123, 126, 126, 143, 150-152, 162
- - do nervo facial, 158

- inferior do nervo
- - glossofaríngeo (NC IX), 82, 152, 161, 162, 230
- - vago (NC X), 82, 91, 153, 154, 155, 162, 230, 250, 261
- lombar do tronco simpático, 319, 339, 411, 412, 414
- mesentérico
- - inferior, 6, 319, 323, 324, 339, 411, 412, 416-419
- - superior, 6, 7, 287, 319, 321-326, 329, 339-341, 411, 412, 416-419
- ótico, 7, 42, 73, 77, 78, 123, 149, 150, 152, 158, 160-162
- pterigopalatino, 7, 64, 66, 79-82, 98, 148-150, 152, 158, 160, 162
- renal, 339, 340, 418, 419
- - direito, 341
- - esquerdo, 341
- sacrais do tronco simpático, 319, 414
- sensitivo do nervo espinal, 155, 159, 189, 190, 201, 212, 279, 324-326, 328, 329, 340, 419, T 4.1
- simpático cervical
- - médio, 57
- - superior, 86
- submandibular, 7, 70, 75, 77, 87, 88, 98, 149, 150, 160
- - direito, 75
- - simpático cervical, 158
- superior do nervo
- - glossofaríngeo, 152
- - vago, 91, 153, 154, 261
- torácico do tronco simpático, 229, 249, 250, 261, 416, 417, 418
- - 6º gânglio torácico direito, 325
- - 9º gânglio torácico esquerdo, 325
- trigeminal, 77, 79, 84, 113, 114, 131, 143, 144, 149, 158-162
- vertebral, 157, 249
- - do tronco simpático, 261
- - variação, 250
- vestibular (de Scarpa), 124, 151
Gastrina, 21
Gastrocnêmio, 534
GH, 21
GHRH, 21
Gínglimo, 9
GIP, 21
Giro(s)
- angular, 132
- curtos, 132
- denteado, 133, 135, 138, 139, 146
- do cíngulo, 133
- frontal
- - inferior, 132
- - medial, 133
- - médio, 132
- - superior, 132
- lingual, 133, 134
- longo, 132
- occipitotemporal
- - lateral, 133, 134
- - medial, 134
- orbitais, 134
- para-hipocampal, 133-135, 146
- paraolfatório, 133
- paraterminal, 146
- pós-central, 132
- pré-central, 132

- reto, 134
- supramarginal, 132
- temporal
- - inferior, 132-134
- - médio, 132
- - superior, 132
Glabela, 22, 25, 27
Glande, 389
- do clitóris, 377, 389
- do pênis, 267, 352, 368, 383, 386, 389
- - colo da, 383
- - coroa da, 383
Glândula(s), 4
- anais, 395
- areolares (de Montgomery), 205
- bulbouretral (de Cowper), 343, 368, 371, 384-386, 390, 391
- - embutida no músculo transverso profundo do períneo, 274
- gustativas (glândulas serosas de von Ebner), 89
- lacrimal, 6, 7, 69, 113-115, 160
- - parte orbital da, 111
- - parte palpebral da, 111
- linguais, 83
- mamária, 20, 205, 207
- mucosas, 89
- - do nariz, seios paranasais e palato, 7
- palatinas (salivares menores), 90, 95
- paratireoide, 21, 91
- - inferior, 104, 105
- - superior, 104, 105
- parauretral (de Skene), 390
- parótida, 6, 7, 49, 50, 52, 54, 70, 71, 78, 86, 93, 121, 152, 161
- - acessória, 70
- pineal, 21, 133, 137, 138, 140, 141
- salivares, 18, 70, 86
- - menores
- - - molares, 85
- - - palatinas, 85
- sebácea, 12, 110
- seminal, 20, 274, 367, 368, 385, 390, 391, 393, 405
- serosas de von Ebner, 89
- sublingual, 6, 7, 69, 70, 77, 83, 86, 87, 150, 160
- submandibular, 6, 7, 22, 49, 50, 52, 54, 77, 86, 87, 93, 99, 100, 150, 160
- - parte
- - - profunda da, 70
- - - superficial da, 70
- - submucosas, 327
- sudorífera, 12
- suprarrenal, 6, 7, 21, 19, 218, 302, 306, 332, 337, 341, 342, 387, T 5.3
- - corte transversal da, 307, 342
- - direita, 293, 296, 330, 332, 341, 345, 348, 349
- - e rim lobulado de criança, 333
- - esquerda, 296, 330, 332, 341, 345, 348, 349
- - - e polo superior do rim, 291
- tarsais (de Meibomio), 110
- tireoide, 21, 51-53, 57, 91, 95, 100, 103-105, 108, 217, 219, 220, 238, T 2.4
- - e paratireoides, 105
- traqueal, 225
- uretrais (de Littré), 386

- vestibular maior (de Bartholin), 379, 380, 390, 406
Glicocorticoides, 21
Globo pálido, 135, 137
Glomérulo olfatório, 146
Glomo carótico, 58, 98, 152, 157, 163, 230
Glucagon, 21
Glúteo (nádega), 3
GnRH, 21
Gônada, 387, 390
Gordura, 205
- na fossa do acetábulo, 496
- na tela subcutânea, 205
- no espaço
- - epidural (peridural), 182, 190
- - retropúbico (de Retzius), 272
Grandes artérias e arteríolas, 13
Granulação aracnóidea, 127-129, 136
Gubernáculo do testículo, 387
Gustação e sensibilidade geral, 152

H

Habênula, 137
Hamato, 462, 463, 465, 466, 472
Hâmulo
- da lâmina espiral, 124
- do osso hamato, 452, 458, 462, 464, 466-468, 476
- pterigóideo, 27, 29, 31, 35, 36, 38, 62, 68, 73, 77, 85, 90, 96, 97
- - do processo pterigoide, 38
Haste do pelo, 12
Hélice, 22, 122
Helicotrema, 121, 124
- da cóclea, 125
Hemisfério cerebral, 129
Hiato
- anorretal, 361
- aórtico, 216, 253
- dos adutores, 510, 511, 551
- esofágico, 216, 253
- - do diafragma, 287, T 5.1
- para a veia dorsal profunda do pênis, 361
- sacral, 183, T 3.1
- safeno, 271, 277, 378, 492
- semilunar, 61, 67, 68
- - parte óssea, 62
- urogenital, 361l, 370
Hidátide de Morgagni, 374, 390
Hidrocele, 388
Hilo
- do pulmão, 221
- - direito, 17, 232
- - esquerdo, 232
- esplênico, 307
- renal, 333
Hioide, 8, 36, 49, 50, 53, 54, 58, 70, 86-88, 95-97, 103, 105, 106, 108
Hipocampo, 135, 138, 139
- veia do, 173
Hipocôndrio, 267
- direito, 269
- esquerdo, 269
Hipófise, 17, 21, 61, 131, 133, 134, 174, 175, 177
- parte
- - distal da, 174, 175
- - intermédia da, 174
- - nervosa da, 174, 175

- - tuberal da, 174
Hipogástrio, 267, 269
Hipotálamo, 21, 135, 175, 324
Hormônios enteroendócrinos, 21

I

Íleo, 297, 316, 350, 351
- parte terminal do, 290, 298, 299, 363, 367
Ilha de Reil, 132, 137, 168
Ilhotas pancreáticas (Langerhans), 21
Ílio, 182, 354, 495, 497
- corpo do, 357, 495
Impressão(ões)
- cardíaca, 221
- cólica, 302
- costais, 302
- da traqueia, 221
- do ligamento costoclavicular, 429
- duodenal, 302
- esofágica, 221, 302
- gástrica, 302
- mediastinal anterior, 221
- renal, 302
- suprarrenal, 302
- trigeminal, 32
Incisivo, 41
- central, 40
- lateral, 40
Incisura
- angular, 294
- anterior do cerebelo, 142
- cardíaca, 221
- - do pulmão esquerdo, 217, 219
- cárdica, 257, 294
- conectando as fossas supraespinal e infraespinal, 427
- da escápula, 203, 427, 431, 434, 436, 437
- da mandíbula, 27, 36, 39
- do acetábulo, 357, 495
- esplênica, 307
- fibular, 524
- interaritenóidea, 93
- intertrágica, 122
- isquiática
- - maior, 268, 353, 495
- - menor, 268, 353, 495
- jugular, 22, 49, 202, 217
- - do esterno, 203
- mastóidea, 31
- pancreática, 306
- para o ligamento redondo, 288
- pré-occipital, 132
- radial da ulna, 446, 449
- supraorbital, 25, 27, 35
- tireóidea superior, 106
- troclear, 446, 447, 449
- ulnar do rádio, 449
- vertebral
- - inferior, 180, 181
- - superior, 180, 181
Inervação
- autônoma
- - da cavidade nasal, 80
- - do esôfago, do estômago e do duodeno, 325
- - do fígado, 328
- - do intestino delgado, 322
- - do pâncreas, 329
- - dos intestinos delgado e grosso, 324

Índice Alfabético **I-15**

- cutânea, 485, 550, 554
- - da planta do pé, 553
- - pelos nervos radial e axilar, 489
- da bexiga urinária e da parte inferior do ureter, 419
- da traqueia e da árvore bronquial, 230
- do coração, 250
- dos músculos extrínsecos do bulbo do olho, 112
- para os músculos eretores dos pelos, musculatura lisa vascular e glândulas sudoríferas da pele, 6
- por segmentos dos movimentos do membro
- - inferior, 11
- - superior, 11
- sensitiva (aferente) da cavidade oral e da língua, 84
Inferior, 1
Infundíbulo, 174, 177, 305, 374
- da tuba uterina, 376
- do hipotálamo, 140, 174
- etmoidal levando ao canal "frontonasal", 62
Inibinas, 21
Início do ducto ejaculatório, 385
Inserção(ões)
- do músculo
- - levantador da pálpebra superior, 110
- - masseter, 72
- proximais do músculo escaleno
- - anterior, 55
- - posterior, 55
Inspeção da cavidade oral, 83
Insulina, 21
Interior da parte descendente do duodeno, 305
Intersecção tendínea, 202, 267, 271
Intestino, 6, 7, 247
- delgado (jejuno e íleo), 18, 153, 288, 300, 343
- - inervação autônoma do, 322, 324
- - veias do, 316
- grosso, 18
- - veias do, 317
- - inervação autônoma do, 324
Intumescência
- cervical, 187
- lombossacral, 187
Intumescimento labioescrotal, 389
Inversão, 11
Íris, 110, 116, 118-120
Ísquio, 354, 420, 421, 495, 497
- corpo do, 495
Istmo, 103, 374
- do giro do cíngulo, 133, 134
- do útero, 374

J

Janela
- cortada através do, 75
- da cóclea, 35, 121, 124, 125
- do vestíbulo, 35, 121, 124
- oval, 35, 121
Jejuno, 289, 290, 296, 297, 306, 316, 346, 348-351
Joelho, 2, 3, 137
- articulação do, 9
- cápsula articular do, 516, 531
- - interna, 177

- direito em extensão, 517, 519
- do corpo caloso, 133, 134, 137, 139, 173, 177
- do nervo facial, 144
- vistas anteriores, 517
Jugo esfenoidal, 32
Junção
- anorretal, 395, 420
- corneoescleral, 110
- faringoesofágica, 94
- gastroesofágica, 253, 257, 347, T 5.2
- ileocecal, 298
- retossigmóidea, 301, 393, 395, 396
- vesicoprostática, 420

L

Lábio(s)
- do acetábulo, 496, 514, 555
- - fibrocartilagíneo, 357
- externo, 268, 353, 357, 495
- glenoidal, 431, 490
- ileais, 299
- ileocecal, 299
- ileocólico, 299
- interno, 268, 353, 357, 495
- lateral, 500
- maior do pudendo, 352, 364, 369, 372, 377, 389
- medial, 500
- menor do pudendo, 364, 369, 372, 375, 377, 380, 389
Labirinto
- membranáceo, 125
- ósseo, 125
- - direito, 124
Lacrimal, 25, 27, 29, 35, 62, 69
Lacuna(s)
- lateral (de Trolard), 127, 128
- uretrais (de Morgagni), 386
- magna, 386
Lago lacrimal, 110
Lambda, 30
Lamelas de colágeno do anel fibroso, 185
Lâmina(s)
- afixa, 138
- anterior
- - da aponeurose toracolombar, 200
- - da bainha do músculo reto do abdome, 209, 210, 271-273, 278, 280, 368, 378
- - da fáscia renal, 200, 337
- - do ligamento
- - - gastrocólico, 291
- - - largo do útero, 376
- - do omento menor, 305, 320
- basilar, 125
- crivosa, 29, 32, 37, 62-64
- - da esclera, 116
- - do etmoide, 61, 63, 146
- da cartilagem
- - cricóidea, 93, 94, 107
- - tireóidea, 92, 103, 106, 107
- - da mesossalpinge, 376
- - do arco vertebral, 44, 180, 181, 184, 185, 262, T 3.1
- - da vértebra L I, 182
- - do mesovário, 376
- - do teto, 133
- - do mesencéfalo, 141
- epifisial, 514

- espiral óssea, 124, 125
- fasciais do pescoço, 51
- fibrosa da cápsula articular, 448
- - do joelho, 518
- - do quadril, 514
- horizontal, 29, 31, 62, 63
- - do palatino, 38, 40, 61, 85
- lateral, 29, 31, 38
- - do processo pterigoide, 27, 29, 35, 36, 38, 62, 63, 73, 97
- limitante
- - do espaço porta, 304
- - posterior (membrana de Descemet), 117
- média da aponeurose toracolombar, 200
- medial, 29, 31, 38
- - do processo pterigoide, 29, 38, 62, 63, 68, 73, 82, 85, 90, 96
- medular lateral, 138
- muscular da mucosa, 327
- - do canal anal, 395, 396
- - do reto, 395, 396
- orbital, 25, 27, 35
- - do etmoide, 25
- parietal
- - da túnica vaginal do testículo, 388, 392
- - do pericárdio seroso, 236
- peritoneais do mesentério, 327
- perpendicular, 25, 29, 62, 63
- - do septo nasal ósseo, 29
- posterior(es), 291
- - da aponeurose toracolombar, 200, 275, 331
- - da bainha do músculo reto do abdome, 272, 273, 276, 278, 280
- - da fáscia renal, 200, 337
- - do ligamento largo do útero, 376
- - do omento menor, 320
- pré-traqueal, 52
- - da fáscia cervical, 51
- - sobre os músculos infra-hióideos, 52
- profunda, 72
- - da fáscia
- - - cervical, 51, 86
- - - - lâmina pré-vertebral, 51
- - - pré-vertebral, 52, 95, 96
- - - peitoral, 435
- - própria da gengiva, 41
- superficial, 72
- - da fáscia cervical, 48, 49, 51, 52, 95, 435
- terminal, 133, 134, 141, 174
- visceral
- - da túnica vaginal do testículo, 392
- - do pericárdio seroso, 236
Laringe, 6, 7, 17, 162, 230
Lateral, 1
Leito
- capilar dentro da parede do alvéolo, 227
- do colo
- - ascendente, 293
- - descendente, 293
- do fígado, 302
Lente, 110, 116-119
Leptina, 21
Leptomeninges, 190
LH, 21
Ligamento(s), 204, 302, 364
- acessórios da articulação do quadril, 502
- acromioclavicular, 434
- alar, 47

I-16   Índice Alfabético

- amarelo, 46, 182, 184, 185, 351
- anococcígeo, 360, 378, 379, 383
- anterior
- - da cabeça da fíbula, 525
- - do martelo, 122
- anular(es)
- - da traqueia, 225
- - do rádio, 448
- arqueado
- - lateral, 216, 283
- - medial, 216, 283
- - mediano, 216, 283
- - metafisial radial dorsal, 465
- arterial, 220, 232, 233, 242, 252, T 4.2
- - ducto arterial ocluso, 247
- atlantoaxial acessório, 47
- atlantoccipital anterior, 47
- calcaneocubóideo, 538
- - dorsal, 538
- - plantar ("plantar curto"), 539, 547
- calcaneofibular, 525, 537, 538
- calcaneometatarsal, 543
- calcaneonavicular, 538
- - plantar ("mola"), 538, 539, 547
- capitato-hamato, 464, 465
- capsular, 431
- carpometacarpais palmares, 468
- coccígeo, 186, 187
- colateral, 468, 474, 539
- - acessório, 468
- - fibular, 501, 503, 516-521, 525, 528-530, 532
- - - bolsa do, 516-518, 521
- - medial do tornozelo (deltóideo), 525, 537, 538
- - radial, 448
- - tibial, 503, 516-521, 525, 528, 529, 531, 532, T 8.1
- - ulnar, 448
- conoide, 428, 431, 434
- coracoacromial, 431, 434, 436, 440
- coracoclavicular, 428, 431, 434
- coracoumeral, 431
- coronário, 302, 343
- - do fígado, 293
- costoclavicular, 204, 428, 429, 435
- costocoracóideo, 435
- costotransversário, 204
- - lateral, 204
- - superior, 204
- costoxifóideo, 204
- craniocervicais
- - externos, 46
- - - vista anterior, 46
- - - vista lateral direita, 46
- - - vista posterior, 46
- - internos, 47
- cricotireóideo mediano, 53, 96, 97, 103, 106, 225, T 4.1
- cruciforme
- - do atlas, 47
- - vista posterior, 47
- cruzado(s), 517
- - anterior, 518, 519, 525, T 8.1
- - posterior, 518, 519, 525
- cuboideonavicular
- - dorsal, 538
- - plantar, 539
- cuneocubóideos dorsais, 538
- cuneonavicular

- - dorsal, 538
- - plantar, 539
- da articulação do quadril, 503
- da coluna vertebral, 184
- da patela, 491, 501-503, 510, 516-518, 521, 525, 530-532, T 8.1
- da pele, 12
- da pelve óssea, 356
- denticulado, 189, 190
- do ápice do dente, 47, 95, 96
- do carpo
- - vista anterior, 464
- - vista posterior, 465
- do cotovelo, 448
- do quadril ósseo, 357
- do Treitz, 289
- escafoide-capitato, 464
- escafoide-semilunar, 465
- escafoide-trapézio-trapezoide, 464
- escrotal, 390
- esfenomandibular, 42, 73, 74, 76, 78
- esplenorrenal, 291, 293, 307, 330
- esternoclavicular anterior, 429
- esternocostal
- - intra-articular, 204
- - radiado, 204, 429
- estilo-hióideo, 36, 88, 90, 96, 97
- estilomandibular, 36, 42, 78
- falciforme do fígado, 273, 274, 288, 293, 294, 302, 318, 346
- frenicoesofágico, 257
- - superior, 257
- frenocólico, 291, 293
- fundiforme do pênis, 270, 280, 368
- gastroesplênico, 291, 292, 307
- gastrofrênico, 291, 293, 330
- glenoumeral
- - inferior, 431
- - médio, 431
- - superior, 431
- hepatoduodenal, 292, 294, 303, 348
- - na margem direita do omento menor, 291, 296, 297
- hepatogástrico, 292, 294, 303
- hepatorrenal, 302
- hioepiglótico, 95, 106
- iliofemoral (ligamento em Y de Bigelow), 496, 513
- - da articulação do quadril, 505
- iliolombar, 184, 331, 356
- inguinal (de Poupart), 267, 270-272, 280-283, 352, 359, 373, 375, 378, 381, 382, 409, 491, 492, 494, 502, 507, 509, 510, 513, 523, T 5.1
- - profundo proximal, 282, 286
- - refletido, 271, 272, 280
- intercarpal(is)
- - dorsal, 465
- - interósseos, 465
- - palmar, 425, 456, 457, 464, 469, 470, 472, 476, 487
- interclavicular, 204, 429
- intercuneiforme dorsal, 538
- interespinal, 184, 185
- interfalângicos, 468
- interfoveolar, 274
- intertransversário, 204
- intra-articular da cabeça da costela, 204
- isquiofemoral, 496
- lacunar (de Gimbernat), 271, 272, 274, 280, 282, 283, 494

- largo do útero, 335, 363-365, 372, 373, 390
- - lâmina anterior do, 376
- - lâmina posterior do, 376
- lateral
- - da articulação temporomandibular, 42, 76
- - pubovesical, 366, 369
- - vesical, 366
- lombocostal, 331
- longitudinal
- - anterior, 46, 95, 96, 184, 185, 200, 204, 351, 356, 363, 367
- - posterior, 47, 184, 185
- medial pubovesical, 366, 369
- meniscofemoral posterior, 518, 519
- metacarpais
- - palmares, 468
- - transversos
- - - profundos, 468 475
- - - superficiais, 425, 469
- metacarpofalângicos, 468
- metatarsais
- - dorsais, 538, 547
- - plantares, 539, 547
- - transversos
- - - profundos, 539, 547
- - - superficiais, 543
- nucal, 46, 179
- palmar, 468, 471, 474
- - lâmina, 468, 481
- palpebral
- - lateral, 110
- - medial, 110
- pectíneo (de Cooper), 271, 272, 274, 280, 282, 283
- piramidal-capitato, 464
- piramidal-hamato, 464, 465
- piramidal-semilunar, 464
- piso-hamato, 464
- pisometacarpal, 464
- plantar, 539
- - longo, 538, 539, 547, 549
- - - calcaneocubóideo plantar, 538
- poplíteo
- - arqueado, 518, 520, 521
- - oblíquo, 518, 520, 521
- posterior da cabeça da fíbula, 521 525
- púbico inferior, 268, 353, 359-362, 366, 368, 369, 378, 384
- pubocervical, 366, 373
- pubofemoral, 496
- pubovesical, 373
- pulmonar, 221, 228, 251, 252
- quadrado, 448
- radiado da cabeça da costela, 204
- radiocarpal dorsal, 465
- radioescafo-capitato, 464
- radiossemilunar
- - curto, 464
- - longo, 464
- - palmar, 464
- radiulnar dorsal, 465
- redondo
- - do fígado, 247, 274, 288, 294, 302, 303, 318, 351
- - do útero, 285, 335, 363-365, 371-373, 375, 376, 378, 390, 402
- - - parte terminal do, 372
- retouterino ("uterossacral"), 366, 373, 374
- sacrococcígeo
- - anterior, 356, 359, 361, 366

Índice Alfabético I-17

- - lateral, 184, 356 357
- - posterior, 184, 357
- - - profundo, 356
- - - superficial, 356
- sacroespinal, 184, 356-358, 360, 362, 412, 415, 504, 512
- - esquerdo, 373
- sacroilíaco
- - anterior, 356
- - posterior, 184, 356, 357
- sacrotuberal, 184, 356-358, 360, 362, 379, 397, 398, 404, 412, 413, 415, 504, 511, 512
- superior do martelo, 122
- supraespinal, 46, 182, 184, 185, 200, 356, 357
- suspensor(es)
- - da axila, 435
- - da mama (de Cooper), 205
- - do clitóris, 378, 379, 380
- - do ovário, 363, 364, 366, 373, 374, 376, 390, 402
- - - contém artéria e veia ováricas, 365, 374, 375
- - do pênis, 271, 368
- talocalcâneo
- - interósseo, 538
- - lateral, 538
- - medial, 538
- - posterior, 537, 538
- talofibular
- - anterior, 525, 538
- - posterior, 525, 537, 538
- talonavicular, 538
- tarsometatarsais
- - dorsais, 538, 547
- - plantares, 539
- tibiocalcâneo, 538
- tibiofibular
- - anterior, 525, 538
- - posterior, 525, 537, 538
- tibionavicular, 538
- tibiotalar
- - anterior, 538
- - posterior, 538
- tireoepiglótico, 106
- transverso
- - do acetábulo, 357, 496
- - do atlas, 47
- - do colo do útero (de Mackenrodt), 366, 372-374
- - do joelho, 519
- - do períneo, 359, 361, 366, 368, 369, 378, 384, 407
- - do úmero, 431
- - superior da escápula, 431, 433, 434, 436, 437
- trapézio-capitato, 464, 465
- trapézio-trapezoide, 464, 465
- trapezoide, 428, 431, 434
- triangular
- - direito do fígado, 293, 302
- - esquerdo do fígado, 293, 302
- ulnocarpal palmar, 464
- - parte
- - - ulnocapitato, 464
- - - ulnopiramidal, 464
- - - ulnossemilunar, 464
- umbilical

- - medial, 247, 272, 280-282, 284, 335, 336, 363, 366, 375, 376, 402, 404
- - - esquerdo, 274
- - - na prega umbilical medial, 367
- - - parte oclusa da artéria umbilical, 273
- - mediano, 273, 274, 281, 282, 343, 366, 368, 369, 375, 378, 402
- - - na prega umbilical mediana, 367
- - - remanescente do úraco, 363
- - - úraco, 369
- útero-ovárico, 363-365, 372-375
- - ligamento próprio do ovário, 390
- - vesiculoso (hidátide de Morgagni), 374
- venoso, 247
- vocal, 106, 107
Limbo
- da córnea, 110
- da fossa oval, 241
- do acetábulo, 356, 357, 361, 495, 497
Límen da ínsula, 132
Limiar do nariz (nasal), 61
Linfonodo(s)
- acessórios, 101
- aórtico lateral, 338, 408, 410
- axilares, 16, 426, T 4.3
- - anteriores, 207, 208, 435
- - apicais, 207, 208
- - centrais, 207, 208, 435
- - laterais, 207, 208
- - posteriores, 207, 208
- broncopulmonares (hilares), 221, 228, 251, 252
- bucinatório, 101
- cavais laterais, 408
- cervical(is), 16, 260, 286, T 2.4
- - anteriores
- - - profundos, 101
- - - superficiais, 101
- - lateral
- - - profundo inferior, 101, 102, 228, 260
- - - superficial superior, 101, 102
- cubitais, 16, 426
- da cabeça e do pescoço, 101
- da face, 101
- da faringe e da língua, 2, 102
- de Cloquet ou Rosenmüller, 282, 286
- - no canal femoral, 282
- deltopeitoral, 426
- do ligamento arterial, 228
- do promontório, 408, 410
- epigástrico inferior, 286
- frênicos
- - inferiores, 286
- - superiores, 260
- gástricos esquerdos (anel linfático da cárdia), 260
- ilíaco(s), 16
- - comuns, 286, 338, 408, 410
- - externo(s), 286, 338, 410, 494
- - - mediais, 408
- - - lateral, 408
- - internos, 286, 338, 408, 410
- inferiores, 494
- inguinais, 16, 421
- - profundos, 286, 408-410, 494
- - - proximal (de Cloquet), 408-410
- - superficiais, 286, 408-410, 494, T 8.2
- - - inferiores, 409
- - - superolaterais, 409
- - - superomediais, 409

- intercostais, 260
- interpeitorais (de Rotter), 207, 208
- intrapulmonares, 228
- júgulo-omo-hióideo, 101, 102
- jugulodigástrico, 101, 102
- justaesofágicos, 260
- lombares, 16, 338, T 6.2
- - direitos, 286, 408, 410
- - esquerdos, 286, 408, 410
- - intermédios, 351, 408, 410
- - mandibulares, 101
- - mastóideos, 101
- mediano do promontório do sacro, 338
- "mediastinal", 263
- mesentérico(s)
- - inferior, 286
- - superiores, 286
- nasolabial, 101
- no mediastino, 16
- obturatórios, 408
- occipitais, 101
- para o peritônio e mediastino, T 6.2
- paraesternais, 207, 208
- paramamários, 208
- paratraqueais, 228, 260
- parotídeos superficiais, 101
- poplíteos, 16, 494
- pélvicos, T 6.2
- pré-aórtico, 338, 408, 410
- pré-caval, 338, 408
- pré-traqueais, 103
- pré-vertebrais, 260
- pré-vesicais, 338
- retrocaval, 338
- retrofaríngeos, 102
- sacrais, 410
- - laterais, 286, 408
- - medianos, 286
- submandibular, 86, 101, 102
- submentuais, 101 102
- superolaterais, 494
- superomediais, 494
- supraclaviculares, 101
- torácicos parietais, 260
- traqueobronquiais, 286, T 6.2
- - inferiores, 228, 260, 265
- - superiores, 228, 260, 264
- vesicais laterais, 338
- viscerais, 286
Língua, 17, 63, 69, 70, 86, 90, 107, 177
- ápice da, 89
- corpo da 89, 95
- drenagem linfática da, 102
Língula, 142, 221
- da mandíbula, 39
- do cerebelo, 142
- do pulmão esquerdo, 219
Linha(s)
- alba, 17, 202, 209, 267, 270-273, 279, 280, 351, 363, 367, T 5.1
- anocutânea, 394-396
- arqueada, 268, 274, 357, 495
- - da bainha do músculo reto do abdome, 272
- - - corte inferior à, 273
- - - corte superior à, 273
- - do ílio, 353, 358, 359, 361
- - do músculo reto do abdome, 276, 280
- áspera, 500
- de fixação da membrana

- - fibrosa da cápsula articular, 500
- - sinovial, 500
- de fusão do pericárdio fibroso com o diafragma, 236
- de reflexão da membrana
- - fibrosa da cápsula articular, 500
- - sinovial, 500
- de Schwalbe, 117
- em "zigue-zague (Z)", 295
- glútea
- - anterior, 357, 495
- - inferior, 357, 495
- - posterior, 357, 495
- iliopectínea, 394
- intermédia, 268, 353, 357, 495
- intertrocantérica, 496
- - tubérculo quadrado, 500
- medioclavicular, 233
- - direita, 269
- - esquerda, 269
- milo-hióidea, 39
- nucal
- - inferior, 31, 38
- - superior, 31, 38, 195, 196, 197
- oblíqua, 27, 39, 524
- - da cartilagem tireóidea, 53, 106
- - da mandíbula, 97
- pectinada, 395
- pectínea, 361, 500
- - do púbis, 268, 353, 357, 495
- semilunar, 267
- - direita, 269
- - esquerda, 269
- supracondilar
- - lateral, 500
- - medial, 500
- temporal
- - inferior, 27
- - superior, 27
- terminal, 366, 367, 394
- - da pelve, 372
- transversas, 183
- trapezóidea, 429
Líquido cerebrospinal, 182
Lobo
- anterior da hipófise, 167
- caudado do fígado, 291, 294, 302
- da glândula
- - mamária, 205
- - tireoide
- - - direito, 104, 105
- - - esquerdo, 105
- floculonodular, 142
- frontal, 132, 175
- hepático
- - direito, 288, 294, 302, 303, 346
- - esquerdo, 288, 294, 302, 303
- - inferior, 219, 221, 223, 224
- - do pulmão direito, 347
- - do pulmão esquerdo, 347
- - insular (ilha de Reil), 132, 137, 168
- - médio, 219, 221, 223, 224
- - occipital, 132
- - parietal, 132
- - piramidal, 103
- - posterior da hipófise, 142, 167
- - quadrado do fígado, 294, 302, 303
- - superior, 219, 221, 223, 224
- - temporal, 69, 132, 140, 168, 177
Lóbulo

- ansiforme, 142
- biventre, 142
- central, 142, 171
- da orelha, 22, 122
- do testículo, 392
- paracentral, 133
- parietal
- - inferior, 132
- - superior, 132
- pulmonar, 226
- quadrangular
- - anterior, 142
- - posterior, 142
- - semilunar, 142
- - inferior, 142
Local da articulação
- interfalângica
- - distal (IFD), 422
- - proximal (IFP), 422
- metacarpofalângica (MCF), 422
Localizações para palpação dos pulsos arteriais, 14
Locus ceruleus, 141
Lordose
- cervical, 179
- lombar, 179
Lúmen, 327
- residual do saco adeno-hipofisário, 174
Lúnula, 481
- da válvula semilunar, 244

M

Mácula lútea, 119
Maléolo
- lateral, 491, 524, 525, 527-532, 540-542
- medial, 491, 524, 525, 527-533, 540-542
Mama, 2, 234
- drenagem linfática da, 208
Mandíbula, 8, 25-27, 36, 39, 51, 52, 69, 95
- amplamente abaixada, 42
- base da, 39
- colo da, 39
- corpo da, 25, 27, 39, 54, 75
- de pessoa idosa (desdentada), 39
- elevada, 42
- levemente abaixada, 42
- parte alveolar da, 39
Manúbrio, 204
- do esterno, 49, 51, 52, 54, 95, 203, 211, 219, 263, 264, 429
Mão, 2, 3
- direita, vista
- - anterior (palmar), 466
- - posterior (dorsal), 466
- em extensão, 463
- em flexão, 463
- na posição anatômica, 463
Margem
- anal, 395
- anterior da tíbia, 491
- direita do coração, 217
- do canal obturatório, 404
- do forame magno, 29
- esquerda do coração, 217, 232
- falciforme do hiato safeno (cortada e rebatida), 282
- inferior, 307
- - do coração, 232
- - do fígado, 288, 294

- - do pulmão
- - - direito, 217, 218
- - - esquerdo, 217, 218
- inferolateral do hemisfério cerebral, 134
- infraorbital, 22
- interóssea, 449, 524
- lateral, 427
- - do rim, 333
- livre do omento menor, 306
- medial, 427, 524
- - da escápula, 179
- - do músculo levantador do ânus, 362
- - do rim, 333
- superior, 307, 427
- - da escápula, 434
- supraorbital, 22, 26
Martelo, 122, 125
Massa lateral, 43
- do atlas, 26
Masseter, parte superficial do, 72
Matriz da unha, 481
Matriz germinativa do bulbo do folículo piloso, 12
Maxila, 25, 27, 29, 31, 35, 37, 62, 63, 68
Meato
- acústico
- - externo, 27, 31, 36, 121, 122, 125
- - interno, 29, 34, 121, 150, 151
- nasal
- - inferior, 61, 69, 111
- - médio, 61, 69
- - superior, 61, 68
Medial, 1
Mediastino
- anterior, 215
- corte transversal, 237
- do testículo, 388
- vista lateral
- - direita, 251
- - esquerda, 252
Médio, 422
Medula, 21
- córtex, 341
- espinal, 4, 80, 192, 250, 263, 264, 328, 329, 340, 341
- - parte
- - - cervical, 45, 177
- - - lombar, 419
- - - sacral, 324, 419
- - - torácica, 159-161, 230, 324, 326
- óssea, 16
- renal, 342, 349
- - com pirâmides renais, 333
Meio de contraste
- dentro da cavidade uterina, 376
- dentro das tubas uterinas, 376
- na cavidade pélvica, 376
Melanócito, 12
Melatonina, 21
Membrana(s)
- atlantoccipital
- - anterior, 46, 95
- - posterior, 46
- basal, 391
- costocoracóidea, 435
- de Descemet, 117
- do períneo, 274, 283, 343, 358, 361, 362, 364, 368, 369, 371, 372, 378-380, 382-385, 397, 398, 406, 407, 413, 419

Índice Alfabético

- - fibroelásticas com fibras musculares esparsas, 256
- intercostal, 209
- - externa, 201, 210, 212, 279, 436
- - interna, 201, 212, 251, 252, 279
- - - profundamente aos músculos intercostais externos, 212
- - da perna, 520-522, 525, 529, 532, 534, 537
- - do antebraço, 449, 451, 453, 461, 464
- obturadora, 357, 372, 496
- quadrangular, 106
- sinovial, 431, 448, 481, 517, 521
- - da articulação do quadril, 496
- - da cápsula articular, 9
- - - do joelho, 518
- - - do quadril, 514
- - da cavidade articular do joelho, 521
- suprapleural (fáscia de Sibson), 251, 252
- tectória, 125
- - da coluna vertebral cervical, 47
- - vista posterior, 47
- timpânica, 77, 121-123, 125
- - direita, vista otoscópica da, 122
- - parte flácida da, 122
- - parte tensa da, 122
- tíreo-hióidea, 53, 92, 94-97, 103, 105, 106, 108
- vítrea, 12
Membro
- inferior, 2, 3
- - parte livre do, 2, 3, 8
- - veia do, 523
- superior, 2, 3
- - parte livre do, 2, 3, 8
- - veia do, 444
Meninges espinais, 189, T 3.1
Menisco, 465
- lateral, 517-519, 521
- medial, 517-519
Mento, 2
Mesencéfalo, 177
Mesentério, 200, 297
- do intestino delgado, 343, 351
- urogenital, 387, 390
- - atrófico, 387
Mesoapêndice, 298, 322
Mesocolo, 290
- sigmoide, 290, 301, 314, 330, 335, 393
- transverso, 288-292, 296, 301, 314, 316, 330, 343
Mesométrio do ligamento largo do útero, 374
Mesossalpinge do ligamento largo do útero, 365, 374
Mesotélio ovariano, 365
Mesovário, 372
- do ligamento largo do útero, 374
Mineralocorticoides, 21
Miométrio, 374
- do útero, 399
Modíolo
- da cóclea, 125
- do ângulo da boca (região circundada), 48
Molar, 41
- 1º, 40
- 2º, 40
- 3º, 40
Monte do púbis, 377
Motilina, 21

Movimentos no punho, 463
MSH, 21
Músculo(s), 13
- abaixador
- - do ângulo da boca, 48, 72, 150, T 2.10
- - do lábio inferior, 48, 72, T 2.10
- - do septo nasal, 48, 60, 150 T 2.10
- abdutor
- - curto do polegar, 472, 475, 476, 486, T 7.5
- - do dedo mínimo, 472, 475, 480, 487, 540, 542, 544-547, 549, 553, T 7.5, T 8.5
- - - tendão do, 539
- - do hálux, 540, 542, 545, 546, 549, 553, T 8.5
- - - tendão do, 539, 544, 545, 547, 549
- - longo do polegar, 451, 454, 455, 459-461, 489, T 7.5
- - - tendão do, 454, 461, 477, 479, 480
- adutor
- - curto, 498, 499, 503, 510, 515, 551, T 8.5
- - do hálux, 549, T 8.5
- - - cabeça oblíqua do, 546, 547, 549
- - - cabeça transversa do, 546, 547
- - - tendão do, 539
- - do polegar, 472, 473, 475, 476, 487, T 7.5
- - longo, 498, 499, 502, 503, 509, 510, 515, 551, T 8.5
- - magno, 415, 491, 498, 499, 503, 504, 509-511, 513, 515, T 8.5
- - - parte
- - - - adutora do, 551
- - - - do jarrete do, 552
- - - tendão do, 503, 510, 515, 516, 521, 528
- - mínimo, 415, 504
- - - parte do músculo adutor magno, 503, 511, 513
- ancôneo, 428, 441, 454, 455, 460, 461, 488, 489, T 7.5
- anteriores
- - da coxa, 10
- - da perna, 10
- - do antebraço, 10
- - do braço, 10
- aritenóideo
- - oblíquo, 92, 94, 107, 108, T 2.10
- - - ação do, 109
- - - parte
- - - - ariepiglótica do, 107, 108
- - transverso, 92, 94, 95, 107, 108, T 2.10
- - - ação do, 109
- articular do joelho, 498, 515, 517, 521, 550, T 8.5
- auricular
- - anterior, 48, T 2.10
- - posterior, 48, T 2.10
- - superior, 48, T 2.10
- bíceps
- - braquial, 202, 422, 428, 433, 435, 438, 440, 442, 445, 457, 459, 460, 483, 485, T 7.5
- - - aponeurose do 425, 442, 440, 456, 483
- - - cabeça curta, 428, 435, 436, 440, 442, 483
- - - cabeça lateral, 445
- - - cabeça longa, 265, 428, 433, 435, 436, 442, 445, 483
- - - - do tendão do, 434, 440
- - - cabeça medial, 433, 445
- - - tendão do, 440, 442, 448, 456-458, 483

- - femoral, 491, 498, 501, 504, 511, 515, 516, 520, 526, 527, 530, T 8.5
- - - bolsa
- - - - subtendínea inferior do, 516, 517, 521
- - - - superior do, 513
- - - cabeça
- - - - curta do, 415, 491, 499, 530, 552
- - - - longa do, 415, 491, 499, 504, 512, 515, 530
- - - tendão, 516, 517, 520, 521, 525, 528-532, 554
- braquial, 428, 438, 440, 442, 445, 456-459, 483, 485, T 7.5
- braquiorradial, 422, 428, 440-442, 445, 454-457, 459-461, 483, 488, 489, T 7.5
- - tendão do, 458, 461
- bucinador, 48, 52, 69, 70, 72, 73, 77, 85, 86, 96, 97, 99, T 2.10
- bulboesponjoso, 343, 368, 371, 372, 375, 378-380, 382, 384, 397, 398, 406, 407, 419, T 6.4
- cervicais profundos posteriores, 51
- ciliar, 116, 117, 148, 159, T 2.10
- compressor da uretra, 358, 370, 372, 379, 380, 406, T 6.4
- constritor
- - inferior da faringe, 54, 95, 153, T 2.10
- - - parte
- - - - cricofaríngea do, 52, 92, 94, 96, 97, 104, 105, 108, 255, 256
- - - - tireofaríngea do, 92, 94, 96, 97, 104, 105, 108, 255, 256
- - médio da faringe, 54, 88, 90, 92, 94-97, 104, 108, 153, T 2.10
- - superior da faringe, 52, 73-74, 85, 86, 88, 90, 92, 94-97, 99, 104, 153, T 2.10
- - - parte glossofaríngea do, 88, 96
- coracobraquial, 264, 265, 428, 433, 436, 438, 440, 442, 445, 483, 485 T 7.5
- - tendão do, 436
- corrugador
- - da pele anal, 395, 396
- - do supercílio, 48, 60, 150, T 2.10
- cremaster, 281, 388, T 6.4
- - na fáscia cremastérica, 271, 272
- - no funículo espermático, 278
- - origem
- - - lateral, 271
- - - medial, 271
- cricoaritenóideo, 107, T 2.10
- - lateral, 52, 107, 108, T 2.10
- - - ação dos, 109
- - posterior, 52, 92, 94, 107, 108, T 2.10
- - - ação dos, 109
- cricotireóideo, 52, 53, 97, 103, 107, 108, 153, T 2.10
- - ação dos, 109
- da coxa, compartimento medial, 503
- da eminência
- - hipotenar, 469, 470, 473, 487
- - tenar, 469, 470 486
- da face, 150
- - expressão facial, 10
- - vista lateral, 48
- da faringe
- - vista
- - - lateral, 97
- - - medial, 96
- - - posterior, 92
- da língua, 155

- da mão, 10, 475
- da mastigação, 72
- da região
  - - abdominal, 10
  - - do pescoço, 10
  - - perineal, 10
  - - torácica, 10
- da úvula, 85, 90, 92, T 2.11
- deltoide, 49, 54, 179, 195, 198, 202, 238, 263-265, 422, 428, 431-433, 435, 436, 438, 440-442, 445, 483, 488, 490, T 7.5
- digástrico, T 2.11
- dilatador da pupila, 117, 148, 159, T 2.11
- do antebraço
  - - camada
    - - - profunda do compartimento
      - - - - anterior, 458
      - - - - posterior, 455
    - - - superficial do compartimento
      - - - - anterior, 456
      - - - - posterior, 454
  - - compartimento anterior, 457
  - - extensores da mão e dos dedos, 451
  - - flexores
    - - - da mão, 452
    - - - dos dedos, 453
  - - pronadores e supinadores, 450
- do braço, compartimento
  - - anterior, 440, T 7.2
  - - posterior, 441, T 7.2
- do dorso
  - - camada
    - - - média, 196
    - - - profunda, 197
    - - - superficial, 195
- do manguito rotador, 434, T 7.1
- do ombro, 10, 432
- do palato mole, 96
- do pé, 10
- do pescoço
  - - vista
    - - - anterior, 49
    - - - lateral, 54
- eretor
  - - da espinha, 179, 195-197, 200, 201, 212, 263, 279, 331, 347, 351
  - - do pelo, 12
- escaleno
  - - anterior, 50, 51, 54-57, 98-100, 103, 210, 211, 214, 219, 220, 231, 238, 251-254, 436-438, T 2.11
  - - médio, 49, 51, 53-56, 98-100, 210, 253, 436, T 2.11
  - - posterior, 49, 51, 54, 55, 210, 253, 254, 436, T 2.11
- esfíncter, 397
  - - da ampola hepatopancreática, 305, 328
  - - da pupila, 117, 148, 159, T 2.11
  - - do ducto
    - - - colédoco, 305
    - - - pancreático, 305
  - - do piloro, 295
  - - externo
    - - - da uretra, 274, 358, 362, 364, 368-371, 378, 379, 384-386, 398, 419, T 6.4
    - - - do ânus, 301, 324, 343, 358, 364, 368, 369, 373, 378, 379, 382, 383, 393, 394, 396-398, 400, 406, T 6.4
      - - - - parte profunda, 368, 393, 395-398
      - - - - parte subcutânea, 368, 393, 395-398
      - - - - parte superficial, 368, 393, 395-398
  - - interno
    - - - da uretra, 370, 371, 385, 386
      - - - - alça de Heiss, 370
      - - - - alça posterior, 370
      - - - - anel do trígono, 370
    - - - do ânus, 394, 395, 396
  - - uretrovaginal, 358, 369, 370, 372, 378-380, T 6.4
- espinal, 196, T 3.4
  - - do pescoço, 196
  - - do tórax, 196
- esplênio
  - - da cabeça, 54, 195, 196, 199, T 3.4
  - - do pescoço, 195, 196, 199, T 3.4
- estapédio, 123, T 2.11
  - - tendão do, 122
- esternal, 209
- esterno transverso do tórax, 212
- esterno-hióideo, 49-54, 87, 155, 156, 209, 428
- esternocleidomastóideo, 49-52, 54, 56, 58, 70, 86, 102, 154, 156, 195, 199, 202, 209, 219, 428, 432, 433, 438, T 2.11
  - - parte clavicular do, 22
  - - parte esternal do, 22
- esternotireóideo, 49-54, 108, 155, 156, 209, 211, T 2.11
- estilo-hióideo, 49, 53, 54, 58, 70, 74, 77, 86-88, 92, 97, 150, T 2.11
- estilofaríngeo, 86, 88, 90-92, 94, 96, 97, 152, 153, T 2.11
- estiloglosso, 74, 86, 88, 96, 97, T 2.11
- estriado
  - - cardíaco, 4
  - - esquelético, 4
- extensor, 534
  - - curto do hálux, 532, 541, 542, 554, T 8.5
    - - - tendão do, 531, 532, 542, 547, 549
  - - curto do polegar, 451, 454, 455, 460, 489, T 7.5
    - - - tendão do, 454, 458, 461, 477, 479, 480
  - - curto dos dedos, 530, 532, 540-542, 549, 554, T 8.5
    - - - tendão do, 531, 532, 542, 547, 549
  - - do indicador, 451, 455, 460, 461, 489, T 7.5
    - - - tendão do, 422, 451, 454, 479, 480
  - - dos dedos, 441, 451, 454, 460, 461, 488, 489, T 7.6
    - - - e extensor do dedo mínimo, 451
    - - - feixe, central do, 474
      - - - - do tendão do, 481
    - - - feixe, colateral do, 474
    - - - mínimo, 451, 454, 460, 461, 489, T 7.5
      - - - - tendão do, 422, 451, 454, 455, 461, 473, 474, 479, 480
  - - fibular terceiro, 534
  - - longo
    - - - do hálux, 526, 531, 532, 534, 554, T 8.5
      - - - - bainha do tendão do, 530, 540-542
      - - - - tendão do, 491, 530-532, 541, 542, 547, 549
    - - - do polegar, 451, 455, 460, 461, 489, T 7.6
      - - - - tendão do, 422, 454, 461, 473, 477, 479, 480
    - - - dos dedos, 501, 517, 526, 530-532, 534, 540, 541, 554, T 8.5
      - - - - bainha do tendão do, 540, 541
      - - - - tendão do, 491, 530-532, 541, 542, 547, 549
  - - radial
    - - - curto do carpo, 422, 441, 451, 454, 455, 460, 461, 488, 489, T 7.6
      - - - - tendão do, 454, 455, 461, 477, 479, 480
    - - - longo do carpo, 422, 428, 441, 445, 451, 454, 455, 459-461, 488, 489, T 7.6
      - - - - tendão do, 454, 455, 461, 477, 479, 480
  - - tibial anterior, 534
  - - ulnar do carpo, 422, 441, 451, 454, 459, 460, 461, 488, 489, T 7.6
    - - - cabeça ulnar do, 460
    - - - tendão do, 454, 455, 461, 479, 480
- extrínseco do bulbo do olho, 119
  - - inervação dos, 112
- faríngeos, 18
- fibular
  - - bainha comum dos tendões dos, 540
  - - curto, 526, 531, 532, 534, 540, 541, 554, T 8.6
    - - - tendão do, 527-530, 532, 537-542, 546, 547, 549
  - - longo, 491, 501, 516, 517, 526, 528, 531, 532, 534, 540, 554, T 8.6
    - - - bainha do tendão do, 549
    - - - tendão do, 527-530, 532, 537-542, 546, 547, 549
  - - terceiro, 526, T 8.6
    - - - tendão do, 530, 531, 540-542, 547, 549
- flexor
  - - curto
    - - - do dedo mínimo, 472, 475, 487, 544-546, T 7.6, T 8.6
    - - - do hálux, 549, 553, T 8.6
      - - - - cabeça lateral do, 544, 546, 547
      - - - - cabeça medial do, 544, 546, 547
    - - - do polegar, 472, 475, 476, T 7.6
      - - - - cabeça profunda do, 487
      - - - - cabeça superficial do, 486
    - - - dos dedos, 540, 544-546, 549, 553, T 8.6
      - - - - tendão do, 539, 544-546, 549
  - - do dedo mínimo, 547, 549
    - - - tendão do, 539
  - - longo
    - - - do hálux, 526, 529, 533, 534, 553, T 8.6
      - - - - bainha do tendão do, 540
      - - - - cabeça lateral do, 545
      - - - - cabeça medial do, 545
      - - - - tendão do, 527-529, 539, 544-547, 549
    - - - do polegar, 428, 453, 457-459, 461, 483, 486, T 7.6
      - - - - bainha do tendão do, 471, 473
      - - - - tendão do, 458, 464, 472, 473
    - - - dos dedos, 526, 529, 533, 534, 553, T 8.6
      - - - - bainha do tendão do, 540
      - - - - tendão do, 527-529, 539, 544-546, 549
  - - profundo, 534
    - - - dos dedos, 453, 458-461, 483, 487, T 7.6
      - - - - parte lateral, 486
      - - - - tendão do, 453, 464, 468, 471-474, 481
  - - radial do carpo, 440, 442, 452, 456, 459, 461, 483, 486, T 7.6
    - - - tendão do, 422, 457, 458, 461, 464, 470, 472, 473, 483
  - - superficial dos dedos, 453, 456, 457, 459, 461, 483, 486, 534, T 7.6
    - - - cabeça radial do, 457, 458, 461, 483

Índice Alfabético   **I-21**

- - - cabeça umeroulnar do, 428, 457, 459, 461, 483
- - - tendão do, 422, 453, 456, 464, 468, 471-474, 481, 483
- - ulnar do carpo, 422, 441, 452, 454-457, 459, 461, 483, 487, T 7.6
- - - tendão do, 422, 458, 461, 464, 470, 472, 475
- frontal, 150, T 2.12
- gastrocnêmio, 491, 504, 516, 517, 527, 528, 532, 552, 553, T 8.6
- - bolsa subtendínea
- - - lateral do, 520, 521
- - - medial do, 520, 521
- - cabeça
- - - lateral, 491, 499, 501, 511, 520, 521, 526, 527, 528-530, 533, 534
- - - medial, 491, 499, 511, 520, 521, 526-529, 531, 533, 534
- gêmeo
- - inferior, 415, 420, 421, 499, 504, 511-513, T 8.6
- - superior, 415, 499, 504, 511-513, T 8.6
- gênio-hióideo, 51, 69, 87, 88, 95, 96, 155, 156, T 2.12
- genioglosso, 63, 69, 86-88, 95, 155, T 2.12
- glúteo, 513
- - máximo, 179, 195, 198, 275, 331, 362, 379, 382, 383, 397, 398, 412, 413, 415, 420, 421, 491, 499, 501, 504, 511-513, 515, 555, T 8.6
- - - bolsa
- - - - isquiática do, 513
- - - - trocantérica do, 513
- - médio, 179, 420, 421, 491, 499, 502, 504, 505, 509-513, T 8.2, T 8.6
- - - bolsa trocantérica do, 513
- - - coberto pela fáscia, 415
- - - tendão do, 513
- - mínimo, 498, 499, 504, 505, 509, 510-512, T 8.2, T 8.6
- - - bolsa trocantérica do, 513
- - - tendão do, 420, 491, 502, 503, 513, 516, 517
- - grácil, 415, 498, 502-504, 509-511, 515, 516, 520, 526, 527, 551, T 8.6
- hioglosso, 52-54, 58, 86-88, 90, 96, 97, 155, T 2.12
- ilíaco, 280, 283, 330, 366, 394, 420, 498, 502, 505, 507, 508, 513, 514, 550, T 8.7
- iliococcígeo, 358-362, 397
- - parte do músculo levantador do ânus, 359
- iliocostal, 196, T 3.2
- - do lombo
- - - parte lombar, 196
- - - parte torácica, 196
- - do pescoço, 196
- iliopsoas, 274, 420, 421, 498, 499, 502, 503, 505, 509, 510, 513, 515
- - bolsa subtendínea do, 513
- - tendão do, 514
- infra-hióideos, 219
- infraespinal, 179, 201, 212, 263-265, 428, 432, 434-437, 441, 488, T 7.6
- - tendão do, 431, 434, 436, 441
- intercostal, 205, 219, 238, 263-265
- - externo, 197, 201, 209, 210, 212, 271, 276, 279, 436, T 4.4
- - interno, 201, 210-212, 276, 279, T 4.4

- - íntimo, 201, 211, 212, 251-253, 276, 279, T 4.4
- interespinal, T 3.2
- - do lombo, 197
- - do pescoço, 197
- interósseo(s), 474, 539
- - dorsal, 473-475, 480, 542, 547-549, T 7.7, T 8.7
- - - 1º músculo interósseo dorsal, 455, 470
- - palmares, 473-475, 487, T 7.7
- - plantares, 546-549, T 8.7
- intertransversário lateral do lombo, 197, T 3.2
- intrínsecos da laringe, 107, 109
- isquiocavernoso, 364, 371, 372, 378-380, 382-384, 393, 397, 405-407, T 6.4
- isquiococcígeo, 283, 358-362, 404, 405, 412-414, 508, T 6.4
- laterais da perna, 10
- latíssimo do dorso, 179, 195, 198, 200, 201, 209, 266, 270, 271, 275, 278, 279, 331, 347, 351, 428, 432, 433, 435, 436, 438, 440, T 3.2
- - tendão do, 264, 265, 442, 445
- levantador(es)
- - curtos das costelas, 197
- - longos das costelas, 197
- - da asa do nariz, 48, 72, 150, T 2.12
- - da costela, 197, T 4.4
- - da escápula, 51, 54, 56, 195, 198, 428, 432, 436, 437, 488, T 3.2
- - da pálpebra superior, 110, 112-114, 148, T 2.12
- - do ângulo da boca, 72, 150, T 2.12
- - do ânus, 274, 283, 301, 318, 324, 343, 358, 360, 361, 364, 370-373, 378, 379, 382-384, 393-398, 400, 404-406, 412, 413, 508, T 6.4
- - - arco tendíneo do, 283, 358-362, 366, 369, 371-373, 379, 394
- - - da túnica muscular da junção anorretal, 362
- - do lábio superior, 48, 72, 150, T 2.12
- - do véu palatino, 73, 85, 90, 92, 96, 97, 153, T 2.12
- liso, 4
- longitudinal
- - da faringe ("levantadores"), 94
- - inferior da língua, 86, 88, T 2.12
- - superior da língua, 86, 89, T 2.12
- longo
- - da cabeça, 54, 55, 86, 253, T 2.12
- - do pescoço, 51, 55, 253, 254, T 2.12
- longuíssimo, 196, T 3.2
- - da cabeça, 196, 199
- - do pescoço, 196
- - do tórax, 196
- lumbrical, 471-475, 544, 545, 547, 549, T 7.7, T 8.7
- - tendão do, 471, 546
- masseter, 52, 54, 70, 72, 78, 86, T 2.12
- mediais da coxa, 10
- mentual, 48, 72, 150, T 2.12
- milo-hióideo, 49, 50, 52-54, 58, 69, 70, 77, 86-88, 95-97, T 2.12
- multifído(s), 200, T 3.3
- - do lombo, 197
- - do tórax, 197
- nasal, 48, 150, T 2.13
- - parte alar do, 48, 60

- - parte transversa do, 48, 60
- oblíquo
- - externo do abdome, 17, 195, 196, 198, 200, 202, 205, 209, 212, 267, 270-276, 278-281, 283, 331, 349, 351, 363, 367, 432, 433, 501, T 5.4
- - - aponeurose do, 271-273, 278, 280, 282, 351, 378, 382
- - inferior, 112, 114, 148, T 2.13
- - - da cabeça, 196, 197, 199, T 3.3
- - - tendão do, 114
- - interno do abdome, 17, 195, 196, 200, 209, 271-276, 278, 280, 281, 283, 331, 351, 363, 367, T 5.4
- - - aponeurose do, 200, 272, 273, 278, 351
- - - - no trígono lombar (de Petit), 195
- - superior, 112-114, 145, 148, T 2.13
- - - da cabeça, 196, 197, 199, T 3.3
- - - tendão do, 114
- obturador
- - externo, 421, 498, 499, 503, 510, 551, T 8.7
- - interno, 274, 283, 358-362, 371-373, 384, 394, 400, 404, 413, 415, 420, 421, 499, 504, 508, 511-513, 555, T 8.7
- - - bolsa isquiática do, 513
- - - e gêmeos superior e inferior, 498
- - - tendão do, 360, 362
- occipital, T 2.13
- occipitofrontal, 150
- omo-hióideo, 51, 52, 87, 209, 428, T 2.13
- - ventre inferior, 437
- oponente
- - do dedo mínimo, 472, 475, 487, T 7.7
- - do polegar, 472, 475, 476, 486, T 7.7
- orbicular
- - da boca, 48, 60, 72, 86, 150, T 2.13
- - do olho, 48, 150, T 2.13
- - - parte
- - - - orbital do, 48
- - - - palpebral do, 48, 110
- - palatofaríngeo, 85, 86, 88, 90, 92, 94, 96, 153, T 2.13
- palatoglosso, 85, 86, 88, 90, 153, T 2.13
- palmar
- - curto, 469, 487, T 7.7
- - longo, 452, 456, 461, 486, T 7.7
- - - tendão do, 422, 456-458, 461, 464, 469, 470, 472
- papilar
- - anterior, 241, 242, 244, 266
- - - do ventrículo direito, 245, 246, 248
- - - - posterior do, 237, 241, 242, 244-246, 248
- - - do ventrículo esquerdo, 245, 248
- - septal, 241 244
- - - do ventrículo direito, 245, 246
- pectíneo, 420, 421, 498, 499, 502, 503, 509, 510, 514, 515, 550, T 8.7
- - do átrio direito, 241
- peitoral
- - maior, 49, 50, 54, 202, 205, 208-210, 212, 219, 237, 238, 262-267, 270, 271, 422, 428, 432, 433, 435, 438, 440, 445, T 4.4
- - - cabeça curta, 433
- - - e fáscia, 435
- - - e tendão, 442
- - - parte
- - - - abdominal, 432

I-22 Índice Alfabético

- - - - clavicular do, 238, 432
- - - - esternocostal do, 238, 432
- - - tendão do, 445
- - menor, 208-210, 219, 238, 263-265, 428, 433, 435, 438, 442, T 4.4
- - - tendão do, 433, 436, 438, 440
- petrofaríngeo, 92
- piramidal, 271, 281, T 5.4
- piriforme, 283, 358-361, 404, 412-415, 498, 504, 508, 511-513, T 8.2, T 8.7
- - bolsa do, 513
- - esquerdo, 405
- - tendão do, 513
- plantar, 499, 501, 504, 511, 516, 520, 521, 526-529, 533, 552, 553, T 8.7
- - tendão do, 504, 527, 528, 533, 534
- poplíteo, 499, 504, 520, 521, 526, 528, 529, 553, T 8.7
- - tendão do, 517-519
- posteriores
- - da coxa, 10
- - da perna, 10
- - do antebraço, 10
- - do braço, 10
- prócero, 48, 60, 150, T 2.13
- pronador
- - quadrado, 450, 458, 459, 461, 473, 475, 486, T 7.7
- - redondo, 440, 442, 455-461, 483, T 7.7
- - - cabeça ulnar, 428, 450, 457, 458, 486, 483
- - - cabeça umeral, 428, 450, 457, 458, 483, 486
- psoas
- - e ilíaco, 505
- - maior, 200, 216, 280, 283-285, 287, 296, 330, 331, 337, 350, 351, 363, 366, 367, 402, 420, 502, 505, 507, 508, 513, 514, 550, T 8.7
- - - área relacionada com, 331
- - menor, 283, 351, 363, 367, 505, 513, T 8.7
- - - tendão do, 283, 513
- pterigóideo, 73
- - lateral, 72, 74, 76, 77, T 2.13
- - - cabeça
- - - - inferior do, 52, 73, 75, 78
- - - - superior do, 52, 73, 75, 78
- - medial, 52, 73-78, 85, 86, 92, 98, T 2.13
- - - cabeça
- - - - profunda do, 73
- - - - superficial do, 73
- - - direito, 75
- puboanal, 358
- pubococcígeo, 358-362, 397
- - parte do músculo levantador do ânus, 359
- puborretal, 343, 360-362, 397, 420
- - esquerdo, 358
- - parte do músculo levantador do ânus, 393, 421
- quadrado
- - do lombo, 197, 200, 216, 283-285, 287, 330, 331, 337, 351, 363, 367, 505, 507, T 5.4
- - - área relacionada com, 331
- - femoral, 415, 498, 499, 503, 504, 510-513, T 8.7
- - plantar, 545, 546, 553, T 8.8
- - quadríceps femoral, 498, 517, 550
- - tendão do, 491, 502, 503, 510, 516, 521, 530-532

- - via ligamento da patela, 526
- redondo, 263
- - maior, 179, 195, 198, 201, 264, 265, 428, 432, 433, 435-438, 440-442, 445, 488, T 7.7
- - - e tendão, 441
- - menor, 195, 198, 212, 264, 428, 432-437, 441, 488, T 7.7
- - - tendão do, 431, 434, 441
- reto
- - anterior da cabeça, 55, 102, T 2.13
- - do abdome, 17, 202, 209, 210, 212, 267, 271-274, 276, 278-281, 343, 347, 351, 363, 366-368, 378, 399, 420, T 5.1, T 5.4
- - - bainha do, 270, 271, 273, 351
- - - - lâmina anterior, 209, 210, 271-273, 278, 280, 368, 378
- - - - lâmina posterior, 272, 273, 276, 278, 280
- - femoral, 420, 421, 491, 498, 499, 501, 502, 509, 510, 515, 550, T 8.8
- - - bolsa do, 513
- - - tendão do, 502, 513, 515, 517, 531
- - inferior, 112, 114, 148, T 2.14
- - lateral, 69, 112-114, 148, T 2.14
- - - da cabeça, 55, T 2.14
- - - tendão do, 116
- - medial, 69, 112, 113, 114, 148, T 2.14
- - - tendão do, 116
- - posterior
- - - maior da cabeça, 196, 197, 199, T 3.3
- - - menor da cabeça, 196, 197, 199, T 3.3
- - superior, 112, 113, 114, 148, T 2.14
- - - tendão do, 120
- retococcígeo, 283
- retoperineal, 362
- risório, 48, 150, T 2.14
- romboide
- - maior, 195, 198, 201, 212, 263-265, 275, 428, 432, 488, T 3.3
- - menor, 195, 198, 428, 432, 488, T 3.3
- rotador
- - curto do pescoço, 197, T 3.3
- - longo do pescoço, 197, T 3.3
- salpingofaríngeo, 90, 92, 96, 153, T 2.14
- sartório, 420, 421, 491, 498, 499, 501, 502, 504, 509, 510, 515, 516, 520, 526, 527, 550, T 8.8
- - tendão do, 502, 503, 516, 517, 521, 522
- semiespinal, T 3.4
- - da cabeça, 195-197, 199
- - do pescoço, 197, 199
- - do tórax, 197
- semimembranáceo, 415, 499, 501, 504, 511, 515, 520, 526, 527, 552, T 8.8
- - bolsa do, 516, 520, 521
- - tendão do, 516, 518, 520, 521, 528, 529
- semitendíneo, 415, 491, 498, 504, 511-513, 515, 520, 526, 527, 552, T 8.2, T 8.8
- - cabeça longa do, 499
- - no canal dos adutores, 515
- - tendão do, 502, 503, 516, 517
- serrátil
- - anterior, 195, 201, 202, 205, 209, 210, 212, 238, 263-267, 270, 271, 275, 278, 279, 347, 422, 428, 432, 433, 436, 438, T 4.4
- - posterior
- - - inferior, 195, 196, 200, 275, 331, T 3.4

- - - superior, 195, 196, T 3.4
- sóleo, 504, 516, 526-534, 540, 552, 553, T 8.8
- - arco tendíneo do, 504, 528, 529
- - e gastrocnêmio (via tendão do calcâneo), 526
- subclávio, 205, 209, 210, 238, 251, 252, 428, 429, 433, 435, 438, T 4.4
- subcostal, 253, 279, T 4.4
- subescapular, 201, 212, 263-265, 428, 431, 433-436, 440, 442, T 7.7
- - abertura da bolsa subtendínea do, 431
- - tendão do, 431, 434, 436
- superficial
- - da região glútea, 10
- - do dorso, 10
- supinador, 428, 450, 455, 457-461, 483, 489, T 7.7
- supra-hióideos, 87
- supraespinal, 195, 198, 428, 431-437, 441, 488, 490, T 7.8
- - tendão do, 431, 434, 436, 441, 490
- suspensor do duodeno, 289
- tarsal superior, 110
- temporal, 52, 69, 72, 75, 77, 78, 127, 129, T 2.14
- - tendão do, 52, 70, 72
- tensor
- - da fáscia lata, 420, 421, 491, 499, 501, 502, 509-512, 515, T 8.8
- - - tendão do, 502
- - do tímpano, 77, 122, 123, T 2.14
- - - tendão do, 122, 123
- - do véu palatino, 73, 77, 85, 90, 96, 97, 122, T 2.14
- - - tendão do, 85, 90, 96
- tibial
- - anterior, 491, 501, 516, 517, 526, 530-532, 534, 554, T 8.8
- - - tendão do, 531, 532, 538-542, 547, 549
- - posterior, 526, 529, 533, 534, 553, T 8.8
- - - tendão do, 527-529, 533, 538-540, 545-547
- tíreo-hióideo, 49, 50, 52-54, 87, 108, 155, 156, T 2.14
- tireoaritenóideo, 107, T 2.14
- - ação do, 109
- - parte
- - - externa do, 107, 108
- - - tireoepiglótica do, 107, 108
- transverso
- - do abdome, 200, 210, 211, 272-274, 276, 278-281, 283, 287, 330, 331, 351, 363, 367, 505, 507, T 5.4
- - - aponeurose do, 196, 200, 273, 275, 276, 331, 351
- - - área relacionada com aponeurose do, 331
- - - e aponeurose, 196, 197
- - do tórax, 201, 210, 211, 237
- - profundo do períneo, 343, 358, 364, 368, 379, 380, 384, 385, 393, 398, 405, 406, T 6.4
- - superficial do períneo, 343, 358, 378-380, 382-384, 393, 397, 398, 406, 407, T 6.4
- transversoespinal, 263
- trapézio, 22, 49-54, 154, 156, 179, 195, 198, 199, 201, 209, 210, 212, 263-266, 275, 422, 428, 432, 433, 435, 438, T 3.1, T 3.4

- - traqueal, 225
- - tríceps, 179
- - - braquial, 202, 422, 428, 432, 433, 436-438, 441, 445, 447, 460, 488, T 7.8
- - - - cabeça lateral do, 264, 265, 428, 432, 436, 437, 441, 445
- - - - cabeça longa do, 263-265, 422, 428, 432, 436, 437, 441, 445
- - - - cabeça medial do, 428, 441
- - - - tendão, 441, 448, 454, 455, 488
- - vasto
- - - intermédio, 498, 499, 502, 503, 515, 517, 550, T 8.8
- - - tendão do, 510
- - - lateral, 421, 491, 498, 499, 501-503, 509-511, 515-517, 530, 531, 550, T 8.8
- - - medial, 491, 498, 499, 502, 503, 509, 510, 515-517, 531, 550, T 8.8
- - vertical e transverso da língua, 86, 155, T 2.14
- - vocal, 107, 108, T 2.14
- - - ação dos, 109
- - zigomático
- - - maior, 48, 72, 150, T 2.14
- - - menor, 48, 72, 150, T 2.14

N

Narina, 22, 63
- abertura, 61
Nariz, 2, 60
Nasal, 25, 26, 27, 29, 35, 62, 63, 69
Násio, 25
Navicular, 535, 536, 538, 547, 548, 556
Nervo(s), 23, 225
- abducente (NC VI), 34, 78, 82, 112-114, 131, 140, 144, 145, 148, T 2.6
- acessório (NC XI), 33, 34, 56-58, 75, 82, 91, 98, 101, 102, 131, 140, 143-145, 154, 156, 198, 436, T 2.8
- alveolar, 80
- - inferior, 42, 73, 75, 77, 78, 84, 86, 87, 98, 149, 158, 161
- - - direito, 75
- - - anterior, 79, 84, 98, 149
- - - médio, 79, 81, 98, 84
- - - posterior, 75, 79, 81, 84, 98, 149
- anal (retal) inferior, 324, 412, 413, 415, 416, 506, 512
- anococcígeo, 413, 415, 506, 508
- anterior da curvatura menor, 261
- auricular
- - magno, 23, 50, 56, 57, 156, 198, 199, T 2.9
- - posterior, 71, 75, 77, 150
- - auriculotemporal, 23, 42, 70, 73-75, 77, 78, 98, 99, 149, 152, 161
- autônomos
- - das glândulas suprarrenais, 341
- - dos rins, dos ureteres e da bexiga urinária, 339
- - no tórax, 229
- - axilar, 423, 433, 434, 436, 438, 439, 441, 484-486, 488, T 7.1, T 7.4
- bucal, 23, 75, 77, 78, 84, 86, 98, 149
- cardíaco, 6
- - cervical, 229, 261
- - - inferior, 157, 249, 250
- - - médio, 157, 249, 250
- - - superior, 91, 157, 158, 249, 250
- - torácico, 157, 229, T 4.1

- carótico
- - externo, 6
- - interno, 6, 80, 157, 158, 160
- caroticotimpânico, 150
- - do plexo carótico interno, 152
- cavernosos do pênis, 412, 418
- cervical, 187
- - transverso, 23, 56, 57, 156, T 2.9
- ciliar
- - curto, 79, 113, 114, 148, 149, 158, 159
- - longo, 79, 113, 114, 148, 149, 158, 159
- clúneos
- - inferiores, 198, 413, 415, 493, 511, 512, 552
- - médios, 198, 493, 511
- - superiores, 198, 275, 493, 511
- coccígeo, 186, 187, 508
- coclear, 121, 124-126, 151, T 2.6
- cranianos, 4
- cutâneo, 12
- - dorsal
- - - intermédio do pé, 492, 554
- - - lateral do pé, 492, 493, 541, 542, 552-554
- - - medial do pé, 492, 554
- - femoral
- - - lateral, 278, 282, 287, 330, 411, 492-494, 505-507, 509, 510, 515, 550, 551, T 8.1, T 8.3
- - - posterior, 186, 413, 415, 420, 506, 508, 511, 512, 515, 552, T 8.3
- - lateral
- - - do antebraço, 423-425, 440, 445, 456-458, 479, 482, 483, 485, T 7.3
- - - inferior do braço, 423, 424, 441, 488, 489, T 7.4
- - - superior do braço, 198, 423, 424, 436, 441, 488, 489, T 7.4
- - - - ramo anterior, 433
- - - - ramo para o músculo redondo menor, 433
- - - - ramo posterior, 433
- - medial
- - - do antebraço, 423, 425, 438, 439, 442, 445, 479, 482-486, T 7.4
- - - do braço, 278, 424, 438, 439, 442, 445, 483-486, T 7.4
- - perfurante, 413, 415, 493, 506, 508, 512, T 8.3
- - posterior
- - - do antebraço, 423, 424, 425, 441, 445, 478, 479, 482, 488, 489
- - - do braço, 423, 424, 441, 488, 489, T 7.3, T 7.4
- - sural
- - - lateral, 492, 493, 511, 527, 528, 534, 552-554, T 8.4
- - - medial, 493, 511, 527, 528, 534, 552, 553, T 8.4
- - da cavidade nasal, 64, 66
- - da órbita, 113
- - da parede anterior do abdome, 278, 287
- - da região cervical posterior, 199
- - digitais
- - - dorsais, 482
- - - do nervo radial, 477
- - - do pé, 492, 554
- - - - nervo fibular profundo, 492, 531, 532, 541, 542

- - - - nervo fibular superficial, 492, 531, 541, 542, 554
- - - dos nervos mediano e ulnar e veias digitais dorsais, 425
- - - palmares
- - - - comuns, 482
- - - - - do nervo ulnar, 423, 470, 483, 487
- - - - - do nervo mediano, 470, 483, 486
- - - - - do nervo plantar lateral, 553
- - - - - do nervo plantar medial, 553
- - - - próprios, 423, 482
- - - - - do nervo mediano, 425, 470, 476, 483, 486
- - - - - do nervo ulnar, 425, 476, 483, 487
- - - - - do nervo plantar lateral, 544, 545, 546
- - - - - do nervo plantar medial, 544, 545, 546, 553
- - do abdome, 319
- - do canal pterigóideo, 64, 66, 79-82, 123, 150, 152, 158, 160, 162
- - do coração (cardíacos), 249
- - do dorso, 198
- - do esôfago, 261
- - do pescoço, 56, 57
- - do plexo cervical, 57
- - do tórax, 249
- - dorsal
- - - da escápula, 439, 488, T 7.3
- - - do clitóris, 377, 380, 415, 416, 506
- - - do pênis, 384, 411, 412, 413, 418, 506, 512
- - dos plexos hipogástricos inferiores, 323
- - e artéria
- - - alveolares
- - - - inferiores, 87
- - - - superiores posteriores, 78
- - - das regiões carpal posterior e dorsal da mão, 479
- - - digitais
- - - - palmares
- - - - - comuns, 476
- - - - - próprios do polegar, 476
- - - plantares comuns, 545
- - - do terço médio da face, 81
- - - infraorbitais, 78
- - - intercostais, 212
- - - massetéricos, 72
- - - obturatórios, 412
- - - palatinos
- - - - maiores, 33, 82
- - - - menores, 33
- - - plantares
- - - - laterais, 533, 540, 545
- - - - mediais, 533, 540
- - - temporais profundos
- - - - anteriores, 78
- - - - posteriores, 78
- - - ulnares, 476
- - - e veias digitais dorsais do pé, 478, 492
- - escrotal
- - - anterior do nervo ilioinguinal, 278, 287, 411
- - - posterior, 412, 413, 506, 512
- - espinal, 4, 23, 51, 159-161, 189, 190, 201, 326
- - - C1, 154, 186, 187
- - - C2, 154
- - - C3, 154
- - - C4, 98, 154
- - - C8, 186, 187
- - - L1, 186

I-24 **Índice Alfabético**

- - L4, 184, 415
- - L5, 186, 414, 415
- - lombar, 200
- - raízes e ramificações, 190
- - S1, 186, 415
- - S2, 415
- - S3, 415
- - S4, 415
- - S5, 186
- - T1, 186
- - T12, 186
- - torácico típico, 201
- esplâncnico(s), 326
- - imo, 6, 216, 229, 287, 319, 321, 324, 325, 339, 340, 341, 412, 417, T 5.1
- - - direito, 321, 322, 323
- - - esquerdo, 321, 322, 323
- - lombar(es), 6, 319, 324, 339-341, 411, 412, 414, 416, 417, 419, T 5.1
- - - esquerdo, 323
- - - superiores, 418
- - maior, 6, 215, 216, 287, 319, 321, 323-325, 328, 329, 339, 341, 411, 412, 416-418
- - - direito, 320, 321, 322
- - - esquerdo, 320, 321, 322
- - menor, 6, 216, 287, 319, 321, 324, 325, 339, 340, 341, 411, 412, 416-418
- - - direito, 321, 322, 323
- - - esquerdo, 319-323
- - mínimo, 321, 411, 416, 418
- - pélvicos, 7, 323, 324, 339, 340, 412, 414, 416-419, 506, 508
- - sacrais, 6, 324, 339, 412, 414, 419, 508
- - torácico
- - - maior, 229, 237, 251, 252, 261, 279
- - - menor, 229, 279
- etmoidal
- - anterior, 34, 79, 113, 114, 148, 149
- - - direito, 114
- - - esquerdo, 114
- - posterior, 34, 79, 113, 114, 148, 149
- facial (NC VII), 7, 33, 34, 58, 71, 74, 75, 77, 78, 80, 82, 84, 86, 91, 98, 121, 123, 126, 131, 140, 143-145, 149-151, 160-162, T 2.6
- faríngeo, 64, 149, 160
- femoral, 186, 274, 280, 287, 409, 411, 420, 421, 494, 505-507, 510, 550, 551, T 8.1, T 8.3
- - profundamente à fáscia iliopsoas, 282
- fibular
- - comum, 504, 506, 508, 511, 515-517, 520, 527-532, 552-554, T 8.1, T 8.4
- - profundo, 532, 534, 541, 542, 554, T 8.4
- - superficial, 492, 530-532, 534, 541, 542, 552, 554, T 8.4
- frênico, 50, 51, 55-57, 98, 99, 103, 156, 157, 210, 211, 214-216, 219, 220, 231, 232, 236, 237, 249, 251-254, 263, 264, 276, 319, 341, 436, 438, T 2.9, T 4.1
- - direito, 253, 328
- - e relação com o pericárdio, 214
- - esquerdo, 252, 253
- - lateral da cabeça, longo da cabeça e reto anterior da cabeça, 57
- frontal, 79, 113, 114, 148, 149, 158
- genitofemoral, 282, 287, 330, 335, 351, 411, 505-507, 551, T 5.1, T 8.3

- glossofaríngeo (NC IX), 7, 33, 34, 58, 82, 84, 90, 91, 98, 99, 131, 140, 143, 144, 145, 150, 152, 153, 157, 158, 160-162, 230, T 2.6
- glúteo
- - inferior, 186, 506, 508, 512, T 8.3
- - superior, 186, 506, 508, 512, T 8.3
- hipogástrico, 324, 340, 411, 412, 416-419
- - direito e esquerdo, 319, 323, 339, 414
- hipoglosso (NC XII), 33, 34, 56-58, 75, 77, 82, 86, 88, 91, 98-100, 102, 131, 140, 144, 155, 156, T 2.8
- ílio-hipogástrico, 186, 198, 287, 330, 331, 351, 411, 416, 505-507, 551, T 5.1
- ilioinguinal, 186, 278, 281, 287, 330, 331, 351, 411, 416, 505-507, 551, T 5.1
- infra-hióideos da alça cervical, 156
- infraorbital, 23, 60, 79-82, 84, 98, 114, 148, 149
- infratroclear, 23, 60, 79, 113, 114, 149
- - direito e esquerdo, 114
- intercostal(is), 186, 205, 210, 211, 251, 252, 279, 506, T 4.1, T 5.1
- - 1º nervo intercostal, 250, 439
- - 3º nervo intercostal, 261
- - 6º nervo intercostal, 229
- - 8ª nervo intercostal, 229
- - 10º nervo intercostal, 340
- - inferiores, 214
- - ramo anterior do nervo espinal torácico), 212
- intercostobraquial, 210, 278, 424, 436, 438, 483, 484
- - e nervo cutâneo medial do braço, 423
- intermédio (de Wrisberg), 140, 150, 151, 158, 162
- interósseo
- - anterior do antebraço, 486, T 7.4
- - da perna, 553
- - posterior do antebraço, 455, 489, T 7.4
- isquiático, 186, 415, 420, 421, 504, 506, 508, 511-513, 515, 552, T 8.4
- jugular, 157
- labiais
- - anteriores (do nervo ilioinguinal), 415
- - posteriores, 415, 416
- lacrimal, 79, 81, 113, 114, 148, 149, 158
- laríngeo
- - recorrente, 51, 52, 57, 91, 94, 98, 104, 105, 108, 157, 254, 261, T 2.7, T 4.1
- - - direito, 103, 108, 153, 232, 249, 261
- - - esquerdo, 103, 153, 214, 220, 229-233, 249, 252, 254, 261, 263, 264
- - superior, 91, 103-105, 108, 153, 157, 158, 162, 230, 261, T 2.7
- laringofaríngeo, 157
- lingual, 42, 70, 73-75, 77, 83, 84, 86-88, 98, 149, 150, 158, 160-162
- - direito, 75
- lombares, 187
- mandibular (NC V$_3$), 23, 33, 34, 42, 75, 77, 78, 84, 87, 98, 113, 114, 131, 148, 149, 152, 158, 160-162, T 2.5
- - divisão anterior do, 77
- - divisão posterior do, 77
- - massetérico, 73, 75, 98, 149
- - do nervo mandibular, 77
- maxilar (NC V$_2$), 23, 34, 64, 75, 77-80, 81, 82, 84, 98, 113, 114, 131, 148, 149, 158, 160-162, T 2.5

- mediano, 423, 438-440, 442, 445, 456-458, 461, 464, 470, 472, 475, 476, 482-486, T 7.1, T 7.4
- mentual, 23, 77, 84, 98, 149
- milo-hióideo, 42, 56, 73-75, 77, 86, 87, 98, 149
- musculares do plexo cervical, 156
- musculocutâneo, 423, 438-440, 442, 445, 458, 482, 484-486, T 7.3
- nasociliar, 79, 113, 114, 148, 149, 158, 159
- nasopalatino, 33, 64, 66, 80, 81, 84, 149, 160
- obturatório, 274, 287, 420, 505-508, 550, 551, T 8.1, T 8.3
- - acessório, 287, 506, 507
- occipital
- - maior, 23, 56, 156, 198, 199
- - menor, 23, 56, 156, 198, 199, T 2.9
- - - superior, 57
- - terceiro, 23, 198, 199
- oculomotor (NC III), 7, 34, 78, 82, 112-114, 131, 140, 143, 144, 148, 158, 159, 171, T 2.5
- oftálmico (NC V$_1$), 23, 34, 64, 66, 67, 78, 79, 84, 113, 114, 131, 148, 149, 158-162, T 2.5
- óptico (NC II), 34, 69, 82, 112-114, 116, 119, 131, 133, 134, 147, 159, 170, 171, T 2.5
- - bainha do, 116, 120
- - direito (NC II), 164
- - esquerdo (NC II), 164
- palatino(s), 80, 160
- - maior, 64, 66, 80, 81, 84, 98, 149, 158, 160
- - menores, 64, 66, 81, 84, 98, 149, 158, 160
- para(s) o(s) músculo(s)
- - coccígeo, T 8.3
- - escaleno e levantador da escápula, 57
- - estapédio, 150
- - esterno-hióideo, 57
- - esternotireóideo, 57
- - isquiococcígeo, 506
- - gêmeo
- - - inferior, 512
- - - superior, 512
- - levantador do ânus, 506, 508, T 8.3
- - longo
- - - da cabeça, 57
- - - do pescoço e escalenos, 57, 439
- - obturador interno, 506, 508, 511, 512, T 8.3
- - piriforme, 506, 508, T 8.3
- - pterigóideo medial, 149
- - quadrado femoral, 506, 508, 512, T 8.3
- - reto, 57
- - tensor
- - - do tímpano, 77, 149
- - - do véu palatino, 77, 78, 149
- para o seio carótico (de Hering), 98
- para o ventre
- - inferior do músculo omo-hióideo, 57
- - superior do músculo omo-hióideo, 57
- peitoral
- - lateral, 209, 435, 438, 439, T 7.3
- - medial, 209, 435, 438, 439, T 7.4
- perineal, 380, 412, 413, 415, 506, 512
- - ramo muscular
- - - "profundo", 413
- - - "superficial", 413

- petroso
  - - maior, 34, 64, 78, 80, 82, 113, 150-152, 158, 160, 162
  - - menor, 33, 34, 34, 77, 78, 113, 122, 123, 150, 152, 161
  - - profundo, 64, 80, 150, 152, 158, 160
- plantar
  - - lateral, 549, 552, 553, T 8.4
  - - medial, 549, 552, 553, T 8.4
- posterior da curvatura menor, 261
- pterigóideo
  - - lateral, 77, 98, 149
  - - medial, 73, 77, 98
- pudendo, 186, 287, 324, 380, 407, 412-421, 506, 508, 511, 512, T 6.1, T 8.3
  - - no canal do pudendo, 415
- radial, 423, 433, 436, 438, 439, 441, 445, 457, 458, 482-486, 488, 489, T 7.1, T 7.3
  - - e axilar inervação cutânea pelos, 489
  - - ramo
    - - - profundo, 483
    - - - superficial, 483, 484
- sacrais, 187
- safeno, 492, 493, 509, 510, 515, 531, 532, 534, 550, 553, T 8.1, T 8.3
- simpáticos (adrenérgicos), 230
- subclávio, 439, T 7.3
- subcostal, 186, 287, 330, 331, 411, 416, 505-507, T 5.1
- subescapular, T 7.3
  - - inferior, 433, 436, 438, 439, 488
  - - superior, 433, 438, 439
- suboccipital, 46, 199
- supraclavicular, 23, 50, 56, 57, 423, T 2.9
  - - intermédio, 156, 424
  - - lateral, 156, 424
  - - medial, 156 424
- supraescapular, 439, 488, T 7.3
- supraorbital, 23, 60, 79, 113, 114, 149
- supratroclear, 23, 60, 79, 113, 114, 149
- sural, 493, 552, 553, 554, T 8.1, T 8.4
- temporal profundo, 98, 149
  - - anterior, 75, 77
  - - posterior, 75, 77
- tibial, 504, 506, 508, 511, 515, 527, 528, 529, 533, 534, 540, 552, 553, T 8.4
- timpânico (de Jacobson), 82, 122, 150, 152, 161
  - - inferior, 123
- torácico, 187
  - - longo, 206, 209, 210, 278, 436, 438, 439, T 4.1, T 7.1, T 7.3
- toracodorsal, 433, 439, T 7.3
- trigêmeo, 23, 78, 79, 82, 84, 126, 140, 143-145, 158, 160-162, 171, 177, 230, T 2.5
- troclear, 34, 78, 82, 112-114, 131, 140, 141, 143, 144, 148, 171, T 2.5
- ulnar, 423, 438, 439, 441, 442, 445, 454-458, 461, 470, 472, 475, 482-487, T 7.1, T 7.4
- vago (NC X), 7, 33, 34, 51, 56-58, 75, 82, 84, 91, 98-100, 103-105, 131, 140, 143-145, 152-154, 157, 158, 162, 214, 220, 229-232, 249-252, 254, 261, 263, 264, 324, 326, 340, T 2.7
  - - direito (NC X), 261
  - - esquerdo (NC X), 233
- vestibular, 121, 124, 126, 151, T 2.6
  - - parte

- - - inferior do, 124, 126
- - - superior do, 124, 126
- vestibulococlear (NC VIII), 34, 78, 91, 121, 124, 126, 131, 140, 143-145, 151, 158, T 2.6
- zigomático, 79, 81, 114, 148, 149
Neuro-hipófise, 21, 174
Neurocrânio, 8
Neurônio(s)
- gustatório primário
  - - via acessória, 162
  - - via principal, 162
- olfatórios sensitivos, 146
Nó
- atrioventricular (AV), 248, T 4.2
- sinoatrial (SA), 239, 248, T 4.2
Nódulo(s)
- da válvula semilunar (corpo de Arantius), 244
- linfáticos
  - - agregados, 297
  - - solitário, 297
- linfoides, 89
- lóbulo X, 141
Norepinefrina, 21
Núcleo(s), 174
- acessório do nervo oculomotor (de Edinger-Westphal), 143, 144, 148, 159
- ambíguo, 143, 144, 152, 153, 154
- anteriores, 138
- arqueado do hipotálamo, 174
- caudado, 137, 168
  - - corpo do, 135
- coclear, 144
  - - anterior, 143, 151
  - - posterior, 143, 151
- da lente, 117
- denteado do cerebelo, 141
- do cerebelo, 142
- do nervo
  - - abducente, 143, 144, 148
  - - acessório, 143, 144
  - - facial, 143, 144
  - - hipoglosso, 143, 144, 155
  - - oculomotor, 143, 144, 148
  - - troclear, 143, 144, 148
- do tálamo, 138
- do trato solitário, 143, 144, 150, 152, 153, 162, 250, 340
- dorsomedial, 174
- espinal do nervo trigêmeo, 143, 144, 149, 152, 153
- intermediolateral no corno lateral, 326, 341
- intralaminares, 138
- lateral do trato olfatório, 146
- lentiforme, 135, 137, 168
- mamilares do hipotálamo, 174
- mediais, 138
- medianos, 138
- mesencefálico do nervo trigêmeo, 143, 144, 149, 162
- motor do nervo
  - - facial, 150
  - - trigêmeo, 143, 144, 149, 162
- olfatório anterior, 146
- parabraquial, 162
- paraventricular do hipotálamo, 174
- posterior
  - - do hipotálamo, 174

- - do nervo vago, 143, 144, 153, 250, 324, 340
- principal do nervo trigêmeo (sensitivo), 143, 144, 149
- pulposo, 45, 181, 185
- pulvinares, 138
- reticular do pré-tálamo, 138
- rubro, 134, 143, 144
- salivatório
  - - inferior, 143, 144, 152, 161
  - - superior, 80, 143, 144, 150, 160
- supraóptico do hipotálamo, 174
- ventral posteromedial (VPM) do tálamo, 162
- ventromedial do hipotálamo, 174
- vestibular, 143, 144
  - - inferior, 151
  - - lateral, 151
  - - medial, 151
  - - superior, 151

O

Óbex, 141
Occipital, 27-32, 35, 46
- parte basilar do, 29, 31, 32, 46, 55, 61-63, 85, 92, 93
Ocitocina, 21
Olécrano, 441, 446, 447, 449, 451, 455, 488
- da ulna, 422, 441, 454
Olho, 2, 6, 7, 110
Oliva, 140
Ombro, 2, 3
- articulação do, 431
Omento
- maior, 288-290, 292, 294, 301, 303, 343, 350, 351
- menor, 292, 294, 303, 343
  - - lâmina
    - - - anterior, 305, 320
    - - - posterior, 320
Oócito eliminado, 365
Opérculo
- frontal, 132
- parietal, 132
- temporal, 132
Oposição, 11
Ora serrata, 116, 118, 119
Orbículo ciliar do corpo ciliar, 118
Órbita, 37, 67, 68
- direita, 25
Orelha, 3, 28, 126
- pavilhão, 121, 122
- tracionada anteriormente, 126
Organização
- dos núcleos da base, 137
- geral do sistema nervoso, 4
Órgão(s)
- espiral (de Corti), 125
- genitais externos, 6, 7, 389
- linfáticos, 16
- sensitivos especiais somáticos e viscerais, 4
Orientação dos nervos e dos vasos sanguíneos da base do crânio, 82
Origem
- lateral do músculo cremaster, 280
- medial do músculo cremaster, 280
Ossículos da audição, 8
- vista medial, 122

Osso(s), 69
- alveolar, 41
- associados, 8
- capitato, 467
- carpais, 8, 462, 466
- da cavidade nasal e seios paranasais ao nascimento, 68
- da mão, 466
- da pelve, 354
- - feminina/abertura superior da pelve, 355
- - masculina/abertura superior da pelve, 355
- da perna direita, 524
- do quadril, 495
- do terço médio da face, 8
- escafoide, 467
- metacarpal, 8, 462, 463-466, 468, 474
- - I, 455, 458, 467, 472, 477
- - - corpo do, 467
- - II, 455
- - III, 463
- - - corpo do, 467
- - posterior, 474
- - V, 454, 458
- metatarsal, 8, 535, 536, 539, 542, 547
- - I, 529, 538-540, 548, 556
- - V, 529, 530, 539, 548, 549
- - - base do, 556
- nasal, 22, 59
- occipital, 186, 187
- piramidal, 467
- pisiforme, 452, 456-458, 464, 467
- semilunar, 467
- sesamoides, 8, 463, 466, 535, 536, 539, 547, 548
- - do pé, 545, 546
- sutural ("wormiano"), 27, 30
- tarsais, 8
- trapézio, 467
- trapezoide, 467
Óstio(s)
- abdominal, 374
- cárdico, 295
- - do estômago, 238
- da artéria coronária, 245
- - direita, 244
- - esquerda, 244
- da glândula
- - prepucial, 383
- - vestibular maior, 377
- da vagina, 364, 377, 380, 389
- da veia cava inferior, 244
- do apêndice vermiforme, 299
- do(s) ducto(s)
- - da glândula bulbouretral, 385, 386
- - ejaculatório, 386, 385, 390
- - parauretrais, 377
- do íleo ileal, 299, 301
- do seio coronário, 238, 241, 244
- do ureter, 369, 373, 375, 385, T 6.2
- - direito, 371
- - esquerdo, 371
- do útero do ovário, 374
- dos dúctulos prostáticos, 385, 386
- externo da uretra, 267, 352, 364, 368, 377, 380, 383, 386, 389, 397
- faríngeo da tuba auditiva, 17, 61, 90, 93, 95, 152
- glandulares, 305
- histológico interno do útero, 374
- pilórico, 297

- uterino da tuba uterina, 374
Ovário, 20, 21, 335, 363-365, 372-374, 376, 390, 402, 414, 417, T 6.3
- direito, 375
- esquerdo, 375

P

Paladar, 84
- via corda do tímpano, 84
Palatino, 29, 31, 35, 62, 63, 68
- lâmina horizontal do, 38, 40, 61, 85
Palato
- duro, 68, 90, 95, 175, 177
- mole, 61, 63, 83, 90, 93, 95, 177
- parte óssea do, 37
Palma, 422
- mão, 463
Pâncreas, 6, 7, 18, 153, 200, 292, 293, 342, 343, 350, T 5.3
- aorta (torácica), 348
- colo do, 306
- corpo do, 291, 294, 306, 345
- *in situ*, 306
- inervação autônoma do, 329
- veia do, 315
Panículo adiposo, 270
- da tela subcutânea abdominal (fáscia de Camper), 343
Papila(s)
- circunvaladas, 89, 162
- dérmica do folículo piloso, 12
- do ducto parotídeo, 83
- filiformes, 89
- folhadas, 89, 162
- fungiforme, 89, 162
- gengival, 41
- ileal, 299
- incisiva, 85
- lacrimal
- - inferior, 110, 111
- - superior, 110, 111
- maior do duodeno (de Vater), 297, 305, T 5.2
- mamária, 202, 205
- menor do duodeno, 297, 305
- renal, 333
Paradídimo, 390
Paraoóforo, 390
Paratormônio (PTH), 21
Parede
- anterior do abdome, 284, 285, 336
- - dissecação
- - - média, 271
- - - profunda, 272
- - - superficial, 270
- - vista interna, 274
- anterior do tórax
- - dissecção da camada
- - - profunda, 210
- - - superficial, 209
- - vista interna, 211
- da vagina, 372
- do abdome e vísceras, 343
- do tórax e diafragma, 209, 211, 213, 215
- externa do ducto coclear, 125
- lateral da cavidade nasal, 64, 65, 66
- medial da órbita, 69
- membranácea (posterior), 225
- posterior

- - da parte oral da faringe, 83
- - do abdome vista interna, 283
- posterolateral do abdome, 275
- vestibular (de Reissner), 125
Parietal, 25, 27-32, 35, 35
Parte
- abdominal
- - da aorta, 200, 216, 234, 253, 254, 284, 289, 292-294, 296, 308, 310, 324, 330, 332, 336, 337, 342, 343, 345, 346, 349, 350, 351, 363, 365, 367, 400, 402-405, 414, T 5.2
- - do esôfago, 254, 255, 258, 294
- adutora do músculo adutor magno, 551
- alar do músculo nasal, 48, 60
- alveolar da mandíbula, 39
- anterior do fórnice da vagina, 364, 373, 375
- anular da bainha fibrosa
- - do dedo da mão, 473
- - que reveste a bainha sinovial, 470
- ariepiglótica do músculo aritenóideo oblíquo, 107, 108
- ascendente
- - da aorta, 236, 238, 241, 244, 245, 248, 262, 265
- - do duodeno, 289, 297
- basilar do occipital, 29, 31, 32, 46, 55, 61-63, 85, 92, 93
- cartilagínea da tuba auditiva, 73, 85, 90, 92, 96
- cavernosa da artéria carótida interna, 82, 128, 131
- central do sistema nervoso, 4
- cerebral da artéria carótida interna, 131, 164
- cervical
- - da medula espinal 45, 177
- - do esôfago, 254, 255, 258
- ciliar (cega) da retina, 116, 117
- clavicular do músculo
- - esternocleidomastóideo, 22
- - peitoral maior, 238
- costal
- - da pleura parietal, 17, 214, 215, 218-220, 251-254
- - do diafragma, 211, 216
- cricofaríngea do músculo constritor inferior da faringe, 52, 92, 94, 96, 97, 104, 105, 108, 255, 256
- cruciforme da bainha fibrosa
- - do dedo da mão, 473
- - que reveste a bainha sinovial, 470
- da pleura parietal, 231
- descendente
- - da aorta (torácica), 14, 17, 262, 265, 266, 296, 345 347
- - do duodeno, 200, 289, 291, 297, 305, 349
- diafragmática
- - da pleura parietal, 17, 214, 215, 219, 220, 254
- - do pericárdio, 236
- distal da hipófise (lobo anterior da hipófise), 174, 175
- do corpo
- - vista
- - - anterior da mulher, 2
- - - posterior do homem, 3
- do jarrete do músculo adutor magno, 552
- do verme do cerebelo, 171
- ectodérmica do canal anal, 395

- escamosa do temporal, 27, 29, 32, 35
- esponjosa da uretra, 371, 382, 386, 391
- esternal
- - do diafragma, 211, 216
- - do músculo esternocleidomastóideo, 22
- esternocostal do músculo peitoral maior, 238
- externa do músculo tireoaritenóideo, 107, 108
- flácida da membrana timpânica, 122
- glossofaríngea do músculo constritor superior da faringe, 88, 96
- horizontal, 296
- - do duodeno, 289, 297, 343
- inferior do nervo vestibular, 124, 126
- interarticular, 43
- intermédia da hipófise, 174
- irídica da retina, 117
- laríngea da faringe, 17, 93, 95
- lisa, 305
- livre do membro
- - inferior, 2, 3, 8
- - superior, 2, 3, 8
- lombar da medula espinal, 419
- mediastinal da pleura parietal, 17, 214, 215, 219, 220, 231, 232, 236, 237, 251-254
- membranácea
- - da uretra, 384, 384, 391
- - - masculina, 386
- - do septo interventricular, 237, 241-245, 248
- muscular do septo interventricular, 237, 241, 242, 244, 245, 248
- não pigmentada da retina, 120
- nasal da faringe, 17, 93, 95, 121, 131
- nervosa da hipófise (lobo posterior da hipófise), 174, 175
- no bulbo do pênis, 386
- no corpo do pênis, 386
- oclusa da artéria umbilical, 402, 404, 405
- olfatória da túnica mucosa nasal, 145, 146
- óptica da retina, 116, 118, 145
- oral da faringe, 17, 51, 90, 93, 95, 255
- orbital
- - da glândula lacrimal, 111
- - do frontal, 32
- - do músculo orbicular do olho, 48
- óssea
- - do palato, 37
- - do septo nasal, 37, 38, 68
- palpebral
- - da glândula lacrimal, 111
- - do músculo orbicular do olho, 48, 110
- parassimpática do sistema nervoso, 4, 7
- patente da artéria umbilical, 284, 402, 404, 405
- pélvica do peritônio, 368, 371, 394, 398, 417, 418
- periférica do sistema nervoso, 4
- petrosa
- - da artéria carótida interna, 82, 164
- - do temporal, 26, 29, 31, 32, 35, 126
- pilórica, 294, 295
- pós-comunicante da artéria cerebral
- - anterior, 164, 167
- - posterior, 164, 167
- posterior do fórnice da vagina, 364, 375
- pré-comunicante da artéria cerebral anterior, 164, 167
- profunda

- - da glândula submandibular, 70
- - do compartimento posterior da perna, 534
- - do músculo esfíncter externo do ânus, 395, 396
- prostática da uretra, 371, 385, 386, 391, 420
- retrolentiforme da cápsula interna, 137
- sacral
- - da linha terminal, 183
- - da medula espinal, 324, 419
- simpática do sistema nervoso, 4
- subcutânea, 343
- - do músculo esfíncter externo do ânus, 395, 396
- superficial, 343
- - da glândula submandibular, 70
- - do compartimento posterior da perna, 534
- - do masseter, 72
- - do músculo esfíncter externo do ânus, 395, 396
- - externo do ânus, 397
- superior
- - do duodeno, 297, 305, 348
- - do nervo vestibular, 124, 126
- tensa da membrana timpânica, 122
- terminal
- - do íleo, 290, 298, 299, 363, 367
- - do ligamento redondo do útero, 372
- timpânica do temporal, 35
- tireoepiglótica do músculo tireoaritenóideo, 107, 108
- tireofaríngea do músculo constritor inferior da faringe, 92, 94, 96, 97, 104, 105, 108, 255, 256
- torácica
- - da aorta, 192, 212, 215, 237, 252, 254, 258, T 4.2, T 4.3
- - da medula espinal, 159, 324, 326
- - do esôfago, 254, 255, 258
- transversa do músculo nasal, 48, 60
- tuberal da hipófise, 174
"Pata de ganso" (pes anserinus), 498, 502, 503, 516, 517, 526
Patela, 8, 491, 501-503, 510, 516, 517, 521, 530, 531
Pé, 2, 3
- direito, 537
- - vista medial, 538
- do hipocampo, 138, 139
Pécten anal, 395
Pedículo
- do arco vertebral, 44, 180, 181, 184, 185, 262
- - da vértebra L IV, 182
- do fígado, 292, 296, 303, 306, 348
Pedúnculo
- cerebelar
- - inferior, 140-142, 151, 171
- - médio, 140-142, 171, 177
- - superior, 140-142, 171
- cerebral, 69, 133, 140
Pele, 13, 48, 51, 114, 182, 273, 382
- do escroto, 388, 392
- do pênis, 381-383, 388
- perianal, 395, 396
Pelve
- drenagem linfática da, 344
- feminina, 354 421

- maior, 357
- masculina, 354, 420
- menor, 357
- renal, 333, 350, T 5.3
Pênis, 20, 399
- corpo do, 267, 352, 389
- parte no
- - bulbo do, 386
- - corpo do, 386
Peptídeo natriurético atrial (ANP), 21
Pequenas artérias, 13, 225
Pericárdio, 51, 129, 214, 215, 220, 232, 236, 253, 254
- área nua do, 217
- fibroso, 219, 231, 236, 251, 252
- parte diafragmática do, 236
- seroso, 236, T 4.2
Períneo, 2
- corpo do, 362, 368-370, 378, 379, 383-385, 393, 397, 407
Periodonto, 41
Periósteo alveolar, 41
Peritônio, 200, 301, 322, 330, 364, 414, T 6.2
- parietal, 273, 274, 281, 282, 290, 292, 293, 330, 337, 342, 343, 351, 363, 367-369, 372, 373, 378, 402
- - da parede
- - - anterior do abdome, 343
- - - posterior do abdome, 293, 343
- - parte pélvica do, 368, 371, 394, 398, 417, 418
- visceral, 257, 292, 398
Perna, 2, 3
- direita, 527, 529
Pescoço, 2, 3, 23
- nervos do, 56, 57
Pia-máter, 127, 129, 135, 189, 190
Pilar
- direito do diafragma, 216, 253, 254, 283, 289, 337, 347-350
- do cérebro, 134, 140, 142, 166, 172
- do diafragma, 200
- do fórnice, 133, 137, 139
- esquerdo do diafragma, 216, 253, 254, 283, 289, 337, 345, 347-350
- lateral do anel inguinal superficial, 280
- medial do anel inguinal superficial, 280
- membranáceo comum, 124, 125
- ósseo comum, 124, 125
Piloro, 294-296, 348, T 5.2
Piramidal, 462, 463, 465, 466
Pirâmide(s), 140-142, 171
- renal, base da 333
Pisiforme, 462, 463, 465, 466, 468-470, 472, 475, 476
Placa(s)
- de Peyer, 16, 297
- terminal de cartilagem, 185
Plano
- de corte, 37
- da "entrada" da pelve, 355
- de "saída" da pelve, 355
- frontal (coronal), 1
- interespinal, 269
- intertubercular, 269
- sagital, 1
- subcostal, 269
- transpilórico, 269
- transversal, 1
Plantar (tendão), 534

Platisma, 48-51, 150, T 2.13
Pleura, 221, T 4.3
- parietal, 190
- - cúpula da pleura, 217
- - parte costal da, 17, 214, 215, 218-220, 251-254, 331
- - parte diafragmática da, 17, 214, 215, 219, 220, 254
- - parte mediastinal da, 17, 214, 215, 219, 220, 231, 232, 236, 237, 251-254
- visceral, 190
- - e capilares subpleurais, 227
Plexo(s)
- aórtico, 325
- - abdominal, 367
- - torácico, 229
- arterial pial, 191, 192
- autônomos intrínsecos do intestino, 327
- basilar (venoso), 130, 131
- braquial, 22, 50, 54-57, 98, 186, 206, 210, 214, 219, 220, 231, 251, 252, 254, 433, 435, 436, 438, 439, 484-486
- capilar
- - da parte nervosa da hipófise, 175
- - dentro da parede dos alvéolos, 227
- cardíaco, 153, 229, 249, 250, 261
- carótico
- - comum, 157, 158
- - externo, 6, 157, 158, 160
- - interno, 6, 113, 123, 148, 150, 158, 159
- cavernoso, 148
- cecais, 323
- celíaco, 153, 261, 320-323, 339-341, 412
- cervical, 57, 186
- - nervos do, 57
- coccígeo, 506
- cólico
- - esquerdo, 319
- - marginal, 323
- corióideo
- - do quarto ventrículo, 133, 136, 140, 141, 171
- - do terceiro ventrículo, 133, 135, 136, 141
- - do ventrículo lateral, 135-139, 166, 170, 172
- de Kiesselbach, 65
- deferencial, 412, 418
- dental inferior, 149
- do abdome, 319
- entéricos, 326
- esofágico, 153, 220, 229, 237, 251, 252, 254, 261, 325
- esplênico, 319, 320, 321
- faríngeo, 91, 98, 152, 153, 157, 158
- frênico, 319
- gástrico, 412
- - direito, 320, 321
- - esquerdo, 319-321
- gastroduodenal, 321, 322
- hepático, 153, 319, 320-322, 328
- hipogástrico
- - inferior, 6, 324, 340, 411, 412, 414, 416-419
- - - com ramos uretéricos, 339
- - - direito, 323
- - superior, 6, 319, 323, 324, 339, 340, 363, 411, 412, 414, 416-419
- - ilíaco comum, 319
- - intermesentérico, 287, 319, 322-324, 339, 340, 351, 412, 414, 416-419

- intramuscular
- - externo da túnica muscular, 327
- - interno da túnica muscular, 327
- linfático
- - subcapsular, 338
- - subpleural, 228
- - lombar, 186, 505, 506, 507
- - lombossacral, 287, 339, 506
- mesentérico
- - inferior, 319, 323, 412
- - superior, 153, 319-322, 329, 412
- - mioentérico (de Auerbach), 327
- na artéria pancreaticoduodenal
- - inferior, 322
- - superior anterior, 320
- nervoso carótico interno, 33, 34
- no ramo anterior da artéria pancreaticoduodenal inferior, 320
- ovárico, 414, 417
- pampiniforme, 277, 388
- periarterial
- - cólico
- - - direito, 322, 323
- - - esquerdo, 323
- - - médio, 322, 323
- - frênico, 319
- - - direito, 320, 321, 341
- - - esquerdo, 320, 321, 341
- - - inferior, 412
- - gastroduodenal, 328
- - gastromental
- - - direito, 320, 321
- - - esquerdo, 320, 321
- - ileocólico, 322, 323
- - ilíaco
- - - comum, 414
- - - externo, 319, 414
- - - interno, 319, 414
- - no ramo da artéria reta, 327
- - pancreaticoduodenal
- - - inferior, 321
- - - superior
- - - - anterior, 321
- - - - posterior, 321
- - sigmoide, 323
- - primário do sistema porto-hipofisário, 175
- prostático, 339, 412, 418, 419, T 6.1
- pterigóideo, 100
- pulmonar, 153, 230, 261
- - anterior, 229
- - posterior, 229
- - renal, 339, 340
- - direito, 319, 341
- - esquerdo, 323, 341, 412
- - retal, 323, 324, 339, 412, 414
- - médio, 323
- - superior, 319, 323, 324, 412
- - sacral, 186, 323, 412, 417-419, 506
- secundário do sistema porto-hipofisário, 175
- simpático carótico interno, 82
- submucoso (de Meissner), 327
- subseroso, 327
- suprarrenal, 319
- - esquerdo, 323
- testicular/ovárico, 319, 411, 418
- timpânico, 122, 123, 150, 152, 159, 161
- uretérico, 319, 412
- uterovaginal, 414, 416
- venoso

- - areolar, 277
- - carótico interno, 82
- - da artéria vertebral, 194
- - faríngeo, 91
- - pampiniforme, 403, T 6.1
- - prostático, 368, 405
- - pterigóideo, 65, 78, 115
- - retal, 285
- - - externo, 317, 396, 401, T 6.2
- - - - no espaço perianal, 394, 395
- - - interno, 396, 401, T 6.2
- - - - no espaço submucoso, 394, 395
- - - perimuscular, 317, 401
- - submucoso, 259
- - uterino, 376
- - uterovaginal, 285
- - vaginal, 421
- - vertebral, T 3.1
- - - externo
- - - - anterior, 193, 194
- - - - posterior, 193
- - - interno
- - - - anterior, 130, 193, 194
- - - - posterior (de Batson), 190, 193
- - vesical, 285, 371
- - - no espaço retropúbico de Retzius, 368, 369, 405
- - vertebral, 157
- - vesical, 323, 339, 412, 414, 416, 418, 419
Polegar, 422
Polo
- anterior, 307
- frontal do hemisfério cerebral, 134
- inferior do rim, 296, 333
- occipital do hemisfério cerebral, 132, 134
- posterior, 307
- superior do rim, 296, 333
- - direito, 349
- - esquerdo, 348
- temporal do hemisfério cerebral, 132, 134
Polpa
- da falange, 481
- do dedo, 481
- do dente, 41
- esplênica
- - branca, 307
- - vermelha, 307
Ponta queratinizada da papila, 89
Ponte, 17, 140, 141, 161, 162, 175, 177
- de McBurney, 300
- do pulso da artéria
- - braquial, 14
- - carótida comum, 14
- - dorsal do pé, 14
- - facial, 14
- - femoral, 14
- - poplítea, 14
- - radial, 14
- - tibial posterior, 14
- - ulnar, 14
- lacrimal
- - inferior, 110, 111
- - superior, 110, 111
Poplíteo, 534
Poro
- acústico interno, 126
- excretor da glândula sudorífera, 12
Porta do fígado, 302
Posição dos ossos carpais com a mão em
- abdução, 463

Índice Alfabético

I-29

- adução, 463
Posterior, 1
Pré-cúneo, 133
Pré-molar, 41
- 1º, 40
- 2º, 40
Prega(s)
- alares, 517
- ariepiglótica, 92, 93, 107
- avascular de Treves, 298
- axilar
- - anterior, 202
- - posterior, 202
- cecal, 298, 363, 367
- - vascular, 298
- circulares (valvas de Kerckring), 297, 305
- da íris, 117
- do nervo laríngeo superior, 93
- duodenal
- - inferior (duodenomesocólica), 289, 296
- - superior (duodenojejunal), 289
- faringoepiglótica, 92, 94
- franjada, 83
- gástricas, 257, 295, 347
- glossoepiglótica
- - lateral, 89
- - mediana, 89, 107
- ileocecal (prega avascular de Treves), 298
- inferior, 395
- inguinal, 390
- interuretérica, 371
- longitudinal
- - do canal gástrico, 295
- - do duodeno, 305
- malear
- - anterior, 122
- - posterior, 122
- média, 395
- palatinas transversas, 85
- palmar proximal, 422
- prepucial da glande, 389
- retouterina, 335, 363-365
- - direita, 375
- - no sexo feminino, 394
- retovesical, 367
- - no sexo masculino, 394
- sacrogenital, 293
- salpingofaríngea, 90, 93
- semilunar, 90
- - da conjuntiva, 110, 111
- - do colo, 301
- sinovial infrapatelar, 517, 518
- sublingual, 70, 83, 87
- superior, 395
- transversas do reto (valvas de Houston), 395
- tubárias mucosas, 374
- umbilical
- - lateral, 293, 363, 367
- - - direita, 274
- - medial, 273, 293, 363, 375, 402
- - - direita, 274
- - mediana, 273, 293, 363
- uretral(is)
- - parcialmente fusionadas (rafe uretral), 389
- - secundária, 389
- urogenital primária, 389
- vesical transversa, 274, 363, 367, 375, 376
- vestibular, 107, 108
- vocal, 17, 95, 107, 108

Prepúcio, 368
- do clitóris, 375, 377, 389
- do pênis, 389
Primeira
- articulação metatarsofalângica, T 8.1
- costela, 17
Primeiro
- dente molar, 37
- e segundo músculos lumbricais, 486
- gânglio
- - lombar, 6
- - sacral, 6
- - torácico, 6
- - - do tronco simpático, 159
- músculo interósseo dorsal, 475, 477, 487
- osso metacarpal, 9
Primórdio(s)
- da próstata ou das glândulas parauretrais (de Skene), 390
- das glândulas bulbouretrais (de Cowper) ou vestibulares maiores (de Bartholin), 390
Processo(s)
- acessório, 181
- alveolar, 25, 27, 29, 62
- - da maxila, 38, 69
- articular
- - espinhoso, 180
- - inferior, 180, 181, 184, 185
- - - da vértebra, 43-45
- - - - L II, 182
- - superior, 180, 181, 183-185
- - - da vértebra, 44, 45
- - - - L II, 182
- axilar da mama (cauda de Spence), 206
- caudado, 302
- ciliar, 116-118
- clinoide
- - anterior, 28, 29, 32, 114
- - posterior, 32
- condilar, 39
- - da mandíbula, 36, 75
- coracoide, 203, 209, 210, 427, 430, 431, 433-438, 440, 442, 490
- coronoide, 446, 449, 453
- - da mandíbula, 27, 28, 36, 39, 52, 78
- - da ulna, 453
- costiforme, 181, 184, 185, 200
- - das vértebras lombares, 268, 353
- - - L I, 182, 216
- - - L V, 354
- esfenoidal, 62
- espinhoso, 180, 181, 184, 185, T 3.1
- - da vértebra, 44, 46
- - - C VII, 179, 195-197, 432, T 3.1
- - - L I, 182, 200
- - - L II, 182, 351
- - - L III, 181
- - - L IV, 354
- - - T I, 218
- - - T XII, 179, 195, 196, 198, 432
- espinhoso
- - do áxis (C II), 195, 197
- - lateral do atlas, 43
- estiloide, 27, 31, 35, 36, 38, 42, 58, 87, 92, 93, 123
- - da ulna, 449, 462, 467
- - do rádio, 449, 453, 462, 467, 477
- - do temporal, 54, 55, 88, 97
- etmoidal da concha nasal inferior, 62
- frontal, 25, 27, 62

- - da maxila, 59, 110
- inferior, 180
- - vertebral, 44
- jugular do occipital, 55
- lateral
- - da cartilagem do septo nasal, 59, 62, 63
- - da tuberosidade do calcâneo, 537, 539, 544
- - do martelo, 122
- lenticular da bigorna, 122
- mamilar, 181
- mastoide, 27, 31, 36, 38, 49, 54, 55, 87, 88, 197
- medial da tuberosidade do calcâneo, 537, 539, 544
- muscular, 106, 107
- orbital, 62
- - do palatino, 25
- palatino, 29, 31, 62, 63
- - da maxila, 28, 38, 40, 61, 69, 85
- piramidal, 31, 35
- - do palatino, 38
- posterior do tálus, 538, 539
- pterigoide, 29, 31
- recorrente, 146
- temporal, 25, 27
- transverso, 43-45, 180
- - da vértebra
- - - C III, 55
- - - L I, 253
- - do atlas, 46, 55, 197
- - do cóccix, 183
- - do tubérculo posterior, 44
- uncinado
- - do etmoide, 61, 62, 67, 68
- - do pâncreas, 306
- vaginal, 387
- vocal, 106, 107
- - aritenóidea, 106
- xifoide, 203, 204, 211, 217, 219, 267, 268, 270, 347, T 5.1
- - do esterno, 202, 209
- zigomático, 25, 27, 31, 35
- - do temporal, 76
Proeminência
- do canal
- - do nervo facial, 122
- - semicircular lateral, 121
- esofágica, 236
- laríngea, 106
Progestágenos, 21
Projeção
- da 11ª costela, 331
- da 12ª costela, 331
- do quarto ventrículo, 170
- lateral do labirinto membranáceo direito, 126
Promontório, 183
- da base do sacro, 353, 355-357, 359, 364, 365, 367, 414
- da cavidade timpânica, 121
- do sacro, 268
Pronação, 11, 450
Próstata, 6, 7, 20, 274, 343, 368, 371, 384-386, 390, 391, 393, 399, 405, 420, T 6.3
- ápice da, 385
- corte transversal da, 385
- drenagem linfática da, 410
- vista superior da, 385

Protuberância
- mentual, 22, 25, 39
- occipital
- - externa, 27-29, 31, 38, 179
- - interna, 32
Proximal, 1
Ptério, 27
Púbis, 343, 354, 358, 359, 370, 384, 399, 414, 421, 495
- corpo do, 420
- ramo superior, 497
Pulmão, 6, 7, 13, 190, 205, 217
- ápice do, 217, 234
- direito, 17, 219, 221, 223, 224, 231, 238, 263-265, 337
- - lobo médio, 237
- esquerdo, 219, 221, 223, 224, 231, 236, 238, 262-265
- - ápice do, 218
- - lobo inferior, 237
- *in situ*, 219
- no tórax
- - vista anterior, 217
- - vista posterior, 218
- vistas mediais, 221
Pulvinar do tálamo, 134, 137, 138, 140, 141, 166, 170, 172
- direito, 171
- esquerdo, 171
Punho, 2, 3
- e mão
- - dissecações
- - - profundas da palma da mão, 470
- - - superficiais da palma da mão, 469
- - radiografias, 467
Pupila, 110
Pus na fossa isquioanal, 398
Putame, 135, 137, 177

Q

Quadrante
- inferior
- - direito (QID), 269
- - esquerdo (QIE), 269
- superior
- - direito (QSD), 269
- - esquerdo (QSE), 269
Quadril, 2, 3, 8
- articulação do, 9
- - radiografia anteroposterior, 497
- cápsula articular do, 514
Quarto ventrículo, 133, 135, 141, 142, 171, 173, 177
Quiasma óptico, 69, 131, 133, 134, 140, 147, 164, 167, 168, 172-175, 177

R

Radiação óptica, 147
Radícula(s)
- anteriores do nervo
- - acessório, 140
- - espinal C1, 140
- das raízes posteriores dos nervos espinais T7 e T8, 186, 189
- do(s) nervo(s)
- - glossofaríngeo e vago, 140
- - hipoglosso, 140
- espinais do nervo acessório (NC XI), 140
- posteriores do nervo espinal C1, 140

Rádio, 8, 446, 448-452, 455, 458-465, 467, 475, T 7.1
- colo do, 446, 447
- corpo do, 447
- face anterior, 449
- margem
- - anterior, 449
- - interóssea, 449
Radiografia
- anteroposterior, 447
- - da articulação do quadril, 497
- - das partes torácica e lombar da coluna vertebral, 182
- - do ombro direito, 430
- das pelves feminina e masculina, 354
- lateral, 447
- vista
- - lateral, 234
- - posteroanterior, 234
Rafe
- da faringe, 61, 92, 96, 104, 256
- do diafragma da pelve, 359, 360
- do palato, 85
- do pênis, 389
- do períneo, 377, 389
- milo-hióidea, 87
- pterigomandibular, 36, 73, 74, 85, 86, 90, 96, 97
Raiz(ízes)
- anterior, 161, 190, 201, 212, 326
- - do nervo espinal, 189, 279, 325
- - - L1, 419
- craniana do nervo acessório, 153, 154
- da língua, 89
- da unha, 481
- do dente, 41
- do gânglio ciliar, 158
- do mesentério, 290, 293, 296, 306, 335, 363, 367
- do nervo auriculotemporal, 78
- do pulmão
- - direito, 214
- - esquerdo, 214
- dos dentes, 67
- dos nervos espinais, 187, 189
- espinal do nervo acessório, 33, 34, 154
- inferior da alça cervical, 75, 155, 156, T 2.9
- motora do nervo
- - facial, 140, 150, 151, 158, 162
- - trigêmeo, 77, 140
- posterior, 190, 201, 326
- - do nervo espinal, 189, 279
- - - L1, 419
- principais do plexo lombar, 550, 551
- sensitiva do nervo trigêmeo, 77, 140, 158
- simpática do gânglio ciliar, 113, 148, 159
- superior da alça cervical, 75, 155, 156
Ramificação
- anterior, 201
- esofágica da aorta, 258
- lateral, 201, 212
- medial, 201, 212
- posterior, 201
Ramo(s), 26, 36, 42
- arterial bronquial, 251
- acessório da artéria meníngea média, 74, 78
- acetabular da artéria obturatória, 496, 514
- acromial, 437, 438, 443
- - da artéria toracoacromial, 437

- alveolar superior anterior do nervo maxilar, 66
- anterior, 137
- - da artéria
- - - obturatória, 496
- - - pancreaticoduodenal inferior, 309, 310, 312-314, 325
- - - renal, 334
- - da cápsula interna, 177
- - da veia retromandibular, 56
- - do nervo
- - - cutâneo lateral do antebraço, 485
- - - espinal, 155, 189, 550, 551
- - - - C1, 98
- - - - C2, 56, 98
- - - - C3, 56, 214
- - - - C4, 214, 439
- - - - C5, 56, 214
- - - - L1, 412
- - - - L2, 184, 419
- - - - L3, 417
- - - - L5, 419
- - - - S1, 412, 416
- - - - T2, 439
- - - - T7, 416
- - - - T10, 412
- - - - T11, 416
- - - - T12, 507
- - - frênico, 216
- - - obturatório, 510, 515, 551
- arterial nutrício para a
- - diáfise, 481
- - epífise, 481
- articular(es)
- - da artéria descendente do joelho, 509, 510, 522
- - do nervo
- - - auriculotemporal, 149
- - - femoral, 550
- - - fibular comum, 552-554
- - - isquiático, 511
- - - mediano, 486
- - - musculocutâneo, 485
- - - obturatório, 551
- - - tibial, 552, 553
- - - ulnar, 487
- - recorrente do nervo fibular comum, 554
- ascendente da artéria
- - circunflexa
- - - femoral lateral, 510, 522
- - - ilíaca profunda, 276, 284
- - - posterior do úmero, 437
- - cólica esquerda, 314, 400
- atrial da artéria coronária direita, 239
- atrioventricular do ramo circunflexo, 240
- auricular(es)
- - anteriores
- - - da artéria temporal superficial, 24
- - - do nervo auriculotemporal, 149
- - do nervo
- - - auricular posterior, 150
- - - vago, 23, 33, 153
- - bronquial, 252
- - direito da aorta, 222, 258
- - do nervo vago, 229
- - inferior esquerdo da aorta, 222, 258
- - superior esquerdo da aorta, 222, 258
- bucais, 71, 150
- calcâneo
- - da artéria

- - - fibular, 527, 528, 545, 546
- - - tibial posterior, 543, 544, 545
- - lateral
- - - da artéria fibular, 529
- - - do nervo sural, 493, 529, 545, 546, 552, 553
- - medial do nervo tibial, 493, 529, 543-546, 552, 553
- calcarino, 169, 170
- capsular da artéria perfurante radiada, 334
- cardíaco(s), 157
- - cervical do nervo vago, 229, 261
- - - inferior, 153, 249, 250
- - - superior, 98, 99, 153, 157, 158, 249, 250
- - torácico(s), 249, 250
- - - do nervo vago (NC X), 153, 214, 229, 249, 250, 261
- - - simpáticos, 249 261
- carpal
- - dorsal da artéria
- - - radial, 477
- - - ulnar, 443, 479
- - palmar da artéria
- - - radial, 458, 475, 476
- - - ulnar, 458, 475, 476
- celíaco do tronco vagal
- - anterior, 153, 320-322, 325
- - posterior, 153, 261, 320-322, 325, 412
- cervical, 71
- circunflexo, 240, 243
- - da artéria coronária
- - - direita, 240
- - - esquerda, 239
- - do coração, 243
- clavicular, 437, 438, 443
- colateral(is)
- - da artéria e veia intercostais, 211
- - do nervo intercostal, 211, 279
- - unindo-se ao nervo intercostal, 279
- cólico da artéria ileocólica, 298, 314
- comunicante, 416, 506
- - branco, 6, 157, 159, 161, 189, 201, 212, 229, 250-252, 261, 279, 287, 319, 324-326, 340, 412, 417-419
- - cinzento, 6, 157, 159-161, 189, 190, 201, 212, 229, 250-252, 261, 279, 287, 319, 324-326, 339, 340, 412, 414, 417-419, 507, 508
- - com o nervo
- - - acessório, 154
- - - facial, 152
- - - ulnar, 476, 478
- - - zigomático, 79, 114
- - com o ramo auricular do nervo vago, 152
- - da artéria fibular, 529
- - do nervo
- - - glossofaríngeo, 153
- - - intercostal, 279
- - - ulnar, 476
- - para o gânglio ciliar, 113, 148, 149, 158, 159
- - para o nervo ulnar, 483, 486, 487
- corióideo
- - do quarto ventrículo da artéria cerebelar inferior posterior, 170
- - posterior
- - - lateral da artéria cerebral posterior, 166, 170
- - - medial da artéria cerebral posterior, 166, 170

- cricotireóideo da artéria tireóidea superior, 99, 103
- curto da bigorna, 122
- cutâneo(s)
- - anterior(es), 201
- - - do nervo
- - - - femoral, 411, 492, 550
- - - - ílio-hipogástrico, 278, 287, 411
- - - - intercostal, 209, 211, 212, 278, 279, 436
- - - - subcostal, 278
- - - do abdome dos nervos intercostais, 209
- - - e laterais dos nervos subcostal e ílio-hipogástrico, 506
- - da artéria e nervo plantares
- - - laterais, 543
- - - mediais, 543
- - do nervo
- - - obturatório, 492, 493, 510, 551
- - - plantar
- - - - lateral, 493
- - - - medial, 493
- - lateral(is)
- - - da artéria intercostal posterior, 209, 210, 212
- - - do nervo
- - - - ílio-hipogástrico, 275, 278, 493
- - - - intercostal, 198, 209, 212, 278, 279, 436
- - - - subcostal, 275, 278, 287, 492
- - mediais da perna, 550
- - posteriores dos nervos espinais
- - - C4-C6, 199
- - - C4-T6, 198
- - - T7-T12, 198
- - posterolateral do nervo espinal T7, 275
- - posteromedial do nervo espinal T7, 275
- - da antélice, 122
- - da artéria
- - - carótida externa direita, 58
- - - meníngea média, 129
- - - retal superior, 314
- - - suprarrenal média (da parte abdominal da aorta), 342
- - - uterina, 406
- - da hélice, 122
- - da mandíbula, 25, 27, 39, 39, 52, 54, 86
- - da tonsila do cerebelo da artéria cerebelar inferior posterior, 170
- - das artérias e nervos digitais plantares próprios, 532
- - deltóideo, 437, 438, 443
- - da artéria toracoacromial, 432
- - dentais
- - - anteriores do nervo alveolar inferior, 84
- - - das artérias alveolares superiores, 81
- - - e gengivais dos nervos alveolares superiores, 81
- - descendente da artéria
- - - circunflexa
- - - - femoral lateral, 510, 522
- - - - posterior do úmero, 437
- - - cólica esquerda, 314, 400
- - - occipital, 58, 199
- - digital(is)
- - - dorsais do nervo
- - - - radial, 489
- - - - ulnar, 479
- - - palmar próprio do nervo mediano, 470

- direito da artéria hepática própria, 305, 308, 310
- direito e esquerdo da veia dorsal profunda do pênis, 362
- do brônquio principal
- - direito, 237
- - esquerdo, 237
- do calcâneo da artéria tibial posterior, 527-529, 533, 546
- do cíngulo da artéria calosomarginal, 169
- do clitóris, 364, 371, 372, 375, 379, 380
- do estribo, 121
- do ísquio, 495
- do nervo
- - anal inferior, 380
- - axilar, 433
- - cervical transverso, 50
- - cutâneo
- - - femoral posterior, 493
- - - lateral do antebraço, 424
- - - medial do antebraço, 424
- - - sural lateral, 554
- - facial, 70, 71
- - femoral, 515
- - maxilar para o gânglio pterigopalatino, 79
- - mediano
- - - para o 1º e o 2º músculo lumbrical, 476
- - - para os músculos da eminência tenar, 475
- - supraorbital, 113
- - ulnar para os músculos da eminência hipotenar, 476
- do nó
- - atrioventricular da artéria coronária direita, 240, 243
- - sinoatrial, 239
- - - da artéria coronária direita, 239, 248
- do pênis, 371, 383, 386
- do plexo
- - hepático para a cárdia, 321
- - periarterial frênico direito para a cárdia, 321
- do ramo posterior do nervo obturatório, 510
- do tentório do "tronco meningo-hipofisário", 164
- do tronco
- - meningo-hipofisário, 128
- - vagal posterior para o plexo celíaco, 261
- dorsal(is)
- - da artéria
- - - cerebral posterior para o corpo caloso, 170
- - - e nervos digitais palmares próprios, 481
- - - intercostal posterior, 212
- - da língua, 87
- - - da artéria lingual, 90
- - - e veia acompanhante, 88
- - do corpo caloso, 169
- - do nervo ulnar, 425, 454, 457, 458, 461, 478, 479, 483, 487
- - dos nervos digitais palmares próprios, 478
- - dos vasos epigástricos inferiores, 351
- - escrotal do nervo ilioinguinal, 492
- - esofágico
- - - da aorta, 222
- - - da artéria
- - - - frênica inferior esquerda, 308, 309
- - - - gástrica esquerda, 258, 308, 309

- - - tireóidea inferior, 258
- - do nervo esplâncnico (torácico) maior, 229
- - da parte torácica da aorta, 258
- espinal da artéria intercostal posterior, 212
- esplênicos da artéria esplênica, 308
- esquerdo da artéria
- - hepática própria, 305, 308, 310
- - retal superior, 366
- estapedial da artéria timpânica posterior, 123
- esternocleidomastóideo, 58
- - da artéria occipital, 58, 99
- estilofaríngeo do nervo glossofaríngeo, 152
- externo do nervo laríngeo superior, 98, 104, 105
- faríngeo
- - da artéria
- - - esfenopalatina, 74, 81
- - - faríngea ascendente, 90
- - do nervo vago, 91, 152, 153, 158, 261
- femoral do nervo genitofemoral, 278, 282, 287, 411, 492, 506, 507
- fibular comunicante, 493, 552
- - do nervo fibular comum, 534
- frenicoabdominais dos nervos frênicos, 214
- frontal da artéria
- - calosomarginal, 168, 169
- - cerebral anterior, 169
- - meníngea média, 128
- - temporal superficial, 24, 115, 127
- frontobasilar lateral da artéria cerebral média, 168
- gástrico(s)
- - do tronco vagal anterior, 153, 261, 320
- - do tronco vagal posterior, 261, 321
- gênio-hióideo do nervo hipoglosso, 57, 155, 156
- genital do nervo genitofemoral, 278, 280-282, 287, 388, 411, 492, 506, 507
- hepático do tronco vagal anterior, 153, 261, 320, 321, 323, 328
- ileal da artéria ileocólica, 298, 314
- inferior
- - do nervo oculomotor, 113, 114, 148
- - do púbis, 268, 360, 495
- - do verme do cerebelo da artéria cerebelar inferior posterior, 170
- infra-hióideo
- - da alça cervical, 98
- - da artéria tireóidea superior, 103
- infrapatelar do nervo safeno, 492, 509, 510, 531, 532, 550
- intercostais anteriores da artéria torácica interna, 210
- intermédio da artéria hepática própria esquerda, 310
- interno do nervo laríngeo superior, 92, 94, 96, 98, 105, 108, 162
- interventricular(es)
- - anterior, 239, 240
- - inferior, 243
- - posterior, 240
- - - artéria descendente posterior, 235, 240
- - - descendente posterior da artéria coronária direita, 239
- - septais, 239
- - - da artéria interventricular anterior, 240

- isquiopúbico, 352-354, 356, 357, 362, 364, 368, 371, 372, 378, 379, 381, 383-385, 397, 496, 497, 505, 555
- labial posterior, 406
- - da artéria pudenda interna, 380
- lateral
- - da artéria cerebelar superior, 170
- - do nervo
- - - fibular profundo, 532, 541
- - - supraorbital, 113, 114
- - do ramo
- - - interventricular anterior, 239, 240
- - - posterior, 190
- linguais do nervo
- - glossofaríngeo, 152, 162
- - hipoglosso, 155
- longo da bigorna, 122
- maleolar
- - lateral, 532
- - - da artéria fibular, 529
- - medial da artéria tibial posterior, 529, 533
- mamários
- - laterais
- - - da artéria torácica lateral, 206
- - - dos ramos cutâneos laterais das artéria intercostais posteriores, 206
- - mediais da artéria torácica interna, 206
- marginal
- - da artéria coronária direita, 239
- - - direito, 239, 240
- - da mandíbula, 71
- - - do nervo facial, 50
- - do sulco do cíngulo, 133
- - esquerdo da artéria circunflexa, 239
- - mastóideo da artéria occipital, 128, 163
- medial
- - da cartilagem alar maior, 63
- - do nervo
- - - fibular profundo, 531, 532, 541, 542
- - - supraorbital, 113, 114
- - do ramo posterior, 190
- meníngeo(s), 77, 164
- - anterior da artéria
- - - etmoidal anterior, 115, 123, 128
- - - vertebral, 128, 163, 170
- - da(s) artéria(s)
- - - faríngea ascendente, 34
- - - occipital, 24
- - - vertebrais, 34
- - do nervo
- - - espinal, 279
- - - hipoglosso, 155
- - - mandibular, 33, 34, 78, 113, 149
- - - maxilar, 113, 149
- - - vago, 153
- - posterior(es) da artéria
- - - faríngea ascendente, 128
- - - vertebral, 128, 163, 170
- - recorrente
- - - da artéria lacrimal, 128
- - - do nervo espinal, 190
- mentual da artéria alveolar inferior, 74, 99
- milo-hióideo da artéria alveolar inferior, 74, 75, 87, 99
- muscular(es), 115
- - da artéria femoral, 522
- - - profunda, 522
- - do nervo
- - - femoral, 509, 515
- - - fibular profundo, 542, 554

- - - isquiático, 511
- - - plantar lateral, 545
- - - tibial, 527, 528, 553
- - do plexo lombar, 287
- - do ramo profundo do nervo ulnar, 475
- - para os músculos psoas maior e menor, 506, 507
- - profundo do nervo perineal, 413, 415
- - superficial do nervo perineal, 413, 415
- nasal(is)
- - externo do nervo etmoidal anterior, 23, 60, 64, 66, 79, 114, 149
- - - esquerdo, 114
- - interno(s)
- - - do nervo
- - - - etmoidal anterior, 114, 149
- - - - infraorbital, 66
- - - laterais do nervo etmoidal anterior, 64
- - - medial do nervo etmoidal anterior, 114
- - lateral(is)
- - - anterior da artéria etmoidal anterior, 65
- - - da artéria facial, 60
- - - do nervo etmoidal anterior, 64, 66, 114
- - - posteriores da artéria esfenopalatina, 65
- - posterior
- - - inferior do nervo palatino maior, 64, 66
- - - lateral da artéria esfenopalatina, 74
- - - superolateral do nervo maxilar, 64, 66, 80, 81, 158
- - - do nervo maxilar, 149
- - posteroinferior do nervo palatino maior, 81, 158
- occipital do nervo auricular posterior, 150
- occipitotemporais da artéria cerebral posterior, 169
- ovárico, 406
- - da artéria uterina, 376
- palmar
- - do(s) nervo(s)
- - - digitais palmares comuns, 423
- - - mediano, 425, 456, 457, 469, 476, 486
- - - ulnar, 425, 457, 469, 487
- - - profundo da artéria ulnar, 443, 457, 464, 469, 470, 475, 476, 483
- - - longo do polegar, 458
- - superficial da artéria radial, 443, 457, 458, 464, 470, 475, 476
- palpebral do nervo lacrimal, 23, 79
- para a fissura orbital superior, 164
- para o corpo vertebral e dura-máter, 192
- para o forame
- - espinhoso, 164
- - oval, 164
- para o gânglio ciliar, 148, 159
- para o ligamento falciforme do fígado, 276
- para o músculo
- - estilo-hióideo, 71
- - psoas maior e ilíaco, 506
- para o nervo frênico, 439
- para o seio carótico (de Hering), 152, 157, 158
- - do nervo glossofaríngeo, 58
- para o ventre posterior do músculo digástrico, 71
- paracentral da artéria calosomarginal, 169
- parietal da artéria
- - meníngea média, 128
- - temporal superficial, 24, 127
- parietoccipital, 169, 170
- - da artéria cerebral posterior, 169

- parotídeos do nervo auriculotemporal, 149
- peitoral da artéria toracoacromial, 209
- pélvico da artéria renal, 334
- perfurante(s)
- - da(s) artéria(s)
- - - epigástrica superior, 209
- - - fibular, 522, 529, 532, 541, 542
- - - metatarsais plantares, 522, 542, 546, 547
- - - torácica interna, 206, 209, 211, 212, 436
- - posteriores das artérias metatarsais plantares, 532, 542, 547
- pericárdico do nervo frênico, 214
- periféricos do plexo pial, 192
- perineal
- - do nervo cutâneo femoral posterior, 415, 512, 552
- - do quarto nervo sacral, 506, 508
- perirrenal, 334
- petroso da artéria meníngea média e nervo petroso maior, 123
- pilórico do tronco vagal anterior, 153
- - ramo do ramo hepático, 320
- posterior, 190, 201
- - da artéria
- - - intercostal posterior, 192
- - - obturatória, 496
- - - pancreaticoduodenal inferior, 309, 310, 312-314, 325
- - - recorrente ulnar, 455
- - da cápsula interna, 137, 177
- - da veia retromandibular, 56
- - do nervo
- - - cutâneo
- - - - lateral do antebraço, 425, 485
- - - - medial do antebraço, 425
- - - espinal, 189, 279
- - - - cervical, 23
- - - - L5, 184
- - - obturatório, 510, 515, 551
- - - torácico, 212
- - do ventrículo esquerdo, 239
- - lateral do nervo espinal, 279
- - medial do nervo espinal, 279
- posterolaterais, 240
- pré-cuneal da artéria pericalosa, 169
- profundo
- - da artéria plantar medial, 545, 546
- - do nervo
- - - perineal, 380
- - - plantar lateral, 545, 546, 553
- - - radial, 461, 489
- - - ulnar, 457, 458, 464, 469, 470, 475, 476, 483, 487
- prostático da artéria vesical inferior, 405
- púbico da artéria epigástrica inferior, 272, 274, 280, 284, 366, 367
- recorrente
- - da artéria
- - - ciliar anterior, 120
- - - frênica inferior, 216
- - do nervo
- - - fibular profundo, 532
- - - mediano, 470, 476, 483, 486
- - meníngeo, 149
- - - do nervo oftálmico, 113
- - motor do nervo mediano, 469
- renal e uretérico do plexo intermesentérico, 339

- safeno da artéria descendente do joelho, 509, 510, 522
- sensitivos do nervo cutâneo, 12
- septais
- - anteriores da artéria etmoidal anterior, 65
- - nasais da artéria labial superior, 65
- - posteriores da artéria esfenopalatina, 65, 74, 81
- subendocárdicos (fibras de Purkinje), 248
- superficial
- - da artéria plantar medial, 543, 544, 545, 546
- - do nervo
- - - perineal, 380
- - - plantar lateral, 545, 546, 553
- - - radial, 425, 454, 461, 477-479, 483, 489
- - - ulnar, 457, 469, 470, 476, 483, 487
- - do plexo cervical, 23
- - e nervos digitais dorsais, 423
- superior
- - do nervo oculomotor, 148
- - do púbis, 268, 353, 354, 356, 357, 361, 364, 368, 383, 495, 496, 503, 505, 508, 555
- supra-hióideo da artéria lingual, 88, 99
- temporais, 71
- - da artéria cerebral
- - - média, 168, 169
- - - posterior, 169, 170
- - superficiais do nervo auriculotemporal, 149
- terminais, 439
- - do nervo cutâneo femoral posterior, 493
- timpânico do nervo glossofaríngeo, 33
- tíreo-hióideo, 156
- - do nervo hipoglosso, 57, 58, 98, 155
- tonsilar
- - da artéria
- - - facial, 74, 90, 99
- - - faríngea ascendente, 90
- - - palatina
- - - - ascendente, 90
- - - - menor, 90
- - do nervo glossofaríngeo, 74, 90, 152
- - transverso da artéria circunflexa femoral lateral, 510, 522
- tubário, 406
- - da artéria ovárica, 406
- - do plexo timpânico, 152
- uretérico
- - da aorta, 336
- - da artéria
- - - ilíaca comum, 336
- - - ovárica, 336
- - - renal, 332, 334, 336
- - - vaginal, 336
- - - vesical superior, 336
- - do plexo ilíaco comum, 339
- vaginais da artéria uterina, 406
- vesical inferior da artéria vaginal, 335, 336, 369
- zigomaticofacial do nervo zigomático, 23, 79, 81, 98, 114, 149
- zigomáticos da artéria lacrimal, 71, 115
- zigomaticotemporal do nervo zigomático, 23, 79, 81, 98, 114, 149
Rampa
- do tímpano, 121, 124, 125
- do vestíbulo, 121, 124, 125
Receptores, 4

- da tosse, 230
- de estiramento (reflexo de Hering-Breuer), 230
- de irritação, 230
- somáticos exteroceptores e proprioceptores, 4
- viscerais interoceptores, 4
Recesso
- alveolar, 69
- anterior da fossa isquioanal, 398
- - com corpo adiposo, 274, 371, 372
- coclear, 124
- costodiafragmático, 238, 337
- - da cavidade pleural, 215, 217-219, 251, 252
- - direito, 234
- costomediastinal da cavidade pleural, 215, 219
- - direita, 217
- - esquerda, 217
- da bolsa omental, 302
- do infundíbulo, 69, 135
- duodenal
- - inferior, 289, 296
- - superior, 289
- elíptico, 124
- epitimpânico, 121, 122
- esfenoetmoidal, 61, 62
- esférico, 124
- faríngeo, 61, 90, 93
- ileocecal
- - inferior, 298
- - superior, 298
- infraorbital, 69
- lateral do quarto ventrículo, 135, 141
- paraduodenal, 289
- pineal, 135
- piriforme, 93, 107, 255
- poplíteo, 517, 518
- posterior da fossa isquioanal, 398
- retrocecal, 290, 298
- sigmóideo, 290, 335
- superior da bolsa omental, 293, 343
- supraóptico, 133, 135
- suprapineal, 135
- zigomático, 69
Rede
- acromial, 437
- carpal dorsal, 479
- do testículo, 391
- - no mediastino do testículo, 392
- maleolar medial, 532
- patelar (anastomose), 509, 510, 522
- venosa dorsal, 444
- - da mão, 425, 478
- - do pé, 523
Reflexão
- da pleura parietal, 217-219
- do pericárdio, 235, 241, 242
- peritoneal, 393, 395
Reflexo, 4
Região(ões)
- anal, 352, 381
- antebraquial
- - anterior, 422
- - posterior, 422
- auricular, 22
- axilar, 422
- braquial
- - anterior, 422

- - posterior, 422
- bucal, 22
- calcânea, 491
- carpal
- - anterior, 422
- - posterior, 422
- cervical
- - anterior, 22
- - lateral, 22, 209
- - posterior, 22, 195
- crural
- - anterior, 491
- - posterior, 491
- cubital
- - anterior, 422
- - posterior, 422
- deltóidea, 422, 436
- do períneo, 381
- do quadril, 491
- e planos do abdome, 269
- escapular, 179
- esternocleidomastóidea, 22
- femoral
- - anterior, 491
- - posterior, 491
- frontal, 22
- genicular
- - anterior, 491
- - posterior, 491
- glútea, 491
- infraescapular, 179
- infraorbital, 22
- inguinal, 267
- - direita, 269
- - dissecações, 280
- - esquerda, 269
- lateral
- - do abdome, 267
- - - direita, 269
- - - esquerda, 269
- - do tórax, 202
- lombar, 179
- - corte transversal, 200
- lombossacral, 184
- mentual, 22
- nasal, 22
- oral, 22
- orbital, 22
- parietal, 22
- parotideomassetérica, 22
- peitoral, 202
- pré-esternal, 202
- púbica, 267
- sacral, 179
- talocrural
- - anterior, 491
- - posterior, 491
- temporal, 22
- umbilical, 267, 269
- urogenital, 352, 381
- vertebral, 179
- zigomática, 22
Relações posteriores dos rins, 331
Relaxinas, 21
Renina, 21
Reposição, 11
Ressonância magnética (RM)
- 3D do quadril, 555
- da pelve
- - feminina, 399

- - masculina, 399
- do ombro, 490
- frontal (coronal) ponderada em T2, 555
- sagital ponderada em T2 da parte lombar da coluna vertebral, 182
- transversal (axial) ponderada em T2, 555
Retículo trabecular, 117
Retina, 119
- parte
- - ciliar da, 116, 117
- - irídica da, 117
- - não pigmentada da, 120
- - óptica da, 116, 118, 145
Retináculo
- dos músculos
- - extensores, 477, 478
- - - do carpo, 425, 454, 455, 479, 480
- - flexores, 457, 464, 472, 473, 475, 540
- - - do carpo, 470, 476, 483
- - - do tornozelo, 527-529, 533, 545, 546, 553
- inferior dos músculos
- - extensores, 530, 531, 540, 541, 554
- - fibulares, 529, 530, 537, 538, 540
- lateral da patela, 501-503, 516, 517, 530-532
- medial da patela, 502, 503, 510, 516-518, 531, 532
- superior dos músculos
- - extensores, 530, 531, 540, 541
- - fibulares, 527-530, 538, 540
Reto, 6, 7, 182, 290, 293, 301, 330, 343, 358-360, 363, 364, 366-369, 373, 375, 378, 385, 393, 399, 402, 414, 421, T 6.2
- ampola do, 369
Rim, 200, 218, 247, 387, 402, T 5.3
- direito, 291-294, 296, 302, 303, 306, 330, 331, 333, 335, 337, 342, 345, 346, 350
- esquerdo, 292, 296, 306, 307, 330, 335, 337, 342, 345, 346, 349, 350
- vistas
- - anteriores, 330
- - posteriores, 331
Rima do pudendo, 377
Rostro do corpo caloso, 133, 168, 172, 177
Rotação
- lateral, 11
- medial, 11

S

Saco
- endolinfático, 125
- lacrimal, 110, 111
Sacro, 8, 179, 183, 184, 186, 187, 191, 268, 353, 360, 361
- ápice do, 183
- asa do, 183, 354
- base do, 183
- primeira vértebra, 399
Saculações do colo, 298, 301
Sáculo(s), 121, 124, 125, 151
- alveolares e alvéolos pulmonares, 226
Saliva, 18
Sangue da veia
- esplênica, 318
- gástrica, 318
- mesentérica
- - inferior, 318
- - superior, 318
Secreção de bile, 18

Secretina, 21
Segmento(s)
- anterior
- - inferior, 334
- - superior, 334
- broncopulmonares
- - vistas anterior e posterior, 223
- - vistas lateral e medial, 224
- inferior, 334
- posterior, 334
- renais, 334
- SII do sacro, 182
- superior, 334
- vertebrais posteriores, 185
Seio(s)
- anal, 395
- carótico, 152, 157, 163, 230, T 2.4
- cavernoso, 65, 115, 131, 163, 167, T 2.4
- coronário, 235-237, 239, 242, 266
- da aorta (de Valsalva), 244
- da dura-máter, T 2.4
- do epidídimo, 392
- do tarso, 535, 536
- esfenoidal, 17, 28, 29, 61-63, 67, 69, 82, 90, 95, 114, 131, 164, 175, 177
- esfenoparietal, 130, 131
- frontal, 17, 26, 28, 29, 61-63, 67-69, 95
- intercavernoso
- - anterior, 130, 131
- - posterior, 130, 131
- lactífero, 205
- maxilar, 26, 28, 37, 67-69, 80, 82, 112
- oblíquo do pericárdio, 236, 237, 266
- occipital, 130, 171
- paranasal, 68, T 2.4
- - cortes frontal e transversal, 69
- - vistas paramedianas, 67
- petroso
- - inferior, 34, 130, 131
- - superior, 82, 126, 130, 131
- prostáticos, 386
- renal, 333
- reto, 126, 130, 131, 133, 136, 171-173, 176
- sagital
- - inferior, 127, 130, 131, 171-173
- - superior, 127-131, 133, 136, 171, 172, 176
- sigmóideo, 34, 82, 91, 126, 130, 131, 176
- transverso, 126, 130, 131, 171, 172, 176
- - do pericárdio, 232, 233, 236, 241, 242
- urogenital, 390
- venoso da esclera (canal de Schlemm), 116, 117, 119, 120
Sela turca, 28, 29, 32, 175
Semilunar, 462, 463, 465, 466
Sensação
- geral via nervo lingual, 84
- de paladar, 84
Septo(s), 481
- atrioventricular, 237, 241-244, 248
- da aponeurose palmar formando canais, 470
- da fáscia do pênis (de Buck), 386
- do escroto, 368, 397, 407
- - formado pela túnica dartos, 388, 392
- do pênis, 382, 383
- formando canais, 473
- interalveolares, 39
- interatrial, 241, 266
- interlobar, 227
- interlobular, 227

- intermuscular
- - anterior da perna, 534
- - lateral
- - - da coxa, 515
- - - do braço, 440, 441, 445, 455, 458, 488
- - medial
- - - da coxa, 515
- - - do braço, 440, 441, 442, 445, 455, 457, 458
- - posterior
- - - da coxa, 515
- - - da perna, 534
- - transverso da perna, 534
- - vastoadutor, 502, 509, 510
- interventricular, 248, 266, T 4.2
- - parte
- - - membranácea do, 237, 241-245, 248
- - - muscular do, 237, 241, 242, 244, 245, 248
- nasal, 26, 63-66, 69, 93, 95, 175, T 2.4
- - ósseo, 29
- - parte óssea do, 37, 38, 68
- orbital, 110
- pelúcido, 133, 135, 137-139, 168, 170, 172, 174
- retovaginal, 366
- retovesical, 343, 362, 368

Séptulos do testículo, 391, 392

Sincondrose
- da primeira costela, 429
- esfenoccipital, 95
- manubrioesternal, 429

Sínfise
- manubriosternal, 204
- púbica, 267, 268, 280, 281, 283, 352-356, 359-362, 364, 366, 368, 369, 375, 378, 380, 381, 384, 404, 420, 421, 513, T 6.1

Sinusoides, 303, 304

Sistema
- circulatório, 13
- da veia ázigo, T 4.3
- de alta pressão, 13
- de baixa pressão, 13
- digestório, 18, 21
- endócrino, 21
- esquelético, 8
- genital, 20, 391
- muscular, 10
- nervoso
- - autônomo, 4
- - entérico, 4
- - parte
- - - central do, 4
- - - parassimpática do, 4, 7
- - - periférica do, 4
- - - simpática do, 4
- - somático, 4
- respiratório, 17
- urinário, 19

Sóleo, 534
Somatostatina, 21
Subdivisões das vias aéreas intrapulmonares, 226
Subículo, 139
Substância
- branca, 177, 189
- cinzenta, 177, 189
- negra, 134, 144
- perfurada
- - anterior, 134, 140, 146

- - posterior, 134, 140

Sulco(s)
- calcarino, 132-134, 138, 147
- carótico, 32
- central (de Rolando), 132, 133
- circular, 132
- colateral, 133, 134
- coronal, 389
- coronário, 232, 235
- da 1ª costela, 221
- da artéria
- - meníngea
- - - anterior, 32
- - - posterior, 32
- - occipital, 31
- - subclávia, 221
- - temporal profunda posterior, 27
- - vertebral, 43
- da costela, 204
- da papila, 89
- da parte descendente da aorta, 221
- da tuba auditiva, 31
- da veia
- - ázigo, 221
- - braquiocefálica, 221
- - cava
- - - inferior, 221, 302
- - - superior, 221
- deltopeitoral, 422
- do arco da aorta, 221
- do calcâneo, 537
- do cíngulo, 133
- do corpo caloso, 133
- do esôfago, 221
- do músculo subclávio, 429
- do nervo
- - espinal, 45
- - - C4, 44
- - - C7, 44
- - petroso
- - - maior, 32, 126
- - - menor, 32
- - radial, 427
- - ulnar, 427, 446
- do seio
- - occipital, 32
- - petroso
- - - inferior, 29, 32
- - - superior, 29, 32
- - sagital superior, 30, 32
- - sigmóideo, 29, 32
- - transverso, 29, 32
- do tendão do músculo
- - extensor longo do polegar, 449
- - fibular longo, 535-537
- - flexor longo do hálux, 535-537
- do vômer, 63
- dos ramos
- - da artéria meníngea média, 29, 30
- - frontais da artéria meníngea média, 32
- - parietais da artéria meníngea média, 32
- dos tendões dos músculos extensor
- - dos dedos e extensor do indicador, 449
- - radial longo e curto do carpo, 449
- frontal
- - inferior, 132
- - superior, 132
- hipotalâmico, 133, 141, 174
- infraglúteo, 179, 491
- infraorbital, 25

- intertubercular, 427
- interventricular
- - anterior, 232, 266
- - inferior, 235, 236
- intraparietal, 132
- lateral (de Sylvius), 132, 134, 168
- limitante, 141
- maleolar, 524
- mediano
- - da língua, 89
- - posterior, 141
- milo-hióideo, 39
- nasolabial, 22
- occipital transverso, 132
- occipitotemporal, 133, 134
- olfatório, 134
- orbitais, 134
- paracentral, 133
- paracólico
- - direito, 290, 298, 351, 363, 367
- - esquerdo, 290, 351, 363, 367
- parietoccipital, 132, 133
- pós-central, 132
- pré-central, 132
- quiasmático, 32
- rinal, 133, 134
- semilunar, 132
- temporal
- - inferior, 132, 134
- - superior, 132
- terminal
- - da língua, 89
- - do coração, 235
- traqueoesofágico, 97
- urogenital
- - primário, 389
- - secundário, 389

Superior, 1
Supinação, 11, 450
Sustentáculo do tálus, 535-539
Sutura
- coronal, 25-30, 35
- escamosa, 35
- frontal (metópica), 35
- frontozigomática, 26
- intermaxilar, 59
- lambdóidea, 26-30, 35
- occipitomastóidea, 38
- palatina
- - mediana, 31
- - transversa, 31
- sagital, 26, 30, 35

T

Tabaqueira anatômica, 422, 454
Tálamo, 133, 135, 137, 139-141, 171, 172, 174, 177, 324
Tálus, 535, 536, 556
Tarso
- inferior, 110
- superior, 110, 112
Tecido(s)
- adiposo, 420, 421
- - extraperitoneal, 200
- - no espaço retropúbico, 362
- - no seio renal, 333
- - tela subcutânea, 21
- conjuntivo, 129
- - frouxo, 129

- fibroadiposo da asa do nariz, 59, 62
- linfoides, 16
- ósseo
- - metafisário, 9
- - subcondral, 9
- perianais, 389
Tegme ("teto") timpânico, 121, 122
Tegmento do mesencéfalo, 141
Tela
- corióidea do terceiro ventrículo, 135, 138, 172
- subcutânea, 12, 24, 48, 51, 182
- - do abdome, 368, 378
- - - com a "fáscia superficial", 270
- - do escroto (túnica Dartos), 270-272, 368, 381, 388, 392, 397, 407
- - do pênis, 270-272, 368, 381-383, 388
- - do períneo (fáscia de Colles), camada membranácea da, 368, 371, 372, 378-384, 393, 397, 398, 406, 407, 413
- - panículo adiposo, 273
- submucosa, 297, 327
- - do esôfago, 94, 257
- subserosa, 327
Temporal, 25, 27, 29, 31, 32, 35, 36
- parte
- - escamosa do, 27, 29, 32, 35
- - petrosa do, 26, 29, 31, 32, 35, 126
- - timpânica do, 35
Tendão(ões), 179, 422
- comum dos músculos
- - extensores, 428, 451, 454, 455
- - flexores, 428, 452, 453, 456
- - cricoesofágico, 92, 94
- da cabeça
- - curta do músculo bíceps braquial, 436
- - lateral do músculo flexor curto do hálux, 539
- - longa do músculo bíceps
- - - braquial, 263-265, 431, 436
- - - femoral, 356, 513
- - medial do músculo flexor curto do hálux, 539
- - umeroulnar do músculo flexor superficial dos dedos, 458
- de inserção proximal do músculo sartório, 502
- do 4º músculo lumbrical, 539
- do calcâneo (de Aquiles), 491, 527-530, 538, 540, 556, T 8.2
- do(s) músculo(s)
- - abdutor
- - - do dedo mínimo, 539
- - - do hálux, 539, 547, 549
- - - longo do polegar, 454, 461, 477, 479, 480
- - adutor
- - - do hálux, 539
- - - magno, 503, 510, 515, 516, 521, 528
- - bíceps
- - - braquial, 440, 442, 448, 456-458, T 7.2
- - - - cabeça longa, 434
- - - femoral, 516, 517, 520, 521, 525, 528, 529, 531, 532, 556, T 8.1
- - - braquiorradial, 458, 461
- - - coracobraquial, 436
- - - estapédio, 122
- - - extensor(es)
- - - - curto
- - - - - do hálux, 531, 532, 542, 547, 549

- - - - do polegar, 454, 458, 461, 477, 479, 480
- - - - dos dedos, 531, 532, 542, 547, 549
- - - do carpo, 480
- - - - do dedo mínimo, 451, 454, 455, 461, 479, 480
- - - - do indicador, 422, 451, 454, 479, 480
- - - - dos dedos, 422, 451, 454, 455, 461, 473, 474, 479, 480
- - - longo
- - - - do hálux, 491, 530-532, 541, 542, 547, 549
- - - - do polegar, 422, 454, 461, 473, 477, 479, 480
- - - - dos dedos, 491, 530-532, 541, 542, 547, 549
- - - radial curto do carpo, 454, 455, 461, 477, 479, 480
- - - radial longo do carpo, 454, 455, 461, 477, 479, 480
- - - ulnar do carpo, 454, 455, 461, 479, 480
- - fibular
- - - curto, 491, 527-530, 532, 537-542, 546, 547, 549
- - - longo, 491, 527-530, 532, 537-542, 546, 547, 549
- - - terceiro, 530, 531, 540-542, 547, 549
- - flexor(es)
- - - curto dos dedos, 539, 544-546, 549
- - - do carpo, 472
- - - do dedo mínimo, 539
- - - dos dedos e suas bainhas sinoviais e fibrosas, 476
- - - longo
- - - - do hálux, 527-529, 539, 544-547, 549
- - - - do polegar na bainha sinovial do tendão, 472
- - - - do polegar, 458, 464, 472, 473
- - - - dos dedos, 527-529, 539, 544-546, 549
- - - - profundo, 473
- - - - dos dedos, 453, 464, 468, 471-474, 481
- - - - e superficial para o 3º dedo, 473
- - - radial do carpo, 422, 457, 458, 461, 464, 470, 472, 473, 483
- - - superficial dos dedos, 422, 453, 456, 464, 468, 471-474, 481, 483
- - - - dos dedos proximais e distais, 473
- - - ulnar do carpo, 422, 458, 464, 470, 472, 475
- - glúteo
- - - médio, 513
- - - mínimo, 420, 513, 491, 502, 503, 516, 517
- - iliopsoas, 514
- - infraespinal, 431, 434, 436, 441
- - latíssimo do dorso, 264, 265, 445
- - lumbricais, 471, 546
- - oblíquo
- - - inferior, 114
- - - superior, 114
- - obturador interno, 360, 362
- - palmar longo, 422, 456-458, 461, 464, 469, 470, 472
- - peitoral
- - - maior, 445
- - - menor, 433, 436, 438, 440
- - piriforme, 513
- - plantar, 504, 527, 528, 533, 534
- - poplíteo, 517, 518, 519
- - psoas menor, 283, 513

- - quadríceps femoral, 491, 502, 503, 510, 516, 521, 530-532
- - redondo menor, 431, 434, 441
- - reto
- - - femoral, 502, 513, 515, 517, 531
- - - lateral, 116
- - - medial, 116
- - - superior, 120
- - sartório, 502, 503, 516, 517, 531, 532
- - semimembranáceo, 518, 520, 521, 528, 529
- - semitendíneo, 502, 503, 516, 517
- - subescapular, 431, 434, 436
- - supraespinal, 431, 434, 436, 441, 490, T 7.1
- - temporal, 52, 70, 72
- - tensor
- - - da fáscia lata, 502
- - - do tímpano, 122, 123
- - - do véu palatino, 85, 90, 96
- - tibial
- - - anterior, 531, 532, 538-541, 547, 549
- - - posterior, 527-529, 533, 538-540, 545-547
- - tríceps braquial, 448, 454, 455, 488
- - vasto intermédio, 510
- extensor comum, 428
- flexor comum, 428
- intermédio do músculo digástrico, 86, 88
Tênia
- do quarto ventrículo, 141
- livre do colo, 290, 298, 299, 301, 393, 396
- mesocólica do colo, 298, 299, 301
- omental do colo, 298, 301
Tentório do cerebelo, 113, 130, 131, 171, 172
Terceiro
- e quarto músculos lumbricais, 487
- ventrículo, 133, 135, 138, 141, 173, 177
Terminação(ões)
- do "saco dural", 182, 186, 187
- nervosas livres, 12
Testículo, 20, 21, 343, 368, 387, 388, 390, 391, 418, T 6.3
- apêndice do, 388, 390
Teto, 177
- da cavidade oral, 85
- da uretra, 386
Tíbia, 8, 9, 520, 521, 524, 525, 531, 532, 534, 537, 538, 540-542, 556, T 8.1
Tibial posterior, músculo, 534
Timo, 16, 21, 219, 231, 251, 252, 262, 264
Timopoietina, 21
Tiroxina (T_4), 21
Tomografia computadorizada (TC)
- 3D do quadril, 555
- do ombro, 490
Tonsila, 16
- do cerebelo, 141, 142, 171
- faríngea, 61, 63, 90, 92, 93, 95, 177, T 2.4
- lingual, 89, 90, 92-95
- palatina, 83, 85, 86, 89, 90, 93, 95, T 2.4
Tórax, 2
- imagens de cortes axiais por TC, 262
- nervo do, 249
Tornozelo, 2, 3
- e do pé bainha do tendão do, 540
- radiografias, 556
Toro
- do levantador, 93
- tubário, 61, 63, 90, 93

Índice Alfabético

Trabécula(s)
- cárneas, 241
- esplênicas, 307
- septomarginal ("banda moderadora"), 241, 245, 246, 248
Trago, 22, 122
Trapézio, 9, 462, 463, 465, 466, 468, 472, 477
Trapezoide, 462, 463, 465, 466, 472
Traqueia, 6, 7, 17, 36, 51-53, 93, 95-97, 103-107, 153, 217, 219, 220, 222, 231, 234, 238, 251, 253-256, 258, 263, 264
- corte transversal da, 225
- inervação da, 230
Trato(s)
- descendentes na medula espinal, 230
- hipotálamo-hipofisial, 174
- iliopúbico, 280, 366, 367
- - coberto por peritônio, 363
- iliotibial, 415, 491, 498, 501, 502, 504, 511, 513, 515-518, 520, 525-527, 530-532, T 8.1
- olfatório, 64, 133, 134, 140, 146
- óptico, 69, 134, 135, 139, 140, 147, 164, 166, 171
- paraventrículo hipofisial, 174
- supraóptico hipofisial, 174
- tetospinal, 159
- túbero-hipofisial, 174
TRH, 21
Tri-iodotironina (T_3), 21
Tríade portal interlobular, 303
Triângulo de Petit, 179
Tributária(s)
- anteriores de uma veia vorticosa, 120
- da(s) veia(s)
- - cava inferior, 318
- - paraumbilicais, 277
- - temporal superficial, 129
- frontal e parietal da veia temporal superficial, 127
- intercostais para a veia axilar, 277
- nasal(is) lateral(is)
- - anterior da veia etmoidal anterior, 65
- - posteriores da veia esfenopalatina, 65
- para as veias circunflexas ilíacas profundas, 277
- perfurantes para a veia torácica interna, 277
- posteriores de uma veia vorticosa, 120
- púbica da veia epigástrica inferior, 280
- septal posterior da veia esfenopalatina, 65
Trigêmeo, nervo, 145
Trígono
- carótico, 22
- cervical lateral, 22
- cisto-hepático (de Calot), 305, 310
- clavipeitoral (deltopeitoral), 432
- colateral, 138
- da ausculta, 179, 275, 432
- da bexiga urinária, 368, 369, 371, 375, 385, 386
- do nervo
- - hipoglosso, 141
- - vago, 141
- esternocostal, 211
- fibroso
- - direito, 243
- - esquerdo, 243
- habenular, 138, 141
- inguinal (de Hesselbach), 274, 280, T 5.1
- lombar (de Petit), 275
- - inferior, 179
- lombocostal (de Bochdalek), 216, 283
- muscular, 22
- olfatório, 146
- omoclavicular, 22
- submandibular, 22
- submentual, 22
Trocanter
- maior, 179, 268, 353, 354, 420, 421, 496, 497, 500, 502-505, 511, 512, 555
- menor, 268, 283, 353, 354, 496, 497, 500, 555
Tróclea, 535, 536
- do músculo oblíquo superior, 112, 114
- do tálus, 537
- do úmero, 427, 446
- fibular, 535-537
- para o tendão intermédio do músculo digástrico, 49, 53, 87, 88
Trocleartrose, 9
Tronco, 158
- braquiocefálico, 57, 103-105, 163, 165, 211, 214, 220, 231-235, 238, 254, 258, 263
- broncomediastinal
- - direito, 228
- - esquerdo, 228
- celíaco, 14, 216, 247, 253, 254, 258, 284, 289, 293, 296, 306, 308-313, 324, 325, 329, 330, 332, 343, 348, 349
- costocervical, 57, 163, 165, 194
- do corpo caloso, 133, 168, 177
- do nervo espinal, 279
- do plexo braquial, 55
- encefálico cortado, 134
- inferior, 433
- jugular, 101
- linfático
- - intestinal, 286
- - jugular, 228
- - lombar, 338
- - - direito, 286
- - - esquerdo, 286
- - subclávio, 228
- - - direito, 286
- lombossacral, 287, 339, 412, 505-508, 550, 551
- médio, 433
- meningo-hipofisário, 128, 164
- principal do nervo facial, 71
- pulmonar, 220, 232-234, 236, 238, 241, 245-248, 262, 265
- simpático, 6, 51, 91, 98-100, 152, 157, 160, 161, 212, 215, 216, 229, 230, 237, 249-252, 261, 279, 283, 287, 319, 323, 324, 326, 328, 329, 339, 341, 351, 363, 367, 411, 412, 414, 416-419, 506-508
- - direito, 414
- - esquerdo, 414
- - parte torácica, 261
- superior, 433
- tireocervical, 56-58, 91, 98, 99, 103-105, 163, 165, 254, 258, 437
- - direito, 194
- - esquerdo, 194
- vagal
- - anterior, 153, 229, 254, 261, 283, 319-323, 325, 328, 329, 339, 341, 412
- - posterior, 153, 261, 283, 319-323, 325, 328, 329, 339, 341, 412
TSH, 21
Tuba
- auditiva (de Eustáquio), 121, 122, 123, 125, 152, 153
- - parte cartilagínea da, 73, 85, 90, 92, 96
- uterina (de Falópio), 20, 363-365, 372-375, 390, 402, 414, 417, T 6.2
- - ampola da, 376
Túber, 141, 142, 171
- cinéreo, 133, 134, 140
- da maxila, 27, 38
- isquiático, 184, 268, 352-357, 360, 362, 378, 379, 381-384, 394, 397, 495-497, 504, 511, 512, T 6.1
- - cabeça do fêmur, 496
- parietal, 35
Tubérculo, 500
- anal, 389
- anterior, 43, 44, 45, 55
- - da vértebra C VI, 46
- - do atlas, 45, 47
- - do processo transverso, 44
- - do tálamo, 138
- - transverso, 44
- articular, 27, 31, 42, 73
- carótico (de Chassaignac), 45, 46
- conoide, 429
- corniculado, 92, 93, 107
- cuneiforme, 92, 93, 107, 140, 141
- da costela, 203, 204
- da orelha (de Darwin), 122
- da sela, 32
- do adutor, 500, 510, 519
- do escafoide, 462, 464, 466
- do lábio superior, 22, 83
- do ligamento transverso, 43
- do trapézio, 462, 464, 466
- do trato iliotibial (de Gerdy), 519, 524, 525
- dorsal (de Lister), 449, 462
- faríngeo, 31, 46, 63, 92
- - do occipital, 90, 95, 96
- genital, 389
- grácil, 140, 141
- ilíaco, 268, 353, 356, 357, 495
- infraglenoidal, 427
- intercondilar
- - lateral, 524, 525
- - medial, 524, 525
- lateral, 535, 539
- maior, 427, 430, 431
- - do úmero, 436, 440
- medial, 535, 539
- menor, 427, 430
- - do úmero, 440
- mentual, 25, 39
- posterior, 43, 44, 45, 55
- - do atlas (C I), 196, 197
- - do processo transverso
- - - da vérterbra C VII, 55
- - - do áxis, 55
- púbico, 267, 268, 271, 272, 281, 283, 352, 353, 356, 357, 361, 362, 378, 383, 495, 502, 503, 555
- sublime, 446
- supraglenoidal, 427
- trigeminal, 141
Tuberosidade
- da falange distal, 466

- - da tíbia, 491, 502, 503, 516-519, 521, 524, 525, 530, 531
- - da ulna, 440, 446, 449
- - do calcâneo, 491, 527, 528, 535-537, 539, 543-546
- - do cuboide, 535, 536, 539, 547
- - do navicular, 535, 536, 539, 547
- - do primeiro metatarsal [I], 536, 538
- - do quinto metatarsal [V], 535, 536, 539-541, 546-548
- - do rádio, 440, 446, 447, 449
- - glútea, 500
- - ilíaca, 268, 353, 495
- - para o músculo deltoide, 427
- - sacral, 183
- Túbulos
- - mesonéfricos, 390
- - seminíferos contorcidos, 392
- Túnel do carpo, 464
- Túnica
- - albugínea, 377
- - do corpo
- - - cavernoso, 382, 386
- - - esponjoso, 382, 386
- - do testículo, 392
- - conjuntiva
- - - da pálpebra
- - - - inferior, 110
- - - - superior, 110
- - - do bulbo do olho, 110, 116, 117, 119, 120
- - mucosa, 297
- - - da bexiga urinária, 335
- - - da faringe removida, 90
- - - da parede membranácea da traqueia, 225
- - - do esôfago, 94, 257
- - - do estômago, 295
- - - nasal, parte olfatória da, 145, 146
- - muscular
- - - do colo, camada circular da, 299
- - - do duodeno
- - - - camada
- - - - - circular da, 295, 305
- - - - - longitudinal da, 295, 305
- - - do esôfago, 95
- - - - camada
- - - - - circular da, 92, 94, 96, 104, 257
- - - - - longitudinal da, 92, 94, 96, 104, 257, 295
- - - do estômago
- - - - camada
- - - - - circular da, 257, 295
- - - - - longitudinal da, 257, 295
- - - do íleo
- - - - camada
- - - - - circular da, 299
- - - - - longitudinal da, 299
- - - do reto
- - - - camada
- - - - - circular da, 395, 396
- - - - - longitudinal da, 395, 396
- - serosa (peritônio visceral), 297, 307, 327
- - vaginal do testículo, 343

U

Ulna, 8, 9, 446, 448-452, 455, 459-462, 464, 465, 467, 475, T 7.1
- corpo da, 447
- face
- - anterior, 449
- - lateral, 449
- - posterior, 449
- margem
- - anterior, 449
- - posterior, 449
Ultrassom colorido Doppler do testículo, 388
Umbigo, 267, 269, 274, 318, 399, T 5.3
- da membrana timpânica, 122, 125
Úmero, 8, 9, 427, 442, 445-448, T 7.1
- corpo do, 430, 490
Unco, 133, 134, 146
- do corpo vertebral, 44, 45
Ureter, 19, 274, 282, 285, 290, 293, 330, 333, 335, 336, 350, 351, 363-369, 372-376, 385, 393, 402-406, 412, 414, 419, T 6.2
- direito, 335
- esquerdo, 335
- na mulher, vista superior, 335
- na prega peritoneal, 367
- no abdome e na pelve, 335
- no homem, vista anterior, 335
Uretra, 19, 283, 358-360, 362, 364, 369-371, 373, 375, 379, 385, 386, 390, 421
- assoalho da, 386
- parte
- - membranácea da, 384, 391
- - prostática da, 371, 385, 386, 391, 420
Útero, 20, 372, 375, 378, 390, 393, 402, 414, 417, T 6.2
- colo do, 364, 365, 372-375, 417
- corpo do, 364, 365, 374
- e anexos, 374
- ligamentos fasciais, 373
Utrículo, 121, 124, 125, 151
- prostático, 371, 385, 386, 390
Úvula, 141, 142, 171
- da bexiga urinária, 371, 385, 386
- palatina, 83, 93

V

Vagina, 20, 358-360, 364, 369-375, 378, 379, 397, 399, 402, 417, 421, T 6.3
- na fáscia vaginal, 393
- parte posterior do fórnice da, 364, 375
Vale ("leito") da unha, 481
Valécula
- do cerebelo, 142
- epiglótica, 89, 90
Valva(s), 233, 237, 245
- atrioventricular
- - direita (tricúspide), 233, 236, 238, 241, 243-246, 266
- - esquerda (mitral), 233, 236-238, 242-245, 248
- cardíacas, 246, T 4.2
- da aorta, 233, 236, 238, 242-245, 248, T 4.2
- do tronco pulmonar, 241, 243, 248
- pulmonar, 233, 246
Válvula(s)
- anal, 395
- anterior, 237, 241-245
- - da valva atrioventricular esquerda (mitral), 244, 245, 266
- comissurais, 243, 244
- da veia cava inferior (de Eustáquio), 241
- do forame oval, 242
- do seio coronário (de Tebésio), 241
- posterior, 237, 241-245
- semilunar
- - esquerda, 243
- - anterior, 241, 243
- - direita, 241-245, 248
- - esquerda, 241-245, 248
- - posterior, 242-245, 248
- - septal, 241, 243-245
- - valva atrioventricular direita (tricúspide), 237, 241
Variações na posição do apêndice vermiforme, 300
Vascularização da cavidade nasal, 65
Vasos
- da bainha interna do nervo óptico, 120
- da glândula mamária, T 4.3
- ilíacos externos, 280, 317
- linfáticos, 16, 225, 304
- - corticais, 338
- - da mama, 16, 207
- - da parede posterior do abdome, 286
- - das partes superior do corpo da bexiga urinária, 338
- - do esôfago, 260
- - do fundo e do trígono da bexiga urinária, 338
- - do membro
- - - inferior, 16, T 8.2
- - - superior, 16
- - entre as mamas, 207
- - interlobulares, 228
- - junto às artérias
- - - arqueadas, 338
- - - interlobares, 338
- - medulares, 338
- - para o mediastino, 228
- - para os linfonodos
- - - frênicos inferiores e para o fígado, 207
- - - no mediastino anterior, 207
- - - passando para o dorso
- - - da mão, 426
- - - dos dedos, 426
- - superficiais, 494
- sanguíneos do corpo ciliar, 119
- testiculares/ ováricas esquerdas, 317
- uterinos, 372
Vasopressina, 21
Veia(s), 12, 13
- acompanhante do nervo hipoglosso, 86, 88, 100
- acromial da veia toracoacromial, 424
- alveolares
- - inferiores, 86
- - superiores posteriores, 100
- anastomótica, 100
- - inferior (de Labbé), 129, 172
- - superior (de Trolard), 129
- angular, 100, 115
- anterior(es)
- - do septo pelúcido, 172, 173
- - do ventrículo direito, 239
- - anteromediana do bulbo, 171
- apendicular, 317, 318
- auricular posterior, 56, 100
- axilar, 15, 234, 277, 444
- ázigo, 15, 213, 215, 220, 222, 229, 237, 251, 259, 265, 266, 347
- basilar (de Rosenthal), 171, 172, 173
- basílica, 15, 422, 424-426, 438, 444, 445
- - do antebraço, 425, 426, 444, 461, 478

- - mediana, 444
- basivertebral, 193
- braquiais, 15, 438, 444
- braquiocefálica, 15, 103, 211, 228
- - direita, 104, 194, 213, 220, 231-234, 251, 253, 259, 263
- - esquerda, 100, 104, 194, 213, 220, 231-233, 238, 251-254, 259, 263
- bronquial
- - direita, 222
- - esquerda, 222
- cardíaca
- - magna, 239
- - média, 235
- - parva, 239
- cava
- - inferior, 13, 15, 200, 215, 220, 229, 234-236, 238, 241, 242, 246-248, 251, 253, 254, 259, 262, 285, 291-294, 296, 302, 306, 312, 315, 330-332, 337, 342, 345-351, 363, 367, 400-404, 414
- - superior, 13, 15, 103, 104, 213, 214, 220, 231-238, 241, 245-248, 251, 253, 259, 262, 264-266, 344
- cavernosa, 405
- cecal
- - anterior, 317, 318
- - posterior, 317, 318
- cefálica, 15, 202, 209, 210, 238, 277, 422, 424-426, 432, 435, 438, 444, 445
- - acessória, 424, 425
- - do antebraço, 425, 426, 444, 461, 478
- central, 303, 304
- cerebelar(es)
- - inferiores, 171
- - pré-central, 171
- - superior (inconstante), 171
- cerebral, 127
- - anterior, 171-173
- - inferior, 129, 131, 172
- - interna, 127, 135, 138, 171-173, 176
- - magna (de Galeno), 130, 131, 133, 136, 141, 171-173, 176
- - média
- - - profunda, 127
- - - superficial, 127, 129, 131
- - occipital, 173
- - profunda média, 171-173
- - superficial média, 172
- - superior, 127, 129, 130, 136, 176, T 2.4
- cervical profunda
- - direita, 194
- - esquerda, 194
- ciliar
- - anterior, 117, 120
- - posterior, 115
- circunflexa
- - femoral
- - - lateral, 523
- - - medial, 523
- - ilíaca
- - - profunda, 285
- - - superficial, 267, 277, 285, 492, 523
- cólica
- - direita, 316-318
- - esquerda, 317, 318
- - média, 316-318
- comunicante, 50, 194
- - entre as cavidades oral e nasal no canal incisivo, 65

- corióidea superior, 127, 172, 173
- da cisterna cerebelobulbar, 171
- da coluna vertebral, 194
- da medula espinal e da coluna vertebral, 193
- da parede
- - anterior do abdome, 277
- - posterior do abdome, 285
- - do tórax, 213
- das regiões da cabeça e cervical, 100
- de Cockett, 424, 425, 533
- de Sherman, 444, 533
- digitais palmares, 15, 444
- diploica, 127, 129
- - e emissárias do crânio, 127
- - frontal, 127
- - occipital, 127
- - temporal anterior, 127
- - temporal posterior, 127
- direta lateral, 172, 173
- do baço, 315
- do duodeno, 315
- do esôfago, 259
- do estômago, 315
- do hipocampo, 173
- do intestino
- - delgado, 316
- - grosso, 317
- do membro
- - inferior, 523
- - superior, 444
- do núcleo caudado, 172
- - anterior, 173
- - transversas, 173
- do pâncreas, 315
- do recesso lateral do quarto ventrículo, 171
- do unco, 172
- dorsal
- - da língua, 100
- - profunda
- - - do clitóris, 358-360, 364, 366, 369, 380
- - - do pênis, 270, 368, 382, 384, 403, 405, 407
- - superficial
- - - do clitóris, 377
- - - do pênis, 267, 270, 277, 352, 382, 405
- drenando o seio venoso da esclera, 120
- e artéria(s)
- - alveolares inferiores, 100
- - cerebrais anteriores, 172
- - faciais, 50, 100
- - intercostais posteriores, 251, 252
- - subclávias esquerdas, 252
- - temporais superficiais, 100
- - tireóideas superiores, 50
- emissária, 34, 127, 129, T 2.4
- - condilar, 34, 194
- - mastóidea, 24, 33, 34, 127, 194
- - occipital, 127
- - para o seio sagital superior, 34
- - parietal, 24, 127
- epigástrica
- - inferior, 277, 285
- - superficial, 267, 277, 285, 492, 523
- - superior, 213, 277
- episcleral, 120
- escrotais anteriores, 277
- esfenoidal (de Vesalius), 100
- esfenopalatina, 65

- esofágicas, 259, 318, T 5.2
- espinal
- - anterior, 171, 193
- - posterior, 171, 193
- esplênica, 259, 292, 307, 315-318, 342, 345, 349
- estelares, 333
- etmoidal
- - anterior, 65
- - posterior, 65
- facial, 56, 65, 86, 88, 115
- - comum, 24, 56, 70, 88, 100
- - profunda, 24, 100, 115
- - transversa, 100
- femoral, 15, 277, 285, 420, 421, 492, 523, T 8.2
- - na "bainha" femoral, 271
- - profunda, 15
- fibulares, 523
- frênica inferior, 285, 332
- - esquerda, 259
- gástrica
- - curta, 259, 307, 315, 318
- - direita, 259, 315, 316, 318
- - esquerda, 259, 315-318
- gastromental
- - direita, 259, 315, 317, 318
- - esquerda, 259, 315, 318
- geniculares, 523
- glútea
- - inferior, 285
- - superior, 285, 317
- hemiázigo, 213, 215, 237, 259
- - acessória, 213, 222, 252, 259, 265
- hepática, 13, 247, 253, 254, 259, 285, 293, 303, 315
- - ligamento coronário, 302
- hipofisária, 167, 175
- ileais, 316-318
- ileocólica, 316-318
- ilíaca
- - comum, 15, 285, 401
- - externa, 15, 285, 401, 523, T 6.1
- - interna, 15, 285, 317, 401
- iliolombar, 285
- inferior do verme, 171
- infraorbital, 100
- intercapitulares, 425, 444, 478
- intercostal, 14, 205
- - anterior, 211, 213, 277
- - posterior, 213
- - - direita, 259
- - superior
- - - direita, 213, 251, 259
- - - esquerda, 252, 259
- interlobular ramo da veia porta, 304
- intermédia
- - cefálica, 425
- - do antebraço, 424, 425, 444, 461
- - do cotovelo, 422, 424, 426, 444, T 7.2
- - interósseas anteriores, 444
- interventricular posterior (cardíaca média), 239
- intervertebral, 193
- jejunais, 316-318
- jugular
- - anterior, 50, 100, 103
- - externa, 15, 22, 24, 50, 56, 70, 100, 103, 219, 220, 231, 238, 259

- - interna, 15, 24, 33, 49, 50, 51, 53, 55, 57, 58, 70, 75, 82, 86, 88, 91, 100, 102-105, 121, 123, 126, 155, 176, 208, 210, 211, 219, 220, 228, 231, 232, 238, 254, 259
- - - direita, 194
- - - esquerda, 194
- labial
- - inferior, 100
- - superior, 100
- laríngea superior, 100
- lateral
- - da ponte, 171
- - do ventrículo lateral, 173
- lingual, 88, 100
- lombar, 285, 332
- - ascendentes direita e esquerda, 285
- marginal
- - lateral do pé, 492
- - medial do pé, 492
- maxilar, 100, 115
- medial do ventrículo lateral, 173
- medular segmentar/radicular, 193
- - anterior, 193
- - posterior, 193
- mentual, 100
- mesencefálica
- - lateral, 171
- - posterior, 171, 173
- mesentérica
- - inferior, 259, 315, 317, 318, 401
- - - retroperitoneal, 306
- - superior, 200, 259, 315-318, 346, 350
- metacarpais
- - dorsais, 425, 478
- - palmares, 444
- metatarsais dorsais, 492
- musculofrênica, 277
- na parede
- - lateral do ventrículo, 173
- - medial e no assoalho do ventrículo, 173
- nasal externa, 65, 100
- nasofrontal, 24, 65, 100, 115
- oblíqua do átrio esquerdo (de Marshall), 235, 236, 239, 242
- obturatória, 285, 317, 401
- occipitais, 100
- oftálmica
- - inferior, 65, 115, 120
- - superior, 34, 65, 100, 115, 120, 131
- ovárica, 285
- - direita e esquerda, 285
- palatina
- - descendente, 65
- - externa, 100
- pancreática (magna), 315, 317
- pancreaticoduodenal
- - inferior
- - - anterior, 315, 317, 318
- - - posterior, 315, 317, 318
- - superior
- - - anterior, 315, 317, 318
- - - posterior, 315, 318
- paraumbilicais, 274, 318, T 5.2
- - na prega umbilical mediana, 274
- - no ligamento redondo do fígado, 277
- perfurante(s)
- - anteriores, 213
- - veia de Cockett, 424, 425, 533
- - veia de Sherman, 444, 533

- pericardicofrênica, 236, 237
- petrosa, 131, 171
- plantar
- - lateral, 523
- - medial, 523
- pontomesencefálica, 171
- poplítea, 15, 494, 523
- porta
- - do fígado, 238, 247, 259, 292, 294, 296, 297, 302, 303, 305, 306, 308, 310, 315-318, 343, 345, 348, 349
- - hepática, 13, T 5.2
- porto-hipofisárias, 167, 175
- posterior(es)
- - do corpo caloso, 171, 173
- - do septo pelúcido, 173
- - do ventrículo esquerdo, 239
- pré-pilórica, 315, 317
- profunda, 15, 444, 523, T 8.2
- - da coxa, 523
- púbica, 285
- pudenda
- - externa, 277, 285, 523
- - - superficial, 492
- - interna, 285, 401, 405
- - - no canal do pudendo (de Alcock), 317, 401
- pulmonar, 13, 227, 234, T 4.2
- - direita, 220, 236, 242, 247, 248, 251, 262
- - - inferior, 221
- - - superior, 221
- - esquerda, 247
- - - inferior, 221
- - - superior, 221
- - inferior
- - - direita, 235, 237, 241, 266
- - - esquerda, 220, 235-237, 242, 245, 252
- - superior
- - - direita, 232, 235, 241, 245
- - - esquerda, 232, 235, 242
- radiais, 15, 444
- renal, 15, 333
- - direita, 259, 285, 350
- - esquerda, 259, 285, 346, 350
- retal, T 6.1
- - inferior, 318, 401
- - - direita, 317
- - média, 285, 318, 401
- - - direita, 317
- - - esquerda, 317
- - superior, 317, 401, T 5.2
- - - direita e esquerda, 318
- retas, 316
- retromandibular, 24, 50, 56, 65, 86, 88, 100, 115
- - divisão anterior da, 70, 100
- - divisão posterior da, 70, 100
- retrotonsilar superior, 171
- sacral
- - lateral, 285
- - mediana, 285, 317, 401
- safena
- - acessória, 492, 493, 523
- - magna, 15, 270, 271, 277, 285, 381, 421, 491-494, 515, 523, 533, 534, T 8.2
- - parva, 491-494, 511, 523, 527, 533, 534
- sigmóideas, 317, 318, 401
- sistêmicas do sistema circulatório, 15
- subclávia, 15, 55, 100, 228, 254, 259, 277
- - direita, 194

- - esquerda, 194
- subcostal, 285
- sublobular, 303
- - tributária da veia hepática, 304
- submentual, 50, 100
- superficial, 15, 444, 523, T 8.2
- - do antebraço e da mão, 425
- - do pescoço, 50
- - lateral do pênis, 382
- superior do verme, 171, 173
- supraorbital, 100, 115
- suprarrenal, 332, 342
- - direita, 332
- - esquerda, 259, 285
- - inferior direita, 285
- supratroclear, 100, 115
- talamoestriada
- - inferior, 171, 173
- - superior, 127, 135, 138, 172, 173
- testiculares/ováricas direitas, 317
- tibial
- - anterior, 15, 523
- - posterior, 15, 523, 533
- tireóidea
- - inferior, 50, 100, 103-105, 219, 231, 259
- - média, 50, 100, 103, 105
- - superior, 100, 105, 108
- torácica
- - interna, 213, 277
- - lateral, 277
- toracodorsal, 444
- toracoepigástrica, 270 277
- transversa da ponte, 171
- tributária
- - da veia
- - - cefálica do antebraço, 477
- - - porta do fígado e anastomose portocava, 318
- - - retal superior, 317
- - esofágica da veia gástrica esquerda, 315
- ulnares, 15, 444
- umbilical, 247
- uterina, 285, 401
- vaginal, 401
- ventricular inferior, 173
- vertebral, 194, 259
- - acessória, 194
- - anterior, 194
- - direita, 194
- - esquerda, 194
- vesical
- - inferior, 401
- - superior, 285, 401
- vorticosa, 119, 120
Venografia por ressonância magnética (VRM), 176
Ventre
- anterior do músculo digástrico, 49, 50, 52-54, 58, 69, 70, 77, 87, 97
- frontal do músculo occipitofrontal, 48, 60, 114
- inferior do músculo omo-hióideo, 22, 49, 53, 54, 56, 155, 432, 435, 438
- muscular, 270
- occipital do músculo occipitofrontal, 48, 199
- posterior do músculo digástrico, 49, 53, 54, 58, 70, 74, 77, 86-88, 92, 97, 102, 150
- superior do músculo omo-hióideo, 49, 50, 53, 54, 56, 58, 155, 156

Índice Alfabético

Ventrículo
- direito, 232-238, 245, 246, 262, 266
- - aberto, vista anterior, 241
- esquerdo, 232-238, 240, 245, 266
- - direito, 262
- lateral, 135, 137, 139, 166, 173
- - direito, 135
Vênula, 13
- nasal
- - inferior da retina, 119
- - superior da retina, 119
- temporal
- - inferior da retina, 119
- - superior da retina, 119
Verme do cerebelo, 69, 141, 142
- partes do, 171
Vértebra(s), 8, 204
- C III, 36, 43
- - vista inferior, 44
- C IV, 43
- - vista anterior, 44
- - vista superior, 44
- C VII, 36, 51
- - vista anterior, 44
- - vista superior, 44
- cervical(is), 43, 44, 179, 191, 234
- - C II (áxis), 186
- - C VII, 186, 187
- - superiores, vista posterossuperior, 43
- - vista anterior, 45

- L IV, 399
- lombar(es), 179, 181, 191
- - articuladas, vista lateral esquerda, 181
- - L I, 186
- - L II, vista superior, 181
- - L III, vista posterior, 181
- - L IV, vista posterior, 181
- - L V, 186, T 3.1
- radiografia e RM, 182
- torácica(s), 179, 180, 190, 191
- - T I, 186
- - T II, 36, 46
- - T VI
- - - vista lateral, 180
- - - vista superior, 180
- - T VII, vista posterior, 180
- - T VIII, 237
- - - vista posterior, 180
- - T IX, 182
- - - vista posterior, 180
- - T XII, 186, 234
- - - vista lateral, 180
Vesícula biliar, 6, 7, 18, 217, 288, 291, 294, 300, 302, 303, 305, 306, 310, 328, 346, 348, T 5.3
- e ductos bilíferos, 153
Vestíbulo, 121, 124, 125
- da laringe, 108
- da vagina, 372, 377, 390
- do nariz, 17, 61, 63

Vestígio do ducto deferente (mesonéfrico), 390
Véu medular
- inferior, 133, 141, 142
- superior, 133, 140-142
Vias
- aéreas intrapulmonares e brônquios, 226
- de associação e integração, 4
- de drenagem linfática, 228
- indefinidas, 324
- linfáticas dos testículos ao longo dos vasos testiculares, 410
- motoras, 4
- nervosas relacionadas com o parto, 416
- reflexas autônomas, 326
- sensitivas, 4
Vísceras abdominais, 289
Vista de Waters, 26
Vômer, 25, 29, 31, 63
- asa do, 31

Z

Zigomático, 22, 25-27, 31, 35, 37, 69, 110
Zona
- central, 385
- de fibras musculares esparsas, 256
- de transição, 385
- orbicular, 496
- periférica, 385